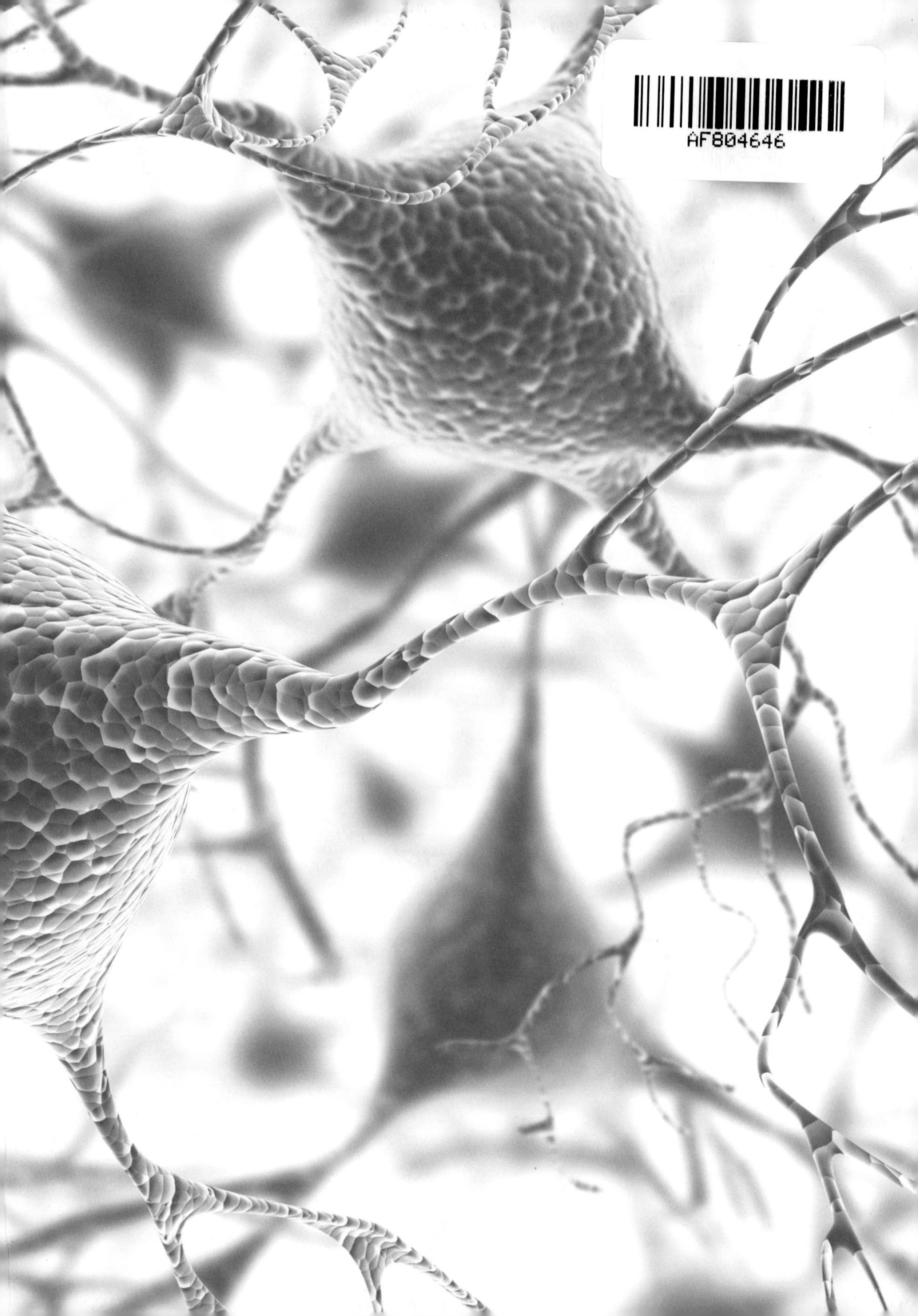

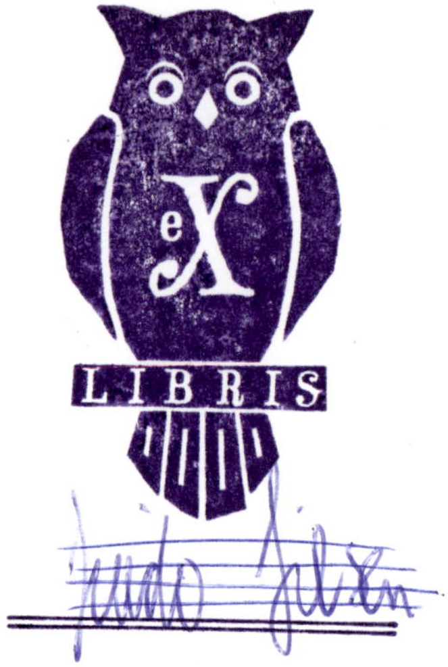
eX
LIBRIS

# Der Mensch

Anatomie und Physiologie

Johann Schwegler

Runhild Lucius

5. überarbeitete Auflage

635 Abbildungen

Georg Thieme Verlag
Stuttgart · New York

Priv.-Doz.
Dr. med. Dr. med. habil. Johann Schwegler
Zehntwiesenstr. 64c
76275 Ettlingen
www.dr-schwegler.de
Info@dr-schwegler.de

Dr. med. dent. Runhild Lucius
Anatomisches Institut der
Christian-Albrechts-Universität zu Kiel
Olshausenstr. 40
24098 Kiel

*Bibliografische Information*
*der Deutschen Nationalbibliothek*

Die Deutsche Nationalbibliothek verzeichnet
diese Publikation in der Deutschen Nationalbibliografie;
detaillierte bibliografische Daten sind im Internet über
http://dnb.d-nb.de abrufbar.

1. Auflage 1996
2. Auflage 1998
3. Auflage 2002
4. Auflage 2006
1. italienische Auflage 1999

Abbildungsnachweis: Am Ende des Buches finden Sie einen ausführlichen Abbildungsnachweis. Teilweise Übernahmen aus Schünke M, Schulte E, Schumacher U: PROMETHEUS. LernAtlas der Anatomie, Band 1 – 3, 2. Auflage. Illustrationen von M. Voll und K. Wesker.
Sonstige Abbildungen: Titel: Fotolia/Jeffrey Collingwood, Fotolia/S. Kaulitzki, Fotolia/V. Yakobchuk; vord. Innenseite Fotolia/ktsdesign; Kap. 1: PhotoDisc; Kap. 2: Fotolia/V. Yakobchuk; Kap. 3: creativ collection; Kap. 4: Digital Vision; Kap. 5, 8, 13: Fotolia/S. Kaulitzki; Kap. 6: Digital Vision; Kap. 7: PhotoDisc; Kap. 9: S. Müller-Hülsbeck/Flensburg; Kap. 10: Digital Vision; Kap,. 11, 12: Thieme Archiv; Kap. 14: Digital Vision;


Rüdigerstraße 14
70469 Stuttgart
Unsere Homepage: www.thieme.de

Printed in Germany

Layout: Tina Hinkel, Stuttgart
Zeichnungen: Markus Voll, München
Umschlag: Thieme Verlagsgruppe
Satz: Druckhaus Götz GmbH, 71636 Ludwigsburg
gesetzt in 3B2, Version 9.1, Unicode
Druck: Grafisches Centrum Cuno, Calbe

ISBN 978-3-13-100155-9    1 2 3 4 5 6

**Wichtiger Hinweis:** Wie jede Wissenschaft ist die Medizin ständigen Entwicklungen unterworfen. Forschung und klinische Erfahrung erweitern unsere Erkenntnisse, insbesondere was Behandlung und medikamentöse Therapie anbelangt. Soweit in diesem Werk eine Dosierung oder eine Applikation erwähnt wird, darf der Leser zwar darauf vertrauen, dass Autoren, Herausgeber und Verlag große Sorgfalt darauf verwandt haben, dass diese Angabe **dem Wissensstand bei Fertigstellung des Werkes** entspricht.
Für Angaben über Dosierungsanweisungen und Applikationsformen kann vom Verlag jedoch keine Gewähr übernommen werden. **Jeder Benutzer ist angehalten**, durch sorgfältige Prüfung der Beipackzettel der verwendeten Präparate und gegebenenfalls nach Konsultation eines Spezialisten festzustellen, ob die dort gegebene Empfehlung für Dosierungen oder die Beachtung von Kontraindikationen gegenüber der Angabe in diesem Buch abweicht. Eine solche Prüfung ist besonders wichtig bei selten verwendeten Präparaten oder solchen, die neu auf den Markt gebracht worden sind. **Jede Dosierung oder Applikation erfolgt auf eigene Gefahr des Benutzers.** Autoren und Verlag appellieren an jeden Benutzer, ihm etwa auffallende Ungenauigkeiten dem Verlag mitzuteilen.

# Vorwort zur 5. Auflage

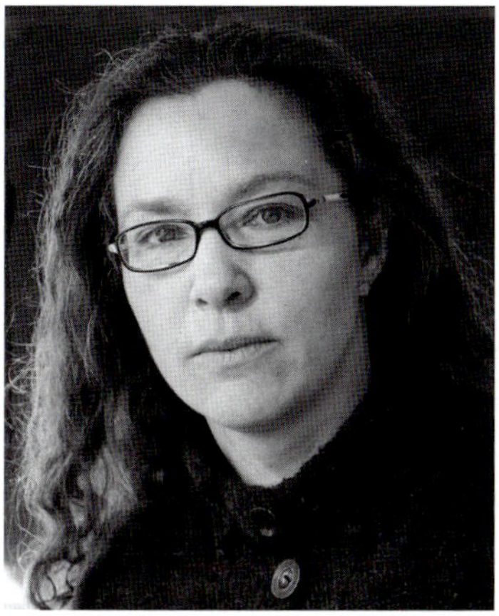

Die Neuauflage eines Lehrbuches bietet den Autoren stets die Chance auf ein kritisches Überdenken der vermittelten Lehrinhalte und deren Gestaltung. Wenn sich wie im vorliegenden Falle die Autorenschaft erweitert, spielen dabei natürlich auch persönliche Einschätzungen der nötigen Gewichtung mit hinein. Auch wurden die zahlreichen Anregungen von aufmerksamen Lesern, die uns in den letzten Jahren erreicht haben, berücksichtigt. Trotz einiger Änderungen wurde wie bisher besonderer Wert darauf gelegt, die oft schwierigen anatomischen und physiologischen Zusammenhänge in einer gut verständlichen Ausdrucksweise zu vermitteln. So wird für die zahlreichen medizinischen Fachausdrücke – wenn möglich – eine deutsche Bedeutung angegeben, um das Lernen und vor allem das „Behalten" zu erleichtern.

Nicht nur die Kapitelabfolge wurde geändert und wieder nach klassischeren anatomischen Gesichtspunkten geordnet, sondern auch die einzelnen Kapitel wurden vollständig überarbeitet und neu strukturiert. So gibt das erste Kapitel Auskunft über die Zelle und die Gewebearten, deren grundlegende Kenntnis Voraussetzung für das Verständnis der Organe und deren Funktionsweise ist. Dann werden die Gebiete Blut, Immunsystem und die Steuersysteme des menschlichen Körpers erklärt, um später in den einzelnen Organen deren Einflussnahme besser zu verstehen.

Um die zu erlernenden Fakten bereits in einen Bezug zum kranken, pflegebedürftigen Menschen zu bringen, werden immer wieder klinische Bezüge herund prominente Krankheiten vorgestellt.

Große Aufmerksamkeit wurde auch auf die Abbildungen gerichtet, deren Aussagekraft durch plastischere und naturgetreuere Darstellung gesteigert werden konnte. Viele Abbildungen entstammen der beliebten und erfolgreichen PROMETHEUS-Reihe. Die zugehörenden Legenden behielten ihre gewohnte Ausführlichkeit und erleichtern so das Verständnis der dargestellten Strukturen.

Neu ist das im Anhang zu findende Glossar, das ein schnelles Nachschlagen von wichtigen medizinischen Begriffen ermöglicht.

So erscheint dieses Buch nun in „äußerlich" und „innerlich" veränderter Gestalt. Dies hängt auch wesentlich damit zusammen, dass es dem Konzept der K-Reihe (Krankheitslehre) angepasst wurde. Besonders die Hervorhebungen von Definitionen und Informationen zum Pflegewissen und zur Krankheitslehre haben sich bewährt und werden nun für dieses Lehrbuch übernommen. Erhalten bleiben die Merksätze am Ende inhaltlich abgeschlossener Textpassagen. So fügt sich „Der Mensch – Anatomie und Physiologie" als Grundlagenlehrbuch in die K-Reihe ein.

Dem Lernenden wird mit diesem Buch das erste Hilfsmittel für das Verständnis des menschlichen Organismus an die Hand gegeben. Wir bitten alle Leser ausdrücklich, sich mit Kritik und Verbesserungsvorschlägen an die Autoren oder den Verlag zu wenden, denn nur so kann ein Lehrbuch von Auflage zu Auflage verbessert werden und sich wechselnden Ansprüchen anpassen.

Bleibt an dieser Stelle einen herzlicher Dank auszusprechen an Herrn Karl Gampper, Herrn Michael Zepf und Herrn Manfred Lehnert sowie allen am Entstehen dieser Auflage beteiligten Mitarbeitern des Thieme Verlages. Hervorzuheben ist die aufmerksame redaktionelle Arbeit von Frau Dorothee Halbig-Mathy, die auch in Zweifelsfällen stets mit Rat und Tat zu Hilfe kam.

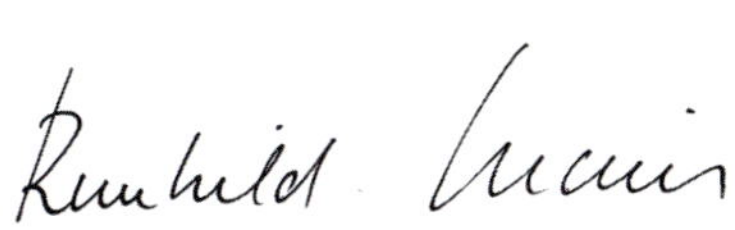

Kiel im Juli 2011

# Vorwort zur 4. Auflage

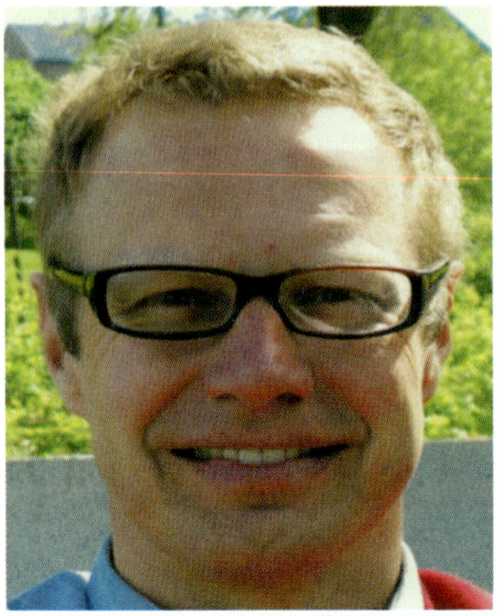

Zwanzig Jahre staatliche Kostendämpfung haben das Gesundheitswesen in Deutschland nachhaltig verändert. Unter dem Druck zunehmend knapper Kassen verdichtet sich der Arbeitsalltag von Pflegenden und Ärzten immer weiter. Kliniken werden geschlossen, Leistungen verschieben sich zunehmend in den billigeren ambulanten Bereich. Ambulante Operationen, medizinische Versorgungszentren, Tageskliniken und Früh-Rehabilitation ersetzen mehr und mehr die klassische stationäre Versorgung.

Vor diesem Hintergrund wurden die Lehrpläne für Auszubildende im Pflegebereich radikal umgebaut und in Richtung von mehr praktischer Tätigkeit und „training on the job" verändert. Federführend hierbei war die Lehrplankommission Nordrhein-Westfalen, die den ersten ausführlichen Reform-Lehrplan aufgelegt hat. Erkauft wird die starke Praxisorientierung dadurch, dass für den Unterricht der anatomischen und physiologischen Grundlagen nur mehr knapp 180 Unterrichtsstunden – als Blockunterricht gerechnet also 4-6 Wochen – zur Verfügung stehen.

Da der menschliche Körper aber nicht weniger kompliziert geworden ist, fordert diese Abkehr vom theoretischen Unterricht, dass jeder Lernende sich die anatomischen und physiologischen Grundlagen zu Hause allein oder in einer kleinen Lerngruppe selbst erarbeiten muss. Mein Lehrbuch liefert dafür die Grundlage.

Was ist neu an der vierten Auflage? Ich habe die theoretischen Grundlagen gestrafft und die Kapiteleinteilung der Abfolge der Lerneinheiten im Lehrplan angepasst. Auch die Gewichtung der Kapitel wurde der Anzahl der zur Verfügung stehenden Unterrichtsstunden angepasst. Das organübergreifende Kapitel Regulieren und Anpassen wurde erweitert, ebenso die klinischen Beispiele für Störungen der Organfunktion. Dafür habe ich Blut und Immunsystem gekürzt.

Mein Dank gilt der bewährten Thieme-Mannschaft um Frau Christine Grützner, die mich wie immer hervorragend unterstützt haben.

Ich bin überzeugt, dass das Buch in der jetzigen Form fit ist und fit macht für die Herausforderungen eines zunehmend gestrafften und interdisziplinären Pflegeunterrichts.

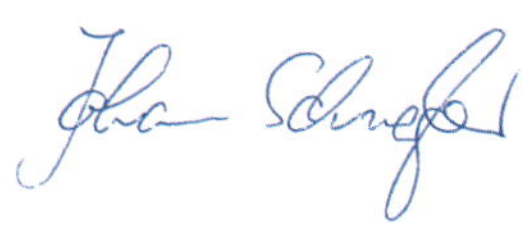

Ettlingen im Juli 2006

# Inhaltsverzeichnis

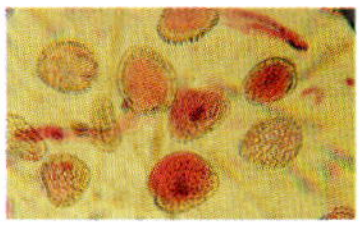

## 1 Zelle und Gewebe



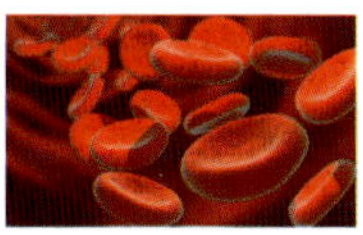

## 2 Blut und Immunsystem

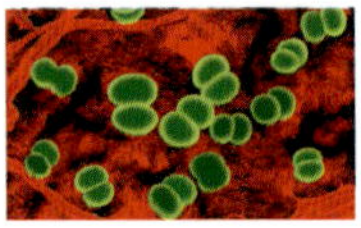

## 3 Lymphatische Organe



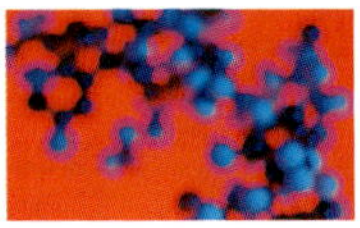

## 4 Hormonsystem



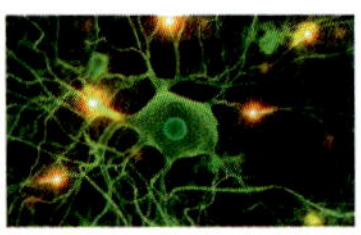

## 5 Nervensystem

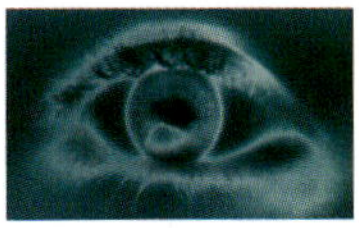

# 6 Sinnesorgane



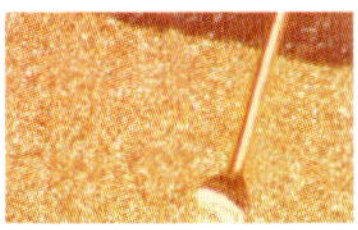

# 7 Haut



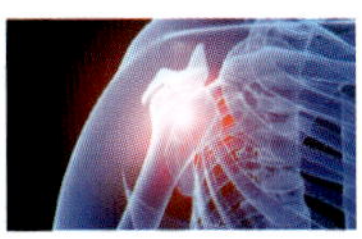

# 8 Bewegungsapparat

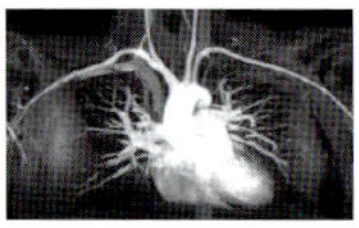

## 9 Herz, Kreislauf und Gefäße



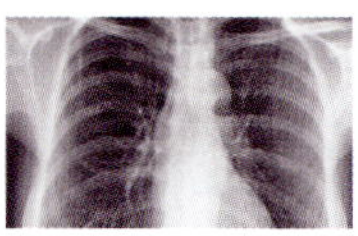

## 10 Atmung

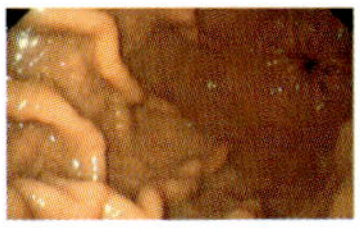

## 11 Ernährung und Verdauung



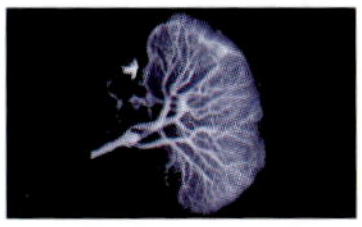

## 12 Nieren und ableitende Harnwege

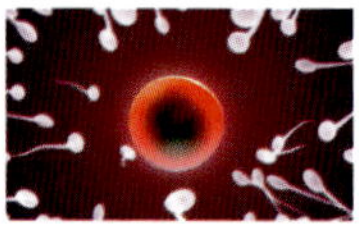

# 13 Geschlechtsorgane



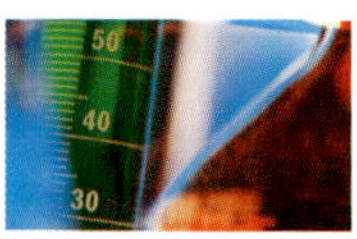

# 14 Regulations- und Anpassungsvorgänge



# Anhang

# 1 Zelle und Gewebe



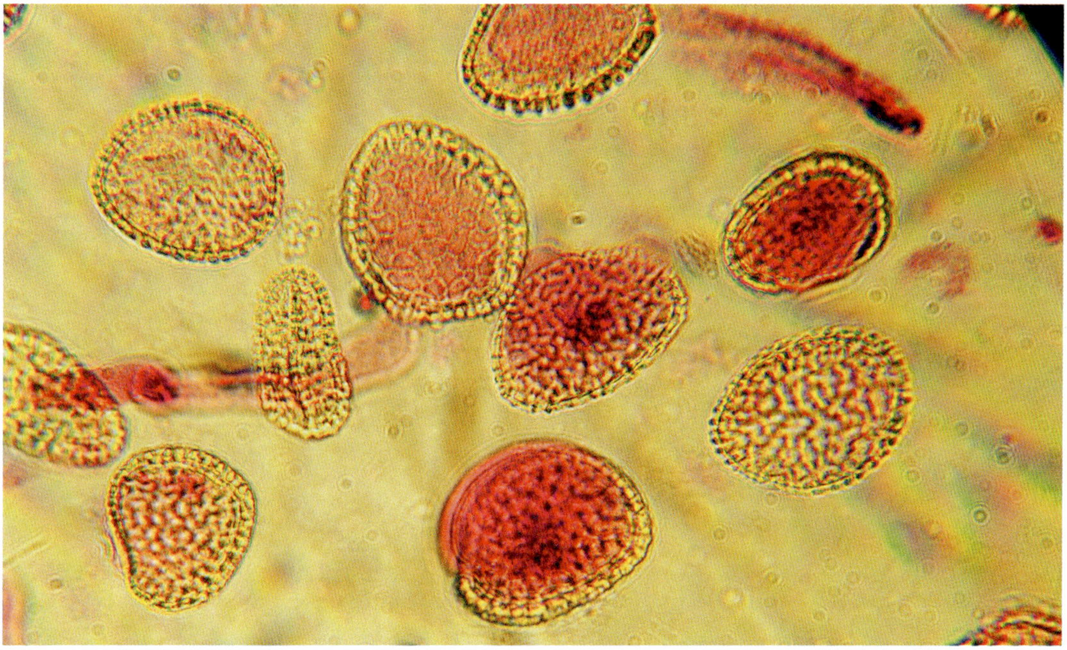



## 1.1 Zytologie (Zelllehre)

### 1.1.1 Zellaufbau

#### Zelle und Extrazellulärraum

DEFINITION *Die* ***Zelle*** *(*Abb. 1.1*) wird als die kleinste noch selbstständig lebens- und vermehrungsfähige Einheit des Körpers definiert.*

Einzellige Lebewesen sind z. B. Pantoffeltierchen oder die Malariaerreger. Eine menschliche Zelle kann zwar aus dem Körper isoliert werden, muss dann aber in einer ihren Bedürfnisse entsprechenden Nährlösung gehalten werden. Im mehrzelligen Organismus sind Zellen die einzelnen Bausteine der Gewebe und übernehmen in diesem Verbund festgelegte Aufgaben. Auch als hochspezialisierte Gewebezellen sind sie auf ein sehr genau festgelegtes Außenmedium angewiesen.

**Extrazelluläre Flüssigkeit**

Dieses Außenmedium wird extrazelluläre Flüssigkeit genannt, weil es die gesamte Menge an Körperflüssigkeit umfasst, die sich nicht in den Zellen befindet. Es sichert den Zellen u. a. einen konstanten pH-Wert, eine gleichbleibende Ionenkonzentration sowie eine ausreichende Sauerstoff- und Nährstoffversorgung und setzt sich zusammen aus:

- Blutplasma und Lymphflüssigkeit
- interstitieller Flüssigkeit (extrazelluläre Flüssigkeit zwischen den Körperzellen)

Hinsichtlich ihrer Salze entspricht die extrazelluläre Flüssigkeit weitgehend der Zusammensetzung von verdünntem Meerwasser. Man kann sich vorstellen, dass zu Beginn der Entwicklung vielzelliger Lebewesen aus einzelnen Zellen des „Urmeeres" ein wenig des

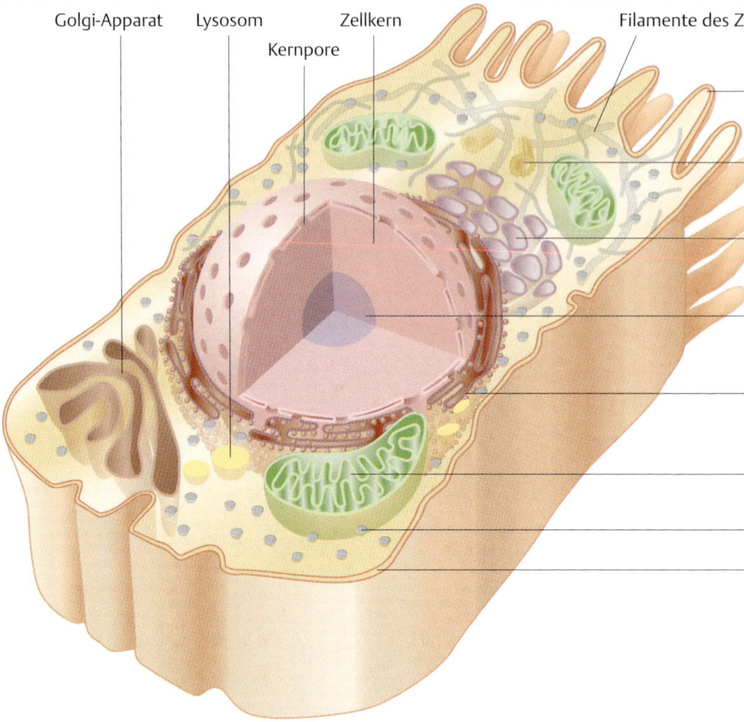


**Abb. 1.1 Die Zelle.** Jede Zelle besteht aus der Zellmembran und dem von ihr umschlossenen Zytoplasma. Im Zytoplasma eingelagert sind der Zellkern und andere Zellorganellen wie Mitochondrien, Golgi-Apparat und endoplasmatisches Retikulum. Es wird durchzogen von den fädigen Strukturen des Zytoskeletts.

idealen Außenmediums, das Nährstoffe bereitstellte und gleichzeitig für die Entsorgung der Abfallstoffe sorgte, mit in die neue Lebensform genommen wurde.

Die höchste Konzentration hat Kochsalz (NaCl). Es liegt in Form von *Ionen* (elektrisch geladene Teilchen, Elektrolyte) vor. Außerdem kommen Kalium-, Kalzium-, Magnesium-, Bikarbonationen und negativ geladene Eiweiße (Proteine) vor.

### Zellbestandteile und Zellgröße

Ungeachtet des Grads ihrer Spezialisierung bestehen alle tierischen und menschlichen Körperzellen aus denselben Grundelementen:

- Zellmembran
- Zytoplasma

Das Verhältnis zwischen diesen Elementen variiert allerdings sehr stark. In diese Grundelemente eingebettet sind:

- Zellkern
- Mitochondrien
- endoplasmatisches Retikulum
- Ribosomen
- Golgi-Apparat
- Lysosomen und andere Vesikel
- Zytoskelett

**Zellgröße.** Die Größe der einzelnen Zelle schwankt von Zellart zu Zellart beträchtlich. So haben z. B. Lymphozyten einen Durchmesser von nur 5 µm, die menschliche Eizelle dagegen von über 100 µm, also $^{1}/_{10}$ mm. Nervenzellen haben Ausläufer, die mehr als einen Meter lang werden können (!), aber nur wenige Mikrometer dick sind.

## Zellmembran

Was für unseren Körper die Haut, ist für die Körperzellen die Zellmembran: Sie grenzt die Zelle zur Außenwelt hin ab und ermöglicht es, das intrazelluläre (zellinnere) Milieu weitgehend unabhängig von der Zusammensetzung der interstitiellen Flüssigkeit zu regeln.

### Membranaufbau

Bei allen tierischen Lebensformen und so auch bei den menschlichen Zellen ist die Zellmembran (**Abb. 1.2**) eine dünne Schicht aus 2 gegensätzlich angeordneten

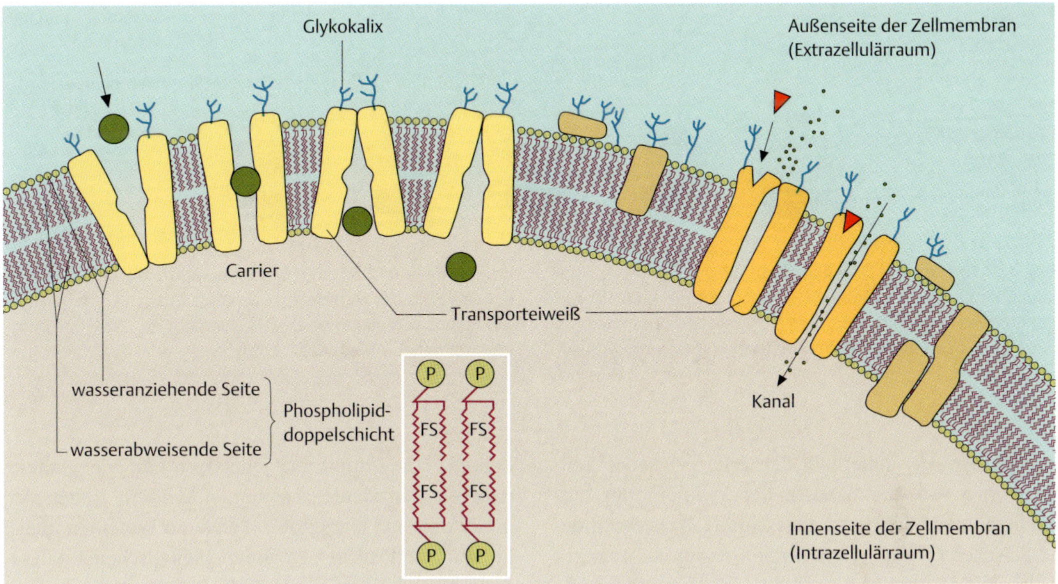


**Abb. 1.2 Zellmembran.** Die Zellmembran besteht aus 2 einzelnen Phospholipidschichten, deren wasserabweisende Seiten sich gegeneinander richten. In dieser Doppelschicht bewegen sich Eiweißmoleküle (Membranproteine), die wasserlösliche Stoffe von einer Seite der Membran auf die andere transportieren können. Der Unterschied zwischen Carriern (links) und Kanälen (rechts) besteht darin, dass ein Carrier zu keinem Zeitpunkt eine offene Verbindung zwischen Außen- und Innenseite schafft, während ein Kanal einen winzigen verschlossenen Durchgang in der Zellmembran darstellt, der auf einen bestimmten Reiz hin geöffnet wird. Dieser Reiz kann z. B. die Bindung eines Botenstoffes (▼) an eine passende Empfangsstelle (Rezeptor) der Zellmembran sein.

Phospholipidschichten, die jeweils nur eine einzige Molekülllage breit sind. Diese Phospholipide besitzen 2 Seiten:

- ein wasseranziehendes (hydrophiles) Ende – das Phosphat (P) –, mit dem sie zum Extra- bzw. zum Intrazellulärraum hin orientiert sind, und
- eine wasserabweisende (hydrophobe) Seite – einen Fettsäurerest (FS) – mit der beide Molekülllagen einander anliegen.

Eine reine Phospholipid-Doppelschicht ist ebenso flüssig wie eine Seifenblase: Das einzelne Phospholipidmolekül kann innerhalb der Membran hin- und herschwimmen, diese allerdings nicht verlassen.

Aufgrund ihres Aufbaus mit der in der Mitte gelegenen hydrophoben Schicht bildet die Zellmembran für Wasser und darin gelöste Stoffe eine Barriere. Gase und fettlösliche Stoffe können sie dagegen leicht durchdringen. Um auch wasserlösliche Stoffe zu transportieren, hat die Zelle besondere Transportmöglichkeiten, die sie sehr genau steuern kann.

### Transport von Stoffen

Eingelagert in die Phospholipid-Doppelschicht sind Eiweiße, sog. Membranproteine. Eine ihrer wichtigsten Funktionen ist der Transport ausgewählter wasserlöslicher Stoffe durch die Zellmembran hindurch, die ansonsten die Membran nicht passieren könnten. Sie bilden spezielle Kanäle für Wasser und Ionen, Transporteiweiße (Carrier) oder Pumpen.

### Glykokalix

Die meisten Membranproteine besitzen an ihrer nach außen gerichteten Seite eine Kette aus Kohlenhydraten (Zuckerverbindungen). An diese Kohlenhydrate, die in ihrer Gesamtheit Glykokalix genannt werden, binden sich z. B. Antikörper oder auch spezialisierte Zellen des Immunsystems.

Die Ausstattung der Glykokalix ist bei jedem Menschen unterschiedlich und bildet damit die Grundlage der Unterscheidung zwischen „körpereigen“ und „körperfremd“.

### Transport großer Moleküle

Große Moleküle können die Zellmembran durch den *vesikulären Transport* überwinden. Dafür gibt es 2 Möglichkeiten:

- Endozytose (in die Zelle hinein)
- Exozytose (aus der Zelle heraus)

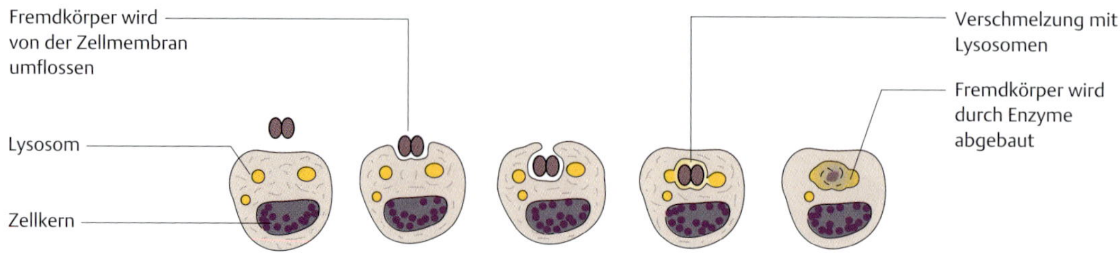


**Abb. 1.3 Endozytose.** Die Endozytose – hier am Beispiel eines aufgenommenen Fremdkörpers – ermöglicht die Aufnahme von größeren Molekülen aus dem Extrazellulärraum, indem diese von einem Stück Zellmembran umschlossen, als Vesikel ins Zellinnere und an ihren Bestimmungsort transportiert werden. Im Falle des Fremdkörpers kommt es zur Verschmelzung mit einem Verdauungsvesikel (Lysosomen) der Zelle und zum enzymatischen Abbau des Fremdkörpers.

**Endozytose.** Ein außerhalb der Zelle gelegenes Teilchen wird von einem Stück der Zellmembran umschlossen und nach innen abgeschnürt. Das entstandene Bläschen *(Vesikel)* verliert dann seinen Kontakt zur Zellmembran und transportiert das aufgenommene Material an seinen Bestimmungsort in der Zelle. Diesen Vorgang nennt man Endozytose (**Abb. 1.3**).

**Exozytose.** Als genaue Umkehrung der Endozytose verschmelzen Vesikel aus dem Zellinneren mit der Zellmembran und geben ihren Inhalt in die extrazelluläre Flüssigkeit ab.

Natürlich kann eine Zelle nicht unbegrenzt viele Vesikel aufnehmen oder abgeben, sonst wäre irgendwann die ganze Zellmembran „verbraucht" oder die Zelle würde viel zu groß. Deshalb stehen Endo- und Exozytose in einem ständigen Fließgleichgewicht, sodass ein beliebiges Phospholipidmolekül sich einmal als Bestandteil der Zellmembran, ein andermal als Teil eines Vesikels wiederfindet.

**Transzytose.** Ein Stoff wird in einem Vesikel verpackt, durch das Zytoplasma hindurch auf die andere Seite der Zelle gebracht. Die Tranzytose ist also eine direkte Kombination von Endo- und Exozytose.

## Zytoplasma

DEFINITION ***Zytoplasma*** *nennt man die zähflüssige Innenlösung einer Zelle. Das Zytoplasma füllt den gesamten Zellinnenraum aus, enthält die Zellorganellen und ist von Anteilen des Zellskelettes (Zytoskelett) durchzogen (s. u.).*

### Zusammensetzung

Es besteht aus einer wässrigen Salzlösung, deren Zusammensetzung sich grundlegend von derjenigen des Extrazellulärraums unterscheidet: Außerhalb der Zelle findet sich relativ viel Natrium, dagegen nur wenig Kalium. Das Zytoplasma jedoch enthält viel Kalium, dagegen nur wenig Natrium. Außerdem findet sich im Zytoplasma eine große Menge an Proteinen, meist in Form von löslichen Enzymen, biologischen Katalysatoren für ganz bestimmte Stoffwechselreaktionen.

### Funktion

Das Zytoplasma dient dem Stoff- und Informationsaustausch innerhalb der Zelle. Meist macht es einen beträchtlichen Prozentsatz des gesamten Zellvolumens aus, doch ist dies von Zelle zu Zelle verschieden. Pflanzenzellen und ruhende menschliche Lymphozyten beispielsweise besitzen nur 10 – 20 % Zytoplasma, der Rest besteht aus einer oder mehreren großen Vakuolen (Pflanze) bzw. dem Zellkern (Lymphozyt).

MERKE *Die Zellmembran trennt den Zellinnenraum (Intrazellulärraum) – bestehend aus Zytoplasma und Zellorganellen – vom extrazellulären Raum. Sie besteht aus einer doppelten Phospholipidschicht mit eingelagerten Transporteiweißen für wasserlösliche Stoffe. Gase und fettlösliche Stoffe können sie frei passieren. Sehr große Moleküle nutzen den vesikulären Transport. Das Zytoplasma hat eine hohe Konzentration an Kalium und eine niedrige an Natrium. Im extrazellulären Raum ist der Kaliumspiegel niedrig, der von Natrium hoch.*

## 1.1.2 Zellorganellen

Bei den Zellorganellen handelt es sich um geformte, mit einer eigenen Membran umgebene Bestandteile innerhalb des Zytoplasmas, die jeweils auf eine bestimmte Aufgabe des Zellstoffwechsels spezialisiert sind. Weil in der Zelle – ähnlich wie in einem größeren Betrieb – Arbeitsteilung herrscht, kann man die Zellorganellen recht gut mit den Abteilungen eines Industrieunternehmens vergleichen.

## Zellkern

Der Zellkern ist die Betriebsleitung und das Archiv mit den Bauplänen der Zelle. Er enthält die Erbinformationen in Form von Desoxyribonukleinsäure (DNS bzw. DNS, engl.: „Desoxyribonucleid Acid") sowie große Mengen an Proteinen. Seine Aufgaben sind:

- Weitergabe einzelner Erbinformation an ausführende Organellen (Ribosomen, s. u.) in Form von Botenmolekülen (messenger Ribonukleinsäure = mRNS bzw. mRNA; RNA von engl.: „Ribonucleid Acid")
- Bildung von Ribosomen
- Verdopplung (Reduplikation) der Erbinformation bei der Zellteilung

### Genetische Information

Jeder einzelne Zellkern enthält die genetische Information des gesamten Menschen. Die DNA ist im Zellkern in einzelnen Doppelsträngen organisiert, den *Chromosomen.* Die menschliche Körperzelle enthält 46 Chromosomen. Diese werden allerdings nur während der Zellteilung sichtbar. Im licht- und v. a. im elektronenmikroskopischen Bild erkennt man dunkle Zonen stark aufgewickelter DNA (Heterochromatin) sowie hellere Zonen mit weniger stark verdichteter DNA (Euchromatin).

DEFINITION *Ein **Gen** ist ein kleiner Abschnitt eines Chromosoms mit der ererbten Arbeitsanleitung für ein bestimmtes Protein.*

Nach neueren Untersuchen schätzt man, dass der Mensch ca. 25 000 Gene besitzt.

### Kernmembran

Der Zellkern wird von einer Kernmembran umhüllt, die aus 2 Lagen der von der Zellmembran her bekannten Phospholipid-Doppelschicht besteht, der inneren und der äußeren Kernmembran. Zwischen den beiden Doppelschichten befindet sich ein spaltförmiger Hohlraum, der mit dem endoplasmatischen Retikulum in Verbindung steht.

In der Doppelmembran befinden sich Kernporen, durch die Eiweißstoffe aus dem Zytoplasma in den Kern gelangen können und Ribonukleinsäure aus dem Kern ins Zytoplasma austreten kann.

**Nucleolus (Kernkörperchen).** Ein Bereich des Zellkerns, in dem RNA für die Ribosomen gebildet wird, färbt sich kräftiger an als der Rest des Kerns und wird Nucleolus (Kernkörperchen) genannt.

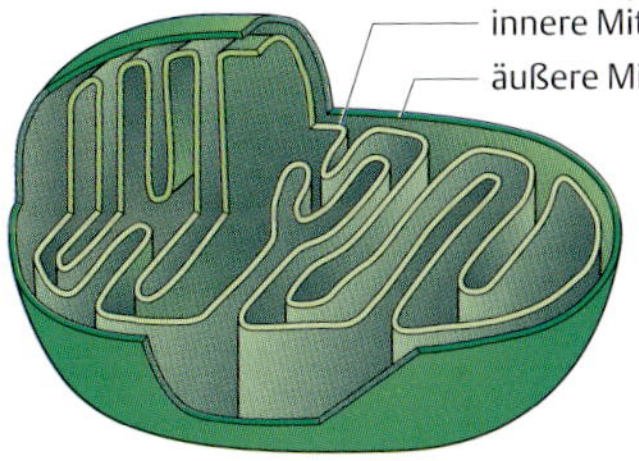


**Abb. 1.4 Aufbau des Mitochondriums.** Mitochondrien sind mit einer doppelschichtigen Wand (Membran) versehen. Jede Schicht besteht – wie die Zellmembran – aus einer doppelten Phospholipidschicht. An der stark gefältelten inneren Mitochondrienmembran spielt sich die aerobe Glykolyse ab.

## Mitochondrien

Wenn der Zellkern die Betriebsleitung ist, dann sind die Mitochondrien das Blockheizkraftwerk der Zelle. Bei einem Blockheizkraftwerk entsteht aus Brennstoff sowohl elektrische Energie als auch Wärme, die zum Heizen verwendet wird.

Mitochondrien sind von einer doppelten Membran umgeben (**Abb. 1.4**). Die innere Membran ist eingefaltet, wodurch eine Vergrößerung ihrer Arbeitsfläche erreicht wird.

**Energiegewinnung.** In den Mitochondrien findet hauptsächlich die Energiegewinnung durch Sauerstoff verbrauchenden Nährstoffabbau (aerober Stoffwechsel bzw. aerobe Glykolyse) statt. Weil Sauerstoff ($O_2$) verbraucht wird und Kohlendioxid ($CO_2$) und Wasser übrig bleiben, heißt der Vorgang auch *Zellatmung.*

Statt Strom erzeugt das „Kraftwerk" Mitochondrium auf diese Weise *ATP* (Adenosintriphosphat), das für die verschiedenen energieverbrauchenden Prozesse in der Zelle verwendet werden kann. Zellen mit einem sehr hohen Energiebedarf (Herzmuskel, Darm, Drüsen, Niere) haben sehr viele Mitochondrien, während relativ träge Zellen (Bindegewebszellen, Knorpel- und Knochenzellen) nur spärlich mit Mitochondrien bestückt sind.

**Wärmeerzeugung.** Die Mitochondrien versorgen uns nicht nur mit Stoffwechselenergie in Form von ATP, sondern – ökologisch sinnvoll – auch mit Wärme, die unvermeidlich bei jedem Stoffwechselvorgang entsteht. (**Abb. 1.5**). Manchmal wird die Wärmeerzeugung sogar zum Hauptzweck, z. B., wenn sich als Anpassung an eine mehrere Tage anhaltende Kältebelastung die Zahl der Mitochondrien erhöht oder im braunen Fettgewebe (S. 23), wo die Mitochondrien ausschließlich Wärme produzieren.

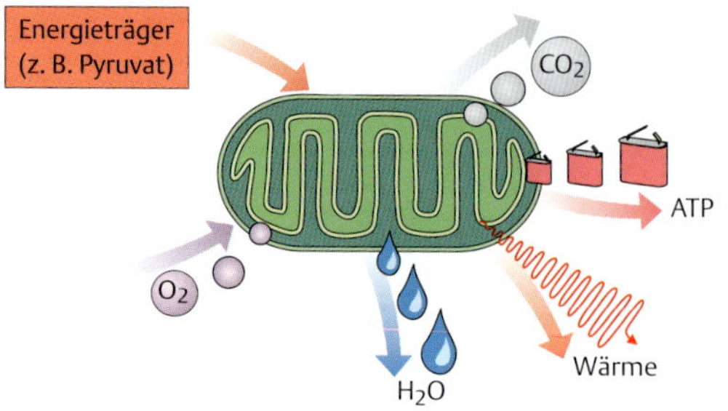


**Abb. 1.5 Funktion des Mitochondriums.** Bei der aeroben Glykolyse entsteht aus Abbauprodukten von Kohlenhydraten, Eiweißen und Fetten, z. B. dem Pyruvat (Brenztraubensäure), unter Verbrauch von Sauerstoff ($O_2$) Energie. Diese wird in Form von ATP gespeichert. ATP ist ein wieder aufladbarer Energiespeicher und die „Energiewährung" des Stoffwechsels. Außerdem werden Kohlendioxid ($CO_2$), Wasser ($H_2O$) und Abwärme frei.

## Endoplasmatisches Retikulum

Beim endoplasmatischen Retikulum (ER) handelt es sich um ein kanalartiges Netzwerk von Röhren und Schläuchen innerhalb der Zelle, das von einer einfachen Membran umgeben ist. Es ist Produktionsort und Lagerhalle zugleich.

### Raues endoplasmatisches Retikulum (rER)

Entlang der Membran des ER sitzen die *Ribosomen*, die für die Produktion von Proteinen aus freien *Aminosäuren* (Grundbausteine der Proteine) zuständig sind. Die produzierten Eiweiße werden ins Lumen des ER abgegeben und können dort weiterverarbeitet werden. Außer diesem rauen endoplasmatischen Retikulum („rau" wegen des elektronenmikroskopisch sichtbaren Besatzes mit Ribosomen) gibt es auch ein glattes ER.

### Glattes endoplasmatisches Retikulum (gER)

Das gER braucht keine Ribosomen, denn hier werden je nach Zellart Fette und fetthaltige Hormone (Steroidhormone) hergestellt. Außerdem finden Entgiftungsreaktionen und spezielle Stoffwechselprozesse körpereigener und -fremder Stoffe, wie etwa bei der Galleproduktion, statt. Bei der Muskelkontraktion spielt das endoplasmatische Retikulum als Kalziumspeicher eine Schlüsselrolle.

## Ribosomen

Die Ribosomen produzieren Proteine. In der „Produktionstechnik" des endoplasmatischen Retikulums sind die Ribosomen die eigentlichen Fließbandarbeiter. Sie bestehen selber aus je 2 Eiweißkomponenten, die derart aneinander gelagert sind, dass sie eine langkettige Boten-Ribonukleinsäure (Boten-RNS bzw. Messenger-RNA oder kurz mRNA) umschließen können, welche die Informationen aus dem Zellkern enthalten (**Abb. 1.6, a**). Während diese mRNA wie ein Montageband an den Ribosomen vorbeiwandert, lesen diese die Information für das zu bildende Protein von der mRNA ab und übersetzen den genetischen Code in die entsprechende Abfolge von Aminosäuren (**Abb. 1.6**). Die am rER produzierten Proteine sind für den Export bestimmt.

Außer den am endoplasmatischen Retikulum gebundenen, gibt es auch frei im Zytoplasma liegende Ribosomen. Diese produzieren Proteine für den internen Betrieb der Zelle.

## Golgi-Apparat

Nach Produktion der Eiweiße im endoplasmatischen Retikulum ist der Golgi-Apparat Ort der „Endmontage" und „Qualitätskontrolle", der „Verpackung" und „Sortierung". Beispielsweise werden hier die für die Glykokalix charakteristischen Zuckerreste an neu hergestellte Membranproteine angeheftet, die für den Einbau in die Zellmembran bestimmt sind (Glykoproteine = Zuckereiweißverbindungen).

### Aufbau

Im Elektronenmikroskop sieht der Golgi-Apparat wie eine aufeinander getürmte Ansammlung von Scheibchen, Bläschen und Röhren aus, die auf engstem Raum zusammengedrängt sind (**Abb. 1.7**). Diesen Stapel durchwandern die Proteine vom rER aus in Richtung Plasmamembran, werden auf ihrem Weg kontrolliert und verpackt. An der Ausgangsseite des Golgi-Apparates fällt die letzte und definitive Entscheidung, an welche Stelle z. B. die gebildeten Glykoproteine eingebaut werden sollen.

Wie alle anderen Vesikel sind auch die des Golgi-Apparates nur von einer einfachen Membran umschlossen. Vom Golgi-Apparat schnüren sich ununterbrochen Vesikel mit fertigen Proteinen ab, die sich zur Plasmamembran hinbewegen und dort mittels Exozytose exportiert werden.

## Vesikel und Lysosomen

Vesikel sind die universell verwendbare Verpackung der Zelle für alles, was nicht unmittelbar mit dem Zytoplasma in Berührung kommen darf (**Abb. 1.8**). Entweder, weil es so flüchtig wäre, dass es vom intrazellulären Stoffwechsel zu schnell abgebaut würde, oder

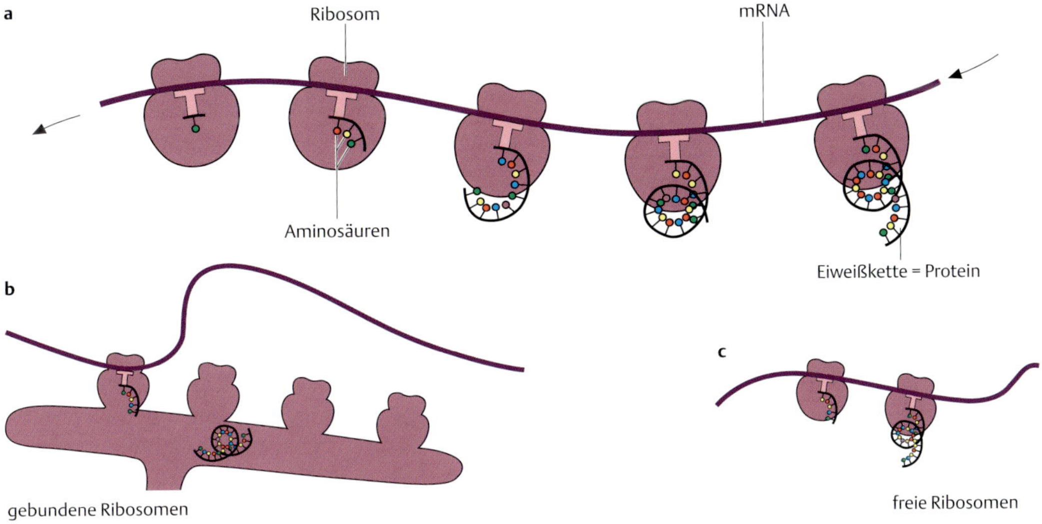


**Abb. 1.6 Ribosomen.** Die Ribosomen entnehmen der mRNA die Information für den Aufbau der Eiweiße aus Aminosäuren (Translation).
a Ein mRNA-Strang bewegt sich an den Ribosomen entlang. Das rechte Ribosom hat schon eine längere Strecke abgelesen als seine linken Nachbarn und deshalb schon eine längere Eiweißkette produziert.
b Gebundene Ribosomen geben die gebildeten Proteine ins Lumen des rER ab.
c Freie Ribosomen geben sie ins Zytoplasma ab.

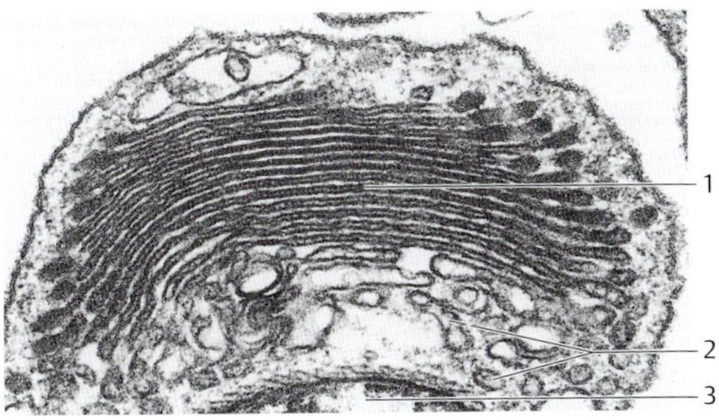


1 Membranstapel des Golgi-Apparates
2 Golgi-Vesikel
3 Kernanschnitt

**Abb. 1.7 Golgi-Apparat.** Auf dieser quer getroffenen elektronenmikroskopischen Aufnahme erkennen Sie den scheibenförmigen Aufbau des Golgi-Apparats aus Membranstapeln. Hier werden die für den Export bestimmten Eiweiße vor der Abgabe nach außen chemisch verändert (z. B. mit einem Kohlenhydrat verbunden).

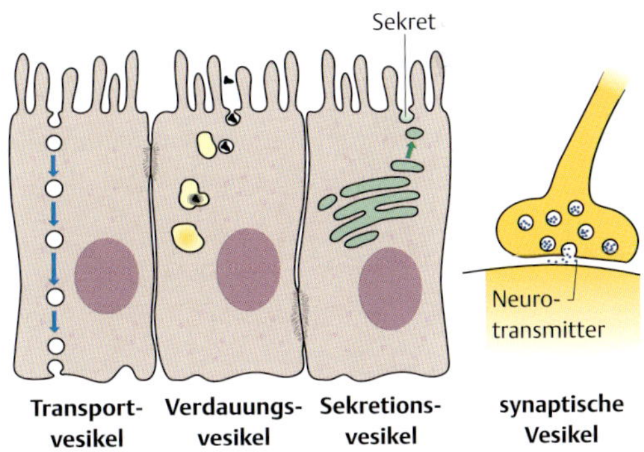


**Abb. 1.8 Vesikel.** Als „Verpackungsmaterial“ erfüllen zytoplasmatische Vesikel verschiedene Aufgaben. Sie isolieren das Zytoplasma vor der Berührung mit aufgenommenen oder für die Abgabe bestimmten Substanzen und schützen so auch das Zellinnere vor den eigenen Verdauungsenzymen.

weil es für die Zelle selbst schädlich wäre. Letzteres trifft auf den Inhalt der *Lysosomen* zu. Diese sind Verdauungsorganellen, die als Vesikel große Mengen an Enzymen enthalten und Fremdkörper oder zugrunde gegangene eigene Zellbestandteile abbauen können.

**MERKE** *In jedem Zellkern befindet sich die gesamte DNA des Organismus. Der Innenraum des Zellkerns steht mit dem Zytoplasma durch Kernporen in Verbindung. Die Mitochondrien erzeugen auf aerobem Weg aus Stoffwechselprodukten Energie, die in Form von ATP gespeichert*

*wird. Im endoplasmatischen Retikulum entstehen Proteine für Struktur und Funktion der Zelle und für die Abgabe nach außen.*
*Ribosomen erzeugen nach dem Bauplan der mRNA Proteine. Sie kommen sowohl frei im Zytoplasma als auch in der Membran des endoplasmatischen Retikulums vor. Nach der Proteinsynthese im endoplasmatischen Retikulum bringen Transportvesikel die Eiweißstoffe zur weiteren Verarbeitung in den Golgi-Apparat. Vesikel dienen außerdem der Verdauung von Fremdeiweißen und der Sekretion von Substanzen nach außen.*

## Zytoskelett

Die fädigen Eiweißstoffe des Zytoskeletts bilden einerseits das Stützgerüst, andererseits die Transportwege und Förderbänder der Zellen. Man unterscheidet:
- Mikrotubuli
- Aktin- oder Mikrofilamente
- Intermediärfilamente

### Mikrotubuli

Mikrotubuli kommen zum einen in speziellen Ausläufern der Zellen vor, den *Kinozilien* (z. B. Atemwege) und *Geißeln* (Spermien). Kinozilien und Geißeln können schlagende Bewegungen ausführen, da sich in jedem dieser Zellausläufer ein Bündel aus Mikrotubuli befindet, die unter Energieverbrauch (ATP) und angetrieben durch bestimmte Motoreiweiße (Motorproteine) beweglich sind. Außerdem bilden die Mikrotubuli ein „Schienensystem" innerhalb der Zelle, an dem entlang z. B. Zellorganellen weite Strecken transportiert werden können (wiederum mithilfe von Motorproteinen und ATP). Ein gutes Beispiel hierfür sind die Nervenzellen, mit ihren weit vom Zellkörper entfernten Nervenendigungen, die entlang der Mikrotubuli etwa mit Mitochondrien oder Vesikeln versorgt werden. Auch bei der Zellteilung *(Mitose)* spielen die Mikrotubuli eine entscheidende Rolle. Sie ziehen als *Spindelapparat* die Chromosomen in die richtige Lage und sorgen für die korrekte Aufteilung des genetischen Materials auf die Tochterzellen.

### Aktinfilamente

Aktinfilamente (auch Mikrofilamente genannt) befinden sich überall innen entlang der Zellmembran und ebenfalls in bestimmten Ausstülpungen der Zellmembran, den *Mikrovilli* (z. B. Darm, Niere) und den *Stereozilien* (z. B. Samenwege, Innenohr). Mikrovilli und Stereozilien sind im Gegensatz zu den Kinozilien nicht aktiv beweglich. Die Filamente geben den Zellen und diesen Oberflächenstrukturen den Halt.

Seine eindrucksvollste Leistung vollbringt das Zytoskelett wohl in der Muskulatur, wo es für die kraftvolle Verkürzung der Muskelfasern sorgt. Muskelzellen haben einen sehr hohen Gehalt an Aktinfilamenten, die dort den gesamten Zellinnenraum einnehmen. So können sie mithilfe ihres eigenen Motorproteins *Myosin* die gesamte Zelle stark zusammenziehen und verkürzen.

### Intermediärfilamente

Diese Filamente sind besonders zugfest, sie bilden ein passives Stützgerüst, das die Zelle komplett durchzieht. Ein Zusammenwirken mit Motorproteinen ist nicht bekannt.

# 1.2 Zellzyklus und Zellteilung

## 1.2.1 Zellzyklus

Jede lebende Zelle besitzt prinzipiell die Fähigkeit, sich zu teilen, auch wenn in manchen Zelltypen (z. B. vielen Nervenzellen, weibliche Eizellen) nach der Kindheit keine weiteren Zellteilungen mehr stattfinden.

● DEFINITION *Das „individuelle Leben" einer Zelle, also die Periode von einer identischen Zellteilung (Mitose) bis zur nächsten, heißt* ***Zellzyklus*** *(Abb. 1.9).*

### $G_1$-Phase

Die Teilung einer Zelle ist gerade abgelaufen, das Leben zweier identischer Tochterzellen beginnt. Am Beginn ihres Zellzyklus steht die sog. $G_1$-Phase (G wie „Gap", engl. „Lücke"). Die Tochterzellen sind in diesem Stadium relativ klein und arm an Zytoplasma. Zellorganellen müssen ergänzt werden – sie wurden schließlich bei der Zellteilung aufgeteilt. Außerdem sind alle Zellen, die frisch aus einer Mitose hervorgegangen sind, weitgehend undifferenziert, d. h., sie haben noch nicht alle für die erwachsenen Zellen dieses Gewebes charakteristischen Eigenschaften. Um ihre speziellen Eigenschaften zu erlangen, muss jede Zelle während der $G_1$-Phase zunächst ihre zelleigenen Eiweißstoffe herstellen. Nach Abschluss dieser Wachstumsphase differenziert die Zelle aus und befindet sich nun in einem Funktionszustand, der u. U. jahrelang erhalten bleibt.

Der eben beschriebene Ablauf ist für langsam oder gar nicht wachsende Gewebe mit hoher Spezialisie-

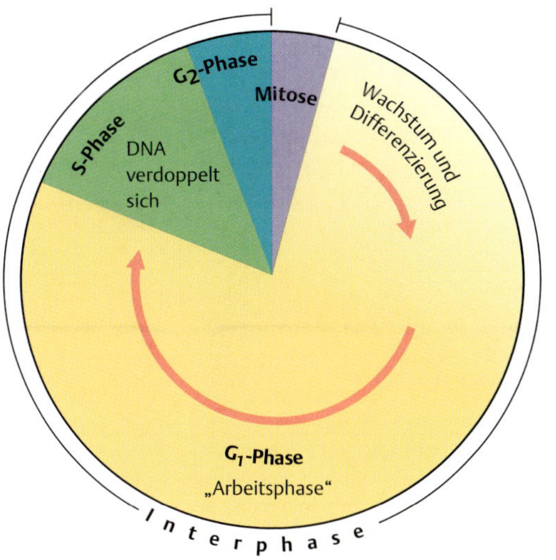


**Abb. 1.9 Zellzyklus.** Nach der Zellteilung (Mitose) und einer kurzen Wachstumsphase bleibt eine Gewebezelle oft Monate bis Jahre unverändert (G1-Phase). Erst kurz vor der erneuten Zellteilung verdoppelt sich die DNA (S-Phase). Die darauf folgende G2-Phase bereitet die Zelle dann auf die neue Mitose vor.

rung typisch. Mechanisch oder durch den Stoffwechsel stark belastete Gewebe (z. B. Darmepithel und weiße Blutkörperchen) verbleiben hingegen nur eine sehr kurze Zeit (Stunden oder gar nur Minuten) in der $G_1$-Phase, bevor sie entweder zugrunde gehen oder sich auf eine weitere Teilung vorbereiten.

### S-Phase

Der Vorbereitung auf die nächste Teilung dient die S-Phase (S wie Synthese). Während der S-Phase verdoppelt sich die DNA *(Replikation)*, sodass nach der Teilung der Zelle, bei der sich ja auch der Zellkern teilt, jede Tochterzelle einen vollständigen Satz der genetischen Information erhalten kann.

### $G_2$-Phase

Nach Abschluss der S-Phase tritt die sich teilende Zelle in eine kurze Ruhephase ($G_2$-Phase) ein, bevor die eigentliche Kern- und Zellteilung, die Mitose, beginnt. Es wird überprüft, ob die DNA-Verdoppelung in der S-Phase fehlerfrei geklappt hat. Aufgetretene Fehler können noch repariert werden, damit die nächsten Tochterzellen genetisch korrektes Material erhalten.

$G_1$-, S- und $G_2$-Phase werden oftmals der Mitose gegenübergestellt und dann summarisch als *Interphase* bezeichnet.

## 1.2.2 Aufbau und Herstellung von Eiweißen (Proteinbiosynthese)

Das Trockengewicht einer Zelle besteht zum überwiegenden Teil (mehr als 90 %) aus Eiweiß und den Nukleinsäuren DNA und RNA. Eiweißmoleküle bilden als *Strukturproteine* das Zytoskelett und bestimmen damit die äußere Form der Zelle. Darüber hinaus haben Eiweißmoleküle überragende Bedeutung als Enzyme und Transportproteine. Man nennt sie dann *Funktionsproteine.*

### Aufbau eines Eiweißmoleküls

**Primärstruktur.** Ein Eiweißmolekül besteht im einfachsten Fall aus einer einzigen langen Kette mehrerer hundert aneinander gelagerter Aminosäuren. Von der Vielzahl der im Tier- und v. a. im Pflanzenreich vorkommenden Aminosäuren werden nur 22 in menschliche Proteine eingebaut. Diese Aminosäuren liegen perlschnurartig aufgereiht in einer ganz bestimmten Anordnung vor, es gibt also weder Verzweigungen noch Schleifen. Die Art der Anordnung der Aminosäuren in einem Eiweißmolekül, ihre Reihenfolge, nennt man Primärstruktur (**Abb. 1.10**).

**Sekundärstruktur.** Nun besitzt die Aminosäurenkette, ähnlich wie eine in die Länge gezogene Stahlfeder, eine gewisse Eigenspannung. In einer wässrigen Lösung, z. B. im Zytoplasma, schnurrt die Kette zusammen und bildet mehr oder weniger stark spiralisierte Bezirke, die Sekundärstruktur des Proteins. Diese Spiralen können sich noch weiter zur Tertiärstruktur verknäueln.

**Tertiärstruktur.** Sie ergibt eine kompakte 3-dimensionale Struktur, häufig eine Kugelform. Die Anordnung der Aminosäuren bestimmt dabei weitgehend schon über das Aussehen der Tertiärstruktur, ähnlich wie die Anordnung der Buchstaben eines Textes dessen Inhalt bestimmt.

**Quartärstruktur.** Mitunter lagern sich mehrere eigenständige Aminosäurenketten, sog. Monomere, zu einem komplexen Eiweißkörper, einem Polymer, zusammen (bei 2 Monomeren: „Dimer", bei 3: „Trimer", bei einigen wenigen: „Oligomer"). Man spricht dann von der Quartärstruktur eines Proteins.

### Translation

DEFINITION *Als **Translation** wird das Übertragen der genetisch festgelegten Basenfolge in ein Protein bezeichnet.*

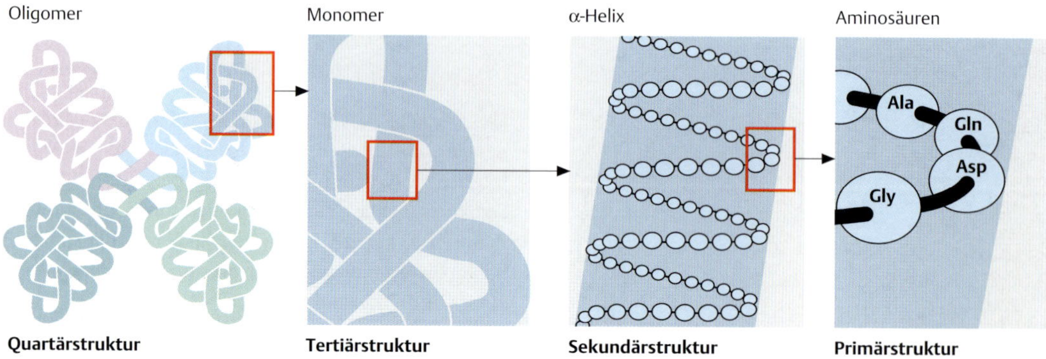


**Abb. 1.10 Aufbau eines Eiweißmoleküls.** Die meisten Eiweiße bestehen aus mehreren großen Elementen, die sich wie Bausteine einander anlagern (Quartärstruktur). Jede einzelne Kette ist ein Knäuel aus röhrenartigen Strukturen, wobei die Art, in der diese aufgeknäuelt sind (Tertiärstruktur) über die Funktion des Eiweißmoleküls entscheidet. Die meisten Anteile des Knäuels bestehen aus sehr regelmäßigen Spiralen (α-Helix) oder Zickzackmustern (β-Faltblatt), der Sekundärstruktur. Die Reihenfolge der Aminosäuren im Protein nennt man die Primärstruktur.

Die Translation ist ein Teilvorgang der Proteinbiosynthese: Die Primärstruktur jedes Proteins wird durch den genetischen Code exakt festgelegt und vererbt. Wenn die Zelle in der $G_1$-Phase ein ganz bestimmtes Protein benötigt, dann produziert der Zellkern zunächst eine mRNA (Transkription), welche genau die Information für die Primärstruktur dieses Proteins enthält. Diese mRNA verlässt den Kern durch die Kernporen und wird von den Ribosomen abgelesen, die nach Anweisung dieser Matrize das fertige Eiweißmolekül zusammenbauen. Diesen Vorgang nennt man Translation (**Abb. 1.11**).

Die mRNA ist ein langkettiges Molekül. Es besteht aus einer einzigen unverzweigten Kette aus Zuckermolekülen (Ribose) und Phosphorsäureresten (Phosphat), an die sich jeweils – wie Sprossen einer Leiter – Basen anlagern. In einer mRNA kommen insgesamt nur 4 Basen vor:

- Adenin (A)
- Uracil (U)
- Guanin (G)
- Cytosin (C)

Die Reihenfolge dieser Basen auf dem RNA-Strang trägt die Information für die Primärstruktur eines ganz bestimmten Proteins; jeweils 3 aufeinanderfolgende Basen (ein Triplett bzw. Codon) entsprechen jeweils einer ganz bestimmten Aminosäure. Aus einem Triplett von insgesamt 4 verschiedenen Basen lassen sich genau 64 Kombinationen bilden ($4 \times 4 \times 4$). Es gibt aber nur 22 (zurzeit bekannte) eiweißbildende Aminosäuren. Daher kodieren mehrere verschiedene Tripletts ein und dieselbe Aminosäure.

**Starter- und Stop-Codon.** Jede mRNA besitzt einen Anfang (das sog. 5'-Ende) und einen Schluss (das sog. 3'-Ende). Am Anfang jeder mRNA befindet sich ein Starter-Codon, das dem Ribosom die Stelle anzeigt, von der ab es die mRNA ablesen soll. Entsprechend bezeichnet ein Stop-Codon die Stelle auf der mRNA, an der die Ablesung aufzuhören hat. Während die mRNA am Ribosom entlang wandert, übersetzt dieses vom Start- zum Stop-Codon nach und nach jedes Codon in eine Aminosäure. Die einzelnen Aminosäuren hängen dabei an kurzen RNA-Strängen, der sog. *tRNA (Transfer-RNA)*, die frei im Zytoplasma enthalten sind. Aufgrund ihrer eigenen Basensequenz können sie genau das betreffende Codon auf der mRNA erkennen.

● MERKE *Der gesamte Vorgang des „Übersetzens" der mRNA in ein Protein wird als Translation bezeichnet. Nach der identischen Zellteilung (Mitose) befindet sich die Zelle lange Zeit in der $G_1$-Phase. Dies ist die eigentliche Funktionsphase der Zelle, in der sie ihre spezifischen Aufgaben im Organismus erfüllt, z. B. die Translation als ein Abschnitt der Proteinbiosynthese. Eine Dreiergruppe von Basen innerhalb der mRNA ist der Code für eine Aminosäure im entsprechenden Protein. Proteine bestehen aus langen Ketten von Aminosäuren, die sich meist mehrfach spiralisieren.*

## 1.2.3 Transkription und DNA-Replikation

Auf den vorhergehenden Seiten wurde der Weg von der mRNA zum Protein dargestellt. Wie entsteht nun aber die Messenger-RNA selbst?

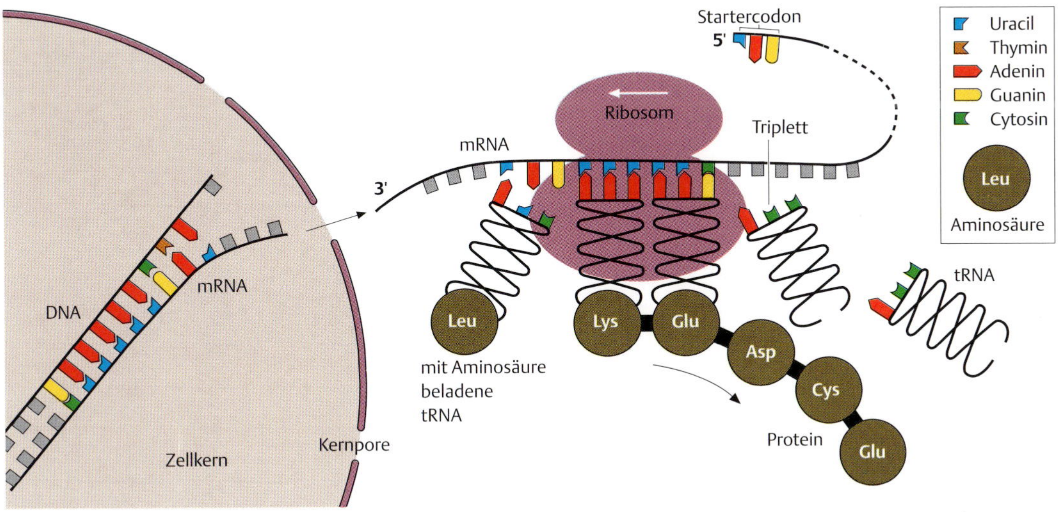


**Abb. 1.11 Translation.** Während ein Ribosom vom 5'- zum 3'-Ende der mRNA entlang wandert, übersetzt dieses je 3 Basen in eine Aminosäure. Sobald sich 2 Aminosäuren gegenseitig gebunden haben, spaltet sich die tRNA von „ihrer" Aminosäure ab. Sie wird anschließend durch separate Enzyme mit einem neuen Molekül derselben Aminosäure beladen.

## Chromosomen und DNA

**Chromosomen.** Das genetische Gedächtnis sind die 46 Chromosomen des Menschen. Jedes Chromosom besteht aus 2 langen DNA-Strängen, den Chromatiden. Diese Stränge wären in gestrecktem Zustand mehrere Zentimeter lang. Aufgrund der vielfältigen Verknäuelung gelingt es jedoch, alle 46 DNA-Doppelstränge in einem einzigen Zellkern unterzubringen (**Abb. 1.12**). Aufgrund seiner Form und chemischen Eigenschaften kann man jedes Chromosom identifizieren und mögliche Abweichungen von der Norm feststellen (**Abb. 1.13**).

**DNA.** Die DNA ist sehr ähnlich aufgebaut wie die mRNA; sie besteht aus einem unverzweigten Strang aus Zuckermolekülen – in diesem Fall dem Zucker Desoxyribose statt Ribose – und Phosphat, an dem sich ebenfalls 4 verschiedene Basen anlagern:

- Adenin (A)
- Thymin (T) (anstelle von Uracil)
- Guanin (G)
- Cytosin (C)

Während die mRNA aus einem einzelnen Strang besteht, liegen bei der DNA jeweils 2 DNA-Stränge in enger Nachbarschaft. Die Basen beider Stränge sind einander zugewandt und verbinden sich wie die Zähne eines Reißverschlusses. Dabei liegt immer einem Adenin ein Thymin und einem Guanin ein Cytosin gegenüber. Beide Stränge verhalten sich *komplementär* zueinander wie Positiv und Negativ und winden sich als Doppelhelix um eine gemeinsame Achse.

## Transkription

DEFINITION *__Transkription__ bezeichnet die Übersetzung eines DNA-Abschnitts in den komplementären mRNA-Strang.*

Jedes Chromosom enthält die Information (Gene) für viele verschiedene Eiweiße. Der Beginn einer für ein Protein oder eine Gruppe von Proteinen kodierenden DNA-Strecke wird durch eine ganz bestimmte Abfolge der Basenpaare gekennzeichnet, den sog. *Promotor.* Benötigt die Zelle z. B. neue Glukose-Carrier-Moleküle, dann bindet sich ein Enzym (die RNA-Polymerase) an den Promotor der entsprechenden DNA-Stelle und öffnet reißverschlussartig den DNA-Doppelstrang (DNA-Doppelhelix), sodass Positiv und Negativ getrennt sind (**Abb. 1.14**). Dabei bewegt sich die RNA-Polymerase entlang der DNA und öffnet immer weitere DNA-Bereiche. Mithilfe des Enzyms wird jetzt die komplementäre mRNA gebildet, d. h., zu jeder Base der geöffneten DNA wird die entsprechende Base der mRNA gebildet (Uracil zu Adenin, Adenin zu Thymin, Cytosin zu Guanin und Guanin zu Cytosin). Es entsteht eine spiegelbildliche Kopie des DNA-Abschnitts, der den Ribosomen bei der Proteinsynthese als Matrize dient.

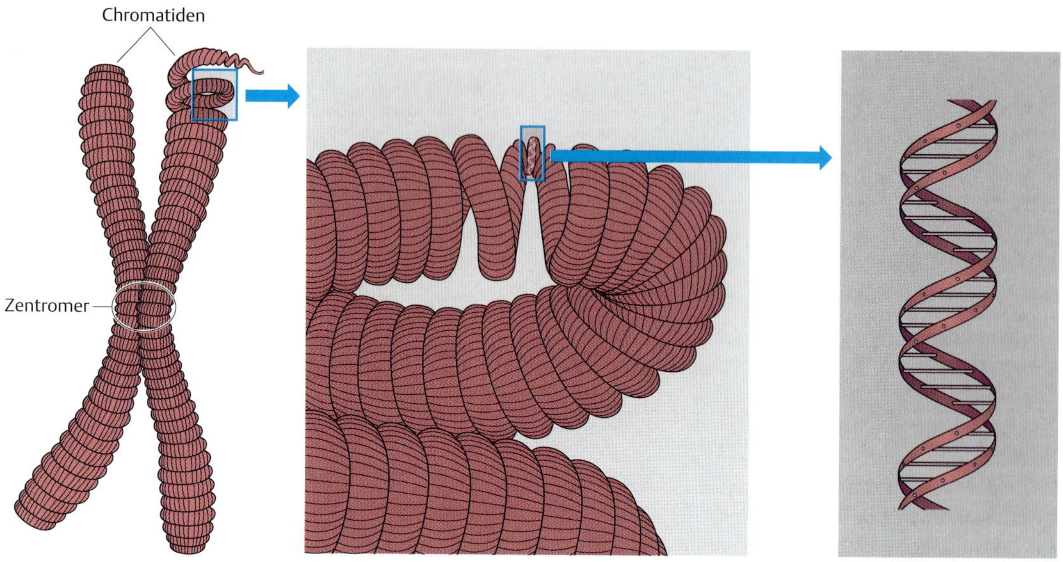


**Abb. 1.12 Aufbau eines Chromosoms.** Die DNA liegt im Zellkern unterschiedlich stark spiralisiert vor. In der Phase der Zellteilung dreht sich jeder DNA-Strang zu einem kompakten Chromatid („Halb-Chromosom") auf. Im Bild links liegen 2 identische Chromatiden nebeneinander und bilden ein Chromosom. Unabhängig von der Spiralisierung behält die DNA auf molekularer Ebene immer die typische Doppelhelixform bei.

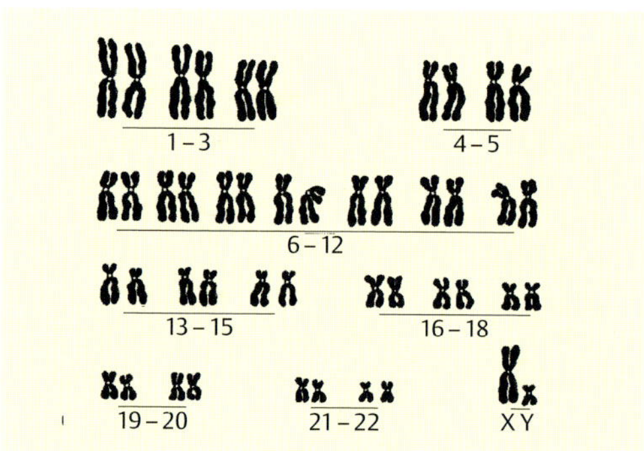


**Abb. 1.13 Chromosomensatz (Karyogramm) einer normalen menschlichen Zelle.** Von den 46 Chromosomen sind je 2 einander ähnlich (homolog). Vor der Mitose hat sich in der S-Phase die DNA verdoppelt, sodass jedes Chromosom aus 2 vollkommen identischen Chromatiden besteht, die an einem Punkt (Zentromer) zusammenhängen. Dieses Karyogramm zeigt ein X- und ein Y-Chromosom; es handelt sich also um einen männlichen Karyotyp.

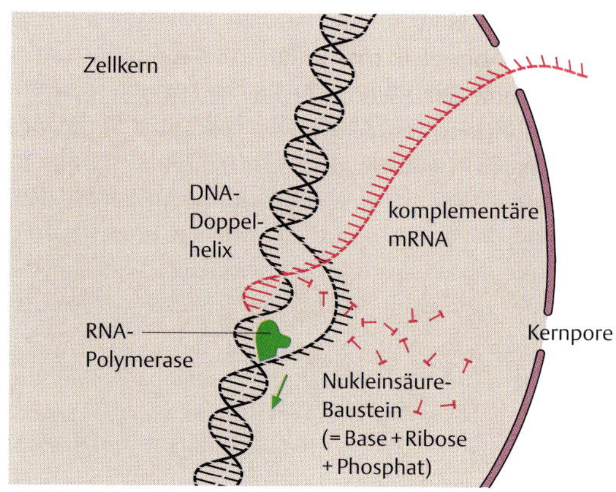


**Abb. 1.14 Transkription.** Bei der Herstellung einer bestimmten mRNA (Transkription) als Negativ-Kopie eines Stücks der DNA bricht das Enzym RNA-Polymerase über einen kleinen Bereich hinweg die Doppelhelix auf. Nur einer der beiden Stränge wird abgelesen. Aus einem bestimmten DNA-Abschnitt (Gen) entsteht ein mRNA-Strang, der in ein bestimmtes Eiweißmolekül übersetzt wird.

## DNA-Replikation

DEFINITION *Die **DNA-Replikation** bezeichnet die identische Verdopplung der DNA-Stränge.*

Vor jeder Zellteilung – in der S-Phase – wird das genetische Material verdoppelt, um anschließend gleichmäßig an beide Tochterzellen verteilt zu werden. Jede der beiden Tochterzellen erhält exakt denselben Code. Die DNA-Replikation läuft ähnlich wie die Transkription ab. Auch hier wird durch spezielle Enzyme die doppelsträngige DNA in Einzelstränge geteilt und ein neuer – komplementärer – Strang synthetisiert (**Abb. 1.15**).

Es gibt 2 Unterschiede zwischen DNA-Replikation und Transkription:

- Zu jedem Einzelstrang wird ein komplementärer DNA-Strang erzeugt, während bei der Transkription nur einer der beiden DNA-Stränge auf einen RNA-Strang kopiert wird.
- Die DNA-Verdoppelung kopiert wesentlich längere Strecken der DNA in einem Arbeitsgang als die Transkription, was auch der Grund für die relativ lange Dauer der S-Phase ist.

Original und Kopie spiralisieren sich zu jeweils einem Chromosom. Jeder der beiden Doppelstränge besteht nach beendeter Replikation aus je einem „originalen" und einem neu synthetisierten Einzelstrang.

### Ablesefehler

Die DNA-Replikation ist für die Zelle jedes Mal ein riskanter Vorgang, da stets die Gefahr eines Ablesefehlers besteht. Wenn lediglich eine Base durch eine andere ersetzt wird (Punktmutation), dann kann der Fehler folgenlos bleiben. Fehlt jedoch in der Kopie eine Base oder kommt irrtümlicherweise eine neue hinzu, dann stimmt der Ableserahmen (Reading Frame) bei der Translation nicht mehr: Das Ribosom kommt aus dem Takt und übersetzt sämtliche Codons „stromabwärts" des Fehlers in falsche Aminosäuren. Das so erzeugte Protein kann dann seine Aufgaben im Organismus nicht mehr erfüllen. Tag für Tag sind wir einer Vielzahl von Einflüssen ausgesetzt, welche die Mutationshäufigkeit erhöhen (UV- und radioaktive Strahlen, krebserregende Substanzen usw.). Wir verdanken es einer gut organisierten Truppe von Reparaturenzymen, dass bei nur einer von 100 000 bis 1 Million einzelnen Basenpaarungen ein Fehler passiert.

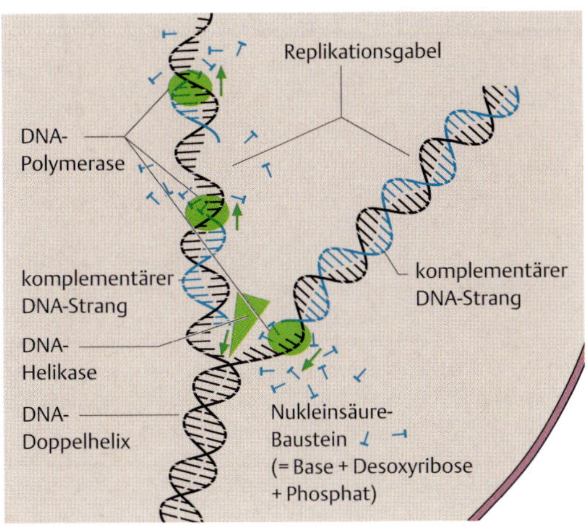


**Abb. 1.15 Replikation.** Bei der Replikation werden beide DNA-Stränge verdoppelt. Das Enzym Helikase trennt die Stränge wie ein Reißverschluss voneinander, während die DNA-Polymerase den jeweils fehlenden, komplementären Strang ergänzt.

● MERKE *Bei der Replikation während der S-Phase des Zellzyklus' kommt es zur identischen Verdoppelung der DNA. Zu jedem Einzelstrang der DNA-Doppelhelix entsteht ein komplementärer Strang. Im Gegensatz dazu werden bei der Transkription Abschnitte von Basenfolgen nur an einem Strang abgelesen. Die Transkription erzeugt im Gegensatz zur Replikation einen kurzen Einzelstrang von mRNA.*

## 1.2.4 Mitose

Menschliche Zellen haben prinzipiell die Fähigkeit, sich auf zweierlei Weise zu teilen. Durch

- Mitose und
- Meiose.

Bei der Mitose verteilt sich das Erbgut in identischer Weise auf die Tochterzellen, während die Meiose für eine Neukombination genetischer Anlagen sorgt (s. u.). Die überwiegende Mehrzahl aller Zellteilungen findet auf dem Weg der Mitose statt. Nur die Zellen der sog. Keimbahn, also die Eizellen und die Spermatozyten, teilen sich meiotisch. Die identische Zellteilung ermöglicht das Wachstum, die Regeneration überalterter oder geschädigter Zellen, die zelluläre Abwehr von Infektionen, die Wundheilung und vieles mehr. Jede Sekunde zerfallen z. B. 2,5 Millionen rote Blutkörperchen, die vom Knochenmark laufend mit derselben Geschwindigkeit ersetzt werden müssen. Entsprechend groß ist das Ausmaß der Teilungsaktivität der blutbildenden Gewebe.

### Stadien der Mitose

Die Mitose (**Abb. 1.16**) teilt man klassischerweise in 4 verschiedene Abschnitte ein, zwischen denen allerdings fließende Übergänge bestehen. Stellen Sie sich daher die Stadien eher als Momentaufnahmen eines kontinuierlichen Vorgangs denn als klar abgrenzbare Stufen vor. Die 4 Stadien der Mitose heißen:

- Prophase
- Metaphase
- Anaphase
- Telophase

## Prophase

In der Prophase laufen die letzten Vorbereitungen zur eigentlichen Teilung. Insbesondere spiralisieren sich in dieser Phase die DNA-Fäden zu kurzen, aber dicken Chromatiden – man spricht auch von *Kondensation*. Aus jedem DNA-Doppelstrang wird ein Chromatid (**Abb. 1.12**). Da sich die DNA zuvor in der S-Phase identisch verdoppelt hat, liegen nach der Spiralisierung je 2 identische Chromatiden nebeneinander. Es bilden sich somit 46 Chromatidenpaare, die Chromosomen. Die Anheftungsstelle der beiden Chromatiden eines Chromosoms heißt *Zentromer*.

Zusätzlich zu der Spiralisierung der Chromatiden ist die Prophase durch weitere tiefgreifende Veränderungen in der Biochemie und Anatomie der Zelle gekennzeichnet: Während der Prophase findet keine Proteinbiosynthese statt. Das Zentriol – eine Region im Zytoplasma aus besonders dicht liegenden Mikrotubuli (Zytoskelettbestandteile) – teilt sich und fängt an, den ***Spindelapparat*** (Mitosespindel) auszubilden. Der Spindelapparat ist ein Schienengerüst aus Mikrotubuli von einem Zellpol zum anderen. Dabei löst sich die Kernmembran nach und nach auf.

● MERKE *In der Prophase spiralisiert sich die verdoppelte DNA zu 46 Chromosomen mit je 2 Chromatiden. 23 Chromosomen sind vom Vater ererbt, die anderen 23 Chromosomen von der Mutter. Mikrotubuli beginnen mit dem Aufbau des Spindelapparats, die Kernmembran löst sich auf.*

## Metaphase

Mit dem Auflösen der Kernmembran tritt die Zelle in die 2. Phase der Mitose, die Metaphase, ein. Die Zentriolen wandern an entgegengesetzte Pole der Zelle und vollenden damit den Aufbau des Spindelapparates. Die radiär (strahlenförmig) von beiden Zellpolen ausgehenden Mikrotubuli führen zu den Zentromeren der Chromosomen. Mithilfe dieser Anheftung ordnen sich die nunmehr frei im Zytoplasma liegenden Chromosomen in der ***Äquatorialebene*** an. Diese befindet sich zwischen den beiden Polen. Als charakteristische „Mitosefigur" ist diese Anordnung auch im einfachen histologischen Gewebsschnitt recht gut zu erkennen.

● MERKE *In der Metaphase sammeln sich alle Chromosomen in einer Ebene. Die Voraussetzung dafür schafft ein korrekt aufgebauter Spindelapparat aus Mikrotubuli.*

## Anaphase

Nachdem sich alle Chromosomen in der Äquatorialplatte angeordnet haben, tritt die Zelle in die 3. Phase ein, die Anaphase: Sie zeichnet sich dadurch aus, dass

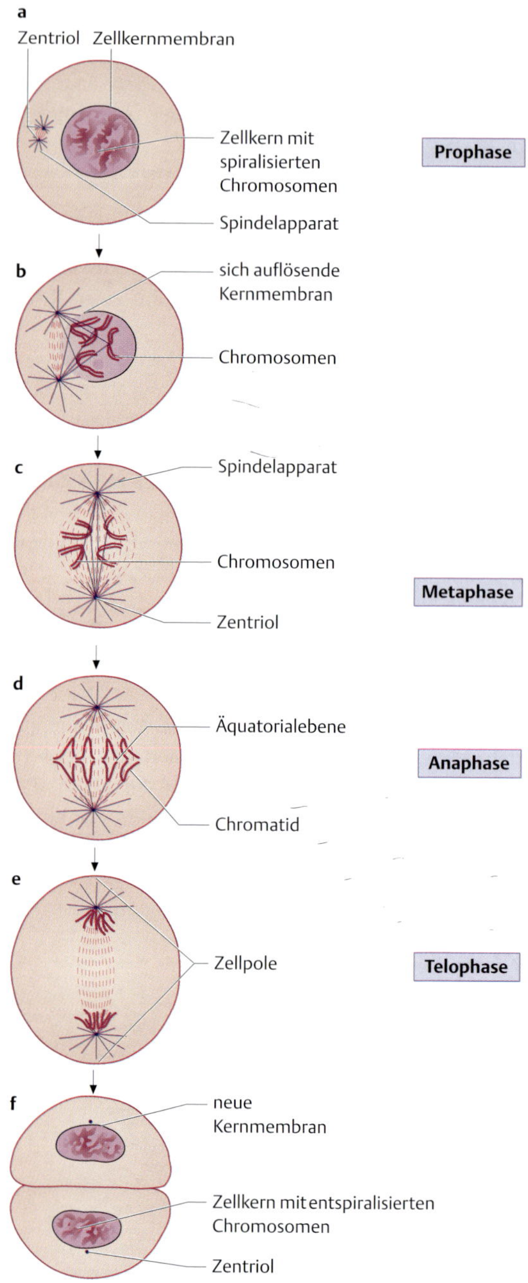


**Abb. 1.16 Mitose.** Durch die Mitose entstehen 2 Tochterzellen mit identischem DNA-Material. In der Prophase (**a**) spiralisieren sich die DNA-Stränge. Die Chromosomen liegen in der Metaphase (**b, c**) genau in einer Ebene, sodass die Zytoskelettfasern des Spindelapparates sie in der Anaphase (**d**) ohne Kollision voneinander trennen können. Die anschließende Telophase (**e**) bereitet die eigentliche Teilung der Zelle (**f**) vor.

sich die Chromatiden voneinander trennen. Die Zentromere teilen sich und geben die Chromatiden frei. Entlang der Mikrotubulischienen und mit Motorproteinen als Antrieb bewegen sich die 2 Chromatiden jedes Chromosoms in Richtung auf die entgegengesetzten Zellpole. Gleichzeitig mit den Chromosomen verteilen sich auch die Zellorganellen einigermaßen gleichmäßig auf beide Zellpole.

● MERKE *In der Anaphase ziehen die Mikrotubuli des Spindelapparats die Chromatiden in entgegengesetzter Richtung auseinander.*

### Telophase

Den Abschluss der Mitose bildet die Telophase. Die Chromatiden sind an die Zellpole gelangt. Das Zytoplasma schnürt sich in der Äquatorialebene ein, bis nur noch eine feine Brücke die Tochterzellen miteinander verbindet. Diese Brücke wird schließlich in einem der Exo- bzw. Endozytose analogen Vorgang abgebrochen. Gleichzeitig bildet sich eine neue Kernmembran um die Chromatiden jeder Tochterzelle aus. Die Chromatiden entspiralisieren sich und werden für das Mikroskop wieder unsichtbar. Die Proteinbiosynthese läuft an und die nächste $G_1$-Phase beginnt.

● MERKE *In der Telophase bilden sich neue Kernmembranen und das Zytoplasma mit den Organellen verteilt sich gleichmäßig auf beide Tochterzellen.*

## 1.2.5 Meiose

Während bei der Mitose das genetische Material i. d. R. vollständig erhalten bleibt, durchmischen sich die von mütterlicher und väterlicher Seite geerbten DNA-Stränge während der Reifeteilung der Keimzellen, der Meiose. Die Meiose (**Abb. 1.17**) findet – mit wechselnder Häufigkeit – im Hoden und im Eierstock statt. Sie bereitet die Vereinigung von Ei- und Samenzellen vor. Sie besteht aus folgenden 2 getrennten Episoden:

- 1. Reifeteilung (Meiose I)
- 2. Reifeteilung (Meiose II)

**Reduktionsteilung.** Man bezeichnet die Meiose auch als Reduktionsteilung, weil sie das genetische Material in den Keimzellen halbiert. Fände diese Halbierung nicht statt, dann würde sich mit jeder Generation die Anzahl der Chromosomen verdoppeln.

### Besonderheiten der 1. Reifeteilung

Die 1. Reifeteilung unterscheidet sich von einer einfachen Mitose in ihrer Pro- und Metaphase.

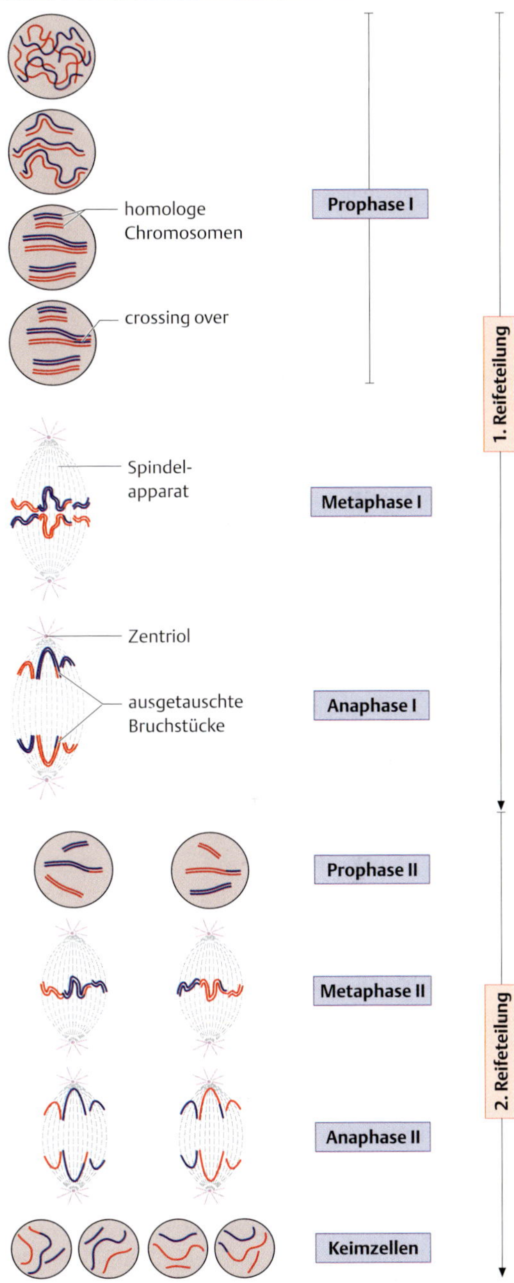


**Abb. 1.17 Meiose.** In der Meiose entstehen aus einer Keimzelle 4 Tochterzellen mit jeweils dem einfachen (haploiden) Satz an Chromosomen, also 23 Stück. Das Wesentliche an der 1. Reifeteilung ist, dass sich die zueinander homologen Chromosomen zufällig auf die Tochterzellen verteilen. Außerdem tauschen sich in der Prophase, während die homologen Chromosomen eng beieinander liegen, Stücke zwischen den Chromatiden aus. Die 2. Reifeteilung entspricht der Mitose.

### Prophase I

In der Prophase spiralisieren sich zwar ebenfalls die aus je 2 Chromatiden bestehenden, also verdoppelten Chromosomen, allerdings lagern sich jetzt zusätzlich die homologen Chromosomen zusammen.

**Homologe Chromosomen.** „Homolog" heißen diejenigen Chromosomen, die eine sich entsprechende Information tragen (z. B. auf dem einen Chromosom den Code für die blaue Augenfarbe der Mutter und auf dem homologen Chromosom die braune des Vaters). So sind das von der Mutter vererbte Chromosom Nr. 18 und das väterliche Chromosom Nr. 18 homolog zueinander.

**Rekombination der Gene.** Es entstehen also Strangbündel aus jeweils 4 DNA-Ketten bzw. Chromatiden, sog. Tetraden, die zu 2 Chromosomen gehören. Die enge Nachbarschaft der DNA-Ketten begünstigt den Austausch von DNA-Bruchstücken zwischen 2 Chromatiden homologer Chromosomen. Auf diese Weise kommt es zur Rekombination der Gene. Der DNA-Austausch ist für die Zelle nicht ohne Risiko, müssen doch je 2 DNA-Ketten an derselben Stelle getrennt, ausgetauscht und wieder zusammengeschweißt werden. Die Rekombination ist deshalb nur dann mit ausreichender Sicherheit möglich, wenn sich die Chromatiden vorher überkreuzt haben („Crossing over") und damit die einander entsprechenden Stellen unterschiedlicher Chromatiden in enge räumliche Nachbarschaft zueinander kommen.

### Metaphase I

Auf den ersten Blick sieht die Metaphase der 1. Reifeteilung nicht viel anders als die der Mitose aus: Die Chromosomen sammeln sich in der Äquatorialebene; ausgehend von den Zentriolen bildet sich ein Spindelapparat, der die Chromatiden an den Zentromeren fasst und zu den entgegengesetzten Zellpolen zieht.

Der wichtige Unterschied ist aber, dass sich bei der Meiose das Zentromer nicht teilt und an den Spindelfäden beider Zellpole somit nicht je 46 Chromatiden, sondern je 23 – jeweils homologe – Chromosomen hängen. Die Aufteilung der homologen Chromosomen erfolgt dabei zufällig. Damit erhalten die Tochterzellen nicht dieselbe Erbinformation wie die Mutterzelle, sondern ein buntes Gemisch aus väterlichen und mütterlichen Chromosomen, die durch Crossing over zusätzlich verändert worden sind. Jede Tochterzelle hat zwar nur noch den *einfachen (haploiden) Chromosomensatz* aus 23 Chromosomen, aber jedes Chromosom besteht nach wie vor aus 2 DNA-Doppelsträngen (Chromatiden). Die DNA-Menge entspricht damit der von normalen Körperzellen.

**Geschlechtschromosomen.** Weil das männliche Genom anders als das weibliche ein „ungleiches Paar" von homologen Chromosomen – nämlich die Geschlechtschromosomen X und Y – besitzt, erhält jedes Spermium bei der Aufteilung der homologen Chromosomen entweder ein X- oder ein Y-Chromosom mit auf den Weg. Nach der Verschmelzung mit der stets ein X-Chromosom enthaltenden weiblichen Keimzelle während der Befruchtung (S. 387) können also 2 verschiedene Chromosomensätze entstehen. Dadurch bestimmt sich das Geschlecht des von diesem Spermium abstammenden Nachwuchses (XX: Mädchen, XY: Junge).

● **MERKE** *In der 1. Reifeteilung tauschen homologe Chromosomen Teile ihrer DNA aus. Der Chromosomensatz halbiert sich, wobei die beiden Tochterzellen jedoch nicht die gleiche Erbinformation enthalten.*

## Besonderheiten der 2. Reifeteilung

Die 2. Reifeteilung dient dazu, die beiden Chromatiden der 23 Chromosomen gleichmäßig auf 2 Tochterzellen aufzuteilen. Hierdurch halbiert sich auch die DNA-Menge im Vergleich zu gewöhnlichen Körperzellen. Am Ende dieser 2. Reifeteilung sind jetzt 4 Keimzellen mit einem einfachen Chromosomensatz entstanden. Vonseiten ihres Ablaufs ist die 2. Reifeteilung nichts anderes als eine Mitose, allerdings in einer Zelle, die statt 46 (diploid) nur 23 Chromosomen (haploid) enthält. In der Äquatorialebene sammeln sich also nur 23 Chromosomen, die sich auf je 23 Chromatiden der Tochterzellen verteilen.

● **MERKE** *Die 2. Reifeteilung verläuft wie die Mitose, allerdings mit dem Unterschied, dass sich nicht mehr 46 (diploider Chromosomensatz), sondern nur noch 23 Chromosomen (haploider Chromosomensatz) aufteilen. Jede Keimzelle besitzt also die halbe DNA-Menge einer normalen Körperzelle.*

# 1.3 Grundgewebearten

Obwohl alle Körperzellen einen einheitlichen Grundbauplan aufweisen, also jeweils einen Zellkern, mehrere Mitochondrien, ein endoplasmatisches Retikulum und andere Zellorganellen enthalten, übernehmen sie z. B. im Gehirn, im Knochen oder in der Haut ganz unterschiedliche Aufgaben.

● DEFINITION *Ein **Gewebe** ist definitionsgemäß ein Verband gleichartig entwickelter Zellen, die bestimmte Funktionen erfüllen.*

Alle Zelltypen lassen sich ausgehend von ihren entwickelten Fähigkeiten einem der folgenden Grundgewebe zuordnen:

1. Epithelgewebe
2. Binde- und Stützgewebe
3. Muskelgewebe
4. Nervengewebe

● DEFINITION ***Organe** wiederum entstehen durch Zusammenschluss mehrerer dieser Grundgewebearten.*

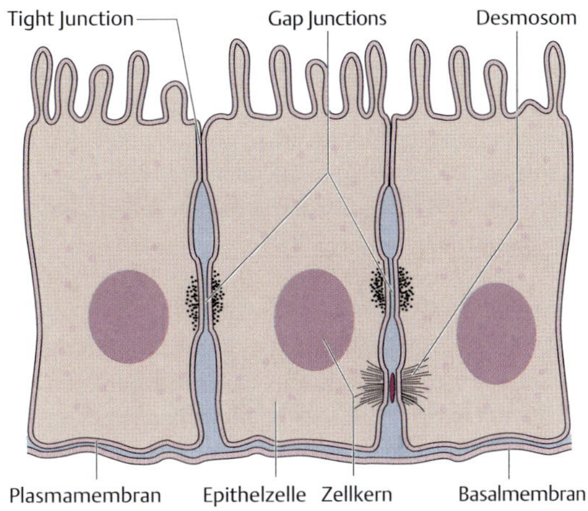


**Abb. 1.18 Zellkontakte.** Epithelzellen haften fest aneinander und trennen gegenüberliegende Räume wasserdicht voneinander. Für den festen Halt zwischen benachbarten Zellen sorgen Desmosomen (Haftkontakte), an denen von innen das Zytoskelett verankert ist. Weit in Richtung Oberfläche liegende Tight Junctions (Verschlusskontakte) sorgen dafür, dass keine Flüssigkeit zwischen den Zellen vorbeilaufen kann. Gap Junctions (Kommunikationskontakte) sind elektrische und chemische Kontaktstellen zwischen 2 benachbarten Zellen.

## 1.3.1 Epithelgewebe

### Merkmale von Epithelgewebe

Epithel kommt typischerweise in Form eines eng geschlossenen Zellverbandes mit vielen *Zellkontakten* und wenig Extrazellulärraum vor. Epithelzellen zeigen eine *polare Bauweise* und sitzen einer *Basalmembran* auf.

#### Zellkontakte

Zellkontakte dienen einerseits der Verankerung der Zellen in einem Verband untereinander oder zu umgebenden Strukturen, anderseits werden auf diesem Wege Nachrichten ausgetauscht.

**Desmosomen.** Die Epithelzellen liegen einander unmittelbar an und nehmen untereinander Kontakt auf (Abb. 1.18). Dieser Kontakt geschieht zum einen mittels der Desmosomen (Maculae adhaerentes), zytoskelettreichen Bezirken der Plasmamembran benachbarter Zellen, die für die mechanische Festigkeit eines Gewebes sorgen. Wie Druckknöpfe heften sie die Zellen aneinander.

**Gap Junctions.** Zwischen den Zellen befinden sich außerdem regelmäßig „Gap Junctions", poröse Stellen in den Plasmamembranen zweier benachbarter Zellen. Sie sind aus Membranproteinen wie kleinste Tunnel zwischen den Zellen eingebaut und ermöglichen den Austausch von Stoffen und elektrischer Ladung, ohne aber einen elektrischen Kurzschluss zur extrazellulären Flüssigkeit herzustellen. Das Membranpotenzial der Zellen (s. u.) bleibt somit erhalten.

**Tight Junctions.** Weiterhin bilden die meisten Epithelien eine dichte Barriere, die für Wasser und gelöste Stoffe mehr oder weniger undurchlässig ist. Die Dichtigkeit vieler Epithelien (z. B. der ableitenden Harnwege und der Haut) wird durch sog. „Tight Junctions" (Zonulae occludentes) ermöglicht. Eine Tight Junction besteht aus einem Netzwerk längsgerichteter Plasmaeiweiße sehr eng benachbarter Zellen, die verzahnt ineinander greifen. So ist der Raum zwischen den Zellen versiegelt. Wasserlösliche Stoffe, die das Epithel überwinden wollen, müssen also durch die Zelle hindurch. Die Zellmembran lässt aber nur Gase und fettlösliche Stoffe ungehindert hindurch, alle anderen werden nur streng kontrolliert über Kanäle oder mittels Transportproteinen eingelassen. Auf diese Weise erfüllen Epithelien ihre wichtige Barrierefunktion. Da die Tight Junctions i. d. R. nicht die gesamte Kontaktfläche benachbarter Zellen einnehmen, sondern gürtelartig angeordnet sind, spricht man auch von Schlussleisten.

### Polare Bauweise

Epithelzellen finden sich immer an Grenzen zwischen 2 Räumen, wie an der Körperoberfläche oder an der Innenseite der Hohlorgane. Dadurch erklärt sich, dass die obere und untere Seite der Zellen entgegengesetzt ausgerichtet sind. Die zur Oberfläche zeigende Seite ist der apikale Pol (von Apex, lat. „die Spitze"), die zum Körpergewebe und damit auch zu den Blutgefäßen hin der basale Pol (Basis). Am apikalen Pol finden sich oft besondere Oberflächenstrukturen der Zellen wie Mikrovilli oder Kinozilien (S. 8)

### Basalmembran

Allen Epithelien ist gemeinsam, dass die Zellen einer Basalmembran aufsitzen, die aus extrazellulären Fasern und Eiweißzuckerverbindungen besteht. Sie stellt eine Leitschiene dar, entlang derer sich das Epithel ausbreiten und nach einem Defekt wieder regenerieren kann. Die Basalmembran trennt die Epithelzellen von der Blutseite und liefert die notwendige Information zur polaren Organisation. Ohne Basalmembran wissen die Epithelzellen nicht, wo „innen" und „außen" ist, und teilen sich entweder gar nicht oder bleiben in einem undifferenzierten Zustand.

## Arten des Epithelgewebes

Epithelgewebe (**Abb. 1.19**) kann als Membran oder Haut 2 Räume voneinander abgrenzen und wird dann als Oberflächenepithel bezeichnet. Es hat dabei aber oft auch die Aufgabe, Stoffe gezielt von einem Raum in den anderen zu transportieren. Drüsenepithel bildet biologisch wirksame Stoffe (Sekrete) und gibt sie an innere oder äußere Körperoberflächen oder ans Blut ab.

### Oberflächenepithel

**Vorkommen.** Das Oberflächenepithel trifft man stets an der Grenzfläche zwischen 2 Flüssigkeits- oder Gasräumen an, die sich gegenseitig nicht durchmischen dürfen. Am eindrucksvollsten ist diese Trennung im

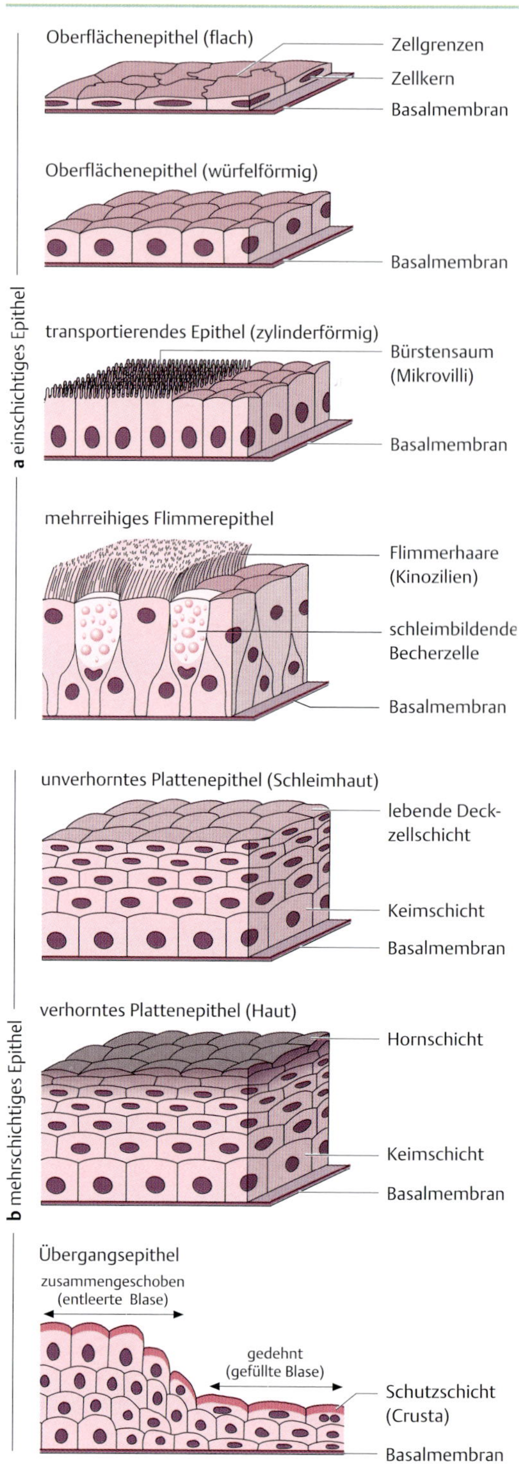


**Abb. 1.19 Form und Anordnung von Epithelzellen.** Epithelien ▶ bestehen entweder nur aus einer einzigen (**a**) oder aus mehreren (**b**) übereinander liegenden Zellschichten. Die oberflächlichen Zellen der Oberflächenepithelien sind flach und können, wenn sie besonders mechanisch belastet werden, verhornen. Transportierende Epithelzellen sind höher und haben häufig Ausstülpungen der Zellmembran (Mikrovilli) auf ihrer Oberfläche. Beim mehrreihigen Epithel sind die Zellen unterschiedlich hoch und wie beim Flimmerepithel oft mit Kinozilien besetzt. Das Übergangsepithel von Harnleiter und Blase ist dehnbar und passt sich dem unterschiedlichen Füllungszustand an.

Fall der äußeren Haut, welche die Außenwelt vom Körperinneren abgrenzt und dieses „Innen" mechanisch, chemisch und biologisch schützt.

Ähnliche Verhältnisse finden sich im oberen Verdauungstrakt (Mundhöhle, Rachen und Speiseröhre), wobei hier allerdings das „Außen" bis tief ins Körperinnere reicht und als Lumen (Lichtung) bezeichnet wird.

Auch die äußersten Bereiche der Luftwege (Nasenvorhof und Kehlkopf) sowie die ableitenden Harnwege (Nierenbecken, Harnleiter, Blase und Harnröhre) und ein Teil der äußeren weiblichen Geschlechtsorgane sind von Oberflächenepithel ausgekleidet.

Manchmal findet man den Begriff Oberflächenepithel gleichbedeutend mit Schleimhaut (Mukosa, Tunica mucosa) verwendet. Dies ist falsch und irreführend. Oberflächen- oder Drüsenepithel bildet nur die oberste Schicht sowohl der verhornenden Haut als auch der Schleimhäute. Der Begriff „Schleimhaut" kennzeichnet eine meist mehrere Millimeter dicke epithelbesetzte Bindegewebsschicht, die einen Körperraum auskleidet oder abgrenzt.

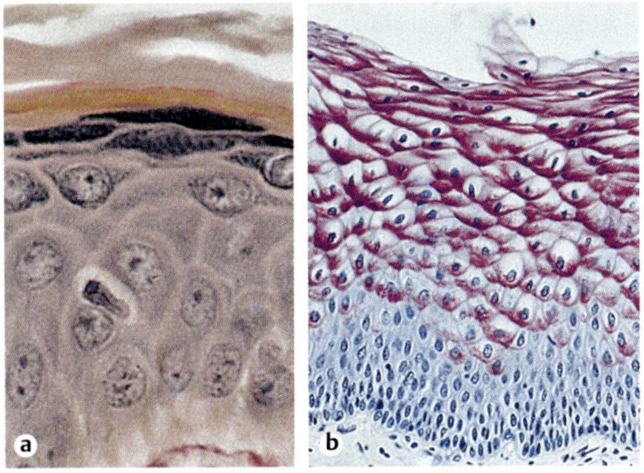


**Abb. 1.20 Mehrschichtige Plattenepitelien.**
a Beim mehrschichtig verhornenden Plattenepithel der äußeren Haut ist deutlich zu erkennen, dass die Zellen an der Basis des Epithels noch zylinderförmig sind und in darüberliegenden Zellschichten dann immer mehr abflachen. Schließlich ist kein Zellkern mehr zu erkennen, die abgestorbenen obersten Zelllagen bilden die schützende Hornschicht.
b Im Gegensatz dazu behalten beim mehrschichtig unverhornenden Plattenepithel (hier ein Bild der Speiseröhre) die Zellen aller Schichten ihren Zellkern, ihr Absterben mit dem Ziel der Hornschichtbildung bleibt aus.

### *Einschichtiges Epithel*

Einschichtiges Epithel findet sich in Bereichen, bei denen es weniger um eine robuste Abgrenzung als um kurze Diffusionswege oder um den Stofftransport von einer Epithelseite zur anderen geht. Daher sind die kleinsten Bronchien, die Lungenalveolen, der Magen, Dünn- und Dickdarm sowie die Nierenkanälchen mit einem einschichtigen Epithel ausgekleidet. Die Zellen des einschichtigen Epithels sind je nach Organ unterschiedlich hoch. Je dünner ein Epithel ist, desto schneller kann eine Substanz passiv über das Epithel hinweg diffundieren. Daher sind z. B. die Epithelzellen der Lungenalveolen pfannkuchenartig abgeplattet und die Gase haben einen kurzen Diffusionsweg. Auch der aktive Transport mittels Transporteiweißen und Carriern ist durch eine einzige Zellschicht weniger aufwendig. Beim einschichtigen Epithel sitzen alle Zellen auf der Basalmembran.

**Mehrreihiges Epithel.** Mehrreihiges Epithel sieht man, wenn nicht alle Zellen eines einschichtigen Epithels gleich hoch sind. Die Zellen sind alle fest auf der Basalmembran verankert, aber sie reichen nicht alle bis zur Oberfläche. Es kleidet z. B. die Luftröhre aus, dann trägt es typischerweise sehr viele Kinozilien und wird als *Flimmerepithel* bezeichnet.

### *Mehrschichtiges Epithel*

Beim mehrschichtigen Epithel liegen mehrere Zellschichten aufeinander. Nur die unterste Schicht hat noch Kontakt zur Basalmembran. Es ist in Bereichen anzutreffen, die einer starken mechanischen Beanspruchung ausgesetzt sind (z. B. Haut, Mundhöhle, Speiseröhre). Die Zellen eines mehrschichtigen Epithels (**Abb. 1.20**) nehmen einen sehr festen Kontakt miteinander auf.

**Mehrschichtiges, verhornendes Plattenepithel.** Im Fall des mehrschichtigen, verhornenden Plattenepithels bildet eine obere tote Zelllage eine schützende Hornschicht auf der Haut. Die Geschwindigkeit der Zellteilung und damit der Verhornung wird durch eine starke mechanische Beanspruchung besonders im Bereich der Handflächen und Fußsohlen stark gesteigert (Schwielen).

**Mehrschichtiges, unverhornendes Plattenepithel.** Bei mehrschichtigen, unverhornenden Plattenepithelien (Schleimhäute) schilfern die oberflächlichen Zellen ständig ab. Unverhornende Plattenepithelien bestehen daher ausschließlich aus lebenden Zellen. So hat dieser Epitheltyp zwar den Nachteil einer nicht ganz so starken mechanischen Belastbarkeit, aber den Vorteil, dass die Ausführungsgänge feuchtigkeits- und schleimbildender Drüsen viel einfacher die Epitheloberfläche erreichen können. Unverhornende Epithelien sind daher wesentlich gleitfähiger und geschmeidiger als verhornende.

**Übergangsepithel.** Das Übergangsepithel (Urothel) ist ein Sonderfall eines mehrschichtigen Epithels. Es kleidet den Harntrakt – also Nierenbecken, Harnleiter, Harnblase und Harnröhre – aus. Sein Hauptcharakteristikum ist die enorme Dehnbarkeit. Dadurch kann sich z. B. die Wand der Harnblase unterschiedlichen Füllungszuständen anpassen, ohne Falten zu werfen. Die Zellen nehmen bei leerer Blase eine würfelförmige (prismatische) Gestalt an. Mit zunehmender Füllung erscheinen die Zellen der oberen Zelllage flach und gestreckt.

MERKE *Je stärker ein Oberflächenepithel mechanisch belastet wird, umso höher und umfangreicher verhornt das Epithel. Auch reine Schleimhäute können durch eine stetige Beanspruchung verhornen.*

### *Transportierendes Epithel*

Viele Epithelzellen dienen dem Transport gelöster Moleküle von einer Seite der Zelle zur gegenüberliegenden. Am deutlichsten wird diese Funktion im Dünndarm, da hier nahezu alle Nahrungsbestandteile erst aus dem Darm in das Zytoplasma der Zelle aufgenommen werden müssen, bevor sie auf der gegenüberliegenden Seite die Zelle wieder verlassen und in die Kapillaren des Bindegewebes, also in das Blut, eintreten können. Auch hier zeigt sich die polare Ausrichtung der Zellen, d. h., sie besitzen eine Membranseite, die der Aufnahme, und eine andere, die der Abgabe von Stoffen dient (**Abb. 1.21**).

**Aufbau einer transportierenden Epithelzelle.** Muss eine Zelle bestimmte Substanzen aktiv – also unter Verbrauch von Stoffwechselenergie – über ein Epithel hinübertransportieren, so ist sie in aller Regel zylinderförmig, hoch und schmal. Da jeder aktive Transportvorgang Stoffwechselenergie benötigt, haben transportierende Epithelzellen meist eine große Zahl an Mitochondrien, die – wie im Fall des Dünndarms und des Nierentubulus – bevorzugt in der Nähe der Basalmembran liegen *(basaler Pol)*. Diese Zellen besitzen auf der entgegengesetzten Membranoberfläche einen ausgeprägten Besatz mit Mikrovilli *(Bürstensaum)*. Dies sind die feinen, durch Zytoskelettfilamente stabilisierten Ausläufer der Zellmembran. Die Seite mit dem Bürstensaum kennzeichnet in fast allen Fällen die dem Blut abgewandte apikale Zellseite (zur Spitze gerichteter Pol). Durch die bürstenartige Ausbildung dieser Membranausläufer wird die Membranfläche um mehr als das 20-Fache vergrößert, sodass mehr Transportproteine pro Zellfläche in die Membran eingebaut werden können. Diese Oberflächenvergrößerung ermöglicht es überhaupt erst, genug Arbeitsfläche für z. B. Speicheldrüsen, Magen-Darm-Trakt oder Nierentubuli im Körperinneren unterzubringen.

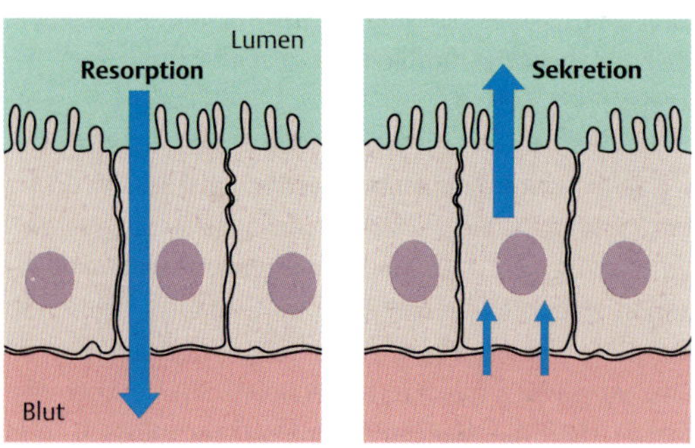


**Abb. 1.21 Resorption/Sekretion.** Resorption nennt man den Transport von Flüssigkeit und/oder in Flüssigkeit gelösten Stoffen von der „Außenwelt" (z. B. Magen- und Darminhalt, Hautoberfläche) ins Blut. Bei der Sekretion werden Stoffwechselprodukte von den Zellen an innere und äußere Körperoberflächen abgegeben.

DEFINITION *Wird ein Stoff über ein Epithel hinweg aus der Umwelt in den Körper aufgenommen, wie z. B. im Dünndarm bei der Stoffaufnahme aus dem Nahrungsbrei, so spricht man von* ***Resorption*** *(oder seltener von* ***Absorption****). Wird ein Abfall- bzw. Giftstoff aus dem Körper entfernt, bezeichnet man dies als* ***Exkretion*** *(z. B. bei der Galleproduktion). Unter* ***Sekretion*** *versteht man meist die Abgabe von Stoffen durch spezialisierte Drüsenzellen (***Abb. 1.21***).*

### Drüsenepithel

Drüsenepithelzellen stellen Stoffe her, die eine biologische Funktion erfüllen (Sekret) und geben diese an die Oberfläche oder das Blut ab (sezernieren). Dabei nehmen sie als transportierende Zellen auch Stoffe aus ihrer Umgebung auf, verarbeiten sie und sezernieren sie am entgegengesetzten Zellpol. In Ihrer Entwicklung schließen sie sich meist zu Zellverbänden (Drüsen) zusammen, werden von der Oberfläche in tiefere Gewebsschichten verlagert und liegen daher dann im Bindegewebe unter dem Oberflächenepithel. Es gibt aber auch Drüsenzellen, die einzeln zwischen Oberflächenepithelzellen sitzen. Dies sind die – besonders in der Darmschleimhaut und den Epithelien der Luftwege sitzenden – schleimproduzierenden *Becherzellen*.

### *Exokrine und endokrine Drüsen*

**Exokrine Drüsen.** Exokrine Drüsen geben ihr Sekret über einen Ausführungsgang nach „außen" ab. Sie sitzen in Haut und Schleimhäuten, aber auch im Atmungs- und Verdauungstrakt, da diese Räume über Nase, Mund und After Kontakt zur Außenwelt haben.

**Endokrine Drüsen.** Den Gegensatz zur exokrinen bildet die endokrine Sekretion, bei der Drüsensekrete di-

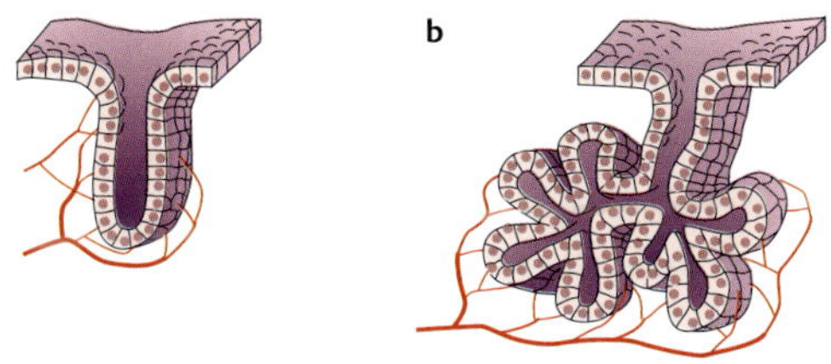


**Abb. 1.22 Muköse und seröse Drüsen.**
a Drüsen mit zähem Sekret (muköse Drüsen) haben kurze, unverzweigte Ausführungsgänge mit einem weiten Lumen.
b Je dünnflüssiger das Sekret, desto filigraner und verzweigter werden die Ausführungsgänge (seröse Drüse).

rekt in die Blutbahn gelangen. Endokrine Drüsen besitzen daher keine Ausführungsgänge. Weil alle Hormone endokrin sezerniert werden, verwendet man die Begriffe endokrine Drüse oder endokrines Organ häufig gleichbedeutend mit einem hormonproduzierenden Gewebe.

*Zusammensetzung und Abgabe des Sekrets*

Das Drüsenepithel ist ganz auf die Sekretion körpereigener Substanzen spezialisiert und zeigt deutlich eine polare Orientierung. Die apikale Membran ist auf die Exozytose von Sekret beladenen Vesikeln eingerichtet. Daher ist dieser, dem Ausführungsgang zugewandte Pol sezernierender Epithelzellen angefüllt mit lichtmikroskopisch sichtbaren Vesikeln.

Drüsen, die zähflüssiges (muköses) Sekret abgeben (**Abb. 1.22, a**), besitzen kurze, plumpe Ausführungsgänge (Unterzungendrüse, Drüsen im Zwölffingerdarm, Speiseröhre). Drüsen mit dünnflüssigem (serösem) Sekret wie Bauchspeicheldrüse, Ohrspeicheldrüse und Prostata haben dagegen lange, dünnlumige und verästelte Kanäle (**Abb. 1.22, b**).

Eine Ausnahme bilden die Talgdrüsen der Haut, wo die Zellen zunächst Sekret produzieren und intrazellulär speichern, dann zugrunde gehen und samt Inhalt das Sekret bilden.

## 1.3.2 Binde- und Stützgewebe

### Aufbau

Das Binde- und Stützgewebe ist eine Gruppe sehr vielgestaltiger Elemente. Es umfasst die geformten Anteile des Skeletts (Stützgewebe: Knochen, Knorpel) genauso wie die netzartigen Feinstrukturen, die sich zwischen Skelettanteilen, Organen oder zwischen Organteilen ausspannen und diese mechanisch zusammenhalten (Bindegewebe). Auch das Fettgewebe gehört zu dieser Gewebeart.

#### Gemeinsamkeiten der Binde- und Stützgewebe

Gemeinsames Merkmal aller Teile des Binde- und Stützgewebes ist der große Abstand zwischen den Zellen. Er ist ausgefüllt mit Extrazellulärmaterial (Extrazellulärmatrix), das je nach Gewebetyp unterschiedlich zusammengesetzt ist. Regelmäßig kommen darin extrazelluläre Fasern vor (**Abb. 1.23**). Man unterscheidet 3 Arten dieser Fasern:
- Kollagenfasern
- elastische Fasern
- retikuläre Fasern

**Kollagenfasern.** Diese Fasern bestehen aus Kollagen, einem langgestreckten Eiweißmolekül. Mehrere solcher Moleküle lagern sich einander Seite an Seite an und bilden eine Kollagenfibrille von etwas weniger als einem Mikrometer Durchmesser. Eine Kollagenfaser besteht aus einer Reihe parallel angeordneter Kollagenfibrillen. Kollagenfasern sind sehr reißfest und biegsam, lassen sich aber nur um maximal 5% ihrer Länge strecken. Daher wird Kollagen vornehmlich an Stellen eingesetzt, wo es auf die Übertragung von Zugkräften ankommt, wie z. B. in Sehnen.

**Elastische Fasern.** Elastische Fasern lassen sich dagegen um mehr als 100% ihrer Länge dehnen und ähneln in dieser Hinsicht Gummi oder strapazierfähigen Langzugbinden. Dieser Fasertyp kommt meist als elastisches Fasergeflecht in Bändern und in der Wand großer Arterien vor. Werden elastische und kollagene Fasern in einem einzigen Gewebe zusammengebracht, so lässt sich dieses Gewebe sehr leicht bis zu einem (von der Streckung der Kollagenfasern vorgegebenen) Maximalwert aufdehnen. Diese Anordnung ist typisch für Organkapseln.

**Retikuläre Fasern.** Diese Netzfasern (retikuläre Fasern) entsprechen in ihrer Feinstruktur dünnen Kollagenfasern und umspinnen Zellen von Fett und lockerem Bindegewebe.

### Bindegewebe

Alle faserhaltigen Strukturen, die nicht auf Druck belastbar sind, fasst man traditionell unter dem Begriff des Bindegewebes zusammen. Die folgende Aufstellung soll Ihnen einen Überblick darüber ermöglichen, wie vielgestaltig die Erscheinungsformen des Bindegewebes sein können. Es gibt:
- lockeres Bindegewebe
- retikuläres Bindegewebe
- straffes Bindegewebe

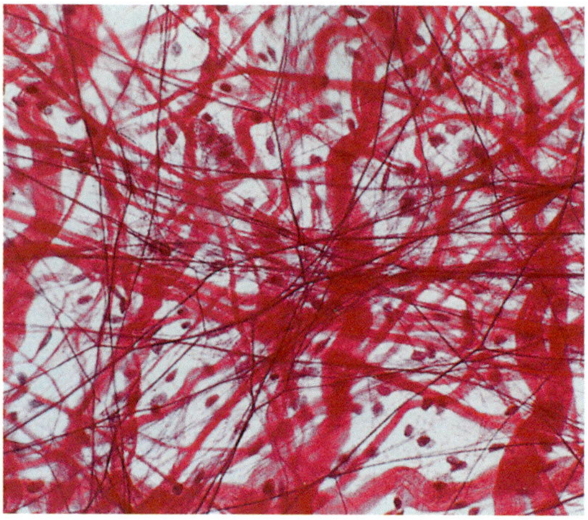

**Abb. 1.23 Lockeres Bindegewebe.** Dieses Foto zeigt lockeres Bindegewebe im Bereich der Darmaufhängung (Mesenterium). Sie erkennen die rot gefärbten Kollagenfaserbündel, die spinnwebenartigen elastischen Fasern (dunkel) und dazwischen die Zellkerne von Bindegewebszellen.

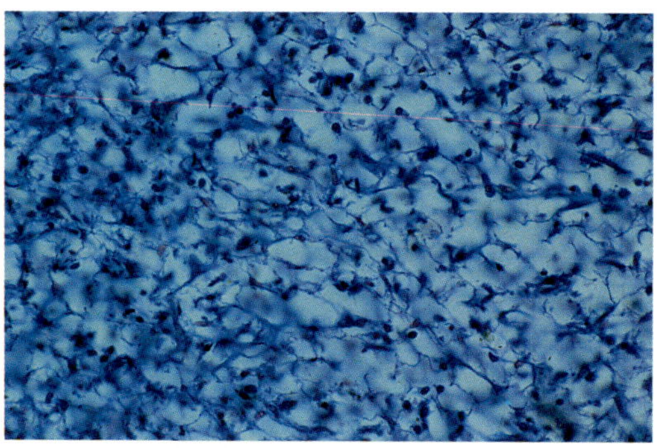

**Abb. 1.24 Retikuläres Bindegewebe.** Im retikulären Bindegewebe (hier aus der Milz) bilden die verästelten Retikulumzellen einen weitmaschigen Verband.

### Lockeres Bindegewebe

Lockeres Bindegewebe findet sich in gut durchbluteten Bezirken zwischen Organen, füllt große und kleine Lücken zwischen deren Zellen und dient dem mechanischen Zusammenhalt sowie der Ernährung dieser Organe (**Abb. 1.23**).

### Retikuläres Bindegewebe

Noch schwammartiger als das lockere Bindegewebe ist das retikuläre Bindegewebe (**Abb. 1.24**). Es besteht vorwiegend aus verästelten *Retikulumzellen*, die retikuläre Fasern bilden. Zu beachten ist, dass retikuläres Bindegewebe ausschließlich im Knochenmark, der Milz, in Lymphknoten und in den lymphatischen Elemente des Darms zu finden ist (S. 64). Einzelne retikuläre Fasern (s. o.) kommen aber auch anderorts vor.

### Straffes Bindegewebe

**Straffes geflechtartiges Bindegewebe.** Straffes Bindegewebe bildet die Grundlage der tieferen Hautschichten. Es ist mit reichlich kollagenen und elastischen Fasern versehen, die hier *geflechtartig* verwoben sind. Sie bestimmen die mechanischen Eigenschaften der Haut (**Abb. 1.25**). Im Alter lässt die Elastizität des straffen Bindegewebes nach. Die Haut wird schlaff und faltig. Straffes Bindegewebe lässt sich durch eine aktive Bewegung (Gymnastik) oder eine passive Massage in begrenztem Maß kräftigen. Eine Wirkung von „Anti-Falten-Cremes" oder „Kollagenlotionen" ist wissenschaftlich nicht zu beweisen.

**Straffes parallelfaseriges Bindegewebe.** Ebenfalls aus straffem Bindegewebe bestehen die Sehnen. Sie stellen die Verbindung von der Muskulatur zum Skelett her und sind ausschließlich auf Zug belastbar. Sehnen bestehen fast gänzlich aus großen Mengen komplett *parallel* angeordneter Kollagenfasern, zwischen die sich vereinzelt Säulen von Bindegewebszellen schieben. Jede Bindegewebszelle umspannt mit feinen Zytoplasmaausläufern eine Gruppe von Kollagenfasern.

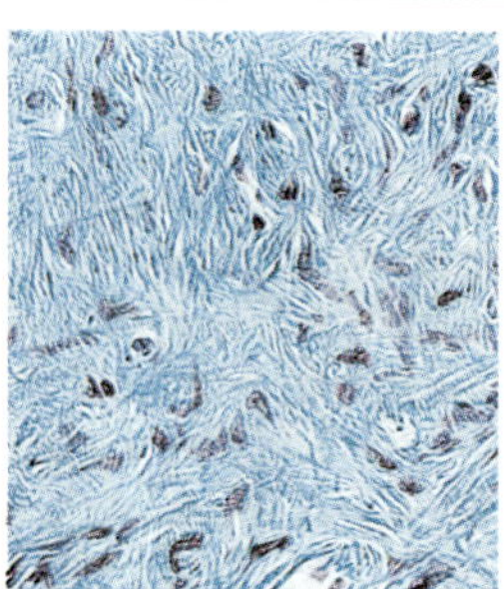

a

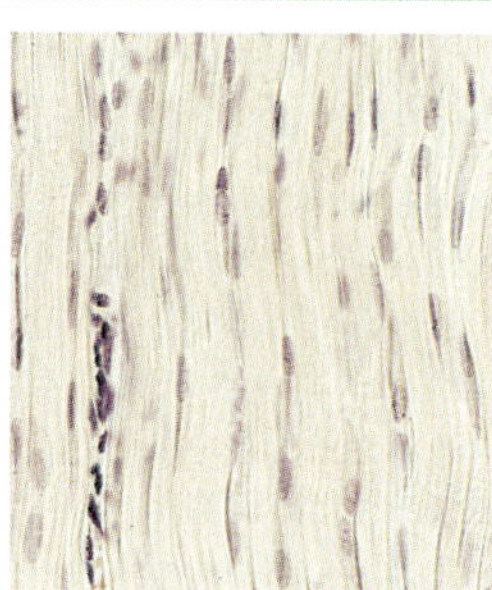

b

◄ **Abb. 1.25 Straffes Bindegewebe.**
a Im straffen geflechtartigen Bindegewebe bilden die dichten Faserbündel, in verschiedene Richtungen verlaufend, ein enges Geflecht. So hält es der mechanischen Beanspruchung besser stand.
b Die Faserbündel sind im straffen parallelfaserigen Bindegewebe (hier Längsschnitt durch eine Sehne) in eine Richtung ausgerichtet. So können sie die Beanspruchung auf Zug aus einer Richtung aufnehmen.

● KRANKHEITSLEHRE ***Sehnenriss.*** *Unter einem Sehnenriss versteht man die komplette Durchtrennung einer ganzen Sehne. Durch den Zug der Muskulatur werden die beiden Enden voneinander wegbewegt und können deshalb nicht mehr spontan zusammenwachsen. Anzeichen für einen Sehnenriss sind ein plötzlicher intensiver Schmerz und ein sofortiger Funktionsausfall des betroffenen Muskels. Eventuell ist der Vorfall von einem knallartigen Geräusch begleitet (Achillessehne). Sind nur einzelne Fasern einer Sehne gerissen, spricht man von einer Sehnenzerrung. Die ebenfalls sehr schmerzhaften Mikrorisse werden von den Bindegewebszellen im Verlauf einiger Wochen selbst repariert.*

### Elastische Bänder

Bänder spannen sich nicht wie Sehnen zwischen einem Knochen und einem Muskel, sondern zwischen 2 Skelettelementen – meist Knochen – aus. Aus diesem Grund müssen Bänder eine gewisse Elastizität aufbringen. Die dicken elastischen Fasern der Bänder lassen sich besonders im Bereich der hinteren *Wirbelsäulenbänder* (Ligamenta flava) erkennen. Einige begleitende kollagene Fasern (zugfest) schützen die Bänder vor Überdehnung.

● MERKE *Alle Formen des Binde- und Stützgewebes produzieren extrazelluläre Fasern. Am häufigsten sind Kollagenfasern, die eine hohe Zugfestigkeit aufweisen, aber kaum dehnbar sind. Bindegewebe mit Kollagenfasern bildet die Grundmatrix für Haut, Schleimhäute und die meisten Organe.*

### Fettgewebe

**Aufbau und Funktion.** Fettgewebe ist eine Spezialform des lockeren Bindegewebes. Die Zellen des Fettgewebes enthalten in Form von Vakuolen einen (weißes Fettgewebe) oder mehrere Fetttropfen (braunes Fettgewebe), um die herum sich spangenförmig ein schmaler Zytoplasmasaum anordnet. Auch der Zellkern erscheint im Vergleich zu den Vakuolen winzig. Auf diese Weise blähen sich Fettzellen zu einer solchen Größe auf, dass sie schon mit dem bloßen Auge als feine kugelförmige Gebilde zu erkennen sind (40 – 120 µm). Retikuläre und kollagene Bindegewebsfasern umspannen körbchenförmig die runden Fettzellen, fassen sie zu Läppchen zusammen und gewährleisten ein gewisses Maß an Festigkeit. Das Fettgewebe (**Abb. 1.26**) ist gut durchblutet: Zwischen den Fettzellen spannt sich ein weit verzweigtes Kapillarsystem aus.

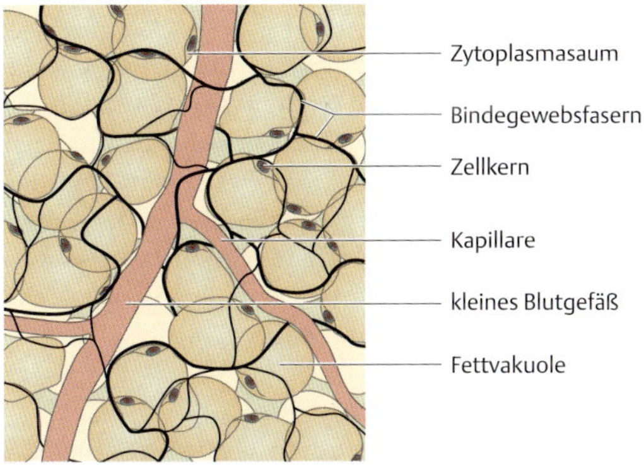


**Abb. 1.26 Fettgewebe.** Zellen des weißen Fettgewebes bestehen aus einem riesigen Vesikel (Fettvakuole) und einem sehr dünnen Zytoplasmasaum mit einer Ausbuchtung für den Zellkern und die anderen Organellen. Im Fettgewebe liegen die Zellen locker von retikulären Fasern umschlossen.

**Weißes Fettgewebe.** Weißes Fettgewebe hat zweierlei Aufgaben zu erfüllen:

1. Als *Speicherfett* ist es der wichtigste Langzeitenergievorrat des Körpers; die Fettzellen haben die Fähigkeit, aus Nahrungsfetten und Kohlenhydraten körpereigenes Fett aufzubauen, zu speichern und bei Bedarf wieder an die Blutbahn abzugeben.
2. Als *Baufett* polstert es besonders belastete Körperregionen (Handteller, Fußsohlen) und hält bestimmte Körperteile in Form und Lage (Nierenkapsel, Wangen, Augenhöhle). Außerdem isoliert das Fettgewebe den Körperkern gegen Auskühlung.

Menschliches Fettgewebe hat eine leicht gelbliche Farbe.

Die Zahl der Fettzellen ändert sich mit dem Ernährungszustand nur wenig. Bei übergewichtigen Personen speichern die einzelnen Zellen aber deutlich mehr Fett, werden größer und so nimmt das Fettgewebe an Masse zu. Bei extremen Übergewicht, der *Adipositas* (Fettsucht), steigt allerdings auch die Zahl der Fettzellen durch Neuentstehung deutlich an.

**Braunes Fettgewebe.** Das braune Fettgewebe des Menschen kommt hauptsächlich beim Säugling vor und dient ausschließlich der Produktion von Körperwärme (das weiße Fettgewebe als Isolator und die Muskelaktivität zur Wärmeerzeugung sind noch unzureichend ausgebildet). Seine braune Farbe erhält es durch den hohen Gehalt an Mitochondrien. Im Gegensatz zum weißen Fettgewebe enthalten die Zellen nicht eine große, sondern viele kleinere mit Fetttröpfchen gefüllte Vakuolen.

## Stützgewebe

Knorpel und Knochen lassen sich nicht nur wie z. B. die Sehnen auf Zug, sondern auch auf Druck belasten. Sie stützen damit den Körper (Stützgewebe) und machen insgesamt das Skelett aus. Knorpel kommt beim Erwachsenen v. a. auf den Gelenkflächen, in den Atemwegen sowie in Teilen des äußeren Ohres vor. Bei Kindern bestehen außerdem die noch wachsenden Teile der Röhrenknochen aus Knorpel.

### Knorpel

Die Knorpelzellen (*Chondrozyten*) bilden kollagene Fasern und verbinden sich mit diesen (**Abb. 1.27**). Eine wichtige Eigenschaft dieses Gewebes ist, dass die Knorpelzellen saure Stoffwechselprodukte (Mucopolysaccharide, Chondroitinsulfat) zusammen mit den Kollagenfasern abgeben. Durch diese Säureeinlagerung quellen die Kollagenfasern auf und werden für das Lichtmikroskop weitgehend unsichtbar. Die Zusammensetzung des extrazellulären Materials gibt dem Knorpel seine typische Eigenschaft, die Druckelastizität, d. h., er ist durch Druck etwas verformbar und kommt dann in seine Ausgangssituation zurück.

**Aufbau.** Die Knorpelzellen haben eine abgerundete Form und liegen einzeln oder in Gruppen von bis zu 8 Zellen. Durch die Abscheidung von Knorpelgrundsubstanz mauern sie sich regelrecht ein und bilden so *Chondrone*, die Baueinheiten des Knorpelgewebes. Knorpelgewebe ist nicht durchblutet, die Ernährung der Knorpelzellen erfolgt ausschließlich durch Diffusion von Nährstoffen durch die Knorpelgrundsubstanz von der umgebenden, bindegewebigen Knorpelhaut aus. Die Regeneration geschädigten Knorpels dauert entsprechend lange und ist meistens unvollständig.

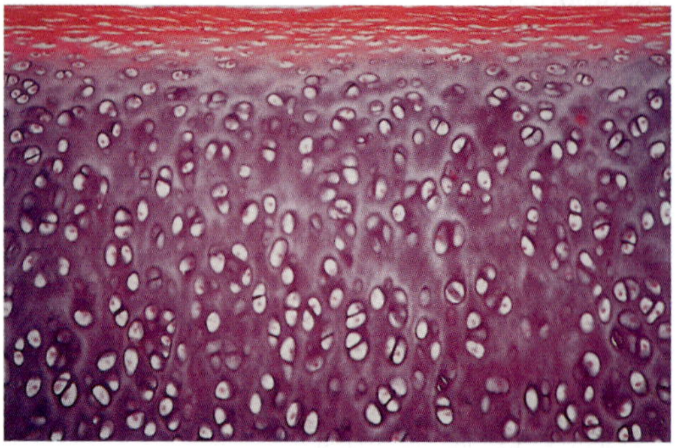

**Abb. 1.28 Hyaliner Rippenknorpel.** Auf diesem Schnitt durch einen hyalinen Rippenknorpel erkennen Sie zahlreiche Chondrone sowie die typisch glasige Struktur der Knorpelgrundsubstanz ohne sichtbare Fasern. Oben ist die äußere Begrenzung des Knorpels mit der den Knorpel einhüllenden Knorpelhaut getroffen.

**Hyaliner Knorpel.** Die häufigste Form von Knorpelgewebe ist der hyaline Knorpel als Baustoff von Gelenkflächen, in Teilen der Rippen, der Luftröhre und der Bronchien (**Abb. 1.28**). Die Schnittfläche des hyalinen Knorpels sieht – abgesehen von den Chondronen – glasartig homogen aus, seine Oberfläche ist glatt und erlaubt das verschleißarme Gleiten zweier Gelenkflächen aneinander. Die außerordentliche Zähigkeit von hyalinem Knorpel kann man beim Verzehr von Geflügel erleben.

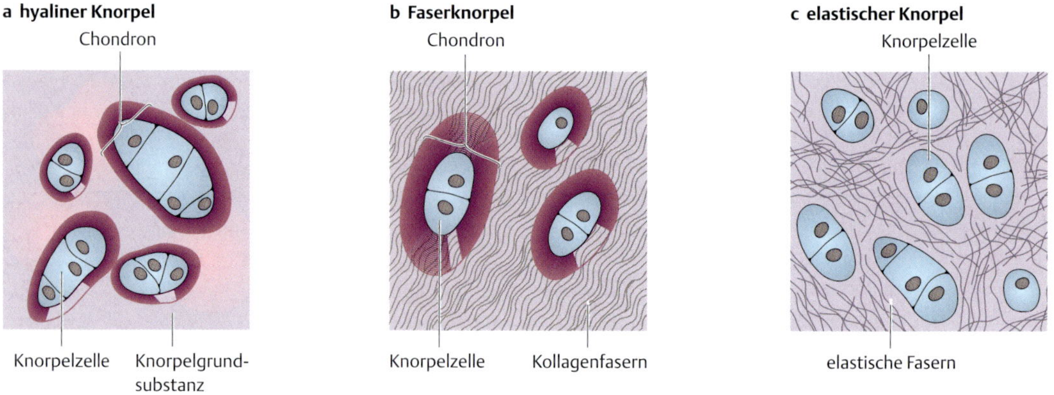


**Abb. 1.27 Knorpelgewebe.** Im Knorpel liegen die Zellen inselförmig in einem Meer aus Kollagenfasern und Kitt, der Knorpelgrundsubstanz.
a Die Kollagenfasern sind beim hyalinen Knorpel sehr zahlreich, aber unsichtbar.
b Beim Faserknorpel sind sie dagegen deutlich zu erkennen.
c Der elastische Knorpel enthält zusätzlich noch elastische Fasern.

**Faserknorpel.** Faserknorpel enthält zusätzlich zu den anderen Bestandteilen des Extrazellulärraums mikroskopisch sichtbare Faseranteile. Faserknorpel findet sich v. a. in den Zwischenwirbelscheiben (Bandscheiben), der Symphyse (Kontaktstelle beider Hüftbeine) und den Menisken (Gelenksscheiben des Kniegelenkes) und ist normalerweise gut mit dem umgebenden Knochen verbunden. Faserknorpel ist weniger druck-, aber stärker zugbelastbar als hyaliner Knorpel.

**Elastischer Knorpel.** Elastischer Knorpel ist in unserem Körper sehr selten. Seine elastischen Fasern ermöglichen die Verformbarkeit der Ohrmuschel, der Ohrtrompete und des Kehldeckels.

## Knochen

Das Hauptcharakteristikum des Knochens ist die Verkalkung: Der extrazelluläre Raum enthält außer reichlich kollagenen Fasern große Mengen an *Hydroxylapatit* (besteht vorwiegend aus Kalzium-, Phosphat- und Hydroxidionen), das dem Knochen seine typische Festigkeit verleiht. Mehr als 99 % des körpereigenen Kalziums sind im Knochen gespeichert. So dient dieses Mineral einerseits als Baumaterial, andererseits stellt der Knochen einen riesigen Kalziumspeicherraum dar.

Die hochdiffenzierten Knochenzellen (*Osteozyten*) sind innerhalb ihrer Extrazellulärmatrix über lange Zellfortsätze miteinander verbunden. So stehen sie miteinander in Kontakt und können aus den reichlich vorhandenen Blutgefäßen alle nötigen Nährstoffe aufnehmen.

**Aufbau.** Die außerordentliche Druck- und Scherbelastbarkeit sowie seine Biegefestigkeit machen Knochengewebe zum idealen Material für das Skelett größerer, v. a. landlebender Tiere, und damit auch für das des Menschen. Ein besonders ausgefeilter Aufbau sorgt dafür, dass Knochen nicht zu schwer wird.

**Gitterkonstruktion des Knochens.** Das Grundprinzip der Gitterkonstruktion des Knochens findet sich bei alten Eisenbahnbrücken oder Formel-1-Rennwagen wieder: Die Ebenen der stärksten Belastung (Trajektorien) sind durch gerade oder bogenförmige Knochenspangen versteift, zwischen denen sich leere Räume befinden (**Abb. 1.29**). Jeder Knochen ist von einer festen Schicht aus Knochenmaterial, der Kortikalis, umgeben. Am Schaft der Röhrenknochen ist diese Kortikalis besonders dick und heißt *Kompakta*. Das Maschengewebe aus Knochenbälkchen und Hohlräumen innerhalb eines Knochens wird *Spongiosa* genannt. Hier befindet sich das Knochenmark, das nicht mechanischen Zwecken, sondern der Blutbildung dient.

Knochen befinden sich permanent im Umbau. Immer wieder wird die Ausrichtung der Knochenbälkchen entsprechend der jeweiligen Belastung des Knochens geändert.

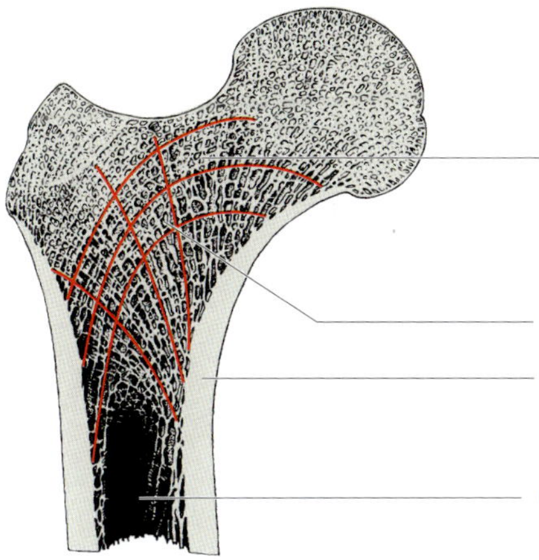


**Abb. 1.29 Trajektorien im Oberschenkelknochen.** Je nach der Belastung eines Knochens ordnen sich die Knochenbälkchen der Spongiosa in einer bestimmten Richtung an. Dadurch erhöht sich die Festigkeit des Knochens bei gleichbleibend geringem Gewicht.

**Geflechtknochen.** Fast alle Knochen mit Ausnahme der meisten Schädelknochen werden in der späten Embryonalzeit als Knorpelmatrize angelegt und verknöchern nach und nach ab der 9. Entwicklungswoche. Aus dem Knorpel entwickelt sich zunächst ein relativ ungeordneter unreifer *Geflechtknochen*, der dann mehr und mehr Struktur annimmt und zum *Lamellenknochen* wird.

**Lamellenknochen.** Charakteristisch für den Lamellenknochen der Kompakta sind die Osteone: Ein Osteon ist ein kaum einen Millimeter dünnes, aber mehrere Zentimeter langes Rohr, das in seiner Mitte ein Blutgefäß führt (**Abb. 1.30**). Konzentrisch um dieses Blutgefäß ordnen sich die sog. Knochenlamellen an – feine Knochenplättchen, die aus jeweils einer Lage von Knochenzellen und umgebender mineralisierter Extrazellulärmatrix bestehen. Am Rand des Knochens walzen sich die Knochenlamellen zu sog. Generallamellen aus, die den gesamten Knochen umgeben.

● MERKE *Jeder Knochen des Skeletts besteht aus Knochenzellen und mineralisierter Extrazellulärmatrix. Außen befindet sich die dichte Kortikalisschicht, innen die Spongiosa. Beide bestehen aus Lamellenknochen, der in der Kompakta zu Osteonen geordnet ist.*

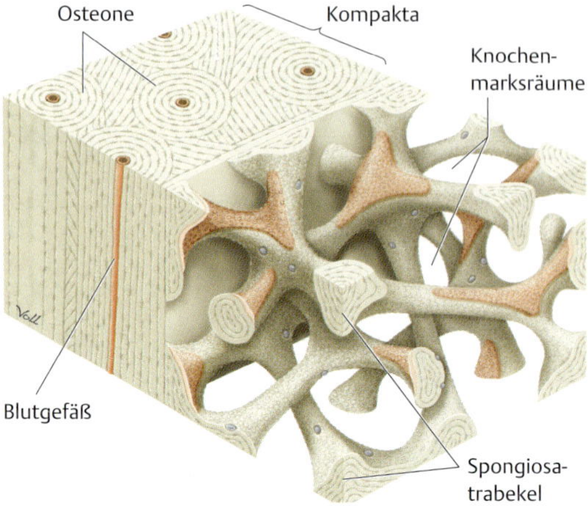


**Abb. 1.30 Feinbau des Knochens.** Auf diesem Ausschnitt aus einem Lamellenknochen erkennen Sie die lockere Innenschicht (Spongiosa) und die feste Außenschicht (Kompakta). In der Kompakta ist die konzentrische Anordnung der Lamellen zu Osteonen zu erkennen, in der Spongiosa liegen die Lamellen flächig aufeinander. Die äußeren Generallamellen sind hier nicht dargestellt.

## 1.3.3 Muskelgewebe

Muskeln sind zur *Kontraktion* (Verkürzung) fähig und ermöglichen dadurch die Bewegungen der Skelettanteile. Die eigentliche Bewegung spielt sich dabei im molekularen Bereich ab, denn erst durch das Hintereinanderschalten abertausender von Muskeleinheiten kann der Muskel eine merkliche Bewegung vollbringen. Außerdem wird bei der Arbeit der Muskelzellen Wärme frei, die dazu beiträgt, die Körpertemperatur zu erhalten. Bei drohender Auskühlung fangen wir an zu zittern, um den Wärmeverlust auszugleichen.

### Mikroskopischer Aufbau

#### Sarkomer

**Aufbau.** Das kleinste vollständige Element der Muskelbewegung innerhalb einer Muskelzelle ist das nur etwa 2 μm lange *Sarkomer*, ein komplexes Bündel von *Myofibrillen* (**Abb. 1.31**). Myofibrillen wiederum bestehen aus hier speziell angeordneten Mikrofilamenten (Aktin) und den dazugehörigen Motorproteinen (Myosin). Ein Sarkomer wird beidseits von senkrecht zur Zugrichtung stehenden Z-Filamenten begrenzt, von denen im rechten Winkel die dünnen Aktinfilamente ausstrahlen. Die von 2 benachbarten Z-Filamenten ausgehenden Aktinfilamente berühren einander nicht, sondern werden von dickeren Myosinfilamenten zusammengehalten, die sich fingerförmig in die Zwischenräume von je 2 Aktinfilamenten erstrecken.

In jeder Muskelzelle (= Muskelfaser) sind viele Sarkomere hintereinander geschaltet. Gleichzeitig sind pro Zelle etliche hundert Sarkomere parallel geschaltet; dadurch vergrößert sich die Kraft der Kontraktion.
**Funktion.** Aktin und Myosin können sich unter Energieverbrauch (ATP) gegeneinander verschieben, sodass sich das ganze Sarkomer verkürzt oder verlängert. Die Verkürzung ist dabei der aktive Prozess, die Verlängerung erfolgt hingegen passiv. Die eigentlich aktiven Elemente sind Molekülanteile des Myosins („Myosin-

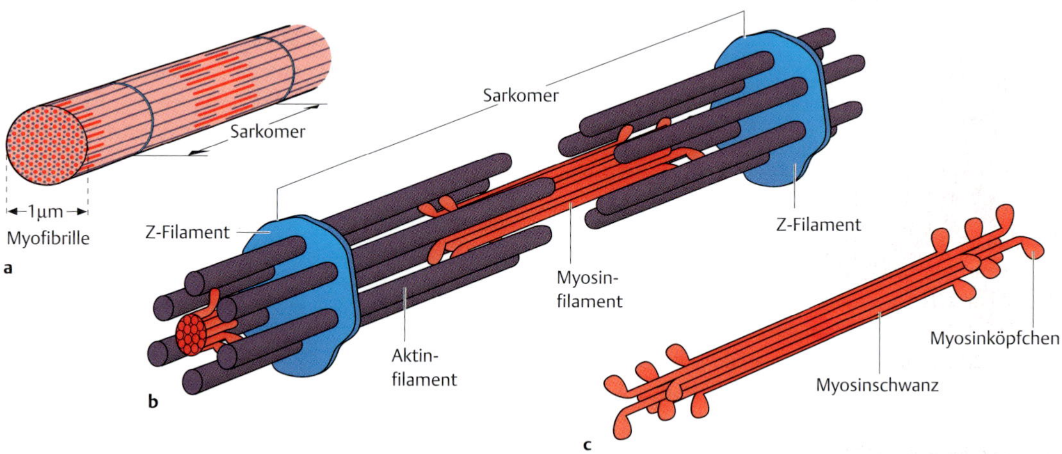


**Abb. 1.31 Aufbau eines Sarkomers.**
**a** Abschnitt aus einer Skelettmuskelzelle. Aktin- und Myosinfilamente bilden ein regelmäßiges sechseckiges Muster.
**b** In einer Vergrößerung sehen Sie, wie sich Aktin und Myosin aneinander lagern.
**c** Myosin besteht selbst wiederum aus einem Bündel von Fasern mit Schaft und Kopfende.

köpfchen"), die an das Aktin binden und sich gegen die Längsachse verkippen können. Dadurch entsteht eine molekulare „Bewegung", die man sich wie das Rudern eines Achters vorstellen kann. Das Aktin wird dabei am Myosin entlang gezogen und zieht die Z-Streifen mit sich, sodass diese sich einander nähern. Die Myosinköpfchen „rudern" dabei nicht im Takt, sondern wechseln einander ab. So können die Myosinfilamente das Aktin an sich entlang ziehen, ohne dass es ihnen aus den „Händen rutscht".

## Arten von Muskelgewebe

### Quergestreifte Muskulatur

In den Muskelzellen reiht sich also Sarkomer an Sarkomer. Nebeneinander liegende Reihen sind dabei exakt parallel angeordnet, d. h., die Z-Streifen liegen auf einer Höhe. Dadurch entsteht im Lichtmikroskop das Bild der Querstreifung (bei einem Längsschnitt durch die Muskelzelle). Zur quergestreiften Muskulatur gehören die Muskeln des Skelettes und des Herzens.

### Skelettmuskulatur

Eine Skelettmuskelzelle (= Muskelfaser, **Abb. 1.32, c**) ist ein riesiges Gebilde (10 – 200 Mikrometer dick, mehrere Zentimeter lang) mit Hunderten oder Tausenden von Zellkernen. In ihrer Entwicklung sind nämlich viele einzelne Muskelzellen miteinander verschmolzen und haben so diese enorme Größe erreicht. Eine Muskelfaser zieht von einem Ende des Muskels zum anderen. Zellkerne und Mitochondrien liegen am Rand, die Filamentbündel (Myofibrillen) in der Mitte einer Muskelzelle.

Die meisten Skelettmuskeln sind nur zu einer kurzzeitigen Kontraktion fähig. Ausdauertraining verbessert die Versorgung der Skelettmuskulatur mit Blutkapillaren, die Anzahl der Mitochondrien und erhöht den Gehalt an Glykogen. Dadurch kann ein Muskel seine Kontraktion zwar nicht länger halten als im untrainierten Zustand, es sind jedoch mehr Kontraktionen pro Zeiteinheit möglich.

### Herzmuskulatur

Die Muskelzellen der Herzmuskulatur (**Abb. 1.32, b**) enthalten jeweils nur einen zentral gelegenen Zellkern. Die Zellen innerhalb der Herzmuskulatur sind verzweigt und miteinander verbunden. An diesen „Nahtstellen", den *Glanzstreifen*, liegen dichte Platten aus Desmosomen und Gap Junctions (S 17), die die Zellen mechanisch und elektrisch verkoppeln. So steht indirekt jede Muskelzelle mit allen anderen in Verbindung. Das Herz kann daher wie eine einzige große Muskelzelle nur entweder vollständig oder gar nicht erregt werden, folgt also dem *Alles-oder-nichts-Gesetz*.

Die Herzmuskulatur ist stark durchblutet, um ausreichend mit Sauerstoff und Nährstoffen versorgt zu werden. Entsprechend der dauernden Tätigkeit finden sich viele Mitochondrien zur Energieproduktion.

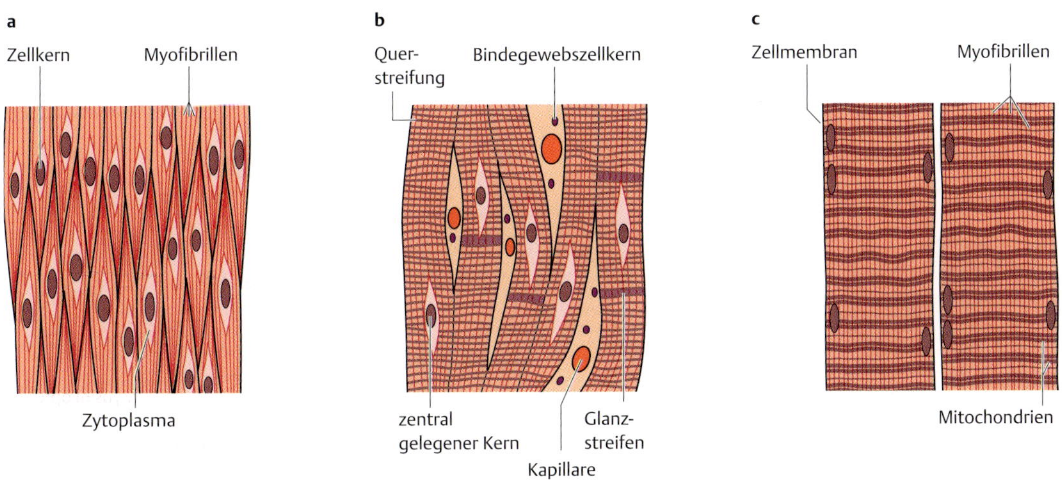


**Abb. 1.32 Muskelgewebe.**
a Glatte Muskulatur besteht aus spindelförmigen Muskelzellen mit je einem Zellkern.
b Der Herzmuskel besteht aus verzweigten Einzelzellen, die miteinander an den Glanzstreifen mechanisch und elektrisch verbunden sind.
c In einer Skelettmuskelzelle sind Dutzende bis Hunderte von Zellkernen vorhanden, die Myofibrillen liegen im Zentrum.

### Glatte Muskulatur

In den Zellen der glatten Muskulatur ist die Anordnung der Sarkomere wesentlich lockerer, es fehlt deren parallele Anordnung, sodass im Lichtmikroskop auch keine Querstreifung sichtbar wird. Mit dem Elektronenmikroskop lässt sich aber nachweisen, dass auch die glatte Muskelfaser aus den typischen Sarkomeren aufgebaut ist.

Die glatte Muskelzelle ist spindelförmig (**Abb. 1.32**, a). Jede Zelle hat einen einzigen Zellkern, der ungefähr in der Mitte der Zelle liegt. Glatte Muskulatur kann sich nur langsam zusammenziehen, leistet maximal 5 – 10 Kontraktionen pro Minute, hält einen bestimmten Kontraktionszustand (Muskeltonus) aber über lange Zeit hinweg aufrecht, ohne zu ermüden. Sie eignet sich daher für die Wand des Magen-Darm-Trakts, für den Verschluss von Hohlorganen (z. B. Mastdarm, Harnblase) sowie zur Regulierung des Durchmessers von Blutgefäßen.

## 1.3.4 Nervengewebe

### Aufbau

Die typische Zelle des Nervengewebes ist das *Neuron*. Es wird in seiner Funktion bei der Übermittlung, Verarbeitung und Weiterleitung aufgenommener Reize von spezifischen „Hilfszellen", den *Gliazellen* (Nervenbindegewebszellen), unterstützt. Sie geben dem Nervengewebe Halt, sind für die Ernährung der Neurone verantwortlich, helfen bei der Reizweiterleitung und der Infektabwehr.

### Gliazellen

Im zentralen Nervensystem (ZNS) – dazu gehören das Gehirn und das Rückenmark – zählen zu den Gliazellen folgende:

- **Astrozyten:** Sie wirken als Stützzellen und bilden für wasserlösliche Stoffe eine Schranke zwischen Blutgefäßen und den Neuronen des Gehirns.
- **Oligodendrozyten**: Sie bilden im ZNS einen isolierenden Mantel um die Nervenfasern (Markscheide).
- **Mikrogliazellen:** Sie dienen der Abwehr von Krankheitserregern.
- **Ependymzellen:** Sie kleiden Hohlräume im Gehirn und Rückenmark aus.

Im peripheren Nervensystem (PNS) – es beinhaltet alle Nerven- und Gliazellanteile außerhalb von Gehirn und Rückenmark – sind die Gliazellen die:

- **Schwannzellen:** Sie bilden hier die Markscheide um die Nervenfasern.

### Nervenzelle (Neuron)

Jede einzelne unserer Milliarden Nervenzellen funktioniert wie ein einfacher Computer, der mehrere Eingangssignale (afferente Signale) erhält, verarbeitet und daraus ein einziges Ausgangssignal (efferentes Signal) errechnet.

**Perikaryon.** Der Nervenzellkörper mit Zellkern, Mitochondrien und den übrigen Zellorganellen heißt Perikaryon oder Soma.

**Dendrit.** Eine typische Nervenzelle (**Abb. 1.33**) verfügt über ein ausgedehntes wurzelförmiges Netzwerk aus afferenten (zuführenden) Dendriten.

**Axon.** Der einzige efferente (wegführenden) Fortsatz, das Axon (Nervenfaser, Neurit) leitet die Information

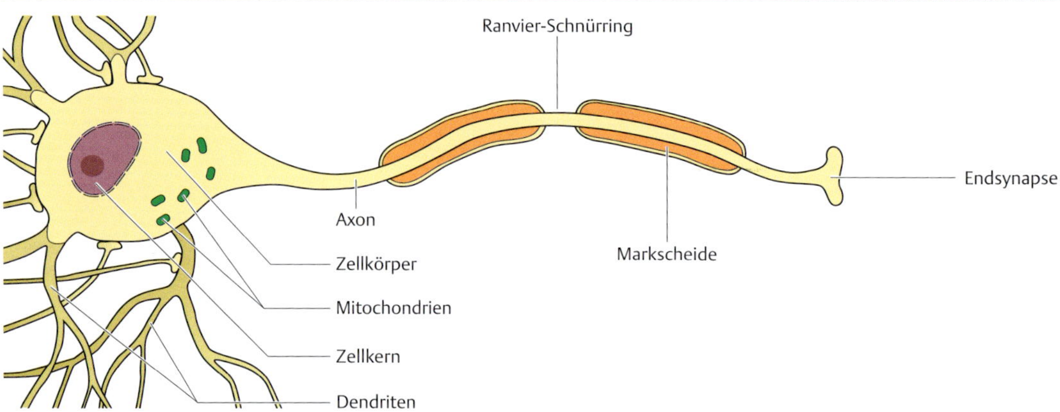


**Abb. 1.33 Nervenzelle.** Nervenzellen bestehen aus einem Zellleib (Soma), einem Netzwerk zuführender Äste (Dendriten) und einem einzelnen vom Soma wegführenden Ausläufer (Axon), das in einer Synapse endet. Synapsen verbinden 2 Nervenzellen bzw. eine Nerven- und eine Muskelzelle elektrisch miteinander.

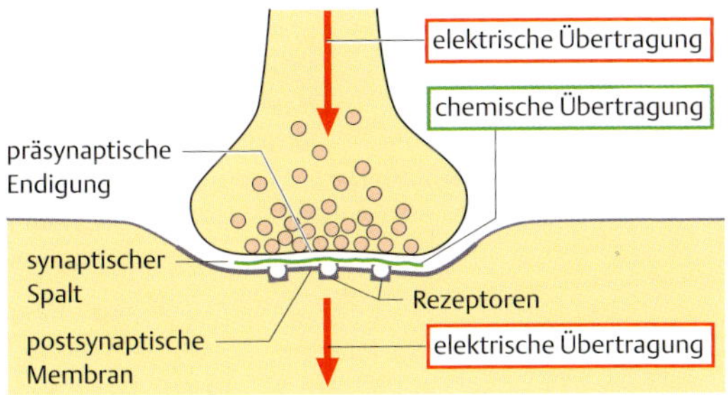


**Abb. 1.34 Schema einer Synapse.** Wenn ein Aktionspotenzial das Ende eines Axons erreicht, führt es zur Ausschüttung von Neurotransmittern aus vorgeformten Vesikeln in den synaptischen Spalt hinein. Die postsynaptische Membran der nächsten Zelle hat Rezeptoren für diese Neurotransmitter, die dort ein Aktionspotenzial auslösen können. Die elektrische Erregung wird also an der Synapse chemisch übertragen.

von der Zelle weiter und endet mit einer kleinen kolbenförmigen Auftreibung. Axone können eine ganz erstaunliche Länge erreichen: Wenn wir z. B. die kleine Zehe berühren, führen die Axone die Empfindung ohne Unterbrechung bis in den unteren Teil des Gehirns, also über eine Distanz von 1,5 Metern!

### Synapse

Um einen Impuls auf weitere Zellen zu übertragen, haben Nervenzellen spezielle Zellkontakte, die Synapsen (**Abb. 1.34**). Eine Synapse besteht aus der kolbenförmigen Auftreibung am Ende eines Axons *(präsynaptische Endigung)*, dem schmalen *synaptischen Spalt*, sowie einer speziellen ausgestatteten *postsynaptischen Membran* der angrenzenden Zelle. Die präsynaptische Endigung ist prall mit synaptischen Vesikeln angefüllt, die in ihrem Inneren *Neurotransmitter* (chemische Überträgerstoffe) enthalten.

Jedes Aktionspotenzial (s. u.) setzt Neurotransmitter in den synaptischen Spalt frei. Spezifische Bindungsstellen (Rezeptoren) an der postsynaptischen Membran erkennen diese Transmitter. Je nach Art des Neurotransmitters kann eine erregende, also antreibende, oder eine hemmende Information an die postsynaptische Membran weitergegeben werden. Da an einem Dendriten immer mehrere Synapsen münden, wirken auf jede Nervenzelle ständig erregende und hemmende Impulse ein. Die Zelle „entscheidet" aufgrund dieses Informationszuflusses, ob sie selbst ein Aktionspotenzial (s. u.) über das eigene Axon an eine weitere Zelle aussendet oder nicht.

**Motorische Endplatte.** Eine Sonderform der Synapse ist die motorische Endplatte. Dies ist die Verbindung zwischen einer motorischen Nervenfaser und einer oder mehreren Muskelzellen (Muskelfasern).

### Motorische Einheit

Die Gesamtheit aller Muskelfasern, die von ein und derselben Nervenfaser innerviert werden, heißt *motorische Einheit*. Die kraftvollen, derben Beinmuskeln haben relativ große motorische Einheiten (z. B. 50 : 1, d. h., 50 Muskelfasern werden von einer einzigen Nervenfaser gesteuert). Muskeln, die sehr präzise gesteuert werden müssen (Augenmuskeln, Fingerbeuger, Zunge), haben häufig ein Verhältnis von nur 5 : 1 bis 1 : 1, bilden also kleine motorische Einheiten.

## 1.3.5 Zusammenfassung

Zusammenfassend zeigt **Tab. 1.1** eine kleine (nicht vollständige) Übersicht der Grundgewebearten und ihrer Eigenschaften.

1

Tab. 1.1 Eigenschaften der Grundgewebearten.

| | | | *Schutz vor Umwelteinflüssen* | *Transport von Substanzen* | *elektrische Erregbarkeit* | *Kontraktilität (mechanische Arbeit)* | *Stabilisierung des Körpers* | *Immunabwehr und Stoffwechsel* |
|---|---|---|---|---|---|---|---|---|
| Epithelgewebe | Oberflächenepithel | | +++ | + | – | – | + | + |
| | Drüsenepithel | | – | +++ | (+) | – | – | + |
| Binde- und Stützgewebe | Bindegewebe | lockeres B. | – | (+) | – | – | ++ | – |
| | | retikuläres B. | – | – | – | – | – | +++ |
| | | straffes B. | – | – | – | – | +++ | – |
| | Fettgewebe | weißes F. | ++ | – | – | – | + | ++ |
| | | braunes F. | ++ | – | – | - | + | – |
| | Stützgewebe | Knochen | – | – | – | – | +++ | – |
| | | Knorpel | + | – | – | – | ++ | – |
| Muskelgewebe | quergestreifte Muskulatur | | ++ | – | ++ | +++ | + | – |
| | glatte Muskulatur | | – | +++ | + | +++ | – | ++ |
| | Herzmuskulatur | | – | +++ | ++ | +++ | - | + |
| Nervengewebe | peripheres Nervensystem | | – | – | +++ | – | ++ | – |
| | zentrales Nervensystem | | – | – | +++ | – | (+) | – |

## 1.4 Elektrische Erregbarkeit des Muskel- und Nervengewebes

Im Kapitel Nervensystem (S. 115) werden Sie noch genauer kennenlernen, auf welche Weise der Entschluss zu einer Bewegung im Gehirn entsteht, über das Rückenmark fortgeleitet wird und über die peripheren Nerven zur Muskulatur gelangt. Nervensystem und Muskulatur arbeiten eng zusammen. Ihre Zellen sind die einzigen im ganzen Organismus, die elektrisch erregbar sind, also Signale auf elektrischem Weg erzeugen und fortleiten können.

## 1.4.1 Ruhemembranpotenzial

DEFINITION *Als **Ruhemembranpotenzial** (RMP) bezeichnet man die elektrische Potentialdifferenz der Plasmamembran, die aufgrund unterschiedlicher Ionenverteilung zwischen Intra- und Extrazellulärraum zustande kommt.*

Alle Zellen des Körpers – egal ob sie elektrisch erregbar sind oder nicht – tragen auf ihrer Zellmembran elektrische Ladungen. Die Zellinnenseite ist negativ, die Außenseite positiv aufgeladen. Zwischen Extra- und Intrazellulärraum herrscht also eine elektrische Spannung, die (physikalisch ungenau) als Membranpotenzial oder (treffender) als Potenzialdifferenz der Membran ($PD_m$) bezeichnet wird. Das Membranpotenzial beträgt üblicherweise ca. – 60 mV (also 0,06 Volt, Minuspol in der Zelle). Den Wert, den die $PD_m$ zu Zeiten relativ geringer Zellaktivität einnimmt, nennt man Ruhemembranpotenzial (RMP).

### Membrankanäle

Das Zellinnere ist verglichen mit dem Extrazellulärraum reich an Kalium, jedoch arm an Natrium (**Abb. 1.35**). Eine ruhende Zelle trägt aber wesentlich mehr Membrankanäle, die speziell für Kalium durchlässig sind ($K^+$-Kanäle) als solche für Natrium ($Na^+$-Kanäle). Man sagt, die Membranleitfähigkeit für Kalium übersteige die für Natrium. Durch diese $K^+$-Kanäle wandern einige $K^+$-Ionen aus dem Zellinneren nach außen und nehmen dabei ihre positive Ladung mit. Der Intrazellulärraum „verarmt" sozusagen an positiven Ladungsträgern und wird demzufolge negativ.

### Elektrochemisches Gleichgewicht

Nun verliert aber die Zelle nicht alle Kaliumionen, da jedes ausströmende $K^+$ die Zellaußenseite automatisch stärker positiv auflädt. Da gleichsinnig geladene Teilchen einander abstoßen, wird es für weitere $K^+$-Ionen immer schwerer, sich gegen diese positive Membranladung nach außen vorzuarbeiten. Innerhalb kurzer Zeit (wenige Millionstel einer Sekunde) stellt sich ein Gleichgewicht ein, bei dem keine $K^+$-Ionen mehr durch die Zellmembran fließen.

MERKE *Das Zellinnere ist reich an Kalium und arm an Natrium. Blut und Extrazellulärraum sind dagegen arm an Kalium und reich an Natrium.*

KRANKHEITSLEHRE ***Kaliumspiegel im Blut.*** *Wenn massenhaft Zellen zugrunde gehen, gelangt viel Kalium ins Blut und wird bei der Blutabnahme erkennbar, der Kaliumspiegel steigt. Ein hohes Blutkalium muss jedoch nicht unbedingt die Folge eines massenhaften Zelluntergangs sein, sondern kann auch anzeigen, dass die Niere zu viel Kalium zurückhält.*

## 1.4.2 Aktionspotenzial

DEFINITION *Das **Aktionspotenzial** bezeichnet eine kurzfristige, vorübergehende Spannungsänderung an der Zellmembran gegenüber dem Ruhemembranpotential.*

Jede elektrische Aktivität einer Muskel- oder Nervenzelle geht mit einer „Aktion" des Gewebes (Kontraktion bzw. Informationsübertragung) einher; deshalb hat man diesem Phänomen den Begriff Aktionspotenzial (AP) verliehen (**Abb. 1.36**). Das Aktionspotenzial ist

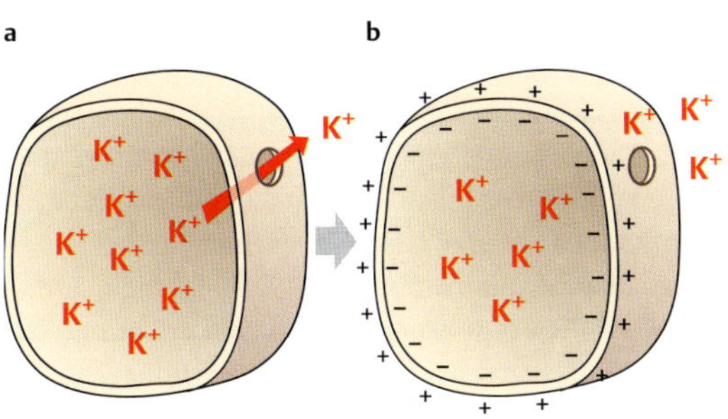


**Abb. 1.35 Ruhemembranpotenzial.**
a In der Zelle herrscht eine 20 – 30-fach höhere Kaliumkonzentration als außerhalb. Kalium tritt dementsprechend aus und nimmt seine positive Ladung mit.
b Dadurch wird die Außenseite der Zelle positiv, die Innenseite negativ geladen.

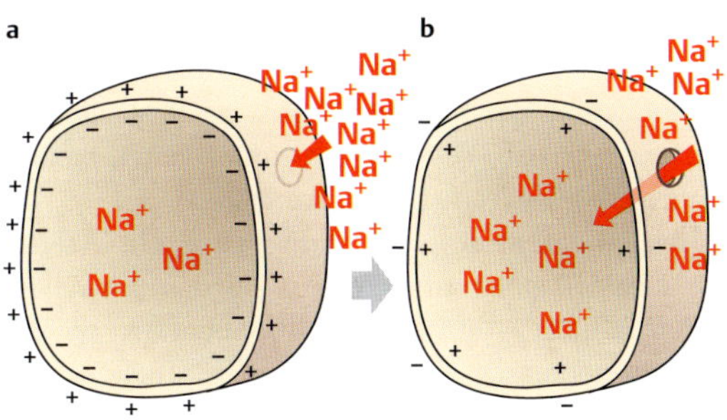


**Abb. 1.36 Natriumfluss beim Aktionspotenzial.**
a Natrium ist in der Zelle 10-fach weniger konzentriert als außen. Normalerweise ist die Zellmembran für Natrium dicht.
b Wenn sich jedoch Natriumkanäle in der Membran öffnen (ausgelöst durch ein Aktionspotential), kann Natrium sehr schnell eindringen. Die elektrische Ladung der Zellmembran kehrt sich dadurch kurzzeitig um, die Innenseite der Zelle wird positiv geladen.

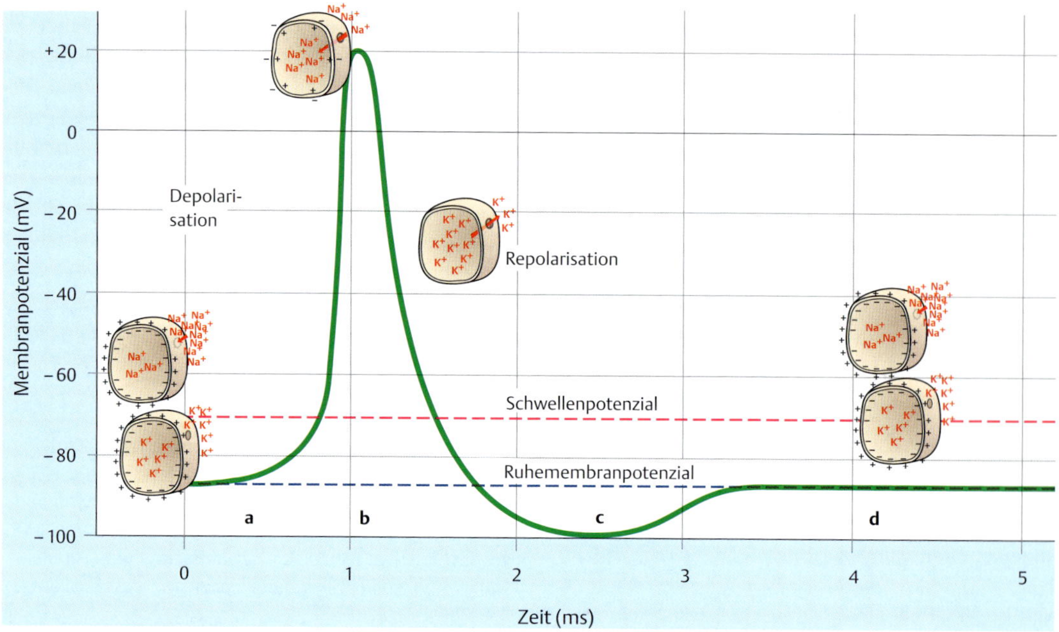


**Abb. 1.37 Aktionspotenzial.**
a Auslöser eines Aktionspotenzials ist eine lokale Depolarisation der Zellmembran.
b Wenn das Schwellenpotenzial in Richtung Null überschritten wird, öffnen sich schlagartig sämtliche Natriumkanäle der Zelle gleichzeitig und das Membranpotenzial kehrt sich um.
c Die Natriumkanäle schließen sich bald von selbst wieder und die innere Zellmembran wird für kurze Zeit sogar noch stärker negativ als in Ruhe.
d Nach und nach normalisieren sich die Verhältnisse wieder und die Zelle ist erneut erregbar.

die Informationseinheit der Nerven- und Muskelzelle (ähnlich wie das Bit die Informationseinheit des Computers ist) und wird in verschiedene Phasen eingeteilt.

**Lokale Depolarisation.** Jedes AP beginnt mit einer lokalen Depolarisation (**Abb. 1.37, a**), also einer relativ langsamen Verringerung der PDm. Dies ist entweder die Folge einer direkten Membranveränderung, z. B. in einem Sinnesorgan, oder entsteht durch die lokale Beeinflussung der Membran durch ein benachbartes Aktionspotenzial. Die Membranleitfähigkeiten bleiben während dieser Phase noch unverändert.

**Schwellenpotenzial.** Einen kritischen Punkt erreicht die lokale Depolarisation, wenn sie das Schwellenpotenzial (z. B. – 50 mV) erreicht (**Abb. 1.37, b**). Das Schwellenpotenzial ist der „Abzugshebel" (neudeutsch: Trigger) für die Auslösung eines AP. Unterschreitet das Membranpotenzial diesen Schwellenwert in Richtung 0, so wird unwiderruflich und sofort ein volles Aktionspotenzial ausgelöst, während auch nur geringfügig negativere Werte keine Reaktion zeigen (Alles-oder-nichts-Gesetz).

**Schnelle Depolarisation.** Ist das AP erst einmal „getriggert", so folgt die schnelle Aufstrichphase, auch als schnelle Depolarisation bezeichnet. In diesem nur ungefähr 1 ms ($^{1}/_{1000}$ Sekunde) andauernden Stadium öffnen sich massenhaft Na+-Kanäle in der Zellmembran. Wegen der niedrigen intrazellulären Natriumkonzentration und dem innen negativen Membranpotenzial fließen positiv geladene Natriumionen in die Zelle ein. Das Membranpotenzial ist jetzt innen positiv geladen (sog. *Overshoot*, z. B. + 30 mV).

**Repolarisation.** Für „schnelle Zellen", wie Nerven- oder Skelettmuskelzellen, ist es ganz wichtig, dass sich eine Erregung nicht nur schnell aufbaut, sondern auch schnell wieder abklingt, damit rasche Bewegungsabläufe und Stopps möglich werden. Diese 5 – 50 ms dauernde Repolarisationsphase bringt das Membranpotenzial wieder auf seinen Ruhewert zurück (**Abb. 1.37, c– d**).

**Refraktärperiode.** Die letzte Phase, die Refraktärperiode, dient der Regeneration der Zelle. Während dieser Phase kann entweder gar kein Aktionspotenzial ausgelöst werden (absolute Refraktärperiode) oder das Schwellenpotenzial ist sehr viel höher, also weniger stark negativ als normal (relative Refraktärperiode).

**MERKE** *Das Aktionspotenzial ist die kleinste Informationseinheit einer Nervenzelle. Die Auslösung eines Aktionspotenzials folgt dem Alles-oder-nichts-Gesetz und erfordert ein komplexes Zusammenspiel unterschiedlicher Membranproteine.*

## 1.4.3 Erregungsfortleitung

Die enorme Länge von Skelettmuskel- und Nervenzellen ist hinsichtlich der Geschwindigkeit der elektrischen Erregungsübertragung ein Problem. Wären unsere Muskel- und Nervenfasern gut leitende Kupferkabel, dann würde sich jede elektrische Erregung mit Lichtgeschwindigkeit ausbreiten. In Wirklichkeit haben wir es aber mit einer sehr schlecht leitenden Phospholipid-Doppelmembran zu tun, die zu allem Überfluss auch noch als Kondensator wirkt, also elektrische Ladung speichern kann. Daher erfolgt in der Nervenfaser die Erregungsausbreitung über lokale Ströme: Ein Aktionspotenzial, das an einer ganz bestimmten Stelle zu Anfang des Axons (z. B. S 1 für Stelle Nr. 1) erzeugt wird, depolarisiert nur die unmittelbare Nachbarschaft etwa 0,1 mm rechts von S 1 so stark, dass dort ebenfalls lokale Aktionspotenziale ausgelöst werden (**Abb. 1.38**). Dieses Aktionspotenzial bei S 2 löst nun seinerseits ein Aktionspotenzial bei S 3 aus. Die Erregung läuft nur in eine Richtung – also nicht „rückwärts" –, da, wenn die Stelle S 2 feuert, S 1 sich gerade in seiner Refraktärperiode befindet. Wenn eine Nervenfaser nicht in diesem Sinne als Einbahnstraße funktionieren würde, käme eine Information niemals dort an, wo sie eigentlich ankommen soll.

Leider ist diese Art der Erregungsausbreitung langsam (ca. 0,5 – 3 m/s). Es reicht zwar z. B. für die Übermittlung dumpfer Bauchschmerzen völlig aus, ist aber für schnelle Reaktionen der Skelettmuskulatur absolut unbrauchbar. Ein Impuls „Zieh die Hand vom heißen Bügeleisen zurück" würde vom Gehirn bis zum Unterarm mindestens eine halbe Sekunde benötigen – die Haut wäre dann längst verbrannt! Einige Tiere, wie etwa der Tintenfisch, lösen das Problem, indem sie den Querschnitt der Nervenfaser bis auf einen Millimeter (!) vergrößern, kommen damit aber auch nicht wesentlich über eine Fortleitungsgeschwindigkeit von 15 m/s hinaus. Außerdem ist höheren Tieren dieser Ausweg allein schon aus Platzgründen unmöglich; ein großer Nervenstrang hätte dann den Umfang einer mittelstarken Eiche.

**MERKE** *Das Aktionspotenzial pflanzt sich in Nervenfasern über lokale Ströme entlang der Zellmembran fort. Jede einzelne Stelle entwickelt dabei ein eigenes Aktionspotenzial, wodurch die Erregungsleitung langsam wird.*

## 1.4.4 Markhaltige Nervenfasern

### Markscheide (Myelinscheide)

Unser Nervensystem bedient sich zur Beschleunigung der Erregungsübertragung eines raffinierten Tricks: Die Nervenfasern werden auf kleinsten Teilstücken von pfannkuchenartig aufgewickelten Gliazellen umhüllt. Im peripheren Nervensystem sind es die Schwann-Zellen, die jeweils einen kleinen Abschnitt eines einzelnen Axons ummanteln. Sie bilden aneinander gereiht die aus zahlreichen Segmenten bestehende Mark- oder Myelinscheide. Die Markscheide vermindert die elektrische Membrankapazität erheblich, sodass sich die Erregung über wesentlich weitere Strecken ausbreiten kann (**Abb. 1.39**).

### Saltatorische Erregungsübertragung

Nur in einem schmalen Spaltraum zwischen 2 Markscheidensegmenten, dem *Ranvier-Schnürring*, liegt die Membran der Nervenfaser frei. Hier befinden sich tausende elektrisch erregbarer Natrium- und Kaliumkanäle, die ein starkes Aktionspotenzial erzeugen. Die

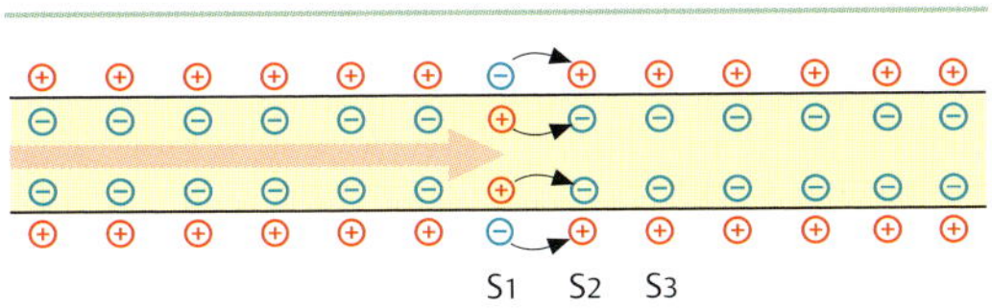


**Abb. 1.38 Erregungsleitung in marklosen Nervenfasern.** Ein Aktionspotenzial läuft entlang der Zellmembran einer nicht von einer Markscheide umgebenen Nervenfaser. Jede Stelle der Zellmembran muss von ihrer Nachbarschaft aus lokal erregt (depolarisiert) werden und selbst ein Aktionspotenzial herstellen. Durch die Weitergabe des Aktionspotenzials an die jeweils nächste Stelle der Zellmembran bleibt die Erregungsleitung langsam.

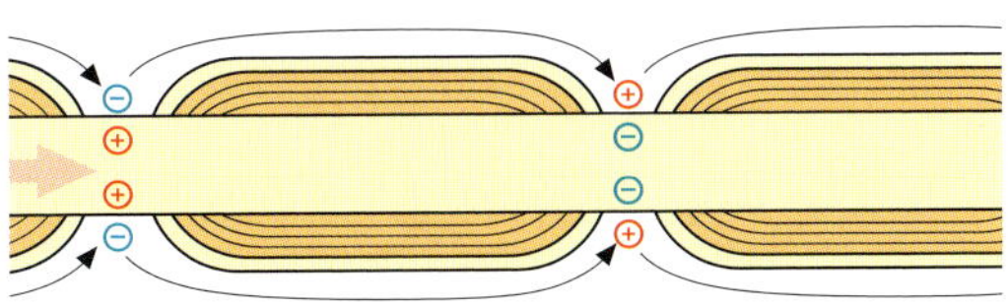

**Abb. 1.39 Erregungsleitung in markhaltigen Nervenfasern.** Markscheiden isolieren größere Strecken der Zellmembran einer Nervenfaser elektrisch gegen die Umwelt. Ein Aktionspotenzial kann sich so über eine wesentlich größere Strecke ausbreiten. Die Erregung springt von einem Schnürring zum nächsten, die Erregungsleitung wird bis zu 20-mal schneller.

1

Membran unterhalb der Markscheide ist dagegen weitgehend frei von Ionenkanälen. Die elektrische Erregung springt also von einem Schnürring direkt auf den nächsten über *(saltatorische Erregungsübertragung)*. Auf diese Weise erreichen schon sehr dünne Nervenfasern (5 µm Durchmesser) Leitungsgeschwindigkeiten von über 20 m/s. Unsere schnellsten motorischen Fasern (15 µm Durchmesser) erreichen höhere Geschwindigkeiten als ein Formel-1-Wagen (120 m/s = 430 km/h).

● KRANKHEITSLEHRE ***Multiple Sklerose.*** *Die Bedeutung der Markscheiden wird bei der Multiplen Sklerose (MS) sichtbar. Bei dieser Erkrankung gehen die Markscheiden im Bereich des Gehirns und Rückenmarks nach und nach zugrunde. Es kommt zu immer ausgedehnteren Empfindungsstörungen und Lähmungserscheinungen.*

● MERKE *In markhaltigen Nervenfasern springt die Erregung von einem Schnürring zum nächsten. Dadurch steigt die Geschwindigkeit der Signalübertragung stark an.*

# 2 Blut und Immunsystem

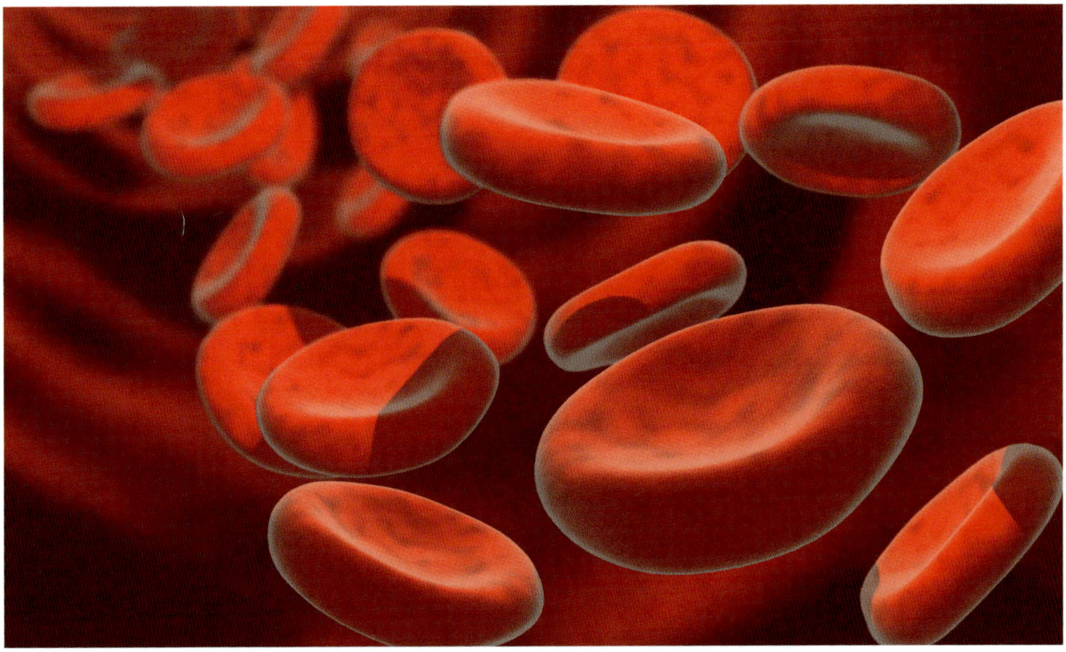





## 2.1 Aufgaben und Zusammensetzung des Blutes

Das Blut dient nicht nur den Atemgasen Sauerstoff und Kohlendioxid als flüssiges Transportmittel aus der Lunge in die Organsysteme und zurück, sondern verteilt auch Wirkstoffe (z. B. Hormone) sowie Nähr- und Abfallstoffe innerhalb des Körpers. Es übernimmt die wichtigen Funktionen der Abwehr und Gerinnung, ist an der Wärmeregulation beteiligt und stellt dem Körper Puffersysteme (S. 401) zur Verfügung.

### 2.1.1 Blutvolumen und Blutbestandteile

#### Blutvolumen

Der menschliche Körper besteht zu etwa
- 41 % aus festen Stoffen und
- 59 % aus Flüssigkeiten (**Abb. 2.1**).

In den Arterien, Kapillaren und v. a. den Venen des Erwachsenen zirkulieren zwischen 4,5 und 6 l Blut (ca. 8 % des Körpergewichtes). Die Größe des Blutvolumens hängt dabei nicht nur von der Körperkonstitution und dem Lebensalter ab (ältere Menschen haben ein tendenziell geringeres Blutvolumen), sondern verändert sich auch kurzfristig je nach Flüssigkeits- und Salzaufnahme um bis zu 1,5 l. Das Blut steht mit der extrazellulären Flüssigkeit in den Geweben (interstitielle Flüssigkeit) in Verbindung.

Das gesamte extrazelluläre Flüssigkeitsvolumen – also Blut, Lymphflüssigkeit und interstitielle Flüssigkeit zusammen – beträgt ca. 15 l. Durch starkes Schwitzen können wir mehrere Liter Wasser verlieren. Allerdings dickt das Blut dabei merklich ein und es können Gerinnsel im Gefäßsystem (Thrombosen) entstehen.

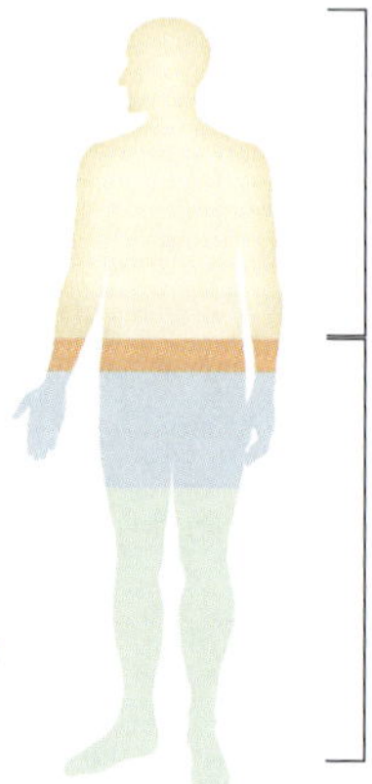


**Abb. 2.1 Verteilung der Körperflüssigkeiten.** Ca. ⅔ des Körpergewichtes bestehen aus Flüssigkeiten, nur gut ⅓ aus festen Stoffen.

2

## Bestandteile des Blutes

**Zelluläre Bestandteile.** Blut ist keine homogene Flüssigkeit. Lässt man durch Zugabe von Natriumzitrat ungerinnbar gemachtes Blut (z. B. eine Blutkonserve) einige Stunden stehen, setzen sich am Boden des Gefäßes die schweren zellulären Blutbestandteile ab (**Abb. 2.2**). Hierzu gehören:

- Erythrozyten (rote Blutkörperchen)
- Leukozyten (weiße Blutkörperchen)
- Thrombozyten (Blutplättchen)

**Plasma und Serum.** Dieser zellulären Schicht folgt als Überstand eine klare gelbliche Flüssigkeit, das Blutplasma. Wenn man dieses Plasma abnimmt und ihm seine gerinnungsaktiven Eiweißstoffe entzieht, erhält man das etwas dünnflüssigere Serum. Plasma und Serum enthalten keine Zellen mehr, sondern ausschließlich gelöste Salze, kleinmolekulare organische Substanzen (Zucker, Aminosäuren, Fettsäuren, Harnstoff usw.) und Eiweiße.

DEFINITION *__Plasma__ ist Blut ohne zelluläre Anteile. __Serum__ ist Plasma ohne Gerinnungsfaktoren.*

## Hämatokrit

DEFINITION *Der prozentuale Anteil der Blutzellen am gesamten Blutvolumen wird als __Hämatokritwert__ (auch Hämatokrit, Hkt oder Hk) bezeichnet.*

Im Labor bestimmt man den Hämatokritwert durch Zentrifugieren eines blutgefüllten Kapillarröhrchens. Diese Methode dauert nur wenige Minuten. Die zellulären Bestandteile werden außerdem enger zusammengepresst, sodass zwischen den Zellen kaum mehr Plasma verbleibt. Der Hämatokritwert ergibt sich dann aus der Länge der Zellsäule im Vergleich zur gesamten Blutsäule. Da die Erythrozyten den Hauptteil der zellulären Bestandteile ausmachen, ist der Hämatokritwert auch weitgehend Beurteilungskriterium für diese.

Bei Frauen liegt der Hkt bei ca. 40 – 44 %, bei Männern geringfügig höher (43 – 47 %). Diese geschlechtsspezifischen Unterschiede sind hauptsächlich hormonell bedingt. Durch die Menstruation (Monatsblutung) kommt es immer wieder zu einem Verlust an roten Blutkörperchen und damit an Eisen. Verstärkte Blutungen können eine medikamentöse Eisengabe notwendig machen. Neugeborene haben einen hohen Hämatokritwert von im Mittel 60 % (Kleinkinder: Hkt 40 %).

PFLEGE ***Hoher Hämatokrit.*** *Die Zähigkeit (Viskosität) des Blutes hängt wesentlich vom Hämatokritwert ab: Ein zu hoher Hkt (entweder infolge abnormer Blutzellenvermehrung oder durch Verlust von Blutplasma) kann zu einem Blutstau in den Kapillaren und damit zu einem Blutdruckanstieg, sowie zu Thrombosen führen. Ältere Menschen trinken häufig zu wenig (z. B. nur 0,5 l/d), was zu einem Anstieg des Hämatokritwerts führen muss.*
***Niedriger Hämatokrit.*** *Ein geringer Hämatokritwert entsteht aufgrund von mangelnder Erythrozytenproduktion, Blutverdünnung durch Infusionen oder durch Trinken großer Mengen salzhaltiger Flüssigkeit (Isodrinks). Die Zirkulation wird beschleunigt und die „Umwälzrate“ des Blutes steigt. Durch die beschleunigte Blutpassage wird das Herz mit zusätzlichem Volumen belastet, sodass ein geringer Hkt bei herzkranken Patienten genauso gefährlich ist wie ein zu hoher.*

MERKE *Der __Hämatokritwert__ gibt den Anteil der Blutzellen am gesamten Blutvolumen wieder. Seine Aussage bezieht sich dabei weitestgehend auf die Erythrozyten, da sie mehr als 99 % der Blutzellen ausmachen. Je höher der Hämatokrit, desto zähflüssiger wird das Blut.*

## 2.1.2 Erythrozyten

### Aufgaben

Die Hauptaufgabe der roten Blutkörperchen (Erythrozyten) ist der Transport von Sauerstoff ($O_2$) von der Lunge zu den Körperzellen und von Kohlendioxid ($CO_2$) in umgekehrter Richtung. 1 µl Blut enthält bei der Frau etwa 4,5 Millionen und beim Mann ca. 5 Millionen rote Blutkörperchen.

### Form

Die Erythrozyten (**Abb. 2.3**) haben einen Durchmesser von etwa 7 µm. In der Mitte sind sie beidseitig einge-

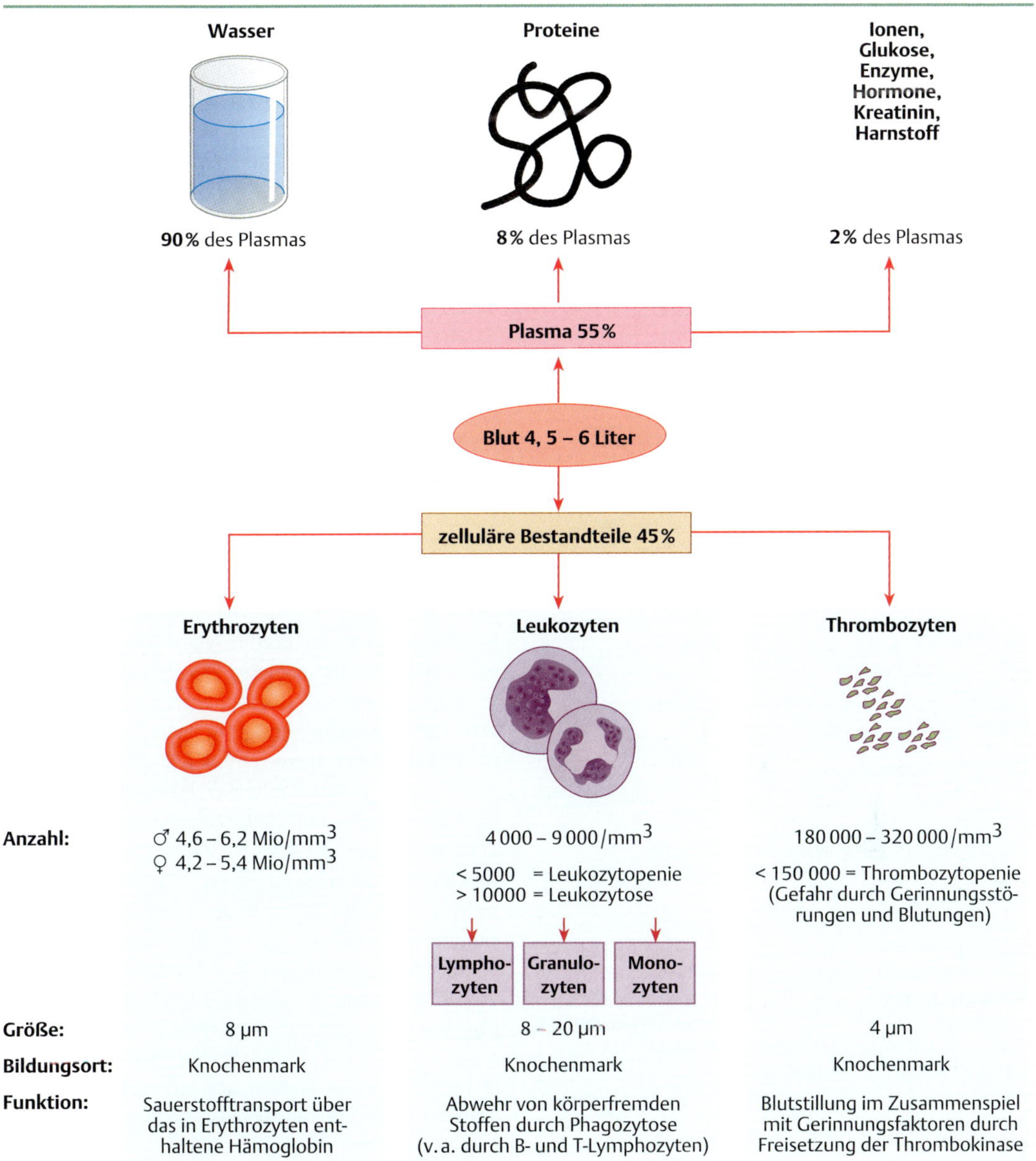


**Abb. 2.2 Feste und flüssige Bestandteile des Blutes.** Blutzellen machen etwa 45 % des Blutvolumens aus (Hämatokritwert, Hkt). Den überwiegenden Anteil bilden die roten Blutkörperchen (Erythrozyten), während Blutplättchen (Thrombozyten) wegen ihres geringen Durchmessers und weiße Blutkörperchen (Leukozyten) wegen ihrer geringen Zahl kaum ins Gewicht fallen.

dellt und haben so die Form einer doppelt eingedrückten Scheibe. Diese Form gewährleistet eine relativ große Oberfläche bezogen auf das Volumen, was für eine schnelle Be- und Entladung mit Sauerstoff wichtig ist. Aufgrund ihres flexiblen Zytoskeletts sind die Erythrozyten extrem gut verformbar (**Abb. 2.4**) und können sich auch durch Kapillaren zwängen, deren Durchmesser geringer ist als der Durchmesser der Blutkörperchen selbst. In Arteriolen und Venolen lagern sie sich häufig zu „Geldrollen“ zusammen und passieren als solche im Verband die Gefäße (Vorteil: geringerer Strömungswiderstand).

Erythrozyten sind zusammen mit den Blutplättchen die einzigen Körperzellen, welche keinen Zellkern

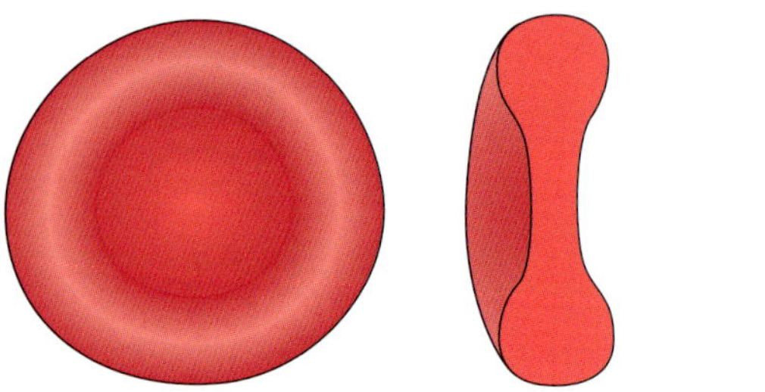

Abb. 2.3 **Erythrozyten.** Die roten Blutkörperchen nehmen ohne äußere Einflüsse die Form einer doppelt eingedellten Scheibe an.

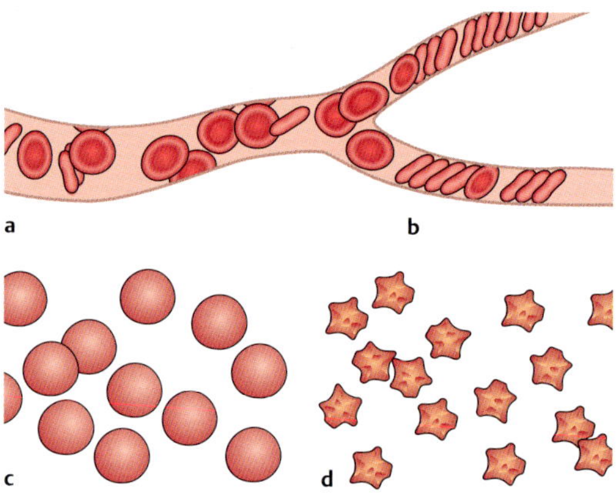

**Abb. 2.4 Formveränderungen der Erythrozyten.**
a Erythrozyten liegen in größeren Blutgefäßen weitgehend ungeordnet aneinander.
b In kleineren Gefäßen ordnen sie sich hintereinander in Form sog. Geldrollen an.
c Sinkt die Konzentration an gelösten, osmotisch wirksamen Substanzen im Plasma, dann blähen sie sich zu Kugelzellen auf.
d Demgegenüber schrumpfen sie in einer Umgebung mit einer hohen Konzentration osmotisch wirksamer Stoffe zu einer sog. Stechapfelform zusammen.

mehr besitzen. Sie sind daher nicht mehr in der Lage, sich zu teilen oder neues Zelleiweiß zu produzieren.

### Lebensdauer und Abbau

Nachdem ein Erythrozyt von seinem Bildungsort, dem Knochenmark, in die Blutbahn gelangt ist, verbleibt er dort knapp 4 Monate (ca. 120 Tage), bevor er – vorwiegend in der Milz – von *Makrophagen* abgebaut wird. Makrophagen sind auf *Phagozytose* (besondere Form der Endozytose) spezialisierte Fresszellen. Kriterium für seine „Ausmusterung" ist v. a. seine Verformbarkeit, die im Laufe seines Lebens abnimmt. Junge Erythrozyten sind dagegen flexibel und passieren die Milz unbeschadet.

Aus dem beim Abbau der Erythrozyten freiwerdenden Hämoglobin wird das wertvolle Eisen abgespalten und wieder verwendet. Die Abbauprodukte der anderen Bestandteile werden über die Leber und die Nieren ausgeschieden.

● KRANKHEITSLEHRE ***Formveränderungen.*** *Veränderungen im Aussehen der Erythrozyten geben in vielen Fällen Aufschluss über erbliche oder Stoffwechselerkrankungen. So kommen zu große Erythrozyten bei Vitamin-$B_{12}$-Mangel vor, zu kleine bei Eisenmangel. Bei der erblichen Sichelzell- sowie der Kugelzellanämie sind die roten Blutkörperchen in charakteristischer Weise verformt. Dies reduziert ihre mittlere Lebensdauer erheblich, sodass trotz einer gesteigerten Blutzellbildung zu wenig Transportkapazität für Sauerstoff zur Verfügung steht.*

## Hämoglobin

Der rote Blutfarbstoff, das Hämoglobin (Hb), ist der Hauptbestandteil des Erythrozyten. Das Hämoglobinmolekül ist ein mittelgroßes Eiweißmolekül, das aus je 2 gleichartigen Aminosäureketten aufgebaut ist. Jede Aminosäurekette trägt in ihrer Mitte ein sog. *Häm-Molekül* mit einem zentralen Eisenion (**Abb. 2.5**). Jedes der 4 Eisenionen eines Hämoglobinmoleküls kann ein Sauerstoffmolekül ($O_2$) locker an sich binden und im Gewebe auch leicht wieder freigeben. Man spricht von einer *oxygenierten* ($HbO_2$) und einer *nicht oxygenierten* Form (Hb) des Hämoglobins. Hämoglobin kann im Gegensatz zum Blutplasma sehr große Mengen Sauerstoff binden. Nur durch diese hohe Sauerstoffbindung des Hämoglobins kann das Blut die Organe ausreichend mit $O_2$ versorgen.

● PFLEGE ***Pulsoxymeter.*** *Mit einem Pulsoxymeter kann die Sauerstoffsättigung des arteriellen Blutes ($S_pO_2$ = partielle Sauerstoffsättigung) bestimmt und so eine ausreichende Sauerstoffzufuhr zu den Organen kontrolliert werden. An der Fingerspitze, dem Ohrläppchen oder bei Neugeborenen auch an der Ferse wird ein Messclip befestigt und das Ergebnis auf einen Monitor übertragen, meist zusammen mit der Herz- und Atemfrequenz, dem Blutdruck und einem EKG. Die Pulsoxymetrie ist ein wichtiges Hilfsmittel in der Überwachung frühgeborener Säuglinge und in der allgemeinen Intensivmedizin.*

● MERKE *Erythrozyten transportieren – an Hämoglobin gebunden – Sauerstoff und Kohlendioxid zwischen der Lunge und den übrigen Körperorganen hin und her. Im Wesentlichen besteht ein Erythrozyt aus seiner Plasmamembran, ein wenig Zytoskelett und massenhaft Hämo-*

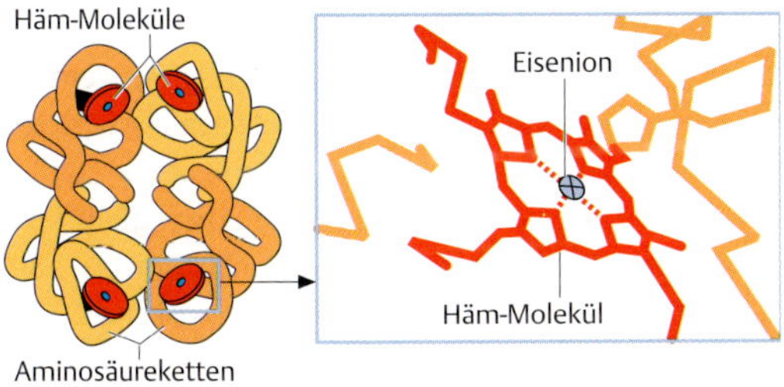


**Abb. 2.5 Hämoglobinmolekül.** Hämoglobin ist ein großes Eiweißmolekül mit einer Quartärstruktur aus 4 Einzelketten (links im Bild). Je 2 Aminosäurenketten (Untereinheiten) sind identisch. Im Zentrum jeder Eiweißkette befindet sich ein Häm-Molekül, in dessen Mitte wiederum je ein Eisenion (rechts).

*globin. Erythrozyten besitzen weder einen Zellkern noch Zellorganellen und können sich daher nicht mehr teilen.*

## 2.1.3 Leukozyten

### Aufgaben

Die weißen Blutkörperchen (Leukozyten) sind die aktiven Elemente der Immunabwehr (s. u.). Sie kommen sowohl im Blut als auch in der interstitiellen Flüssigkeit, also im Gewebe, vor und können zwischen Blut und Gewebe hin und her wandern. Es werden 3 Gruppen unterschieden, deren Lebensdauer stark variiert (Stunden bis Jahre):

- Granulozyten (neutrophile, eosinophile und basophile)
- Lymphozyten
- Monozyten

### Anteile im Blut

Einen Aufschluss über das prozentuale Verhältnis der einzelnen Leukozytenfamilien im Blut zueinander liefert das *Differenzialblutbild*. Es dient der Diagnostik von Blutkrankheiten, Infektionen oder Entzündungen. Hier können folgende Leukozyten unterschieden werden:

- **Neutrophile Granulozyten** (60 % aller Leukozyten): Das Zytoplasma der neutrophilen Granulozyten (2 µm Durchmesser) enthält feine Granula (Körnchen), die sich weder mit sauren noch mit basischen Farbstoffen anfärben lassen. Ihre Kerne sind zunächst stabförmig (jung), ältere Zellen zeigen, wie die übrigen Granulozyten auch, einen segmentförmigen Kern. Eine Erhöhung ihrer Anzahl (Neutrophilie) deutet auf eine bakterielle Infektion hin.
- **Eosinophile Granulozyten** (3 %): Die Granula der eosinophilen Granulozyten (12 µm Durchmesser) reagieren mit dem sauren Farbstoff Eosin rot. Eine Erhöhung (Eosinophilie) kommt bei allergischen Reaktionen und Wurmbefall vor.
- **Basophile Granulozyten** (1 %): Die basophilen Granulozyten sind mit 10 µm Durchmesser etwas kleiner, ihre grobe Granula färbt der basische Farbstoff Hämatoxylin blau. Eine Basophilie kann bei allergischen Erkrankungen, aber auch bei Knochenmarkstumoren (Leukämien) auftreten.
- **Monozyten** (6 %): Die bis zu 20 µm großen Monozyten besitzen einen U-förmiger Kern. Erhöhte Monozytenzahlen (Monozytose) treten besonders bei Viruserkrankungen mit chronischem Verlauf (z. B. Virushepatitis) auf.
- **Lymphozyten** (30 %): Lymphozyten sind im Durchmesser 8 – 10 µm groß. Der große rundliche Kern füllt einen Großteil des Zellkörpers aus und lässt wenig Platz für das Zytoplasma. Krankhaft erhöhte Lymphozytenzahlen können u. a. bei viralen Infekten, als Spätreaktion von Entzündungen und bei einigen Leukämiearten beobachtet werden.

## 2.1.4 Thrombozyten

### Aufgaben

Die Thrombozyten sind wesentlich an der Blutgerinnung beteiligt. Sie befinden sich ausschließlich im Blut. Ihre Lebensdauer beträgt etwa 10 Tage, wenn sie nicht vorher bei Gerinnungsvorgängen „verbraucht" werden.

### Form

Thrombozyten sind kernlose Bruchstücke von Knochenmarksriesenzellen (Megakaryozyten). Von diesen großen Zellen (30 – 60 µm Durchmesser) schnüren sich permanent Zehntausende von Blutplättchen als unregelmäßig geformte, 1 – 4 µm große Scheibchen ab, deren Dicke weniger als 1 µm beträgt. Wie die Erythrozyten haben auch die Thrombozyten keinen Zellkern mehr und erscheinen unter dem Mikroskop als Zellfragmente mit einem reichen Einschluss von Granula, die ihre Inhaltstoffe bei Gerinnungsvorgängen freisetzen.

### Anzahl

1 µl Blut enthält 180 000 – 320 000 Thrombozyten, also ca. 50-mal weniger als Erythrozyten, jedoch immer noch 30-mal mehr als Leukozyten. Eine Vermehrung der Thrombozytenzahl heißt *Thrombozytose*, eine Verminderung *Thrombozytopenie*. Bei Zahlen unter 50 000 je µl Blut entstehen punktförmige Haut- und Schleimhautblutungen (Petechien) sowie Blutergüsse (Hämatome) im Unterhautgewebe und in der Muskulatur.

## 2.1.5 Blutplasma

Blutplasma, der zellfreie Anteil des Blutes, enthält 90% Wasser und 10% darin gelöste Stoffe. Diese setzen sich zusammen aus
- Eiweißen (Plasmaproteine),
- Salzen (Elektrolyten) und
- kleinen organischen Substanzen (wie Nahrungs- und Stoffwechselprodukte, Vitamine, Hormone).

### Plasmaproteine

Das menschliche Blutplasma enthält 70 – 80 g Eiweiß/l, und ist deshalb viel visköser als Wasser. Die etwa 100 verschiedenen Plasmaeiweiße (bis auf die zur Gerinnung genutzten Proteine, die im Serum definitionsgemäß nicht vorhanden sind, werden sie auch Serumproteine genannt) werden aufgrund ihrer Größe, ihrer Form und ihrer Ladungseigenschaften eingeteilt in:
- Albumine
- Globuline ($\alpha_1$-, $\alpha_2$-, β- und γ-Globuline)

Plasmaproteine sind i. d. R. recht große Moleküle mit einem Molekulargewicht von 69 000 Da (Dalton) (Albumin) bis zu 1,3 Mio. Da (β-Globulin) und werden mit Ausnahme der γ-Globuline von der Leber synthetisiert und an das Blut abgegeben. Sie übernehmen zahlreiche Aufgaben und stellen außerdem aufgrund ihrer hohen Konzentration eine schnellverfügbare Eiweißreserve für den Körper da.

#### Aufgaben

Die Plasmaproteine
- bauen den kolloidosmotischen Druck auf,
- dienen als Transportmittel,
- haben Pufferfunktionen für den pH-Wert,
- sorgen für die humorale Immunantwort,
- ermöglichen die Blutgerinnung.

#### *Kolloidosmotischer Druck*

Die beträchtliche Größe der Plasmaproteine macht sie für die meisten Kapillarendothelien unpassierbar, sodass sich ein kolloidosmotischer Druck im Gefäßinneren aufbaut (S. 247). Erst dies ermöglicht eine ausgeglichene Flüssigkeitsbilanz im Kapillargebiet und verhindert, dass Ödeme entstehen. Da Albumin mengenmäßig den stärksten Anteil der Plasmaeiweiße ausmacht, ist es hauptverantwortlich für den kolloidosmotischen Druck.

#### *Transportmittel*

Darüber hinaus dienen Plasmaproteine als Transportmittel für schlecht wasserlösliche oder seltene Wertstoffe. So werden die meisten metallischen Spurenelemente durch spezialisierte Plasmaproteine an ihren Wirkort gebracht (Eisen: Transferrin, Kupfer: Coeruloplasmin). Auch viele Vitamine und Hormone besitzen spezialisierte Transportproteine.

Bis zu ⅓ der gesamten Globulinfraktion dient dem Transport von Neutralfetten und Cholesterin (α- und β-Lipoproteine), die in freier, wasserunlöslicher Form zu größeren Fetttropfen verschmelzen und die Kapillaren verstopfen würden.

Außerdem binden eine Reihe von Medikamenten und schlecht wasserlöslichen körpereigenen Abfallstoffen unspezifisch an diverse Plasmaeiweiße, besonders an das reichlich vorhandene Albumin. Ein wichtiges Beispiel ist das Abbauprodukt des Hämoglobins, das Bilirubin (S. 342).

#### *Pufferfunktion, Immunantwort, Blutgerinnung*

Plasmaeiweiße tragen weiterhin dazu bei, den pH-Wert des Blutes bei 7,4 konstant zu halten (Pufferfunktion). Mittels der γ-Globuline sorgen sie für die nicht zellvermittelte (humorale) Immunantwort (s. u.). Schließlich gehören auch die Gerinnungsfaktoren zu den Plasmaeiweißen und nur mit ihrer Hilfe ist eine reguläre Blutstillung möglich.

● KRANKHEITSLEHRE ***Anteilsverschiebung der Plasmaproteine.*** *Eine Verschiebung der prozentualen Anteile der Plasmaproteine, z. B. eine Verminderung der Albuminkonzentration bei relativer Vermehrung der γ-Globulinfraktion, kann die Folge einer gravierenden Funktionsstörung der Leber sein, also z. B. einer chronischen Virushepatitis oder einer Leberzirrhose.*

### Elektrolyte

Die Zusammensetzung der Salze (Elektrolyte) im Blutplasma unterscheidet sich nur geringfügig von der extrazellulären Flüssigkeit im Gewebe (interstitielle Flüssigkeit). Ein konstantes Ionenmilieu ist gerade für elektrisch erregbare Gewebe, wie das Nervensystem oder die Muskulatur, lebenswichtig. Daher variiert die Konzentration der Elektrolyte in erheblich geringerem Umfang als andere Blutwerte.

Im Folgenden sind nur die Mittelwerte für den gesunden Menschen angegeben, da die klinischen Schwankungsbreiten je nach Bestimmungsmethode unterschiedlich ausfallen (**Abb. 2.6**).

Wie in der gesamten extrazellulären Flüssigkeit dominieren auch im Plasma $Na^+$ (143 mmol/l) und $Cl^-$ (103 mmol/l), gefolgt von $HCO_3^-$ (Bikarbonat, 25 mmol/l), $K^+$ (5 mmol/l), $Ca^{++}$, $Mg^{++}$ und Phosphat (jeweils 2 – 2,5 mmol/l).

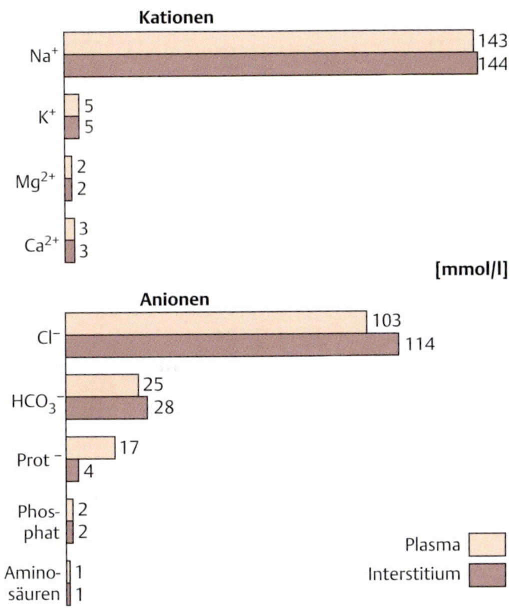


**Abb. 2.6 Ionenzusammensetzung der Körperflüssigkeiten.** Da das Blutplasma und die interstitielle Flüssigkeit in einem ständigen Austausch miteinander stehen, ist auch ihre Zusammensetzung ähnlich. Die obere Abbildung listet die Kationen – also die positiv geladenen Ionen – auf, die untere die negativ geladenen Anionen. Beachten Sie, dass auch Proteine negative Ladungen tragen (Prot⁻).

PFLEGE ***Elektrolyte.*** *Die Bestimmung von Elektrolyten gehört zu jeder routinemäßigen Blutuntersuchung. Besondere Bedeutung hat dabei der Kaliumwert, weil eine zu hohe Kaliumkonzentration (Normbereich im Serum 3,6 – 5,4 mmol/l) zum Herzstillstand führen kann. Erhöhte Kaliumwerte muss man andererseits immer durch eine 2. unabhängige Blutabnahme überprüfen, da schon ein zu langes Aufstauen der Vene (> 1 min) die Kaliumkonzentration hochtreibt.*

### Organische Substanzen

Außer den Elektrolyten findet sich im Plasma eine Vielzahl kleinmolekularer organischer Substanzen wie Glukose (4 – 7 mmol/l) und Aminosäuren (0,2 – 1 mmol/l) sowie Stoffwechselzwischenprodukte und Abfallstoffe (z. B. Harnstoff).

Das Blutplasma ist damit das universelle Transportmittel für sämtliche Stoffwechselprodukte des Körpers, die in mehr als einem einzigen Organ auftreten.

MERKE *Das Blutserum besteht aus Wasser, Elektrolyten (Natrium, Chlorid usw.), kleinmolekularen organischen Substanzen (Glukose, Aminosäuren usw.) und Eiweißen (Albumin, Globuline). Das Blutplasma enthält zusätzlich noch die Gerinnungsfaktoren.*

## 2.2 Blutstillung und Blutgerinnung

Kleinere Verletzungen wie eine Schramme oder einen Bluterguss bemerken wir oft erst, wenn bereits Schorf oder ein „blauer Fleck" (Hämatom) entstanden sind.

Wie notwendig eine prompte Blutstillung ist, zeigt sich an Menschen, deren Gerinnungssystem gestört ist (Hämophilie, Bluter) und die bereits durch kleinere äußere oder innere Verletzungen einen lebensgefährlichen Blutverlust erleiden können.

### 2.2.1 Allgemeine Mechanismen

Die Blutstillung *(Hämostase)* und die Blutgerinnung (oftmals werden beide Vorgänge gemeinsam als Blutgerinnung bezeichnet) laufen in mehreren Schritten ab und sind lebenswichtige, streng regulierte Vorgänge. Bei einer zu starken Gerinnung riskiert der Körper, dass Blut auch an nicht verletzten Stellen gerinnt und als Thrombose den venösen Rückstrom des Blutes zum Herzen blockiert. Daher existieren Mechanismen, die sowohl das Entstehen als auch die Wiederauflösung eines Gerinnsels steuern und beide Prozesse in einem Gleichgewichtszustand halten.

An der Reparatur einer „undichten Stelle" im Gefäßsystem wirken die *Gefäßwand, Thrombozyten* (Blutplättchen) und die *Gerinnungsfaktoren* (Plasmaeiweiße) mit.

Ein weiteres System, die *Fibrinolyse*, sorgt für die Auflösung eines Blutgerinnsels, wenn dieses nicht mehr benötigt wird.

### 2.2.2 Blutstillung (primäre Hämostase)

#### Thrombozytenaggregation

Wird ein Gefäß verletzt, dann zieht sich innerhalb von Sekunden die Gefäßwand durch aktive Muskelkontraktion zusammen und verengt so den zu verschließenden Querschnitt. Gleichzeitig wirken lokal aus der Gefäßwand freigesetzte Substanzen auf die Thrombozy-

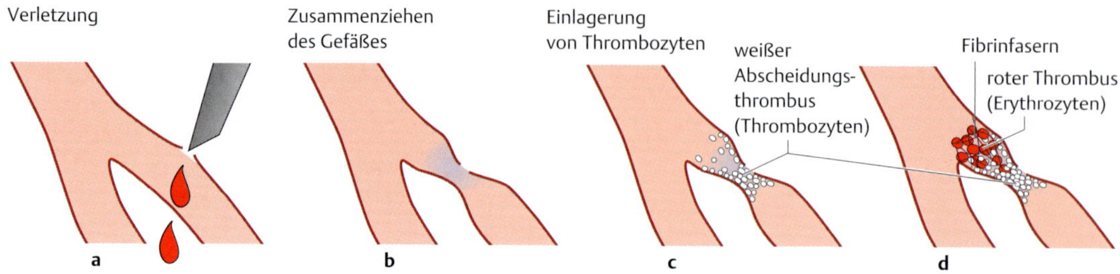


**Abb. 2.7 Primäre Hämostase nach einer Gefäßverletzung.**
a Eine blutende Verletzung ist immer mit einem Defekt in der Wand eines Blutgefäßes verbunden.
b Die Gefäßmuskulatur zieht sich im Bereich der Verletzung zusammen und verkleinert damit die blutende Wunde.
c Aus der verletzten Gefäßwand dringen Substanzen in das Gefäß ein, die zum Anlagern von Thrombozyten führen – ein weißer Abscheidungsthrombus (Adhäsionspfropf) entsteht.
d Hinter dem weißen Abscheidungsthrombus stauen sich die Erythrozyten, die später in einem Maschenwerk aus Fibrinfäden gefangen werden. In diesem späten Stadium löst sich der weiße Abscheidungsthrombus bereits wieder auf und die Gefäßverengung lässt nach.

2

ten. Diese Stoffe binden sich an spezifische Membranrezeptoren und bringen die Blutplättchen dazu, sich spindel- oder stechapfelartig zu verformen. Dadurch verkeilen die Thrombozyten sich gegeneinander *(Aggregation)* und bilden einen Pfropf, der die Blutung zum Stillstand bringt. Dieser Vorgang wird auch als *primäre Hämostase* bezeichnet (**Abb. 2.7**).

Diese Zusammenlagerung kann zunächst noch rückgängig gemacht werden, verfestigt sich aber bald zu einem nicht mehr aufzulösenden Stopfen. Da dieser Pfropf im Wesentlichen aus Blutplättchen („weißen" Blutzellen) besteht und sich entlang der verletzten Gefäßwand aus der blutenden Wunde „abscheidet", heißt er auch *weißer Abscheidungsthrombus.*

Während der Aggregation geben die Thrombozyten den Inhalt ihrer Vesikel frei. Diese enthalten gefäßaktive Substanzen, die ihrerseits die lokale Verengung des verletzten Blutgefäßes noch verstärken.

### Blutungszeit

DEFINITION *Die gesamte erste Phase von der Gefäßverletzung bis zum Ende der Blutung wird als* ***Blutungszeit*** *bezeichnet und dauert ca. 2 – 4 Minuten.*

Ob eine Blutung in angemessener Zeit zum Stillstand kommt, kann man sehr einfach überprüfen, indem man mit einem Hämostilett in die Fingerbeere sticht und das austretende Blut jede halbe Minute in einen Tupfer aufsaugt. Diese „Feldmethode" zur Überprüfung der Thrombozytenfunktion ist allerdings zugunsten präziserer Labormethoden (Thrombelastogramm, Rezeptorbindungstests) nahezu völlig verlassen worden.

## 2.2.3 Blutgerinnung (sekundäre Hämostase)

Der Thrombozytenpfropf ist allerdings nicht unbegrenzt haltbar. Nach wenigen Minuten lässt die Gefäßverengung im Verletzungsgebiet nach und der Pfropf kann das Gefäß nicht mehr wirksam verschließen. Daher setzt bereits zum Zeitpunkt der Verletzung ein langsamerer Mechanismus, die Blutgerinnung (sekundäre Hämostase) ein. Sie dient dazu, den Thrombozytenpfropf zu stabilisieren und einen endgültigen Gefäßverschluss zu erreichen. Der Gerinnungsfaktor ***Fibrinogen*** wird über eine Reihe enzymatischer Vorgänge zu stabilen ***Fibrinmolekülen*** umgebaut, die den Thrombus netzartig umgeben. In diesem Maschenwerk

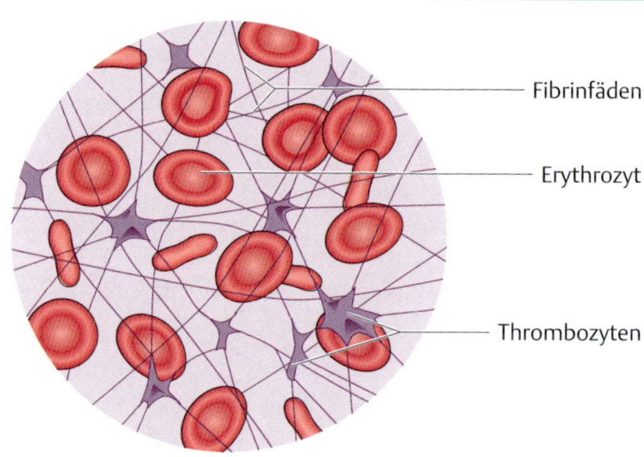


**Abb. 2.8 Roter Thrombus.** In der 2. Gerinnungsphase bildet sich der endgültige (rote) Thrombus. Fibrinmonomere lagern sich zu Fasernetzwerken zusammen, in denen Thrombozyten und Erythrozyten gefangen sind.

verfangen sich Erythrozyten und geben dem Thrombus nun ein rotes Aussehen (*roter Thrombus*, **Abb. 2.8**). Die Fibrinfäden ziehen sich weiter zusammen, wodurch sich die Wundränder nähern. Einwachsende Bindegewebszellen sorgen nach und nach für einen endgültigen Verschluss des verletzten Gewebes.

### Gerinnungsfaktoren, endogenes und exogenes System

Insgesamt 13 Gerinnungsfaktoren, die sich gegenseitig aktivieren und beeinflussen, sind beteiligt, um das in inaktiver Form im Plasma vorhandene Fibrinogen (Gerinnungsfaktor I) in das aktive *Fibrin* umzuwandeln. Auslöser für die kaskadenartige Aktivierung der Gerinnungsfaktoren sind entweder Verletzungen,
- die nur die Innenseite der Gefäßwand betreffen (endogenes System) oder
- Verletzungen des Gewebes mit Beschädigung der äußeren Gefäßwand (exogenes System).

Eine wichtige Rolle bei der Gerinnungskaskade spielen Kalziumionen, die für die Aktivierung einiger Faktoren unerlässlich sind. Für Laboruntersuchungen entnommenes Blut kann deshalb durch Zugabe von z. B. Natriumzitrat an der Gerinnung gehindert werden, da dieses das Kalzium des Blutes bindet.

● PFLEGE ***Druckverband und Abbinden.*** *Alle Mechanismen der Blutstillung und Blutgerinnung können nur kleine bis mittelgroße Blutungen zum Stillstand bringen. Massive Blutaustritte, besonders aus arteriellen Gefäßen, muss man durch einen Druckverband oder notfalls durch Abbinden der zuführenden Arterien zum Stillstand bringen. Wichtig ist bei nicht primär lebensbedrohlichen Blutungen an Armen und Beinen die Reihenfolge: Zunächst sollte man immer einen Druckverband anlegen. Erst wenn die Blutung trotz eines fachgerecht angelegten Druckverbands nicht zum Stehen kommt, muss man die Blutzufuhr zur Extremität unterbinden. Nehmen Sie hierfür immer ein weiches, breitflächiges Material (Schal, gefaltetes Dreiecktuch, Hosenbein usw.), niemals aber eine einschneidende Schnur oder Drahtschlinge, und ziehen Sie nur so stark zu, dass die Blutung gerade eben steht.*

## 2.2.4 Fibrinolyse

Bei aller Notwendigkeit einer schnellen und ausreichenden Blutgerinnung, soll die Gerinnung nicht über das verletzte Areal hinausgreifen. Um eine überschießende Gerinnung in den Gefäßen (Thrombose) zu verhindern und um ein Fibringerinnsel nach abgeschlossener Wundheilung wieder zu beseitigen, besitzt der Organismus ein System zur Auflösung bereits gebildeter Fibrinnetze, die *Fibrinolyse* (Lyse = Lösung).

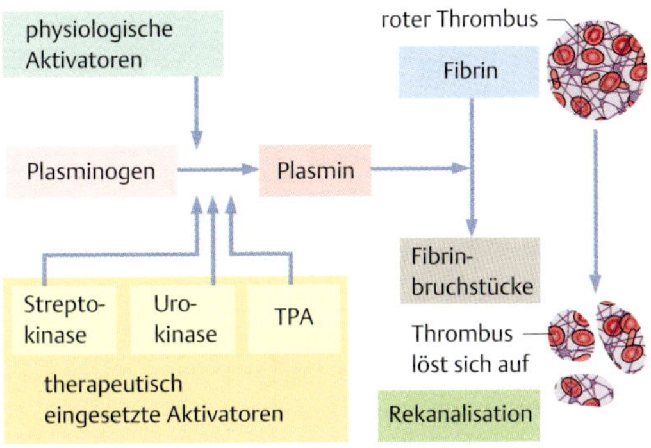


**Abb. 2.9 Fibrinolyse.** Das Enzym Plasmin kann Fibrinnetzwerke auflösen, indem es Fibrinpolymere spaltet. Plasmin entsteht aus seiner Vorläufersubstanz unter dem Einfluss physiologischer Faktoren oder von fibrinolytischen Medikamenten. Gewebeplasminogenaktivator (TPA) und Urokinase sind gentechnisch hergestellte körpereigene Aktivatoren, die man in der Lysetherapie – z. B. kurz nach einem Herzinfarkt – einsetzt.

Im Mittelpunkt der Fibrinolyse (**Abb. 2.9**) steht das Protein Plasmin. Dieses besitzt die Fähigkeit, die langen, verzweigten Fibrinketten zu spalten. Außerdem kann Plasmin als eiweißverdauendes Enzym die meisten der übrigen Gerinnungsfaktoren inaktivieren. Auch Plasmin liegt im Plasma in seiner inaktiven Form, dem Plasminogen vor und muss zunächst durch Aktivatoren aus Blut oder Gewebe aktiviert werden.

**Fibrinolytika.** Therapeutisch einsetzbare *Fibrinolytika* (Fibrin auflösende Wirkstoffe) wie Urokinase und Streptokinase fördern die Aktivierung von Plasmin. Eine Lysetherapie wird nötig, wenn eine Thrombose entstanden ist und ein Gefäß verlegt oder sich ein Thrombus von der Gefäßwand gelöst hat und – nun *Embolus* genannt – mit dem Blutstrom in wichtige Gefäße des Gehirns (Schlaganfall), der Lunge (Lungenembolie) oder in die Herzkranzgefäße (Herzinfarkt) gelangt ist und diese verstopft hat.

● MERKE *Zu Beginn der Blutgerinnung lagern sich Thrombozyten entlang der verletzten Gefäßwände an. Dadurch kommt die Blutung zum Stehen. Hinter dem Thrombozytenpfropf bildet sich ein Maschenwerk aus Fibrinfasern, das länger anhält und mechanisch belastbarer ist. Die Auflösung des Thrombus (Fibrinolyse) geschieht durch Aktivieren von Plasmin, welches die langen Fibrinketten in lösliche Bruchstücke spaltet.*

## 2.2.5 Wichtige Gerinnungstests

Folgende Tests erlauben eine Aussage darüber, ob die Gerinnung normal funktioniert bzw. in welchem Teil des Gerinnungssystems eine etwaige Störung liegt:

- **Thrombinzeit** (TZ, engl.: Thrombin Time, TT): Normalwert 17 – 24 s. Zu ungerinnbar gemachtem Plasma wird Thrombin im Überschuss zugegeben und die Zeit bis zur Gerinnung gemessen.
- **Quick:** Normalwert 75 – 125 %. Der erste Faktor des exogenen Systems wird im Überschuss zugegeben und die Gerinnungszeit gemessen (14 s = 100 %).
- **INR** (International Normalized Ratio): Alternativ zum Quick wird häufig die INR verwendet. Sie ist der Kehrwert des Quick-Wertes. Eine INR von 2 bedeutet z. B. eine im Vergleich zu einer Normalperson doppelt so lange Gerinnungszeit im exogenen System (Quick 50 %).
- **PTT** (Partial Thromboplastin Time bzw. partielle Thromboplastinzeit): Normalwert 25 – 45 s. Der erste Faktor des sog. endogenen Systems wird im Überschuss zugegeben und die Gerinnung abgewartet.

### Medikamentöse Gerinnungshemmung

In Klinik, Labor und Praxis finden hauptsächlich 4 Substanzgruppen Anwendung:

- **Zitrat, EDTA** oder ähnliche Komplexbildner binden das zur Gerinnung notwendige freie Kalzium ($Ca^{++}$). Alle diese Substanzen dürfen jedoch keinesfalls im lebenden Organismus angewendet werden, da Kalzium im Plasma lebensnotwendig ist!
- **Heparin** dagegen kann sowohl in vivo (am Patienten) als auch in vitro (im Reagenzglas) verwendet werden, da es als körpereigene Substanz gut verträglich ist. Heparin aktiviert den körpereigenen Gerinnungshemmstoff Antithrombin drei (AT III) und hemmt so indirekt die Gerinnung. Bei AT-III-Mangel ist Heparin natürlich wirkungslos. Seine kurze Wirkungsdauer von nur 4 – 8 h und die Notwendigkeit, Heparin als Injektion oder Infusion zu verabreichen, lassen eine Daueranwendung nicht zu.
- **Kumarine** sind Gegenspieler des Vitamin K, das in der Leber für die Bildung einiger Gerinnungsfaktoren notwendig ist. Weil Kumarine nur auf die Neubildung von Gerinnungsfaktoren wirken, nicht aber auf die bereits im Blut vorhandenen, tritt die Wirkung erst mit einer Verzögerung von 2 – 3 Tagen ein, hält dafür aber mehrere Tage an. Kumarine eignen sich besonders zur lang anhaltenden Thromboseprophylaxe, z. B. nach einem Herzklappenersatz oder bei Menschen mit einem erhöhten allgemeinen Gerinnungsrisiko.
- **Thrombozytenaggregationshemmer** sind Medikamente aus der Klasse der sog. „nicht steroidalen Antiphlogistika“ (NSAID) – am bekanntesten ist die Azetylsalizylsäure (ASS). Sie hindern die Thrombozyten daran, einen Pfropf zu bilden. Der Effekt von ASS auf die Gerinnung ist vergleichsweise mild und dauert etwa 1 – 2 Tage lang an.

● PFLEGE *Wenn Sie einen Patienten zu einer Operation aufnehmen, sollten Sie immer nach „blutverdünnenden“ Medikamenten fragen. In der Regel wird eine Woche vor einer geplanten Operation die Gerinnungshemmung von Kumarin auf Heparin umgestellt, weil mittels Heparin (aufgrund seiner direkten Wirkung) die Gerinnung für den Operationsvorgang schneller reguliert werden kann.*

# 2.3 Blutbildung

## 2.3.1 Bildung roter Blutkörperchen

### Bildungsort

Gebildet werden Erythrozyten, wie andere Blutzellen auch, im *roten Knochenmark* der kurzen und der platten Knochen (Beckenschaufel, Brustbein, Wirbelkörper) sowie in den gelenknahen Enden der langen Extremitätenknochen (**Abb. 2.10**). Beim Embryo erfolgt die Blutbildung dagegen im Dottersack, beim Fetus in der Leber, später (ab dem 4. Schwangerschaftsmonat) auch in der Milz.

### Entwicklung

Alle Blutzellen entstehen aus denselben Stammzellen (*Hämozytoblasten,* **Abb. 2.11**). Aus diesen Stammzellen gehen die eigentlichen Vorläuferzellen (*Progenitorzellen*) der verschiedenen Blutzell-Linien hervor. Hieraus entstehen im Fall der Erythrozyten die mit ca. 15 µm Durchmesser verhältnismäßig großen *Proerythroblasten,* welche in die etwas kleineren *Erythroblasten* übergehen.

Dieser Zelltyp betreibt eine rege Proteinsynthese und reichert sein Zytoplasma mehr und mehr mit Hämoglobin an. Nach Abschluss der Hämoglobinsynthese wird der Zellkern überflüssig, er verdichtet sich („kondensiert“) und wird kleiner (*Normoblast*). Die Normo-

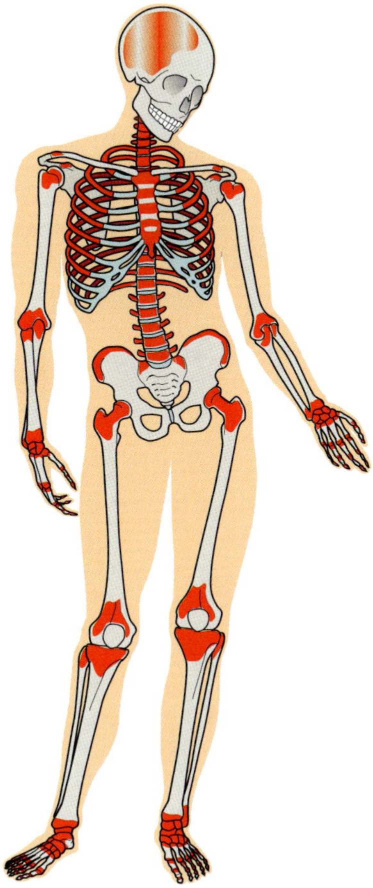

**Abb. 2.10 Verteilung des roten Knochenmarks.** Die roten Markierungen zeigen die Orte der Blutbildung beim Erwachsenen. Dieses „rote Knochenmark" befindet sich v. a. im Skelett des Rumpfes sowie in den Enden (Epiphysen) der Röhrenknochen von Armen und Beinen.

blasten stoßen ihren Zellkern als Ganzes aus; im Regelfall bleiben in Erythrozyten keine Kernreste zurück.

Nachdem der Normoblast seinen Zellkern verloren hat, nennt man die Zelle *Retikulozyt*. Die Retikulozyten durchdringen die Wand der Kapillaren des Knochenmarks und gelangen so in den Kreislauf. Nach einem Tag bauen sie ihr endoplasmatisches Retikulum ab und entwickeln sich dadurch zum *reifen Erythrozyten*.

PFLEGE ***Retikulozyten im Blut.*** *Nach einer starken Blutung arbeitet das Knochenmark auf Hochtouren, um die verloren gegangenen Erythrozyten zu ersetzen. In einer solchen Situation finden auch kernhaltige Erythrozytenvorläufer ihren Weg in die Blutbahn und sind auf einem Ausstrich zu erkennen. Aus der Anzahl und dem Reifegrad dieser Vorläuferzellen sowie aus der Anzahl der Retikulozyten im Blut kann man auf die Geschwindigkeit der Erythrozytenbildung schließen.*

MERKE *Erythrozyten entstehen vor der Geburt in Dottersack, Leber und Milz, nach der Geburt im roten Knochenmark.*

### Rotes Blutbild

Das rote Blutbild ist die Auswertung von Anzahl, Volumen, Hämoglobingehalt und Reifegrad der Erythrozyten im Blut. Es gibt Aufschluss über Stoffwechsel- und Mangelkrankheiten bei der Blutbildung. Es ist eine der am häufigsten durchgeführten Laboruntersuchungen und liefert für die Beurteilung der Funktionsfähigkeit der Erythrozyten wichtige Kenngrößen (**Tab. 2.1**). Als im Gesundheitswesen praktisch Tätige sollten Sie sich unbedingt mit den Abkürzungen vertraut machen.

Die klinischen Normwerte geben die Grenzen an, oberhalb bzw. unterhalb derer mit ausreichender Sicherheit (95 – 98 %) ein pathologischer Zustand angenommen werden kann. Das heißt im Umkehrschluss, dass 2 – 5 % der Patienten, deren Laborwerte außerhalb des Normbereichs liegen, gesund sind. Bei 15 bestimmten Werten ist so die Wahrscheinlichkeit als Gesunder mind. einen Wert außerhalb des Normbereichs zu haben, bereits größer als 50 %.

Die Schwankungsbreite der klinischen „Normwerte" ist darüber hinaus häufig von Labor zu Labor unterschiedlich. Laborwerte sollten daher nie isoliert, sondern stets im Zusammenhang mit anderen Werten und dem klinischen Erscheinungsbild des Patienten beurteilt werden.

## 2.3.2 Bildung weißer Blutkörperchen

### Bildungsort

Während alle anderen Leukozyten nur dem Knochenmark entstammen (myeloische Reihe), nehmen die Lymphozyten eine Sonderstellung ein. Sie vermehren sich nämlich nach ihrer Bildung im Knochenmark in den lymphatischen Organen (S. 64) weiter (lymphatische Reihe).

### Entwicklung

Aus den undifferenzierten Stammzellen (**Abb. 2.11**) entwickeln sich dort ähnlich wie bei der Erythropoese Vorläuferzellen, die sich differenzieren zu:

- Myeloblasten
- Monoblasten

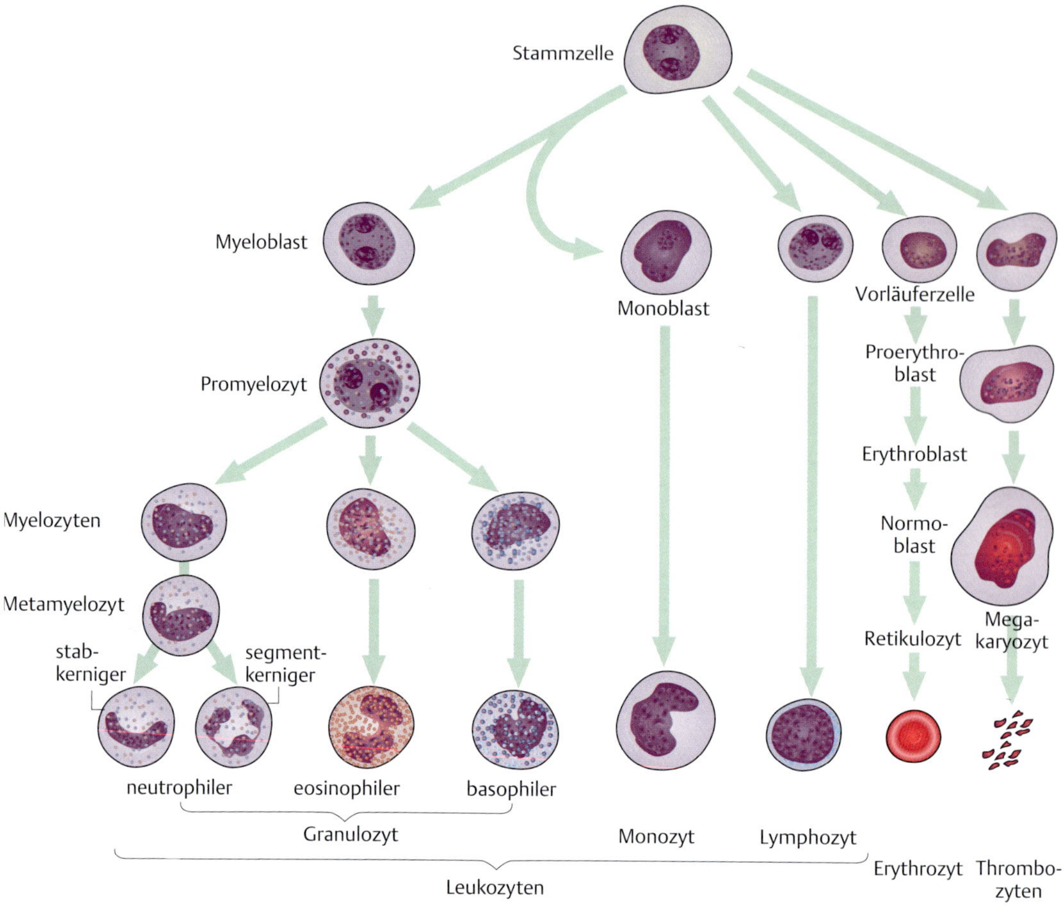


**Abb. 2.11 Stammbaum der Leukozyten, Erythrozyten und Thrombozyten.** Alle Blutkörperchen entstehen aus gemeinsamen Stammzellen, die sich jedoch schon in der Embryonalzeit zu spezialisieren beginnen. Im Knochenmark liegen alle Vorstufen nebeneinander vor. Nur die Zellen in der untersten Reihe gelangen in den Blutkreislauf. Weiße Blutkörperchen (Leukozyten) entstehen ebenfalls im Knochenmark, können sich aber in den lymphatischen Organen (lymphatische Reihe) oder im roten Knochenmark (myeloische Reihe) weiter vermehren. Auch die Blutplättchen (Thrombozyten) sind Teil des Stammbaums des blutbildenden Systems. Sie schnüren sich aus dem Zytoplasma der großen Megakaryozyten ab. Sie sind also Zellfragmente ohne Zellkern.

**Myeloblasten.** Die Myeloblasten werden durch eine einmalige Mitose zu den noch größeren *Promyelozyten*. Diese teilen sich bis zu 4-mal und liefern die Vorstufen der Granulozyten, nämlich die
- neutrophilen,
- eosinophilen und
- basophilen Myelozyten.

Die 3 unterschiedlichen Myelozytentypen reifen zu *Metamyelozyten* heran, diese wiederum zu den eigentlichen *Granulozyten*.

**Monoblasten.** Die Monoblasten werden nach mehrfacher Teilung zu *Monozyten*. Wie auch die Granulozyten werden sie nun in die Blutbahn abgegeben.

Unter dem Einfluss von Wachstumsfaktoren kann die gesamte Leukozytenbildung im Knochenmark (myeloische Leukopoese) innerhalb von 8 – 10 Tagen ablaufen.

Da Granulozyten und Monozyten vorwiegend zur Abwehr von Infektionen benötigt werden, ist die Teilungsrate der Leukozytenvorläuferzellen im Knochenmark sehr stark vom allgemeinen Zustand der Immunabwehr des Körpers abhängig.

**Tab. 2.1 Rotes Blutbild.**

| *Kenngröße* | *Abkürzung* | *Erläuterung* | *Normwert weiblich* | *Normwert männlich* |
|---|---|---|---|---|
| Hämatokritwert | HK bzw. Hkt | Volumen der zellulären Anteile des Blutes nach dem Zentrifugieren in % des Gesamtvolumens | 37 – 47 % | 41 – 52 % |
| Hämoglobulin | Hb | Hämoglobulinkonzentration im Gesamtblut in g/dl<br>– jede Verminderung – egal welcher Ursache – bezeichnet man als Anämie,<br>– jede Vermehrung bezeichnet man als Polyglobulie (dabei ist immer auch die Erythozytenzahl erhöht) | 11,5 – 16,5 | 13,5 – 18 |
| Erythrozyten | Ery | Zahl der roten Blutkörperchen in Millionen/1 µl Blut<br>– eine „echte" Zellvermehrung durch gesteigerte Erythropoese heißt Polyzythämie<br>– eine Verminderung der Erythrozytenzahl heißt Oligozythämie und ist eine Unterform der Anämie | 4,2 – 5,4 | 4,6 – 6,2 |
| mittleres zelluläres Hämoglobulin | HbE bzw. MCH | errechnet sich als der Quotient von Hb und Ery (1 Picogramm = $10^{-12}$ g) | 27 – 34 pg | 27 – 34 pg |
| mittleres Erythrozytenvolumen | MCV | errechnet sich als der Quotient von HK und Ery (1 Femoliter = $10^{-15}$ l) | 80 – 100 fl | 80 – 100 fl |
| mittlere zelluläre Hämoglobinkonzentration | MCHC | errechnet sich als der Quotient von MCH und MCV bzw. von Hb und Hkt | 32 – 36 g/ 100 ml | 32 – 36 g/ 100 ml |
| Retikulozyten | Reti | Zahl der Retikulozyten im Verhältnis zur Erythrozytenzahl<br>– Erhöhung weist auf eine überstürzte Blutbildung hin, da in diesem Fall vermehrt unreife Blutzellen das Knochenmark verlassen | 0,7 – 1,5 % | 0,7 – 1,5 % |
| Blutkörperchensenkungsgeschwindigkeit nach Westerngren | BSG bzw. BKS | eine „erhöhte Senkung" (zu schnelles Absinken der Erythrozyten im ungerinnbar gemachten Plasma) weist auf entzündliche oder tumoröse Prozesse hin | nach 1 h: 5 – 11 mm<br>nach 2 h: 6 – 20 mm | nach 1 h: 2 – 8 mm<br>nach 2 h: 5 – 18 mm |

## Weißes Blutbild

Im weißen Blutbild, auch Differenzialblutbild genannt, werden zwar ebenfalls die Erythrozyten nach Anzahl und Erscheinungsbild beurteilt, besonderes Augenmerk aber wird auf den prozentualen Anteil und die äußere Form der verschiedenen weißen Blutkörperchen an der Gesamtmenge der Leukozyten gerichtet. Denn die anteilige Zahl der einzelnen Leukozytengruppen gibt oft entscheidende Hinweise auf Erkrankungen.

### Veränderungen

Zu den Veränderungen des weißen Blutbildes zählen:
- Leukopenie
- Leukozytose
- Linksverschiebung

**Leukopenie.** 1 mm³ Blut enthält ca. 4000 – 9000 Leukozyten (klinische Normwerte je nach Labor unter-

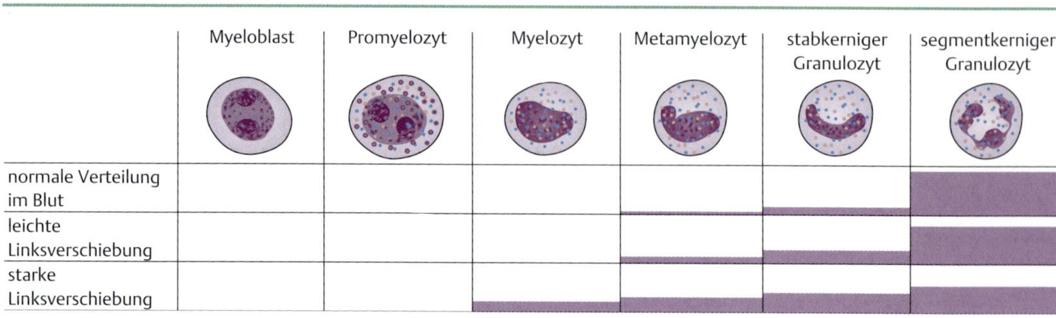


**Abb. 2.12 Linksverschiebung der weißen Blutkörperchen.** Die Form des Zellkerns gibt Auskunft über das Alter von Granulozyten. Normalerweise enthält das Blut überwiegend ältere Zellen mit gelapptem Kern (segmentkernige Granulozyten), weniger jüngere Zellen (stabkernige Granulozyten) und nur ganz vereinzelt Zellen mit einem plumpen und größeren Zellkern (Metamyelozyten). Bei Entzündungen beschleunigt das Knochenmark seine Zellproduktion und schickt dabei auch unreife Vorstufen in den Blutkreislauf (Linksverschiebung).

schiedlich!). Eine Verminderung dieser Zahl heißt Leukopenie und weist recht unspezifisch auf eine schlechte Abwehrlage hin.

**Leukozytose.** Eine pathologische (krankhafte) Erhöhung der Zahl weißer Blutkörperchen nennt man Leukozytose. Leukozytosen findet man bei fast allen Arten bakterieller (Erhöhung v. a. der Granulozyten) und viraler Infektionen (Vermehrung der Lymphozyten) – von der Erkältungskrankheit bis zur generalisierten Keimbesiedelung aller Körpergewebe (Sepsis).

**Linksverschiebung.** Eine akute bakterielle Entzündung erkennt man durch eine überstürzte Neubildung neutrophiler Granulozyten. Die Anzahl der „jungen" Granulozyten mit einem stabförmigen Zellkern erhöht sich in diesem Fall auf Kosten der „alten" sog. segmentkernigen Granulozyten; man spricht von einer „Linksverschiebung" (**Abb. 2.12**). Bei starken generalisierten Entzündungsprozessen (Sepsis) schreitet die Linksverschiebung mitunter so weit fort, dass frühe Vorläuferstadien wie Metamyelozyten oder sogar Myelozyten im Blut nachweisbar werden.

● KRANKHEITSLEHRE ***Leukämie.*** *Die Vorläuferzellen der Leukozyten können sich krankhaft (krebsartig) vermehren und das Blut mit weißen Blutkörperchen überschwemmen. Sie verdrängen dabei die übrigen gesunden Knochenmarkzellen und senken auf diese Weise die Anzahl der Erythrozyten, der gesunden Leukozyten und der Thrombozyten im Blut. Müdigkeit, Blässe, Blutungsneigung und eine erhöhte Infektanfälligkeit sind die Folge. Bei einer ausgeprägten Leukämie („weißes Blut") sind die weißen Blutkörperchen so stark vermehrt, dass sie sich im Reagenzglas als dicke weiße Schicht oberhalb der Erythrozyten absetzen.*

● MERKE *Alle weißen Blutkörperchen entstehen im Knochenmark. Sie teilen und differenzieren sich entweder an Ort und Stelle (myeloische Reihe, Granulozyten) oder in den lymphatischen Organen (lymphatische Reihe, Lymphozyten). Das weiße Blutbild gibt Aufschluss über Anzahl und Art der verschiedenen weißen Blutkörperchen. Es erleichtert die Diagnose von Entzündungsprozessen und Knochenmarktumoren.*

# 2.4 Immunsystem

## 2.4.1 Grundlagen

Den „Kampf ums Überleben" verbinden wir meistens mit der natürlichen Auslese von Tierarten: dem Fressen-oder-gefressen-Werden in der freien Wildnis. Aber auch wenn wir das Glück haben, in einer zivilisierten und relativ friedlichen Umgebung zu leben, spielt sich in unserem Körper täglich ein gnadenloser Kampf ums Überleben ab. Jede Minute müssen wir uns mit erbitterten Attacken von Mikroorganismen auseinandersetzen. Nur wenn wir eine Infektionskrankheit erleiden, wird uns bewusst, wie lebensnotwendig die körpereigene Verteidigung – das Immunsystem – ist.

### Gegenspieler des Immunsystems

Unser Körper befindet sich in einem permanenten „Belagerungszustand" von mehr oder weniger kleinen Krankheitserregern. Hierzu gehören:

– Parasiten

- Bakterien
- Pilze
- Viren
- Toxine

### Parasiten

Die größten – aber nicht die wichtigsten – Gegner, die unser Immunsystem bekämpfen kann, gehören zu den Parasiten.

**Würmer.** Dabei handelt es sich v. a. um mikroskopisch kleine bis mehrere Meter lange Saug-, Rund- und Bandwürmer (Helminthen), die sich bevorzugt im Darm ansiedeln, aber, wie z. B. die Larven des Hunde- und Fuchsbandwurmes, auch in andere Gewebe auswandern und diese zerstören können.

Wir nehmen Wurmeier oder -zysten mit der Nahrung auf, wobei besonders kotverschmutzte Lebensmittel (mit Klärschlamm gedüngtes Gemüse, Waldbeeren) oder infiziertes Fleisch (z. B. trichinenverseuchtes Schweinefleisch) Infektionsquellen darstellen.

Die meisten Wurminfektionen verursachen relativ milde Symptome (verdecktes Blut im Stuhl, Juckreiz am Anus, bei starkem Wurmbefall leichte Anämie). Tropenmediziner schätzen, dass es mehr Bandwürmer als Menschen gibt, statistisch also jeder Mensch mindestens einen Parasiten trägt.

**Protozoen.** Deutlich kleiner als die Würmer sind die einzelligen Parasiten, die zu den Protozoen gehören. Unter dem Mikroskop lassen sich z. B. die Erreger der Amöbenruhr, der Malaria und der Schlafkrankheit gut identifizieren. In Deutschland sind Trichomonaden und Toxoplasmen als Krankheitserreger weit verbreitet. Außerdem spielen Protozoenerkrankungen bei Tropenreisen und bei Einwanderern eine Rolle. In subtropischen und tropischen Landstrichen zählen die durch sie verursachten Krankheiten zu den größten medizinischen, sozialen und ökonomischen Herausforderungen.

### Bakterien

Noch wesentlich kleiner als Einzeller, im Bereich von einem Mikrometer, sind die Bakterien. Im Gegensatz zu den Zellen tierischer und pflanzlicher Organismen *(Eukaryonten)* zählen die Bakterien zu den sog. *Prokaryonten*, d. h. Lebewesen mit ringförmiger DNA, jedoch ohne Zellkern.

Viele Bakterien (besonders im Dickdarm) leben mit uns zu beiderseitigem Vorteil zusammen *(Symbiose)*. Die meisten Bakterien unserer Umgebung sind uns allerdings nicht so freundlich gesonnen. Sie rufen lokalisierte eitrige Entzündungen (Furunkel) und schwere Allgemeinerkrankungen (Lungen- und Hirnhautentzündungen) hervor, die bei abwehrgeschwächten Patienten das Immunsystem überfordern und eine lebensbedrohliche Überflutung der Blutbahn mit Bakterien (Sepsis) auslösen können.

Bakterielle Entzündungen zeichnen sich entsprechend der schnellen Vermehrung ihrer Erreger meist durch einen akuten Krankheitsbeginn aus.

### Pilze

Auch Pilze zählen zu den potenziellen Krankheitserregern. Ihr *Myzel* breitet sich auf Haut und Schleimhäuten aus und kann bei abwehrgeschwächten Personen auch innere Organe in Mitleidenschaft ziehen. Pilzerkrankungen *(Mykosen)* wie Fuß- und Nagelpilzinfektionen verlaufen in aller Regel chronisch und sind mitunter außerordentlich hartnäckig, selten aber wirklich bedrohlich.

### Viren

Bei den nur wenige Nanometer großen Viren handelt es sich nicht um eigenständige Lebewesen, sondern nur um komplizierte Molekülgruppen aus einem Strang DNA oder RNA, der in einer Eiweißhülle und manchmal zusätzlich in einer Schleimkapsel verpackt ist.

Viren schleusen ihre Erbinformation in die Wirtszellen ein und programmieren diese so um, dass sie selbst immer mehr Viren produzieren. Ohne Wirtszelle können sich Viren nicht vermehren. Diese Form der Vermehrung macht es unserem Immunsystem besonders schwer, mit Virusinfekten umzugehen. Da die Viren selbst wegen ihrer geringen Größe kaum zu bekämpfen sind, muss das Immunsystem notgedrungen die virusinfizierten Körperzellen zerstören.

Virusinfekte bleiben häufig lange Zeit unbemerkt – das Immunsystem reagiert verzögert. Deshalb zeichnen sich Viruskrankheiten häufig durch eine lange beschwerdefreie Latenzzeit und einen schleichenden Krankheitsverlauf aus (AIDS, Virushepatitis); allerdings sind auch akute Bilder durchaus nicht selten zu beobachten (Erkältungskrankheiten, Grippe).

### Toxine

Zu guter Letzt reagiert das Immunsystem auch auf einige große Giftstoffmoleküle *(Toxine)*. Das bekannteste Beispiel ist sicherlich das *Diphtherietoxin*. Durch die Schutzimpfung kann sich der Körper zwar nicht vor einer Infektion mit Diphtheriebakterien schützen, inaktiviert aber ihr gefährliches Stoffwechselprodukt. Auch die Tetanusimpfung wirkt auf dieselbe Weise.

## Antworten des Immunsystems

Es gibt grundsätzlich 2 verschiedene Arten, wie das Immunsystem auf Krankheitserreger reagiert:
- die angeborene (natürliche, unspezifische) und
- die erworbene (adaptive, spezifische) Immunantwort.

Bei der *angeborenen Immunantwort* reagiert das Immunsystem immer auf die gleiche Art und Weise, unabhängig davon, wie häufig die Krankheitserreger bereits aufgetreten sind. Die *erworbene Immunantwort* dagegen besitzt die Fähigkeit, ihre Abwehr an die jeweiligen Krankheitserreger anzupassen und sie damit sehr spezifisch und effektiv zu bekämpfen.

Die angeborene und erworbene Immunantwort werden im Folgenden genauer dargestellt.

2

# 2.4.2 Angeborene Immunantwort

Die angeborene (natürliche) Immunantwort ist das entwicklungsgeschichtlich älteste Prinzip zum Schutz vor Infektionen.

## Natürliche humorale Abwehr

Die angeborene Immunabwehr bedient sich meistens relativ gering spezialisierter, frei im Blut schwimmender Makromoleküle. Daher nennt man dieses System auch unspezifische humorale Abwehr. „Humoral" hat nichts mit „Humor" zu tun, sondern meint im Gegensatz zu „zellulär", dass die für die Immunabwehr verantwortlichen Stoffe im Blutplasma gelöst sind.

### Komplementsystem

Ein wichtiger Bestandteil der angeborenen Immunantwort ist das sog. Komplementsystem. Es besteht ähnlich wie die Gerinnungsfaktoren aus einer Reihe von Eiweißmolekülen, die in ihrer Funktion genau aufeinander abgestimmt sind.

**Membran-Angriffs-Komplex (MAK).** Das Komplementsystem kann auf mehreren Wegen aktiviert werden. Alle diese Wege münden in der Bildung eines sog. *MAK (Membran-Angriffs-Komplex)*. Dieser senkt sich in die Zellmembran ein und bohrt sozusagen ein kleines Loch in die Membran. Das Loch ist für sämtliche Salze und kleinmolekulare Substanzen sowie für Wasser durchlässig, sodass Kalium aus der Zielzelle aus- und Natrium einströmt. Das Membranpotenzial fällt in sich zusammen und die Zelle platzt *(Lyse)*.

### Akute-Phase-Proteine

Akute-Phase-Proteine (**Abb. 2.13**) spielen eine Rolle nach Gewebeverletzungen und Entzündungen. Sie binden an die Oberfläche körperfremder Krankheitserreger und verbinden sich miteinander, sodass die Erreger an Ort und Stelle verklumpen. Außerdem aktivieren sie das Komplementsystem und locken so mithilfe von Signalstoffen (*Zytokine*) Leukozyten aus der Blutbahn ins Gewebe *(Chemotaxis)*.

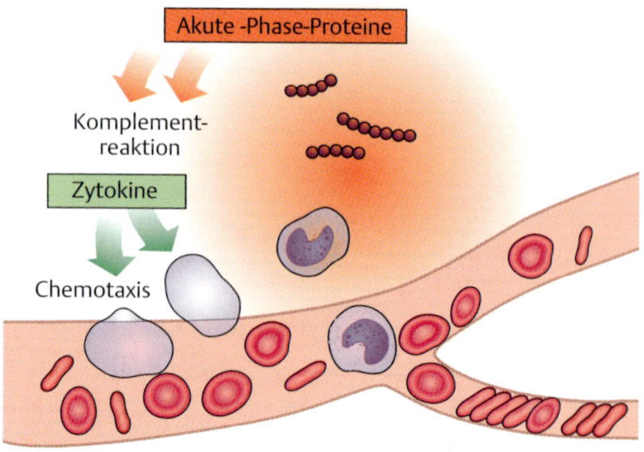


**Abb. 2.13 Einwanderung von Leukozyten.** Bei einer Entzündung werden Zytokine frei, die Leukozyten aus dem Blut ins Gewebe locken. Das Anlocken fremder Zellen durch chemische Botenstoffe nennt man Chemotaxis.

### Interferone

Die Interferone $\alpha$ und $\beta$ (**Abb. 2.14**) sind Signalmoleküle. Virusinfizierte Zellen setzen diese Moleküle frei und zeigen damit ihren nicht infizierten Nachbarzellen an, dass sie ein Virus in sich tragen. Die nicht infizierten Zellen fahren daraufhin vorübergehend ihre Proteinsynthese drastisch herunter. Da die Viren auf die Stoffwechselaktivität der Wirtszelle angewiesen sind, können sie sich nicht weiter vermehren.

### Lysozym

Lysozym, ein kohlenhydratverdauendes Enzym im Mundspeichel, attackiert ganz direkt die Zellwand von Bakterien, noch bevor diese eine Chance haben, in das Körperinnere vorzudringen (**Abb. 2.15**).

## Natürliche zelluläre Abwehr

Die angeborene Immunantwort läuft zwar hauptsächlich, aber nicht nur über humorale, lösliche Faktoren. Eine Rolle im Immunsystem spielen auch angeborene Immunmechanismen, die von spezialisierten Zellen ausgeführt werden (natürliche zelluläre Abwehr). Sie gewähren dem kindlichen Organismus nicht nur einen gewissen Basisschutz gegen Infektionen, sondern sind die notwendige Voraussetzung dafür, dass

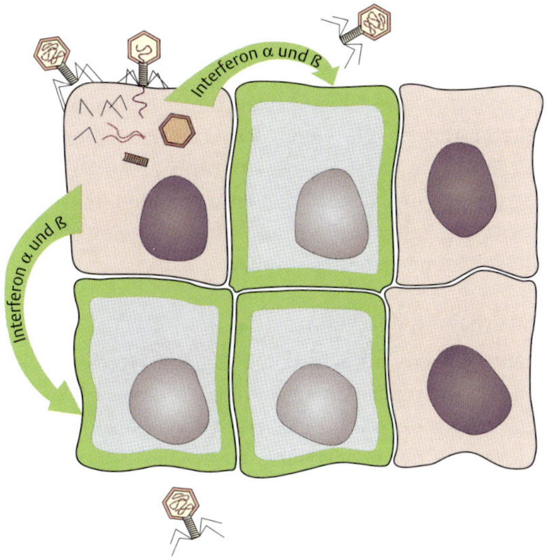


**Abb. 2.14 Infektionsschutz durch Interferon.** Bei einer Virusinfektion kommt es lokal zur Freisetzung von Interferon α und β aus der infizierten Zelle. Dieses Signalmolekül (Zytokin) bietet den Nachbarzellen einen relativen Schutz vor weiterer Ansteckung und kann außerdem weitere Abwehrzellen (z. B. natürlich Killerzellen) anlocken.

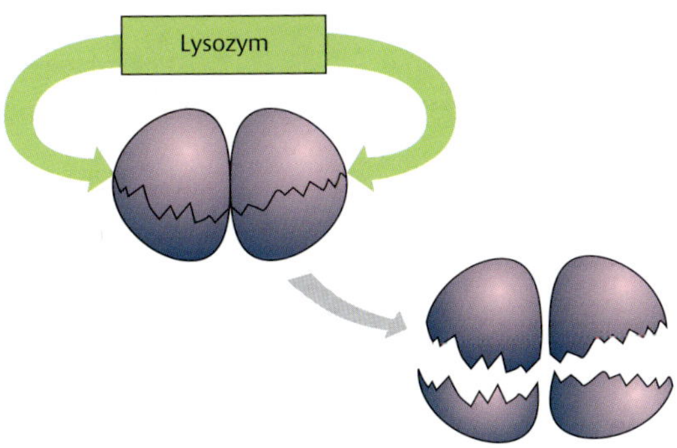


**Abb. 2.15 Direkte Lyse von Bakterien.** Lysozym greift direkt die aus Kohlenhydraten bestehende Zellwand von Bakterien an, sofern diese nicht z. B. durch eine Schleimkapsel geschützt ist.

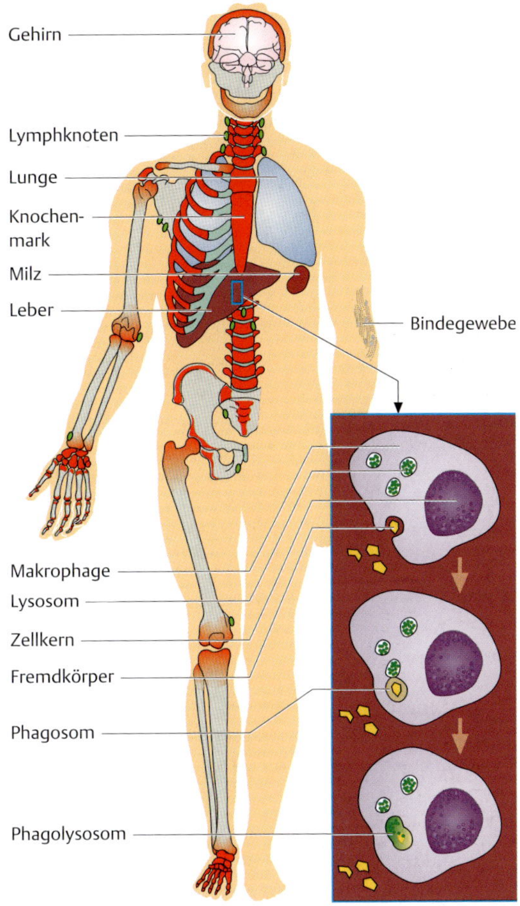


**Abb. 2.16 Mononukleäres Phagozytosesystem.** Das mononukleäre Phagozytosesystem (MPS – früher RES oder RHS) ist ein Sammelbegriff für alle Organe, in denen Makrophagen und andere phagozytierende Zellen vorkommen. Besondere Bedeutung haben die Lymphknoten, die Leber und das Knochenmark.

wir eine Immunität auch gegen „neue" Erregertypen erreichen. Im Mittelpunkt hierbei steht der Vorgang der *Phagozytose* (**Abb. 2.16**, **Abb. 2.17**).

## Makrophagen

Unter den spezialisierten Fresszellen kommt den *Makrophagen* (griech. „große Fresser") eine besonders hohe Bedeutung zu. Makrophagen gehen aus den Monozyten des Blutes hervor. Diese großen, schnell beweglichen Zellen werden mit allen anderen phagozitierenden Zellen im *mononukleären Phagozytosesystem (MPS)* zusammengefasst (**Abb. 2.16**). Besonders viele Angehörige dieses Systems findet man in der Leber, der Lunge, der Milz, den Lymphknoten, dem Knochenmark aber auch im Bindegewebe und dem Gehirn.

Makrophagen können Fremdkörper vertilgen, indem ihr Zytoplasma amöboid (kriechende Fortbewegung) um den Fremdkörper herumfließt und ihn so in einem durch die Zytoplasmamembran begrenzten Vesikel einschließt *(Phagosom)*. Die Phagozytose ist eine Form der Endozytose (S. 4). Dieses Phagosom verschmilzt in der Zelle mit einem Lysosom, einem Vesikel, das u. a. saure Verdauungsenzyme enthält, und wird dann *Phagolysosom* genannt. Im Phagolysosom

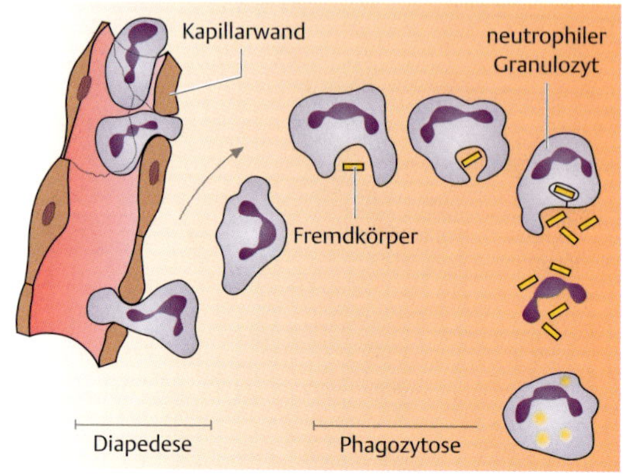


**Abb. 2.17 Diapedese von Granulozyten.** Werden Granulozyten durch Chemotaxis ins Gewebe gelockt, müssen sie sich durch die Zwischenräume zwischen den Endothelzellen hindurchquetschen. Dies ist in entzündetem Gewebe leichter, weil die Gefäße dort undichter werden. Rechts sehen Sie, wie ein segmentkerniger Granulozyt einige Stäbchenbakterien verspeist und auflöst.

findet die eigentliche Zerstörung des Fremdkörpers statt, der durch Enzyme verdaut oder durch aktivierten Sauerstoff wie z. B. $H_2O_2$ inaktiviert werden kann.

Einige Erreger aber sind zu groß, um von den Makrophagen aufgenommen werden zu können, wie z. B. parasitäre Würmer. In diesem Falle verschmelzen die Lysosomen mit der Zellmembran, sodass deren toxischer Inhalt direkt auf die Oberfläche der Erreger einwirken kann. Bei diesem Vorgang sind v. a. eosinophile Granulozyten beteiligt.

### Neutrophile Granulozyten

Außer den Makrophagen können insbesondere neutrophile Granulozyten pathogene Keime phagozitieren. Die neutrophilen Granulozyten treten bei bakteriellen Entzündungen, z. B. einem Furunkel, massenhaft aus der Blutbahn ins Gewebe aus (**Abb. 2.17**). Der Eiter setzt sich hauptsächlich aus teils lebenden, teils toten Bakterien, Zelltrümmern und abgestorbenen neutrophilen Granulozyten zusammen.

### Natürliche Killerzellen

Makrophagen und neutrophile Granulozyten attackieren Mikroorganismen und Fremdkörper. Was macht unser Abwehrsystem jedoch mit Angreifern, die sich im Inneren der Körperzellen ausbreiten, also z. B. mit Viren? Das Komplementsystem allein reicht nicht aus, diese infizierten Zellen wirksam genug abzutöten. Für diese Aufgaben sozusagen der inneren Sicherheit besitzen wir die *natürlichen Killerzellen (NK-Zellen).*

NK-Zellen sind große Lymphozyten mit einem feinkörnigen Zytoplasma, die kranke Zellen – also neben den virusinfizierten z. B. auch Krebszellen – an ihrer veränderten Oberflächenstruktur erkennen und mit einem speziellen komplementähnlichen Eiweiß deren Zellmembran durchlöchern. Gleichzeitig injizieren sie Enzyme in die Zielzelle, die deren DNA in kleine Stücke zerlegen und so zum langsamen, aber sicheren programmierten Zelltod führen. **Abb. 2.18** erläutert detailliert, wie die NK-Zelle eine infizierte Zelle erkennt und angreift.

Die Achillesferse der NK-Zellen ist ihre mangelhafte Unterscheidungsfähigkeit zwischen „gesund" und

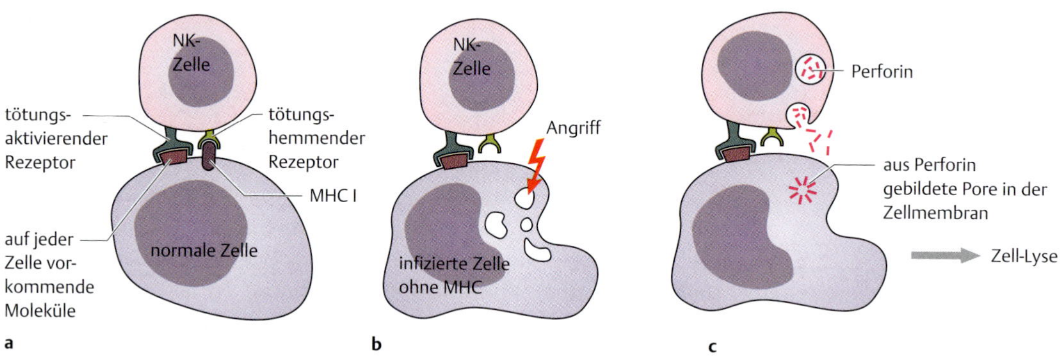


**Abb. 2.18 Natürliche Killerzellen.**
**a** Natürliche Killerzellen (NK-Zellen) besitzen einen tötungsaktivierenden Rezeptor, der auf Oberflächenmoleküle auf allen möglichen Zellen reagiert, und einen tötungshemmenden Rezeptor für das körpereigene Molekül MHC I. Besitzt eine (normale, körpereigene) Zelle beide Moleküle, dann greift die NK-Zelle nicht an.
**b** Fehlt hingegen MHC I – etwa weil die Zelle körperfremd oder durch einen Virus infiziert ist –, dann fehlt das Signal aus dem tötungshemmenden Rezeptor und die NK-Zelle greift an.
**c** Dabei gibt sie einzelne Untereinheiten des Eiweißes Perforin ab, das sich in der Zellmembran der Zielzelle ähnlich wie der MAK zu einer Pore zusammenlagert und die Zelle durch Lyse zerstört.

„krank". Viele virusinfizierte und Krebszellen entgehen daher ihrem Angriff. Wie wir später noch sehen werden, besitzt unsere Abwehr sehr viel präziser arbeitende Mechanismen, die T-Killerzellen, die letztlich demselben Zweck dienen.

## 2.4.3 Erworbene Immunantwort

Wenn wir von „dem" Immunsystem sprechen, meinen wir nicht so sehr die eben beschriebenen angeborenen Mechanismen – so wichtig diese auch sein mögen –, sondern in fast allen Fällen die „erlernte" Immunität durch ganz spezifische, also auf einen ganz bestimmten Erreger spezialisierte Mechanismen.

### Primär- und Sekundärantwort

**Primärantwort.** Viele Kinderkrankheiten (z. B. Masern) erleiden wir nur ein einziges Mal im Leben. Bei einem erstmaligen Virusbefall bildet unser Immunsystem Antikörper aus. Das Immunsystem benötigt aber etwas Zeit, sodass die Primärantwort erst nach 1 – 2 Wochen auftritt. So geht die erste Infektion noch mit einem ausgeprägten Krankheitsbild einher.
**Sekundärantwort.** Kommen wir jedoch ein 2. Mal z. B. mit dem Masernvirus in Berührung, so erkranken wir nicht mehr. Das Immunsystem hat gelernt, mit dem Virus umzugehen und seine Sekundärantwort tritt so schnell und so effektiv ein, dass das Virus keine Chance mehr hat, sich in unserem Körper zu vermehren.

### Lymphozyten als Träger der erworbenen Immunabwehr

Hauptverantwortlich für die Abläufe der *erworbenen Immunabwehr* sind die Lymphozyten. Allerdings sollte man bedenken, dass Vorgänge der angeborenen und erworbenen Immunabwehr stets parallel ablaufen und aufeinander angewiesen sind.

#### T-Lymphozyten

T-Lymphozyten (**Abb. 2.19**) sind der weitaus häufiger vorkommende Typ. Ihre Bezeichnung haben sie vom *Thymus*, wohin ständig frische Vorläuferzellen auswandern, dort geprägt werden und schließlich die sekundären lymphatischen Organe besiedeln. T-Lymphozyten bilden die spezifische zellvermittelte Abwehr. Vereinfacht kann man folgende Untertypen unterscheiden:

- **T-Helfer-Zellen** (mind. 2 Typen): Sie produzieren v. a. die sog. Zytokine sowie Interferon γ. Dadurch verbessern sie den Abbau ansonsten schlecht verdaulicher Antigene in den Makrophagen und helfen bei der Aktivierung der B-Lymphozyten mit (s. u.).
- **T-Killerzellen** (zytotoxische T-Lymphozyten): Sie töten wie die NK-Zellen virusinfizierte oder von Krebs befallene Körperzellen im direkten Kontakt ab.
- **T-Suppressorzellen** (regulatorische T-Lymphozyten): Sie beenden eine Immunreaktion und verhindern zu starke Reaktionen des Immunsystems auf ansonsten eher harmlose Infektionen (Autoaggression).

#### B-Lymphozyten

B-Lymphozyten besitzen die Fähigkeit, sich auf einen spezifischen Stimulus hin im Knochenmark *(Bone marrow)* oder in den sekundären lymphatischen Organen (S. 66) zu großen *Plasmazellen* umzuwandeln. Diese Plasmazellen liefern sozusagen die Munition für das Immunsystem. Sie bilden massenhaft Antikörper (Immunglobuline, s. u.) und stellen so die Grundlage für die spezifische humorale Abwehr dar.

Sowohl T- als auch B-Lymphozyten befinden sich zu 98 % der Zeit in den sekundären lymphatischen Organen. Von dort schwärmen beim Gesunden nur wenige Späher ins periphere Blut aus, um nach unerwünschten Eindringlingen Ausschau zu halten. Erst wenn die Späher fündig werden, aktivieren sie die Lymphozyten regionaler Lymphknoten oder geben bei Bedarf Großalarm für das gesamte Immunsystem.

#### T- und B-Gedächtniszellen

Hat der Körper die primäre Infektion überstanden, verbleiben für lange Zeit, manchmal für immer, T-und B-Gedächtniszellen in den lymphatischen Organen. Die Gedächtniszellen stehen also in den Startlöchern und warten nur darauf, durch eine 2. Infektion mit demselben Erreger aktiviert zu werden (**Abb. 2.20**). Die Immunantwort kann jetzt sehr viel schneller und effektiver ablaufen als das erste Mal.

#### *Impfungen*

**Aktive Immunisierung.** Die Fähigkeit des Immunsystems, Informationen in Form von Gedächtniszellen zu speichern, macht man sich bei der aktiven Schutzimpfung zunutze. Es werden in ihrer Wirkung abgeschwächte oder abgetötete Erreger gespritzt, die auch in der Primärreaktion keine (oder nur sehr schwache) Krankheitssymptome hervorrufen. Dennoch bewirken sie eine Immunreaktion mit der Bildung von Antikörpern und Gedächtniszellen, die bei einer späteren In-

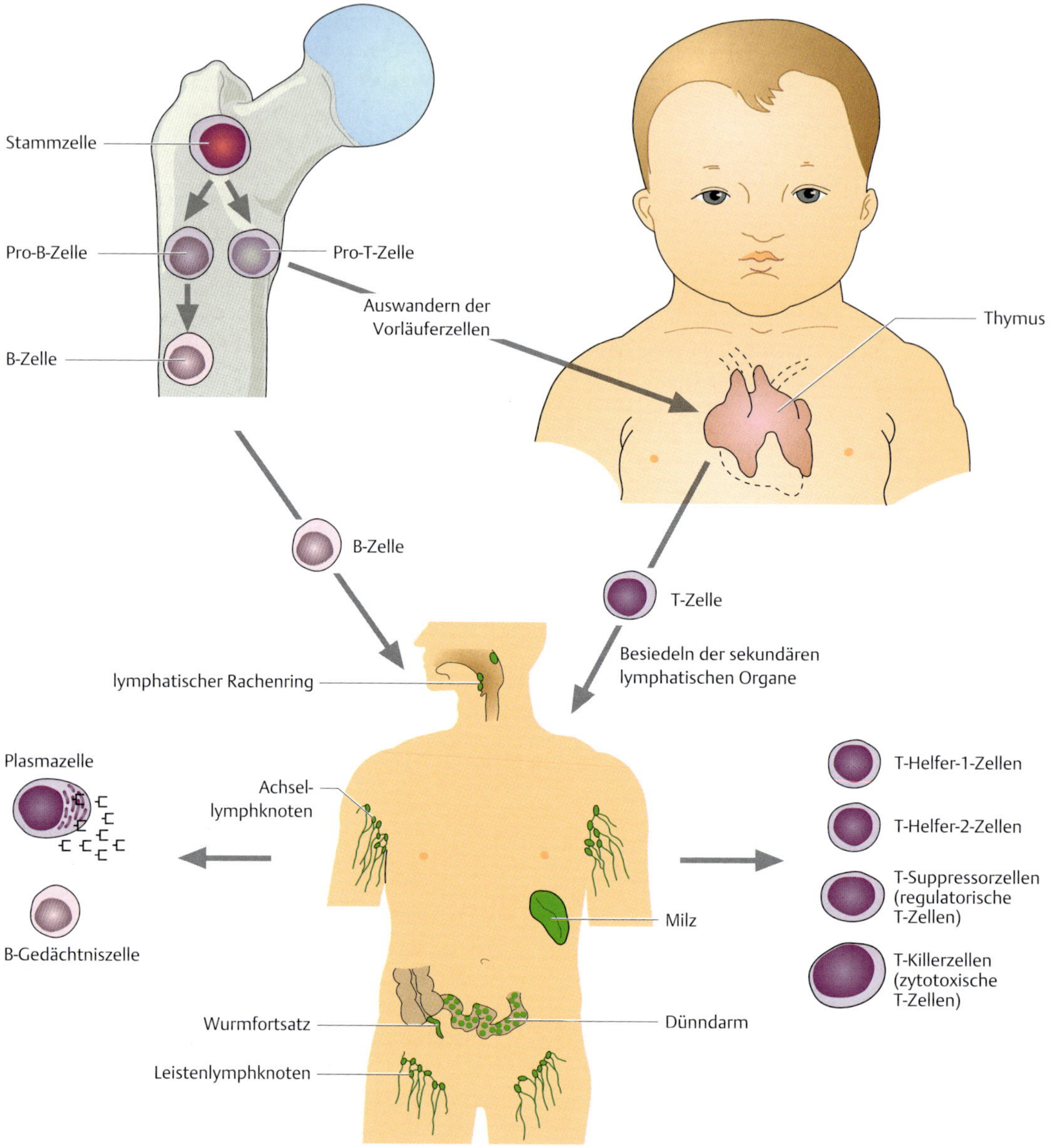


**Abb. 2.19 Bildung von B- und T-Lymphozyten.** B- und T-Lymphozyten entstehen aus einer gemeinsamen Stammzelle im roten Knochenmark. Die B-Zellen reifen wie die übrigen Leukozyten auch im Knochenmark heran und wandern später direkt in die sekundären lymphatischen Organe (grün) aus. Die Vorstufen der T-Lymphozyten wandern zunächst in den Thymus (rot) aus und erreichen erst nach ihrer Prägung (Differenzierung) die sekundären lymphatischen Organe.

fektion mit dem entsprechenden Erreger vor einer Erkrankung schützen (oft jahrelang).

**Passive Immunisierung.** Um den Organismus bei einer eingetretenen Infektion zu unterstützen, kann man ihm auch im Labor erzeugte Antikörper injizieren. Diese passive Immunisierung hält allerdings nur so lange (meist einige Wochen) an, bis der Körper die Antikörper verbraucht hat.

● MERKE *T-Lymphozyten bilden die zellgebundene spezifische Immunität. Sie modulieren die Immunreaktion als T-Helfer- und T-Suppressorzellen, können aber auch direkt feindliche Zellen töten (T-Killerzellen). B-Lymphozyten*

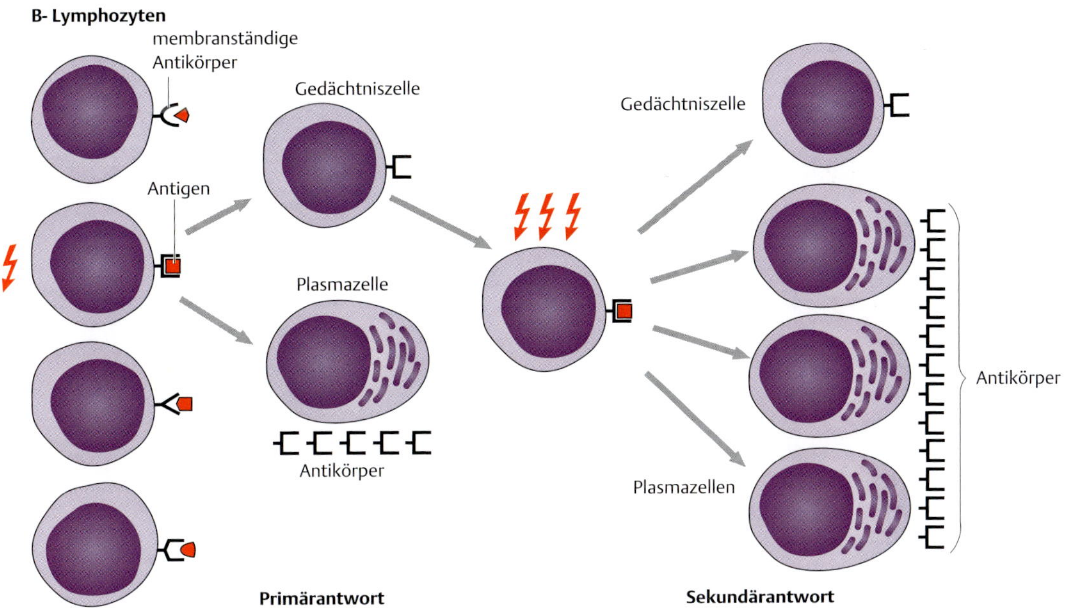


**Abb. 2.20 Primär- und Sekundärantwort von B-Lymphozyten.** Beim ersten Kontakt mit einem Antigen (links im Bild) vermehrt sich diejenige B-Zelle, welche den passenden Antikörper besitzt, nur langsam (Primärantwort). Erst nach Tagen sind so viele Plasmazellen entstanden, dass deren Antikörper die Infektion auch beherrschen können – es kommt zwischenzeitlich zur Krankheit. Bei einem erneuten Kontakt erkennen Gedächtniszellen blitzschnell „ihr" Antigen und teilen sich innerhalb von Stunden zu reichlich Antikörper produzierenden Plasmazellen (Sekundärantwort).

*bilden die nicht zellgebundene (humorale) erworbene Immunität. Sie produzieren Antikörper.*
*Sowohl T- als auch B-Lymphozyten bilden nach einer erfolgreichen Immunabwehr Gedächtniszellen, welche die Sekundärantwort wesentlich schneller erfolgen lassen als die Primärantwort nach dem erstmaligen Kontakt mit dem Krankheitserreger.*

## 2.4.4 Antigene und Antikörper

### Antigene

DEFINITION ***Antigene*** *sind körperfremde Substanzen, die vom Organismus als feindlich angesehen werden und das Immunsystem zur Bildung von spezifischen Antikörpern anregen. Sie kommen entweder auf der Oberfläche von Krankheitserregern vor (Bakterien) oder sind mit diesen Krankheitserregern identisch (Bakterientoxine).*

#### Antigenpräsentation

Bevor der Körper auf ein Antigen reagieren kann, muss dieses ihm sozusagen auf dem Silbertablett präsentiert werden. „Präsentation" bedeutet dabei, dass ein Antigen von der präsentierenden Zelle aufgenommen, angedaut und an bestimmten Stellen ihrer eigenen Plasmamembran eingebaut wird.

Die Notwendigkeit der Antigenpräsentation erklärt sich zu einem großen Teil durch die ausgeklügelten Schutzmechanismen der Mikroorganismen, die ja gerade zum Ziel haben, ihre Erkennung durch Lymphozyten zu verhindern. Wenn eine antigenpräsentierende Zelle vorher jedoch den Erreger aufnimmt und in ihren Phagolysosomen teilweise verdaut, ist die Wahrscheinlichkeit höher, diese Tarnkappe zu durchbrechen. Andererseits schützen die komplexen Mechanismen der Antigenpräsentation die Lymphozyten davor, irrtümlich körpereigenes Gewebe anzugreifen.

#### *Antigenpräsentation bei T-Lymphozyten*

Die Antigenpräsentation ist i. d. R. Aufgabe professioneller antigenpräsentierender Zellen wie *dendritischer Zellen, Makrophagen* und *B-Lymphozyten*. Ein im Blut schwimmender T-Lymphozyt erkennt eine antigenpräsentierende Zelle an einem speziellen Oberflächenprotein, dem Haupthistokompatibilitätskomplex (Major Histocompatibility Complex) vom Typ II (MHC II). Nur, wenn eine Zelle gleichzeitig das körpereigene Protein MHC II und darin eingebettet ein fremdes Antigen zeigt, reagiert der T-Zell-Rezeptor (**Abb. 2.21**). Zusätzlich braucht die T-Zelle aber noch ein „Start"-Signal, das ebenfalls die antigenpräsentierende Zelle in Form

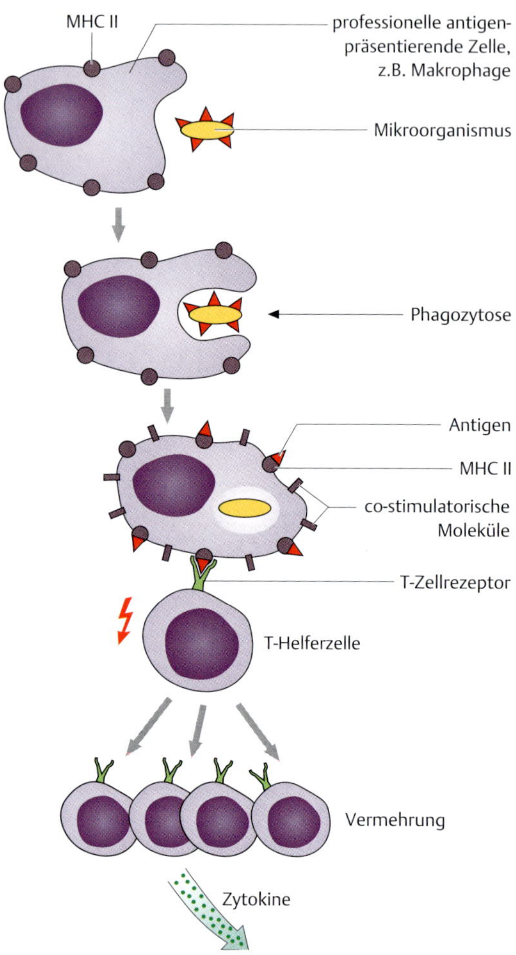


**Abb. 2.21 Antigenpräsentation bei T-Helferzellen.** Ein T-Lymphozyt reagiert nur auf Antigene, die ihm zusammen mit einem MHC-Molekül präsentiert werden. Wenn ein T-Lymphozyt ein passendes Antigen zusammen mit MHC II „sieht", kann er sich teilen und einen Klon bilden. Daher müssen z. B. Bakterien vor einer T-Zell-Immunantwort zunächst phagozytiert und verdaut werden.

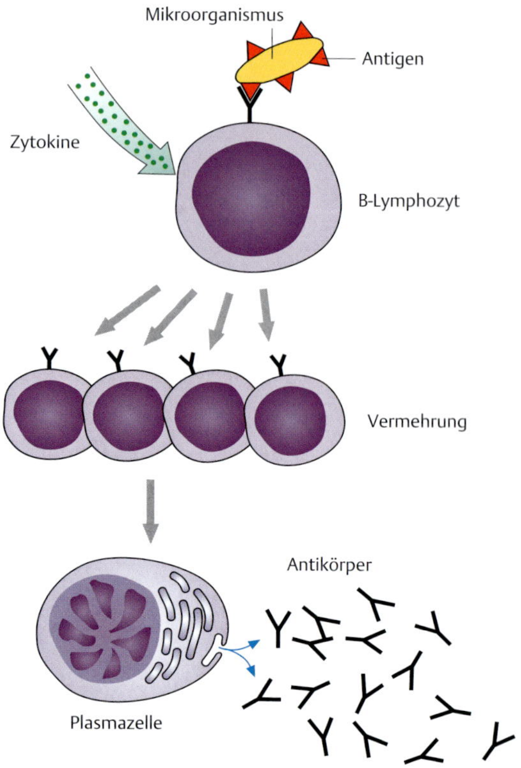


**Abb. 2.22 Antigenpräsentation bei B-Lymphozyten.** B-Lymphozyten erkennen MHC nicht, sondern binden direkt an ein körperfremdes Antigen. Um sich zu teilen und einen Klon zu bilden, benötigen sie jedoch Zytokine aus aktivierten T-Helferzellen. Nach ihrer Teilung wandeln sich die B-Lymphozyten in große Plasmazellen um, die massenhaft Antikörper produzieren und diese ins Blut und Gewebe abgeben.

sog. kostimulatorischer Moleküle in die Zellmembran einbaut. Erst jetzt vermehrt sich die betreffende T-Zelle und bildet einen Klon vieler identischer T-Zellen.

### *Antigenpräsentation bei B-Lymphozyten*

Etwas anders verhalten sich B-Lymphozyten (**Abb. 2.22**). Sie binden i. d. R. direkt an ein fremdes Antigen. Einmal gebunden werden sie von Zytokinen angeregt sich zu vermehren. Diese Zytokine stammen wie oben ausgeführt aus aktivierten T-Helferzellen, sodass diese eine Schlüsselrolle bei der Aktivierung von B-Lymphozyten übernehmen. B-Lymphozyt und T-Helferzelle müssen jedoch nicht unbedingt in direkter Nachbarschaft zueinander stehen. Nach ihrer Aktivierung und Teilung wandeln sich B-Lymphozyten in *Plasmazellen* um, deren Aufgabe es ist, „ihren" spezifischen Antikörper zu vervielfachen und abzugeben.

● **MERKE** *Der komplizierte und zeitraubende Prozess der Antigenpräsentation läuft nur im Rahmen der Primärantwort ab. Sind dagegen noch Gedächtniszellen aus einer früheren Infektion oder eine Schutzimpfung vorhanden, reagieren diese direkt mit dem Antigen und vermehren sich dann wesentlich schneller (Sekundärantwort).*

## Antikörper

### T-Zell-Rezeptor und Antikörper

DEFINITION ***Antikörper*** *sind spezielle Proteine (Immunglobuline), die als Reaktion des Immunsystems auf Antigene gebildet werden.*
***T-Zell-Rezeptoren*** *sind Proteinstrukturen auf der Oberfläche von T-Lymphozyten. Sie sind die „Sinnesorgane" des Immunsystems und verantwortlich für die Unterscheidung und genaue Identifizierung körpereigener und körperfremder Substanzen.*

T-Zell-Rezeptoren und Antikörper sind sehr ähnlich aufgebaut. Der T-Zell-Rezeptor sitzt aber auf der Oberfläche von T-Lymphozyten, während Antikörper sich entweder auf der Oberfläche von B-Lymphozyten befinden oder frei im Blutplasma schwimmen.

Alle Antikörper bestehen aus
- je 2 identischen schweren Ketten (H-Ketten, engl. „heavy") und
- je 2 ebenfalls gleichen leichten Ketten (L-Ketten, engl. „light").

**Abb. 2.23** zeigt den Aufbau eines typischen Antikörpers im Detail. Das Besondere an der Anordnung der Schwer- und Leichtketten ist die Tatsache, dass an der Antigenbindung je eine H- und eine L-Kette beteiligt sind. Jedes Immunglobulin kann deshalb an 2 Antigene gleichzeitig binden.

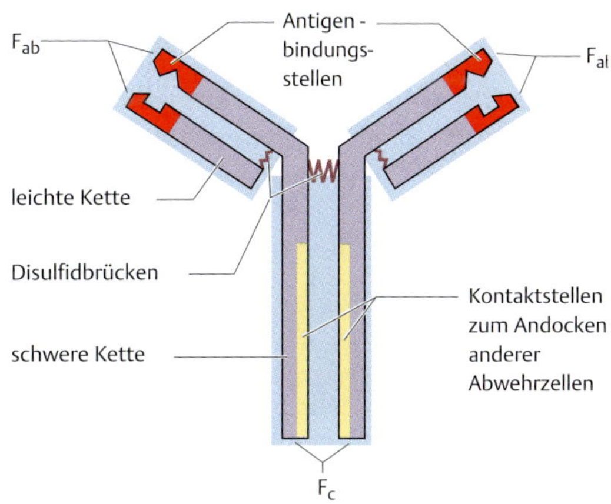


**Abb. 2.23 IgG-Antikörper.** Einfache Antikörper bestehen aus je 2 antigenbindenden Fragmenten ($F_{ab}$) und einem komplementbindenden Fragment ($F_c$). An der Spitze der $F_{ab}$-Fragmente befinden sich die eigentlichen Antigenbindungsstellen (rot).

### Immunglobuline

Freie Antikörper, also solche, die im Blutplasma schwimmen, nennt man *Immunglobuline*. Sie treten in 5 verschiedenen Anordnungen (Klassen) auf, die sich auf bestimmte Funktionen spezialisiert haben:
- IgG
- IgA
- IgM
- IgE
- IgD

**IgG.** IgG ist mit einem Molekulargewicht von „nur" 150 000 Dalton (150 kD) der kleinste Antikörper. Es erreicht die höchste Konzentration (80 % aller freien Immunglobuline) und aktiviert in erster Linie das Komplementsystem.

PFLEGE ***Schutz des Neugeborenen.*** *Eine wichtige Besonderheit ist seine Plazentagängigkeit: IgG aus dem mütterlichen Blut gelangt über die Plazenta in den Fetus und schützt das Neugeborene zusätzlich zu den angeborenen Immunmechanismen vor Infektionen. Da die Halbwertszeit von IgG etwa 30 Tage beträgt, hält dieser Schutz aber nur ungefähr 3 Monate lang an („Nestschutz" für das Neugeborene). Ab dem 6. Monat ist das Immunsystem des Säuglings so weit entwickelt, dass es genügend eigene Antikörper bilden kann. Während der Übergangszeit beobachtet man nicht selten einen Mangel an Immunglobulinen.*

**IgA.** IgA (340 kD Molekulargewicht, 13 % aller Immunglobuline) tritt zu 15 % als Doppel-Antikörper *(Dimer)* auf und besteht dann aus 2 Immunglobulineinheiten *(Monomeren)*. IgA ist wichtig für die Infektionsbekämpfung auf Schleimhäuten und findet sich dementsprechend besonders reichlich im Sekret von Speichel-, Schweiß- und Tränendrüsen, der Nasenhöhle, der Bronchien, des Magen-Darm-Traktes, der Harnwege sowie im Scheidensekret. Mit der Muttermilch erhält der Säugling genügend IgA, um den Magen-Darm-Trakt wirkungsvoll vor Infektionen zu schützen. Gestillte Kinder leiden daher nur selten unter Darmentzündungen.

**IgM.** IgM ist mit 900 kD das größte Immunglobulin. Es besteht aus 5 Monomeren, die sich sternförmig anordnen. Obwohl IgM nur einen Anteil von 6 % am gesamten Immunglobulinpool des Körpers hat, liefert es die Initialzündung zur Abwehr eines neuen Antigens im Rahmen der Primärantwort. IgM aktiviert sehr stark das Komplementsystem und vermittelt die *Agglutinationsreaktion*, d. h. die gegenseitige Anheftung und Verklebung antigenbesetzter Partikel (s. Blutgruppentests S. 62).

**IgE.** IgE (188 kD) ist der seltenste Antikörper. Hauptsächlich kommen IgE-Immunglobuline auf der Oberfläche von Mastzellen sowie im Bindegewebe der Haut und des Atmungstrakts vor. Bei allergischen Reaktionen und bei Parasitenbefall produzieren die Lymphozyten große Mengen IgE und „spicken" die körpereigenen Mastzellen vermehrt mit erregerspezifischen IgE-Immunglobulinen.

**IgD.** IgD (185 kD, 0 – 1 %) kommt zusammen mit IgM auf B-Lymphozyten im Blut vor und spielt eine Rolle bei der Vermehrung und Differenzierung dieser Zellen.

● MERKE *Alle Antikörper bestehen aus einem Y-förmigen Grundelement aus je 2 schweren und leichten Peptidketten. Jeder kurze Arm des „Y" greift wie eine Hummerschere nach einem Antigen. An den „Hummerschwanz" binden sich entweder Elemente des Komplementsystems oder auch ganze Zellen (Makrophagen, neutrophile Granulozyten).*

2

## Immuntoleranz

Das Immunsystem hat die Aufgabe, körperfremde Zellen anzugreifen und zu zerstören, körpereigene Zellen aber als solche zu erkennen und in Ruhe zu lassen. Diese Immuntoleranz gegen körpereigenes Gewebe, also die Unterscheidung zwischen „körpereigen" und „körperfremd", entwickelt sich ab der späten *Fetalzeit* und hält ein Leben lang. Das Immunsystem nimmt an, dass in diesem frühen Lebensalter noch keine Infektionen stattgefunden haben. Alle Moleküle, denen das Immunsystem zu diesem Zeitpunkt begegnet, gelten daher als körpereigen!

Im Thymus (**Abb. 2.24**) lässt sich die immunologische Prägung tierexperimentell verfolgen: Junge T-Lymphozyten vermehren sich in der Thymusrinde und entwickeln die unterschiedlichsten T-Zell-Rezeptoren, etliche davon auch gegen körpereigenes Gewebe. Die T-Lymphozyten wandern im Laufe ihrer Reifung langsam von der Thymusrinde ins Thymusmark und kommen so in engen Kontakt mit den ortsfesten sog. ***interdigitierenden Zellen*** (professionell Antigen präsentierende Zellen). T-Lymphozyten, die mit MHC-Molekülen reagieren, werden in ihrer Vermehrung und

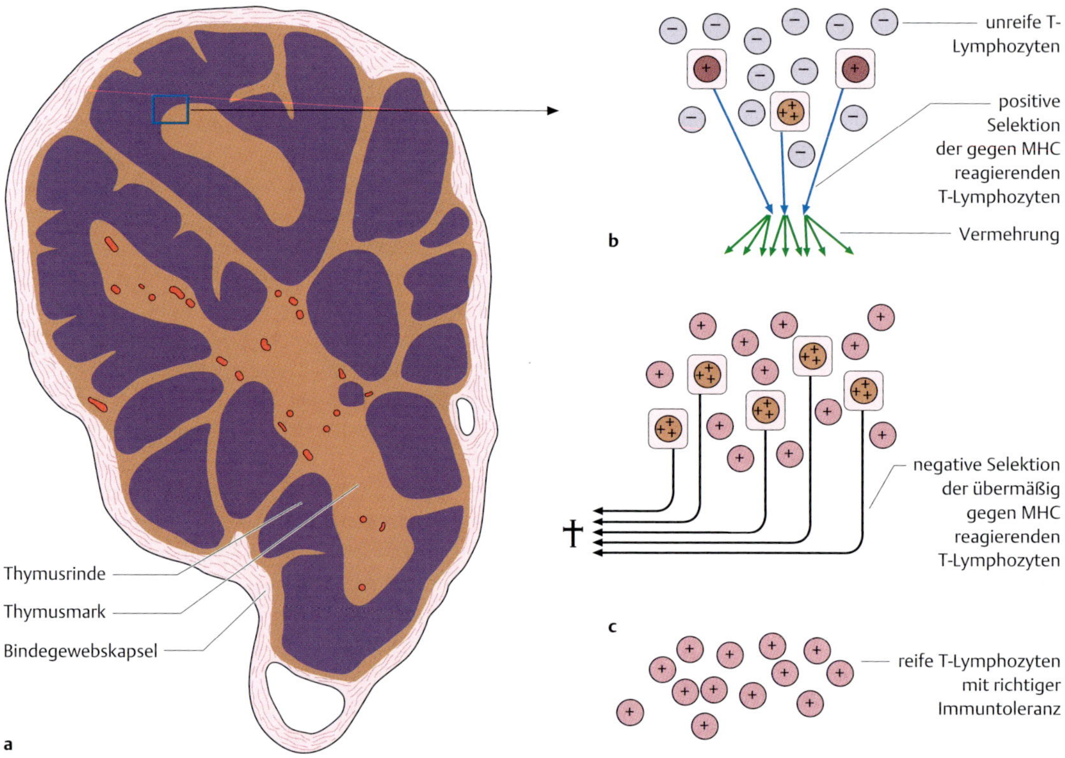


**Abb. 2.24 Entstehung der Immuntoleranz im Thymus.**
a In den letzten Fetalmonaten wandern T-Lymphozyten aus der Thymusrinde ins Thymusmark.
b Solche T-Lymphozyten, die gegen körpereigenes MHC reagieren, werden in ihrer Entwicklung gefördert.
c Diejenigen von ihnen, die jedoch zu stark reagieren – also den eigenen Körper angreifen würden –, werden aktiv abgetötet. Durch diese positive und negative Selektion bleiben im Thymusmark mittelgradig aggressive T-Lymphozyten zurück, die ihre Polizeiaufgaben im Immunsystem wahrnehmen können.

Reifung gefördert (positive Selektion). Andererseits werden T-Lymphozyten, die eine zu starke Reaktion auf MHC aufweisen, abgetötet (negative Selektion).

Übrig bleibt eine Population von T-Lymphozyten, die weder zu „zahm" ist, also gar nicht reagiert, noch zu „scharf", d. h. auch ohne Antigenpräsentation auf MHC-tragende Körperzellen losgeht.

**MERKE** *Bei der Wanderung von T-Lymphozyten von der Thymusrinde ins Thymusmark werden diejenigen Zellen herausgefiltert, die eine mittlere Reaktion gegenüber den umgebenden Antigenen zeigen und körpereigene Substanz nicht angreifen. Manchmal ist die Unterscheidung zwischen „fremd" und „eigen" auch für das so lernfähige Immunsystem schwierig. Körpereigene Zellen werden dann angegriffen und irrtümlich zerstört. Es entsteht eine sog. Autoaggressionskrankheit (Autoimmunkrankheit).*

## Immunreaktionen

Als Überempfindlichkeitsreaktion bezeichnet man Zustände, bei denen das Immunsystem zu stark auf eher harmlose Antigene reagiert (**Abb. 2.25**). Im Großen und Ganzen deckt sich der Begriff mit der *Allergie*, ist aber sehr viel allgemeiner, da Allergien nur als Überreaktionen auf körperfremde Antigene (Allergene) definiert sind. Man unterscheidet 4 Typen der Immunreaktion:

- Typ-I-Reaktion (Soforttyp)
- Typ-II-Reaktion
- Typ-III-Reaktion
- Typ-IV-Reaktion

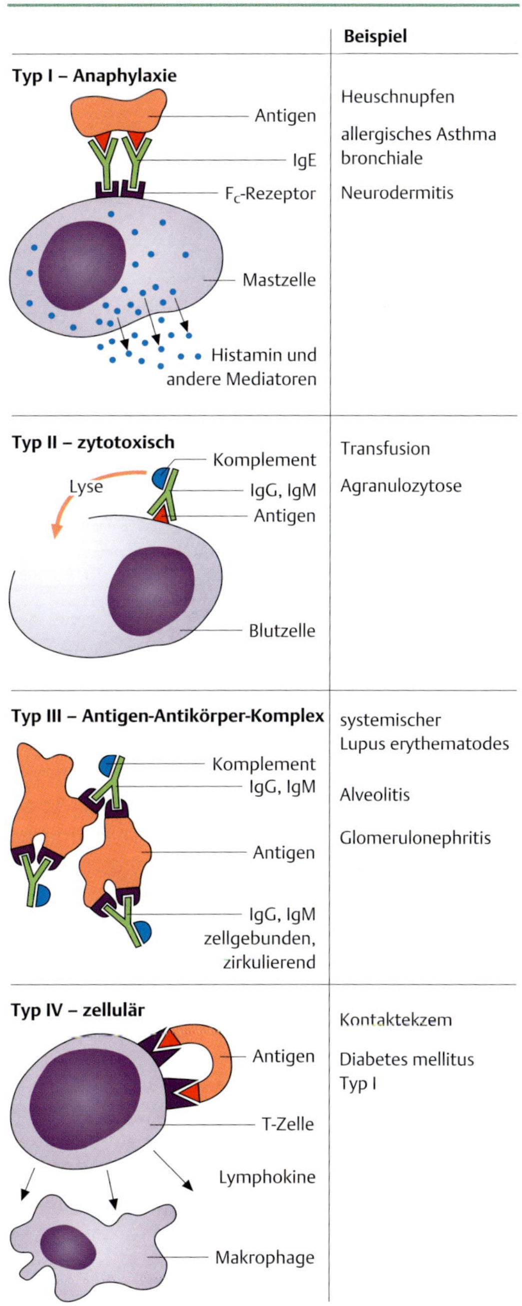


**Abb. 2.25 Typen der Immunreaktion.** Reagiert das Immunsystem zu stark oder unerwünscht auf ein Antigen, kommt es zu Immun- bzw. Überempfindlichkeitsreaktionen. Unterschieden werden 4 Typen der Immunreaktion.

### Typ-I-Reaktionen

Typ-I-Reaktionen (Soforttyp, *Anaphylaxie*) kennzeichnen die klassischen Allergien wie Heuschnupfen, allergisches Asthma bronchiale, Neurodermitis u. v. m. Es handelt sich um eine Antigen-Antikörper-Reaktion, in deren Verlauf die Allergene zur Bildung von IgE-Antikörpern führen, die über $F_C$-Rezeptoren an Mastzellen binden und damit zu einer sofortigen Freisetzung von Entzündungsmediatoren wie Histamin und Heparin führen, die die Gefäße weit stellen.

### Typ-II-Reaktionen

Typ-II-Reaktionen *(antikörpervermittelte Zytotoxizität)* umfassen z. B. die Reaktion auf die Transfusion von Blut einer falschen Blutgruppe. Das Besondere ist hier, dass lösliche Antikörper auf der einen Seite mit Zellen auf der anderen Seite reagieren und diese schädigen.

### Typ-III-Reaktionen

Typ-III-Reaktionen werden dadurch hervorgerufen, dass sich Antigen-Antikörper-Komplexe in Kapillaren und Basalmembranen niederschlagen und deren Funktion nach und nach beeinträchtigen. Typ-III-Reaktionen treten daher gehäuft bei langwierigen, chronischen Entzündungen, nicht selten nach Autoimmunkrankheiten auf (systemischer Lupus erythematodes,

Alveolitis, Glomerulonephritis). Bis zur Entwicklung einer Typ-III-Reaktion bedarf es einer Zeitspanne von Wochen und Monaten.

### Typ-IV-Reaktionen

Typ-IV-Reaktionen sind rein zelluläre Prozesse, an denen sich keine Antikörper beteiligen. Das bekannteste Beispiel ist das Kontaktekzem (z. B. gegen Nickelschmuck). Allerdings wird auch der Diabetes mellitus Typ 1 (insulinabhängiger Diabetes) durch eine Typ-IV-Reaktion gegen die körpereigenen insulinproduzierenden Zellen des Pankreas hervorgerufen.

## 2.5 Blutgruppen

2

Der Ausbildung der verschiedenen Blutgruppen liegen die Mechanismen des Immunsystems zugrunde. Sämtliche Blutgruppen entstehen nämlich durch Antigene auf der Oberfläche der roten Blutkörperchen oder im Blutplasma. Im menschlichen Organismus sind ca. 100 verschiedene (und vererbbare) Blutgruppenantigene bekannt.

### 2.5.1 Blutgruppenantigene

Im Fall des bekanntesten Systems AB0 (sprich „A-B-Null") handelt es sich um ein membranständiges Eiweiß auf den Erythrozyten und einen daran angekoppelten Kohlenhydratrest, die H-Substanz. Dieses Eiweiß wird, abhängig von den Genen A und B, in verschiedener Weise mit einem weiteren Zuckerrest gekoppelt: Es bilden sich unterschiedliche Glykoproteine, die Blutgruppenantigene A, B und 0 (**Abb. 2.28**).

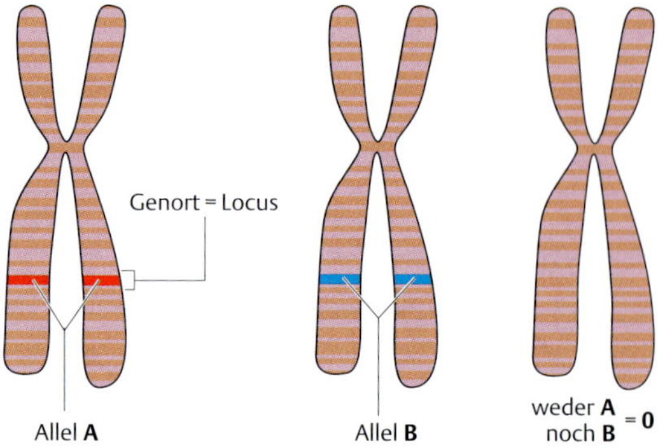


**Abb. 2.26 Gen und Allel.** Ein Locus ist der Ort auf einer DNA-Kette, auf dem ein bestimmtes Gen sitzen kann. Die Chromosomen bestehen also aus einer dichten Folge von Loci. Ein Gen ist die Information, die tatsächlich auf einem Locus sitzt (rot: Blutgruppe A, blau: Blutgruppe B). Unterschiedliche Gene, die an ein und demselben Locus sitzen, heißen Allele.

### 2.5.2 Vererbung

Die Blutgruppen folgen wie kaum ein anderes Merkmal strikt den Mendel-Vererbungsregeln. Auf dem für die AB0-Eigenschaft kodierenden Genort *(Locus)* sitzt entweder die Information *(das Gen)* für das Glykoprotein A oder das Glykoprotein B oder weder für das eine noch das andere (0). Wenn das Gen an ein und demselben Genort mehrere Ausprägungen annehmen kann, heißen diese Ausprägungen *Allele* (**Abb. 2.26**).

#### AB0- und Rhesus-System

Da wir jeweils 2 Schwesterchromosomen besitzen – eines vom Vater, das andere von der Mutter –, haben wir auch 2 korrespondierende Loci für die Blutgruppeneigenschaften. Hinsichtlich des AB0-Systems mit den 3 Allelen A, B und 0 sind also 6 verschiedene Genotypen möglich: AA, AB, A0, BB, B0 und 00.

Beim Rhesus-System gibt es 3 verschiedene Loci mit jeweils nur 2 Möglichkeiten (c oder C, d oder D, e oder E). Praktisch wichtig ist aber meist nur die Eigenschaft D, wobei hierbei der kleine Buchstabe d für das Fehlen der Eigenschaft D – nicht für eine andere Eigenschaft – steht. Es ergeben sich also die Genotypen dd, Dd und DD.

**Dominanz/Rezessivität.** Nicht alle Allele kommen tatsächlich zur Ausprägung. So kann es sein, dass das Gen auf dem korrespondierenden Locus allein das sichtbare Erscheinungsbild (Phänotyp) bestimmt. In diesem Fall spricht man von Dominanz bzw. von einem dominanten Gen. Das „unterlegene" Gen ist dagegen rezessiv. Dominant sind im AB0-System die Gene für A und B, im Rhesus-System das Gen für D (Rh-positiv). Dies lässt sich ganz einfach so erklären, dass man mit „0" oder „rh-negativ" lediglich das Fehlen einer immunologisch relevanten genetischen Information auf dem die Blutgruppe kodierenden Genort kennzeichnet.

**Kodominanz.** Im Falle des Genotyps AB treffen 2 dominante Gene zusammen und beide werden ausgeprägt: Es entsteht die Blutgruppe AB, man spricht hier von einer sog. Kodominanz (**Abb. 2.27**). Umgekehrt tritt die Blutgruppe 0 nur bei dem Genotyp 00 auf, da andere Kombinationen zu einer Ausprägung des dominanten Gens führen (Genotyp A0 ergibt den

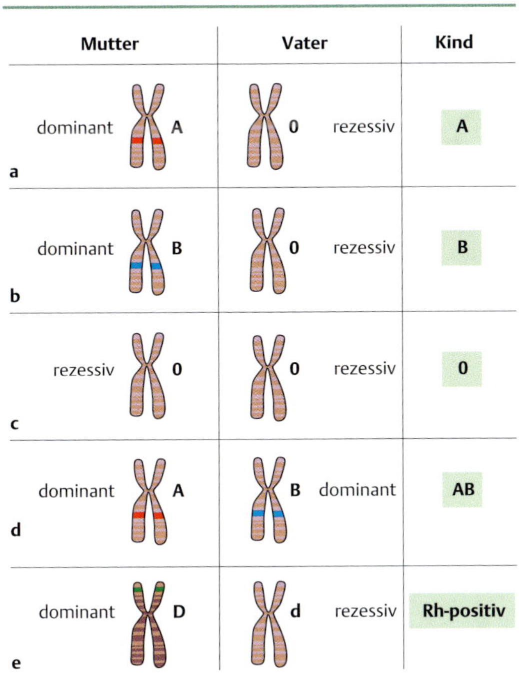


**Abb. 2.27 Entstehung der Blutgruppen.**
a Erbt das Kind von der Mutter das Gen für die Blutgruppe A, vom Vater 0 (oder umgekehrt), hat das Kind die Blutgruppe A (Genotyp A0). A ist also gegen 0 dominant, 0 gegen A umgekehrt rezessiv.
b Ebenso bildet sich die Blutgruppe B aufgrund des dominanten Gens B.
c Vererben weder Vater noch Mutter das Gen für A oder B, entsteht die Blutgruppe 0.
d Erbt das Kind von beiden Elternteilen die Gene A und B, sind A und B gegeneinander kodominant, d. h. beide kommen zur Ausprägung.
e $Rh^+$ ist gegen $rh^-$ dominant, der Genotyp ist im Beispiel Dd.

Phänotyp der Blutgruppe A, B0 ergibt B). Ebenso tritt das Blutgruppenmerkmal rh-negativ nur bei dem Genotyp dd in Erscheinung; Dd ergibt genau wie DD das Merkmal Rh-positiv. Dieser einfache Erbgang tritt auch bei den meisten anderen Blutgruppen auf.

Durch eine kombinierte Untersuchung mehrerer Dutzend Blutgruppen lassen sich sehr detaillierte Rückschlüsse auf die biologische Elternschaft gewinnen. Ein Vaterschaftsnachweis ist so mit einer Sicherheit von weit über 99 % möglich (heute ist ein Vaterschaftsnachweis allerdings schneller und kostengünstiger durch die vergleichende Untersuchung väterlicher und kindlicher DNA üblich).

## 2.5.3 Verteilung

Die relative Häufigkeit der Blutgruppenmerkmale ist von Region zu Region unterschiedlich. In Deutschland finden sich etwa
- 45 % Träger der Blutgruppe A,
- 40 % Träger der Blutgruppe 0,
- 10 % Träger der Blutgruppe B,
- 5 % Träger der Blutgruppe AB.

Unabhängig von der Verteilung der Blutgruppen des AB0-Systems sind
- 85 % Träger des Merkmals Rh-positiv,
- 15 % Träger des Merkmals rh-negativ.

Da beide Merkmale unabhängig voneinander vererbt werden, ergeben sich die prozentualen Verteilungen der Untergruppen durch Multiplikation, d. h. „A Rh-positiv" sind z. B. $45\,\% \times 85\,\% = 0{,}45 \times 0{,}85 = 0{,}3825$, also etwa 38 %.

Die seltenste Blutgruppe „AB rh-negativ" besitzen dagegen nur $5\,\% \times 15\,\% = 0{,}0075 = 0{,}75\,\%$ aller Deutschen.

## 2.5.4 Antikörper gegen Blutgruppeneigenschaften

### AB0-System

Im Fall der Blutgruppenmerkmale A und B sind – mit Ausnahme der Neugeborenen – große Mengen Antikörper gegen das jeweils nicht vorhandene Merkmal im Blutplasma zu finden (**Abb. 2.28**). Sie gehören zur Klasse IgM und lösen daher eine Verklumpung (Agglutination) der Erythrozyten aus, wenn sie mit roten Blutkörperchen der entsprechenden Gruppe zusammengebracht werden (sog. komplette Antikörper).

Eine Person mit der Blutgruppe A hat also Antikörper gegen B, eine Person mit der Blutgruppe B hat Antikörper gegen A, eine Person mit der Blutgruppe 0 hat Antikörper sowohl gegen A als auch gegen B, und eine Person mit der Blutgruppe AB hat weder Antikörper gegen A noch gegen B im Plasma (Landsteiner-Regel).

### Rhesussystem

Im Fall der Rhesusfaktoren (D, E, C) besitzen Personen ohne das betreffende Merkmal keine Antikörper gegen dieses Merkmal. Sie bilden diese Antikörper erst nach einer vorausgegangenen Sensibilisierung.

Sensibilisierung heißt, dass eine rh-negative Person irgendwann einmal Blutkontakt mit Rh-positiven Erythrozyten gehabt haben muss, die eine Primärantwort ausgelöst haben. Der wichtigste Fall ist die Rhesus-In-

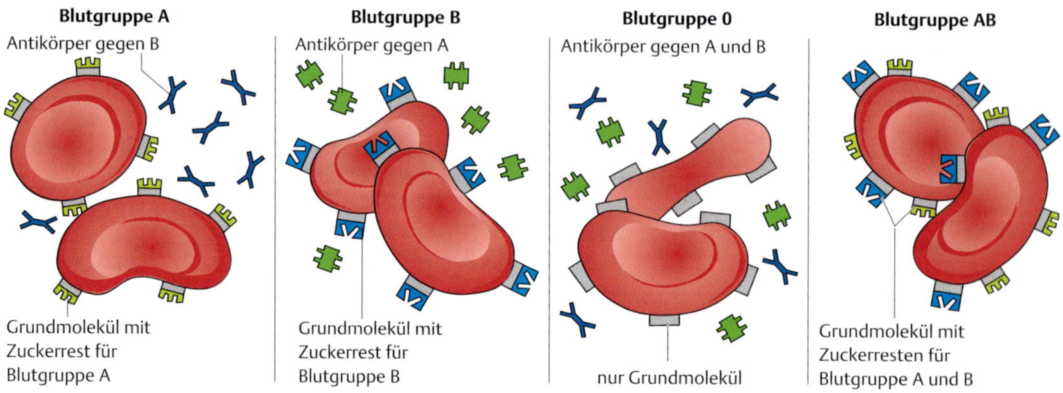


**Abb. 2.28 Blutgruppen.** Die Antigene A und B kommen durch unterschiedliche Zuckerreste auf der Oberfläche eines Grundmoleküls (zuckerhaltiges Eiweiß = Glykoprotein) zustande. Das Plasma jedes Menschen enthält Antikörper gegen diejenige(n) Blutgruppeneigenschaft(en), die er nicht besitzt.

kompatibilität zwischen einer rh-negativen Mutter und einem Rh-positiven Fetus.

**MERKE** *Im Blutplasma jedes Menschen befinden sich Antikörper gegen diejenigen Blutgruppenantigene, die dieser Mensch nicht auf seinen Erythrozyten hat. Sie reagieren aber mit den Erythrozyten einer fremden Blutgruppe und „agglutinieren" diese zu großen Blutklumpen, die sogar mit bloßem Auge sichtbar sein können.*

## 2.5.5 Blutgruppentests

### Test mit Antikörpern

Bei klinikühlichen Blutgruppentests werden dem zu untersuchenden Blut Antiseren gegen das Blutgruppenmerkmal A (also Anti-A), B (Anti-B) und D (Anti-D) zugegeben (**Abb. 2.29**). Der Einfachheit halber sind die Antikörper auf den Testkarten meist bereits vorpipettiert, sodass man lediglich je einen Tropfen Blut zumischen muss. Eine Agglutinationsreaktion macht sich durch eine körnige Verklumpung der Erythrozyten bemerkbar.

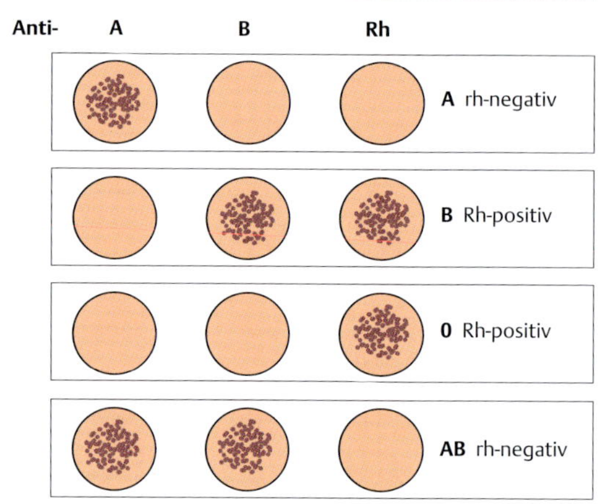


**Abb. 2.29 Agglutination.** Bei den üblichen Blutgruppentests mischt man je einen Tropfen Blut mit unterschiedlichen Antikörpern. Eine positive Reaktion erkennt man daran, dass das Blut körnig wird, weil die roten Blutkörperchen verklumpen (agglutinieren).

### Serologische Verträglichkeitsprobe (Kreuzprobe)

Dieser Test allein genügt den Sicherheitsanforderungen an eine Blutübertragung (Transfusion) jedoch noch nicht. Vor jeder Transfusion muss die *serologische Verträglichkeitsprobe (Kreuzprobe)* durchgeführt werden, um das Risiko einer Verwechslung minimal zu halten und auch seltene Blutgruppen, die eine Transfusionsreaktion hervorrufen könnten, zu erfassen. Diese Probe wird folgendermaßen durchgeführt:

- Es werden Spender-Erythrozyten gewaschen (kein Spenderserum mehr vorhanden) und zum Empfängerserum zugegeben *(Major-Reaktion)*. Man testet also die Reaktion der Antikörper des Empfängers auf die roten Blutkörperchen des Spenders.
- Der *Coomb-Test* erfasst ergänzend inkomplette Antikörper.
- Manchmal werden zusätzlich Empfänger-Erythrozyten mit dem Spenderserum verglichen *(Minor Reaktion)*.

Die Durchführung der Transfusion muss in der Patientenakte vermerkt werden (Zeitpunkt, Menge, Art der Konserve, Quelle). Trotzdem sind biologische Reaktionen auf bestimmte Serumkomponenten nicht auszuschließen. Daher muss jede Transfusion unter ärztlicher Kontrolle durchgeführt werden. Unmittelbar vor der Transfusion überprüft der behandelnde Arzt die Blutgruppe des Patienten noch einmal (Bedside-Test).

PFLEGE ***Pflegerische Verantwortung bei der Transfusion.*** *Das Anlegen einer Transfusion ist eine ärztliche und keine pflegerische Tätigkeit. Der Arzt infundiert zunächst lediglich 10 – 50 ml Blut und beobachtet den Patienten sorgfältig. Treten nach etwa 5 Minuten keine Komplikationen auf, kann die Transfusion fortgesetzt werden. Während der gesamten Transfusionsdauer und danach muss der Patient vom Pflegepersonal kontinuierlich überwacht werden (Vitalzeichenkontrolle). Äußerungen des Patienten sind in jedem Fall ernst zu nehmen. Besonders aufmerksam beobachtet werden müssen Säuglinge, Kleinkinder sowie bewusstlose und verwirrte Menschen. Transfusionsreaktionen können lebensbedrohlich sein, daher muss bei jeder Auffälligkeit die Transfusion sofort unterbrochen und ein Arzt verständigt werden. Eventuell sind von der Pflegeperson Notfallmaßnahmen einzuleiten (z. B. Schocklagerung, Sauerstoffgabe).*

MERKE *Zum Bestimmen der Blutgruppe vermischt man je einen Tropfen Blut mit Testantikörpern gegen die Blutgruppen A, B, AB und Rh (positiv). Vor jeder Bluttransfusion müssen außerdem die serologische Verträglichkeitsprobe und der Bedside-Test durchgeführt werden.*

# 3 Lymphatische Organe

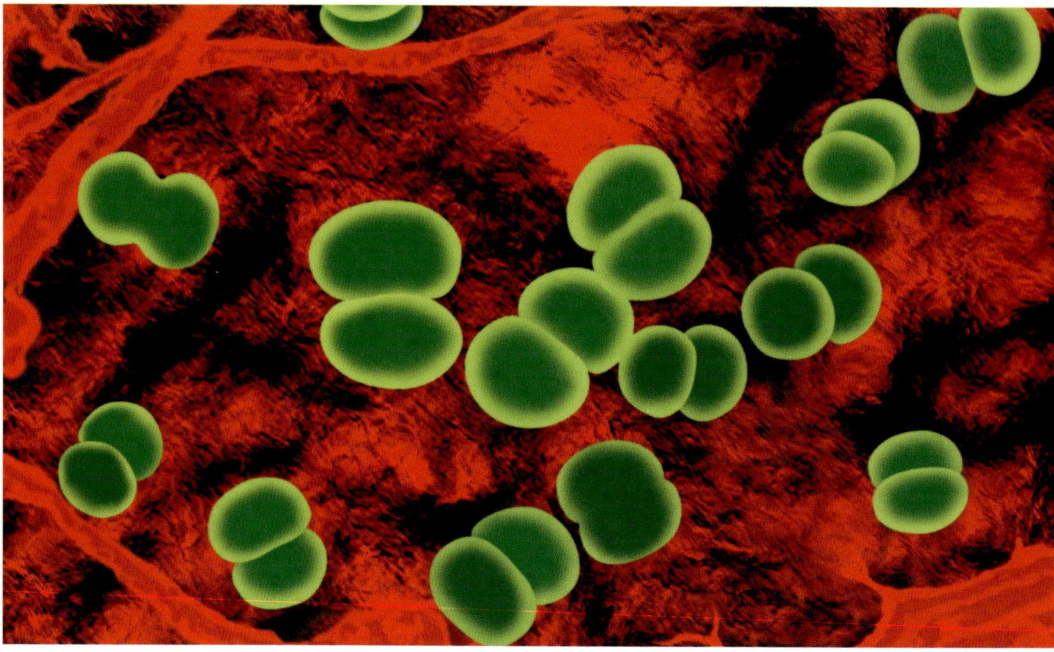



Von den Lymphozyten, den wichtigsten Vertretern der erworbenen Immunabwehr, hält sich nur ein kleiner Teil (ca. 2%) im Blut auf. Die übrigen Lymphozyten befinden sich in den lymphatischen Organen (**Abb. 3.1**). Hinsichtlich der entwicklungsgeschichtlichen Entstehung und v. a. in Bezug auf ihre Funktion unterscheidet man:

- primäre lymphatische Organe
- sekundäre lymphatische Organe

**Primäre lymphatische Organe.** In den primären lymphatischen Organen – Knochenmark und Thymus – werden die Lymphozyten geprägt und reifen so zu kompetenten Abwehrzellen heran. Hier erlangen sie auch ihre immunologische Toleranz gegen körpereigenes Gewebe, d. h., sie lernen körperfremde und körpereigene Merkmale zu unterscheiden.

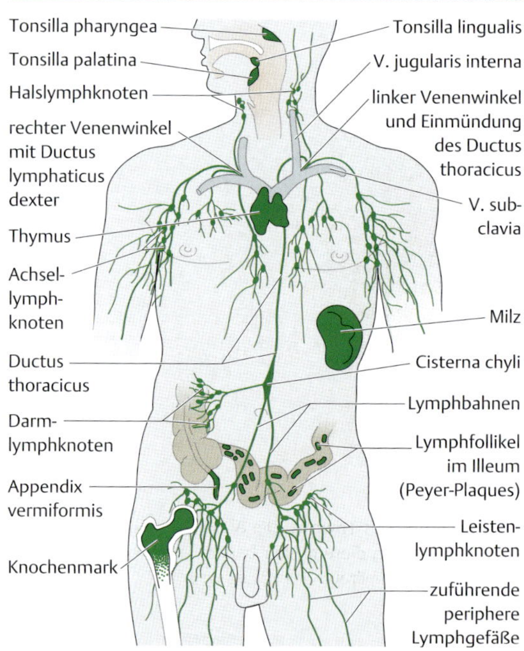


**Abb. 3.1 Lymphatisches System.** Die lymphatischen Organe ▸ und die Lymphgefäße, die in der Peripherie blind beginnen und sich zu großen Lymphgefäßen vereinigen, bilden das lymphatische System.

**Sekundäre lymphatische Organe.** Nach ihrer Prägungsphase gelangen die Lymphozyten in die sekundären lymphatischen Organe. Hierzu gehören Milz, Lymphknoten und das lymphatische Gewebe der Schleimhäute (MALT: Mukosa-assoziiertes lymphatisches Gewebe [T für engl.: Tissue], z. B. Mandeln, Peyer-Plaques des Darms und der Wurmfortsatz des Blinddarms).

# 3.1 Primäre und sekundäre lymphatische Organe

## 3.1.1 Primäre lymphatische Organe

### Thymus

#### Aufbau

Der Thymus liegt unmittelbar hinter dem Brustbein an der Vorderseite der Herzbasis (**Abb. 3.2**). Zwei schlanke, ca. 5 – 10 cm lange vertikale Lappen (linker und rechter Lappen) sind regelmäßig anzutreffen. Ihre Lage und Größe variiert jedoch genauso wie die Gefäßversorgung beträchtlich. Der ganze Thymus gliedert sich in Läppchen (Lobuli), die sich um die Aufzweigungen der arteriellen Gefäße herum anordnen.

Seine stärkste Entwicklung erreicht der Thymus im Kindesalter (**Abb. 3.3, a**). Das Organ wiegt dann 25 – 35 g und besteht aus einer dünnen Bindegewebskapsel (Capsula fibrosa), einer dicht gefügten Rinde (Kortex) und dem lockeren Mark (Medulla). Während und nach der Pubertät beginnt der Thymus sich stark zurückzubilden (Involution). Das lymphozytenreiche Gewebe wird mit zunehmendem Alter mehr und mehr in Fettgewebe umgebaut (Thymusrestkörper). Stets verbleiben jedoch einige Inseln des ursprünglichen Thymusgewebes intakt (**Abb. 3.3, b**).

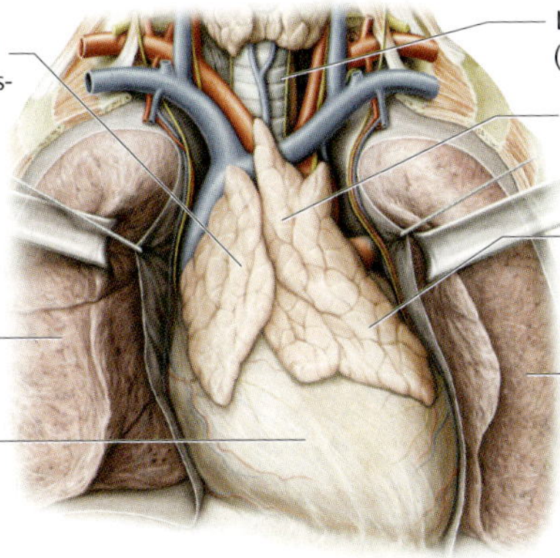


**Abb. 3.2 Lage des Thymus.** Die Abbildung zeigt den Thymus beim Kleinkind. In diesem Alter bedecken rechter und linker Lappen im Mittelfellraum (Mediastinum) fast die gesamte Herzbasis.

#### Funktion

Der Thymus ist als zentrales Organ der spezifischen zellvermittelten Abwehr unentbehrlich für die Ausbildung eines intakten Immunsystems. Auf einem Schnitt durch den Thymus erkennt man die Unterteilung der Rinde in eine dichte äußere und eine lockere innere Schicht. In der äußeren Schicht vermehren sich beim Kind die aus dem Knochenmark stammenden unreifen T-Lymphozyten (z. B. Thymozyten, Pro-T-Lymphozyten).

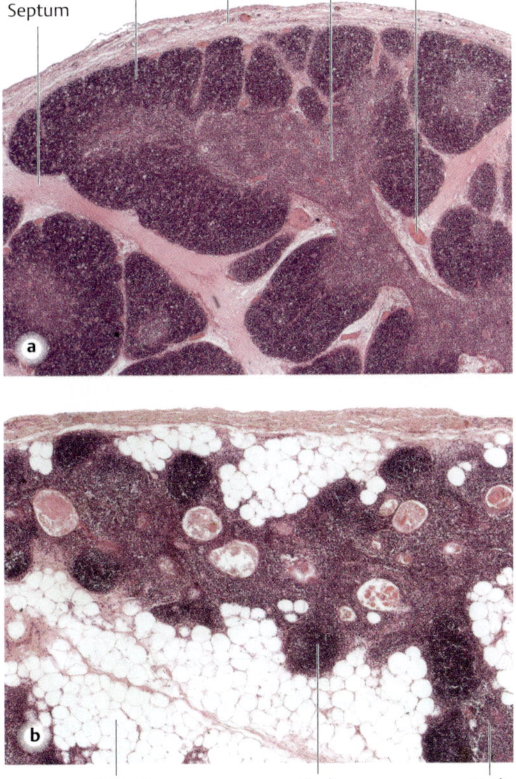


**Abb. 3.3 Rückbildung des Thymus.**
a Histologisches Bild eines kindlichen Thymus.
b Der Thymus bildet sich während des gesamten Lebens langsam zurück (Involution) und wird durch Fettgewebe ersetzt. Es verbleiben nur noch Restinseln funktionsfähigen Gewebes.

Mit zunehmender Reifung wandern die Lymphozyten in Richtung Mark und erwerben ihre *Immuntoleranz* (S. 58) gegen körpereigene Strukturmerkmale. All diejenigen Lymphozyten, die gegen körpereigene Antigene gerichtet sind, werden aussortiert und von Makrophagen an der Grenze zwischen Rinde und Mark abgebaut. Die korrekt geprägten Zellen differenzieren sich während der Wanderung zu Helfer-, Suppressor- und Killerzellen. Im Mark treten die fertigen Lymphozyten ins Blut über und machen sich auf den Weg zu den sekundären lymphatischen Organen, wo sie die T-Zone besiedeln.

Im Thymusmark finden sich, verglichen mit der Rinde, kaum 10% der Lymphozyten, darunter allerdings die für die Langzeitimmunität wichtigen T-Gedächtniszellen. Sie nehmen Kontakt zu großen unregelmäßig geformten Epithelzellen und zu *interdigitierenden Zellen* auf, deren Ausläufer fingerförmig ineinander greifen. Diese Zellen stammen ursprünglich aus dem Knochenmark und besitzen die Fähigkeit, Antigene über lange Zeit (Monate!) hinweg auf ihrer Oberfläche zu präsentieren.

● MERKE *Der Thymus ist das zentrale Organ bei der Entwicklung der Immuntoleranz und der Prägung von T-Lymphozyten in der Kindheit. Er degeneriert im Lauf des Erwachsenenlebens zu einem weitgehend aus Fett bestehenden Restorgan.*

## Knochenmark

Die Reifung und Prägung der B-Lymphozyten findet direkt im Knochenmark statt, dessen inneres Grundgerüst von retikulärem Bindegewebe (S. 22) gebildet wird. Danach wandern auch die B-Lymphozyten auf dem Blutweg in die sekundären lymphatischen Organe aus.

## 3.1.2 Sekundäre lymphatische Organe

Die sekundär lymphatischen Organe als Wirkungsorte der Lymphozyten sind
- die Lymphknoten,
- die Milz,
- das Mukosa-assoziierte lymphatische Gewebe (MALT): also die Mandeln (Tonsillen), die Peyer-Plaques des Dünndarms sowie
- zusätzlich reichlich in der Schleimhaut des gesamten Verdauungstraktes befindliches lymphatisches Gewebe, das nicht zu Organen zusammengefasst ist.

Aufgabe aller dieser Gewebe ist es, das Eindringen von Mikroorganismen über die empfindlichen Schleimhäute zu verhindern und/oder eingedrungene Bakterien abzufangen und unschädlich zu machen.

## Lymphatischer Rachenring

Während die Haut durch ihre starke Verhornung und die Mundschleimhaut durch den Speichelfluss und das Lysozym geschützt sind, ist der Rachenraum eine erste kritische Stelle hinsichtlich der Abwehr von Erregern, die über Mund oder Nase eingedrungen sind. Daher ist der *Waldeyer-Rachenring* (**Abb. 3.4**) ein Zentrum des lymphatischen Gewebes.

Er wird gebildet von den Tonsillen (Mandeln) und den in der umgebenden Schleimhaut liegenden Lymphfollikeln. Zu den Tonsillen gehören:
- Rachenmandel
- Gaumenmandeln
- Zungenmandel

**Rachenmandel.** Die Rachenmandel (Tonsilla pharyngealis) bedeckt das Dach des oberen Rachenraums und grenzt direkt an die Schädelbasis. Auf diese Weise kontrolliert sie den Luftstrom durch die Nasenhöhle. Wie auch alle übrigen lymphatischen Organe erreicht die Rachenmandel im Schulalter ihre größte Ausdehnung. Nicht selten ragt sie so weit in den oberen Rachenraum *(Epipharynx)* vor, dass die hinteren Nasenlöcher eingeengt werden und das Kind nur noch erschwert durch die Nase atmen kann. Bei diesen

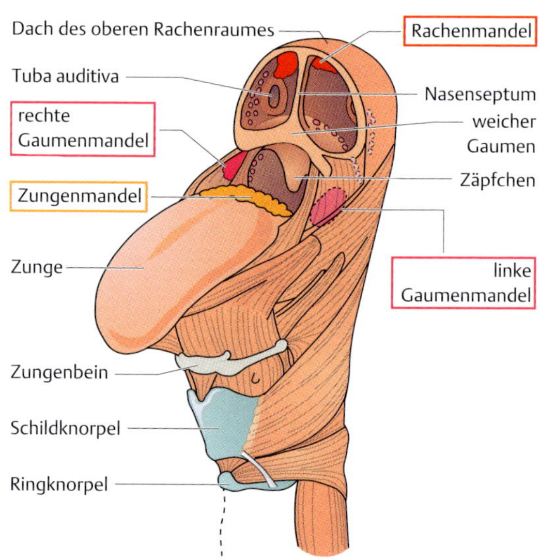


**Abb. 3.4 Waldeyer-Rachenring.** Rund um den oberen und mittleren Rachenraum liegt lymphatisches Gewebe in Form der Rachenmandel, der beiden Gaumenmandeln und der Zungenmandel. Nicht im Bild ist der sog. Seitenstrang, eine Anhäufung von Lymphgewebe links und rechts hinter den Gaumenbögen.

Kindern fällt der ständig geöffnete Mund und die nasale Sprache auf.

**Gaumenmandeln.** Die beiden Gaumenmandeln (Tonsillae palatinae) liegen beidseits des Eingangs zum mittleren Rachenraum zwischen dem vorderen und dem hinteren Gaumenbogen *(Arcus palatinus)*. Die 1 – 2 cm großen Organe entzünden sich häufig bei Erkältungskrankheiten. Außer schmerzhaften Schluckbeschwerden birgt jede Mandelentzündung (Tonsillitis) die Gefahr einer bakteriellen Besiedelung mit Streptokokken. Diese Erkrankung kann (selten) in eine gefährliche Nierenentzündung (Glomerulonephritis) oder eine Entzündung der Herzinnenhaut (Endokarditis) mit Beteiligung der Herzklappen übergehen.

**Zungenmandel.** Die Zungenmandel (Tonsilla lingualis) ist im Gegensatz zu Rachen- und Gaumenmandel kein eigenes Organ, sondern besteht aus lymphatischem Gewebe, das in den Zungengrund oberhalb des Kehldeckels eingelassen ist.

## Aufbau

Die Oberfläche der Mandeln ist durch tiefe Furchen (Fossae) und feine Krypten (Cryptae) vergrößert, die den Kontakt zwischen Antigenen und Immunzellen verbessern (**Abb. 3.5**).

In dem Grundgerüst aus retikulärem Bindegewebe liegen charakteristische *Lymphfollikel*, Vermehrungsstätten und Aufenthaltsort der B-Lymphozyten. Die Zone der T-Lymphozyten umgibt die Follikel. Aus einem Primärfollikel, der gleichmäßig mit ruhenden, kleinen Lymphozyten besetzt ist, entsteht 3 – 4 Tage nach dem Kontakt mit einem Antigen ein Sekundärfollikel. Zunächst vergrößert sich das Zytoplasma der B-Lymphozyten in der Mitte des Follikels, dem *Keimzentrum* (Reaktionszentrum). Hier vermehren sich die mit dem Antigen reagierenden B-Lymphozyten zu Vorläufern von Plasmazellen, wobei T-Lymphozyten und Makrophagen assistieren. Wie im Thymus finden sich auch hier stark verzweigte (dendritische) Zellen, die mit der Bildung von B-Gedächtniszellen in Verbindung gebracht werden. Alle Lymphfollikel gliedern sich in ein innen gelegenes, helleres Keimzentrum mit lebhafter Zellteilung von „unreifen" Zentroblasten und „reifen" Zentrozyten sowie in einen umgebenden dunkleren *Lymphozytenwall* aus B-Lymphozyten. Diese reifen hier unter Mithilfe von T-Zellen zu antikörperproduzierenden Plasmazellen heran.

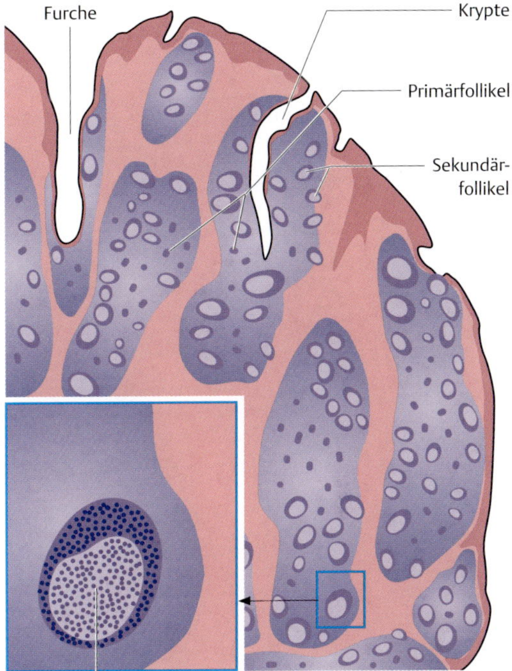


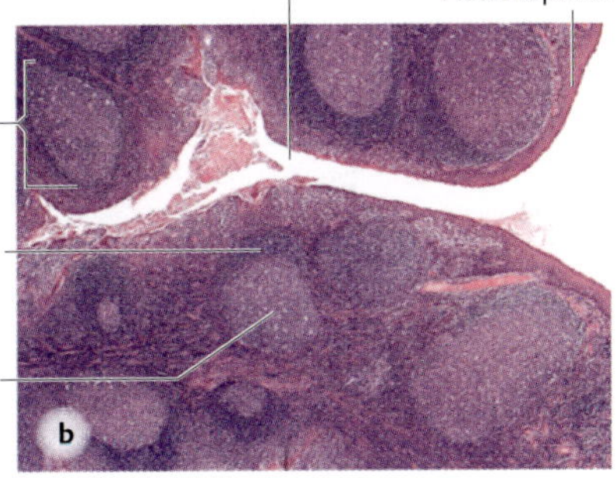


**Abb. 3.5 Schnitt durch eine Gaumenmandel.**
a Die Oberfläche der Mandeln ist durch grobe Furchen und feinere Krypten zerklüftet. Nach einem Antigenkontakt teilen sich die B-Lymphozyten in den Primärfollikeln und bilden größere Sekundärfollikel aus. Im Keimzentrum entstehen Plasmazellen und setzen Antikörper an die Oberfläche frei. Zwischen dem lymphatischen Gewebe befindet sich ein Gerüst aus Bindegewebe.
b Auf diesem histologischen Schnitt durch die Gaumenmandel ist die Anordnung von Sekundärfollikeln (B-Lymphozyten) entlang einer Krypte zu erkennen. Sie sind umgeben von der T-Zone, in der sich die T-Lymphozyten aufhalten.

KRANKHEITSLEHRE ***Tonsillitis.*** *Unter dem Begriff Tonsillitis (Mandelentzündung) wird in der Praxis die Entzündung der Gaumenmandeln verstanden. Diese wird meist durch Bakterien hervorgerufen, seltener durch Viren. Es kommt zu Schluckbeschwerden, Lymphknotenschwellung und einem allgemeinen Krankheitsgefühl mit Fieber und Abgeschlagenheit. Es sollte Bettruhe eingehalten werden, Halswickel und Rachenspülungen verschaffen Linderung der lokalen Schmerzen. Bei einer bakteriellen Ursache wird der behandelnde Arzt ein Antibiotikum verordnen. Treten wiederholt Infektionen auf, werden die Gaumenmandeln häufig operativ entfernt (Tonsillektomie).*

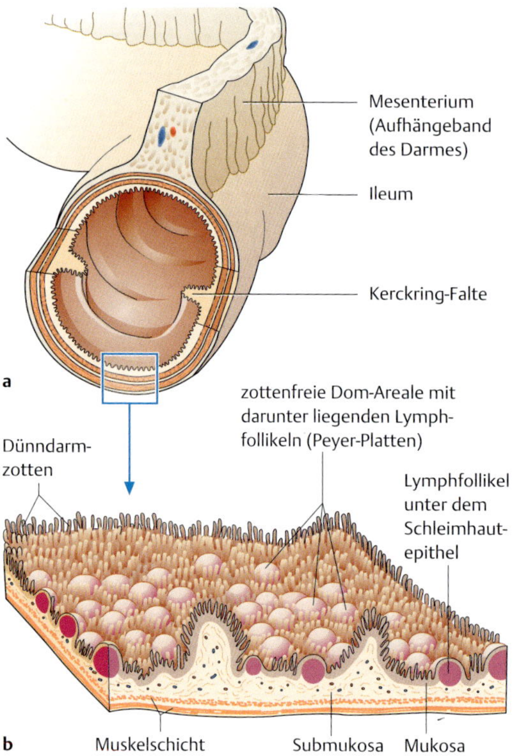


**Abb. 3.6 Lymphatisches Gewebe im Ileum.** Unter der Schleimhaut des unteren Dünndarmabschnitts liegen reichlich Lymphfollikel. Meistens lagern sich diese zu Peyer-Plaques zusammen. Sie liegen direkt unter dem Schleimhautepithel, sodass sie einen engen Kontakt zu Antigenen im Darmlumen bekommen.

● MERKE *Die Mandeln spielen eine Schlüsselrolle bei der spezifischen Immunabwehr über B-Lymphozyten. Sie überwachen Infektionen des Rachenraums und beugen so einer Entzündung der unteren Luftwege vor.*

### Lymphatisches Gewebe im Magen-Darm-Trakt

#### Peyer-Plaques

Der Magen–Darm-Trakt bietet aufgrund seiner großen Oberfläche für die mit der Nahrung aufgenommenen Krankheitserreger eine ideale Eintrittspforte. Deshalb sind in seinem gesamten Verlauf reichlich lymphatische Zellen in der Schleimhaut zu finden. Viele Bakterien und andere Antigene werden im Magen abgetötet. Zur Abwehr derer, die dennoch das Lumen des Ileums erreichen, befinden sich hier in der Schleimhaut dicht unterhalb des Epithels die *Peyer-Plaques* (Folliculi lymphatici aggregati). Es handelt sich um Gruppen von Lymphfollikeln (ca. 20 – 80 Follikel pro Plaque), die einen Durchmesser von mehreren Zentimetern annehmen können (**Abb. 3.6**). Im Schleimhautbereich über den Follikeln befinden sich keine Zotten und Krypten und einige der Epithelzellen sind spezialisiert auf den Transport von Antigenen. Die Schleimhaut des Wurmfortsatzes am Ende des Blinddarms ist vollständig von diesen gruppierten Lymphfollikeln umhüllt. Im Dickdarm dann überwuchert die physiologische Bakterienflora mögliche Krankheitserreger, sodass offensichtlich weniger spezielle Immunmechanismen erforderlich sind.

## 3.2 Lymphgefäße und Lymphknoten

### 3.2.1 Lymphgefäße

Die Lymphgefäße (Vasa lymphatica) sind die Abflusswege der im Überschuss aus den kleinsten Blutgefäßen (Kapillaren) in das Interstitium filtrierten Plasmaflüssigkeit (S. 248). Mit Ausnahme des Zentralnervensystems, des Knochenmarks, des Knochens und Knorpels durchziehen sie alle Körperregionen (**Abb. 3.1**). Das Lymphsystem beginnt blind mit feinen *Lymphkapillaren*, die als unregelmäßig geformte, von einem sehr platten Endothel ausgekleidete Haargefäße zwischen den Gewebezellen liegen. Die Lymphkapillaren fließen zu *Lymphbahnen* zusammen, welche die filtrierte Flüssigkeit (Lymphe) abtransportieren. Sie besitzen außer dem Endothel eine schwache Schicht glatter Muskulatur sowie in kurzen Abständen (0,5 – 2 cm) Klappen aus Endothelgewebe. Die Lymphe aus der unteren Körperhälfte und dem Darm fließt in der *Cisterna chyli* zusammen, die meist unmittelbar vor der Wirbelsäule im LWS-Bereich zu finden ist (**Abb. 3.1**). Von dort leitet sie der *Ductus thoracicus* zur linken Schlüsselbeinvene (V. subclavia), wo er im *Venenwinkel* zwischen dieser und der Drosselvene (V. jugularis interna) in die Blutbahn mündet. Die Lymphe aus dem Kopf- und Halsbereich, sowie aus dem rechten Arm drainiert in den Venenwinkel ihrer Körperseite.

● MERKE *Die Lymphbahnen beginnen blind im Gewebe als hochdurchlässige, mit Endothel ausgekleidete Lymphkapillaren. Sie vereinigen sich zu immer größeren Lymphgefäßen und führen schließlich über die Cisterna chyli in den Ductus thoracicus. Am Zusammenfluss meh-*

*rerer Lymphgefäße liegt jeweils ein Lymphknoten. Im Venenwinkel mündet das Lymphsystem wieder in den Blutkreislauf ein.*

## 3.2.2 Lymphknoten

### Aufbau

Am Zusammenfluss mehrerer Lymphgefäße zu einem größeren Transportgefäß finden sich regelmäßig Lymphknoten (Nodi lymphatici) als Filterstationen eingebaut. Die bohnenförmigen Organe haben i. d. R. einen Durchmesser von 0,3 – 1 cm, können aber, besonders bei Entzündungen, mehrere Zentimeter lang werden. Die zuführenden Lymphgefäße münden an der (konvexen) Außenfläche. Ein zentrales ableitendes Gefäß entspringt zusammen mit Arterie und Vene auf der (konkaven) Innenfläche, dem *Hilus* (**Abb. 3.7**).

Die Lymphe gelangt zunächst in einen schmalen Spaltraum unterhalb der derben Kapsel, den sog. Randsinus (Sinus marginalis). Von der Kapsel ziehen bindegewebige Trabekel speichenförmig zum Hilus. Beidseits der Trabekel setzt sich der Randsinus als Intermediärsinus (Sinus intermedius) fort und mündet in den hilusnahen Marksinus (Sinus terminalis). Zwischen den Sinus liegt reichlich lymphatisches Gewebe in Form oberflächlicher Lymphfollikel (Rinde, kortikale Zone, B-Zell-Region) und einer darunter liegenden homogenen Zone aus T-Lymphozyten (parakortikale Zone, T-Zell-Region).

### Funktion

Lymphknoten filtern und reinigen die Lymphe. Makrophagen phagozytieren Bakterien, virusinfizierte Zellen und angeschwommene Krebszellen und präsentieren deren Antigene. Nun aktivierte und Antikörper bildende Plasmazellen gelangen über abführende Lymphgefäße schließlich in das Blut.

In der Regel rufen Erreger, die sich an einer Stelle im Zwischenzellraum eingenistet haben (z. B. durch kleinere infizierte Verletzungen), zunächst eine lokal entzündliche Reaktion des nächstgelegenen Lymphknotens und eine eng umgrenzte Lymphozytenvermehrung hervor. Erst wenn dieser Lymphknoten mit der Infektion nicht mehr fertig wird, entlässt er Erreger in die Blutbahn oder den abführenden Lymphstrom.

● MERKE *Jeder Lymphknoten ist ein vorgeschobener Posten des Immunsystems. Seine Lymphozyten bekämpfen Infektionen oder Krebszellen vor Ort, also bevor die Krankheit den ganzen Körper befallen kann.*

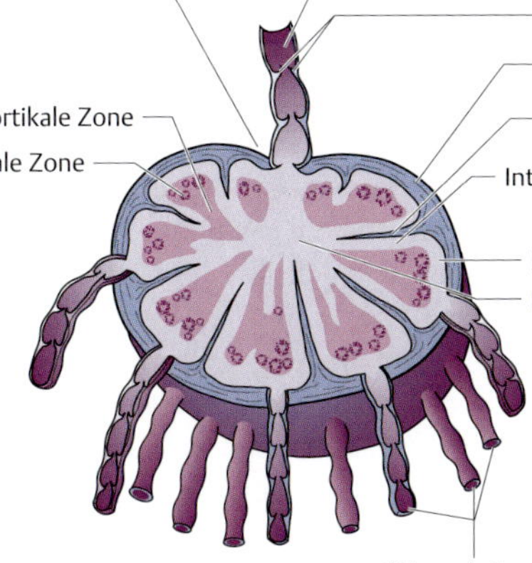


**Abb. 3.7 Lymphknoten.** Die Lymphe fließt von der Rinde des Lymphknotens über den Randsinus und die Intermediärsinus zum Marksinus und von dort in das klappenhaltige abführende Lymphgefäß. Sie gerät dabei in enge Nachbarschaft zum lymphatischen Gewebe. Achten Sie darauf, dass Lymphfollikel nur in der Außenzone vorkommen (kortikale Zone), während weiter innen (parakortikale Zone) das Lymphgewebe homogen verteilt ist.

● KRANKHEITSLEHRE ***Lymphatische Metastasen.*** *Die meisten Krebsarten metastasieren entlang der Lymphwege. Das heißt, Krebszellen schwimmen zunächst nicht im Blut, sondern in der Lymphflüssigkeit. Der nächstgelegene Lymphknoten setzt sich mit diesen Zellen auseinander. Wenn der Krebs die Oberhand behält, bildet sich hier eine Tochtergeschwulst, eine Lymphknotenmetastase. Der Lymphknoten schwillt dann genau wie bei einer Infektion an, ist jedoch im Gegensatz dazu weder druckschmerzhaft noch überwärmt. Wenn man den Lymphknoten nicht mehr gegen die Umgebung verschieben kann, ist dies ein Zeichen für eine Invasion von Krebszellen aus dem Lymphknoten ins Nachbargewebe.*

## 3.2.3 Milz

### Funktion

Im Gegensatz zu den Lymphknoten, welche die extrazelluläre Flüssigkeit überwachen, ist die Milz als Kontroll- und Filterstation für das Blut in den großen Kreislauf eingebaut. Das gesamte Blutvolumen fließt täglich viele Male durch sie hindurch. Hier werden altersschwache Erythrozyten erkannt und abgebaut und es warten 20 – 30 % aller Lymphozyten auf ihren Einsatz.

Die Milz erfüllt damit zentrale Funktionen im Organismus, ist aber trotzdem nicht unbedingt lebensnotwendig: Wenn nach Verletzungen oder bei bestimmten Erbkrankheiten die Milz entfernt werden muss, übernehmen andere lymphatische Organe und v. a. die Leber ihre Funktion.

## Lage

Seit Generationen ist die Milz als „4711-Organ“ bekannt, weil sie 4 cm dick, 7 cm breit und 11 cm lang sein soll. Natürlich liefern diese Angaben nur einen groben Richtwert, zumal die Milz im Verlauf von Infektionskrankheiten oder durch Einlagerung pathologischer Stoffwechselprodukte (Speicherkrankheiten) auf ein Vielfaches dieser Größe anschwellen kann. Sie liegt im linken Oberbauch direkt unterhalb des Zwerchfells. Ihre Längsachse folgt im Liegen der 10. Rippe, sodass sie vollständig innerhalb des knöchernen Brustkorbs liegt (**Abb. 3.8**). Nur eine stark vergrößerte Milz ragt über den linken Rippenbogen hinaus und wird dann tastbar.

Als ein in der Bauchhöhle gelegenes (intraperitoneales, S. 323) Organ ist die Milz vollständig von Bauchfell umgeben. Bauchfellfalten stellen Kontakt zu den Nachbarorganen her. Innerhalb einer dieser Bauchfellfalten, (Lig. lienorenale: Milz- und Nierenband) verlaufen die Milzarterie (A. lienalis) und die Milzvene (V. lienalis). Das Blut der Milzvene gelangt dann über die Pfortader (V. portae) zur Leber.

## Aufbau

Die Milz besitzt die Form einer abgeplatteten Bohne (**Abb. 3.9, a**). Ihre konvexe Außenfläche schmiegt sich dem hinteren Teil der linken Zwerchfellkuppel an. An ihrer eingezogenen Eingeweidefläche befindet sich die Eintrittspforte *(Milzhilus)* für die versorgenden Gefäße (**Abb. 3.9, b**). Der Milzhilus ist der einzige Teil des Organs, der nicht von Bauchfell umgeben ist. Hier spaltet sich die Milzarterie bereits in mehrere Äste auf.

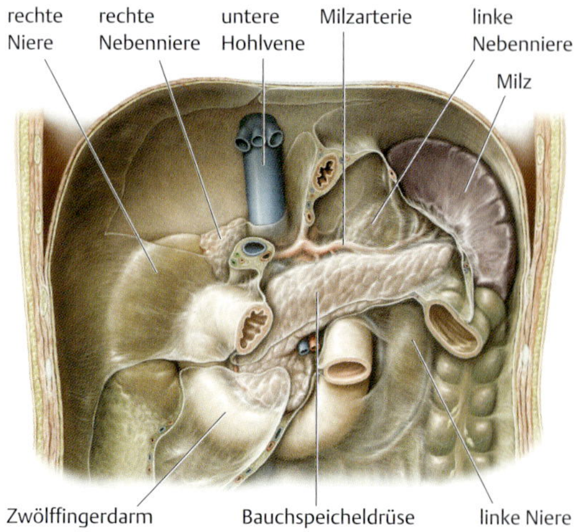


**Abb. 3.8 Lage der Milz.** Dieses Schema zeigt die Lage der Oberbauchorgane, nachdem der Magen und die hintere Bauchfellwand entfernt wurden. Die Milz liegt im linken Oberbauch und grenzt an Zwerchfell, Magen, Bauchspeicheldrüse (Pankreas), Niere und Nebenniere.

● **MERKE** *Die Milz steht im Dienste der Abwehr und baut rote Blutkörperchen ab. Sie liegt links unter dem Zwerchfell, im Schutze des knöchernen Brustkorbs. Schwere Verletzungen und Rippenbrüche können die Milz den-*

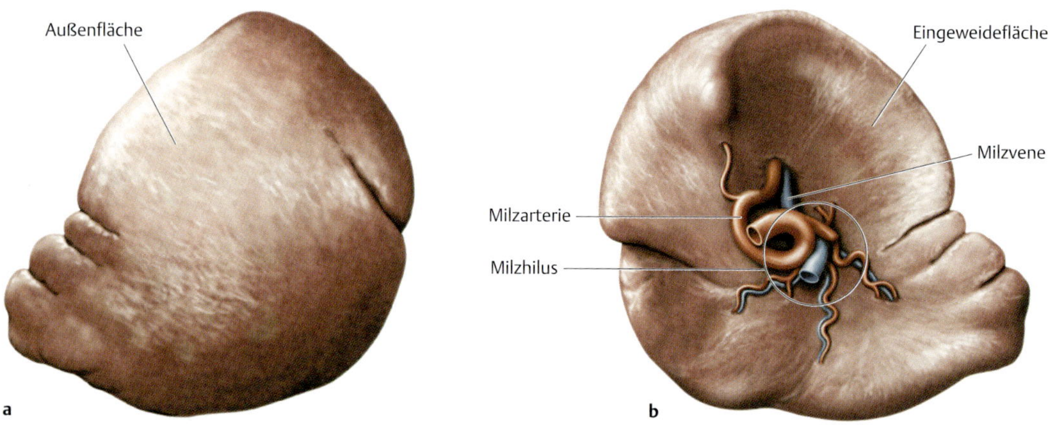


**Abb. 3.9 Milz.**
**a** Sie schauen auf die Außenfläche der Milz. Ihre Form ist recht variabel und erinnert an eine Kaffeebohne. Eine straffe Bindegewebskapsel umgibt das weiche Milzgewebe.
**b** Auf der Eingeweidefläche ziehen die versorgenden Gefäße ins Innere, dabei teilt sich die Milzarterie schon vor ihrem Eintritt in das Organ auf.

*noch beschädigen und zu lebensbedrohlichen Blutungen in den Bauchraum führen.*

KRANKHEITSLEHRE ***Milzruptur.*** *Nach einem stumpfen Bauchtrauma (z. B. Faustschlag, Gurttrauma beim Autounfall) oder linksseitigen Frakturen der 8.–10. Rippe muss der betroffene Patient kontinuierlich überwacht werden, weil es noch nach Tagen zu einer lebensgefährlichen Kapseleinblutung der Milz mit nachfolgendem Riss der Kapsel kommen kann. Für die Krankenbeobachtung relevant sind u. a.:*

- *Blutdruck*
- *Puls*
- *Abwehrspannung des Bauches*
- *Bauchumfang*
- *Ausscheidung*
- *Schmerzäußerungen des Patienten*

## Feinbau

Die 2 sehr unterschiedlichen Aufgaben der Milz spielen sich auch in unterschiedlichen Bereichen ab: Die rote Pulpa ist gut durchblutet und Makrophagen bauen dort überalterte rote Blutkörperchen ab. Die weiße Pulpa besteht aus lymphatischem Gewebe, das entlang von Gefäßen in Lymphscheiden (T-Lymphozyten) bzw. Lymphfollikeln (B-Lymphozyten) organisiert ist.

Auf einem Schnitt (**Abb. 3.10**) durch die Milz erkennt man unter einer derben bindegewebigen Organkapsel (Capsula fibrosa) ein schwammartiges Netzwerk aus retikulärem Bindegewebe (S. 22). Es ist komplett von weiten venösen Blutleitern durchzogen und bildet die *rote Pulpa* (80 %). Innerhalb der roten Pulpa finden sich tausende stecknadelkopfgroße hellere Bezirke (Malpighi-Milzkörperchen), welche alle zusammengenommen die *weiße Pulpa* ausmachen (20 %).

**Milzbalken.** Von dem Hilus der Eingeweidefläche aus ziehen bindegewebige Balken in die Tiefe des Organs. In diesen Balken (Trabekeln) ziehen die sich aufzweigenden Arterienäste *(Balkenarterien)* der Milzarterie.

**Malpighi-Milzkörperchen.** Die Balkenarterien verzweigen sich in sog. *Zentralarterien*. Dieser Name beschreibt ihre Lage in einem konzentrischen Zylinder aus lymphatischem Gewebe, der *Lymphscheide*. Die Lymphscheiden bestehen nahezu ausschließlich aus T-Lymphozyten. Zusätzlich finden sich in direkter Nachbarschaft zahlreichen Lymphfollikel (Sekundärfollikel) mit B-Lymphozyten unterschiedlicher Reifungsstadien. Im Querschnitt erscheinen die Lymphscheiden je nach Schnittrichtung rund bzw. oval und werden Malpighi-Milzkörperchen genannt.

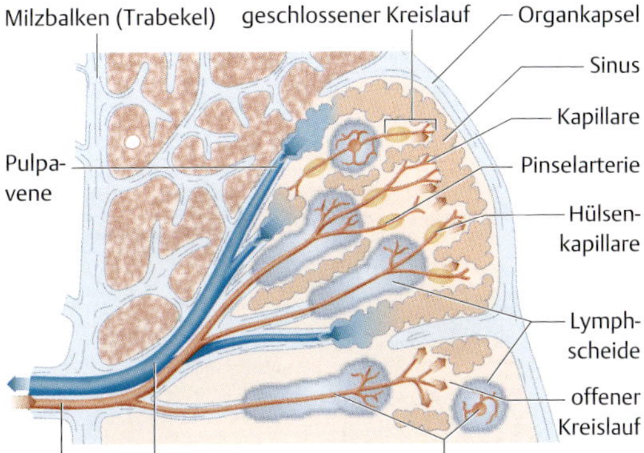


**Abb. 3.10 Aufbau der Milz.** Auf der Schemazeichnung erkennen Sie den schwammartigen Aufbau der Milz. Blau sind die venösen Milzsinus gezeichnet, rot das retikuläre Bindegewebe der sog. roten Pulpa. Lymphscheiden und -follikel (weiße Pulpa) umgeben die Arterien in der Nähe ihrer Endaufzweigungen. Die Abbildung zeigt sowohl frei im Bindegewebe endende Pinselarterien (offener Kreislauf) als auch durchgehende Kapillaren, deren Blut direkt in die Milzsinus fließt (geschlossener Kreislauf).

**Pinselarterien.** Am Ende eines Lymphstrangs teilt sich die Zentralarterie (wie die Borsten eines Malerpinsels) in eine Vielzahl von *Pinselarterien* auf, die zum Teil offen in der roten Pulpa enden. Das Blut fließt also frei zwischen den Bindegewebszellen und wird dann in sehr weitlumige venöse Blutleiter (Sinus) aufgenommen. Bei ihrer Passage durch die engen Zwischenräume zwischen den Pulpazellen und den Gefäßwandzellen müssen die Erythrozyten sehr flexibel sein. Alte Blutkörperchen, die nicht mehr ausreichend verformbar sind, bleiben hängen und werden von zahlreich vorhandenen Makrophagen abgebaut. Diese Arbeit wird den Makrophagen durch das weite Lumen der Milzsinus erleichtert, denn der wirksame Querschnitt der Milzstrombahn wird enorm vergrößert. Zusätzlich wird die Blutströmungsgeschwindigkeit stark verlangsamt.

3

# 4 Hormonsystem

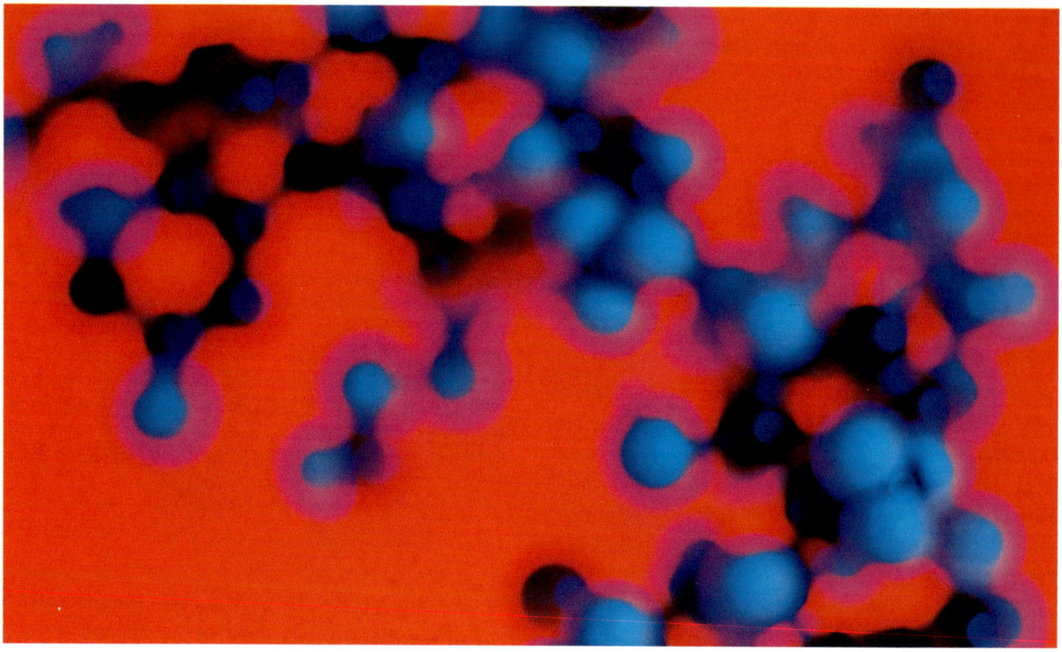



4

## 4.1 Einführung

DEFINITION ***Hormone*** *sind extrazelluläre Signalmoleküle (Botenstoffe), die an den Zielzellen spezifische Stoffwechselprozesse auslösen.*

Das Hormonsystem ist stammesgeschichtlich sehr alt. Bereits primitive wirbellose Tiere, ja sogar einzellige Mikroorganismen verwenden chemische Botenstoffe (Hormone) als Übermittler von Nachrichten zwischen einem „Zentrum" und verschiedenen Organen bzw. Organellen.

So rechnet man zu den Hormonen chemische Botenstoffe, die eine spezifische Reaktion auslösen können und nicht ausschließlich intrazellulär wirken. Die meisten Hormone werden von endokrinen Drüsenepithelzellen gebildet und entweder auf dem Blutweg (**Abb. 4.1, a**) oder durch Diffusion (Gewebshormone, *parakrine* Hormone, **Abb. 4.1, b**) zu den Zielzellen gebracht. Auch eine direkte Rückwirkung auf die hormonproduzierende Zelle selbst ist möglich (*autokrine* Hormone, **Abb. 4.1, c**).

Allerdings ist der Übergang zu anderen Signalstoffen fließend. So entsprechen sie z. B. im Nervensystem den Neurotransmittern und im Immunsystem den Zytokinen.

Zu jedem Hormon gehören spezifische Rezeptoren an den Zielzellen, die nur mit einem ganz bestimmten Hormon reagieren, dieses jedoch bereits in kleinsten Spuren (meist 100 pmol/l bis 100 nmol/l) erkennen. Für ein bestimmtes Hormon hat jede Zelle maximal einen Rezeptortyp, der dann eine entsprechende zelluläre Wirkung auslöst.

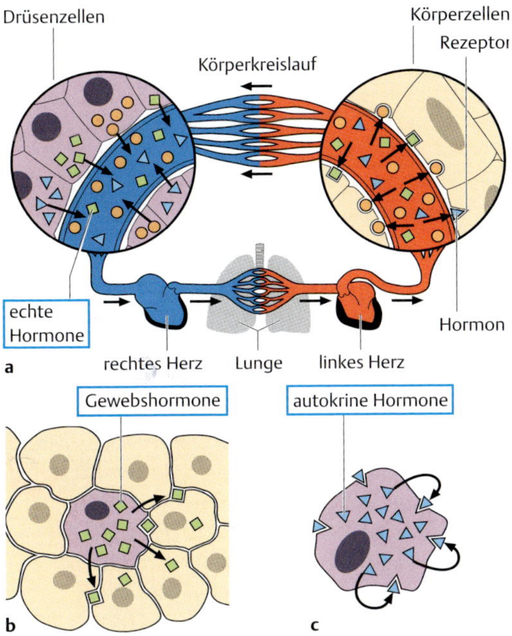


**Abb. 4.1 Wirkungsweise von Hormonen.**
**a** Ein Hormon wird von spezialisierten Zellen in den venösen Blutkreislauf abgegeben (links), erreicht über Lunge und Herz mit dem arteriellen Blut seine Zielzellen (rechts) und wirkt über Rezeptoren an deren Zellmembran. Beachten Sie, dass eine Zielzelle mehrere unterschiedliche Rezeptoren besitzen kann.
**b** Gewebshormone wirken ohne Einschaltung des Blutkreislaufs direkt auf die benachbarten Zellen.
**c** Autokrine Hormone wirken sogar auf die hormonproduzierende Zelle selbst zurück.

## 4.1.1 Hormonsystem und Nervensystem

Das Hormonsystem (endokrine System) dient wie das Nervensystem der Informationsübermittlung und ist mit diesem funktionell eng verbunden. Beide Systeme reagieren auf wechselnde körperliche Belastungen und ergänzen einander sinnvoll.

**Reaktionszeit.** Das Hormonsystem reagiert langsam. Für die Ausbreitung eines Botenstoffes mit dem Blutstrom ist die Blutströmungsgeschwindigkeit entscheidend. Die schnellsten Hormone benötigen daher mind. 5 – 10 s, um einen ersten Effekt auszulösen. Meist wirken Hormone im Verlauf von 30 min bis zu 3 h, manche Wirkungen (Wachstumshormon) werden erst nach Monaten sichtbar.

**Wirkorte.** Im Gegensatz zum Nervensystem erreichen Hormone alle Zellen des Körpers, also nicht nur diejenigen Gewebe, die auch mit Nervenfasern versorgt sind. Hormone steuern dementsprechend Vorgänge, welche sehr viele und unterschiedliche Gewebe betreffen, während die Wirkungen des Nervensystems meistens spezifischer ausfallen.

**Afferenz und Efferenz.** Das Hormonsystem wirkt fast ausschließlich efferent (vom Zentrum ausgehend), sendet also zwar Signale in die Peripherie aus, erhält aber kaum Nachrichten von außerhalb des Organismus, also über veränderte Umweltbedingungen. Allerdings reagiert das Hormonsystem sehr sensibel auf Veränderungen des inneren Milieus des Körpers. Das Nervensystem besteht hingegen aus einem gleichberechtigten afferenten (zum Zentrum gerichteten) und efferenten System, das gleichermaßen Informationen aus der Umwelt und aus dem Körperinneren verarbeitet.

## 4.1.2 Biochemischer Aufbau

Alle Hormone gehören einer der nachfolgend aufgeführten Stoffklassen an:

- *Amine* (Adrenalin, Noradrenalin, Dopamin usw.) entstehen aus den Aminosäuren Tyrosin oder Tryptophan. Es handelt sich um kleine Moleküle, welche die hormonproduzierende Zelle in Vesikeln speichert und bei Bedarf durch Exozytose freisetzt. Viele Amine wirken sowohl als Neurotransmitter im Nervensystem als auch als klassische Hormone über den Blutweg.
- *Peptidhormone* (CCK, Sekretin, VIP, alle Hormone des Hypothalamus und der Hypophyse usw.) sind kurze Eiweißketten aus ca. 8 – 100 Aminosäuren. Einige größere Peptidhormone tragen Zuckerreste und werden dementsprechend Glykoproteinhormone genannt (z. B. FSH, LH, TSH, EPO).
- *Steroidhormone* (z. B. Kortisol, Aldosteron, Sexualhormone) sind Abkömmlinge des Cholesterins. Sie entstehen in der Nebennierenrinde oder den Keimdrüsen und werden von der Leber abgebaut. Wegen fehlender Speichermöglichkeiten ist der Wirkungseintritt von Steroidhormonen relativ träge, ihre Wirksamkeit hält aber dafür umso länger an.
- *Arachidonsäure*, eine mehrfach ungesättigte Fettsäure, ist die Vorläufersubstanz für viele Gewebshormone. Am bekanntesten aus dieser Substanzgruppe sind die Prostaglandine. Diese Stoffe modulieren Entzündungsreaktionen und die Schmerzwahrnehmung.

Kleine Modifikationen an einem Hormonmolekül können dessen Wirkung radikal verändern. So entscheidet bei den Steroidhormonen z. B. manchmal eine einzige OH-Gruppe darüber, ob das Molekül als weibliches oder als männliches Sexualhormon wirkt. Auch bei den Aminen bewirkt eine kleine chemische Umwandlung, dass das die Blutgefäße erweiternde Dopamin zum gefäßverengenden Noradrenalin wird.

● MERKE *Hormone übermitteln Signale zwischen Körperzellen entweder direkt (autokrine oder parakrine Hormone) oder auf dem Blutweg. Ihre Konzentration ist dabei extrem gering. Die Informationsübermittlung ist langsamer und nicht so zielgenau wie im Nervensystem. Hormone werden nach Ende ihrer Wirksamkeit wieder zu inaktiven Substanzen abgebaut.*

## 4.2 Hormonproduzierende Organe

Zu den endokrinen Organen, die ausschließlich im Dienste des Hormonsystems stehen, gehören:
- Hypophyse
- Schilddrüse
- Nebenschilddrüsen
- Nebennieren

Andere Organe erfüllen noch weitere Aufgaben und die endokrinen Zellen machen nur einen Teil ihres Gewebes aus. Zu ihnen zählen z. B. die Bauchspeicheldrüse (S. 334), die Eierstöcke und die Hoden (S. 364). Außerdem kommen im Körper einzeln verteilt oder in Gruppen hormonbildende Zellen vor (z. B. im Magen-Darm-Trakt oder im Atemsystem). **Abb. 4.2** zeigt eine Übersicht der endokrinen Drüsen und ihrer Hormone.

### 4.2.1 Hypothalamus und Hypophyse

**Hypothalamus.** Der Hypothalamus ist ein Teil des Zwischenhirns und liegt als etwa daumennagelgroße Region in der Mitte der Hirnbasis (**Abb. 4.3**, s. a. Kap. 5, S. 106). Ein vielen der endokrinen Drüsen übergeordnetes System stellt die Funktionseinheit aus Hypothalamus und Hypophyse da. Das ***Hypothalamus-Hypophysen-System*** (**Abb. 4.5**) stellt die Schnittstelle zwischen Nerven- und Hormonsystem dar.

Als Teil des Zentralnervensystems (ZNS) erhält der Hypothalamus Informationen über Einflüsse auf den Körper von außen und die inneren Vorgänge im Organismus. Die verarbeiteten Informationen kann er in

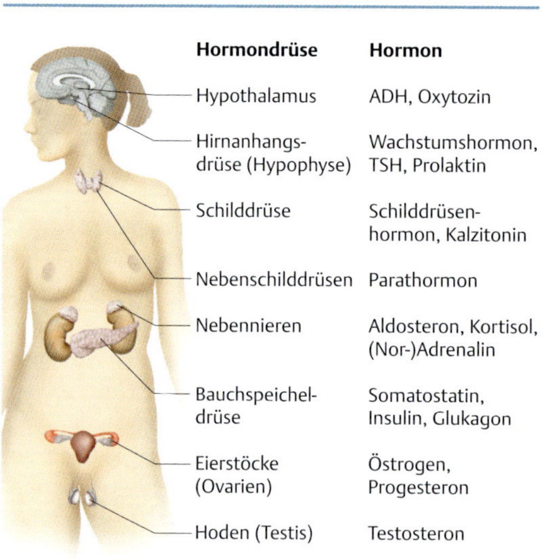


**Abb. 4.2 Endokrine Drüsen.** Einige dieser Drüsen sind anatomisch und funktionell eigenständige Organe, andere Organe enthalten endokrines Gewebe, erfüllen aber auch noch weitere Aufgaben (z. B. Bauchspeicheldrüse, Hoden, Eierstöcke).

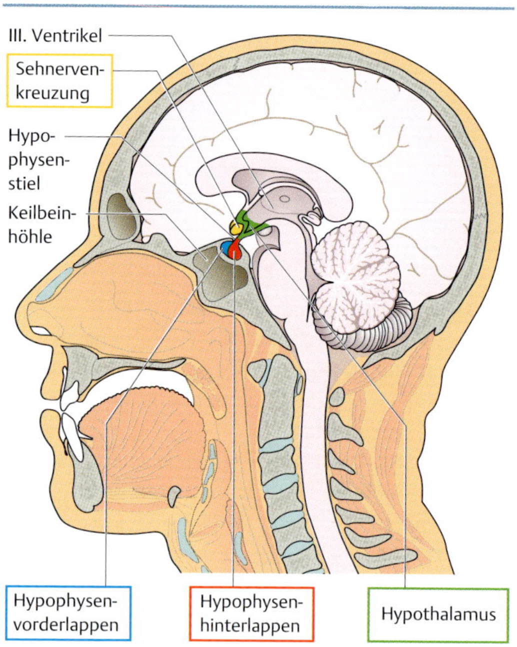


**Abb. 4.3 Steuerorgane des Hormonsystems.** Hypophyse und Hypothalamus liegen in der Mitte der Schädelbasis, direkt unterhalb der Sehnervenkreuzung. Der Hypothalamus ist ein Teil des Zwischenhirns. Beachten Sie die Nachbarschaft der Hypophyse zur Keilbeinhöhle.

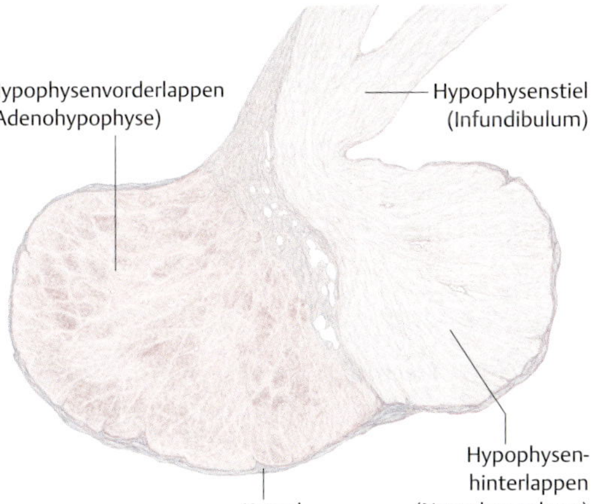


**Abb. 4.4 Hypophyse.** Auf dieser Abbildung erkennen Sie die Gliederung der Hypophyse in ihre beiden Anteile. Im Vorderlappen liegen hormonproduzierende Zellen, während das Gewebe des Hinterlappens aus Axonendigungen besteht, deren Zellkörper im Hypothalamus liegen.

einen „hormonellen Befehl" umgewandelt an die Hypophyse weitergeben.

**Hypophyse.** Die Hypophyse (Glandula pituitaria, Hirnanhangdrüse) ist ein ungefähr haselnussgroßes Organ von 0,4 – 1 g Gewicht. Sie hängt vorne – unterhalb des Hypothalamus – am Hypophysenstiel und unterteilt sich in 2 Lappen (**Abb. 4.4**, **Abb. 4.5**):

- hinterer Lappen (Neurohypophyse)
- vorderer Lappen (Adenohypophyse)

## Hyophysenhinterlappen

Der Hinterlappen der Hypophyse (HHL) wird auch *Neurohypophyse* genannt. Er enthält keine hormonproduzierenden Zellen. Vielmehr enden hier dicke Axone (S. 28) von Nervenzellen, deren Zellkörper in 2 Kerngebieten im Hypothalamus liegen (**Abb. 4.5**). Diese Kerngebiete sind der Nucleus supraopticus und der Nucleus paraventricularis. In diesen Kerngebieten werden die Neurohormone Antidiuretisches Hormon (ADH, auch Adiuretin oder Vasopressin genannt) und *Oxytozin* produziert. Über die Axone gelangen sie nun in den Hypophysenhinterlappen und werden von dort in das venöse Blut (Sinus cavernosus) abgegeben.

Warum setzt der Hypothalamus diese Hormone eigentlich nicht direkt frei, sondern nutzt den „Umweg" über den HHL: Die Hypophyse ist eines der wenigen Gebiete des Zentralnervensystems, die nicht der *Blut-Hirn-Schranke* (S. 247) unterliegen, d. h., die gefensterten Kapillaren der Hypophyse erlauben den direkten Durchtritt von Stoffen aus dem Interstitium in das Blut (sog. neurohämale Region). Würde der Hypothalamus die beiden genannten Peptidhormone direkt freisetzen, so blieben sie im Interstitium „stecken" und würden den allgemeinen Kreislauf nicht erreichen.

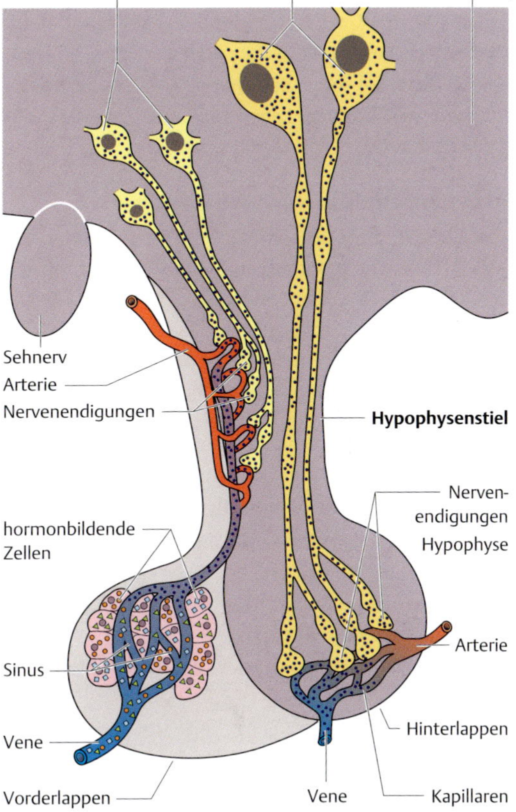


**Abb. 4.5 Hypothalamus-Hypophysen-System.** Im Hypophysenhinterlappen geben die dicken Axone der sekretorischen Hypothalamuszellen Neurohormone direkt ans Blut ab (rechts). Demgegenüber gibt der Hypothalamus seine Steuerhormone an ein kleines Pfortadersystem im Hypophysenstiel ab. Die Steuerhormone erreichen dadurch sehr direkt ihre Zielzellen im Hypophysenvorderlappen und veranlassen diese ihrerseits zur Hormonsekretion.

## Hypophysenvorderlappen

Während der HHL ein Anhängsel des Nervensystems ist, besteht der HVL (Hypophysenvorderlappen, *Adenohypophyse*) aus Drüsenepithelgewebe, das während der Embryonalzeit aus der Rachendachregion aus-

4

gewandert ist. Entsprechend zeigen die Zellen des HVL die Charakteristika einer endokrinen Drüse: Sie liegen in Gruppen zusammen, sind nahezu würfelförmig und haben ein ausgesprochen gut entwickeltes raues endoplasmatisches Retikulum (als Zeichen einer starken Proteinsynthese) sowie Speichervesikel. Die Kapillaren sind wie in Milz und Leber zu Sinus erweitert, das Kapillarendothel ist gut durchlässig.

### Steuerung der Hormonausschüttung

Im Gegensatz zum HHL enthält der HVL keine Nervenfasern. Dennoch unterliegt die Hormonausschüttung der Kontrolle des Hypothalamus. Dieser produziert außer den o. g. *Neurohormonen* des HHL weitere Hormone. Dieses sind *Steuerhormone*, die über ein kleines Pfortadersystem (2 hintereinander geschaltete Kapillargebiete) zu den Zellen des Vorderlappen der Hypophyse gelangen.

### Pfortadersystem der Hypophyse

Dieses Pfortadersystem erhält insgesamt 4 arterielle Zuflüsse:

- 2 obere Hypophysenarterien (Aa. hypophysiales superiores) aus der Hirnbasis
- 2 untere Hypophysenarterien (Aa. hypophysiales inferiores)

Sie vereinigen sich zu dem ersten Kapillargebiet im Hypophysenstiel. Hierhinein sezernieren die Zellen des Hypothalamus ihre Steuerhormone. Die Kapillaren bilden wieder ein größeres Gefäß, das zur Hypophyse zieht und sich hier in ein weiteres Kapillargebiet verzweigt. So erhalten die Steuerhormone schnellen Kontakt zu den Drüsenzellen und regulieren deren Hormonausschüttung.

## Steuerhormone des Hypothalamus

Die meisten Steuerhormone des Hypothalamus sind Peptide. Je nachdem, ob sie die Ausschüttung eines Hypophysenhormons fördern oder hemmen, unterscheiden die Endokrinologen *Releasing Hormones* (Endung -RH) von *Inhibiting Hormones* (Endung -IH). Weiterhin gebräuchlich sind die gleichbedeutenden Begriffe -liberin (-RH) und -statin (-IH). Es folgt ein Überblick über die wichtigsten Steuerhormone des Hypothalamus (**Abb. 4.6**):

- *CRH* (Corticotropin releasing Hormone, Kortikoliberin) fördert die Freisetzung von ACTH (adrenokortikotrophes Hormon) aus dem Hypophysenvorderlappen. ACTH wirkt wiederum auf die Nebennierenrinde. Die CRH-Sekretion erreicht ihr Maximum in den Nachtstunden, sodass frühmorgens die Kortisol-

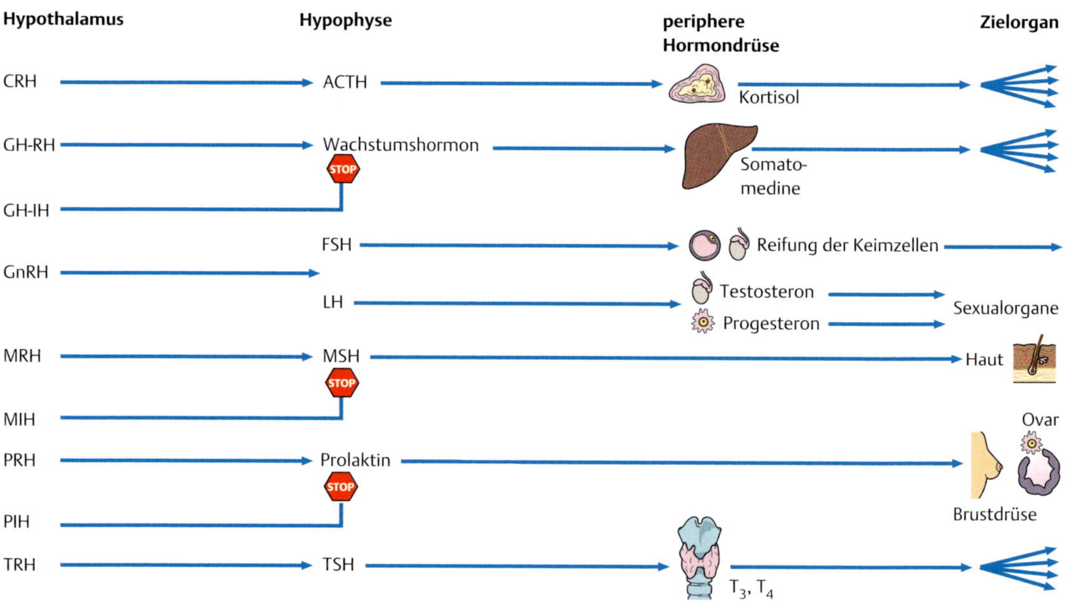


**Abb. 4.6 Glandotrope und effektorische HVL-Hormone.** Der Hypophysenvorderlappen produziert sowohl effektorische Hormone, welche direkt auf die Zielzellen einwirken (z. B. Prolaktin und MSH) als auch glandotrope Hormone, die ihrerseits auf Hormondrüsen wie z. B. Nebenniere und Schilddrüse wirken. Die Hormonsekretion steht dabei unter dem Einfluss fördernder und hemmender Steuerhormone aus dem Hypothalamus (links).

4

Blutspiegel am höchsten sind (zirkadiane Rhythmik).
- *GH-RH* (Growth Hormone releasing Hormone, Somatoliberin) fördert die Freisetzung von Wachstumshormon aus dem HVL. GH-RH übt einen Einfluss auf das Längenwachstum vor der Pubertät, auf das Wachstum der inneren Organe und auf den Stoffwechsel aus.
- *GH-IH* (Growth Hormone inhibiting Hormone, Somatostatin) ist der Gegenspieler von GH-RH. Es bremst als Produkt der D-Zellen des Magens und Pankreas außerdem die Freisetzung von Insulin und Glukagon sowie die Magensekretion und Magen-Darm-Motorik.
- *GnRH* (Gonadotropin releasing Hormone, Gonadoliberin [mehrere Typen: FSH-RH, LH-RH]) fördert die Freisetzung von FSH und LH und steuert somit die Sexualfunktion von Frau und Mann. Früher nahm man an, dass die Ausschüttung von FSH und LH von 2 unterschiedlichen Steuerhormonen kontrolliert wird, da sie keineswegs immer gleichzeitig freigesetzt werden. Heute weiß man, dass Sexualsteroide die Ansprechbarkeit der FSH- und LH-produzierenden Zellen in der Hypophyse auf GnRH modulieren und damit ein gemeinsames hypothalamisches Steuerhormon ausreicht.
- *MRH* (Melanotropin releasing Hormone, Melanoliberin) fördert die Freisetzung von Melanotropin (MSH) aus dem HVL und verstärkt damit die Pigmentierung der Haut.
- *MIH* (Melanotropin inhibiting Hormone, Melanostatin) ist der Gegenspieler von MRH und bremst die MSH-Ausschüttung aus dem HVL.
- *PRH* (Prolactin releasing Hormone, Prolaktoliberin) ist ein Peptid, welches die Freisetzung von Prolaktin aus dem HVL fördert. Prolaktin stimuliert das Wachstum der Brustdrüse und die Milchsekretion.
- *PIH* (Prolactin inhibiting Hormone, Prolaktostatin) ist ausnahmsweise kein Peptid, sondern der Tyrosinabkömmling Dopamin. Es hemmt die Prolaktinausschüttung und hat mit Sicherheit eine wesentlich größere Bedeutung als PRH. So erleiden Patientinnen, die im Rahmen einer psychiatrischen Erkrankung mit Dopaminhemmstoffen behandelt werden, eine überschießende Prolaktinfreisetzung. Sie haben also Milchfluss in der Brustdrüse und bekommen, ähnlich wie stillende Mütter, keinen Eisprung.
- *TRH* (Thyreotropin releasing Hormone, Thyroliberin) fördert die Freisetzung von TSH aus dem HVL, welches die Schilddrüse dazu veranlasst, T 3 und T 4 ans Blut abzugeben. TRH wird routinemäßig zur Diagnose der Schilddrüsenfunktion verabreicht.

● MERKE *Der Hypothalamus liegt im unteren Zwischenhirn. Er ist die Nahtstelle zwischen Hormon- und Nervensystem. Er gibt seine Hormone entweder über den Hypophysenhinterlappen direkt ins Blut ab (ADH und Oxytozin = Vasopressin) oder regelt über Steuerhormone die Hormonproduktion im Hypophysenvorderlappen.*

## Hormone des Hypophysenvorderlappens

Zwei Arten von Hormonen des Hypophysenvorderlappens gilt es zu unterscheiden:
- glandotrope Hormone
- nicht glandotrope Hormone

Glandotrop, d. h. „auf Drüsen wirkend“, sind Hormone, die als Steuerorgane untergeordnete Hormondrüsen beeinflussen. Nicht glandotrope Hormone (oder effektorische Hormone) hingegen wirken direkt auf ihre Zielzellen.

### Nicht glandotrope (effektorische) Hormone

Zu den Hormonen, die einen direkten Effekt (ohne Umweg über eine weitere hormonproduzierende Drüse) bei ihren Zielzellen bewirken, gehören:
- Prolaktin
- Wachstumshormon
- MSH

**Prolaktin.** Prolaktin regt in der Spätschwangerschaft und nach der Geburt die Milchproduktion in der Brustdrüse an. Besonders in der Stillzeit sind Schwankungen der Prolaktinsekretion mit ausgeprägten Veränderungen der Stimmungslage verbunden.

**Wachstumshormon *(Growth Hormone [GH], Somatotropin).*** Das Wachstumshormon entfaltet seine Wirkung hauptsächlich durch Stimulation der Synthese von sog. Somatomedinen in der Leber, ist also genau genommen auch kein echtes effektorisches Hormon. Die Somatomedine, v. a. Somatomedin C, sind Wachstumsfaktoren. Sie beschleunigen den Zellzyklus der meisten Gewebe und den Umsatz von Eiweißen und Kohlenhydraten. Kurzfristig senkt das Wachstumshormon daher den Blutzucker. Paradoxerweise erhöht es langfristig – im Verlauf von Tagen und Wochen – den Blutzuckerspiegel über den Ausgangswert hinaus. Man führt dies auf einen direkten Effekt, also ohne Vermittlung von Somatomedinen, zurück.

**MSH *(Melanocyte stimulating Hormone, Melanotropin).*** MSH ist ein Fragment von ACTH, entsteht mit diesem aus einem gemeinsamen langen Vorläufermolekül. Es fördert die Pigmentierung der Haut.

● KRANKHEITSLEHRE ***Wachstumshormon-Mangel.*** *Ein Mangel an Wachstumshormonen äußert sich als sog. proportionierter Kleinwuchs; die Kinder bleiben im*

4

*Wachstum zurück. Durch rechtzeitiges Verabreichen von Wachstumshormonen kann der Kinderarzt in gewissen Grenzen die gewünschte Körpergröße „einstellen".*
***Riesenwuchs und Akromegalie.*** *Ein Wachstumshormonüberschuss ist meistens die Folge eines gutartigen hormonproduzierenden Tumors des HVL. Vor Abschluss des Längenwachstums schießen die jungen Patienten in die Höhe (Riesenwuchs). Nachdem die Wachstumsfugen zwischen den Epiphysen und der Diaphyse der langen Röhrenknochen geschlossen sind, wachsen Knochen und Organe in die Breite: Die Patienten sehen plump aus, haben verdickte Finger und Zehen, eine übergroße Nase und einen vorstehenden plumpen Unterkiefer. Zunge, Leber und Milz sind ebenfalls vergrößert. Die Behandlung dieser Akromegalie im Frühstadium ist ein absolutes Muss, da unbehandelte Patienten bald unwiderruflich entstellt wirken.*

### Glandotrope Hormone

Auch die glandotropen HVL-Hormone sind Peptide bzw. Glykoproteine. Sie heißen nach europäischer Nomenklatur *-tropine*. Gebräuchlicher sind aber die angloamerikanischen Abkürzungen:

- *ACTH* (Adrenocorticotropic Hormone, Kortikotropin) steigert die Produktion und Freisetzung von Kortison in der Zona fasciculata der Nebennierenrinde.
- *FSH* (Follicle stimulating Hormone, Follitropin) fördert die Reifung der Keimzellen in Eierstock und Hoden.
- *LH* (Luteinizing Hormone, Lutropin) fördert die Bildung des Gelbkörpers im Eierstock und erhöht die Testosteronabgabe aus den Leydig-Zwischenzellen des Hodens.
- *TSH* (Thyroidea stimulating Hormone, Thyr[e]otropin) steigert die Freisetzung der Schilddrüsenhormone T 3 und T 4. Außerdem fördert es die Teilungsrate der Schilddrüsenzellen und vergrößert so das ganze Organ.

4

● KRANKHEITSLEHRE ***Störungen der Hypophysenfunktion.*** *Hypophysentumoren, die vom HVL ausgehen, produzieren mitunter auch glandotrope Hormone. Durch eine Überproduktion der Gonadotropine FSH und/oder LH im Kindesalter kann die Geschlechtsreife zu früh, also schon im Grundschulalter, eintreten (Pubertas praecox). Wenn die Epiphysenfugen durch Geschlechtshormone verknöchern, hört das Knochenwachstum auf, bevor die Kinder eine normale Körpergröße erreichen können.*
*Geht der Tumor von ACTH-produzierenden Zellen aus, so entsteht ein Morbus Cushing, also eine Überproduktion von Kortikosteroiden (s. u.). Diese Tumoren sind aber viel seltener als die wachstumshormonproduzierenden Geschwülste.*
*Noch häufiger wird die Hypophyse von nicht hormonell aktivem Gewebe überwuchert, sodass die Hormonproduktion letztlich ganz zum Erliegen kommt. Die meist jungen Patienten mit diesem Panhypopituitarismus leiden in erster Linie wegen ihres ADH-Mangels unter Diabetes insipidus (S. 361) sowie unter Symptomen des Kortikosteroidmangels (Unterzucker) und Schilddrüsenunterfunktion.*

● MERKE *Der Hypothalamus produziert Steuerhormone, welche die Hormonproduktion im Hypophysenvorderlappen entweder aktivieren (-RH) oder hemmen (-IH).*
*Der Hypophysenvorderlappen produziert Hormone, die entweder direkt auf die Zielgewebe einwirken (effektorische Hormone) oder ihrerseits weitere hormonproduzierende Drüsen steuern (glandotrope Hormone).*

## 4.2.2 Nebenniere

### Lage und Aufbau

**Lage.** Die beiden Nebennieren (Glandulae suprarenales) reiten auf dem oberen Pol der linken und rechten Niere (**Abb. 4.7, a**). Sie liegen zwar außerhalb der derben Organkapsel der Niere, aber noch innerhalb ihres schützenden Fettlagers, machen also jede Bewegung der Niere mit. Trotz der engen Nachbarschaft zur Niere handelt es sich um eigenständige Organe.
**Blutversorgung.** Die Blutversorgung der Nebennieren erfolgt über je einen Zufluss aus der Zwerchfellarterie, der Aorta und aus der Nierenarterie. Die venösen Abflüsse der beiden Nebennieren sind etwas unterschiedlich. Das hormonbeladene Blut der rechten Nebenniere gelangt direkt in die untere Hohlvene (V. cava inferior), während die linke Nebennierenvene zunächst in die linke Nierenvene (V. renalis) mündet.
**Aufbau.** Obwohl die Nebenniere ein zentrales Organ des Hormonsystems ist, wiegt eine einzelne gesunde Nebenniere nur ungefähr 5 – 15 g. Ihre Form erinnert an eine schlaffe Zipfelmütze, wobei diese durch die Lage ihrer Nachbarorgane Niere, Leber, Milz und Magen mitbestimmt wird. Gefäße und Nerven erreichen das grau-gelbliche Organ von allen Seiten, sodass sich kein eigentlicher Hilus abgrenzen lässt.

Das Organ gliedert sich unter einer derben Bindegewebekapsel in die Nebennierenrinde (NNR, Cortex suprarenalis) und das innen liegende Nebennierenmark (NNM, Medulla suprarenalis, **Abb. 4.7, b**).

### Nebennierenrinde

Im histologischen Schnitt unter dem Mikroskop erkennt man die 3 Schichten der Nebennierenrinde, die jeweils unterschiedliche Steroidhormone produzieren (**Abb. 4.8**):

- Zona glomerulosa
- Zona fasciculata
- Zona reticularis

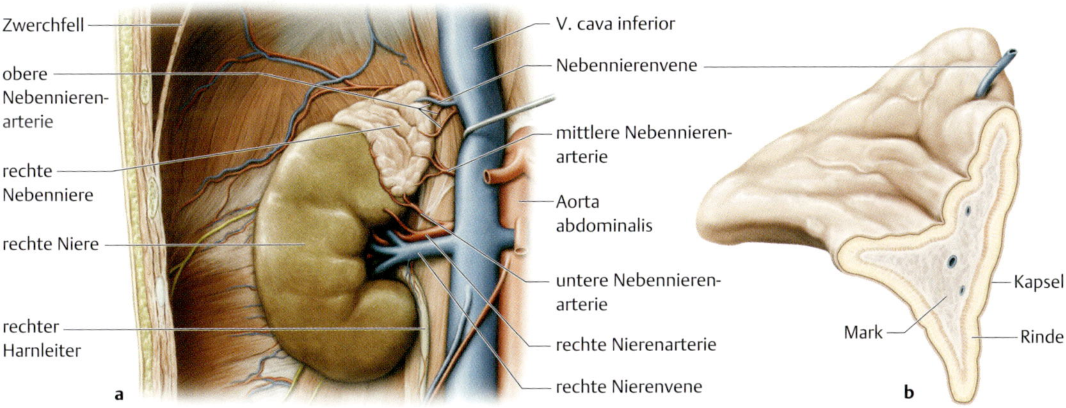


**Abb. 4.7 Nebennieren.**
a Die Nebenniere sitzt der Niere wie eine Kappe auf.
b Am Schnitt erkennt man die beiden Schichten Rinde und Mark sowie eine Bindegewebekapsel.

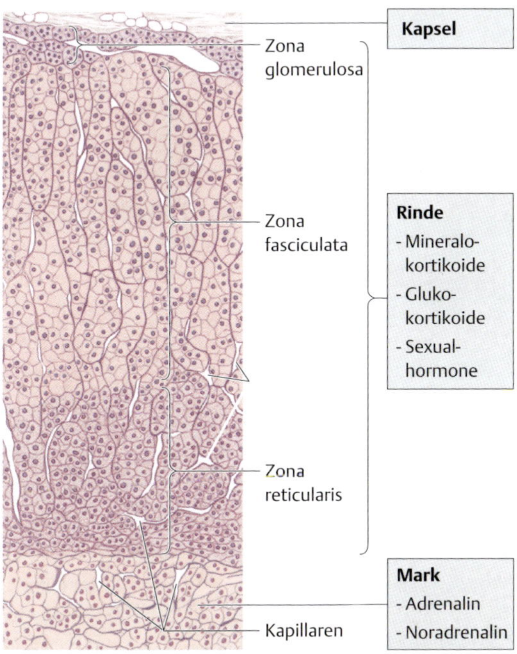


**Abb. 4.8 Histologie der Nebennierenrinde.** Im Zoom sehen Sie, dass die Rinde ihrerseits aus 3 Schichten besteht. Das Blut fließt zunächst von außen nach innen durch die Rinde und erreicht erst danach das Nebennierenmark. Deshalb können Glukokortikoide einen direkten Einfluss auf die Sekretion von Adrenalin und Noradrenalin im Nebennierenmark ausüben.

## Zona glomerulosa

Die flache äußere Zona glomerulosa besteht aus unregelmäßig gruppierten Epithelzellen. Diese erzeugen hauptsächlich das Hormon Aldosteron, das am Sammelrohr der Niere die Resorption des Minerals Natrium beschleunigt, die Sekretion von Kalium und $H^+$-Ionen aber fördert (s. Kap. 12, S. 360). Daher wird Aldosteron auch als *Mineralokortikoid* bezeichnet. Die Aktivität dieser Rindenregion wird überwiegend von einem Mess- und Regulationssystem der Niere beeinflusst (s. Renin-Angiotensin-System S. 361).

## Zona fasciculata

Unterhalb der Zona glomerulosa schließt sich die breite Zona fasciculata (Bündelschicht) an, die ebenso wie die nachfolgende innerste Rindenschicht der Steuerung durch die Hypophyse (durch ACTH) unterliegt. Die Zona fasciculata besteht aus kleinen Epithelzellen, die sich zu parallelen Längsbündeln zusammenfügen. Zwischen den Bündeln verlaufen die Blutgefäße in Richtung Nebennierenmark.

Die Zona fasciculata produziert beinahe ausschließlich die Steroidhormone Kortisol (11-OH-Kortison) und Kortikosteron. Sie werden *Glukokortikoide* genannt, weil beide Hormone in erster Linie den Glukose- und Kohlenhydratstoffwechsel, weniger stark dagegen den Mineralhaushalt, beeinflussen.

## Zona reticularis

Noch weiter innen liegt die dunklere Zona reticularis (Netzschicht). Hier entstehen bei beiden Geschlechtern sowohl männliche (Androgene) als auch geringfügig weibliche Geschlechtshormone (Östrogene). Dies sind v. a. die körpereigenen Anabolika *Dehydroepiandrosteron (DHEA)* und *Androstendion*. Beide Hormone beschleunigen den Aufbau von körpereigenem Eiweiß und wirken als (schwache) männliche Sexualhormone. Aus Androstendion entstehen z. B. in je einem einzigen Stoffwechselschritt sowohl das männliche Geschlechtshormon *Testosteron* als auch weibliche wie z. B. *Östradiol*.

● MERKE *In der Nebennierenrinde entstehen in 3 unterschiedlichen Schichten Steroidhormone für die Steuerung des Wasserhaushalts (Aldosteron) und des Zuckerstoffwechsels (Kortisol und Kortikosteron) sowie Geschlechtshormone und körpereigene Anabolika.*

## Wirkungen der Glukokortikoide

Die Ausschüttung der Glukokortikoide Kortisol und Kortikosteron (**Abb. 4.9**) erreicht unter dem Einfluss von CRH und ACTH frühmorgens ihr Maximum und sinkt während des Tages kontinuierlich ab. Genau wie ACTH erfolgt die Ausschüttung der Glukokortikoide in Schüben, zwischen denen die Blutkonzentrationen auf weniger als ⅓ des Maximalwerts absinken können.

### Katabole und anabole Wirkung

Glukokortikoide erhöhen den Blutzuckerspiegel, indem sie den Stoffwechsel veranlassen, Muskeleiweiß einzuschmelzen (katabole Wirkung) und die frei werdenden Aminosäuren in Glukose umwandeln. Die Glukose wird im Stoffwechsel verbrannt oder in der Leber zu Glykogen aufgebaut (anabole Wirkung).

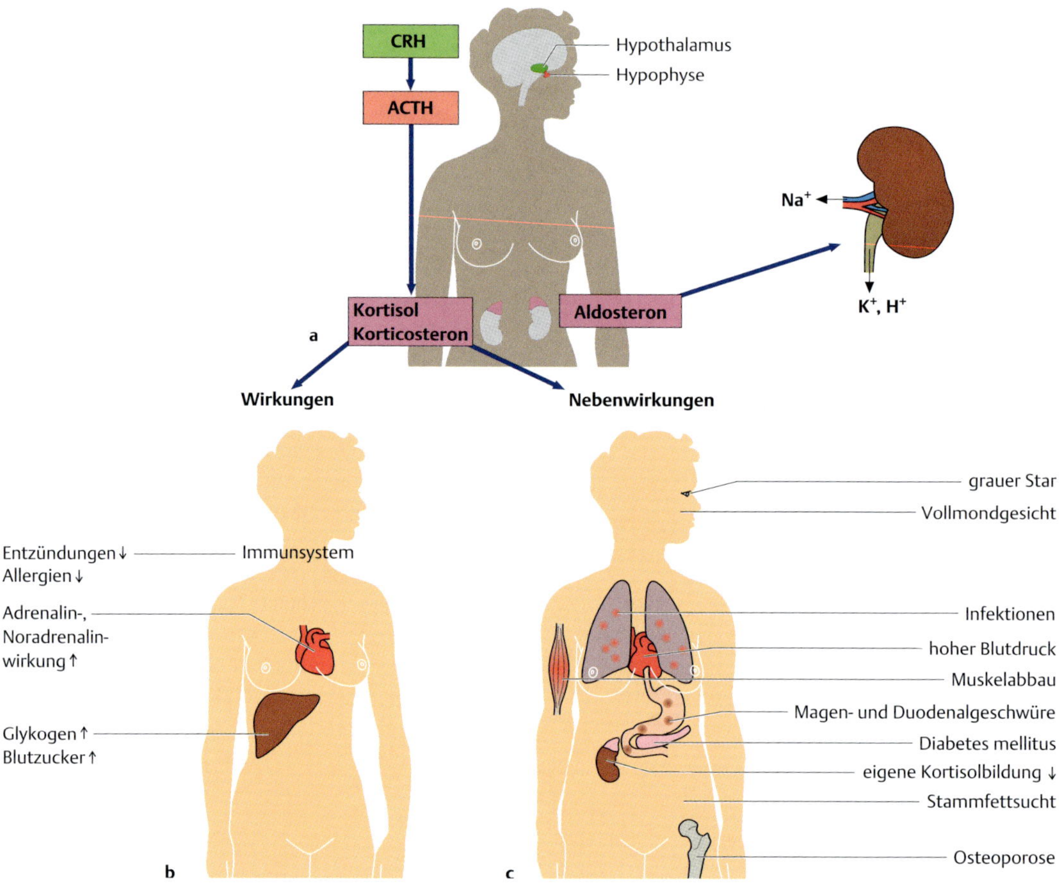


**Abb. 4.9 Wirkung der Steroidhormone.**
a CRH und ACTH steuern die Sekretion der Glukokortikoide Kortisol und Kortikosteron aus der Nebennierenrinde. Dort entsteht auch das Mineralokortikoid Aldosteron, das in den Wasser- und Salzhaushalt der Niere eingreift.
b Glukokortikoide haben ein sehr breites Wirkungsspektrum, werden aber in erster Linie zur Dämpfung von Entzündungsprozessen eingesetzt.
c Entsprechend umfangreich ist die Liste von Nebenwirkungen nach monate- bis jahrelanger Anwendung dieser Stoffe.

### Wirkung auf das Immunsystem

Auf das Immunsystem üben die Glukokortikoide eine allgemein hemmende Wirkung aus. Die Lymphozytenzahl sinkt, die Phagozytoseaktivität der entsprechenden Abwehrzellen wird gehemmt. So reduzieren sich die klinischen Entzündungszeichen (Ödem, Rötung, Fieber) unter einer Kortisontherapie genauso wie die Laborparameter (Lymphozytenzahl). Die Symptome von Erkrankungen des allergischen Formenkreises (z. B. Asthma bronchiale, Heuschnupfen, Neurodermitis, Kontaktekzem) und von Autoimmunkrankheiten können durch die Gabe von Glukokortikoiden so wirksam behandelt werden.

### Wirkung auf das Herz

Am Herzen verstärken Glukokortikoide die Wirkung von Adrenalin und Noradrenalin, verbessern dadurch die Herzkraft und erhöhen die Pulsfrequenz. Mit den von der Rinde aus ins Mark ziehenden Arterien gelangen Glukokortikoide in hoher Konzentration ins Nebennierenmark. Sie verschieben das Gleichgewicht zwischen der Produktion von Noradrenalin und Adrenalin zugunsten des Adrenalins (> 90 % Adrenalin, < 10 % Noradrenalin), das seinerseits wieder stärker auf das Herz einwirkt.

● KRANKHEITSLEHRE ***Nebenwirkungen von Glukokortikoiden.*** *Im Verdauungstrakt schädigen Glukokortikoide die Magenschleimhaut, da sie den Aufbau der schützenden Schleimschicht behindern und die Produktion von Salzsäure aus den Magendrüsen fördern.*
*Die klinischen Glukokortikoidwirkungen wurden zunächst bei hormonproduzierenden Tumoren der Hypophyse (ACTH) oder der Nebennierenrinde beobachtet (Morbus Cushing). Als „Cushing" bezeichnet man heute auch Symptome, die durch eine längere hochdosierte Kortikoidtherapie hervorgerufen werden.*
*Langfristig und in hohen Dosen führen Glukokortikoide u. a. zu:*
- *Stammfettsucht (dünne muskelschwache Extremitäten, starke Fettschicht des Rumpfes) und Vollmondgesicht*
- *Diabetes mellitus*
- *Anfälligkeit gegenüber Infektionskrankheiten*
- *Blutdruckerhöhung*
- *Osteoporose (Knochenschwund)*

● MERKE *Als Faustregel lässt sich gut merken, dass Glukokortikoide auf die Leber „anabol", also aufbauend wirken, während sie in den meisten übrigen Organsystemen, einschließlich des Immunsystems, Gewebe abbauen, also eine „katabole" Wirkung haben.*

## Nebennierenmark

**Aufbau.** Die Zellen des Nebennierenmarks vereinigen Merkmale von Epithel- und Nervengewebe. Im histologischen Schnitt sehen sie aus wie würfelförmige Epithelzellen, die dicht mit Vesikeln angefüllt sind. Durch Zufall hat man herausgefunden, dass diese Vesikel mit chromhaltigen Farbstoffen eine dunkelbraune Verbindung eingehen. Seither heißen die Nebennierenmarkzellen auch chromaffine Zellen.

An diesen Zellen enden nun Nervenfasern, die zum vegetativen Nervensystem gehören. Nach ihrer Herkunft entsprechen die Zellen des Nebennierenmarks modifizierten sympathischen Ganglienzellen (s. vegetatives Nervensystem, Sympathikus, S. 101). Bei einer Reizübertragung (Auslöser sind Stress-Situationen des Körpers) über die Nervenfasern schütten die Vesikel ihre gespeicherten Hormone aus.

## Hormone des Nebennierenmarks

Die wichtigsten Hormone des Nebennierenmarks sind die Katecholamine Noradrenalin und Adrenalin.

**Aufgaben der Katecholamine.** Die Katecholamine sind ausgesprochene Stresshormone. Sie vermitteln die Kampf- oder Fluchtreaktion *(Fight-or-Flight-Reaction)*, die wir bei jeder Art der starken psychischen oder physischen Anstrengung beobachten können. Deshalb sorgen die Katecholamine im gesamten Körper für eine *erhöhte Energiebereitstellung.*

Damit sich der Körper auf eine kurz andauernde physische Höchstleistung einstellen kann, reicht es nicht, dass das sympathische Nervensystem maximal aktiviert ist. Auch die vegetativ nicht innervierten Organsysteme müssen davon informiert werden, dass aktuell eine Maximalleistung gefordert wird. Dies ist die eigentliche Aufgabe der Katecholamine (**Abb. 4.10**).

### Noradrenalin

Noradrenalin (Norepinephrin) wirkt v. a. auf die α-Rezeptoren in verschiedenen Gewebetypen.

**Gefäßverengung.** Noradrenalin bewirkt eine Verengung der Blutgefäße der Haut, der Schleimhäute, und des Magen-Darm-Trakts. Während einer Flucht- oder Kampfreaktion werden wir „bleich wie ein Laken" (Gefäßverengung der Haut) und bekommen einen „Kloß im Hals" (verminderte Durchblutung und Sekretion der Speicheldrüsen).

**Verdauung.** Sekretionsleistung und Motilität des Verdauungssystems nehmen ab – das Essen bleibt einem „im Magen liegen". Da das Verdauungssystem zu diesem Zeitpunkt weniger durchblutet wird, steht ein

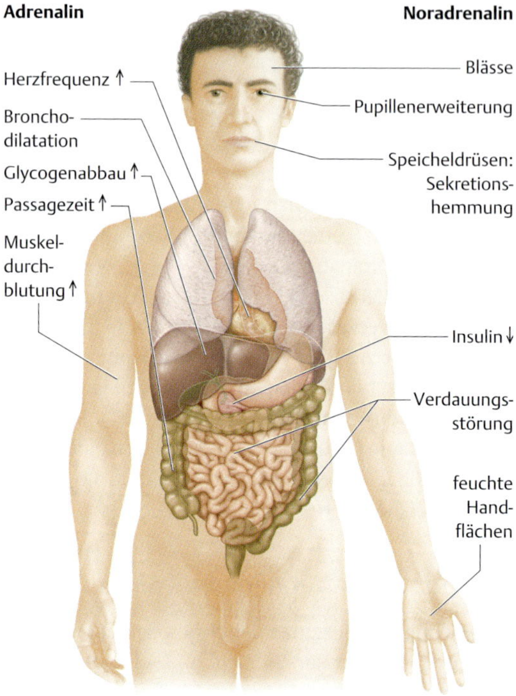


**Abb. 4.10 Adrenalin- und Noradrenalinwirkung.** Die Stresshormone Adrenalin (links) und Noradrenalin (rechts) erzeugen zusammen die Flucht- oder Kampfreaktion, d. h. die Umstellung von Kreislauf und Stoffwechsel auf eine maximale kurzfristige körperliche Anstrengung. Nicht benötigte Organsysteme, z. B. das Verdauungssystem, werden abgeschaltet.

größerer Anteil des Herzzeitvolumens zur Durchblutung der Skelettmuskulatur zur Verfügung.

**Stoffwechsel.** Außerdem hemmt Noradrenalin die Hormonausschüttung (Insulin) aus der Bauchspeicheldrüse und erhöht so den Blutspiegel an Glukose, des wichtigsten und schnellsten Energielieferanten. Die Leber baut Glykogen zu Glukose ab und erhöht damit zusätzlich den Blutzuckerspiegel.

### Adrenalin

Adrenalin (Epinephrin) wirkt gleichmäßig auf $\alpha$-, $\beta_1$- und $\beta_2$-Rezeptoren.

**Herz.** Adrenalin steigert die Herzmuskelkraft, das Herzschlagvolumen und die Pulsfrequenz ($\beta_1$-Rezeptoren) – wir bekommen vor Aufregung „Herzklopfen".

**Bronchien.** Gleichzeitig erschlafft die Muskulatur der Bronchien und der Widerstand der Atemwege wird geringer ($\beta_2$-Rezeptoren). Dadurch erleichtert Adrenalin die maximale Atmung bei körperlicher Anstrengung.

**Stoffwechsel.** An der Leber fördert Adrenalin mehr noch als Noradrenalin den Abbau der Glykogenreserven zu Glukose ($\beta_2$-Rezeptoren) und erhöht dadurch den Blutzuckerspiegel.

**Verdauung.** Adrenalin regt den Fettabbau zugunsten der ATP-Produktion an. Außerdem hemmt es die Tätigkeit der glatten Muskulatur im Magen-Darm-Trakt und verlängert die Passagezeiten der Nahrung in allen Abschnitten. Wegen der mangelnden Resorptionsleistung im unteren Dünn- und Dickdarm wird der Stuhl dünnflüssig (wir bekommen sprichwörtlich „Schiss").

**Schweißsekretion.** Direkte sympathische Effekte betreffen die „großen Augen" (erweiterte Pupillen) und die „feuchten Hände", also eine vermehrte Schweißsekretion an Handflächen und Fußsohlen. Mit feuchten Händen kann man einen Gegenstand mit rauer Oberfläche, etwa einen Holzprügel, besser halten (daher auch die Redensart „in die Hände spucken").

**Schmerzempfinden.** Eine Aktivierung des sympathischen Nervensystems reduziert die Wahrnehmung von Schmerzen. Inwieweit dabei die körpereigenen Opiate (Endorphine) beteiligt sind, lässt sich noch nicht abschließend beurteilen. Sicher ist, dass Endorphine häufig zusammen mit Noradrenalin ausgeschüttet werden und die Schmerzschwelle deutlich erhöhen. Dies kann während einer Flucht- oder Kampfreaktion lebensrettend sein.

● MERKE *Das Nebennierenmark ist die Nahtstelle zwischen sympathischem Nervensystem und Hormonsystem. Die Hormone Adrenalin und Noradrenalin vermitteln als Stresshormone die Kampf- oder Fluchtreaktion, leiten den Blutstrom in die Skelettmuskulatur und erhöhen den Blutzuckerspiegel.*

## 4.2.3 Schilddrüse

### Lage und Aufbau

Mit einem Gewicht von ca. 20 – 80 g ist die Schilddrüse (Glandula thyroidea) eine verhältnismäßig große Hormondrüse. Die beträchtliche Spanne des „normalen" Gewichts erklärt sich daraus, dass Form und Lage des Organs individuellen und ernährungsbedingten Schwankungen unterliegen.

Die Schilddrüse flankiert mit ihrem *rechten* und *linken Lappen* (Lobus dexter, Lobus sinister) beidseits den Ring- und Schildknorpel des Kehlkopfes (**Abb. 4.11**). Beide Lappen sind über einen schmalen *Isthmus* (Engstelle) verbunden. In etwa der Hälfte aller untersuchten Schilddrüsen zieht ein *Pyramidenlappen* (Lobus pyramidalis) vom Isthmus aus nach oben. Er endet meist an der Oberkante des Schildknorpels (Adamsapfel) des

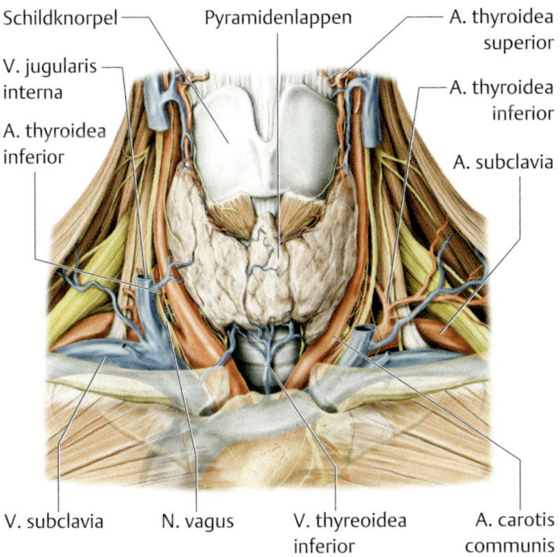


**Abb. 4.11 Schilddrüse.** Die Schilddrüse liegt unmittelbar vor dem Kehlkopf und ist beim Schlucken gut verschieblich. Das Organ wird aus 2 Quellen (A. thyreoidea superior und inferior) mit arteriellem Blut versorgt. Das abfließende Blut sammelt sich im Plexus thyroideus an der Vorderseite der Schilddrüse und fließt hauptsächlich über nur eine untere Schilddrüsenvene (V. thyroidea inferior) ab.

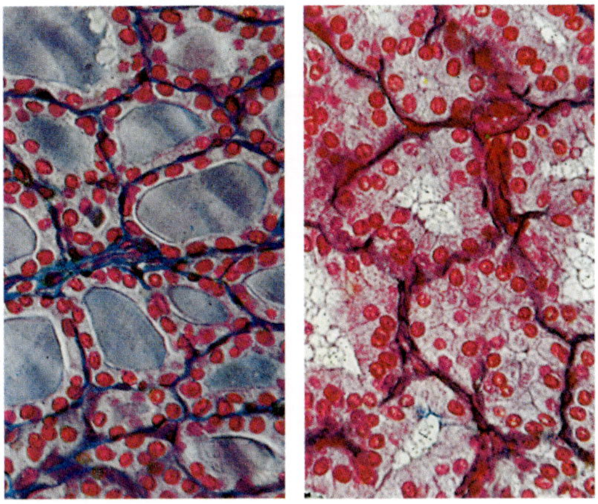


**Abb. 4.12 Schnitt durch die Schilddrüse.**
a Histologischer Schnitt durch eine prall mit Kolloid gefüllte Schilddrüse. Die Epithelzellen rund um einen Follikel produzieren die Speicherform der Schilddrüsenhormone, das Thyroglobulin, in die Follikel hinein.
b Bei Bedarf kann Schilddrüsenhormon aus diesem Speicher entnommen werden. Die Follikel schnurren dann ganz erheblich zusammen.

Kehlkopfes, reicht manchmal aber bis in die Mundbodenregion hinein.

### Blutversorgung

Die Blutgefäße zur Schilddrüse (**Abb. 4.11**) stammen sowohl aus einer Abzweigung der Unterschlüsselbeinarterie (A. subclavia), nämlich der *unteren Schilddrüsenarterie* (A. thyroidea inferior), als auch aus der äußeren Halsschlagader (A. carotis externa), die die *obere Schilddrüsenarterie* (A. thyroidea superior) abgibt.

Das hormonbeladene Blut verlässt die Drüse über ein reich verzweigtes Venengeflecht (Plexus thyroideus) vor der Luftröhre, das über eine *untere Schilddrüsenvene* (V. thyroidea inferior) in die V. brachiocephalica (Vene für das Blut aus dem Kopf und dem Arm) mündet.

### Mikroskopischer Aufbau

Eine bindegewebige Organkapsel umhüllt das Drüsengewebe. Bindegewebige Septen gliedern es in charakteristische reiskorngroße Drüsenläppchen (Lobuli) mit annähernd kreisrunden, 0,1 – 1 mm großen *Follikeln* (kugelförmige Hohlräume), die mit einer homogenen Masse (*Kolloid*) gefüllt sind (**Abb. 4.12**). Diese enthält die Schilddrüsenhormone. Die Wand jedes einzelnen Follikels bildet eine einschichtige Lage von platten bis würfelförmigen Drüsenepithelzellen. Form und Größe dieser Zellen sowie der Besatz mit Mikrovilli ändern sich entsprechend ihrem jeweiligen Funktionszustand. Die Sekretionsaktivität der Schilddrüse steht dabei unter der Kontrolle des Hypophysenvorderlappenhormons TSH.

## Schilddrüsenhormone

### Trijodthyronin ($T_3$) und Thyroxin ($T_4$)

Die Follikel sind große extrazelluläre Aufbewahrungsorte für die kleinmolekularen Schilddrüsenhormone $T_3$ (*Trijodthyronin*, enthält 3 Jod-Atome) und $T_4$ (*Thyroxin, Tetrajodthyronin*, enthält 4 Jod-Atome). Diese liegen in den Follikeln allerdings nicht frei, sondern in einer besonderen Speicherform vor: Sie sind eingebunden in die lange Peptidkette des Glykoproteins *Thyroglobin* (**Abb. 4.13**). Bei der Herstellung und dem Wirkmechanismus der Schilddrüsenhormone steht das Spurenelement Jod im Mittelpunkt (zum Vorkommen von Jod in der Nahrung und dem täglichen Bedarf s. S. 302).

**Wirkungsweise.** Im Blut bindet sich das meiste $T_4$ (Thyroxin) an Plasmaeiweiße und ist dann unwirksam. Auch freies $T_4$ ist verhältnismäßig wenig aktiv. Erst

4

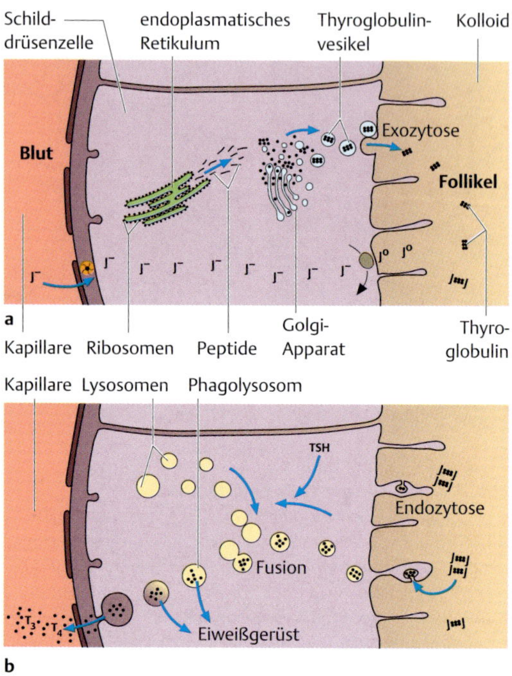


**Abb. 4.13 Produktion und Abgabe von $T_3$ und $T_4$.**
**a** Während der Speicherungsphase produziert das raue endoplasmatische Retikulum der Follikelepithelzellen das Eiweißmolekül Thyroglobulin und reicht es zur Weiterverarbeitung und Exozytose an den Golgi-Apparat weiter. Die Zelle pumpt negativ geladenes Jodid ($J^-$) aktiv ins Zytoplasma und gibt es nach Umwandlung in Jod ($J^o$) in den Follikel ab. Dort reagieren Thyroglobulin und Jod zu einer gebundenen Vorstufe der Schilddrüsenhormone.
**b** In der Sekretionsphase nimmt die Zelle das jodhaltige Thyroglobulin aus dem Follikel auf, spaltet es in Phagolysosomen zu den aktiven Schilddrüsenhormonen $T_3$ und $T_4$ und schleust diese ins Blut aus.

4

dann, wenn spezielle Enzyme in den Zielzellen ein Jodatom vom äußeren Ring des Thyroxins abspalten, entsteht das hauptsächlich wirksame $T_3$ (Trijodthyronin). Die Schilddrüsenhormone stimulieren den Stoffwechsel fast aller Körperzellen, sodass es zu einem beschleunigten Stoffumsatz mit erhöhtem ATP-Verbrauch kommt. Dadurch ermöglichen sie

- ein normales Körperwachstum und eine gesunde Gehirnentwicklung,
- eine erhöhte Aktivität des Zentralnervensystems,
- den Erhalt oder eine Erhöhung der Körpertemperatur.

● KRANKHEITSLEHRE ***Hyperthyreose.*** *Patienten mit einer Überfunktion der Schilddrüse (Hyperthyreose,* **Abb. 4.14, a**) *sind meistens schlank bis mager, obwohl sie oft enorme Kalorienmengen (Heißhunger) zu sich nehmen. Sie tragen auch im Winter nur leichte Kleidung, wirken übererregt und können sich nur schlecht konzentrieren. Manchmal treten die Augäpfel in charakteristischer Weise aus ihren Höhlen. Nicht selten kommen Beschwerden des Magen-Darm-Trakts hinzu (häufiger Stuhlgang, Durchfälle). In schweren Fällen treten gefährliche Herzrhythmusstörungen auf.*
*Ursache einer Hyperthyreose ist häufig eine Autoaggressionserkrankung der Schilddrüse (Morbus Basedow) oder eine Verselbstständigung des Schilddrüsengewebes durch tumoröse Veränderungen (Schilddrüsenautonomie).*
***Hypothyreose.*** *Menschen mit einer Unterfunktion der Schilddrüse (Hypothyreose,* **Abb. 4.14, b**) *leiden unter den Folgen des reduzierten Stoffwechsels (Myxödem): teigige Fettsucht, Müdigkeit, verlangsamte geistige Reaktion, langsamer Pulsschlag, trockene Haut und rissige Schleimhäute.*

● KRANKHEITSLEHRE ***Struma (Kropf).*** *Als Struma (Kropf) wird jede Größenzunahme der Schilddrüse verstanden, unabhängig davon, ob die Funktion der Drüse beeinträchtigt ist oder nicht.*
*Häufigste Ursache für eine Struma ist die mangelnde Jodaufnahme mit der Nahrung. Die Schilddrüse reagiert mit einer Gewebszunahme, um die Hormonproduktion zu steigern, es entsteht ein Jodmangelkropf. So erreicht sie oft normale T 3- und T 4-Konzentrationen im Blut.*
*Weitere Ursachen für eine Struma sind Tumoren der Schilddrüse:*

- *Gutartige Tumoren, die meist mit einer übermäßigen Hormonproduktion einhergehen, reichern radioaktives Jod sehr stark an und stellen sich im Szintigramm (Röntgendarstellung mit injizierten, radioaktiv markierten Substanzen) als „heiße Knoten" dar.*
- *Wesentlich seltener ist der Schilddrüsenkrebs, der ebenfalls mit einer Gewebsvermehrung einhergeht, aber keine Hormone produziert und daher in aller Regel als „kalter Knoten" in Erscheinung tritt.*

***Kretinismus.*** *Bei der angeborenen Hypothyreose (Kretinismus) kommt es zu einer Entwicklungsstörung des Zentralnervensystems (Schwachsinn) und des Körperwachstums (Zwergenwuchs). Diese schwere Behinderung lässt sich durch die Verabreichung der entsprechenden Hormone verhindern, daher sollte die Untersuchung der Schilddrüsenfunktion zur Routineuntersuchung aller Neugeborenen gehören.*

### Kalzitonin

Zwischen den Follikeln, die den größten Teil des Schilddrüsengewebes ausmachen, liegen einzeln oder in kleinen Gruppen verteilt die *C-Zellen* (parafollikuläre Zellen). Sie produzieren ein weiteres Hormon der

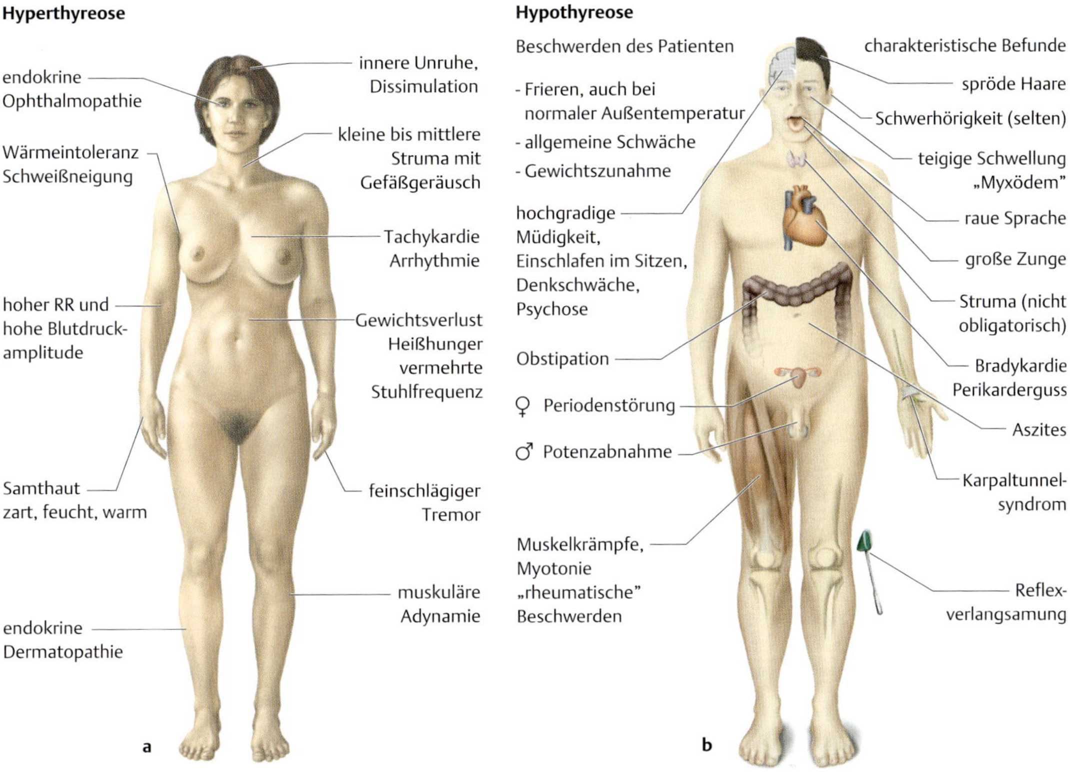


**Abb. 4.14 Schilddrüsenfehlfunktion.**
a Eine Überfunktion der Schilddrüse äußert sich durch einen allgemein beschleunigten Stoffwechsel mit Gewichtsabnahme und Nervosität. Nicht selten treten bei Schilddrüsenfehlfunktionen (nicht nur bei Überfunktion) die Augäpfel im Sinne eines M. Basedow nach vorne.
b Patienten mit Schilddrüsenunterfunktion haben eine teigig wirkende, trockene Haut und klagen oft über Müdigkeit und Frösteln wegen ihres allgemein verlangsamten Stoffwechsels.

Schilddrüse, das Peptidhormon Kalzitonin. Kalzitonin wird nicht in den Follikeln, sondern in intrazellulären Granula gespeichert und direkt von der Zelle ins Blut sezerniert.

**Wirkungsweise.** Die Wirkung des Kalzitonins betrifft den Kalziumhaushalt (**Abb. 4.15**):

- Kalzitonin *senkt* einen erhöhten *Blut-$Ca^{++}$-Spiegel*, indem es den Einbau von Kalzium in den Knochen fördert und den Abbau von Knochengewebe hemmt. So begünstigt es dessen *Mineralisierung*.
- Gleichzeitig fördert es an der Niere die *Ausscheidung von $Ca^{++}$*.

Fördernden Einfluss auf die Kalzitonin-Ausschüttung nehmen (außer der Steuerung der gesamten Schilddrüse durch die Hypophyse) einzelne Hormone aus dem Magen-Darm-Trakt. Sie begünstigen damit den schnellen Knocheneinbau des aus der Nahrung resorbierten Kalziums.

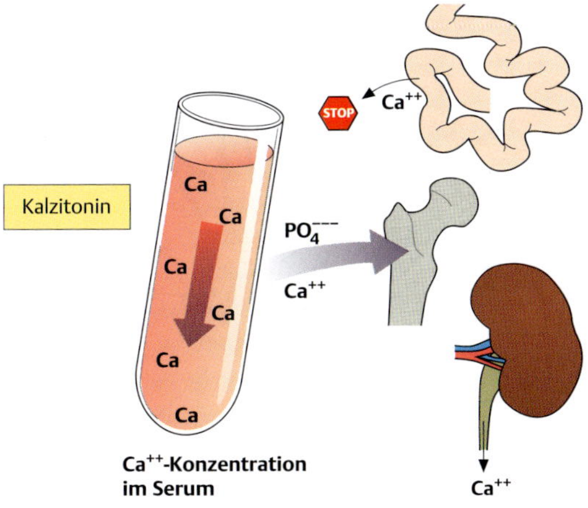


**Abb. 4.15 Wirkung von Kalzitonin.** Kalzitonin (gebildet in den C-Zellen der Schilddrüse) fördert u. a. den Einbau von Kalzium und Phosphat in den Knochen und senkt den Blutspiegel von Kalzium durch vermehrte Ausscheidung und geringere Resorption aus dem Darm.

**MERKE** *Die Schilddrüsenhormone $T_3$ und $T_4$ entstehen in den Epithelzellen der Schilddrüsenfollikel und werden im Inneren der Follikel gespeichert. Wichtigstes Spurenelement ist Jod. $T_3$ und $T_4$ steuern die Aktivität des Stoffwechsels und die Entwicklung des Zentralnervensystems. Kalzitonin senkt den Blut-Kalzium-Spiegel.*

## 4.2.4 Nebenschilddrüsen

In der Pionierzeit der Schilddrüsenchirurgie beobachtete man häufig tragische postoperative Todesfälle, die offensichtlich nicht auf eine Komplikation des Eingriffs, also z. B. eine Blutung oder Infektion, zurückzuführen waren. Die Patienten entwickelten in der Nacht nach der Operation in zunehmendem Maße Muskelkrämpfe, die sich innerhalb weniger Stunden steigerten und schließlich die Atmung lähmten.

Bald stellte man fest, dass diese Komplikation umso häufiger auftrat, je radikaler die Operation durchgeführt wurde, je geringer also der verbliebene Rest an Schilddrüsengewebe war. Ursache dieser schweren Komplikation war die unbeabsichtigte Entfernung der Nebenschilddrüsen.

Wenn es der Krankheitsbefund erlaubt, wird daher bei jeder Schilddrüsenoperation ein Rest des hinteren Schilddrüsengewebes belassen, um die lebenswichtigen Nebenschilddrüsen wenigstens teilweise zu erhalten.

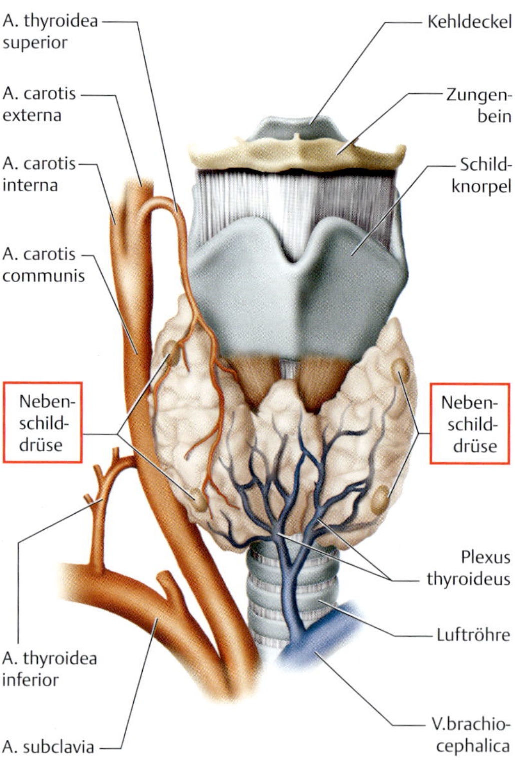


**Abb. 4.16 Nebenschilddrüsen.** Die 4 Nebenschilddrüsen liegen an der Rückseite der Schilddrüse im Gewebe und produzieren das Parathormon. Dieses Hormon reguliert den Kalzium- und Phosphathaushalt. Durch Parathormon wird über verschiedene Mechanismen der Kalziumspiegel erhöht.

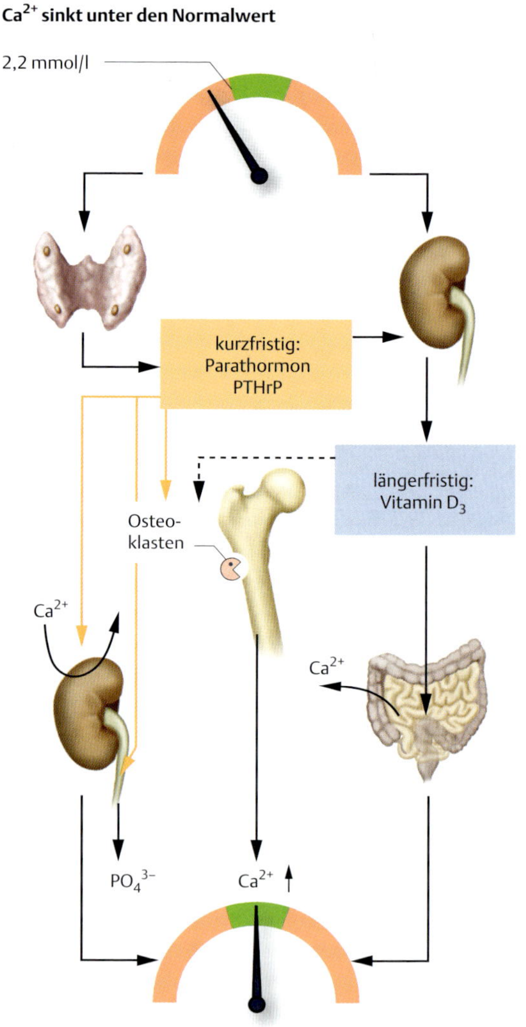


**Abb. 4.17 Wirkung von Parathormon.** Das in den Nebenschilddrüsen gebildete Parathormon ist der Gegenspieler des Kalzitonins. Es verursacht einen Abbau von Knochensubstanz. Dabei werden Kalzium und Phosphat frei. Phosphat wird unter Parathormoneinfluss verstärkt mit dem Urin abgegeben, Kalzium dagegen rückresorbiert: Der Kalziumspiegel im Blut steigt.

4

## Lage und Aufbau

Die Nebenschilddrüsen (Glandulae parathyroideae, auch Epithelkörperchen genannt) liegen der Rückfläche der Schilddrüse auf und sind mit in deren Organkapsel eingeschlossen (**Abb. 4.16**). Sie gliedern sich in je 2 etwa linsengroße Knötchen (2 obere und 2 untere). Ihr Gewebe besteht aus glykogenreichen, kleinen und vesikelreichen Zellen, zwischen denen sich weite gefensterte Kapillaren schlängeln.

## Parathormon

Die Nebenschilddrüsen bilden das Parathormon (PTH, Parathyrin), das der Gegenspieler zum Kalzitonin ist.

**Wirkungsweise.** Parathormon erhöht die Konzentration von $Ca^{++}$ im Plasma und entmineralisiert das Knochengewebe, indem es Knochen abbauende Zellen (Osteoklasten) aktiviert (**Abb. 4.17**). Dadurch werden die im Knochen vorkommenden Salze Kalzium ($Ca^{++}$) und Phosphat ($PO_4^{---}$) aus ihrer organischen Grundsubstanz herausgelöst.

Es sichert die Homöostase (Gleichgewicht) von Kalzium- und Phosphationen im Plasma, indem es für eine erhöhte Rückresorption von Kalzium und eine erhöhte Ausscheidung von Phosphationen über die Nieren sorgt. $Ca^{++}$ und $PO_4^{---}$ sind aneinander gebunden sehr schlecht löslich und dadurch ein stabiles Element im Skelett. Gerät jedoch die Konzentration beider Ionen im Blutplasma in ein Missverhältnis, können ausfallende Kalziumphosphatkristalle die Mikrozirkulation in den Organen schädigen.

Weiterhin steigert Parathormon in der Niere die Aktivität von Vitamin D (S. 362), sodass dieses „Hormonvitamin" in höherer Konzentration zur Verfügung steht. Vitamin D ist ebenfalls an der Regulation des Kalziumhaushaltes beteiligt.

MERKE *Parathormon entsteht in den Nebenschilddrüsen (Epithelkörperchen) und ist der Gegenspieler des Kalzitonins. Es erhöht den Kalziumspiegel im Blut, indem es Kalzium aus dem Skelett freisetzt und dessen Ausscheidung mit dem Urin hemmt.*

# 4.3 Hormonelle Regelkreise

Ein relativ konstanter, aber auf Änderungen des inneren Milieus reagierender Hormonspiegel ist eine wichtige Vorraussetzung für die Homöostase des Körperinneren. Hierzu bedarf es eines feinen Systems, das die Hormonspiegel und die Konzentrationen der Produkte der Zielzellen im Blut messen, melden und regulieren kann. Verändert sich die eine oder andere Konzentration zu stark, muss die Hormonproduktion entsprechend gesteigert oder reduziert werden.

## 4.3.1 Steuerung und Regelung

Die Kontrolle über die Hormonabgabe kann auf zweierlei Weise stattfinden, *gesteuert* oder *geregelt*. In der Umgangssprache gebrauchen wir beide Begriffe synonym, also gleichbedeutend. In der Fachsprache der Physiologie werden die beiden Begriffe jedoch unterschieden.

DEFINITION *Eine* ***Regelung*** *meint das selbsttätige Regulieren eines weitestgehend automatischen Systems.* ***Steuerung*** *hingegen bezeichnet einen Eingriff von außen in einen solchen Regelkreis.*

**Beispiel.** Der Thermostat am Heizkörper *regelt* die Raumtemperatur, ohne dass ich mich darum weiter kümmern muss. Verstelle ich den Thermostaten aber von Hand, dann greife ich *steuernd* in das „System" der Temperaturregulation ein.

### Regelkreissysteme

Im Alltagsleben verwenden wir geregelte Systeme (Regelkreise) immer dann, wenn ein bestimmter Vorgang automatisch ablaufen soll. Das soll uns entlasten, damit wir unsere Aufmerksamkeit wichtigeren Dingen zuwenden können. Unser Körper verwendet aus genau demselben Grund auch Regelkreise. Im Folgenden werden einige Grundbegriffe der Regelkreissysteme erläutert:

- **Regelgröße:** Jede wichtige chemische oder physikalische Größe (Blutdruck, Puls, pH-Wert, Blutzucker, Kalziumkonzentration usw.) ist Gegenstand eines Regelkreises, eine sog. Regelgröße. Wir wollen beim Beispiel des Plasmakalziums bleiben, dessen regelnde Hormone Sie bereits kennengelernt haben.
- **Störgrößen:** Jede Sekunde wirkt auf diese Regelgröße eine Vielfalt an Störgrößen ein: Kalzium wird über den Darm absorbiert, in die Zellen aufgenommen oder abgegeben, geht mit dem Harn verloren usw.
- **Stellglieder:** Nieren, Darm und Knochensystem sind hierbei die Stellglieder des Regelkreises, also dieje-

4

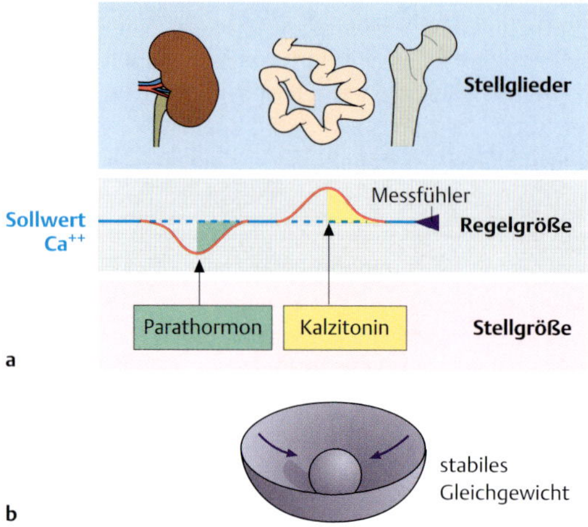


**Abb. 4.18 Negative Rückkoppelung: $Ca^{++}$-Spiegel.**
a Eine negative Rückkopplung findet sich immer dann, wenn eine Regelgröße (z. B. der Kalziumspiegel) möglichst konstant gehalten werden soll. Sinkt der $Ca^{++}$-Spiegel unter den Sollwert, so gibt die Nebenschilddrüse Parathormon ab und der $Ca^{++}$-Spiegel normalisiert sich. Bei einem Übersteigen des Sollwerts senkt dagegen Kalzitonin den zu hohen $Ca^{++}$-Wert. Stellglieder sind dabei Niere, Darm und Knochensystem (s. **Abb. 4.15** und **Abb. 4.17**).
b Die Regelgröße findet also wie eine Kugel in einer konkaven Schale trotz Störungen von außen immer ein stabiles Gleichgewicht.

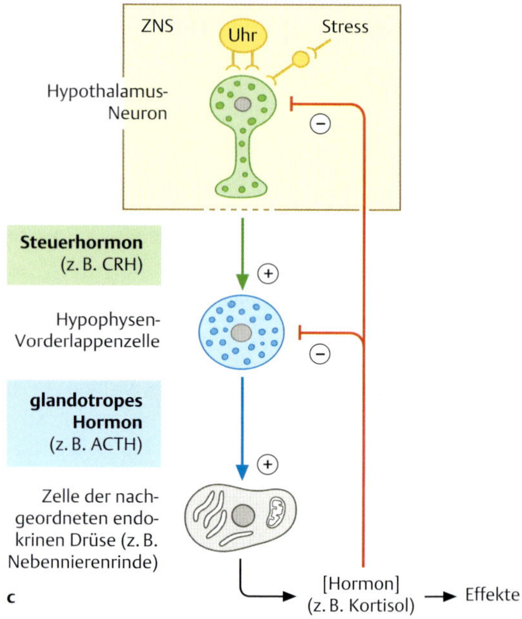


**Abb. 4.19 Negative Rückkopplung: Hormonspiegel.** Ein hoher Hormonspiegel wirkt hemmend auf die übergeordneten Zentren, also auf den Hypothalamus und die Hypophyse. Diese schütten dann weniger Steuerhormone aus, was die Effekte der Zielzellen reduziert.

nigen Elemente, welche die Regelgröße positiv oder negativ beeinflussen können.

– **Stellgröße:** Die Hormone Kalzitonin und Parathormon sind die Stellgröße, also das Signal, welches den Stellgliedern sagt, ob und wie stark sie die Regelgröße verändern sollen.

### Messfühler und Führungsgröße

Damit die hormonproduzierenden Zellen die aktuelle Kalziumkonzentration erfassen können, benötigen sie Messfühler, die den Ist-Wert der Regelgröße messen. Außerdem ist dafür ein Anhaltspunkt über den Sollwert erforderlich, auf den die Kalziumkonzentration eingestellt werden soll (Führungsgröße). Messfühler und Führungsgröße sitzen in der Zellmembran.

## 4.3.2 Negative und positive Rückkopplung

### Negative Rückkopplung

Ziel eines Regelkreises ist es also, die Regelgröße möglichst konstant zu halten. Dieses Gleichgewicht (Homöostase) wird meist mittels negativer Rückkopplung eingestellt (**Abb. 4.18**). „Negativ" bedeutet, dass immer dann, wenn der Ist-Wert der Regelgröße (z. B. aktueller Kalziumspiegel) einen vorgegebenen Sollwert (ca. 1,0 – 1,3 mmol/l freies $Ca^{++}$) überschreitet, Mechanismen einsetzen sollen, welche diesen Ist-Wert reduzieren.

So schüttet die Schilddrüse immer dann Kalzitonin aus, wenn der Kalziumspiegel im Blut über den Normalwert hinaus ansteigt. Dadurch wird Kalzium verstärkt in den Knochen eingebaut und weniger stark in der Niere rückresorbiert. Beide Mechanismen senken den Kalziumspiegel im Blut.

Auch ein erhöhter Hormonspiegel kann eine negative Rückkopplung in der Hypophyse oder im Hypothalamus bewirken und so die Effekte der Zielzellen regulieren. Steuernd greifen z. B. das Zentralnervensystem (ZNS) oder der Rhythmus der Tageszeiten ein (**Abb. 4.19**).

● MERKE *Die meisten körpereigenen Regelkreise beruhen auf negativer Rückkopplung: Je mehr der Wert der Regelgröße (Ist-Wert) vom Sollwert abweicht, umso größer*

4

*wird die Stellgröße. Die Regelgröße wird dadurch wieder dem Sollwert angenähert.*

## Positive Rückkopplung

Einige wenige Körpervorgänge werden durch eine positive Rückkopplung geregelt, d. h., dass die Reaktion das Ausgangssignal verstärkt. So fördert jede Dehnung des Gebärmutterhalses während der Geburt die Freisetzung von Oxytozin im Hypophysenhinterlappen. Oxytozin selbst verstärkt wiederum die Kontraktionskraft der Gebärmuttermuskulatur. Dadurch drückt der kindliche Kopf während der Austreibungsphase noch stärker in den Gebärmutterhals hinein, was wiederum die Oxytozinausschüttung noch mehr steigert (**Abb. 4.20**).

Am Ende der Geburt wird der Uterushals nicht mehr gedehnt, weil das Kind ja geboren ist. Damit fehlt der treibende Faktor der Rückkopplung und die Oxytozinsekretion lässt nach.

Außer der Geburt unterliegen nur noch die Blasenentleerung und die Ejakulation einer positiven Rückkopplung. Alle diese Prozesse finden ein natürliches Ende mit der Entleerung des betreffenden Organs.

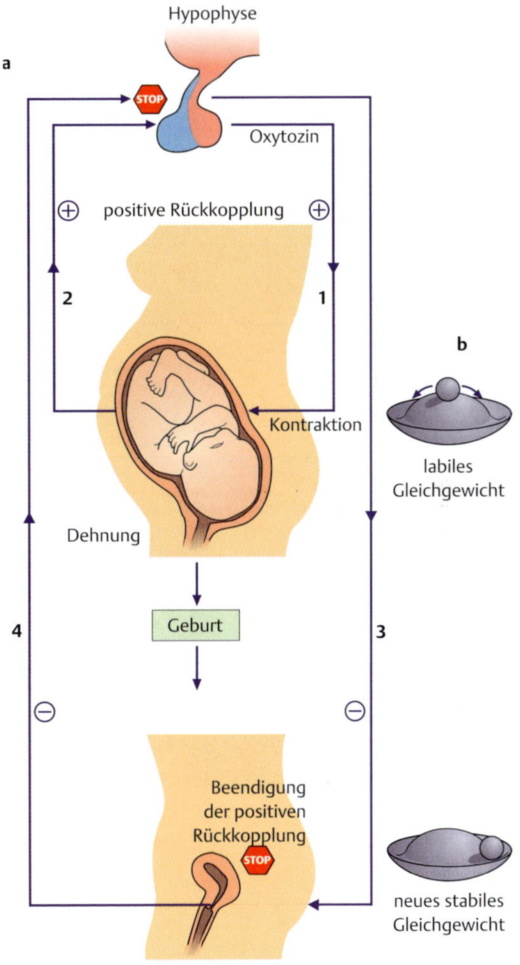


**Abb. 4.20 Positive Rückkopplung: Austreibungswehen.**
**a** Positive Rückkopplungssysteme funktionieren nach dem Prinzip des „Teufelskreises“: Die Dehnung der Zervix fördert im Hypophysenhinterlappen die Abgabe von Oxytozin. Dieses löst Wehen in der Uterusmuskulatur aus. Darauf reagieren wiederum die Dehnungsrezeptoren, die die Hypophyse dazu veranlassen, noch mehr Oxytozin abzugeben. Erst nach der Geburt kommt dieser Vorgang zum Erliegen, da die Zervix nicht mehr gedehnt wird.
**b** Die Situation ist mit einer Kugel auf einer konvexen Oberfläche vergleichbar, deren labiles Gleichgewicht schon durch kleine äußere Störungen unwiderruflich gestört wird.

# 5 Nervensystem

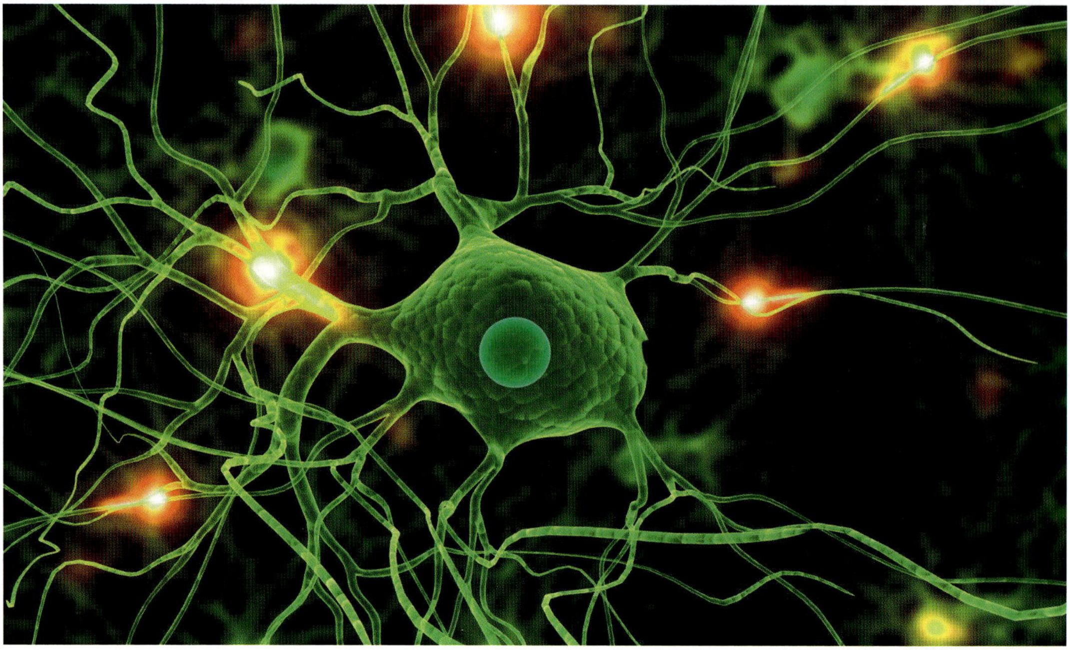



## 5.1 Aufbau des Nervensystems

Das Nervensystem ist der Ort der Aufnahme, Verarbeitung, Weiterleitung und Speicherung von Informationen – mit anderen Worten also das Steuersystem der Körperfunktionen.

Dabei wird das Nervensystem von dem ihm untergeordneten Hormonsystem (S. 73) ergänzt, wobei sich die Aufgaben beider Systeme im Lauf der Entwicklungsgeschichte klar voneinander getrennt haben. Das Nervensystem steuert alle Funktionen, die schnell erfolgen, scharf abgegrenzte Körperteile erfassen (z. B. einzelne Muskeln) und als Reaktion auf Umwelteinflüsse auftreten. Die Reaktionen des Nervensystems können erlernt, also durch Erfahrung verändert werden.

### 5.1.1 Bestandteile des Nervensystems

Will man eine technische Analogie verwenden, so kann man das Nervensystem mit einer elektronischen Steuerungsanlage (Computersystem) vergleichen. Es besitzt Sensoren (Sinnesorgane), Eingänge (Afferenzen), Ausgänge (Efferenzen) und ein Netzwerk aus einer Reihe gleichartiger, teilweise selbstständiger Computer (Rückenmarksegmente), die mit einem zentralen Großrechner (Gehirn) vernetzt sind. Höhere Hirnstrukturen entziehen sich dieser Analogie, da kein Computer ein Bewusstsein, eine Persönlichkeit oder einen freien Willen entwickeln kann.

5

Die entsprechenden anatomischen Strukturen (s. Nervengewebe S. 28) befinden sich in den beiden großen Anteilen des Nervensystems (**Abb. 5.1**). Diese sind:
- zentrales Nervensystem (ZNS): bestehend aus Gehirn und Rückenmark
- peripheres Nervensystem (PNS): bestehend aus Hirnnerven und Spinalnerven

Funktionell gesehen wird unterschieden zwischen Systemen, an denen sowohl das ZNS als auch das PNS beteiligt sind:
- somatisches (animalisches) Nervensystem
- vegetatives (autonomes) Nervensystem

Das somatische Nervensystem verarbeitet die bewusst wahrgenommenen Reize, die von innen oder außen auf den Körper einwirken, verarbeitet sie und reagiert mit willkürlich ausgeführten Reaktionen (Bewegungen).

Das vegetative Nervensystem dagegen steuert und koordiniert die Organfunktionen und ist verantwortlich für ein konstantes inneres Milieu (Homöostase). Diese Vorgänge laufen unbewusst ab und lassen sich willkürlich (weitgehend) nicht beeinflussen.

### Neuronale Plastizität

Das Nervensystem ist sozusagen die Hardware, mit der wir unsere Körperfunktionen steuern und uns mit der Umwelt austauschen.

Anders als bei einem Computer sind die Nervenzellen in unserem Gehirn jedoch nicht fest verdrahtet. Die Architektur des neuronalen Netzwerkes aus Nervenzellen, Nervenbindegewebe (Glia), Axonen und Synapsen ist in einem ständigen Umbauprozess befindet (neuronale Plastizität).

## Zentrales Nervensystem (ZNS)

Gehirn (Encephalon) und Rückenmark (Medulla spinalis) bilden das Zentralnervensystem (ZNS, **Abb. 5.1**). Es ist sowohl für die Reizverarbeitung als auch für die

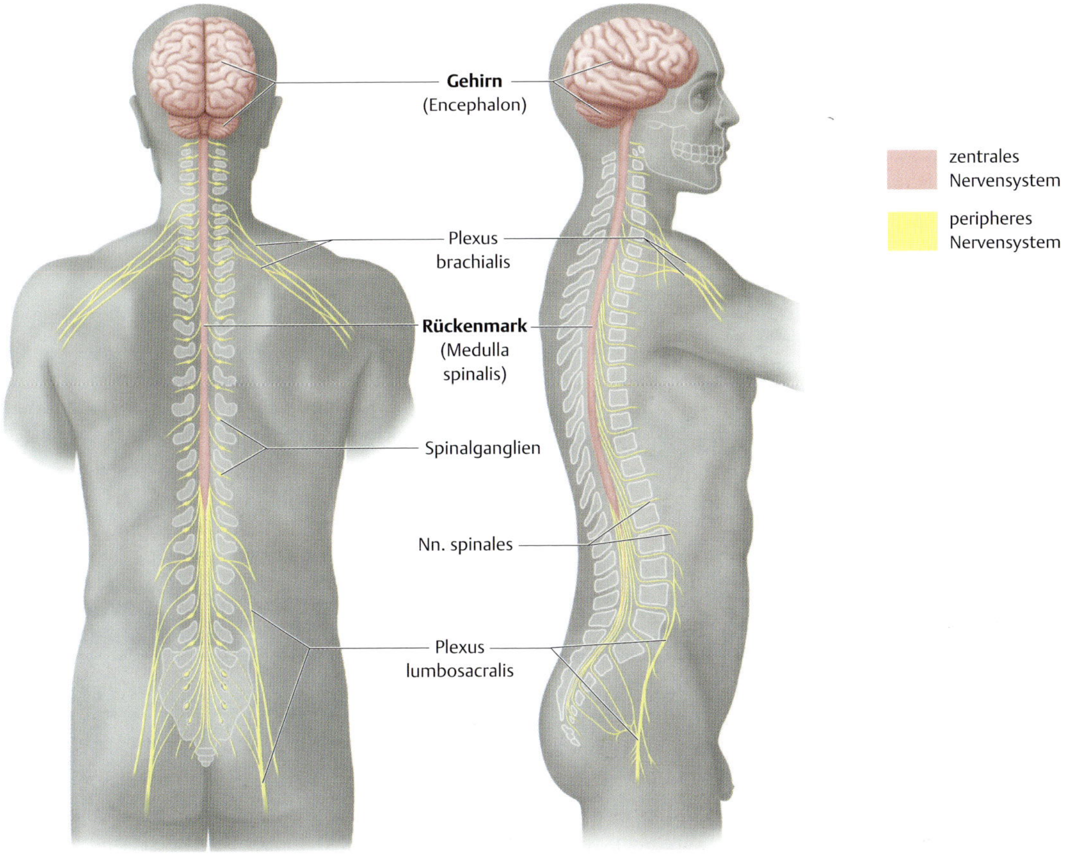


**Abb. 5.1 Zentrales und peripheres Nervensystem.** Die Leitungsbahnen (Nerven) des peripheren Nervensystems (gelb) bringen afferente Informationen zum zentralen Nervensystem (rosa), wo deren Verarbeitung stattfindet. Efferente Informationen erreichen die Peripherie ebenfalls über die Nerven des peripheren Nervensystems.

5

Weiterleitung verantwortlich. Dabei steht im Hirn die Reizverarbeitung, im Rückenmark die Reizweiterleitung im Vordergrund.

Jeder einzelne Rückenmarksabschnitt (Segment) behält aber die Fähigkeit, besondere motorische Funktionen im Rahmen eines Reflexes selbstständig zu steuern. Diese Teilautonomie ist ein Überbleibsel aus unserer frühen Entwicklungsgeschichte. Je höher ein Lebewesen entwickelt ist, umso stärker sind die einzelnen Rückenmarksegmente von einer zentralen Steuerung abhängig. Erst wenn – z. B. durch eine Querschnittlähmung – die Verbindung zwischen Hirn und Rückenmark unterbrochen wird, „erinnert" sich Letzteres an seine Vergangenheit als selbstständiges Steuerungsorgan und kann wieder einzelne höhere Funktionen übernehmen.

Gehirn und Rückenmark gehen im Bereich des Hirnstammes (Truncus cerebri) ineinander über.

### Peripheres Nervensystem (PNS)

Das periphere Nervensystem (**Abb. 5.1**) leitet Informationen weiter, kann diese jedoch nicht selbst verarbeiten. Es besteht hauptsächlich aus Leitungsbahnen (Axonen).

**Ganglien.** Die zugehörenden Nervenzellkörper (Perikaryen) liegen im ZNS (überwiegend) oder außerhalb desselben gruppenweise in Ganglien zusammen. In den Ganglien findet auch die synaptische Umschaltung zwischen 2 Nervenzellen statt (S. 29).

Je nach der Lage ihrer Zellkörper im ZNS unterscheidet man bei den peripheren Nerven zwischen:
- Hirnnerven (12 Paare)
- Spinalnerven (Rückenmarksnerven, 31 – 32 Paare)

#### Peripherer Nerv

Eingangs- und Ausgangssignale zu einer Peripherieeinheit (einem Organ, einem Hautbezirk, einem Muskel) laufen zwar in voneinander getrennten Nervenfasern (Axonen), diese sind aber meist zu einem einheitlichen Kabelstrang (Nerv) zusammengefasst.

Ein peripherer Nerv enthält außer den Axonen isolierende Schwann-Zellen (S. 33) sowie Bindegewebe und Blutgefäße.

● MERKE *Das zentrale Nervensystem (ZNS) besteht aus dem Gehirn und dem Rückenmark. Einzelne Gehirnabschnitte und jedes Rückenmarksegment sind teilweise selbstständig, jedoch eng mit anderen ZNS-Teilen vernetzt. Die Anteile des ZNS zeichnen sich durch ihre neuronale Plastizität aus, das ZNS ist also nicht fest verdrahtet. Das periphere Nervensystem besteht aus den zum ZNS führenden (Afferenzen) und von dort weg führenden Leitungsbahnen (Efferenzen). Es kann Informationen aufnehmen und transportieren, jedoch nicht eigenständig verarbeiten.*

# 5.2 Rückenmark

## 5.2.1 Aufbau des Rückenmarks

### Lage

Der Wirbelkanal (Canalis spinalis, **Abb. 5.2, b**) bietet dem empfindlichen Rückenmark (Medulla spinalis) einen guten Schutz vor mechanischer Beschädigung. Dennoch erlauben die Wirbelgelenke Beugung, Streckung und Drehbewegungen. Der Wirbelkanal liegt dabei meist direkt in der Bewegungsachse, sodass das Rückenmark auch durch extreme Verformungen der Wirbelsäule (Akrobatik, Gymnastik) nicht abgeschert oder abgedreht wird.

Das Rückenmark selbst ist ein langer dünner Strang von durchschnittlich 8 – 10 mm Breite und 5 – 7 mm Dicke (**Abb. 5.2**). Es erstreckt sich vom großen Hinterhauptloch bis etwa zum Oberrand des 2. Lendenwirbelkörpers, nimmt also nicht die gesamte Länge des Wirbelkanals ein. Daher liegen die entsprechenden Rückenmarksabschnitte (Rückenmarksegmente) nicht auf derselben Höhe wie die gleichnamigen Wirbel, sondern erheblich weiter oben.

An 2 Stellen – der unteren Halswirbelsäule und nahe dem Ende des Rückenmarks – erkennt man eine Anschwellung (*obere* und *untere Intumeszenz*). An diesen Stellen entspringen und münden besonders viele Nervenfasern zur Versorgung der Arme und Beine.

Das Rückenmark endet spitz im *Conus medullaris* und setzt sich nach unten als weitgehend funktionsloser Bindegewebsstrang (*Filum terminale*, s. **Abb. 5.2, a**) fort.

#### Segmentale Gliederung

Im Verlauf der frühen embryonalen Entwicklung entsteht das Rückenmark nahezu gleichzeitig mit der Wirbelsäule. Entsprechend zeigen beide eine segmentale Gliederung. Im Unterschied zur Wirbelsäule hat das Rückenmark allerdings nicht 7, sondern 8 Halssegmente (Zervikalsegmente $C_1$–$C_8$, **Abb. 5.2**).

Die übrigen Segmente entsprechen präzise den jeweiligen Wirbeln:
- 12 Brustsegmente (Thorakalsegmente $Th_1$–$Th_{12}$)
- 5 Lendensegmente (Lumbalsegmente $L_1$–$L_5$)

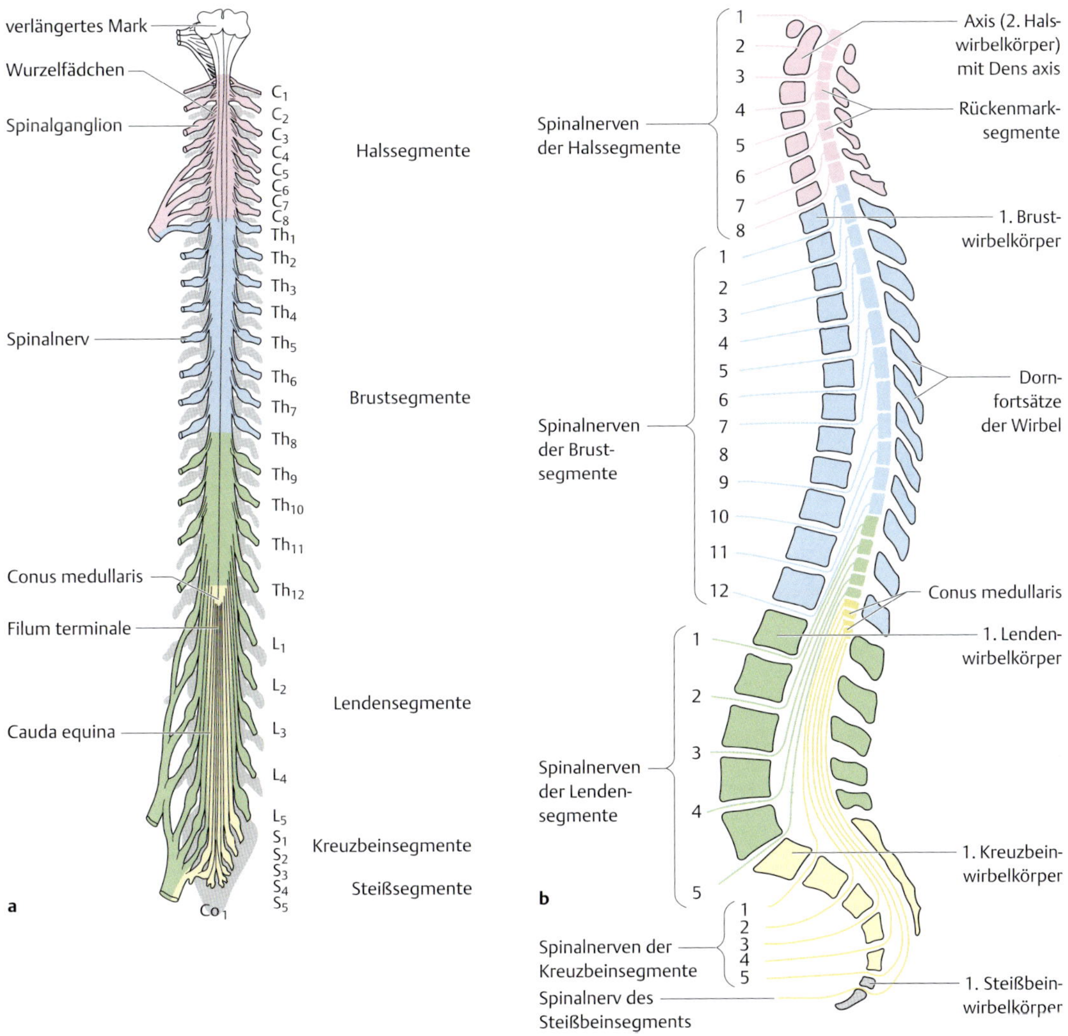


**Abb. 5.2 Rückenmark und Spinalnerven.**
a Schematische Ansicht von hinten auf das Rückenmark und die großen Rückenmark-(Spinal-)nerven. Das Rückenmark endet etwa auf Höhe des 12. Brustwirbels. Beachten Sie, dass demgegenüber die Spinalganglien immer auf Höhe des jeweiligen Wirbelkörpers liegen.
b Die schematisierte Seitenansicht stellt die einzelnen Rückenmarksegmente den zugehörigen Wirbelkörpern gegenüber.

- 5 Kreuzbeinsegmente (Sakralsegmente $S_1$–$S_5$)
- 1–2 Steißsegmente (Kokzygealsegmente $Co_{1-2}$), meist zurückgebildet

**Dermatome.** Die segmentale Gliederung spiegelt sich auch in der Innervation der Haut wider. Je ein streifenförmiger Abschnitt der Haut (Dermatom) leitet seine sensiblen Informationen zu einem bestimmten Rückenmarkssegment (**Abb. 5.3**). So können Sensibilitätsstörungen in den Dermatomen den Ort einer Rückenmarksschädigung anzeigen. Die Grenze zwischen den Dermatomen ist allerdings nicht scharf, sondern es kommt zu Überlappungen mit dem jeweils angrenzenden Bereich.

## Aufbau eines Spinalnervens

Jedes Rückenmarksegment gibt aus einer *Vorderwurzel* (Radix anterior) und einer *Hinterwurzel* (Radix posterior) einen Nervenast ab. Beide Wurzeln halten eine strenge Arbeitsteilung ein:
- Die Vorderwurzel leitet ausschließlich motorische und vegetative Nervenfasern vom Rückenmark weg (efferent).

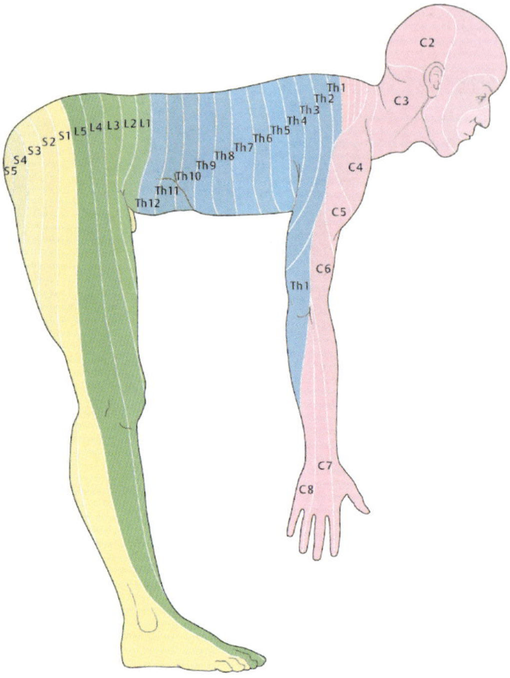


**Abb. 5.3 Dermatome.** Den Rückenmarkssegmenten entsprechen sensible Versorgungsgebiete der Haut (Dermatome). Diese systematische Gliederung erlaubt diagnostische Rückschlüsse auf den Ort einer Rückenmarkschädigung. In der Haltung eines Vierfüßlers wird das Verständnis der Dermatom-Anordnung leichter verständlich.

- Die Hinterwurzel leitet ausschließlich sensorische (sensible) Fasern zum Rückenmark hin (afferent).

Aus der Vereinigung des Vorder- und Hinterwurzelastes entsteht links und rechts des Rückenmarks je ein Rückenmarksnerv (Spinalnerv). Ein Spinalnerv ist also ein gemischter Nerv, denn er besitzt sowohl afferente als auch efferente Fasern.

In die Hinterwurzel jedes Segments ist ein *Spinalganglion* (Ganglion spinale) eingeschaltet, das die Nervenzellkörper für sensible Fasern enthält. Nahe ihres Ursprungs an der vorderen bzw. hinteren Seitenfläche des Rückenmarks bestehen die Wurzeln aus mehreren Tausend feinster Wurzelfädchen (Fila radicularia), die sich fächerförmig über die gesamte Höhe eines Segments ausbreiten.

Der Spinalnerv eines Halssegments verlässt die Wirbelsäule über das Zwischenwirbelloch (Foramen intervertebrale, **Abb. 5.4**) am Oberrand des entsprechenden Halswirbels. Nur der Nerv von $C_8$ gelangt zwischen Hals- und Brustwirbel, also am Unterrand des 7. Halswirbelbogens, in die benachbarte Nackenregion. Die Spinalnerven der Brust-, Lenden-, Kreuzbein- und Steißsegmente verlassen den Wirbelkanal dann jeweils ebenfalls am Unterrand des entsprechenden Wirbels.

Ab dem 4. Monat wächst die Wirbelsäule des Fetus schneller als das Rückenmark. Die Nervenwurzeln für Lenden-, Kreuzbein- und Steißsegmente werden daher zunehmend stark in die Länge gezogen und bilden schließlich ein Bündel aus feinen, ungefähr parallelen Nervenfasern, das den Entdecker an einen Pferdeschwanz erinnert hat (daher der Name *Cauda equina*).

● MERKE *Die Vorderwurzel eines Spinalnervs enthält motorische und vegetative Fasern, die vom Rückenmark in die Peripherie ziehen (Efferenzen). Die Hinterwurzel führt sensible Fasern aus der Peripherie zum Rückenmark (Afferenzen).*

## 5.2.2 Rückenmark- und Hirnhäute

### Rückenmarkhäute und Blutgefäße

Das Zentralnervensystem reagiert sehr empfindlich auf Druck- und noch empfindlicher auf Zugbelastungen. Es genügt daher nicht, das ZNS durch Knochen (Schädel und Wirbelsäule) zu panzern. Es ist außerdem eine Polsterung innerhalb der harten Schale erforderlich. Deshalb sind Gehirn und Rückenmark von 3 bindegewebigen Häuten (**Abb. 5.4**) umgeben, zwischen denen sich zusätzlich eine Flüssigkeit, der *Liquor* (Hirnwasser, Liquor cerebrospinalis), befindet:
- Dura mater (harte Hirn-, Rückenmarkhaut)
- Arachnoidea (Spinnenwebshaut)
- Pia mater (weiche Hirn-, Rückenmarkhaut)

#### Dura mater

Fast alle Teile des ZNS liegen innerhalb eines Sackes aus straffem, sehnenartigem Bindegewebe, der Dura mater (Dura, harte Hirn-, Rückenmarkhaut, Pachymeninx). Sie schützt das Nervengewebe vor mechanischen Verletzungen, aber auch vor der Ausbreitung von Infektionen.

Im Bereich des Rückenmarks setzt sich die Dura bis zu den Spinalnerven fort und geht fließend in deren Nervenscheide (Myelinscheide, s. S. 33) über. Zwischen der Innenseite des Wirbelkanals und der Dura, im sog. Epiduralraum (im Gehirn ist dieser Raum physiologischerweise nicht vorhanden), befindet sich eine millimeterdünne Schicht reich durchbluteten (v. a. ein dichtes Venengeflecht) Fettgewebes. Bei Bewegungen der Wirbelsäule gleitet der ganze Durasack innerhalb dieses Lagers.

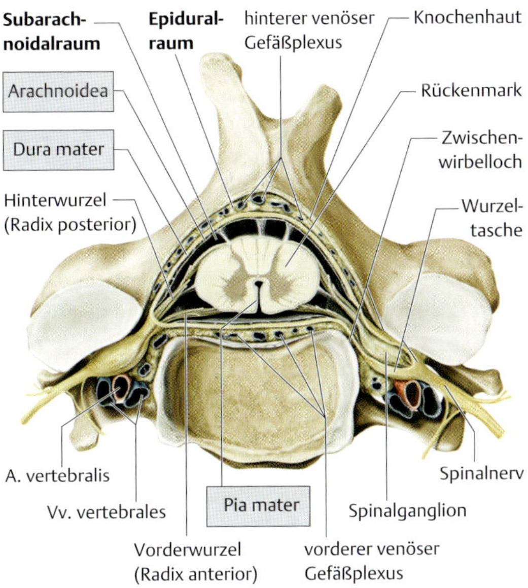


**Abb. 5.4 Schnitt durch den Wirbelkanal.** Auf diesem Querschnitt durch einen Halswirbel sehen Sie, dass das Rückenmark gut gepolstert zwischen Wirbelkörper und Wirbelbogen eingebettet ist. Neben der Fettgewebsschicht des Epiduralraums erfüllt v. a. der liquorgefüllte Subarachnoidalraum diese Aufgabe.

### Arachnoidea

Direkt unter der Dura liegt eine feine, gefäßfreie Schicht aus Kollagenfasern, die einander wie die Fasern eines dichten Spinnennetzes überkreuzen. Daher hat diese Schicht den Namen *Arachnoidea* (Spinnwebhaut) erhalten. Sie ist die äußere Begrenzung des *Subarachnoidalraumes*, der vollständig von klarem, eiweißarmem Liquor ausgefüllt wird. Innerhalb des mehrere Millimeter starken Subarachnoidalraums ist das Rückenmark durch zarte Bänder federnd aufgehängt.

### Pia mater

Die Pia mater ist nach der Arachnoidea die 2. weiche Hirnhaut. Sie folgt der Oberfläche des Gehirns und ist die innere Begrenzung des Subarachnoidalraumes. Hier verlaufen auch wichtige Blutgefäße zur Versorgung der äußeren ZNS-Schichten.

### Liquor cerebrospinalis

Der Liquor entsteht im Ventrikelsystem des Gehirns (S. 111) und strömt durch 3 Öffnungen im verlängerten Mark an die Oberfläche des Gehirns und in den Wirbelkanal. Im Bereich der Nervenwurzeln sowie der Arachnoidalzotten im Bereich des Gehirns wird der Liquor wieder ins Blut resorbiert. Das gesamte Zentralnervensystem, also Gehirn und Rückenmark, ist von Liquor umgeben.

### Gefäße

Die Arterien zur Versorgung des Rückenmarks entspringen aus der A. vertebralis, aus den Zwischenrippen- und Lendenarterien. Sie gelangen in wechselnder Zahl durch die Zwischenwirbellöcher und bilden an der Oberfläche des Rückenmarks hinten 2 und vorne einen Arterienstamm (Aa. spinales posteriores, A. spinalis anterior). Diese Arterien verzweigen sich innerhalb der Pia mater auf der Oberfläche des Rückenmarks und ziehen radspeichenartig in dessen Inneres.

## 5.2.3 Graue und weiße Substanz

Wenn man einen beliebigen Teil des ZNS (Gehirn oder Rückenmark) aufschneidet, fallen 2 scharf von einander abgegrenzte Schichten auf (**Abb. 5.5**):
- graue Substanz (Substantia grisea)
- weiße Substanz (Substantia alba)

Die graue Substanz enthält in erster Linie Nervenzellkörper, während die weiße Substanz aus Nervenfasern und deren Markscheiden besteht. Dass wir umgangssprachlich von „kleinen grauen Zellen" sprechen, hat seinen Grund in der grauen Farbe der Nervenzellansammlungen im fixierten Gehirn, im Rückenmark und in den Ganglien.

### Rückenmark im Querschnitt

Im Zentrum des Rückenmarks befindet sich ein fadendünner Zentralkanal *(Canalis centralis)* – ein Relikt der embryonalen Entwicklung –, der nicht selten verschlossen oder zu einer Zyste erweitert ist.

Eine bindegewebige Trennschicht (Septum medianum posterius) spaltet dorsal (hinten) die linke und rechte Rückenmarkhälfte. Ventral (vorne) senkt sich eine tiefe Furche bis fast in die Rückenmarkmitte ein. Lediglich die graue Substanz um den Zentralkanal herum *(Commissura grisea)* und ein wenig weiße Substanz davor *(Commissura alba)* verbinden beide Hälften miteinander.

### Graue Substanz

Die graue Substanz des Rückenmarks liegt zentral, ist also in die weiße Substanz eingebettet. Im Querschnitt hat sie eine Form, die an die Flügel eines Schmetterlings erinnert (**Abb. 5.5, a**). Sie gliedert sich in:
- Vorderhörner
- Hinterhörner
- Seitenhörner

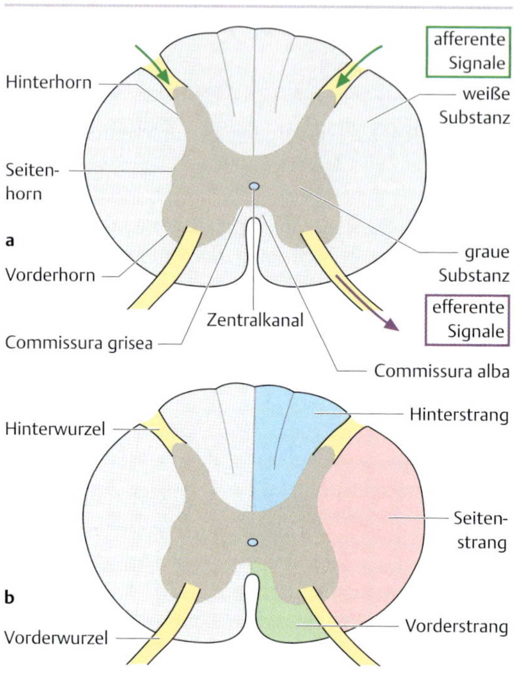


**Abb. 5.5 Schnitt durch das Rückenmark.**
a Im Inneren des Rückenmarks liegt die nervenzellreiche graue Substanz. Sie bekommt afferente Informationen aus der Hinterwurzel und gibt efferente Impulse durch die Vorderwurzel an die Rückenmarknerven ab.
b Vorder- und Hinterwurzel grenzen innerhalb der weißen Substanz den Vorder-, Seiten- und Hinterstrang voneinander ab.

Während die Vorderhörner efferente Nervenfasern in die Peripherie entlassen (Ausgangsstelle des Rückenmarks, Radix anterior), gelangen in das Hinterhorn afferente Fasern (Eingangsseite, Radix posterior).

### Vorderhörner

Die beiden Vorderhörner (Cornua anteriora, Einzahl Cornu anterius) bzw. – dreidimensional betrachtet – Vordersäulen (Columnae anteriores, Einzahl Columna anteriora) – sind relativ plump und werden vollständig von weißer Substanz umgeben. Hier befinden sich u. a. die bis zu 100 µm großen Nervenzellkörper der α-Motoneurone und die der schlankeren γ-Motoneurone, welche die Skelettmuskulatur ansteuern.

Entsprechend stark sind die Vorderhörner im Bereich der Intumeszenzen (Anschwellungen) entwickelt, von denen die Nerven für Arme und Beine ausgehen. Die ableitenden Axone der Motoneurone verlassen das Rückenmark – in dicke Myelinscheiden eingepackt – über die Vorderwurzeln.

### Hinterhörner

Die schlanken Hinterhörner (Cornua posteriora, Hintersäulen, Columnae posteriores) reichen bis an die Grenze des Rückenmarks heran, also bis zum Abgang der Hinterwurzeln. Hier münden die Nervenfasern, welche für die Sensibilität von Haut und Schleimhäuten verantwortlich sind und die Empfindungen für Berührung, Druck, Temperatur, Vibration und Schmerz leiten *(Exterozeption, S. 112)*.

Auch die Empfindungen aus dem Magen-Darm-Trakt *(Viszerozeption)*, der Muskulatur und den Gelenken *(Propriozeption)* erreichen das ZNS über die Hinterwurzeln.

### Seitenhorn

Eher erahnen als sehen lässt sich eine kleine Vorbuckelung zwischen Vorder- und Hinterhorn, das Seitenhorn (Cornu laterale, seitliche Säule, Columna lateralis). Seine Nervenzellen senden Nervenfasern über die Vorderwurzeln an vegetativ innervierte Organe, also z. B. die Magen- und Darmmuskulatur (s. **Abb. 5.10**). Das Seitenhorn der Segmente $C_8$–$L_1$ enthält die Nervenzellkörper für das 1. (zentrale) Neuron des sympathischen Nervensystems, während aus einem ähnlichen Gebiet des Kreuzbeinmarks ($S_2$–$S_4$) der Parasympathikus entspringt.

## Weiße Substanz

Die helle Farbe der weißen Substanz entsteht durch die zahlreichen Markscheiden (Myelinscheiden) der Nervenfasern. Das Gewebe ist also reich an Zellmembranen mit ihren Phospholipiden (Fett) und wird vergleichsweise spärlich durchblutet.

Ganz innen, unmittelbar der grauen Substanz benachbart, ziehen kurze Nervenfasern, die sog. *Grundbündel* (Fasciculi proprii) zu den angrenzenden 4 – 5 Segmenten des Rückenmarks. Sie umhüllen wie ein dünner Mantel die gesamte graue Substanz und vermitteln komplexe Reflexschemata, welche nicht nur die Muskulatur eines einzigen Segments betreffen.

Die Masse der weißen Substanz bilden jedoch die langen aufsteigenden (afferenten) und absteigenden (efferenten) Bahnen (Tractus), die Gehirn und Rückenmark miteinander verbinden. Die Bahnen verlaufen in 3 Strängen (Funiculi), die durch die Rückenmarkfurchen, Vorder- und Hinterhorn mehr oder weniger scharf voneinander getrennt werden (**Abb. 5.5, b**):

- Vorderstrang (Funiculus anterior)
- Seitenstrang (Funiculus lateralis)
- Hinterstrang (Funiculus posterior)

5

Der dünne Vorderstrang befindet sich zwischen ventraler Mittelfurche und Vorderhorn, der Seitenstrang zwischen Vorder- und Hinterhorn, der Hinterstrang zwischen Hinterhorn und dorsaler Mittelfurche. Häufig werden Vorder- und Seitenstrang als Vorderseitenstrang (Funiculus anterolateralis) zusammengefasst.

Alle Rückenmarkbahnen innerhalb der Stränge tragen 3 Namen, wobei der Vorname „Tractus“ immer gleich bleibt. Der Mittelname zeigt an, woher die Bahn kommt und wohin sie geht. Der Nachname kennzeichnet die Lage in einem der 3 Stränge. So kommt z. B. der Tractus corticospinalis lateralis aus der Hirnrinde (Cortex), geht zum Rückenmark (Medulla spinalis) und liegt im Seitenstrang (Funiculus lateralis).

Die wichtigsten Rückenmarksbahnen werden später im Zusammenhang mit den funktionellen Systemen besprochen.

● MERKE *Die graue Substanz des ZNS enthält vorwiegend Nervenzellen. Sie befindet sich im Inneren des Rückenmarks und wird von der weißen Substanz umgeben. Die weiße Substanz besteht aus Leitungsfasern (Rückenmarkbahnen), die verschiedene Teile des ZNS miteinander verbinden.*

## 5.2.4 Reflexe des Rückenmarks

### Bedeutung von Reflexen

Mit zunehmender Entwicklungsstufe eines Organismus gibt das Rückenmark immer mehr Aufgaben an das Gehirn ab. Die Steuerung von Bewegungen durch das Gehirn hat den Vorteil, dass die Bewegungen sehr fein willkürlich gesteuert werden können.

Die Tendenz zur „Fernsteuerung“ hat ihre Grenze jedoch in der begrenzten Geschwindigkeit der Nervensignale: Wenn wir über einen Stein stolpern, müssen wir sofort reagieren und können nicht abwarten, bis die Information „Stein im Weg“ vom Fuß aus das Gehirn erreicht hat, dort – möglichst über verschiedene Instanzen hinweg – über die Reaktion beraten worden ist und dann erst der Befehl „Zieh den Fuß weg!“ seinen Weg zur Beinmuskulatur zurückgelegt hat.

Schnelle Reflexe (**Abb. 5.6**) laufen in weniger als 40 Millisekunden ab. Während dieser Zeit erreicht das Signal vieler Fasern überhaupt erst einmal das Gehirn. Um diese Reaktionszeit abzukürzen, werden viele Bewegungen durch Reflexe gesteuert.

● DEFINITION ***Reflexe** sind unbewusste, stereotype (immer gleich ablaufende) Reaktionen auf einen Reiz.*

### Signalweg der Reflexe

#### Afferente Impulse

Damit das Rückenmark einen Reflex auslösen kann, muss es zunächst afferente, also zuführende Impulse (Reize) aus der Peripherie erhalten. Die meisten Rückenmarknerven führen neben motorischen auch sensorische Fasern (grüne Faser in **Abb. 5.6**). Der Zellkörper dieser Fasern liegt im *Spinalganglion*, einem Nervenzellknoten im Zwischenwirbelkanal. Dendrit und Axon sind am Zellkörper eine kurze Strecke miteinander verschmolzen, sodass von dort nur ein einziger Fortsatz abgeht, der sich danach T-förmig teilt.

Dendriten werden normalerweise nur wenige Dutzend Mikrometer lang. Der dendritische Fortsatz einer sensiblen Nervenzelle aber nimmt Reize (z. B. in der Haut) auf und leitet die Erregung am Zellkörper der Spinalganglienzelle vorbei direkt ins Axon. Er kann somit mehr als einen Meter lang werden. Obwohl der zuleitende Fortsatz der Nervenzelle ja eigentlich ein Dendrit ist, nennt man ihn wegen seiner Dicke und Länge *sensorisches Axon*.

Das Axon einer sensiblen Nervenzelle endet im Rückenmark oder im verlängerten Mark des Rautenhirns.

#### Efferente Impulse

Der efferente, also ableitende Signalweg beginnt meistens an den großen, mit zahlreichen kurzen Dendriten bestückten *α-Motoneuronen* im Vorderhorn, die ihre stark mit Myelinscheiden eingekleideten Axone direkt zu den motorischen Endplatten der betreffenden Skelettmuskeln senden (rote Faser in **Abb. 5.6**).

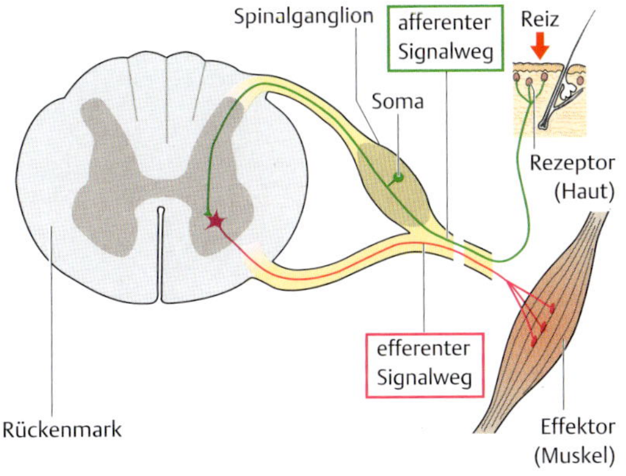


**Abb. 5.6 Prinzip einfacher Reflexe.** Ein Reflex besteht mindestens aus 2 Nervenzellen, einem afferenten und einem efferenten Neuron. Dazwischen befindet sich mindestens eine Synapse in der grauen Substanz des Rückenmarks, häufig im Vorderhorn. Das Organ, das den Reiz aufnimmt, heißt Rezeptor, das Erfolgsorgan – meist ein Muskel – Effektor.

## Muskeldehnungsreflex

Der schnellste und wohl primitivste Reflex ist der sog. Muskeldehnungsreflex (Abb. 5.7). Er dient dazu, die Länge eines Muskels konstant zu halten. Wir benötigen diesen Reflex ständig, um unsere Körperlage und -haltung zu stabilisieren, also bereits beim entspannten Sitzen und Stehen. Das Gehirn befiehlt lediglich, welche Haltung eine Gliedmaße einnehmen soll, und delegiert die Ausführung des Befehls sowie die Kontrolle über dessen Ausführung an die untergeordneten Strukturen, das Rückenmark.

Dazu senden die γ-Motoneurone im Vorderhorn zunächst einen Impuls an die Muskelspindeln, der dazu dient, den Sollwert der Muskellänge festzulegen.

**Muskelspindel.** Muskelspindeln sind 1 – 2 mm lange Bezirke von dünneren, spezialisierten Muskelfasern innerhalb eines Skelettmuskels (Abb. 5.8). Zentraler Bestandteil sind intrafusale (innerhalb der Muskelspindel gelegene) Muskelfasern. Sie messen die Muskellänge und Längenveränderungen und geben die Information über afferente Fasern (Ia-Fasern) an das jeweilige Rückenmarkssegment weiter. Über efferente γ-Motoneurone aus demselben Rückenmarkssegment können sie erregt werden. Die γ-Motoneurone steuern die Muskelfasern innerhalb der Muskelspindel so an, dass diese sich ungeachtet des Kontraktionszustandes des gesamten Muskels (von α-Motoneuronen erregt) immer in ihrem optimalen Messbereich befindet.

**Antagonistische Hemmung.** Fast jeder Muskel, der auf ein Gelenk wirkt, hat einen oder mehrere Gegenspieler. Daher ist es logisch, dass das Rückenmark gleichzeitig mit der Aktivierung z. B. eines Beugemuskels die gegenüberliegende Streckmuskulatur hemmt (antagonistische Hemmung). In der grauen Substanz des Rückenmarks sitzt zwischen den afferenten Fasern aus den Muskelspindeln und den α-Motoneuronen ein hemmendes Interneuron: Wird die Afferenz erregt, dann hemmt das Interneuron die Aktivität des α-Motoneurons und der antagonistische Muskel erschlafft.

● PFLEGE ***Bahnung von Muskelreflexen.*** *Der bekannteste Muskeldehnungsreflex ist sicherlich der Patellarsehnenreflex (PSR): Beim Beklopfen des Ligamentum pa-*

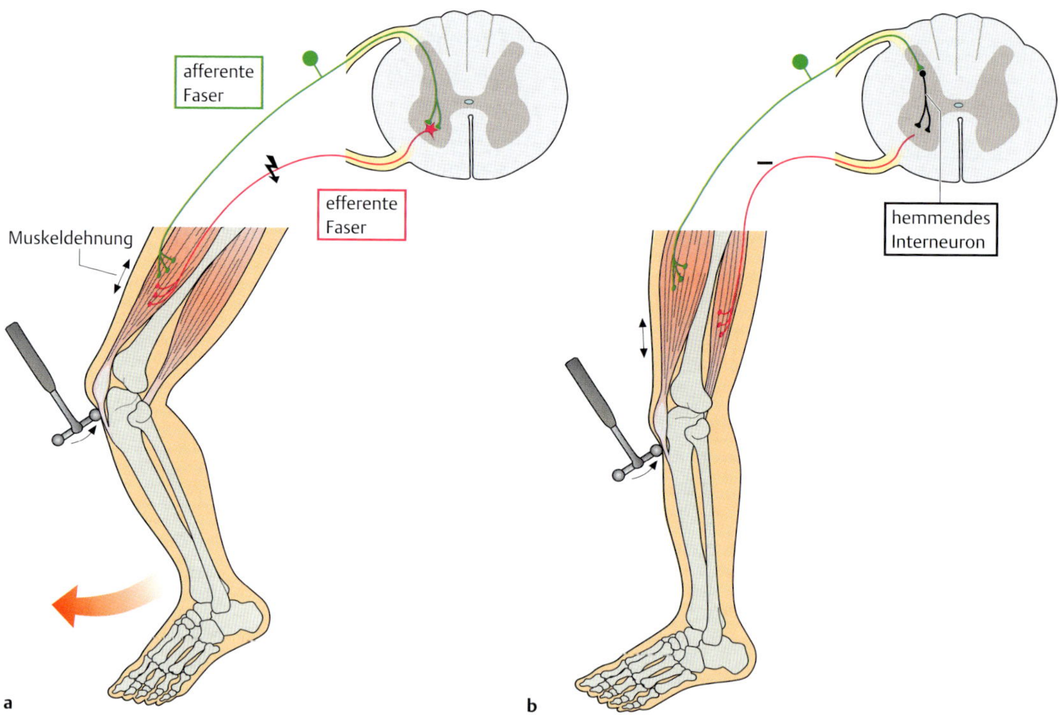


**Abb. 5.7 Muskeldehnungsreflex.**
a Der Muskeldehnungsreflex dient dazu, die Länge eines Muskels konstant zu halten. Rezeptor und Effektor sind ein und derselbe Muskel (Eigenreflex).
b Gleichzeitig erschlafft der jeweils antagonistische Muskel (antagonistische Hemmung). Der bekannteste Muskeldehnungsreflex ist der Patellarsehnenreflex, den man durch Beklopfen der Ansatzsehne des M. quadriceps femoris am Unterrand der Kniescheibe auslösen kann.

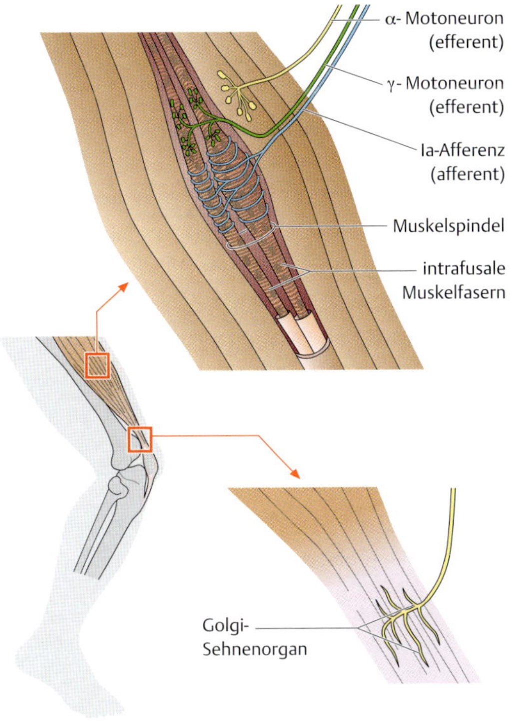


**Abb. 5.8 Muskelspindel.** Muskelspindeln liefern Informationen über die Dehnung eines Muskels. Hierzu dienen afferente Fasern, die sich um spezielle, innerhalb des Muskels gelegene (intrafusale) Muskelfasern schlingen. Efferente Nervenfasern erreichen die äußeren Bereiche dieser Fasern und dehnen diese mehr oder weniger vor. Sie verstellen so den Messbereich und die Empfindlichkeit der Muskelspindel.
Sehnenorgane haben keine efferenten Fasern. Sie messen die Spannung des Muskels.

*tellae unterhalb der Kniescheibe schnellt der Fuß nach vorn, da sich der M. quadriceps femoris kontrahiert.*
*Der Reflex fällt wesentlich heftiger aus, wenn man die Arme auf Brusthöhe hält, die Hände verschränkt und kräftig zieht (Jendrassik-Handgriff). Obwohl die Rückenmarksegmente für die Motorik der Arme und der Beine weit voneinander entfernt liegen, beeinflussen sie sich offenbar gegenseitig. Die primären Afferenzen enden nämlich nicht nur an dem Segment, in welchem die α-Motoneurone für denselben Muskel liegen, sondern ziehen über viele Segmente hinweg und beeinflussen daher auch weit entfernte Muskelgruppen.*

● MERKE *Der Muskeldehnungsreflex stellt die Länge eines Muskels auf den vom ZNS gewählten Sollwert ein. Als Sensoren dienen die Muskelspindeln in demselben Muskel. Es handelt sich um einen monosynaptischen (es ist nur eine Synapse zwischengeschaltet) Reflex, der in erster Linie ein einzelnes Rückenmarksegment betrifft.*

## Eigen- und Fremdreflexe

In vielen Lehrbüchern tauchen die „klassischen" Begriffe Eigen- und Fremdreflex auf. Diese Einteilung der Reflexe richtet sich ganz einfach danach, ob der afferente Schenkel in demselben Muskel beginnt, in dem der efferente endet (Eigenreflex) oder auch andere Muskelgruppen mit einbezieht (Fremdreflex).

Die überwiegende Mehrzahl der Reflexe zählt dementsprechend zu den Fremdreflexen. Wegen ihrer einfachen Überprüfbarkeit haben aber andererseits gerade die Eigenreflexe eine ganz besonders hohe Bedeutung für die klinische Diagnostik.

## Klinisch wichtige Reflexe

Meistens überprüft man die Reflexe eines Patienten, um Aufschluss über die Art und Lokalisation einer vermuteten Schädigung des Rückenmarks oder des peripheren Nervensystems zu erlangen.

Ist ein Spinalnerv (z. B. durch einen Bandscheibenvorfall) schwer geschädigt, dann lassen sich keine Reflexe auslösen, die über die entsprechende Nervenwurzel laufen (Areflexie). Eine leichtere Schädigung erkennt man daran, dass der Reflex auf der betroffenen Seite schwächer ausfällt als gegenüber (Hyporeflexie).

Bei einer frischen Querschnittlähmung entfallen zunächst sämtliche Reflexe unterhalb der Durchtrennungsstelle (spinaler Schock). Nach einigen Monaten hat sich das Rückenmark von diesem „Schock" so weit erholt, dass es seine Tätigkeit wieder aufnimmt. Weil jetzt das Gehirn keine Kontrolle mehr ausüben kann, fallen die Reflexe sogar besonders stark aus (Hyperreflexie).

● MERKE *In der klinischen Diagnostik werden v. a. einfache Reflexe verwendet, die möglichst nur über ein einziges Rückenmarkssegment laufen. Diese Reflexe sind dann kennzeichnend für genau dieses Segment und lassen Rückschlüsse auf Art und Ausmaß der Störung zu.*

Die wichtigsten Reflexe beschreibt **Tab. 5.1.**

**Tab. 5.1 Die wichtigsten Reflexe.**

| *Reflex* | *Rückenmark-segment* | *Auslösung* | *Wirkung* |
|---|---|---|---|
| Bizepssehnenreflex | $C_5$, $C_6$ | Beklopfen der Ansatzsehne in der Ellenbeuge | Beugung im Ellenbogen 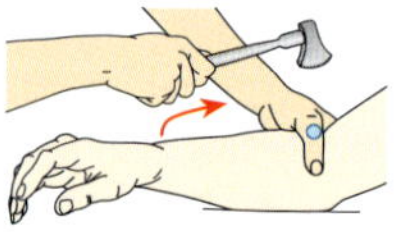 |
| Radiusperiostreflex | $C_5$, $C_6$ | Beklopfen der Speiche über dem Handgelenk | Beugung im Ellenbogen 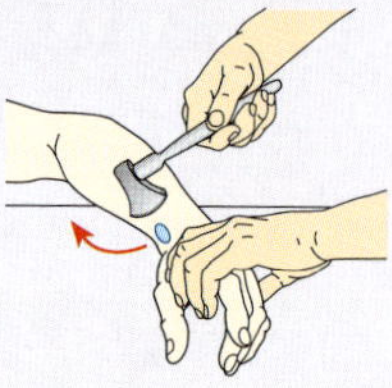 |
| Trizepssehnenreflex | $C_7$ | Beklopfen der Ansatzsehne an der Rückseite des Ellenbogens | Streckung im Ellenbogen 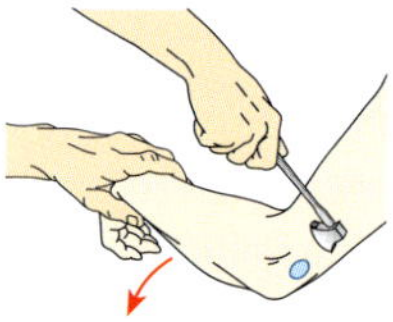 |
| Bauchhautreflexe | $Th_7$–$Th_{12}$ | Schnelles Bestreichen der Bauchhaut von außen nach innen. Man kann die einzelnen Segmente ungefähr voneinander trennen, indem man die Bauchhaut auf Höhe der unteren Rippen, auf Nabelhöhe und über dem Darmbeinkamm prüft. | Einseitige Anspannung der Bauchmuskulatur 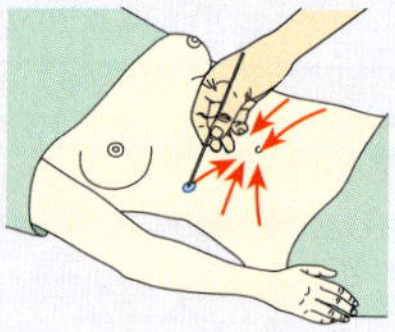 |
| Cremasterreflex | $L_1$, $L_2$ | Bestreichen der Haut an der Innenseite des Oberschenkels | Hochziehen des Hodens 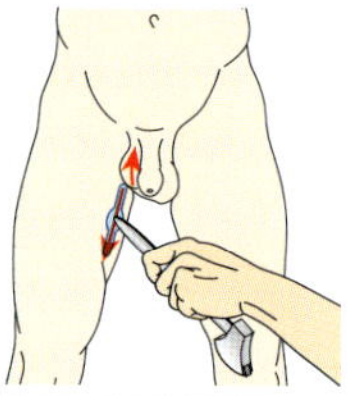 |
| Adduktorenreflex | $L_2$–$L_4$ | Beklopfen der Ansatzsehne an der Innenseite des Knies | Adduktion des Oberschenkels im Hüftgelenk 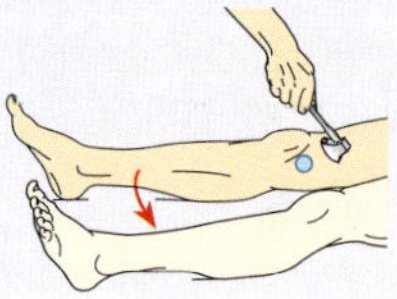 |

Fortsetzung ►

5

**Tab. 5.1 Fortsetzung**

| *Reflex* | *Rückenmark-segment* | *Auslösung* | *Wirkung* |
|---|---|---|---|
| Patellarsehnenreflex | $L_2$–$L_4$ | Beklopfen der Ansatzsehne des M. quadriceps femoris unterhalb der Kniescheibe | Streckung im Knie 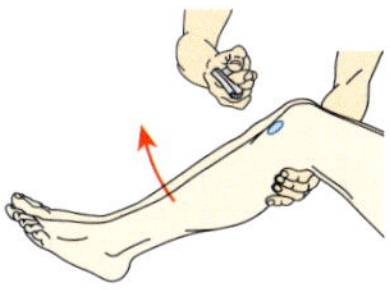 |
| Glutäalreflex | $L_4$–$S_1$ | Bestreichen der Haut über den Gesäßbacken | Anziehen des M. gluteus maximus 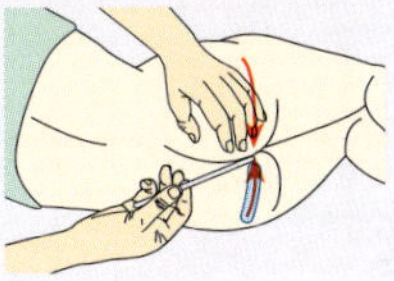 |
| Tibialis-posterior-Reflex | $L_5$ | Beklopfen der Ansatzsehne hinter dem Innenknöchel | Innendrehung (Supination) des Fußes 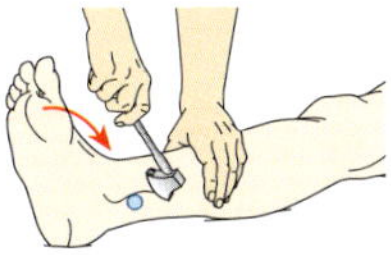 |
| Achillessehnen-reflex | $S_1$–$S_2$ | Beklopfen der Achillessehne über dem Fersenbein | Senken des Vorderfußes 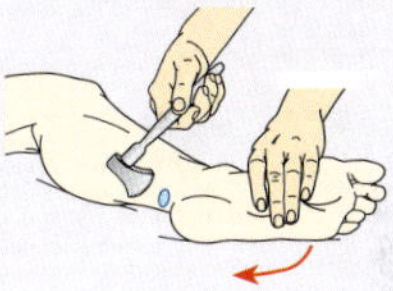 |

## 5.3 Vegetatives Nervensystem

Die ausführenden Anteile des vegetativen (autonomen) Nervensystems sind einerseits der *Sympathikus* und der *Parasympathikus* (**Abb. 5.9**). Sie arbeiten antagonistisch (gegensätzlich) und steuern weitgehend autonom die Funktionen der Organe. So sind sie z. B. für das Herz-Kreislauf-System, die gesamten Stoffwechselvorgänge und den Wärmehaushalt verantwortlich. Viele der kontrollierten Vorgänge werden über den Kontraktionszustand der glatten Muskulatur geregelt, die fast überall vorhanden ist und insgesamt vom vegetativen Nervensystem innerviert wird.

Eine Besonderheit stellt die Innervation der Magen-Darm-Wand dar, die von einer 3. selbständigen Untereinheit des vegetativen Nervensystems versorgt wird, dem *enterischen Nervensystem* (ENS).

### 5.3.1 Sympathisches Nervensystem

Das sympathische Nervensystem besteht aus
- einer zentralen Steuereinheit, dem *Hypothalamus*, und
- 3 efferenten Nervenzellen:
  - dem 1. (zentralen) Neuron,
  - dem 2. (präganglionären) Neuron und
  - dem 3. (postganglionären) Neuron.

#### Zentrales und präganglionäres Neuron

Der Zellkörper des 1. (zentralen) Neurons liegt im Gehirn, sein Axon zieht bis in das Seitenhorn der Rückenmarksegmente $C_8$–$L_{1-3}$. Dort schaltet es um auf das 2., sog. präganglionäre Neuron um. Das Axon dieser Nervenzelle verlässt das Rückenmark als Teil der Vorderwurzel, spaltet sich jedoch bereits sehr früh nach dem

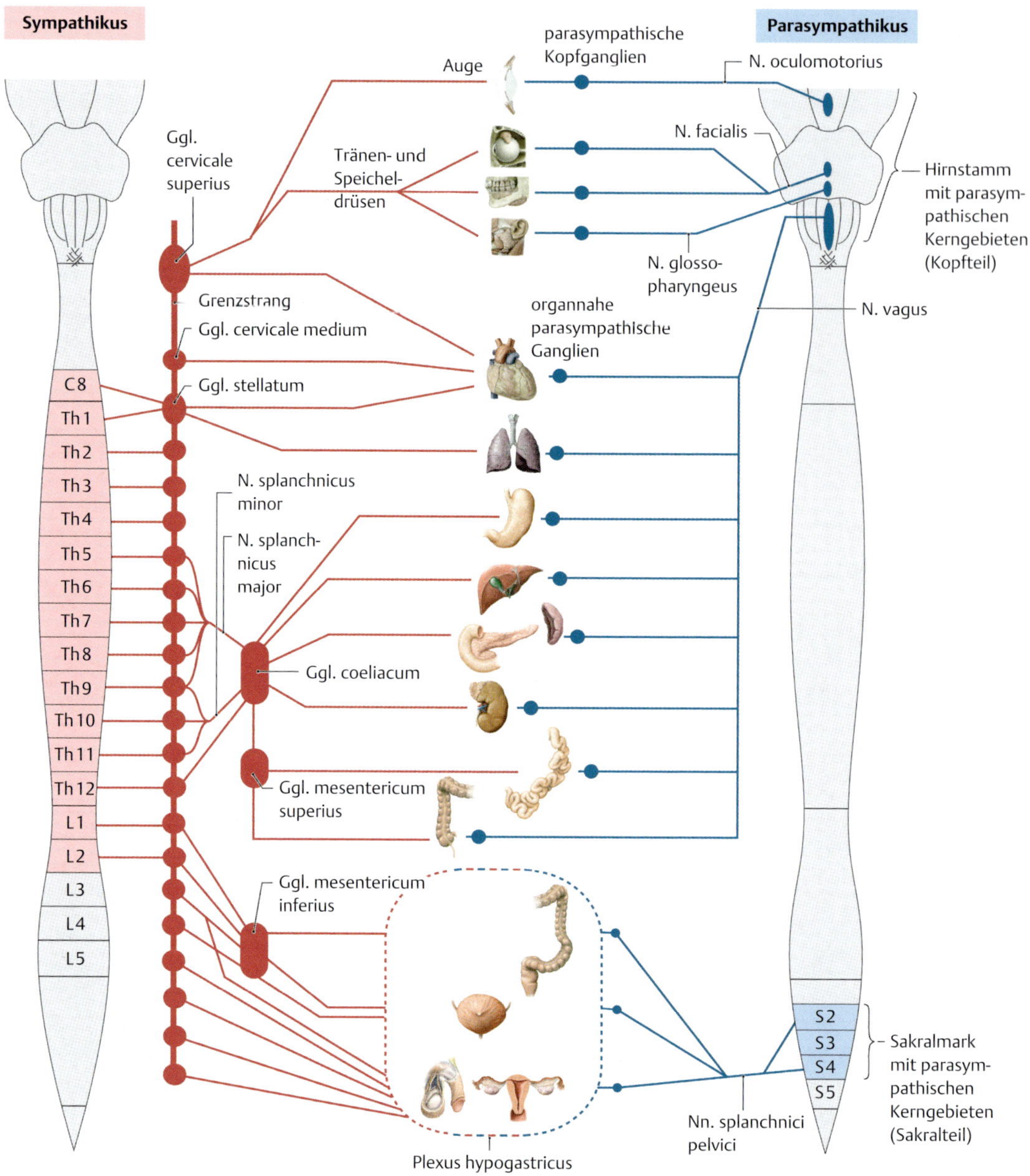


**Abb. 5.9 Vegetatives Nervensystem.** Das vegetative Nervensystem besteht aus einem sympathischen (rot) und einem parasympathischen Anteil (blau). Die meisten inneren Organe werden gleichzeitig von beiden Anteilen versorgt. Achten Sie darauf, dass die präganglionären sympathischen Fasern ihre Synapsen mit den postganglionären Fasern stets in besonderen Ganglien haben, während die entsprechende Umschaltung der parasympathischen Fasern erst im Zielorgan erfolgt.

Verlassen des Wurzelkanals vom Spinalnerv ab und führt als kurzer *weißer Verbindungsast* (Ramus communicans albus) zu einem sympathischen *Grenzstrangganglion* des zugehörigen Rückenmarksegments (**Abb. 5.10**).

Der Grenzstrang heißt Grenzstrang, weil er die gesamte Wirbelsäule vom unteren Halsbereich bis hinunter zum Kreuzbein auf beiden Seiten „begrenzt". Er besteht aus einer langen perlschnurartigen Kette von Ganglien, zwischen denen kurze Nervenäste (Rami interganglionares) eine ununterbrochene Ver-

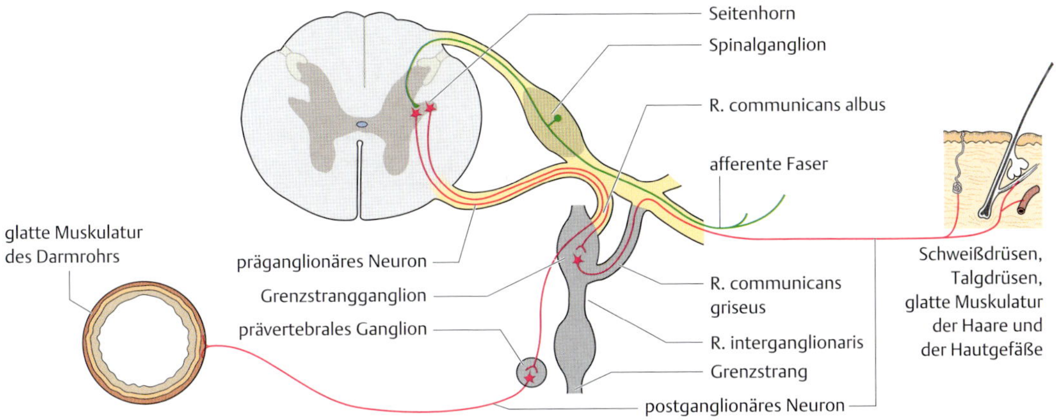


**Abb. 5.10 Sympathischer Grenzstrang.** Die Nervenzellkörper des sympathischen Systems liegen im Seitenhorn des Rückenmarks. Von dort ziehen die (efferenten) präganglionären Fasern durch die Vorderwurzel und den R. communicans albus in ein Grenzstrangganglion neben der Wirbelsäule. Hier haben die meisten Fasern eine Synapse mit der postganglionären Nervenzelle, deren Axon im Rückenmarknerv zur Peripherie führt. Einige präganglionäre Fasern ziehen durch den Grenzstrang hindurch und schalten erst in den prävertebralen Ganglien vor der Wirbelsäule um.

bindung herstellen. Die efferenten sympathischen Fasern des oberen Brustmarks strahlen in die 3 großen Halsganglien ein (Ganglion cervicale superius, medium und inferius = Ganglion stellatum). Die Fasern aus dem Lendenmark senden ihre Nervenfasern in die Ganglien seitlich des Kreuzbeins.

### Postganglionäres Neuron

Im Grenzstrangganglion geht das präganglionäre Neuron eine synaptische Verbindung mit dem Zellkörper oder den kurzen Dendriten des 3. postganglionären Neurons ein. Die Neurotransmitter der präganglionären Fasern sind Acetylcholin und vasointestinales Polypeptid (VIP), während die postsynaptischen Fasern hauptsächlich Noradrenalin und Neuropeptid Y (NPY) ausschütten.

Letztere ziehen entweder in einem speziellen vegetativen Nerv direkt zum Erfolgsorgan oder schließen sich über den kurzen *grauen Verbindungsast* (Ramus communicans griseus) erneut dem Spinalnerv an. In diesem Fall entsteht ein gemischt motorischer und vegetativer Rückenmarknerv.

Einige präganglionäre Fasern ziehen ohne Umschaltung durch das Grenzstrangganglion hindurch und schalten erst in den prävertebralen Ganglien des Bauchraums vor der Aorta *(Plexus coeliacus)* um.

● **MERKE** *Aus dem Spinalnerv zweigen präganglionäre sympathische Fasern ins Grenzstrangganglion ab, schalten dort auf ein 2. Neuron um und schließen sich meistens demselben Spinalnerv als postganglionäre Fasern wieder an.*

## 5.3.2 Parasympathisches Nervensystem

Auch der Parasympathikus wird vom Hypothalamus aus gesteuert. Seine Anteile lassen sich aber anatomisch klar von denen des Sympathikus unterscheiden:

- Die efferente parasympathische Versorgung des Kopfes läuft über die vorderen Hirnnerven (S. 134) (kranialer Teil).
- Brust- und Bauchraum sind fast ausschließlich von Fasern des X. Hirnnervs, des *N. vagus* abhängig.

Erst im Seitenhorn der untersten Segmente des Rückenmarks ($S_2$–$S_4$) finden sich wieder parasympathische Nervenzellen, die fast ohne Ausnahme in den *N. pudendus* (sakraler Teil) übergehen (Geschlechtsorgane, Blase, Mastdarm).

Alle parasympathischen Nerven enthalten ausschließlich präganglionäre Fasern. Im Unterschied zum sympathischen Nervensystem liegen nämlich die parasympathischen Ganglien ganz in der Nähe und teilweise sogar innerhalb der versorgten Organe. Das postganglionäre Neuron hat also ein sehr kurzes Axon.

Head-Zonen

Das vegetative Nervensystem leitet u. a. auch Empfindungen zum Rückenmark, z. B. den Füllungszustand von Magen, Darm und Blase. Diese afferenten Fasern ziehen ganz normal über die Hinterwurzeln ins Rückenmark, lassen sich aber nicht in Sympathikus oder Parasympathikus gliedern. Weil sie auch sensible Eingänge aus der Haut des Rumpfes erhalten, projizieren sich Schmerzen aus einem inneren Organ nicht selten auf einen ganz bestimmten Bezirk der Bauch- oder Brusthaut (Head-Zonen).

● MERKE *Die parasympathischen Nerven enthalten ausschließlich präganglionäre Fasern. Die Ganglien des Parasympathikus befinden sich unmittelbar bei oder sogar innerhalb der versorgten Organe.*

**Tab. 5.2** gibt einen Überblick über die verschiedenen Wirkungen des Sympathikus und des Parasympathikus.

**Tab. 5.2 Wirkungen von Sympathikus und Parasympathikus.**

| *Organe und Organsysteme* | *Wirkung* | *Sympathikus (vegetatives Nervensystem)* | *Parasympathikus* |
|---|---|---|---|
| Herz und Kreislauf | Herzfrequenz | +++ | – |
| | Schlagvolumen | ++ | – |
| | Blutdruck | ++ | – |
| | Weite der Herzkranzgefäße | + – | + |
| Magen-Darm-Trakt | Durchblutung | – – – | + |
| | Motorik | – – | ++ |
| | Schließmuskel Blase/Mastdarm | ++ | – |
| | Speicheldrüsen | – – | +++ |
| Skelettmuskulatur | Durchblutung | +++ | – |
| | Muskelkraft | 0 | 0 |
| Atmungssystem | Weite der Bronchien | ++ | – – – |
| | Durchblutung | 0 | 0 |
| Leber | Glykogenabbau | +++ | 0 |
| | Durchblutung | – | + |
| Pankreas | Insulinfreisetzung | – – | 0 |
| | exokrine Sekretion | +– | +++ |
| Haut | Durchblutung | – – – | + |
| | Schweißabsonderung | +++ | – |
| | Haarbalgmuskel (Gänsehaut) | ++ | 0 |

Fortsetzung ►

**Tab. 5.2 Fortsetzung**

| *Organe und Organsysteme* | *Wirkung* | *Sympathikus (vegetatives Nervensystem)* | *Parasympathikus* |
|---|---|---|---|
| Auge | Pupillenweite | ++ | – |
| | Tränendrüse | – | +++ |
| | Naheinstellung (Akkommodation) | – | +++ |
| Genitalien | Erektion von Penis und Klitoris | – | +++ |
| | Orgasmus und Ejakulation | +++ | – |

+++/– – – sehr starke Wirkung
++/– – ausgeprägte Wirkung
+/– schwache Wirkung
0 keine Wirkung
+– Wirkung abhängig von den Begleitumständen

### 5.3.3 Nervensystem des Magen-Darm-Trakts

Das Nervensystem des Magen-Darm-Trakts, das enterische Nervensystem (ENS), ist weitgehend unabhängig. Der eine Reaktion (Kontraktion der Darmwand) auslösende Reiz besteht nämlich direkt in der Dehnung des Darms selbst. Zum ENS gehören alle Nervengewebsanteile in den Wänden von der Speiseröhre bis zum After. Besonders auffällig sind 2 Nervengeflechte (Plexus) in den Muskelschichten, die die Ganglienzellen verbinden: der Plexus submucosus und der Plexus myentericus (S. 310). Sie werden von Schrittmacherzellen (Cajal-Zellen), die sich ebenfalls in der Darmwand befinden, erregt.

## 5.4 Gehirn

### 5.4.1 Gliederung des Gehirns

Mit einem Gewicht von 1,3 – 1,5 kg ist das Gehirn (Encephalon, **Abb. 5.11**) nach der Leber das zweitschwerste unserer Organe. In Ruhe verbrauchen wir bis zu 25 % der Stoffwechselenergie für die Versorgung des Hirns, entsprechend stark ist die Blutversorgung entwickelt.

Vergleicht man die Gehirne von Tieren unterschiedlicher Entwicklungsstufe, so kann man entwicklungsgeschichtlich „alte" Teile von relativ „neuen" abgrenzen. Hierzu gleichbedeutend verwendet man häufig die Begriffe „niedrige" und „hohe" Hirnregionen, weil tatsächlich die alten Strukturen tief unten am Hinterhauptloch und der Schädelbasis liegen, während sich die neueren Anteile wie eine Mütze darüber stülpen.

Von „unten" nach „oben" gliedert sich das Gehirn in folgende Abschnitte: (**Abb. 5.11**):

- verlängertes Mark (Medulla oblongata)
- Brücke (Pons)
- Kleinhirn (Cerebellum)
- Mittelhirn (Mesencephalon)
- Zwischenhirn (Diencephalon)
- Großhirn (Telencephalon)

Oft werden verlängertes Mark, Brücke und Kleinhirn (**Abb. 5.12**) zusammengefasst als *Rautenhirn* (Rhombencephalon) bezeichnet. Diese Bezeichnung geht einerseits auf die gemeinsame Entwicklung aus dem embryonalen Rautenhirn zurück, anderseits auf den rautenförmigen IV. Ventrikel (S. 111) in ihrem Zentrum.

#### Verlängertes Mark und Brücke

Der älteste Teil des Gehirns ist die *Medulla oblongata* (verlängertes Mark), deren Aufbau noch deutlich an die Gliederung des Rückenmarks erinnert. Sie geht mit scharfer Grenze in die Brücke (Pons) über, welche die wichtigste Verbindung zum Kleinhirn (Cerebellum) herstellt.

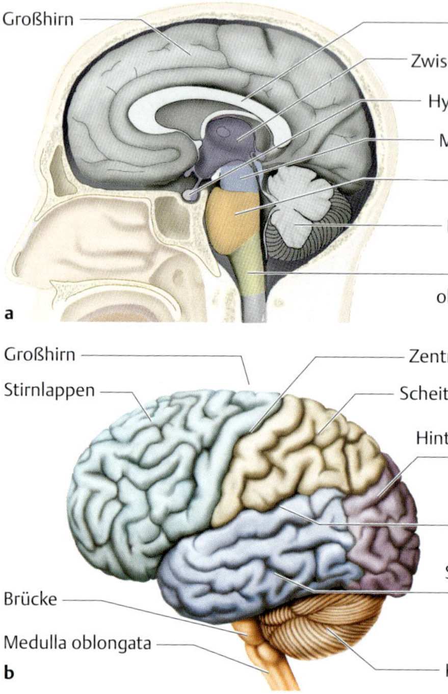


**Abb. 5.11 Gehirn.**
a Auf diesem mittigen Längsschnitt durch den Kopf erkennen Sie die prinzipiellen Anteile des Gehirns: Mittel-, Zwischen- und Großhirn. Wegen der Teilung des Großhirns in 2 Hälften (Hemisphären) blicken Sie auf die Innenfläche der rechten Großhirnhemisphäre und nicht – wie bei den anderen Hirnanteilen – auf eine Schnittfläche.
b Linke Hirnhälfte von außen: Das Großhirn dominiert die Außenfläche des Gehirns. Die graue Hirnsubstanz liegt hier in groben Falten (Gyri), zwischen denen Furchen (Sulci) in die Tiefe reichen. Beachten Sie die klare Abgrenzung des Schläfenlappens von den anderen Hirnanteilen durch die seitliche Furche.

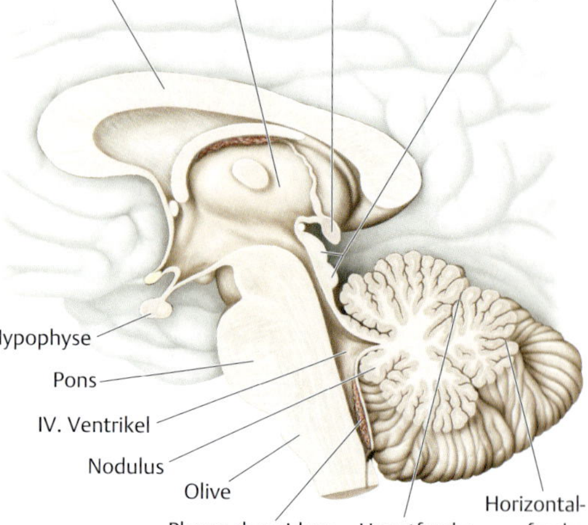


**Abb. 5.12 Innenansicht der rechten Hirnhälfte.** Auf der Schnittfläche des Kleinhirns erkennen Sie dessen feine Auffaltungen und die Verteilung der weißen und grauen Substanz, die das Bild eines Baumes ergeben (Arbor vitae). Außerdem schauen Sie auf die Anteile des Hirnstamms und auf das Zwischenhirn.

## Kleinhirn

Das „Kleinhirn" (Cerebellum) nimmt nach dem Großhirn am meisten Raum in der Schädelhöhle ein. Es sitzt dem verlängerten Mark und der Brücke wie ein großer Rucksack auf. Verlängertes Mark, Brücke und Kleinhirn arbeiten schon bei niederen Wirbeltieren eng zusammen und steuern wesentliche Teile der Motorik.

**Ältere und neuere Kleinhirnanteile.** Anders als die relativ homogene Großhirnrinde enthält das in der hinteren Schädelgrube liegende Kleinhirn „alte" und „neue" Bezirke, die unterschiedliche Aufgaben bei der Feinabstimmung von Bewegungen, Gleichgewicht und dem Muskeltonus wahrnehmen. Schon bei oberflächlicher Betrachtung erkennt man einen kleinen, länglichen Anteil in der Körpermittellinie, den *Kleinhirnwurm* (Vermis), der seitlich und oben von den beiden mächtigen Hemisphären bedeckt wird (**Abb. 5.13**). Auf ihrer Unterseite liegt jeweils ein kleines gelapptes Gebilde, der *Flocculus* (Kleinhirnflocke).

Zu den „alten" Kleinhirnbezirken zählen Wurm, Flocculus und das vordere Viertel beider Hemisphären bis hin zu der tiefen Hauptfurche. Die hinteren Abschnitte der Hemisphären – mit Abstand der größte Teil des Kleinhirns – sind „neueren" Ursprungs. Die Oberfläche des Kleinhirns zeigt lang gezogene parallele Windungen (Foliae, Blätter), die sich mit tiefen, aber schmalen Furchen (Fissurae) abwechseln. Diese Furchen verlaufen im Wurm und in den Hemisphären durchweg quer, also in der Frontalebene.

Im Längsschnitt durch das Kleinhirn erkennt man, dass die kaum 1 mm dünne Rinde vielfach aufgeworfen und in Falten gelegt ist, sodass sich das Bild eines verzweigten Baumes ergibt (Arbor vitae: Lebensbaum). Tief innerhalb der weißen Substanz liegen Gruppen von Nervenzellkörpern, die Kleinhirnkerne. Besonders auffällig ist der stark gefältelte Nucleus dentatus („gezahnter Kern"). Die graue Substanz der Kleinhirnrinde faltet sich an der Oberfläche auf, um möglichst viele Nervenzellen mit ihren Dendriten und Axonen auf einem möglichst kleinen Platz unterzubringen.

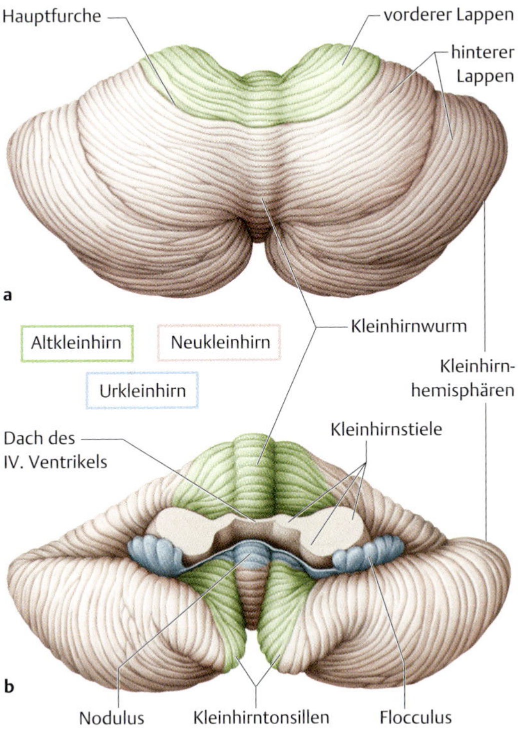


**Abb. 5.13 Kleinhirn.** Ansicht des Kleinhirns von oben (**a**) und von unten (**b**). Das Kleinhirn besteht aus stammesgeschichtlich unterschiedlich alten Anteilen: Die ältesten Partien liegen auf der Unterseite in der Nähe des IV. Ventrikels (Urkleinhirn – blau) sowie im „Wurm" entlang der Körpermittelachse (Altkleinhirn – grün). Die Kleinhirnhemisphären sind dagegen relativ jung (Neukleinhirn – rosa). Sie erstrecken sich bis an die seitliche Begrenzung der hinteren Schädelgrube. Beachten Sie die sehr regelmäßige Querstreifung des Kleinhirns als Zeichen parallel angeordneter Windungen und Furchen.

### Mittelhirn

Der Brücke schließt sich vorn und oben das wesentlich kleinere Mittelhirn (Mesencephalon) an. An seiner Unterseite bilden die mächtigen motorischen Fasern aus der Großhirnrinde zum Rückenmark die *Hirnschenkel* (Crura cerebri). Das Mittelhirn wirkt ebenfalls bei der Kontrolle von Bewegungen mit, hat sich aber in erster Linie auf die unwillkürlichen Mitbewegungen spezialisiert. Sein Dach (Tectum) wird gebildet von der Vierhügelplatte, die eine Umschaltstation für die Sehbahn und die Hörbahn darstellt.

### Zwischenhirn

Nimmt das Mittelhirn noch eine „Mittel"-stellung zwischen alten und neuen Hirnteilen ein, so gehört das Zwischenhirn (Diencephalon) eindeutig zu den neueren Hirnteilen. Es besteht hauptsächlich aus dem linken und rechten Thalamus sowie dem mittelständigen Hypothalamus. Der Hypothalamus ist das zentrale Steuerorgan für das Hormonsystem (S. 74) und steht über einen schmalen Steg mit der Hirnanhangsdrüse (Hypophyse) in Verbindung. Thalamus und Hypothalamus begrenzen den spaltförmigen III. Ventrikel, der genau in der Körpermittelachse liegt. Ein weiterer Bestandteil ist die Zirbeldrüse (Epiphyse), die an der Regelung des Tag-Nacht-Rhythmus beteiligt ist (S. 119).

### Großhirn

Die Trennung des Zwischenhirns in eine linke und eine rechte Hälfte *(Hemisphäre)* setzt sich im Großhirn (Endhirn, Cerebrum, Telencephalon) fort. Beide Hemisphären sind lediglich durch 3 Faserverbindungen *(Kommissuren)* miteinander verschaltet und arbeiten aber auch häufig getrennt voneinander.

**Aufbau.** Jede Großhirnhemisphäre gliedert sich in:
- Hinterhauptlappen (Lobus occipitalis)
- Scheitellappen (Lobus parietalis)
- Schläfenlappen (Lobus temporalis)
- Stirnlappen (Lobus frontalis)

Zwei große Furchen trennen den Scheitellappen einerseits vom Schläfenlappen (seitliche Furche, Sulcus lateralis) und andererseits vom Stirnlappen (Zentralfurche, Sulcus centralis). Jede Hemisphäre beherbergt in ihrem Innern je einen mit Liquor gefüllten Seitenventrikel (I. bzw. II. Ventrikel, s. S. 111).

**Funktionen.** Je „neuer" ein Gehirnteil ist, umso komplexer werden seine Funktionen. Im „alten" verlängerten Mark, dem tiefsten Abschnitt des Rautenhirns, liegen die lebenswichtigen, sog. vegetativen Zentren, v. a. das Atem- und Kreislaufzentrum. Mittel- und Kleinhirn dienen hauptsächlich der Motorik. Im Großhirn haben die „höheren" Hirnfunktionen wie Denken, Sprache, Bewusstsein und Gedächtnis ihren Sitz.

## Weiße und graue Substanz

Auch am Gehirn lassen sich graue Substanz (Nervenzellkörper) und weiße Substanz (markscheidenhaltige Nervenfasern) voneinander unterscheiden. Während allerdings die graue Substanz des Rückenmarks von weißer Substanz umgeben wird, ist es im Gehirn umgekehrt: Die graue Substanz liegt außen, die weiße innen.

Mit der zunehmenden Anzahl der Hirnzellen im Verlauf der Entwicklungsgeschichte (beim Menschen ca. 10 Milliarden) musste die Oberfläche der grauen Substanz, der Hirnmantel, vielfach aufgefaltet werden, damit die Nervenzellkörper nebeneinander Platz finden konnten. Diese Architektur nennt man „gyriert" von griech.: Gyros = Windung, Kreis.

**MERKE** *Das Gehirn gliedert sich von oben nach unten in das Großhirn, das Zwischenhirn, das Mittelhirn sowie die Brücke und das verlängerte Mark, denen hinten das Kleinhirn aufsitzt. Das Endhirn ist der neueste und am weitesten entwickelte Hirnanteil.*

## 5.4.2 Blutversorgung des Gehirns

### Arterielle Blutversorgung

Wegen seines hohen Energie- und Sauerstoffbedarfs reagiert das Gehirn besonders empfindlich auf jede Unterbrechung der Blutversorgung. Innerhalb von Sekunden kommt es zu (reversiblen) Funktionsausfällen, nach wenigen Minuten zu irreversiblen Schäden.

Das Gehirn speist sich pro Körperhälfte (**Abb. 5.14**) aus je

- einer inneren Halsschlagader (A. carotis interna) und
- einer Wirbelarterie (A. vertebralis).

Die beiden Wirbelarterien vereinigen sich an der Brücke (unten/vorne) zur *A. basilaris* (**Abb. 5.14, b**).

### A. cerebri posterior

Im Bereich des Mittelhirns teilt sich die A. basilaris in ihre Endäste, die beiden großen Aa. cerebri posteriores (hintere Großhirnarterien), von denen jede einen Ast zur A. carotis interna derselben Seite schickt. Die

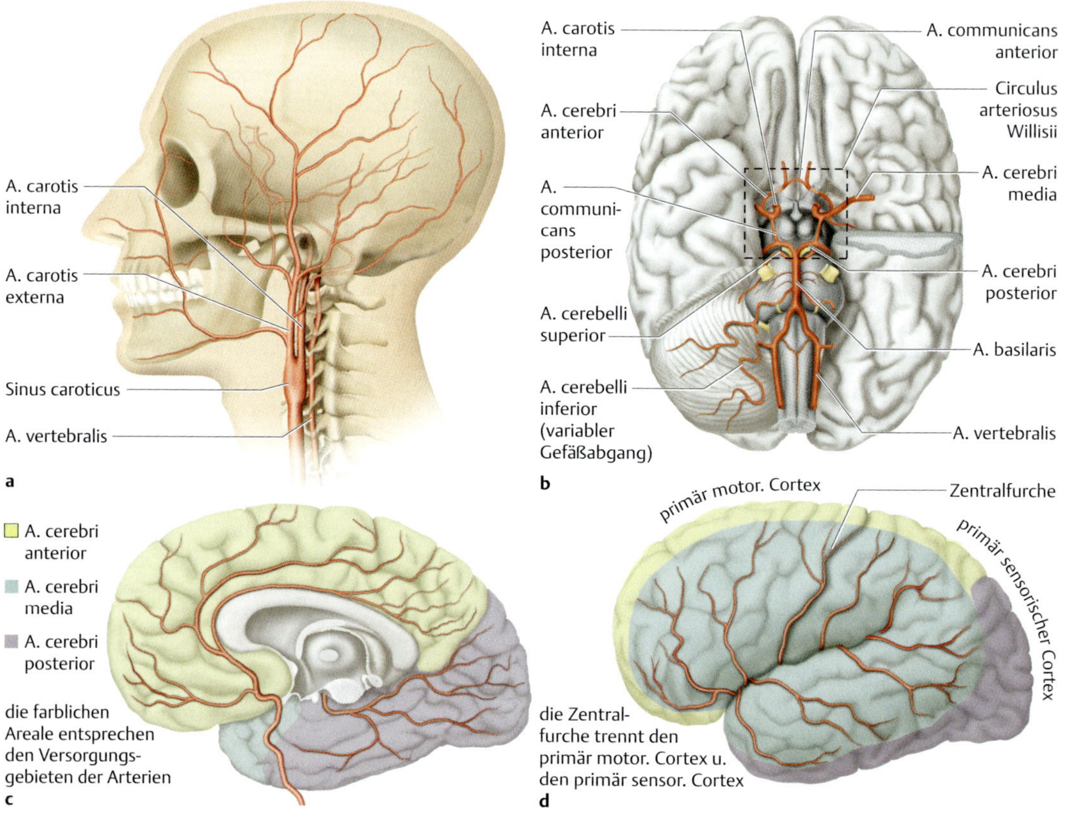


**Abb. 5.14 Blutversorgung des Gehirns.**
**a** Der Kopf wird arteriell von der Halsschlagader (A. carotis communis) und der Wirbelarterie (A. vertebralis) versorgt. Die A. carotis communis teilt sich in einen zum Äußeren des Kopfes ziehenden Ast (A. carotis externa) und in einen nach innen zum Gehirn ziehenden Ast (A. carotis interna).
**b** Im Bereich der Brücke vereinigen sich die Wirbelarterien beider Seiten zur A. basilaris und bilden mit Ästen der A. carotis interna an der Hirnbasis einen Arterienkreis, den Circulus arteriosus Willisii.
**c** Den Großteil der Hirninnenseite versorgen die vordere und hintere Hirnarterie, die hier aber nicht in Verbindung stehen.
**d** Die Hirnaußenseite ist das Hauptversorgungsgebiet der mittleren Hirnarterie.

5

A. cerebri posterior versorgt den Hinterhauptlappen des Gehirns (**Abb. 5.14, c**).

### A. cerebri anterior

Die A. carotis interna gibt eine kleinere A. cerebri anterior (vordere Großhirnarterie) ab, die sich in der Tiefe zwischen beiden Hemisphären verzweigt. Die A. cerebri anterior versorgt die Innenseite des Gehirns (**Abb. 5.14, c**). Diese Arterien stehen nochmals untereinander in Verbindung, sodass ein *geschlossener Arterienkreis* entsteht (Circulus arteriosus cerebri/Willisii).

### A. cerebri media

Der mächtige Endast der A. carotis interna, die A. cerebri media (mittlere Großhirnarterie) hat keinen direkten Anteil an diesem Arterienkreis. Die A. cerebri media versorgt den Hauptteil des Großhirns, nämlich Stirn-, Scheitel- und Schläfenlappen mitsamt den Basalganglien (S. 115). Die Verbindung zwischen den Hirnarterien gewinnt dann an Bedeutung, wenn eine größere Arterie (z. B. die Halsschlagader einer Seite) nicht mehr durchblutet wird. Dann besteht in beschränktem Umfang die Möglichkeit, dass andere Arterien des Circulus arteriosus Willisii die Blutversorgung übernehmen. Bei einem akuten Gefäßverschluss reicht die Versorgung allerdings nicht aus. Kommt es aber (z. B. durch arteriosklerotische Ablagerungen) langsam zu einer Gefäßverengung, haben die Kurzschlussgefäße Zeit, sich entsprechend dem erhöhten Blutfluss zu erweitern.

● MERKE *Das Gehirn erhält sein Blut über die rechte und linke innere Halsschlagader (A. carotis interna) sowie über die rechte und linke Wirbelarterie (A. vertebralis). Die inneren Halsschlagadern versorgen die höheren Hirnabschnitte, während die Wirbelarterien ihr Blut dem Rautenhirn zukommen lassen. Alle Arterien stehen an der Hirnbasis miteinander in Verbindung.*

● KRANKHEITSLEHRE ***Verschluss der A. carotis.*** *Die Halsschlagadern sind häufig von Arteriosklerose betroffen. Versiegt der Blutstrom plötzlich (z. B. durch einen massiven Thrombus), entsteht das typische Bild eines Schlaganfalls, weil der Endast der A. carotis, die A. cerebri media, kein Blut mehr erhält. Nicht selten tritt der Verschluss jedoch nicht abrupt, sondern nach und nach ein. Die Gefäße des Circulus arteriosus erweitern sich dann so stark, dass der Blutfluss durch die A. carotis komplett kompensiert werden kann. Dann sind keine Ausfälle der Gehirnfunktion zu erwarten.*

## Venöser Blutabfluss

Die 3 Rückenmarkhäute (S. 94) – Dura (harte Hirnhaut), Arachnoidea (Spinnenwebshaut) und Pia (weiche Hirnhaut) – setzen sich ununterbrochen über das große Hinterhauptloch in die Schädelhöhle fort. Die derbe, pergamentartige Dura kleidet die Innenseite des Schädels ohne Zwischenraum aus. In Form einer tiefen Sichel (*Falx cerebri*, Hirnsichel) zieht sie in die Furche zwischen linker und rechter Großhirnhemisphäre hinein.

Innerhalb der Dura liegen die venösen Blutleiter (Sinus). Sie transportieren das sauerstoffarme Blut aus dem Gehirn über die innere Drosselvene (V. jugularis interna) in die obere Hohlvene. Die venösen Blutleiter haben keine eigene Muskelschicht, sondern bestehen lediglich aus der Dura und ihrem Endothel.

Am Oberrand der Falx cerebri liegt ein wichtiger venöser Blutleiter, der *Sinus sagittalis superior* (oberer Längsleiter, **Abb. 5.15**). Ein weiterer Blutleiter, der *Sinus sagittalis inferior* (unterer Längsleiter), bildet den unteren Abschluss der Falx cerebri.

Am inneren Hinterkopf teilt sich die Falx cerebri in 2 Lagen, die nach links und rechts ausweichen und zeltförmig das Kleinhirn bedecken (daher Tentorium cerebelli: „Kleinhirnzelt"). Die „Firststange" des Zeltes fällt in der Körpermittellinie von vorne nach hinten ab und enthält den *Sinus rectus* (gerader Blutleiter).

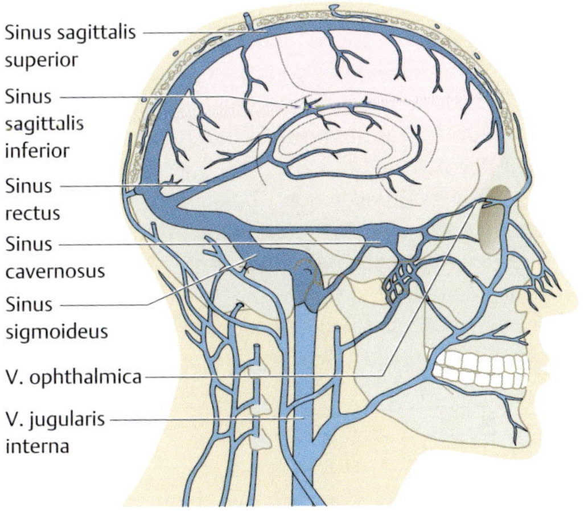


**Abb. 5.15 Venöse Blutleiter.** Auf der Innenseite des Schädels liegen die großen venösen Blutleiter (Sinus). Die in der Mitte gelegenen Sinus sagittales teilen sich an der Schädelbasis symmetrisch in die beiden Sinus sigmoidei auf. Diese leiten das sauerstoffarme Blut seitlich des großen Hinterhauptlochs durch die beiden inneren Halsvenen (Vv. jugulares internae) in die obere Hohlvene ab.

5

Die beiden *Sinus transversus* (quere Blutleiter) liegen wie eine Dachrinne am Unterrand des Kleinhirnzeltes und befördern das Blut aus allen zuvor genannten Blutleitern über den siphonförmigen *Sinus sigmoideus* (Sigma-Sinus) in die innere Halsvene (V. jugularis interna) beider Seiten.

Seitlich der Sella turcica (Türkensattel, S. 234), einem Vorsprung am Boden des knöchernen Schädels, befindet sich außerdem der netzwerkartige *Sinus cavernosus* (höhlenartiger Leiter oder Keilbeinleiter). Er nimmt das Blut aus den vorderen unteren Anteilen des Gehirns und – über die *V. ophthalmica* (Augenhöhlenvene) – teilweise aus dem Gesichtsbereich auf. Daher können Eiterungen der Gesichtshaut lebensbedrohliche Infektionen des Blutleitersystems und damit der Hirnhäute auslösen.

● KRANKHEITSLEHRE ***Subduralblutung.*** *Die starre Architektur der venösen Blutleiter in der Schädelhöhle birgt eine Reihe von Gefahren: Jede stärkere Erschütterung des Kopfes (bei älteren Menschen, deren Gefäßwände bereits weniger stabil sind, auch Bagatelltraumen), bewegt den Inhalt der Schädelhöhle sehr unsanft gegen die mit dem Knochen verwachsene Dura. Insbesondere die oberflächlichen Hirnvenen werden abgeschert und können einreißen. Häufig finden sich Einrisse unmittelbar an der Einmündungsstelle in den Sinus sagittalis superior. Es blutet dann langsam in den Raum zwischen Dura und der darunter liegenden Arachnoidea (Subduralblutung).*
*Der Bluterguss entwickelt sich sehr häufig erst im Verlauf von Tagen bis Wochen und verdrängt schleichend die umgebenden Hirnregionen. Die Patienten klagen über Kopfschmerzen, Schwindel und eine allgemeine Benommenheit, die oft nicht ernst genommen wird. Innerhalb von wenigen Stunden kann sich dann aber wegen des erhöhten Hirndrucks das Rautenhirn ins große Hinterhauptloch hinunterdrücken (Hirnstammeinklemmung mit Bewusstlosigkeit und Atemstillstand!).*
*Klagt ein Patient Stunden oder Tage nach einer Schädelverletzung über neu aufgetretene Kopfschmerzen, sollten Sie dies zum Anlass nehmen, ihn intensiver zu beobachten. Trübt sich dann noch das Bewusstsein oder reagieren gar die Pupillen träge und ungleichmäßig auf Lichteinfall, müssen Sie sofort einen Arzt verständigen.*

## 5.4.3 Liquorsystem

Der Liquor trägt zur Konstanz des chemischen Milieus bei und dient als Schutz gegen mechanische Belastungen.

### Liquor cerebrospinalis

Der Liquor ist weitgehend ein Ultrafiltrat aus dem Blutplasma, d. h., er wird durch die Wände von Kapillaren in den Liquorraum abgegeben. Daher sind in der etwa 150 ml wasserklaren Flüssigkeit fast keine Zellen (max. 2 – 5 pro µl) enthalten. Die Eiweißkonzentration liegt mit 0,15 – 0,45 g/l hundertfach niedriger als im Plasma, während die Konzentration an Salzen sich nicht wesentlich von der im Blut unterscheidet.

### Liquorräume

Man unterscheidet äußere und innere Liquorräume.

#### Äußere Liquorräume

Während die Arachnoidea der harten Hirnhaut anliegt, folgt die Pia mater der Oberfläche des Gehirns. Zwischen beiden Häuten, im Subarachnoidalraum, befindet sich wie im Rückenmark der Liquor cerebrospinalis. An einigen Stellen ist der äußere Liquorraum besonders weit und bildet größere liquorgefüllte Hohlräume (Zisternen).

Aus der größten Zisterne zwischen dem Unterrand des Kleinhirns und der Medulla oblongata wurde früher häufig Liquor zu diagnostischen Zwecken entnommen (Subokzipitalpunktion). Dieses Verfahren hat man aber weitgehend zugunsten der gefahrloseren Lumbalpunktion zwischen 3. und 4. Lendenwirbel verlassen, weil in dieser Höhe außer der biegsamen Cauda equina kein verletzliches Nervengewebe mehr vorliegt.

Eine Besonderheit der Arachnoidea sind blumenkohlartige Zotten (Granulationes arachnoideales), die sich in die großen venösen Blutleiter vorwölben

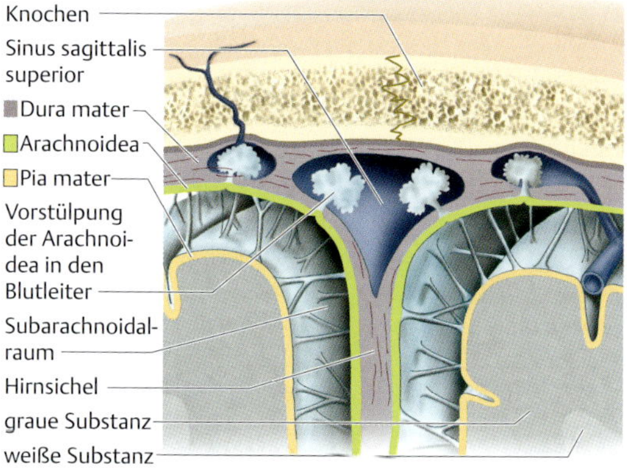


**Abb. 5.16 Äußere Liquorräume.** Drei Hirnhäute umgeben vollständig Gehirn und Rückenmark. Unterhalb der Arachnoidea befindet sich wiederum (wie beim Rückenmark) ein liquorgefüllter Subarachnoidalraum, der das Gehirn vor stärkeren Erschütterungen schützt. Dieser äußere Liquorraum steht mit dem Subarachnoidalraum des Rückenmarks in Verbindung.

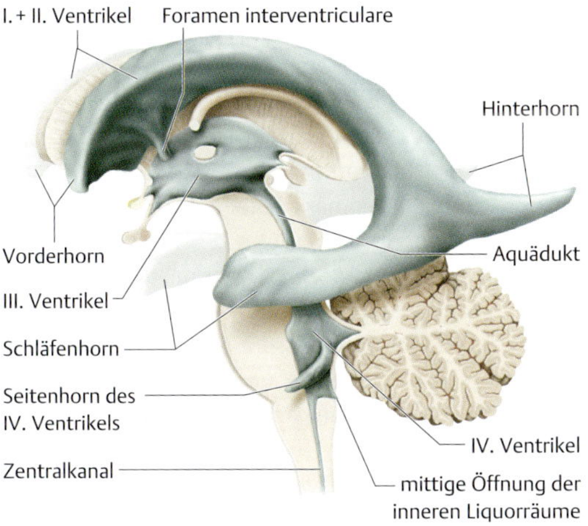


**Abb. 5.17 Innere Liquorräume.** Innerhalb des Gehirns liegt ein System aus liquorgefüllten Hohlräumen. Der Liquor entsteht durch Sekretion aus gefäßreichem Bindegewebe (Plexus choroidei) der Ventrikel und verlässt dann im IV. Ventrikel über insgesamt 3 Öffnungen die inneren Liquorräume.

(**Abb. 5.16**). Hier wird der Liquor zurück ins Blut entlassen.

## Innere Liquorräume

Die anatomischen Verhältnisse des Liquorsystems sind sehr viel komplizierter als im Rückenmark. Der wichtigste Unterschied ist, dass sich der winzige und häufig verschlossene Zentralkanal des Rückenmarks nach oben hin zu den Ventrikeln (innerer Liquorraum) erweitert (**Abb. 5.17**). Von oben nach unten finden sich der I.–IV. Ventrikel.

**I. und II. Ventrikel (Seitenventrikel).** Der I. und II. Ventrikel sind die größten des inneren Liquorraums. Sie erstrecken sich über mehr als den halben Längsdurchmesser des Kopfes vom Stirn- bis zum Hinterhauptlappen. Hier befinden sich das *Vorder-* bzw. *Hinterhorn* (Cornu frontale und occipitale) dieser Ventrikel. Ein 3. Horn, das *Schläfenhorn* (Cornu temporale), zweigt ungefähr an der Rückseite des Schläfenlappens nach unten ab und zieht seitlich bis vor den äußeren Gehörgang.

**III. Ventrikel.** Der III. Ventrikel liegt im Zwischenhirn. Er ist nur wenige Millimeter flach und kennzeichnet im Computertomogramm die Trennung zwischen linker und rechter Gehirnhälfte. Jede Verziehung nach einer Seite sollte den Verdacht auf eine Anschwellung (Hirnödem, Tumor) der Gegenseite lenken, auch wenn selten beide Hirnhälften genau gleich groß sind. Links und rechts besteht je eine Verbindung (Foramen interventriculare, Foramen Monroi) zu den Seitenventrikeln.

**IV. Ventrikel.** Der IV. Ventrikel befindet sich als flacher, rautenförmiger Hohlraum zwischen der Rückfläche von Medulla oblongata und Brücke einerseits und der Vorderfläche des Kleinhirns andererseits. Die untere Spitze der Raute steht mit dem Zentralkanal des Rückenmarks in Verbindung. Die seitlichen Spitzen umgreifen fingerförmig die Medulla oblongata und öffnen sich dort in die äußeren Liquorräume (seitliche Öffnungen, Aperturae laterales, Foramina Luschkae). Eine kleinere mittige Öffnung (Apertura mediana, Foramen Magendii) findet sich dicht unterhalb des Kleinhirns im Dach des IV. Ventrikels. Nach oben hat der IV. Ventrikel über den *Aquädukt* (Hirnwasserleitung, Aquaeductus cerebri) Anschuss an den III. Ventrikel.

**Plexus choroideus.** Alle Ventrikel enthalten ein reich verzweigtes Netzwerk aus gefäßreichem Bindegewebe (Plexus choroideus), das von einem einschichtigen Epithel umhüllt wird. Weil dies der Ort ist, an dem der Liquor aus dem Plasmawasser gebildet wird, ist es sehr wichtig, dass alle Verbindungsgänge zu den äußeren Liquorräumen offen sind. Ansonsten blähen sich die Ventrikel stark auf und üben Druck auf das umliegende Hirngewebe aus.

● KRANKHEITSLEHRE ***Subarachnoidalblutung.*** *Etwa 4–5% aller Menschen haben eine angeborene Wandschwäche des Circulus arteriosus mit mehr oder weniger ausgeprägten Gefäßaussackungen (Hirnbasisaneurysmen). Diese Personen, aber auch ältere Patienten mit Arteriosklerose, laufen bei Erhöhung ihres Blutdrucks Gefahr, dass ein Gefäß einreißt und arterielles Blut in den Liquorraum zwischen Arachnoidea und Pia einschießt (Subarachnoidalblutung). In diesem Fall vermischen sich also Nervenwasser und Blut miteinander.*

*Die Subarachnoidalblutung bietet wegen der rasenden Kopfschmerzen und der ausgeprägten Steifheit im Nacken meistens ein dramatisches Bild. Starke Blutungen führen nicht selten zum Tod, wenn das Leck nicht in einer – immer noch sehr riskanten – neurochirurgischen Notoperation verschlossen wird. Bei etwa 10% aller Subarachnoidalblutungen gehen dem Ereignis kleinere Blutungen voraus, die – falls erkannt (bei einer Lumbalpunktion finden sich dann Erythrozyten im Liquor) – eine rechtzeitige Operation ermöglichen.*

## 5.5 Sensibles Wahrnehmungssystem

### Arten der Sensibilität

In jedem Augenblick melden sensible Fasern aus Muskelspindeln, Sehnenorganen, Tastkörperchen, Druckrezeptoren usw. dem Gehirn eine Fülle von Informationen über den Ist-Zustand unseres Körpers. Das gesamte Spektrum dieser Informationen heißt Sensibilität oder Sensorik.

Wir unterscheiden prinzipiell zwischen:
- propriozeptiver Sensibilität (Stellungssinn)
- viszerozeptiver Sensibilität (Informationen aus inneren Organen)
- exterozeptiver Sensibilität (Oberflächensensibilität)

Die exterozeptiven Reize unterscheiden sich wiederum qualitativ in Schmerz, Temperatur, Druck, Berührung und Vibration.

### Leitung der Sensibilität im Rückenmark

Damit das Gehirn erfährt, was denn im Körperinnern und an dessen Grenzen geschieht, dürfen die afferenten Fasern des sensiblen Systems nicht einfach im Rückenmark enden, sondern müssen über Rückenmarkbahnen ins Gehirn weiterlaufen.

#### Hinterstrangbahnen

Das Hinterstrangsystem vermittelt den Tast- und Berührungssinn sowie die bewusste Tiefensensibilität (Stellung und Spannung von Muskeln, Sehnen und Gelenken). Alle propriozeptiven und exterozeptiven Fasern außer denjenigen, die für Schmerz und Temperaturwahrnehmung zuständig sind, geben nach ihrem Eintritt in die Hinterwurzel lange markhaltige Ausläufer in die weiße Substanz des gleichseitigen Hinterstrangs ab (**Abb. 5.18**). Dort biegen sie rechtwinklig nach oben um und erreichen als Hinterstrangbahn (Tractus spinobulbaris) das Gehirn. Die Fasern der höheren Rückenmarksegmente schließen sich stets seitlich des Strangs an. Auf Höhe des verlängerten Marks liegen daher die Fasern aus den Beinen und der unteren Rumpfhälfte in der Nähe der Mittellinie (*Fasciculus gracilis*, Goll-Strang), die aus der oberen Rumpfhälfte, den Armen und dem Hals (oberhalb von $Th_4$) dagegen eher seitlich (*Fasciculus cuneatus*, Burdach-Strang).

Bitte halten Sie sich vor Augen, dass wir es bisher nur mit einer einzigen Zelle, dem 1. Neuron, zu tun hatten, das im Extremfall einen Reiz aus der Haut des kleinen Zehs aufnimmt und bis hinauf ins verlängerte Mark leitet. Alle Nervenzellkörper dieses 1. Neurons sitzen in dem jeweiligen Spinalganglion.

#### Vorderseitenstrangbahn

Ganz anders verhalten sich Fasern, die Schmerz und Temperatur – früher oft protopathische Sensibilität genannt – zum Rückenmark leiten. Diese schalten tatsächlich „schon“ im Hinterhorn des zugehörigen Rückenmarksegments auf ein 2. Neuron um. Das Axon dieses 2. Neurons kreuzt in der weißen Substanz vor dem Zentralkanal (Commissura alba) zur Gegenseite, durchquert das Vorderhorn und biegt in der weißen Substanz des Seitenstrangs nach oben ab (Tractus spinothalamicus lateralis).

Auch rabiate Druckreize können Fasern aktivieren, die zur Gegenseite kreuzen und im Vorderstrang als Tractus spinothalamicus anterior zum Gehirn ziehen. Die Fasern des Tractus spinothalamicus anterior und lateralis fasst man wegen ihrer ähnlichen Funktion häufig unter dem Begriff „Vorderseitenstrang“ zusammen.

### Leitung der Sensibilität im Hirnstamm

Die lange Nervenfaser des 1. Neurons der Hinterstrangbahn schaltet an der Rückfläche der Medulla oblongata auf den Zellkörper des 2. Neurons um. Dessen Axon kreuzt gleich nach seinem Abgang aus dem Bulbus die Mittellinie und zieht als *innere Schleifenbahn* (Lemniscus medialis, Tractus bulbothalamicus) am seitlichen Rand des Mittelhirns zum Thalamus der Gegenseite.

Die Vorderseitenstrangbahnen haben sich vorher schon (zwischen Brücke und Mittelhirn) der inneren Schleifenbahn angeschlossen, sodass alle sensiblen Fasern gemeinsam das Zwischenhirn erreichen. Außerdem gehen von den Hinterstrangkernen afferente Fasern ans Kleinhirn ab, die diesen Hirnteil v. a. über die Stellung von Muskeln und Gelenken informieren.

Einen besonderen Verlauf nehmen die sensiblen Fasern aus dem Bereich des Gesichts. Sie gelangen über den N. trigeminus (V. Hirnnerv) zur Brücke, schalten in der Medulla oblongata und der Brücke auf ihr 2. Neuron um und schließen sich letztendlich ebenfalls der inneren Schleifenbahn an.

### Der Thalamus als Aufmerksamkeitsfilter

Würden alle sensiblen Reize kritiklos ins Großhirn durchgelassen, so würde die übermäßige Informationsfülle unsere geistige Aufnahmefähigkeit übersteigen.

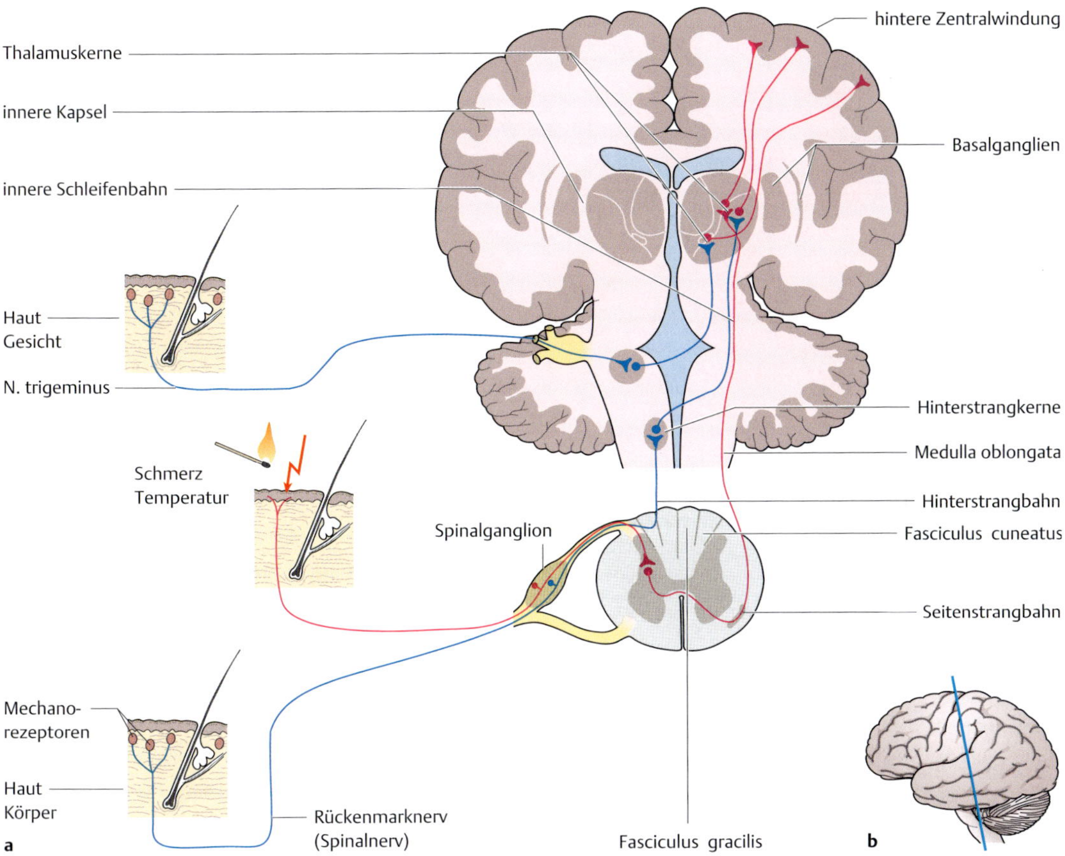


**Abb. 5.18 Leitung und Verarbeitung der Hautsensibilität.** Die afferenten Nervenfasern, welche auf Druck und Berührung ansprechen (blau), ziehen ohne eine synaptische Umschaltung zu den Hinterstrangkernen derselben Seite. Dort schalten sie auf eine 2. Nervenzelle um, deren Axon nach dem Kreuzen auf die Gegenseite über die innere Schleifenbahn den Thalamus erreicht. Nach einer weiteren Umschaltung erreichen die Fasern durch die innere Kapsel die hintere Zentralwindung des Großhirns. Im Gegensatz dazu erreichen die Schmerz- und Temperaturfasern (rot) nach einer synaptischen Umschaltung direkt die Seitenstrangbahn der Gegenseite und vereinigen sich erst in der Brücke wieder mit den übrigen Fasern.

Mehr als 99% aller Sinneswahrnehmungen sind nämlich für die jeweils aktuelle Situation irrelevant und störend. Beim Einfädeln einer Nadel braucht uns nicht bewusst zu werden, in welchem Winkel das linke Fußgelenk gegenüber dem Schienbein steht. Dagegen sind jetzt die Berührungsempfindungen aus den Fingerbeeren und das räumliche Sehen gefordert.

Die Aufgabe, wichtige von unwichtigen sensorischen Inputs zu trennen, erfüllt ein Kern des Thalamus (Nucleus ventralis posterolateralis, VPL). Er filtert aus der Fülle sensibler und sensorischer Afferenzen die aktuell benötigte Information heraus und sperrt den Rest von der bewussten Verarbeitung aus. Überspitzt formuliert ist der Thalamus also das Zentrum der Konzentrationsfähigkeit.

## Verarbeitung der Sensibilität in der Großhirnrinde

Die Nervenzellen des Thalamus (3. Neuron) senden ihre Axone seitlich zur Großhirnrinde. Auf ihrem Weg müssen sie den schmalen Spaltraum zwischen Thalamus und den *Basalganglien* des Großhirns, die innere Kapsel (Capsula interna), durchqueren. Alle Fasern, die der Thalamus an die Großhirnrinde aussendet (Tractus thalamocorticalis), enden an den Nervenzellen der hinteren Zentralwindung *(Gyrus postcentralis)*. Sie ist der vorderste Teil des Scheitellappens und schließt sich unmittelbar der Zentralfurche an (**Abb. 5.19**).

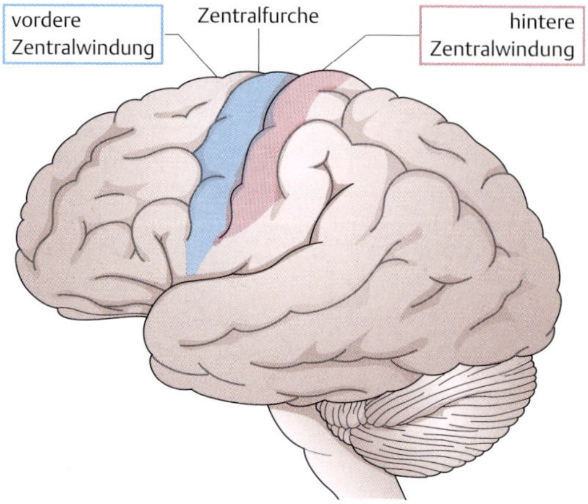


**Abb. 5.19 Primär motorische und sensible Hirnrinde.** An der Außenseite des Gehirns erkennt man 2 parallel gestellte Hirnwindungen unmittelbar vor und hinter der Zentralfurche. Die vordere Zentralwindung ist der Ausgangspunkt aller efferenten motorischen Fasern (primär motorische Hirnrinde), die hintere Zentralwindung ist der Endpunkt aller afferenten sensiblen Fasern (primär sensible Hirnrinde).

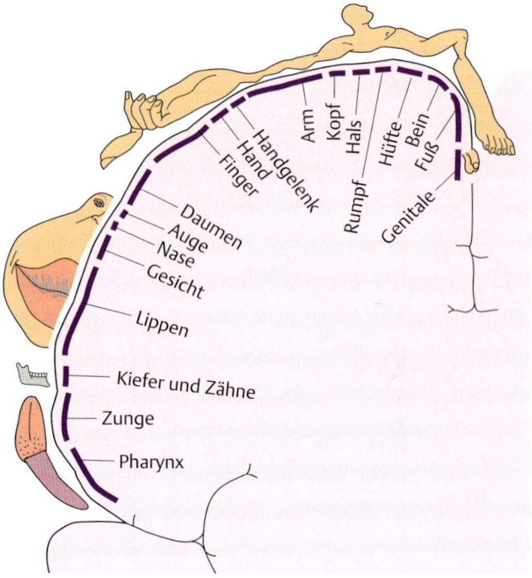


**Abb. 5.20 Projektion der sensiblen Fasern.** In der hinteren Zentralwindung bilden die sensiblen Fasern aus Haut und Schleimhäuten die gesamte Körperoberfläche ab. Sehr dicht innervierte Hautareale (z. B. die Lippen) werden gegenüber der „normalen" Haut stark bevorzugt. Zwei benachbarte Hautareale bilden sich aber immer auch in benachbarten Bezirken der Großhirnrinde ab (Somatotopik).

## Somatotopik

Die Fasern aus dem Fuß und Bein der gegenüberliegenden Körperhälfte enden weit oben nahe der Umschlagslinie der Großhirnrinde (Mantelkante). Nach unten folgen die Projektionsgebiete von Rumpf, Arm, Hand, Gesicht, Zunge und Rachen (**Abb. 5.20, Abb. 5.21**). Jedes Körperteil bildet sich also Punkt für Punkt auf der Hirnrinde ab (Somatotopik).

Gebiete, die dicht mit sensiblen Fasern versorgt sind, nehmen dabei einen unverhältnismäßig großen Raum ein. Besonders stark repräsentiert sind demzufolge Finger, Lippen und die Zunge, sehr schwach dagegen Rumpf, Schenkel und Oberarme.

Je größer das Projektionsareal eines Körperteils im Gyrus postcentralis ist, umso stärker wird er von sensiblen Fasern versorgt. Dementsprechend leitet eine einzelne sensible Nervenfaser der Zunge Signale aus einem nur wenige Quadratmikrometer großen Bezirk der Zungenoberfläche ab, auf der Haut des Rückens sind diese dagegen über 10 Quadratzentimeter groß.

Jetzt liegt natürlich die Frage auf der Hand, wie unser Gehirn von der bloßen Abbildung der sensiblen Afferenzen auf die hintere Zentralwindung zur eigentlichen Wahrnehmung von Berührung, Druck oder Schmerz kommt.

Man weiß bislang, dass innerhalb eines bestimmten somatotopischen Feldes (z. B. für den linken Mittelfinger) senkrecht zur Oberfläche des Gehirns liegende

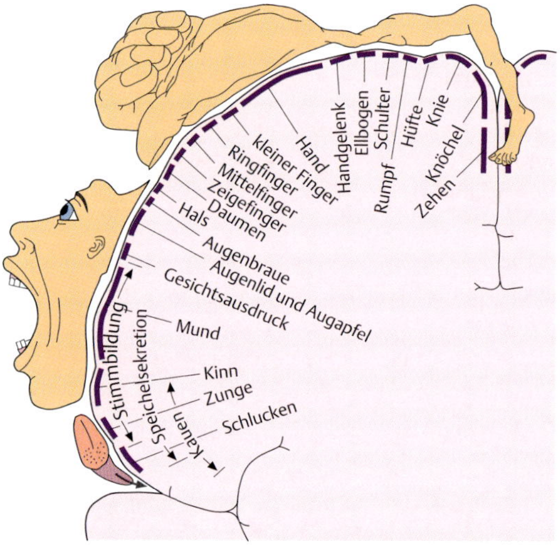


**Abb. 5.21 Projektion der motorischen Fasern.** In der vorderen Zentralwindung entspringen die motorischen Fasern. Auch hier gilt wieder das Prinzip der Somatotopik: Zwei benachbarte Hirnareale innervieren benachbarte Gliedmaßen. Entsprechend den besonders hohen Anforderungen an die Innervation der Hände und der Sprechwerkzeuge sind diese Bereiche stark betont.

5

Kolumnen (Säulen) von Nervenzellen auf ganz bestimmte Muster, etwa bewegte Berührungsreize, ansprechen.

Je weiter hinten, also innerhalb des Schläfenlappens, die Kolumnen liegen, desto komplexer werden die zu ihrer Aktivierung notwendigen Muster. Man nimmt an, dass das Gehirn auf diese Weise Schritt für Schritt aus den „rohen" Reizen eine Wahrnehmung aufbaut. Einen ähnlichen – wesentlich besser untersuchten – Prozess kennt man bei der Verarbeitung optischer Reize (s. S. 144).

● KRANKHEITSLEHRE ***Capsula interna.*** *Die innere Kapsel ist ein besonders gefährdetes Gebiet für Hirnblutungen (Blutungen aus Ästen der A. cerebri media) im Rahmen eines (hämorrhagischen) Schlaganfalls. Durch die innere Kapsel verlaufen sowohl sensible als auch motorische Nervenfasern aus der gegenüberliegenden Körperhemisphäre. Patienten nach Schlaganfall leiden daher i. d. R. sowohl an motorischen Ausfällen – also Lähmungen – als auch an Störungen der Sensibilität.*

● MERKE *Die Sinneswahrnehmungen Druck und Berührung gelangen aus der Haut über die Hinterstrangbahnen des Rückenmarks ungekreuzt zum Gehirn. Die Fasern, welche die Information über Schmerz und Temperatur leiten, kreuzen im Rückenmark auf die Gegenseite und ziehen in der Vorderseitenstrangbahn zum Gehirn. Alle sensiblen Afferenzen von Haut und inneren Organen und alle sensorischen Afferenzen aus den Sinnesorganen müssen den Thalamus passieren, um im Großhirn wahrgenommen zu werden.*

## 5.6 Motorik

Ein Leben ohne bewegliche Gliedmaßen (z. B. Querschnittlähmung, Tetraplegie) können sich viele Menschen überhaupt nicht vorstellen. Dieser großen psychologischen Bedeutung der Motorik entspricht auch eine neuroanatomische: Von allen Strukturen des Zentralnervensystems sind mehr als ¼ direkt und über die Hälfte indirekt an der Planung und Ausführung von Bewegungen beteiligt.

### Entschluss zu einer Bewegung

Die meisten Bewegungen vollziehen wir weitgehend automatisch. Zum Bewusstsein gelangen dabei nur sehr grobe Informationen, etwa nach dem Schema: „Wohin, wie, wie schnell".

Die höchsten Steuerungsgebiete des Stirnlappens des Großhirns erzeugen also nicht viel mehr als unseren Willen, etwas Bestimmtes zu tun. Die oberste Entscheidungsebene des motorischen Systems im engeren Sinn ist der *prämotorische* Kortex. Es handelt sich um ein Gebiet im Stirnlappen unmittelbar vor der primär motorischen Hirnrinde.

Messungen mittels der Positronenemissionstomografie (PET) an gesunden Versuchspersonen haben gezeigt, dass der prämotorische Kortex bereits aktiviert wird, wenn die betreffende Person sich eine Bewegung nur vorstellt. Im Gegensatz dazu tritt der eigentliche motorische Kortex erst dann in Aktion, wenn die Bewegung auch tatsächlich ausgeführt wird.

### Planung einer Bewegung

Das Gehirn geht bei der Planung einer komplexen Bewegung stufenweise vor: Es entwirft zunächst ein Modell der Bewegung wie am Reißbrett und testet dieses gründlich wie in einem Simulationscomputer aus, bevor es dann tatsächlich die Bewegung einleitet. Dass dieser Vorgang Zeit benötigt, zeigt sich daran, dass die Aktivität der motorischen Hirnareale bereits eine Sekunde vor der Bewegung ansteigt (Bereitschaftspotenzial). Unsere Gedanken eilen also unseren Handlungen voraus.

### Basalganglien und Kleinhirn

Eingelagert in die weiße Substanz findet sich eine Gruppe von Kernen, die aus grauer Substanz, d. h. aus Nervenzellkörpern bestehen. Diese Kerngebiete fasst man als Basalganglien zusammen. Zu ihnen gehören:

- ***Nucleus caudatus (Schwanzkern)***
- ***Globus pallidus (bleicher Körper)***
- ***Putamen (Schalenkern)***

Diese Hirnteile dienen dazu, die v. a. im Stirnlappen (Assoziationskortex) geplanten und im prämotorischen Kortex entworfenen Bewegungsprogramme parallel vor Ausführung der Bewegung zu unterstützen und zu kontrollieren.

Der Nucleus caudatus (geschwänzter Kern) hat in etwa die Form einer zusammengerollten Kaulquappe. Er liegt auf seiner ganzen Länge dem Vorderhorn des I. bzw. II. Ventrikels seitlich an. Die innere Kapsel trennt den Nucleus caudatus von dem eiförmigen Globus pallidus. Seitlich davon, ebenfalls am Rand der inneren Kapsel, liegt das Putamen. Putamen und Nucleus caudatus fasst man sehr häufig zum Streifenkörper (Striatum) zusammen. Neben diesen „eigentlichen“ Basalganglien wirken auch die flache *Substantia nigra* (schwarze Substanz) des Mittelhirns und der vordere seitliche Anteil des Thalamus sowie der kleine *Nucleus subthalamicus* an der Basalganglienschleife mit (Basalganglien im weiteren Sinne).

**Funktion.** Die motorischen Fasern werden im Striatum auf teils hemmende, teils erregende Interneurone umgeschaltet, die ihrerseits Substantia nigra und Globus pallidus erreichen. Von dort ziehen Faserverbindungen zum Thalamus und – nach einer weiteren synaptischen Umschaltung – wieder zurück zur Großhirnrinde, jetzt jedoch zur sog. primär motorischen Hirnrinde.

Das Kleinhirn wirkt bei der Ausführung von Bewegungen mit und vergleicht insbesondere den Istwert (die aktuell durchgeführte Bewegung) mit dem Sollwert (der geplanten Bewegung). Tritt eine Differenz zwischen Ist- und Sollwert ein, korrigiert das Kleinhirn nachträglich die Ansteuerung der betreffenden Muskulatur.

## Primär motorische Hirnrinde

Die primär motorische Hirnrinde (Gyrus praecentralis, vordere Zentralwindung) liegt unmittelbar vor der primär sensorischen Hirnrinde auf der Vorderseite der Zentralfurche (Sulcus centralis), also im hintersten Teil des Frontallappens (s. **Abb. 5.14, d**).

Die primär motorische Hirnrinde zeichnet sich durch die bis zu 120 µm großen Riesenzellen aus, die ihre Axone über die Pyramidenbahn (s. u.) bis zu den jeweiligen Rückenmarksegmenten senden. Auch die primär motorische Hirnrinde zeigt wie ihr benachbartes Gegenstück im sensorischen System eine klare somatotopische Gliederung: Von oben nach unten entspringen die primär motorischen Fasern für Beine, Rumpf, Arme, Hände und Finger, die mimische Muskulatur des Gesichts und die Zunge (**Abb. 5.21**).

## Ausführung einer Bewegung

### Präzisionsbewegungen (Pyramidenbahn)

Präzisionsbewegungen erkennen wir daran, dass wir uns voll auf eine Bewegung konzentrieren müssen. Das Aufheben von Mikado-Stäbchen, das Bauen von Kartenhäusern oder auch eine mikrochirurgische Operation sind Beispiele für Präzisionsbewegungen.

Präzisionsbewegungen erfordern eine besonders genaue Kontrolle der Muskulatur. Andererseits sind für feine Finger-, Hand- oder Zungenbewegungen (Sprache) weder ausgeprägte Mitbewegungen noch große Balanceakte notwendig. Daher werden die besonders genau arbeitenden Muskeln direkt, also ohne Zwischenschaltung von tieferen Hirnabschnitten, von der motorischen Großhirnrinde innerviert. Klassischerweise bezeichnet man diese direkt laufenden Fasern als *Pyramidenbahn* (Tractus pyramidalis, **Abb. 5.22**). Die Riesenzellen der vorderen Zentralwindung senden dicke, sehr schnell leitende Fasern trichterförmig durch die innere Kapsel.

Die Pyramidenbahn verlässt das Großhirn durch die *Hirnschenkel* (Crura cerebri) auf der Vorderseite der Substantia nigra des Mittelhirns. In der Brücke fasert sie sich zu einzelnen Strängen auf, bildet im verlängerten Mark jedoch wieder ein geschlossenes Bündel. Auf dessen Vorder- und Unterseite liegt dann die eigentliche Pyramide. Hier, in der *Pyramidenkreuzung* (Decussatio pyramidum), wechseln ca. 80 – 90 % aller Fasern die Seite und ziehen als dicker Pyramidenseitenstrang (Tractus corticospinalis lateralis) vor der Hintersäule des Rückenmarks zu ihrem entsprechenden Segment. Die zunächst ungekreuzten Fasern bilden den schwächeren Pyramidenvorderstrang (Tractus corticospinalis anterior), kreuzen in ihrem Zielsegment aber ebenfalls auf die Gegenseite.

Nachdem die Axone der Pyramidenbahn schließlich in ihrem entsprechenden Zielgebiet angelangt sind, schalten einige von ihnen (weniger als ⅓) direkt auf die α-Motoneurone um. Diese Fasern steuern hauptsächlich die besonders präzisen Fingerbewegungen. Die meisten Fasern jedoch enden an Interneuronen und lösen auf diese Weise Reflexe oder Teile von Reflexbogen aus.

● MERKE *Das motorische System macht sich also vorgeformte Bewegungsabläufe zunutze und vereinfacht auf diese Weise die Steuerung.*

● KRANKHEITSLEHRE ***Pyramidenbahnzeichen.*** *Typisches pathologisches Zeichen nach einer teilweisen Zerstörung der Pyramidenbahn ist der Babinski-Reflex: Streicht man an der Außenseite der Fußsohle von der Ferse zum kleinen Zeh, dann hebt der Patient reflektorisch den großen Zeh langsam und nachhaltig an. Denselben Effekt erzielt man durch Bestreichen der Schienbeinkante (Oppenheim-Reflex) oder der Wade (Gordon-Reflex).*

### Massenbewegungen (extrapyramidal-motorisches System)

Die allermeisten Bewegungen im Alltag von Tier und Mensch erfordern weniger eine hohe Präzision als eine gute Koordination. Für das Überleben einer Raubkatze

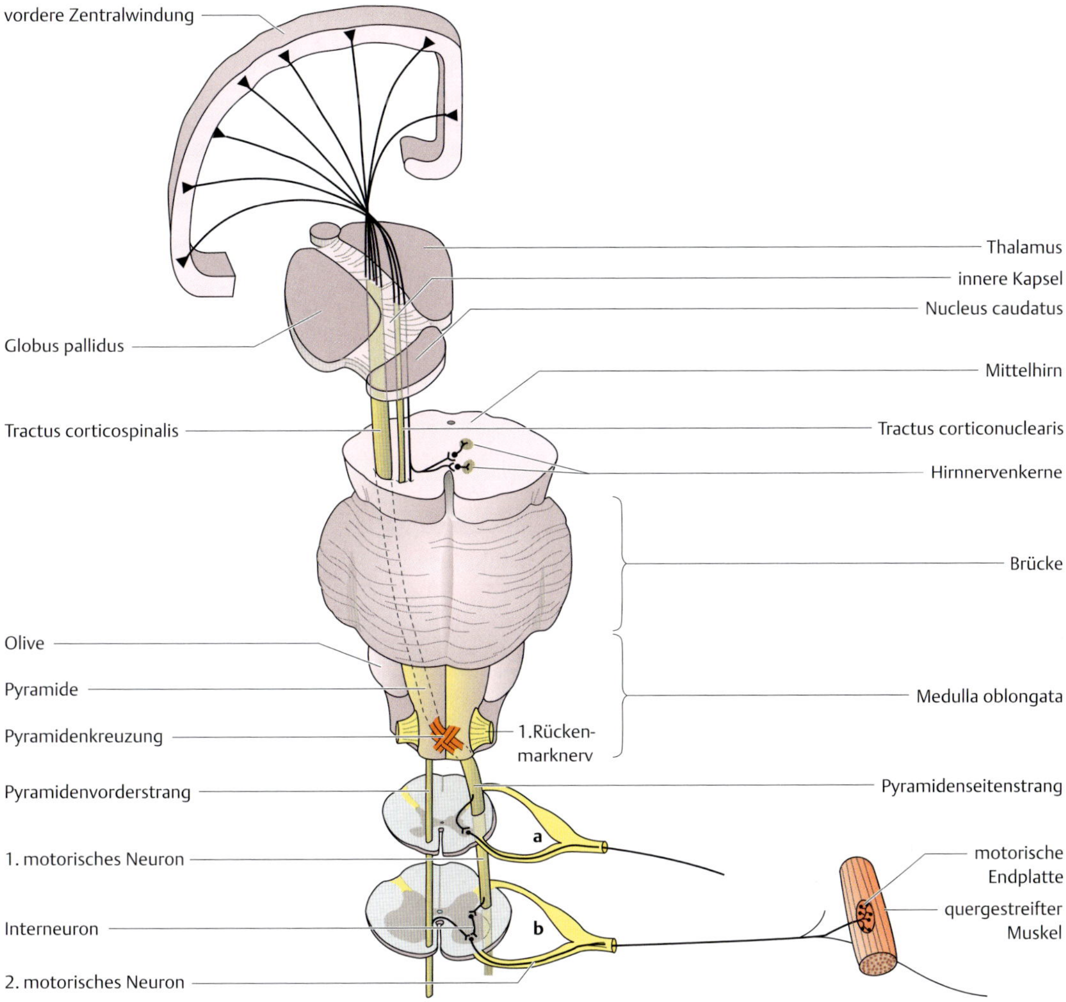


**Abb. 5.22 Pyramidenbahn.** Der Befehl für eine Muskelanspannung geht von der primär motorischen Hirnrinde in der vorderen Zentralwindung aus. Die Fasern steigen in der Pyramidenbahn (Tractus corticospinalis) ins Rückenmark sowie in einem Tractus corticonuclearis zu den Hirnnervenkernen im Rautenhirn ab. 90 % der Fasern der Pyramidenbahn kreuzen im verlängerten Mark die Seite und ziehen als Pyramidenseitenstrang abwärts, die restlichen 10 % verlaufen ungekreuzt als Pyramidenvorderstrang. Die Fasern enden einerseits direkt an den motorischen Vorderhornzellen (**a**). Manchmal ist ein Interneuron zwischengeschaltet (**b**).

ist es eben sehr viel wichtiger, beim Anspringen einer Beute das Gleichgewicht zu behalten, als die 3. Klaue der linken Vorderpfote besonders gut bewegen zu können. Auch beim Autofahren ist eine gute Koordination von Bremse, Kupplung und Gas wichtiger, als die exakt „richtige" Drehzahl für das Einlegen des nächsten Gangs zu treffen.

Unter der Bezeichnung „extrapyramidal-motorisches System" werden alle Anteile der Motorik, die nicht zum Pyramidensystem gehören – also sicherlich mehr als 90 % der Bewegungen – zusammengefasst. Der Begriff gilt als veraltet, hat aber nach wie vor im klinisch-neurologischen Sprachgebrauch einen hohen Stellenwert.

Die extrapyramidal-motorischen Bahnen kommen hauptsächlich vom *Nucleus ruber* des Mittelhirns (Tractus rubrospinalis), außerdem von der *Olive* (Tractus olivospinalis), die an der Unterseite der Medulla oblongata liegt (s. **Abb. 5.12**), und aus den Kerngebieten der *Gleichgewichtsnerven* (Tractus vestibulospinalis). Der Nucleus ruber dient dabei als zentrale Umschaltstation zwischen Kleinhirn und den absteigenden Bahnen. Seine efferenten Fasern zum Rückenmark kreuzen noch auf Höhe des verlängerten Marks zur Gegenseite.

## Basalganglienschleife

Vom Entschluss zu einer Bewegung bis zur Aktivierung der α-Motoneurone im Vorderhorn des Rückenmarks sind also eine Reihe verschiedener Hirnteile eingeschaltet. Da die Basalganglien im Zentrum dieses Prozesses stehen, nennt man den in **Abb. 5.23** detailliert dargestellten Vorgang auch die Basalganglienschleife.

Vereinfacht ausgedrückt koordiniert also die Basalganglienschleife unwillkürliche Mitbewegungen sowie die Kraftentfaltung jeder Muskelkontraktion. Der willentlichen Kontrolle sind diese Vorgänge weitgehend entzogen, können aber durchaus trainiert werden.

● MERKE *Der Entschluss zu einer Bewegung entsteht im assoziativen Kortex, insbesondere im Stirnlappen. Bevor die Signale für die Ausführung der Bewegung zu den Muskelgruppen abgesandt werden, spielt das Gehirn die Bewegung „trocken" durch. Dabei haben die Basalganglien eine wichtige Kontrollfunktion.*

## Beispiel eines Bewegungsablaufs

Als Abschluss des Themas „Motorik" hier ein Beispiel, wie eine Willkürbewegung zustande kommen kann:

Der linke Stirnlappen möchte ein volles Glas Wasser mit der rechten Hand zum Mund führen. Er entwirft einen groben Plan, wie die Bewegung ungefähr auszusehen habe. Die Basalganglienschleife der linken Hirnhälfte koordiniert daraufhin, wie schnell und wie stark sich Hand- und Armmuskeln kontrahieren sollen. Jetzt sendet die Pyramidenbahn Impulse an diese Muskelgruppe und die Bewegung beginnt. Weil das Glas leichter ist als erwartet, droht die Bewegung zu schnell zu werden und der Inhalt überzuschwappen. Das rechte Kleinhirn erkennt die Abweichung zwischen Soll- und Istwert und hemmt die Aktivität der motorischen Kortexzellen, sodass die Bewegung exakt auf Höhe der Lippen endet.

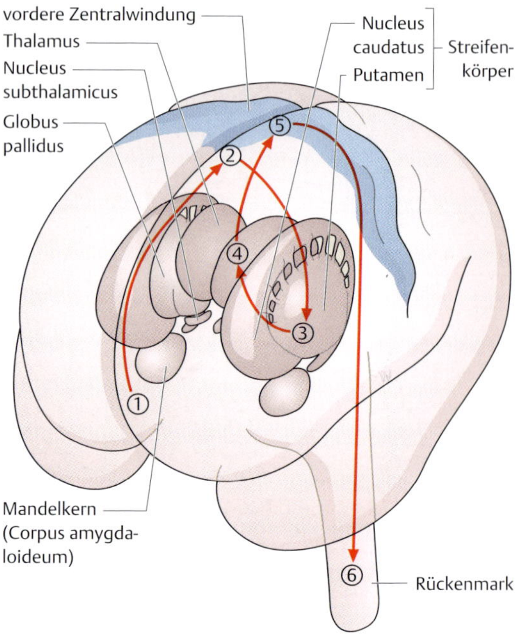


**Abb. 5.23 Basalganglienschleife.** Vor der Ausführung einer Bewegung nimmt das Gehirn den wahrscheinlichen Bewegungsablauf vorweg. Nach dem Entschluss zur Bewegung im Frontalhirn (1) gelangen die Impulse in den oberen Stirnlappen (2, prämotorische Hirnrinde), danach in die Basalganglien (3), den Thalamus (4), die primär motorische Hirnrinde (5) und erst jetzt ins Rückenmark (6).

● KRANKHEITSLEHRE ***Parkinson-Krankheit.*** *Die Bedeutung der Basalganglienschleife erschließt sich weiterhin, wenn man sich Störungen dieses Systems anschaut. Die Parkinson-Krankheit (Morbus Parkinson) ist die Folge einer Zerstörung von Nervenzellen der Substantia nigra, die Dopamin als Neurotransmitter benutzen. Eine Dauermedikation mit Vorläufersubstanzen des Dopamins mildert oder behebt daher häufig einige der typischen Krankheitserscheinungen.*
*Die meisten dieser Patienten leiden an einer Kombination aus Bewegungsarmut (Hypo-, Akinese: steife Mimik, kein Mitschwingen der Arme beim Gehen) und einer zu starken Innervation einzelner Muskelgebiete (Ruhe-Zittern [Ruhe-Tremor], erhöhter Muskeltonus [Rigor]). Bewegungen, die ein Gesunder gleichzeitig ausführt, kann ein Patient mit ausgeprägtem Morbus Parkinson nur stückweise nacheinander abarbeiten.*
*Andere Erkrankungen wie der Ballismus und die erbliche Chorea Huntington (betroffen sind der Nucleus subthalamicus bzw. das Putamen) zeichnen sich ausschließlich durch überschießende Bewegungen aus.*

5

# 5.7 Innere Uhren

## 5.7.1 Zirkadiane Rhythmen

Die meisten unserer Körperfunktionen hängen in irgendeiner Weise von der Tageszeit ab: Am Morgen ist die Körpertemperatur am niedrigsten, der Kortisolspiegel am höchsten. Der Vormittag ist für die meisten Menschen die Zeit ihrer größten geistigen und körperlichen Leistungsfähigkeit.

Viele solche biologischen und psychischen Vorgänge orientieren sich an einem natürlichen Biorhythmus, der i. d. R. etwa eine Tageslänge umfasst. Sie werden daher als *zirkadiane Rhythmen* bezeichnet.

### Biorhythmus

Eine wichtige Steuerfunktion über den Tag-Nacht-Rhythmus hat die Zirbeldrüse (Epiphyse, Corpus pineale), die Teil des Zwischenhirns ist. Sie schüttet das Hormon *Melatonin* aus, dessen Bildung lichtabhängig ist und am Tage stark zurückgeht.

Wichtige Befunde zum Thema „Innere Uhr“ (Biorhythmus) wurden an Freiwilligen erhoben, die während etlicher Wochen in völliger Isolation von der Außenwelt, also ohne Tageslicht, Uhr, Radio, Fernsehen usw. lebten. Die Versuche zeigten, dass die körpereigenen Rhythmen nicht ausschließlich von unserem üblichen 24-Stunden-Tag abhängen. Nach 2 – 3 Tagen Isolation stellte sich ein individuell unterschiedlicher Rhythmus ein, dessen Dauer in den meisten Fällen geringfügig größer war als ein Tag (25 – 28 Stunden, daher zirkadiane Rhythmik, **Abb. 5.24**).

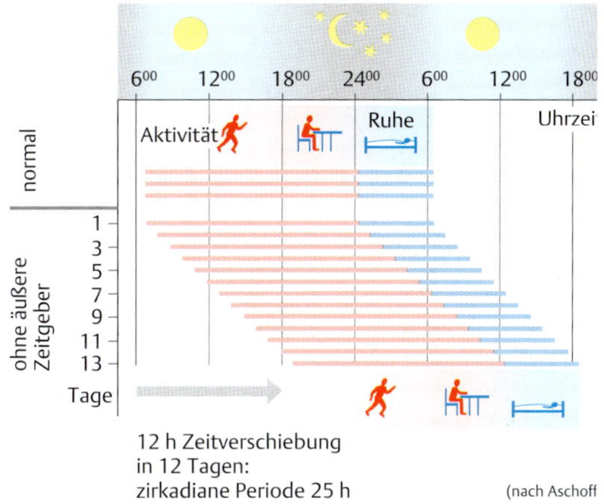


**Abb. 5.24 Tagesablauf ohne externe Zeitgeber.** Die Abbildung zeigt das Ergebnis eines „Bunkerexperiments“, bei dem eine Versuchsperson ohne Uhr und Kontakt zur Außenwelt in einer fensterlosen Wohnung gelebt hat. Nach dem Schließen der Tür (graue Markierung auf y-Achse) blieb ein annähernd normaler Schlaf-wach-Rhythmus erhalten, die Zyklusphasen nahmen jedoch um täglich ca. 1 Stunde zu („25-Stunden-Tag“).

**Jetlag.** Unser Körper hat mehrere verschiedene innere Uhren, die manchmal asynchron laufen und uns dann Missbehagen verursachen: Vielflieger kennen das Phänomen des Jetlags, ein allgemeines Unwohlsein nach Flügen über mehrere Zeitzonen hinweg. Obwohl sich der Schlaf-wach-Rhythmus sehr schnell, innerhalb von 1 – 2 Tagen, umstellt, leiden Jetlag-Geschädigte oft eine ganze Woche lang an Müdigkeit, mangelnder Leistungsfähigkeit, Verdauungsproblemen usw. Der Grund dafür ist, dass sich die vegetativen Rhythmen (Temperatur, Hormone) nur sehr langsam umstellen. Als Faustregel kann man von einem Tag pro Stunde Zeitverschiebung ausgehen.

**Schichtarbeit.** Das Gleiche trifft auch für Personen zu, die in häufig wechselnden Schichten arbeiten. Nicht nur der Wechsel von Tages- zu Nachtschicht und umgekehrt, auch die Umstellung zwischen Früh- und Spätschicht verschiebt die inneren Uhren des Körpers. Bei Untersuchungen konnte festgestellt werden, dass die Fehlerquote z. B. beim Richten der Medikamente in der 2.– 6. Nacht eines Nachtwachenblocks besonders hoch war. Ab der 7. Nacht hatte sich der biologische Rhythmus umgestellt, die Fehlerquote nahm deutlich ab.

## 5.7.2 Schlafen und Träumen

### Schlafstadien

Während eines normalen, nicht durch Schlafmittel oder Alkohol beeinflussten Nachtschlafs kann man klar 2 Phasen unterscheiden, die einander abwechseln:
- orthodoxer Schlaf (Non-REM)
- paradoxer Schlaf (REM)

Im *Elektroenzephalogramm* (EEG), der Aufzeichnung der Hirnstromaktivität an der Kopfhaut, zeigen sich nicht nur krankhafte Veränderungen der Gehirnaktivität, sondern es lassen sich auch die Phasen des Schlafens nachvollziehen.

#### Einschlafphase

Nach dem Einschlafen verlangsamt sich die Hirnaktivität: Die für das entspannte Wachsein bei geschlossenen Augen (sog. Stadium A) typischen α-Wellen des EEGs, mit einer Frequenz von 8 – 13 Hz, verschwinden

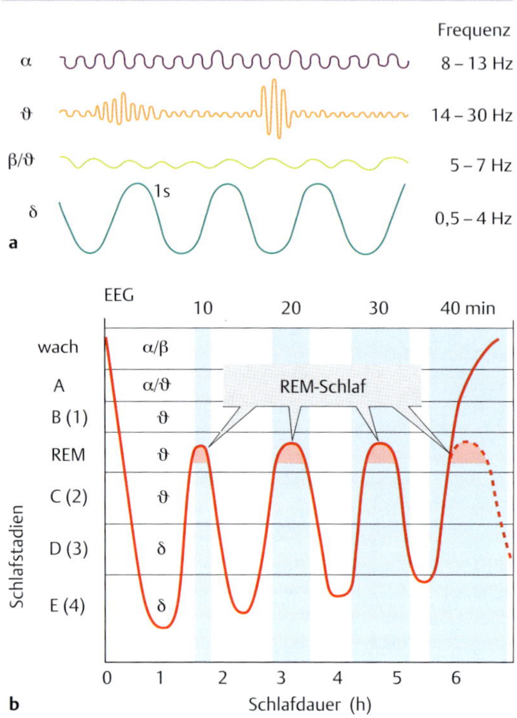


**Abb. 5.25 Typische Schlafstadien.**
a Sie sehen hier die unterschiedlichen EEG-Wellen, die für die einzelnen Schlafphasen typisch sind.
b Die Abbildung stellt in idealisierter Form den Ablauf einer Schlafperiode dar. Zunächst fällt der Schläfer direkt in den Tiefschlaf (orthodoxer Schlaf), der erst nach ca. 1 – 2 h von der ersten REM-Phase (paradoxer Schlaf) unterbrochen wird. Im Lauf der Nacht nehmen die Tiefschlafphasen ab, die REM-Phasen an Dauer und Heftigkeit zu.

in der Einschlafphase (Stadium B). Im leichten Schlaf überwiegen die schnellen θ-Wellen, die von abrupten hohen Zacken und sog. Schlafspindeln unterbrochen werden (Stadium C; **Abb. 5.25**).

### Non-REM-Phase

Eine halbe Stunde nach dem Einschlafen erreicht der Schläfer über das Stadium C (hohe EEG-Zacken über der Mantelkante) die Tiefschlafphase (Stadien D und E) mit den charakteristischen trägen δ-Wellen (0,5 – 4 Hz).

Mit zunehmender Schlaftiefe erhöht sich die Reizschwelle, die jemanden zum Aufwachen bringt. Einen Schläfer im Stadium D oder E aufzurütteln, erfordert schon ganz handfeste Methoden. Andererseits ist dieses Stadium auch der Zeitpunkt, zu dem die Schlafwandler aktiv werden. Sensorik und Motorik sind also keineswegs abgeschaltet, sie funktionieren nur vollständig getrennt vom Bewusstsein.

### REM-Phasen

Vier- bis fünfmal während einer Nacht unterbrechen viertelstündige Episoden (REM-Schlaf) diesen orthodoxen Schlaf. Während dieser Perioden bewegen sich die Augen ähnlich schnell (1 – 5 Hz) wie im Wachzustand (daher REM-Schlaf von engl.: Rapid Eye Movements: schnelle Augenbewegungen). In dieser Phase treten lebhafte Träume auf. Die Augen verfolgen vermutlich das imaginäre Traumgeschehen mit. Die übrige Muskulatur aber verliert ihren Muskeltonus fast vollständig – vielleicht, damit wir uns während eines lebhaften Traums nicht versehentlich verletzen.

Der „Schalter zum Ausknipsen“ der Skelettmuskulatur liegt im oberen Teil der Formatio reticularis, einem netzartigen System aus Nervenzellen und -fasern, das den Hirnstamm durchzieht. Versuchstiere, bei denen man diese Region gezielt verödet hatte, führten während der REM-Phasen gut koordinierte komplexe Bewegungen aus.

Sowohl REM- als auch Non-REM-Schlaf gehören zu einer erholsamen Nachtruhe. Im Schlaflabor konnte man zeigen, dass Personen, die entweder von REM- oder von Tiefschlafphasen abgehalten wurden, schon nach 48 h starke Stress-Symptome aufwiesen. Im Gegensatz dazu hatte ein abwechselndes Wecken in REM- und Non-REM-Phase deutlich geringere Wirkungen.

## Schlafstörungen

Schlafstörungen gehören zusammen mit Verdauungsbeschwerden zu den häufigsten Befindlichkeitsstörungen. Vor allem ältere Menschen leiden häufig darunter, „nicht richtig einschlafen“ zu können. Vielfach liegt dies auch an einer sehr fixierten Erwartungshaltung dem Schlaf gegenüber: Mit zunehmendem Lebensalter nimmt der Bedarf an Schlaf aber ab (**Abb. 5.26**). Säuglinge schlafen etwa 15 h/d, Jugendliche noch etwa 8 h. Siebzigjährige kommen mit durchschnittlich 6 h Schlaf aus. Dabei werden v. a. die Phasen des orthodoxen Schlafs zunehmend kürzer, während die Verteilung der REM-Perioden weitgehend gleich bleibt.

**Einschlaf- und Durchschlafstörungen.** Unterschieden wird zwischen:

– Einschlafstörungen
– Durchschlafstörungen

Als Ursachen „echter“ Schlafstörungen stehen psychische Faktoren (Stress) oder verstellte zirkadiane Rhythmen (Schichtarbeiter) im Vordergrund. Durchschlafstörungen aufgrund eines nicht funktionieren-

5

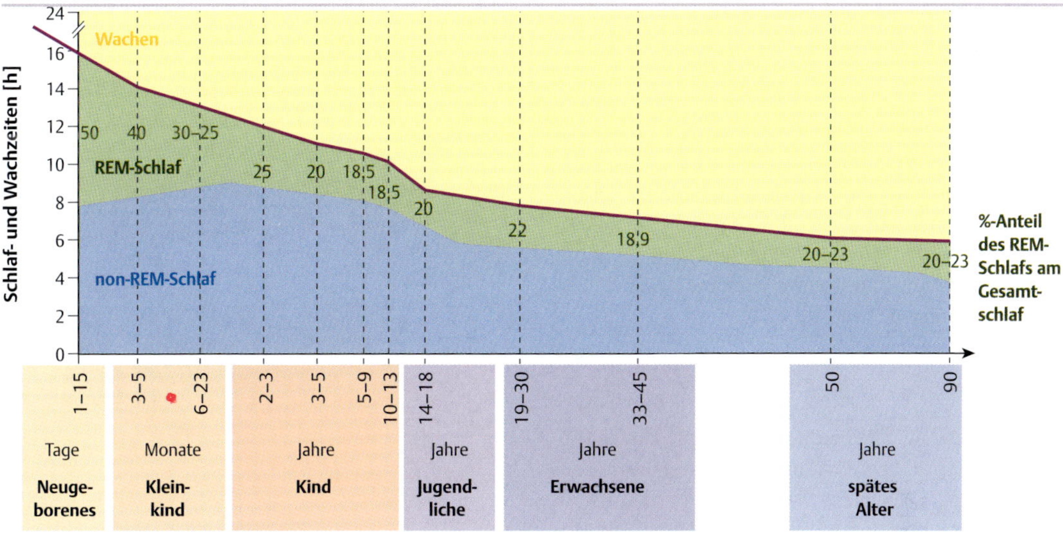


**Abb. 5.26 Schlafbedarf.** Mit zunehmendem Alter nimmt die Dauer sowohl des REM-Schlafes (paradoxer Schlaf) als auch des Non-REM-Schlafes (orthodoxer Schlaf) ab. Die größten Veränderungen treten in den ersten 2 Lebensjahren auf.

den Wechsels zwischen orthodoxem und paradoxem Schlaf sind seltener. Die Patienten leiden unter den Symptomen von Schlafentzug: Mangelnde Konzentrations- und Leistungsfähigkeit sowie emotionale Labilität und Reizbarkeit.

**Sekundenschlaf.** Der Körper versucht, sich den Schlaf sekundenweise zurückzuholen und tut dies, ohne dass der Übermüdete bemerken würde, dass er geschlafen hat. Schon manchem Fernfahrer ist dieser Sekundenschlaf auf der Autobahn zum tödlichen Verhängnis geworden. Übermüdung ist beim Autofahren also sicherlich ebenso gefährlich wie Alkohol am Steuer.

**Schlafmittel.** Schlafmittel zählen nach den Schmerzmedikamenten zu den am häufigsten verordneten und gekauften Pharmaka überhaupt. Die Gefahr besonders der lang wirkenden „Durchschlafmedikamente" besteht darin, dass sie den Anteil des paradoxen (REM-)Schlafes verringern. Für einen wirklich erholsamen Nachtschlaf bedarf es aber mindestens zweier vollständiger REM-Phasen pro Nacht.

Auch die nur kurz wirksamen „Einschlafmedikamente", denen aus diesem Gesichtspunkt heraus der Vorzug zu geben ist, sind jedoch keineswegs unproblematisch: Alle gängigen Schlafmittel hemmen nämlich in unterschiedlichem Ausmaß das Atemzentrum. Weil der Sauerstoffpartialdruck schon im normalen Schlafablauf deutlich unter den Tageswert abfällt, sind Patienten mit Lungenerkrankungen durch Schlafmittel doppelt gefährdet.

# 5.8 Abstrakte Leistungen des Gehirns

## 5.8.1 Sprache

### Voraussetzungen für Sprache

Sprache ist – psychologisch ausgedrückt – nichts anderes als der Versuch eines „Selbst", mit seiner Umwelt („Nicht-Selbst") in Kontakt zu treten. Dazu muss ein Lebewesen aber zunächst gelernt haben, zwischen sich und seiner Umwelt zu unterscheiden, sich also als unverwechselbares Individuum zu erleben. Daher setzt Sprache zunächst etwas viel Grundsätzlicheres, nämlich Bewusstsein, voraus. Außerdem ist Sprache immer auch *abstrakt*, also vom eigentlichen Objekt losgelöst. Selbst einfachste Äußerungen, wie das Deuten auf eine fremde Person als Zeichen für „Du", beinhalten schon ein gewisses Maß an Abstraktion.

Wenn Sprache und Bewusstsein so eng zusammenhängen, müsste es möglich sein, aus dem Auftreten von Sprachäußerungen darauf zu schließen, wann und wo sich das Bewusstsein entwickelt hat. Anthropologen und Paläontologen gehen davon aus, dass die menschliche Sprache eine relativ neue Errungenschaft ist und sich wahrscheinlich erst vor 10 000 – 50 000 Jahren entwickelt hat.

Auch im Tierreich sind nur die intelligentesten Spezies (Menschenaffen, Delphine) dazu fähig, eine Sprache zu erlernen, deren Wortschatz über eine Handvoll Substantive hinausgeht. Sicherlich finden auch unsere Haustiere Mittel und Wege, ihre Wünsche und Emotionen mitzuteilen; eine abstrakte Kommunikation mit Hund und Katze ist aber trotz vielfacher Versuche bisher nicht gelungen.

## Sprachzentren

Mehr als 90 % aller Menschen „sprechen" ausschließlich mit der linken Großhirnhälfte – besser ausgedrückt, ihr Sprachzentrum liegt links. Bereits im 19. Jahrhundert entdeckte man durch die genaue Untersuchung von Patienten mit umschriebenen Hirnschäden 2 folgende Areale der linken Hemisphäre, die aufs Engste mit dem Gebrauch der Sprache verbunden sind:

- sensorisches Sprachzentrum
- motorisches Sprachzentrum

### Sensorisches Sprachzentrum

Das *Wernicke-Sprachzentrum* (sensorisches Sprachzentrum) befindet sich auf der Oberseite des linken Schläfenlappens (**Abb. 5.27**). Dieses Zentrum dient dazu, gesprochene Sprache zu verstehen. Entsprechend liegt es in enger Nachbarschaft zur Hörrinde.

Um Sprache verstehen zu können, müssen wir sie zunächst hören. Auch geschriebene Sprache erreicht unser Bewusstsein über das Wernicke-Zentrum: Wir lesen uns sozusagen selbst etwas vor.

● KRANKHEITSLEHRE ***Sensorische Aphasie.*** *Patienten, deren Wernicke-Sprachzentrum z. B. durch einen Hirntumor oder einen Schlaganfall zerstört wurde, können weder lesen noch Sprache verstehen oder sinnvoll wiedergeben. Bei dem Versuch, sich verständlich zu machen, produzieren sie eine Flut meist völlig sinn- und zusammenhangloser Sätze (Wortsalat), da die Kontrolle und das Verständnis für die eigenen sprachlichen Äußerungen verloren gegangen ist. Die Sprachmelodie und einfache grammatikalische Elemente bleiben auch dann noch erhalten, wenn das Sprachverständnis schon vollständig zerstört ist (sensorische Aphasie).*

### Motorisches Sprachzentrum

Das *Broca-Sprachzentrum* (motorisches Sprachzentrum) ist ein rundes Gebiet im linken Stirnlappen von der Größe einer Euromünze. Es liegt unmittelbar vor der Basis des prämotorischen Kortex und in dichter

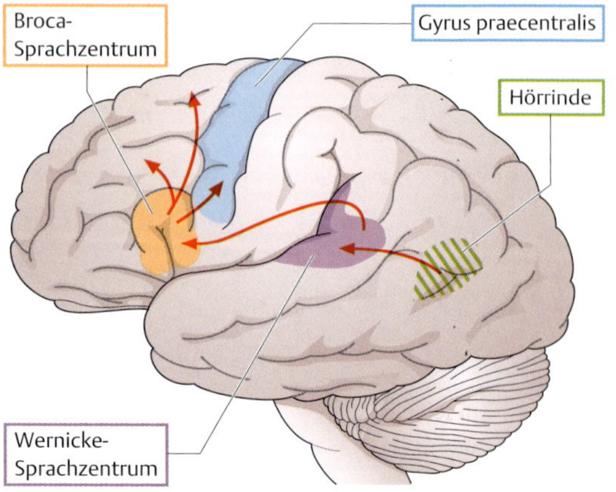


**Abb. 5.27 Nachsprechen eines Textes.** Impulse aus dem Innenohr erreichen über den VIII. Hirnnerv die Hörrinde, welche verdeckt in der Tiefe der Seitenfurche liegt. Im sensorischen (Wernicke-)Sprachzentrum erfolgt ein ansatzweises formales Verstehen (Wörter, Satzbau usw.). Die Worte werden im motorischen (Broca-)Sprachzentrum nachgebildet und regen die unteren Anteile der vorderen Zentralwindung an, in der sich die für die Sprechwerkzeuge zuständigen Neuronengruppen befinden. Gleichzeitig gelangt ein Teil der Informationen in die assoziative Hirnrinde. Erst dort findet das eigentliche Verstehen statt.

Nachbarschaft zu den unteren Anteilen des Gyrus praecentralis. Es steuert die vom Gyrus praecentralis angesteuerten Sprechwerkzeuge, also Kehlkopf, Zunge, Gaumen und Lippen. Durch seine Lage ergeben sich kurze Leitungswege und hohe Überleitungsgeschwindigkeiten, die uns ein schnelles und flüssiges Sprechen ermöglichen.

Das Broca-Zentrum sorgt außerdem für die Füllung der Zwischenräume zwischen den sinnhaltigen Wörtern mit Füllsen, also sowohl eleganten grammatikalischen Überleitungen als auch unbeholfenen „Ähs" und „Mms".

● KRANKHEITSLEHRE ***Motorische Aphasie.*** *Patienten mit einem Ausfall des Broca-Sprachzentrums (motorische Aphasie) können die Mund- und Zungenmuskulatur nicht mehr ansteuern und die Buchstaben nicht mehr richtig formen (artikulieren). Mit großer Anstrengung gelingen einzelne sinnhaltige Substantive, die grammatikalischen Zusammenhänge fehlen allerdings. Sie finden keinerlei Überleitungen oder Sprachmelodien (Telegrammstil). Das Sprachverständnis ist dagegen kaum beeinträchtigt.*

● MERKE *Das sensorische Sprachzentrum liegt bei der Hörrinde und gestattet uns, das gesprochene und gelesene Wort zu verstehen. Das motorische Sprachzentrum liegt am motorischen Kortex und ermöglicht das flüssige Sprechen und die Grammatik.*

## 5.8.2 Hemisphärendominanz

### Kommunikation der Großhirnhälften

Warum sich die Sprache ausgerechnet in der linken Großhirnhälfte ausgebildet hat, ist unbekannt. Die knapp 10% Menschen, an deren Sprache beide Hemisphären mitwirken, scheinen aber nicht besser, sondern eher schlechter zu sprechen: Viele von ihnen stottern, der Sprachstil ist langsam und unbeholfen. Man kann vermuten, dass die beiden Großhirnhälften sich nicht einig werden können, wer im wortwörtlichen Sinne „das Sagen hat".

#### Balken

Beide Hirnhälften kommunizieren miteinander über die sog. Kommissuren (Verbindungen), deren wichtigste der Balken (Corpus callosum) ist. Der Balken bedeckt bogenförmig den III. Ventrikel und besteht aus Faserzügen, welche jeweils die gleichen Hirnareale beider Hemisphären miteinander verbinden, sodass diese harmonisch zusammenarbeiten können.

#### Konzept der dominanten Hemisphäre

Ein echter Glücksfall für die Hirnforschung war der Versuch einiger US-amerikanischer Neurochirurgen, Patienten mit sonst unheilbarer Epilepsie dadurch zu helfen, dass man alle Kommissuren durchtrennte, also linke und rechte Großhirnhemisphäre komplett voneinander absonderte (*„Split brain"*). Die Operation erzielte insgesamt gute Erfolge; allerdings traten eigenartige „Nebenwirkungen" auf, die darauf zurückzuführen waren, dass jede Hirnhälfte absolut unabhängig von der anderen arbeitete. Das Ergebnis dieser detaillierten Untersuchungen war das Konzept der dominanten Hemisphäre:

Abstraktes Denken und Logik, Rechnen und Mathematik, Lesen und Schreiben, Sprechen und Sprachverständnis scheinen bei Rechtshändern vorwiegend oder ausschließlich links lokalisiert zu sein. Bei Linkshändern sind diese Funktionen eher gleichmäßig auf beide Hemisphären verteilt.

Die rechte Hemisphäre von Rechtshändern glänzt hingegen durch räumliche Vorstellungskraft, Rhythmusgefühl und Musikalität, Gestalterkennung (Menschen, Gesichter) und ein besseres Gedächtnis, da Ereignisse besser mit Emotionen verknüpft werden. Ob diese „künstlerischen" Leistungen wirklich von geringerem Wert als die abstrakt-wissenschaftlichen der linken Hirnhälfte sind – wie der Begriff „dominante Hemisphäre" für die linke suggeriert –, darf man bezweifeln.

● **MERKE** *Rechte und linke Hirnhälfte sind nur durch wenige Kommissuren verbunden und arbeiten weitgehend unabhängig voneinander. Die „dominante Hemisphäre" enthält das sensorische und motorische Sprachzentrum und liegt bei Rechtshändern meist links. Die gegenüberliegende Hemisphäre hat ihre Stärke in räumlichem Denken, Gestalterkennung und Gedächtnis.*

## 5.8.3 Lernen und Gedächtnis

### Arten des Lernens

Zu den Leistungen des Gehirns zählt seine Fähigkeit, neue Dinge zu erlernen und zu späterer Zeit wieder abzurufen.

Viele Informationen werden unbewusst wahrgenommen und gespeichert, ohne dass wir uns besonders bemühen müssen, sie zu behalten. Man spricht vom *impliziten* (nicht deklarativen) Lernen, obwohl man es gemeinhin eher als „üben" denn als „lernen" bezeichnen kann. Dem gegenüber steht das bewusste Erlernen, das *explizite* (deklarative) oder kognitive Lernen.

#### Impliziertes Lernen

Folgende Lernarten gehören zum implizierten Lernen:
- Sensitivierung (selektive Wahrnehmung):
- Habituation (Gewöhnung)
- sensorisches Lernen (Lernen durch Sinneseindrücke)
- prozedurales Lernen (motorisches Lernen)
- klassische und operante Konditionierung

**Habituation.** Vor der Erfindung des Flachbildfernsehers haben wir „gelernt", das Flimmern des 50 Hz-Röhrenfernsehers, das TV-Abstinenzler als sehr störend empfinden, nicht weiter zu beachten.

**Sensorisches Lernen.** Man „lernt" als Fußgänger abzuschätzen, wie schnell ein Auto fährt, und ob man vorher noch die Straße überqueren kann.

**Prozedurales Lernen.** Umgekehrt kann man „lernen", ein Auto sicher und routiniert zu steuern oder ein Snowboard so zu lenken, dass man in den Kurven tatsächlich auf dem Brett stehen bleibt.

**Konditionierung.** Komplizierte Körperprozesse, z. B. vegetative Reflexe, lassen sich durch die Verknüpfung eines bedingten mit einem unbedingten Reiz (klassische Konditionierung, S. 326) oder durch positive bzw. negative Verstärkung „erlernen" (operante Konditionierung).

### Explizites (kognitives) Lernen

„Lernen" im Sinne von „Büffeln" oder „Pauken" ist also explizites oder auch kognitives Lernen. Dieses Wissenslernen unterscheidet sich von allen anderen Arten dadurch, dass der gesamte Vorgang bewusst abläuft und willentlich zu kontrollieren ist. Im Folgenden soll ausschließlich von dieser Form des Lernens die Rede sein.

## Arten des Gedächtnisses

Bei psychologischen Untersuchungen hat sich gezeigt, dass Informationen in (mind.) 4 unterschiedliche Speicher geladen und von dort abgerufen werden (**Abb. 5.28**):

- sensorisches Gedächtnis
- primäres Gedächtnis (Kurzzeitgedächtnis)
- sekundäres Gedächtnis (Langzeitgedächtnis)
- tertiäres Gedächtnis (Langzeitgedächtnis)

### Sensorisches Gedächtnis

Zunächst besitzt das Gehirn ein sensorisches Gedächtnis (Ultrakurzzeitgedächtnis), welches eine große, über alle Sinne aufgenommene Informationsmenge automatisch ungefähr eine Sekunde lang speichert. So können wir eine Telefonnummer, die wir soeben gehört haben, meistens problemlos wiederholen bzw. wählen. Dies funktioniert nur dann, wenn zwischen Hören und Wählen maximal eine Sekunde vergeht. Weil das sensorische Gedächtnis ständig durch neue Eindrücke überschrieben wird, darf zwischen Abspeichern und Memorieren auch keine andere Aufgabe ausgeführt werden.

### Primäres Gedächtnis

Weniger als 1 % der gesamten Information gelangt danach in das sog. primäre Gedächtnis (Kurzzeitgedächtnis), den Arbeitsspeicher des Gehirns. Hier abstrahiert das Gehirn die bildhaft-sinnlichen Eindrücke, fasst das Erlebte in Worte (Verbalisierung) und baut Assoziationen zu bereits früher Gelerntem auf. Diese Assoziationen bilden den Index des Gedächtnisses.

Das Aufbauen von Assoziationsketten ist für das spätere Abrufen der Information unbedingt notwendig, weil ein von größeren Zusammenhängen völlig isolierter Gedächtnisinhalt nur schwer wieder auffindbar ist. Alle Ratgeber „Wie lerne ich Lernen?" empfehlen daher, neu zu lernende Inhalte möglichst mit etwas früher Gelerntem in Verbindung zu bringen.

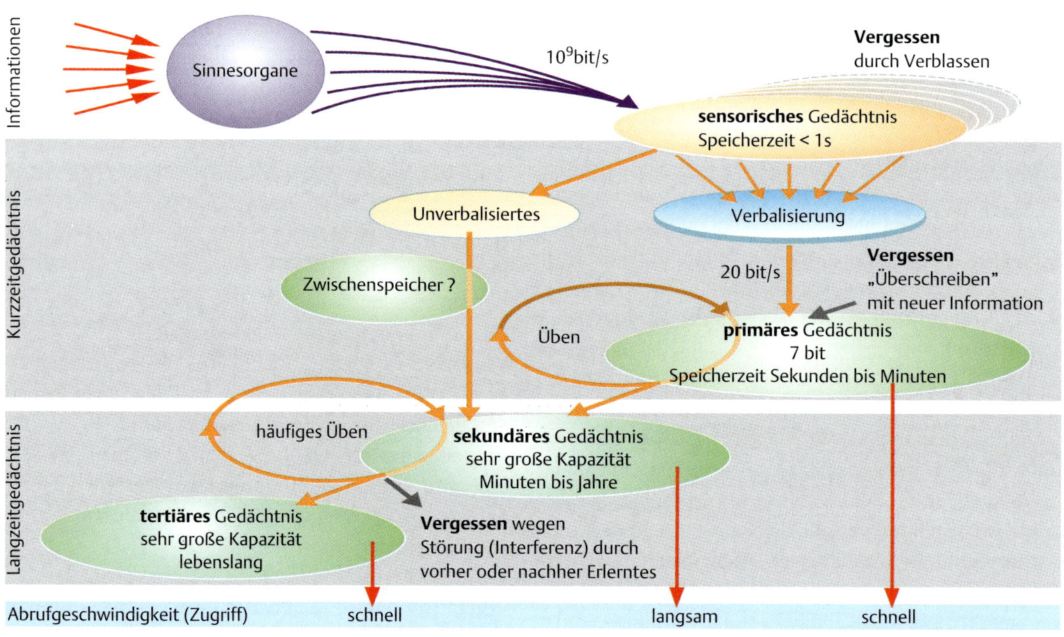


**Abb. 5.28 Gedächtnisformen.** Das sensorische Gedächtnis hält die aus den Sinnesorganen einströmenden Daten für kurze Augenblicke fest. Ein Großteil wird vergessen, andere unausgesprochen gespeichert und einige unter Einbeziehung der Sprachzentren „verbalisiert", d. h. in Sprache gefasst. Erst jetzt ist die Information im primären Gedächtnis gespeichert und wird bewusst. Durch häufiges Üben gelangen die Teile davon in das sekundäre und bei weiterer Wiederholung ins tertiäre Gedächtnis.

5

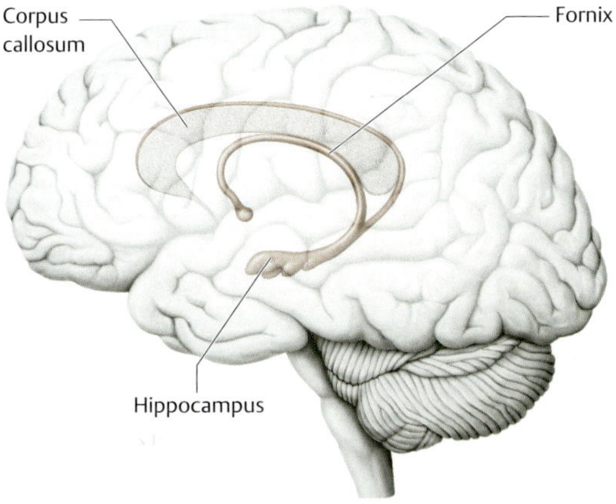


**Abb. 5.29 Hippocampus.** Am durchscheinend dargestellten Gehirn erkennen Sie den Hippocampus, eine gelappte Struktur an der Unterseite des I. und II. Ventrikels. Er liegt also im Schläfenlappen.

Wie lange sich ein Gedächtnisinhalt im primären Gedächtnis hält, hängt stark von den darauf folgenden Eindrücken ab. Die Angaben reichen von 5 Sekunden bis zu mehreren Minuten.

### Sekundäres Gedächtnis

Fünf Sekunden bis mehrere Minuten, so lange haben wir Zeit, eine neue Information ins sekundäre Gedächtnis, sozusagen auf die Festplatte des Gehirns, zu übertragen. Leider funktioniert diese Übertragung nur sehr langsam. Eine einzige neue Vokabel zusammen mit ihrer Assoziation hier unterzubringen, dauert mehrere Sekunden.

### Tertiäres Gedächtnis

Auch wenn eine Information im sekundären Gedächtnis liegt, ist sie noch keineswegs vor dem Vergessen sicher. Nur durch häufiges Üben lässt sich ein Gedächtnisinhalt wirklich absolut dauerhaft einprägen. Die Information wird auf der Festplatte mehrfach gespeichert, sodass sie vor dem versehentlichen Überschreiben sicher ist.

## Der Hippocampus als Tutor

Das Überführen einer Information aus dem flüchtigen Kurzzeitgedächtnis ins dauerhafte Langzeitgedächtnis ist das Nadelöhr des Lernens. An dieser Stelle entscheidet der ***Hippocampus***, ob etwas wichtig ist (speichern!) oder unwichtig (nicht speichern!).

Der Hippocampus (**Abb. 5.29**) ist ein sehr alter Teil des Großhirns. Er hat die Form einer eingekerbten Keule und liegt an der Innenseite des Schläfenlappens. Er zieht an der Seitenfläche des I. bzw. II. Ventrikels nach hinten oben, verjüngt sich dabei und endet spitz zulaufend an der rückwärtigen Begrenzung des Balkens.

Als ein wichtiger Teil des limbischen Systems (s. u.) steht seine Tätigkeit stark unter dem Einfluss von positiven oder negativen Emotionen. Daher kommt die Beobachtung, dass, wenn wir mit Widerwillen an einen Stoff herangehen, der Lernerfolg auch eher bescheiden ist. Eine positive Grundeinstellung fördert dagegen das Tempo der Überführung ins sekundäre Gedächtnis.

● KRANKHEITSLEHRE ***Amnesie.*** *Gedächtnisstörungen betreffen bei der retrograden Amnesie das primäre Gedächtnis (Gedächtnisverlust) oder die (meist vorübergehende) Fähigkeit, Informationen aus dem sekundären Gedächtnis abzurufen. So können sich Patienten mit einer Gehirnerschütterung oft nicht an die Ereignisse kurz vor ihrem Unfall erinnern.*
*Bei Patienten mit einer Alkoholkrankheit oder bei Verletzungen der Hippocampusregion wird die anterograde Amnesie beobachtet. Diese Patienten können keine neuen Informationen speichern, da sie nicht mehr vom primären in das sekundäre Gedächtnis überführt werden. Sie vergessen selbst kurzfristig erhaltene Informationen und sehen sie als neu an.*

● MERKE *Wahrnehmungen werden zunächst sekundenlang im sensorischen Gedächtnis zwischengespeichert. Gedächtnisinhalte, die geübt werden oder denen ein emotionaler Gehalt beiliegt, gelangen ins dauerhaftere sekundäre Gedächtnis und möglicherweise durch Wiederholung ins lebenslange tertiäre Gedächtnis. Wichtige Gedächtnisinhalte sind nicht eng lokalisiert, sondern über größere Hirnareale verteilt und gehen nach örtlich begrenzten Hirnschäden daher auch nicht verloren.*

## 5.9 Emotion und Motivation

Die schärfste Sensorik, die schnellste Motorik, das größte Gedächtnis nutzt nichts, wenn ein Mensch „nicht weiß, was er will". Und die Frage, was jemand im Leben erreichen möchte, ist wiederum untrennbar mit seiner Persönlichkeit, also dem innersten Wesen eines Menschen, mit anderen Worten seiner Seele, verbunden.

Zahlreiche (pseudo-)naturwissenschaftliche Versuche, den Sitz der Seele zu erforschen, sind bislang gescheitert. Die moderne Neurophysiologie begnügt sich stattdessen mit dem bescheideneren Begriff „Emotion". Im Gegensatz zur „Seele" oder „Persönlichkeit" können Emotionen nicht nur erlebt, sondern auch objektiv von anderen beobachtet werden. Daher eignet sich dieser Begriff wesentlich besser für die wissenschaftliche Untersuchung menschlichen Verhaltens.

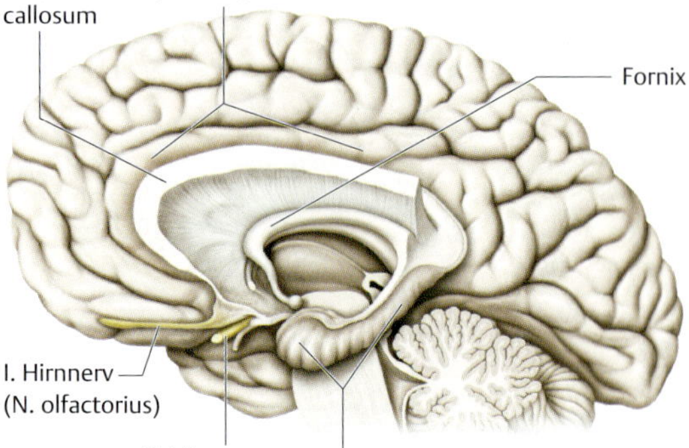


**Abb. 5.30 Limbisches System.** Zum limbischen System gehören außer dem Hippocampus die stammesgeschichtlich alten Großhirnanteile rund um den III. Ventrikel sowie der Mandelkern im Schläfenlappen. Auch das Riechhirn mit der Riechbahn (hier nicht dargestellt) wird zum limbischen System gerechnet.

### Ursprung von Emotionen

#### Limbisches System

Emotionen lassen sich im Gegensatz zu Sprache bei allen entwickelten Wirbeltieren beobachten. Emotionen müssen daher ihren Ursprung in einem relativ alten Hirnteil haben. Durch gezieltes Ausschalten oder Reizen einzelner Hirnteile von Versuchstieren, meist Rhesusaffen, konnte man das limbische System als Ausgangspunkt von Emotionen identifizieren.

**Anteile des limbischen Systems.** Es handelt sich dabei um eine Reihe von Strukturen, die sich an der Innenfläche der Großhirnhemisphären wie ein Saum (Limbus) um den III. Ventrikel und den Balken herumschlingen (**Abb. 5.30**). Diese Strukturen sind

- der Hippocampus, mitsamt der ihn zur Mitte hin bedeckenden Hirnwindung (Gyrus parahippocampalis),
- der Gyrus cinguli (oberhalb des Balkens gelegene Windung),
- der Fornix (Gewölbe) und
- der Mandelkern (Corpus amygdaloideum).

Der Fornix setzt den Verlauf des Hippocampus als dünnes Band nach hinten oben fort, biegt unmittelbar unter dem Balken nach vorne ab und umschlingt auf diese Weise den III. Ventrikel. Besonders wichtig ist außerdem ein Nervenzellgebiet des Schläfenlappens, der Mandelkern (Corpus amygdaloideum).

**Aufgaben.** Das limbische System erhält Informationen aus nahezu allen Sinnessystemen. Es erstellt daraus ein emotionales Gesamtbild. So werden durch die Entstehung und die Kontrolle von Affekten (z. B. Freude, Angst, Trauer, Wut) Handlungsentwürfe gebildet.

Alle Anteile des limbischen Systems haben enge Verbindungen zum Hypothalamus, also der Schaltzentrale des Hormonsystems (S. 74) und greifen als übergeordnete Instanz in dessen Funktion (Hormone, vegetatives Nervensystem) ein. Sie steuert auch diejenigen Verhaltensweisen, die unmittelbar mit dem Überleben des Einzelnen oder der Art zu tun haben. Dazu gehören z. B. die Nahrungsbeschaffung und -aufnahme, artspezifisches Sozialverhalten (z. B. Sexualverhalten, Aufzucht von Kindern, Gruppenverhalten, Emotionen). Außerdem ist das limbische System an der Ausbildung des (emotionalen) Gedächtnisses und an Lernprozessen beteiligt.

KRANKHEITSLEHRE ***Frontalhirnsyndrom.*** *Patienten mit Tumoren im Bereich des unteren Stirnlappens oder des limbischen Systems sind oft nicht in der Lage, ihre primären Bedürfnisse aufzuschieben. Sie wirken planlos, sind leicht ablenkbar und leiden nicht selten unter einer dissozialen Persönlichkeitsstruktur, weil sie keine instinktive Angst vor den Folgen ihrer Handlungen haben. Vor allem fällt jedoch die „Distanzlosigkeit" auf, also ihre Unfähigkeit, die soziale Struktur einer gegebenen Alltagssituation korrekt zu erkennen und sich der Situation entsprechend zu verhalten.*

# 5.10 Spezielle Anatomie des peripheren Nervensystems

## Allgemeines zu den Rückenmarknerven

Sämtliche Teile des Körpers mit Ausnahme von Gesicht, Magen-Darm-Trakt und Teilen der Halsmuskulatur erhalten ihre efferenten Impulse aus dem Rückenmark und senden afferente Reize dorthin. Zusammen mit dem vegetativen Nervensystem bilden die Spinalnerven und ihre Äste einen großen Teil des peripheren Nervensystems.

Wenn wir von „dem" Rückenmarknerv (Spinalnerv) sprechen, meinen wir eigentlich den vorderen (anterioren) Ast (Ramus ventralis).

Der hintere (posteriore) Ast (Ramus dorsalis) eines jeden Spinalnervs spaltet sich sehr früh nahe des sympathischen Grenzstrangs (S. 102) ab. Er versorgt motorisch die Rückenmuskulatur, sensibel die Haut des Rückens.

**MERKE** *Bitte hüten Sie sich davor, diese Spinalnervenäste mit den Nervenwurzeln zu verwechseln: Der hintere Ast des Spinalnervs ist nicht mit der Hinterwurzel identisch, sondern entspringt als gemischt sensibler und motorischer Nerv aus Vorder- und Hinterwurzel (vgl.* **Abb. 5.4***).*

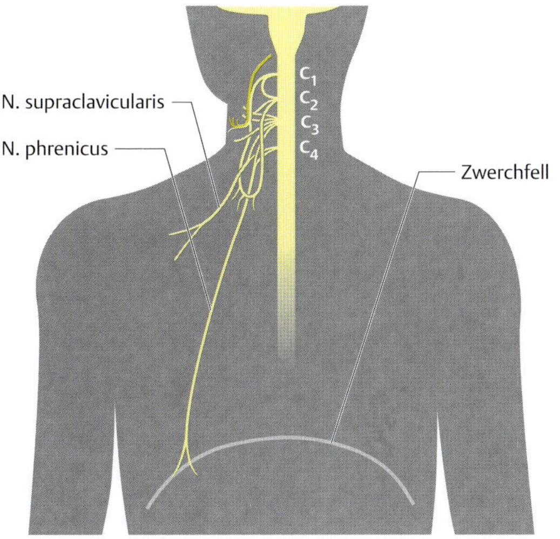


**Abb. 5.31 Plexus cervicalis.** Die Rückenmarknerven aus dem Halsmark bilden seitlich der Halswirbelsäule ein Nervengeflecht. Der wichtigste Nerv aus diesem Plexus cervicalis ist der N. phrenicus, der beim Einatmen die Muskulatur des Zwerchfells anspannt.

## 5.10.1 Plexus cervicalis

Die vorderen Äste der ersten 4 Spinalnerven, also von $C_1$–$C_4$, bilden seitlich der Halswirbelsäule, eingebettet zwischen den Mm. scaleni (S. 240), ein reich verschlungenes Netzwerk, den Plexus cervicalis (Halsgeflecht, **Abb. 5.31**).

### Sensible Nerven

Aus ihm entstehen, außer motorischen Ästen zur Halsmuskulatur, sensible Nerven, welche die Haut der Halsregion – mit Ausnahme der ganz hinten gelegenen Areale – wie eine Halskrause umfassen. Der N. occipitalis major (großer Hinterhauptnerv) reicht dabei bis hinauf zum Scheitel, der N. supraclavicularis versorgt die Haut über den obersten 3 Rippen und dem Schlüsselbein.

### Motorische Nerven

Der längste und wichtigste Ast des Plexus cervicalis ist der N. phrenicus (Zwerchfellnerv). Er entspringt aus den Segmenten $C_3$ und v. a. $C_4$, zieht an der Vorderfläche des M. scalenus anterior zur I. Rippe und betritt hier die Brusthöhle. Im vorderen Mittelfellraum angelangt, gibt er sensible Äste zum Herzbeutel und zum Lungenfell (Pleura) ab, bevor sich seine Endäste im Zwerchfell aufzweigen.

**KRANKHEITSLEHRE** ***Phrenikusparese.*** *Das Zwerchfell und der Zwerchfellnerv (N. phrenicus) übernehmen in Ruhe die Hauptlast der Atmung. Auch wenn durch eine „hohe" Querschnittlähmung die Zwischenrippenmuskulatur gelähmt ist, können die Patienten trotzdem noch spontan atmen. Erst eine Durchtrennung des Rückenmarks oberhalb von $C_4$ führt zum Atemstillstand.*

## 5.10.2 Plexus brachialis

Dem Plexus cervicalis schließt sich nach unten ein weiteres Nervengeflecht, der Plexus brachialis (Armgeflecht) an. Die vorderen Äste der Spinalnerven $C_5$–$Th_1$ schließen sich zunächst zu 3 dicken Primärsträngen (Trunci) zusammen, die gemeinsam mit der A. subclavia durch die Skalenuslücke zwischen dem vorderen und mittleren M. scalenus ziehen (**Abb. 5.32**). Zwischen Schlüsselbein und der I. Rippe formieren sich die 3 Stämme zu 3 Sekundärsträngen um, welche die A. axillaris innen, außen und hinten umfassen (Fasciculus medialis, lateralis und posterior).

5

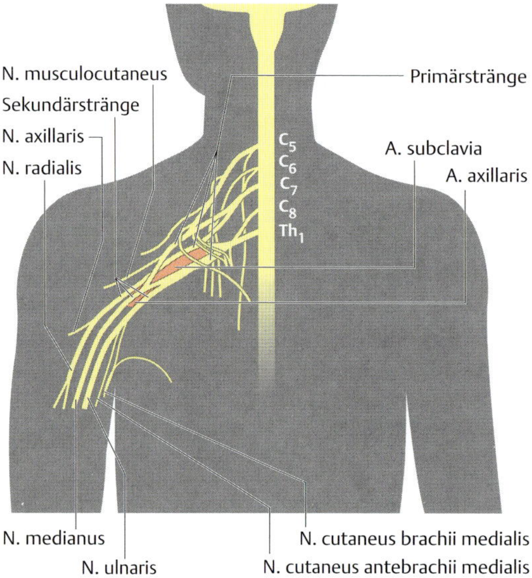


**Abb. 5.32 Plexus brachialis.** Die Rückenmarknerven des unteren Halsmarks bilden den ausgedehnten Plexus brachialis, aus dem die 3 großen Nerven des Arms hervorgehen.

An dieser Stelle gerät der Plexus brachialis häufig unabsichtlich in Konflikt mit den angrenzenden Knochen: Wenn wir im Schlaf den Kopf auf den Oberarm betten, beengen wir nicht selten den Plexus brachialis zwischen Schlüsselbein und Rippen: „Der Arm schläft ein".

● KRANKHEITSLEHRE ***Plexusausriss.*** *Oberhalb des Schlüsselbeins verlassen etliche Nervenäste den Plexus brachialis. Sie versorgen die gesamte Muskulatur des Schultergürtels mit Ausnahme des M. deltoideus und des M. teres minor. Ein Ausriss des Plexus brachialis (z. B. bei einem schweren Verkehrsunfall) lähmt daher nicht nur den Arm, sondern zusätzlich die gesamte obere Hälfte des Rumpfes.*

Unterhalb des Schlüsselbeins formieren sich die Sekundärstränge zu 2 rein sensiblen Hautnerven (beide stammen aus den Segmenten $C_8$–$Th_1$) zur Versorgung der Arminnenseite. Dies sind:

- N. cutaneus brachii medialis
- N. cutaneus antebrachii medialis

Weiterhin entstehen 5 große Nerven des Arms:

- N. axillaris
- N. musculocutaneus
- N. radialis
- N. medianus
- N. ulnaris

### N. axillaris

Der N. axillaris (aus $C_5$ und $C_6$) ist der kürzeste der großen Armnerven. Er entsteht aus dem hinteren Sekundärstrang und versorgt sensibel die Haut der Außenseite der Schulter, motorisch den M. deltoideus und den M. teres minor.

### N. musculocutaneus

Der N. musculocutaneus (aus $C_5$–$C_7$) geht aus dem seitlichen Sekundärbündel hervor, schiebt sich zwischen Bizeps und M. brachialis, wechselt in der Ellenbeuge auf die radiale Seite des Unterarms und leitet von dort die Hautsensibilität ab. Er innerviert die Beugemuskeln des Oberarms.

### N. radialis

Wie der N. axillaris kommt auch der N. radialis (**Abb. 5.33**) aus dem hinteren Sekundärbündel. Seine Fasern gehören allen Rückenmarksegmenten des Plexus brachialis ($C_5$–$Th_1$) an. Der Nerv gelangt zwischen den Ursprüngen des Trizeps auf die Streckseite des Oberarms, schlingt sich in einer Linksspirale um den Oberarmknochen herum und teilt sich in der Nähe des Speichenköpfchens in einen oberflächlichen und einen tiefen Ast. Oberhalb der Ellenbeuge gibt der Nerv Äste zur sensiblen Versorgung der Außenseite des ganzen Arms und motorische Äste für die Streckermuskulatur des Oberarms ab.

Am Unterarm versorgt der beinahe rein motorische tiefe Ast (Ramus profundus nervi radialis) sämtliche Streckmuskeln in Hand- und Fingergelenken. Der rein sensible oberflächliche Ast (Ramus superficialis nervi radialis) leitet die Empfindungen des Daumens und des Handrückens im Bereich der ersten 2½ Finger (Daumen, Zeigefinger, ½ Mittelfinger).

● KRANKHEITSLEHRE ***Radialisparese.*** *Eine Lähmung des N. radialis (z. B. durch eine Oberarmfraktur) erkennt man sehr leicht an der charakteristischen Fallhand: Der Verletzte kann Finger und Hand in keinem einzigen Gelenk strecken, aber überall kräftig beugen. Die Sensibilitätsausfälle sind nicht allzu stark ausgeprägt, da mit Ausnahme eines kleinen Gebiets am Daumenballen alle Hautareale auch von anderen Nerven überstrichen werden.*

### N. medianus

In vieler Hinsicht ist der Gegenspieler des N. radialis der N. medianus (**Abb. 5.34**). Er entsteht aus Anteilen sowohl des seitlichen als auch des inneren Sekundärbündels ($C_6$–$Th_1$). Zwischen Beuge- und Streckmuskulatur eingebettet, verläuft der Nerv an der Innenseite des Oberarms zur Ellenbeuge und zieht am Unterarm

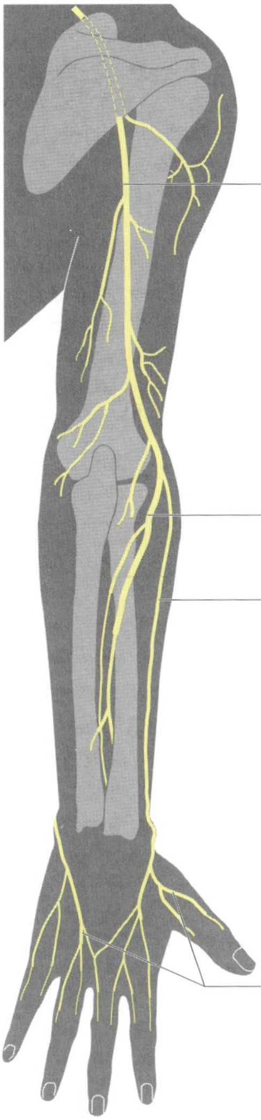


**Abb. 5.33 Nervus radialis.** Der N. radialis verläuft auf der Rückseite des Oberarms zum äußeren Ellenbogenfortsatz und von dort entlang der Speiche zum Handrücken. Er versorgt die Streckmuskulatur von Ober- und Unterarm.

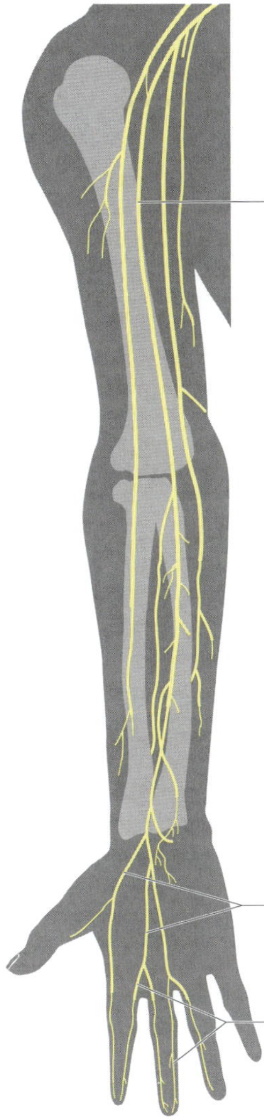


**Abb. 5.34 Nervus medianus.** Der N. medianus zieht auf der Vorderseite des Oberarms in die Ellenbeuge und danach, ebenfalls auf der Vorderseite des Unterarms, in die Handfläche. Er versorgt die Beuger des Unterarms und der ersten 3 Finger sowie die Pronatoren.

zwischen der oberflächlichen und tiefen Schicht der Fingerbeuger zum Karpaltunnel.

Der N. medianus versorgt alle Pronatoren, Hand- und Fingerbeuger mit Ausnahme des Flexor carpi ulnaris und der ulnaren Hälfte des Flexor digitorum profundus. Daher erkennt man eine Lähmung des N. medianus (z. B. in der Ellenbeuge) daran, dass der Patient nur den 4. und 5. Finger beugen kann, nicht dagegen Daumen, Zeige- und Mittelfinger. Beim Versuch, eine Faust zu machen, entsteht so die charakteristische Schwurhand.

Das sensible Versorgungsgebiet umfasst beinahe die ganze Handinnenfläche inklusive der ersten „dreieinhalb Finger“ (inkl. Daumenseite des Ringfingers) sowie der Endglieder von Zeige- und Mittelfinger.

KRANKHEITSLEHRE ***Karpaltunnelsyndrom.*** *Das Karpaltunnelsyndrom ist eine Quetschung des N. medianus durch eine zu enge Lücke zwischen den Handwurzelknochen und dem Bandapparat auf der Innenseite der Handfläche. Die Patienten – besonders häufig betroffen sind Frauen im mittleren Lebensalter – klagen zunächst über*

*Kribbeln und Schmerzen in der Handfläche und den ersten 3 Fingern, später zusätzlich über Empfindungsstörungen und Taubheitsgefühl. Eine Schwurhand ist hier nicht vorhanden.*

### N. ulnaris

Wesentlich dünner als N. radialis und N. medianus ist der N. ulnaris (**Abb. 5.35**). Seine Fasern kommen aus dem inneren Sekundärbündel ($C_8$–$Th_1$). Der Nerv zieht hinter dem N. medianus an der Innenseite des Oberarms zum Ellenbogen. Im Sulcus nervi ulnaris der Elle knickt der N. ulnaris scharf zum Unterarm ab.

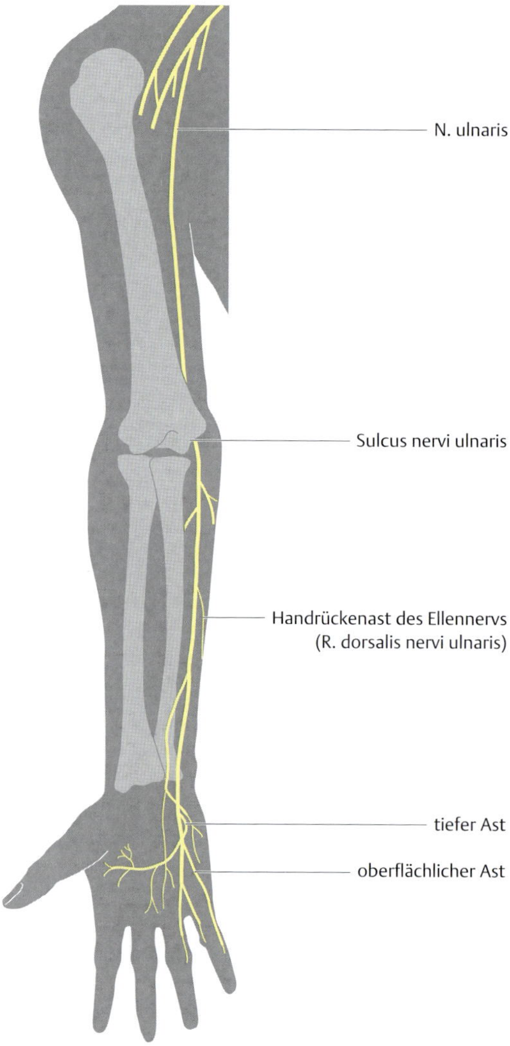


**Abb. 5.35 Nervus ulnaris.** Der N. ulnaris schlingt sich in einer Furche (Sulcus) um den inneren Ellenbogenfortsatz und liegt dort recht ungeschützt. Er versorgt die kurzen Handmuskeln und einige Beuger im Unterarm.

Diese Stelle ist wegen der ungeschützten Lage des Nervs sicherlich jedem von Ihnen in (schmerzhafter) Erinnerung: Nach einem Schlag auf den N. ulnaris schießt ein elektrisierendes Gefühl entlang der Elle in den Bereich der Haut des Ring- und Kleinfingers ein (Musikantenknochen). Dabei handelt es sich um den sensiblen Innervationsbezirk des N. ulnaris. Das Rückenmark interpretiert die unphysiologische Nervenreizung als kribbelndes Gefühl in der Haut (Projektion).

Motorisch versorgt der Nerv die verbliebenen Hand- und Fingerbeuger, also den M. flexor carpi ulnaris und den ulnaren Teil des M. flexor digitorum profundus. Auch die meisten kurzen Handmuskeln erhalten ihre Impulse über den N. ulnaris.

● KRANKHEITSLEHRE ***Ulnarisparese.*** *Das klassische Zeichen einer Ulnarislähmung ist die Krallenhand: Beim Versuch, die Finger zur Faust zu schließen, bleiben die Finger in Krallenstellung stehen.*

## 5.10.3 Thorax

Die vorderen Äste der 12 Brustsegmente ($Th_1$–$Th_{12}$) laufen an der Unterseite der entsprechenden Rippen nach vorn bis zum Brustbein bzw. zur Mittellinie der Bauchwand (*Linea alba*). Sie leiten die Sensibilität aus der Haut der seitlichen und vorderen Rumpfwand und versorgen motorisch die Zwischenrippen- und Rumpfwandmuskeln. Der vordere Ast von $Th_1$ beteiligt sich außerdem am Plexus brachialis.

Die sensiblen Versorgungsgebiete der Spinalnerven (Dermatome, S. 93) ziehen im Bereich des Rumpfes gürtelförmig von hinten oben nach vorn unten (**Abb. 5.3**). Daher sind Querschnittlähmungen im Brustmark immer mit sensiblen Ausfällen verbunden, die wie ein Hosenbund nach oben zu scharf begrenzt sind.

● KRANKHEITSLEHRE ***Projizierter Schmerz.*** *Jedes Segment erhält sensible Impulse sowohl aus „seinem" Hautbezirk (Dermatom) als auch von inneren Organen. Da dem Rückenmark die Unterscheidung zwischen „außen" und „innen" manchmal schwer fällt, projizieren sich Organschmerzen nicht selten auf die äußere Haut des entsprechenden Rückenmarksegments:*

- *Herz: Innenseite linker Arm*
- *Gallenblase: Haut des rechten Oberbauchs*
- *Pankreas: gürtelförmiger Bezirk vorne/links am Oberbauch*

5

## 5.10.4 Plexus lumbosacralis

Die Spinalnerven der Segmente $Th_{12}$–$S_4$ bilden den Plexus lumbosacralis. Als dessen Bestandteile unterscheidet man den *Plexus lumbalis* und *Plexus sacralis.*

### Plexus lumbalis

Die vorderen Äste der Spinalnerven aus den Segmenten $L_1$–$L_4$ vereinigen sich am Hinterrand des M. psoas major zum Plexus lumbalis (Lendengeflecht, **Abb. 5.36**). Aus diesem Nervengeflecht entstehen 2 Hauptäste, die Nn. femoralis und obturatorius, sowie etliche kleinere Ableger.

#### Nebenäste

Einer der wichtigsten dieser Nebenäste ist der N. genitofemoralis (aus $L_1$ und $L_2$). Dieser Nerv erreicht durch den Samenstrang die Haut des Hodensacks bzw. der großen Schamlippen und den M. cremaster.

N. iliohypogastricus und N. ilioinguinalis (aus $Th_{12}$ und $L_1$) leiten afferente Impulse aus einem streifenförmigen Bereich zwischen Darmbeinkamm und den äußeren Geschlechtsorganen und beteiligen sich außerdem an der Steuerung der Bauchmuskeln.

Rein sensibel wiederum ist der N. cutaneus femoris lateralis (aus $L_2$ und $L_3$), der – wie der Name schon sagt – die Haut an der Außenseite des Oberschenkels versorgt.

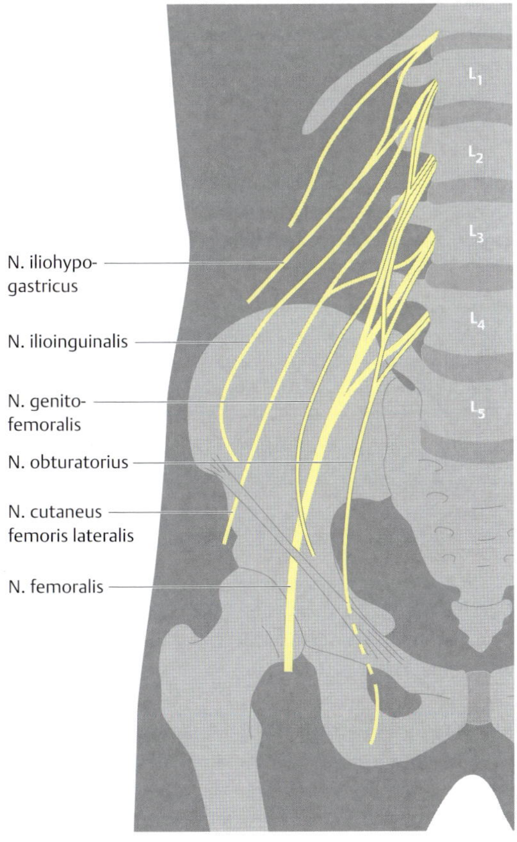


**Abb. 5.36 Plexus lumbalis.** Beiderseits der Lendenwirbelsäule bilden die Rückenmarknerven aus dem Lumbalmark wiederum ein Nervengeflecht, aus dem als wichtigster Ast der N. femoralis hervorgeht.

#### N. femoralis

Der dickste Ast des Plexus lumbalis ist zweifelsfrei der N. femoralis (aus $L_1$–$L_4$). Er zieht am äußeren Rand des M. psoas major zum Beckenrand, unterkreuzt das Leistenband und teilt sich im oberen Drittel der Vorderseite des Oberschenkels auf.

Die Äste des N. femoralis steuern den M. iliopsoas und sämtliche Strecker im Kniegelenk (M. quadriceps femoris, M. sartorius) und versorgen sensibel die Vorder- und Innenseite des Oberschenkels.

Ein langer, rein sensibler Ast des N. femoralis (N. saphenus) zieht zur Haut der Innenseite des Unterschenkels bis hinab zum großen Zeh.

#### N. obturatorius

Der N. obturatorius (aus $L_2$–$L_4$) durchbricht die bindegewebige Membran des Foramen obturatum am oberen Schambeinast. Der Nerv versorgt alle Adduktoren des Oberschenkels, enthält aber nur sehr wenige sensible Fasern. Beckenbrüche können wegen seiner Nähe zum Knochen den Nerv zerreißen und hinterlassen dann eine dauernde Gehbehinderung.

### Plexus sacralis

Die vorderen Äste der unteren Spinalnerven (von $L_4$ bis hinab zum Conus medullaris) vereinigen sich zu dem mächtigen Plexus sacralis (Kreuzgeflecht), aus dem der stärkste Nerv unseres Körpers, der N. ischiadicus entspringt. Alle Anteile des Plexus sacralis verlassen das Becken zunächst durch das Foramen ischiadicum majus.

#### N. pudendus

Der N. pudendus (aus $S_2$–$S_4$) schlingt sich um den Sitzbeinstachel herum und tritt durch das Foramen ischiadicum minus wieder ins Becken ein. Hier versorgt er die äußeren Geschlechtsorgane, also Penis und Hoden bzw. Vulva und Klitoris einschließlich ihrer Schwellkörper sowie den Mastdarm samt Schließmuskel.

Die rein motorischen Nn. glutaei (aus $L_4$–$S_2$) innervieren alle Gesäßmuskeln und die tiefe Schicht der Hüftrotatoren. Fällt der N. glutaeus superior aus, der insbesondere den M. glutaeus medius versorgt, dann knickt das Becken bei jedem Schritt zur Gegenseite ab (Trendelenburg-Zeichen).

Außerdem entspringt aus dem Plexus sacralis der N. cutaneus femoris posterior (aus $S_1$–$S_3$) zur sensiblen Innervation der Rückseite des Oberschenkels.

### N. ischiadicus

Die weitaus meisten Fasern des Plexus sacralis münden in den Ischiasnerv (N. ischiadicus) ein. Er zieht unter dem großen Gesäßmuskel zwischen Sitzbeinhöcker und Trochanter major zur Rückseite des Oberschenkels (**Abb. 5.37**). Durch eine nicht fachgerechte intramuskuläre Injektion kann man den Nerv verletzen und im schlimmsten Fall dauerhaft lähmen.

Der Ischiasnerv ist mit einem Durchmesser von mehr als einem Zentimeter der dickste Nervenstrang des ganzen Körpers. Er besteht am Oberschenkel aus folgenden 2 klar voneinander getrennten Anteilen:
- N. tibialis (aus $L_4$–$S_3$)
- N. peroneus (N. fibularis, aus $L_4$–$S_2$)

Beide Anteile ziehen in einer gemeinsamen Bindegewebsscheide auf der Rückseite des M. adductor magnus zur Kniekehle und versorgen dabei die Beugemuskulatur des Oberschenkels (v. a. Anteile des N. tibialis).

### N. tibialis

Der N. tibialis ist der Hauptast des Ischiasnervs. Er setzt dessen Verlaufsrichtung in direkter Linie fort, zieht also mitten durch die Kniekehle und weiter zwischen den oberflächlichen und tiefen Fußstreckern zum Innenknöchel. Der N. tibialis versorgt sämtliche Beuger im Sprunggelenk und außerdem alle kurzen Muskeln der Fußsohle.

Noch innerhalb der Kniekehle verlässt ein sensibler Ast den Nervenstamm, der sich mit einem ebenfalls sensiblen Ast des N. peroneus zum N. suralis vereinigt. Der N. tibialis leitet die Hautsensibilität von der Innen- und Rückseite des Unterschenkels, der Ferse und der ganzen Fußsohle zum Rückenmark.

### N. peroneus (N. fibularis)

Bereits oberhalb der Kniekehle biegt der N. peroneus ab, schlingt sich seitlich um den Hals des Wadenbeins und teilt sich in einen oberflächlichen und einen tiefen Ast. Der tiefe N. peroneus profundus enthält ausschließlich motorische Fasern, und zwar für die Strecker im Sprunggelenk und die kurzen Zehenstrecker des Fußrückens.

Der überwiegend sensible oberflächliche Ast, der N. peroneus superficialis, versorgt die Haut des Fußrückens und innerviert außerdem die Mm. peronei. Ähnlich wie der N. tibialis gibt auch der N. peroneus schon auf Höhe des Knies einen sensiblen Ast zur Haut der Außenseite des Unterschenkels ab.

● KRANKHEITSLEHRE ***Peronäuslähmung.*** *Eine Lähmung des N. peroneus profundus kommt gar nicht so selten im Rahmen des Tibialis-anterior-Syndroms vor. Der Nerv liegt nämlich zwischen der äußeren Schienbeinfläche und dem M. tibialis anterior in dessen Muskelloge. Schwillt der Muskel an und erhöht den Druck in der Loge, dann leidet auch der Nerv unter mangelnder Durchblutung. Der Patient kann den Fuß beim Gehen zwar noch kraftvoll abrollen, die Fußspitze schleift dann aber am Boden nach (Spitzfuß, „Steppergang"). Umgekehrt ist bei der selteneren Lähmung des N. tibialis das Abrollen unmöglich. Wegen des Übergewichts der Fußheber steht der unbelastete Fuß in Dorsalextension (Hackenfuß).*
*Recht häufig ist eine Peronäuslähmung auch bei einem stärker ausgeprägten Bandscheibenvorfall. In diesem Fall muss kurzfristig eine operative Entlastung der Nervenwurzel erfolgen, damit die Lähmung nicht dauerhaft bleibt.*

## 5.10.5 Hirnnerven

### Aufgaben der Hirnnerven

Bei der Besprechung der Rückenmarknerven haben wir mit dem Hals angefangen und uns systematisch nach unten vorgearbeitet. Der Kopf wird jedoch nicht vom Rückenmark aus innerviert, sondern gibt 12 paarige Hirnnerven (Nervi craniales, **Abb. 9.40**) ab, die all jene Funktionen erfüllen, für die eine Etage tiefer die großen Spinalnerven und ihre Äste zuständig sind. **Tab. 5.3** gibt einen Überblick über die 12 Hirnnerven und ihre Namen, die auf einige ihrer motorischen und sensiblen Funktionen hinweisen.

### I. Hirnnerv

Der *N. olfactorius* (Riechnerv) ist streng genommen kein „echter" Hirnnerv, sondern ein fingerförmig ausgezogener Teil des Großhirns.

Er zieht an der Unterseite des Stirnlappens beidseits der Mittellinie nach vorne und endet in einer keulenförmigen Auftreibung, dem *Riechkolben* (Bulbus olfactorius). Dort teilen sich die Nervenfasern in 15 – 25 Bündel auf, die durch die *Siebbeinplatte* (Lamina cribrosa) in den oberen Teil der Nase gelangen und die Impulse der Sinneszellen übernehmen (s. S. 155).

Die Fasern des I. Hirnnervs haben einen engen Kontakt zum limbischen System (S. 126), das unsere ganze

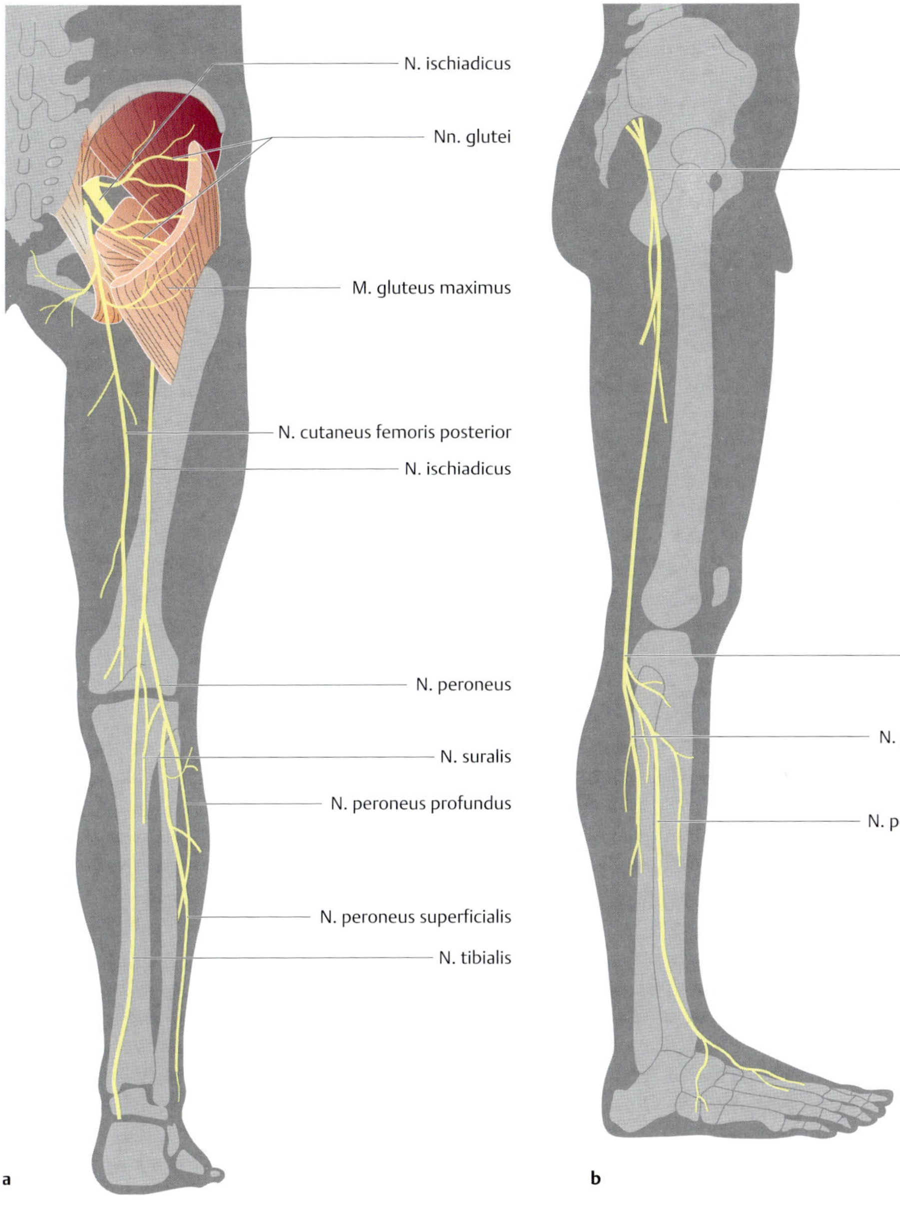


**Abb. 5.37 Ischiasnerv.**
a *Ansicht von hinten:* Der N. ischiadicus geht aus dem Plexus sacralis hervor. Nach dem Abgang eines Hautnervs (N. cutaneus femoris posterior) zieht er auf der Rückseite des Oberschenkels in die Kniekehle und teilt sich dort in N. tibialis und N. peroneus auf. Er versorgt die großen Gesäßmuskeln und – mit Ausnahme der vorderen Oberschenkelmuskulatur – alle Muskeln des Beins.
b *Seitliche Ansicht:* Hier erkennen Sie besonders gut den Verlauf des N. peroneus an der Außenseite des Wadenbeins. Achten Sie außerdem darauf, dass der Ischiasnerv das Becken bereits früh durch das Foramen ischiadicum majus verlässt.

Gefühlswelt steuert. Angenehme oder auch üble Gerüche lösen daher oft eine ganze Palette positiver oder negativer Emotionen aus.

## II. Hirnnerv

Der *N. opticus* (Sehnerv) ist ebenfalls ein vorgeschobener Großhirnteil. Im Inneren des Augapfels beginnt er als Nervenfaserschicht der Netzhaut (die gesamte Seh-

5

Tab. 5.3 Hirnnerven.

| *Hirnnerv* | *lateinischer und ggf. deutscher Name* |
|---|---|
| I. Hirnnerv | N. olfactorius (Riechnerv) |
| II. Hirnnerv | N. opticus (Sehnerv) |
| III. Hirnnerv | N. oculomotorius (Augenbewegungsnerv) |
| IV. Hirnnerv | N. trochlearis (Augenrollnerv) |
| V. Hirnnerv | N. trigeminus (Drillingsnerv) |
| VI. Hirnnerv | N. abducens |
| VII. Hirnnerv | N. facialis (Gesichtsnerv) |
| VIII. Hirnnerv | N. vestibulocochlearis (Hör- und Gleichgewichtsnerv) |
| IX. Hirnnerv | N. glossopharyngeus (Zungen-Rachen-Nerv) |
| X. Hirnnerv | N. vagus |
| XI. Hirnnerv | N. accessorius |
| XII. Hirnnerv | N. hypoglossus (Zungennerv) |

bahn einschließlich des N. opticus ist Gegenstand des Kap. 6, S. 144).

### III. Hirnnerv

Der *N. oculomotorius* ist der erste „echte" Hirnnerv. Er entspringt als rein motorischer Nerv im Mittelhirn vor dem Aquädukt (hier liegen seine Zellkörper) und verlässt das Gehirn nahe der Mittellinie in der Furche zwischen den beiden Hirnschenkeln. Durch eine lange Spalte an der Oberseite der Augenhöhle (Fissura orbitalis superior) erreicht er fast alle Augenmuskeln (Mm. recti superior, inferior, medialis, M. obliquus inferior) sowie den Lidheber (M. levator palpebrae). Parasympathische Fasern schalten im Ganglion ciliare um und versorgen den Pupillensphinkter (M. sphincter pupillae) und den für die Nahakkommodation wichtigen Ziliarmuskel (M. ciliaris; s. S. 142).

### IV. Hirnnerv

Auch der *N. trochlearis* beteiligt sich an der Augenbewegung, und zwar versorgt er den oberen schrägen Augenmuskel (M. obliquus superior). Die Nervenzellkörper liegen dicht unterhalb der beiden Kerngebiete des III. Hirnnervs. Im Gegensatz zu diesem ziehen die Axone aber zur Rückseite des Hirnstamms, kreuzen hinter dem Aquädukt zur Gegenseite und schlingen sich um das Mittelhirn herum nach vorn.

### V. Hirnnerv

Der dicke *N. trigeminus* (Drillingsnerv) entspringt einem lang gezogenen Kerngebiet, das vom Mittelhirn bis tief ins verlängerte Mark reicht. Er verlässt vorn seitlich die Brücke und teilt sich kurz darauf in seine 3 Hauptäste auf:

1. Der 1. Ast *(N. ophthalmicus)* leitet die Sensibilität des Auges, der Augenhöhle, des Nasenrückens und der Stirn. Vom N. facialis erhält der 1. Trigeminusast parasympathische Fasern, welche die Tränendrüsen anregen.
2. Der 2. Ast *(N. maxillaris)* enthält sensible Fasern aus dem Oberkiefer einschließlich der Zähne und der darüberliegenden Haut.
3. Der 3. Ast *(N. mandibularis)* versorgt sensibel den Unterkiefer mit Zähnen und Haut, motorisch die gesamte Kaumuskulatur.

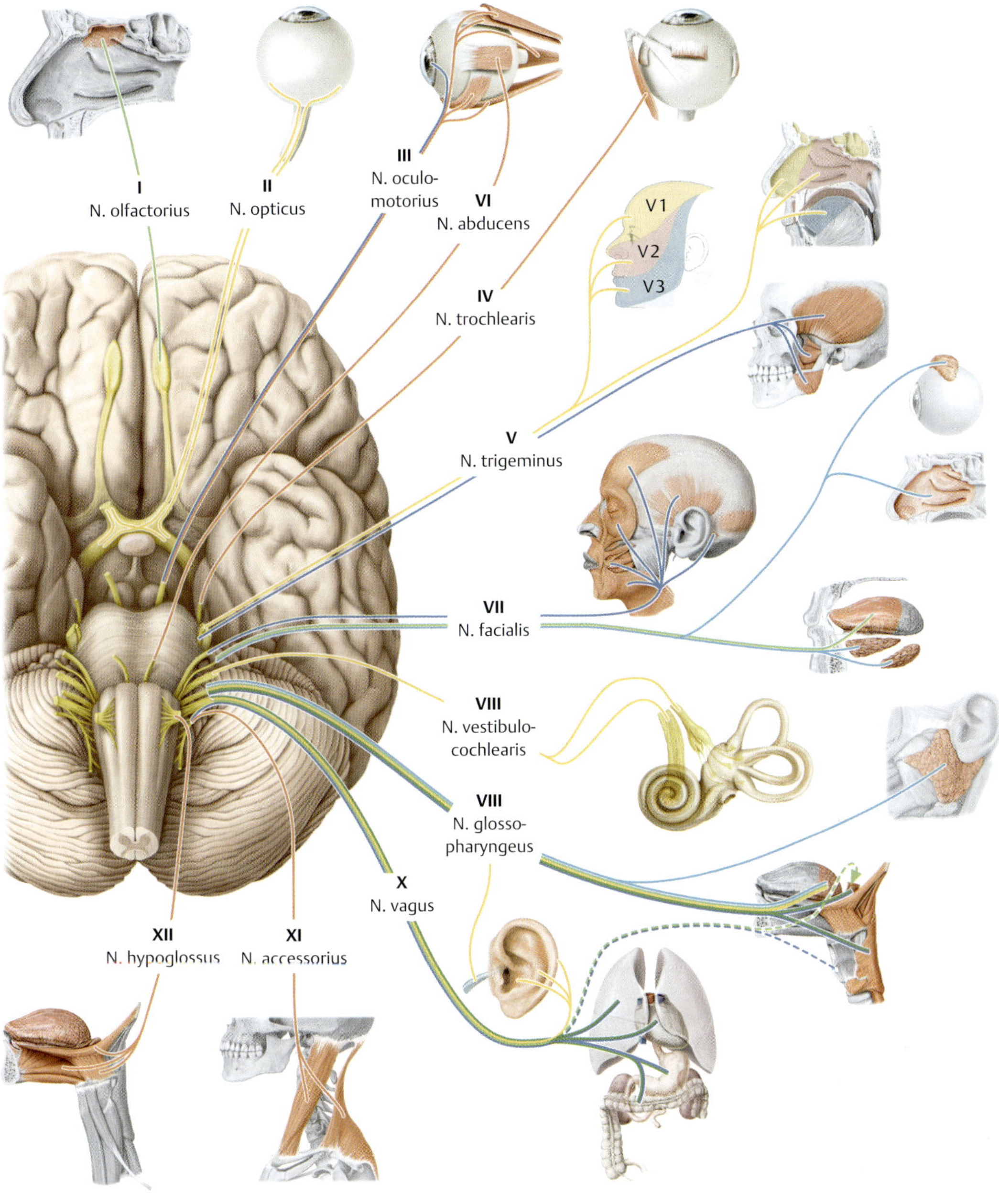


**Abb. 5.38 Hirnnerven.** Die 12 Hirnnervenpaare erfüllen für Kopf und Hals die gleiche Funktion wie die Rückenmarknerven für den übrigen Körper. Beachten Sie, dass das Versorgungsgebiet des N. vagus (X. Hirnnerv) allerdings bis in den Bauchraum (linke Kolonbiegung) reicht. Wegen des hohen Informationsflusses sind die sensorischen Nerven (I, II, V, VIII) besonders dick.

5

## VI. Hirnnerv

Der *N. abducens*, der letzte der Augenmuskelnerven, entspringt am Unterrand der Brücke, gelangt an der Vorderseite des Gehirns zwischen verlängertem Mark und Brücke nach außen und erreicht die Augenhöhle ebenfalls durch die Fissura orbitalis superior. Er innerviert den äußeren geraden Augenmuskel (M. rectus lateralis) und zieht den Augapfel nach außen (Abduktion).

### VII. Hirnnerv

Der *N. facialis* (Gesichtsnerv) hat wichtige motorische Funktionen. Der N. facialis einer Gesichtshälfte ist häufig bei Patienten mit einem Apoplex (Schlaganfall) geschädigt.

Er entspringt seitlich des Kerngebiets des VI. Hirnnervs, schlingt sich um diesen herum und verlässt den Hirnstamm in dem Dreieck zwischen Brücke, verlängertem Mark und Kleinhirn (Kleinhirnbrückenwinkel). Der Nerv zieht durch die Ohrspeicheldrüse (Glandula parotidea) hindurch und versorgt die gesamte mimische Muskulatur im Gesicht und am Hals. Ein kleiner motorischer Ast, der N. stapedius zieht zum Steigbügelmuskel (M. stapedius), der die Stellung des gleichnamigen Gehörknöchelchens beeinflusst.

Der N. facialis enthält außerdem parasympathische Fasern zur Versorgung der Tränendrüse (S. 139). In einem Ast des N. facialis, der *Chorda tympani*, ziehen ebenfalls parasympathische Fasern zu der Unterkiefer- und Unterzungendrüse (S. 318). Außerdem leitet sie Geschmacksfasern aus den vorderen ⅔ des Zungenrückens. Diese Fasern enden separat im seitlichen Anteil der Medulla oblongata.

### VIII. Hirnnerv

Der *N. vestibulocochlearis* ist für den Hör- und Gleichgewichtssinn (S. 147) verantwortlich. Er entspringt wie der N. facialis im Kleinhirnbrückenwinkel und entwickelt dort nicht selten einen gutartigen, aber raumfordernden Tumor, das Akustikusneurinom. Die Symptome sind dementsprechend: einseitige Taubheit, Schwindel und eine halbseitige Gesichtslähmung (N. facialis!).

### IX. Hirnnerv

Ein klein wenig unterhalb des VIII. Hirnnervs entspringt der *N. glossopharyngeus* (Zungen-Rachen-Nerv). Als „gemischter" Hirnnerv enthält er sowohl sensible (Mittelohr, Mesopharynx, hinteres Drittel der Zunge), motorische (Rachenwand) als auch vegetative Fasern (Druck- und Chemorezeptoren im Karotissinus, Sekretion der Ohrspeicheldrüse).

### X. Hirnnerv

Der Vagabund (lat. vagus: umherschweifend) unter den Hirnnerven, der *N. vagus*, beschränkt sich, nicht auf Kopf und Hals, sondern versorgt beinahe den gesamten Rumpf mit parasympathischen Fasern.

Er tritt zusammen mit dem N. glossopharyngeus, also ebenfalls noch im Bereich des Kleinhirnbrückenwinkels, an die Oberfläche des verlängerten Marks. Außer den vegetativen Fasern führt er auch einen motorischen Anteil (N. laryngeus zum Kehlkopf) und hat außerdem einen kleinen sensiblen Einzugsbereich im äußeren Gehörgang. Daher kann man beim Reinigen des Ohrs manchmal einen Hustenanfall auslösen.

### XI. Hirnnerv

Der *N. accessorius* innerviert als rein motorischer Hirnnerv 2 Halsmuskeln – den M. trapezius und den M. sternocleidomastoideus. Die Nervenzellkörper des N. accessorius liegen als langer Strang ganz vorn im verlängerten Mark und der Vordersäule des Halsmarks (bis ca. $C_5$). Die Fasern treten als einzelne Bündel seitlich aus und vereinigen sich zu einer senkrechten „Nervenwurzel".

### XII. Hirnnerv

Auch der *N. hypoglossus* (Zungennerv) ist rein motorisch. Er tritt unmittelbar über der Vorderwurzel von $C_1$ als „nullter Spinalnerv" aus dem verlängerten Mark aus. Weil der Nerv die Muskeln der Zunge und die obere Zungenbeinmuskulatur innerviert, steigen seine Fasern steil abwärts. Sie verbinden sich dabei mit denen des I. und II. Spinalnervs zu der *Ansa cervicalis* (Halsschleife). Diese Formation innerviert sämtliche Muskeln des Mundbodens und die untere Zungenbeinmuskulatur.

# 6 Sinnesorgane



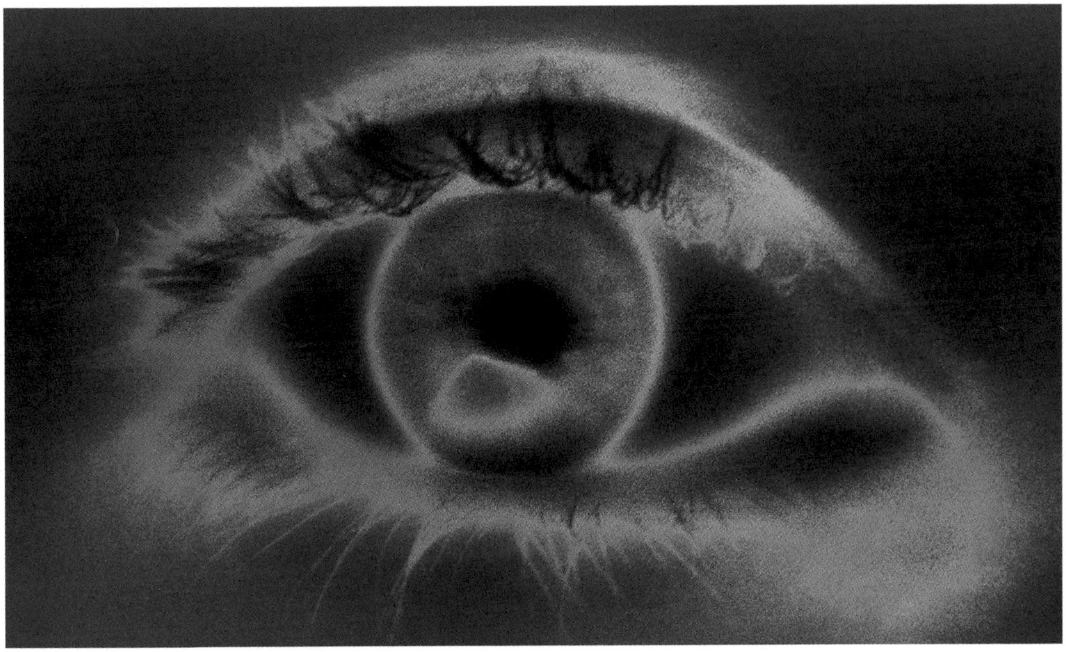



## 6.1 Auge

Mehr als 90% aller Informationseinheiten erreichen das Gehirn über die Sinnesorgane Auge und Ohr. Das Sehen und Hören ermöglicht eine sehr viel schnellere Kommunikation mit der Umwelt als z. B. der Tastsinn. Als „Fernsinne" sind sie nicht auf einen direkten Kontakt angewiesen. „Etwas hüten wie seinen Augapfel" ist eine geläufige Redewendung für die höchste Wertschätzung, die zeigt, welchen Stellenwert das Sehen für den Menschen hat. So beeinflussen Erkrankungen am oder im Auge meist unser Gesamtbefinden.

### 6.1.1 Aufbau, Lage und Beweglichkeit

Zum Sehorgan gehört einerseits der *Augapfel* (Bulbus oculi), der einen Kugeldurchmesser von etwa 2,4 cm hat und die reizaufnehmenden Sinneszellen enthält. Diese geben die aufgenommenen Informationen über den *Sehnerv* (N. opticus, II. Hirnnerv) weiter ans Gehirn. Weitere Bestandteile sind die *Augenhilfseinrichtungen*, zu denen die Augenlider, die äußeren Augenmuskeln und der Tränenapparat gehören.

#### Lage

Der Augapfel liegt gut geschützt durch einen kräftigen Fettkörper in der knöchernen Augenhöhle (Orbita), die trichterförmig nach hinten zuläuft. Die Längsachse der Augenhöhle weist 20 – 25° nach außen, sodass die Augen beim normalen Blick geradeaus nicht in einer Linie mit der Längsachse der Augenhöhle stehen.

#### Beweglichkeit

Wie ein Kugelgelenk kann sich das Auge in allen 3 Raumachsen bewegen:
- nach außen und innen (Abduktion – Adduktion)
- nach oben und unten (Blickhebung – Blicksenkung)

- Drehung nach innen und nach außen (Zyklorotation)

Die „Gelenkpfanne“ für diese Bewegungen bildet die schalenförmige, bindegewebige *Tenonkapsel*, die den Fettkörper der Augenhöhle nach vorne hin begrenzt.

## Augenmuskeln

Die Bewegungen des Augapfels werden durch 6 äußere Augenmuskeln ausgeführt:

- 4 gerade Augenmuskeln (M. rectus superior, inferior, medialis und lateralis)
- 2 schräge Augenmuskeln (M. obliquus superior und inferior)

Für einen strammen Sitz des Auges in der bindegewebigen *Tenonkapsel* sorgen die 4 geraden äußeren Augenmuskeln (**Abb. 6.1**). Sie entspringen von einem derben Sehnenring an der Spitze der Augenhöhle und setzen ca. 6–7 mm von der äußeren Begrenzung der Hornhaut entfernt am Augapfel an.

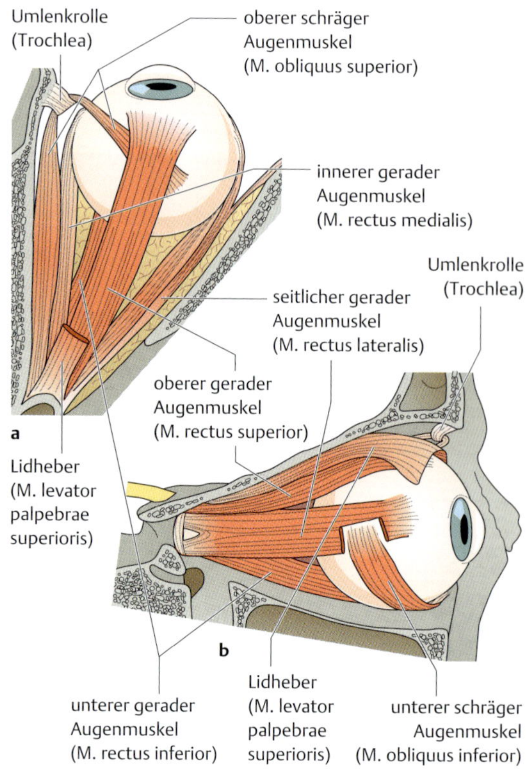


**Abb. 6.1 Augenmuskeln (rechtes Auge).** Die Abbildung zeigt, wie die 4 geraden und 2 schrägen Augenmuskeln den Augapfel in der Augenhöhle verankern.
**a** In der Aufsicht erkennen Sie, dass die Augenhöhle ca. 23° nach außen weist. Die Nase befindet sich am linken Bildrand. Alle Augenmuskeln, mit Ausnahme des unteren schrägen Muskels, entspringen an der Orbitaspitze.
**b** In der seitlichen Ansicht ist der Verlauf des unteren schrägen Muskels zu erkennen. Er entspringt als einziger an der Innenseite der unteren Orbitawand

Der untere schräge Augenmuskel (M. obliquus inferior) entspringt unten von der nasalen Innenseite der Augenhöhle, schlingt sich unten um den Augapfel herum und setzt unterhalb des äußeren geraden Augenmuskels an. Einen komplizierten Verlauf nimmt der obere schräge Augenmuskel (M. obliquus superior). Nach seinem Ursprung am Sehnenring an der Innenseite der Augenhöhle verläuft er als schmaler, rundlicher Strang nach vorne oben, biegt dort im spitzen Winkel an einer bindegewebigen Schlaufe (Trochlea) nach hinten und seitlich ab und setzt unterhalb des oberen geraden Augenmuskels, relativ weit hinten am Augapfel an.

Fast jede Augenbewegung kommt durch ein komplexes Zusammenspiel mehrerer Augenmuskeln zustande. Die Kenntnis dieses Zusammenspiels ist ein eigenes Unterfach der Augenheilkunde (Strabologie).

### Innervation

Alle Augenmuskeln, mit Ausnahme des äußeren geraden und des oberen schrägen Muskels, werden vom *III. Hirnnerv*, dem N. oculomotorius, versorgt. Diese beiden Muskeln haben jeder einen eigenen kleinen Hirnnerven für sich allein. Für die Innervation des oberen schrägen Augenmuskels ist der *IV. Hirnnerv* (N. trochlearis) zuständig, für den äußeren geraden Augenmuskel der *VI. Hirnnerv* (N. abducens, S. 135).

● PFLEGE *Die 4 geraden Augenmuskeln halten den Augapfel innerhalb der trichterförmigen Augenhöhle fest. Zusammen mit den beiden schrägen Augenmuskeln ermöglichen sie Blickbewegungen in alle Richtungen. Meist wirken mehrere Augenmuskeln zusammen, um eine einzige Bewegung auszuführen.*

## Augenlider und Tränenwege

### Augenlider

Die Hornhaut als „Windschutzscheibe“ des Auges muss ständig feucht und sauber gehalten werden, damit sie durchsichtig bleibt. Wie Scheibenwischer verteilen Ober- und Unterlid (Palpebrae) bei jedem Lidschlag die Tränenflüssigkeit gleichmäßig über die gesamte Hornhaut. Die geschlossenen Lider (**Abb. 6.2**) schützen das Auge vor einer mechanischen Beschädigung und verhindern, dass es austrocknet.

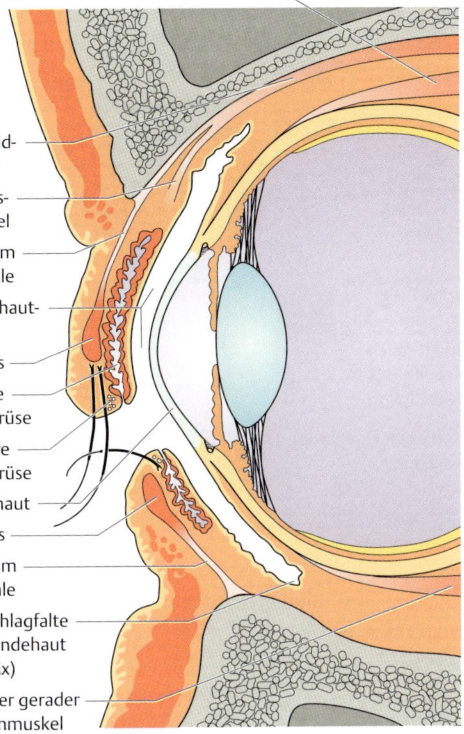


**Abb. 6.2 Lider und Bindehautsack.** Das Gerüst der Augenlider besteht aus dem Septum orbitale und seinem verdickten Rand, dem Tarsus. Direkt an der Lidkante münden äußere (Zeiss-Drüsen) und innere Talgdrüsen (Meibom-Drüse). Dahinter beginnt der Bindehautsack, den nur die klare Hornhaut unterbricht. Beachten Sie die für die Augenbewegungen wichtigen Bindehautfalten in der Nähe der oberen und unteren Umschlagfalte (Fornix).

Eine bindegewebige Grundlage der Lider bildet die *Lidplatte* (Tarsus) und das sehnige *Septum orbitale*. Folgende 2 Muskeln halten das Oberlid zurück:

- Tarsusmuskel (M. tarsalis)
- Oberlidheber (M. levator palpebrae)

Während der Tarsusmuskel aus glatter Muskulatur besteht und sympathisch innerviert wird, können wir den Oberlidheber willkürlich betätigen. Der Gegenspieler beider Muskeln ist der Ringmuskel des Auges (M. orbicularis oculi, s. **Abb. 8.82** S. 238).

## Tränenflüssigkeit

Unter dem Spaltlampenmikroskop des Augenarztes erkennt man, dass die Hornhaut ständig von einem wenige Mikrometer dünnen Tränenfilm bedeckt ist. Die oberflächlichste Schicht dieses Tränenfilms bildet das Sekret der inneren Talgdrüsen (Meibom-Drüsen). Er schützt den Tränenfilm vor dem Verdunsten und sorgt dafür, dass er mehrere Sekunden lang zwischen den Lidern stehen bleibt, ohne nach unten abzulaufen.

● KRANKHEITSLEHRE ***Schlupflid (Ptosis).*** *Durch eine Erschlaffung des Bindegewebes und der Muskeln des Oberlids sinkt dieses manchmal so stark ab, dass schon beim Blick geradeaus die Pupille verlegt wird: Es entsteht eine Ptosis (Schlupflid). Im Alter ist eine geringfügige Ptosis nicht ungewöhnlich und muss nur selten operativ behandelt werden. Eine einseitige Ptosis im Kindesalter sollte jedoch behandelt werden, da ein einseitig geschlossenes Auge bereits nach wenigen Wochen an Sehschärfe einbüßen kann.*

***Mangelnder Lidschluss (Lagophthalmus).*** *Das „Gegenteil" der Ptosis ist der Lagophthalmus, also ein fehlender Lidschluss. Häufigste Ursache ist eine Lähmung des VII. Hirnnervs, des N. facialis („Fazialisparese"). Da auch die Tränendrüse vom N. facialis innerviert wird, besteht die Gefahr, dass die Hornhaut austrocknet. Deshalb muss diese durch eine intensive Gabe von Gels und Salben feucht gehalten werden.*

## Tränendrüse

Die Tränendrüse (Glandula lacrimalis) liegt vor und hinter dem Oberlidheber an der äußeren Seitenwand der Augenhöhle (**Abb. 6.3**). Sie produziert ein dünnflüssiges, eiweißarmes Sekret, das durch 5 – 10 kurze Ausführungsgänge die Innenseite des Oberlids erreicht.

Wenn das Auge geöffnet ist, bildet sich durch die Kapillarkräfte an der Kante des Unterlids ein wenige Zehntel Millimeter hoher Tränensee. Dessen Überlauf liegt an der inneren Kante von Ober- und Unterlid und besteht aus den *Tränenpünktchen*, den Eingängen zu den *Tränenkanälchen*. Diese münden in den *Tränensack* an der Außenfläche des Nasenbeins. Von dort fließt die Tränenflüssigkeit in den unteren Nasengang (S. 278) ab.

● PFLEGE ***Weinen und Tränenträufeln.*** *Weinen ist eines der stärksten emotionalen Zeichen, zu denen wir fähig sind. Das Tränenträufeln (Epiphora) besitzt für sich allein allerdings keinen Signalwert. Patienten, deren Tränenwege aufgrund von Entzündungen oder Tumoren verlegt sind, tränen häufig die Augen und niemand würde dies mit „echtem" Weinen verwechseln.*

***Trockenes Auge.*** *Die häufigste Ursache einen Augenarzt aufzusuchen, ist eine quantitativ oder qualitativ unzureichende Tränenproduktion (trockenes Auge). Häufig sind davon Frauen jenseits der Menopause (Zeitpunkt der letzten Menstruationsblutung) betroffen, da der Androgenspiegel die Tränenproduktion hemmt. Folgen sind „müde", gereizte und verklebte Augen, oft verbunden mit einem anfallsweisen Tränenträufeln. Als Therapie dienen unter-*

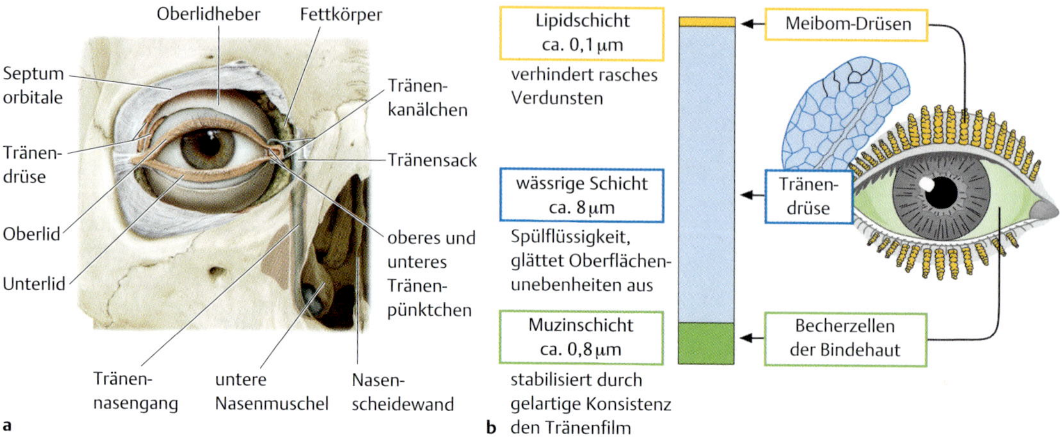


**Abb. 6.3 Tränenwege.** Die Tränendrüse befindet sich seitlich unter dem Oberlid und in der vorderen Augenhöhle. Die Tränen werden mit jedem Lidschlag durch die Tränenkanälchen in den Tränensack gepumpt. Dieser mündet seitlich im unteren Nasengang.

*schiedlich visköse Tränenersatzflüssigkeiten, wie kurz wirksame Tropfen sowie Gels oder Salben.*

## 6.1.2 Augapfel

Die Wand des Augapfels besteht grundsätzlich aus 3 Schichten, die im vorderen und hinteren Bereich des Augapfels jeweils unterschiedliche Aufgaben übernehmen:

1. **Äußere Augenhaut:** Diese besteht vorne aus der *Hornhaut* (Kornea) und der *Bindehaut* (Konjunktiva) und hinten aus der *Lederhaut* (Sklera).
2. **Mittlere Augenhaut:** Sie bildet vorne die *Regenbogenhaut* (Iris) und den Ziliarkörper und hinten die *Aderhaut* (Choroidea).
3. **Innere Augenhaut:** Die innere Augenhaut ist vorne am Aufbau des Ziliarkörpers beteiligt und hinten enthält sie als *Netzhaut* (Retina) die Sinneszellen.

Der Augapfel enthält im vorderen Bereich die lichtbrechende *Linse*, die hinter der *vorderen Augenkammer* liegt. Als weitere Räume lassen sich eine *hintere Augenkammer* und der *Glaskörper* abgrenzen. Ganz hinten verlässt der *Sehnerv* den Augapfel.

### Bindehaut

Die völlig transparente Bindehaut (Konjunktiva) setzt die Hornhaut in Richtung der Augenlider fort. Sie schlägt in der oberen und unteren Bindehautfalte (Fornix) auf die Innenseite der Lider um, kleidet diese vollständig bis an die Lidkante heran vollständig aus. So entsteht eine Bindehauttasche *(Bindehautsack)* unter dem Ober- bzw. Unterlid.

● KRANKHEITSLEHRE ***Augentropfen.*** *Tropfen und Salben sollten nicht direkt auf die schmerzempfindliche Hornhaut geträufelt werden. Bereits der Temperaturunterschied zwischen dem Auge und den Tropfen ist sehr unangenehm. Besser ist es, das Unterlid leicht herunterzuziehen und mit der anderen Hand den Tropfen in den unteren Bindehautsack zu träufeln. Die Hand mit den Augentropfen sollten Sie an der Stirn des Patienten abstützen.*
*Der Bindehautsack fasst etwas weniger als einen Tropfen Flüssigkeit. Es ist also nicht sinnvoll, mehrere Tropfen gleichzeitig zu applizieren.*

### Hornhaut

Die Hornhaut (Kornea, **Abb. 6.4**) ist der einzige Teil des Körpers, an dem straffes Bindegewebe vollständig durchsichtig wird. Der Grund dafür ist, dass sich die Kollagenfasern parallel zur Hornhautoberfläche anordnen und sich zwischen den Fasern nur sehr wenig Extrazellulärflüssigkeit befindet. Blutgefäße gibt es in der Hornhaut nicht, die Ernährung der Zellen erfolgt durch Diffusion. Allerdings ist die Hornhaut mit reichlich sensiblen Nervenfasern versorgt. So löst z. B. eine mechanische Berührung der Hornhaut den *Lidschlussreflex* aus, der das Auge vor Fremdkörpern schützt.

Oberflächliche Verletzungen (z. B. durch eine Abschürfung) kann das Epithel der Hornhaut binnen weniger Stunden vollständig regenerieren, ohne eine Narbe zu hinterlassen. Erst wenn die Verletzung in

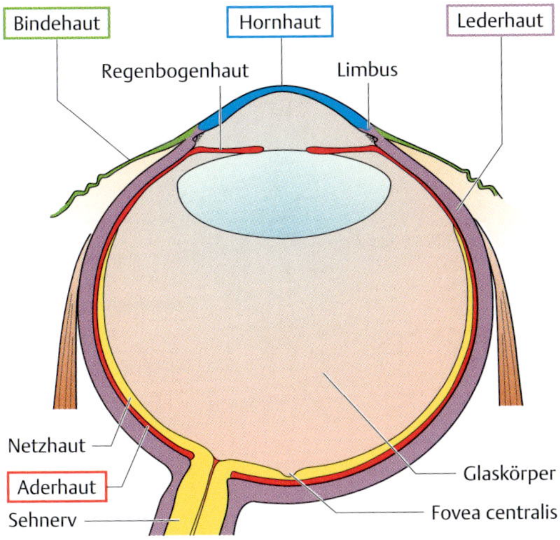


**Abb. 6.4 Wandschichten des Auges.** Die Abbildung zeigt eine schematisierte Aufsicht auf das rechte Auge. Die äußere Schicht besteht aus der Lederhaut sowie der Binde- und Hornhaut, die mittlere aus der Aderhaut und der Regenbogenhaut, die innere aus der Netzhaut. Der Sehnerv steht in Verbindung zur Netzhaut und verlässt das Auge in Richtung auf die Orbitaspitze.

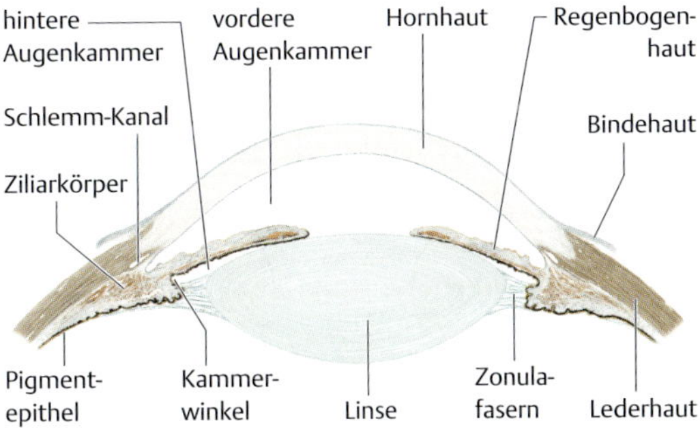


**Abb. 6.5 Vorderabschnitte des Auges.** Zwischen Hornhautrückfläche und Regenbogenhaut spannt sich die Vorderkammer auf, zwischen Regenbogenhaut und Glaskörper die Hinterkammer. Im Ziliarkörper tritt Kammerwasser in die Hinterkammer aus, fließt durch die Pupille in die Vorderkammer und über den Kammerwinkel ins Venensystem. Beachten Sie den Aufbau der Linse aus zwiebelschalenartigen Faserschichten und die Aufhängung der Linse an den Zonulafasern.

das unter dem Epithel liegende Bindegewebe reicht, entstehen dauerhafte Narben, die – wenn sie über die Pupille reichen – Sehschärfe und Kontrastsehen behindern.

## Lederhaut

Die Lederhaut (Sklera) erkennen wir im vorderen Bereich als das „Weiße im Auge", wo sie von der Bindehaut überzogen ist. Sie setzt die Hornhaut in den hinteren Bereich des Augapfels fort und besteht ebenfalls aus einem dichten Netzwerk kollagener Fasern, die allerdings weniger streng geordnet und stärker aufgequollen sind. Durch den Augeninnendruck (s. u.) strafft sich die Lederhaut und nimmt beinahe eine Kugelform an. Wie der Ledermantel eines Fußballs stabilisieren Augeninnendruck und Lederhaut zusammen die Form des Auges auch bei stärkeren mechanischen Belastungen wie etwa schnellen Augenbewegungen.

## Regenbogenhaut

Die Regenbogenhaut (Iris, **Abb. 6.5**) ist der vordere Teil der mittleren Augenhaut und die optische Blende des Auges. Sie besteht aus einer tief gefurchten Schicht lockeren Bindegewebes, das hinten von Pigmentepithel überdeckt wird. Die Augenfarben entstehen durch den unterschiedlichen Grad an Pigmentierung der Bindegewebeschicht: Die Bindegewebeschicht blauer Augen enthält nur sehr wenig Pigment; braune Augen sind am stärksten pigmentiert. Weil sich die Pigmentierung des Bindegewebes der Regenbogenhaut erst während des 1. Lebensjahres aufbaut, haben fast alle Babys blaue oder graue Augen.

### Pupille

Die Regenbogenhaut enthält 2 Muskelschichten, welche die Pupille (**Abb. 6.6**), also die Blendenöffnung der Regenbogenhaut, verengen bzw. erweitern können:

- Der parasympathisch gesteuerte *Pupillenschließmuskel* (M. sphincter pupillae) zieht als echter Ringmuskel um die Pupille herum und verengt sie.
- Die Fasern des sympathisch innervierten *Pupillenöffners* (M. dilatator pupillae) verbinden wie die Speichen eines Rades den Pupillarsaum und die Lederhaut (Erweiterung der Pupille).

PFLEGE ***Pupillenweite.*** *Die Beobachtung der Pupille und ihrer Reaktion ist bei bewusstlosen Patienten besonders wichtig. Öffnung oder Engstellung geben Hinweise auf hirnorganische Prozesse. Eine ein- oder gar beidseitig weite, lichtstarre Pupille bei einem Bewusstlosen kann ein Alarmzeichen für eine lebensgefährliche Zunahme der Drucks im Schädelraum sein.*

## Aderhaut

Direkt unterhalb der Lederhaut des Auges kleidet die Aderhaut (Choroidea) den Augapfel aus. Ihre starken

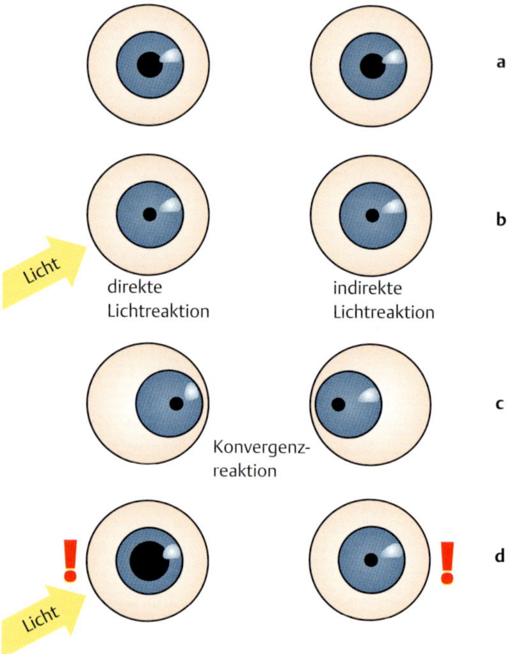


**Abb. 6.6 Pupillenreaktion.**
a Normale Pupillen haben je nach Beleuchtung einen Durchmesser zwischen 2 und 5 mm. Bei Kindern sind die Pupillen besonders weit, immer aber relativ seitengleich.
b Bei der Beleuchtung eines Auges verkleinert sich die Pupille desselben (direkte Lichtreaktion) und des anderen Auges (indirekte Lichtreaktion).
c Beim Blick in die Nähe wird die Pupille enger (Konvergenzreaktion).
d Ein Alarmzeichen ist eine einseitig weite, lichtstarre Pupille bei einem Bewusstlosen.

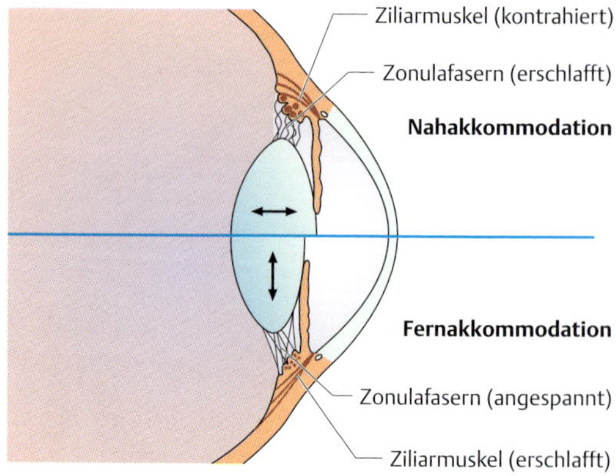


**Abb. 6.7 Akkommodation.** Beim Blick in die Nähe (obere Hälfte der Abbildung) zieht sich der ringförmige Ziliarmuskel zusammen. Der Ziliarkörper wölbt sich weiter ins Auge vor und die Zonulafasern erschlaffen. Dadurch kann sich die Linse entsprechend ihrer Elastizität verformen – sie wird dicker. Beim Blick in die Ferne (untere Hälfte) erschlafft der Ziliarmuskel, die Zonulafasern werden passiv angespannt und ziehen die Linse flach.

Blutgefäße versorgen in erster Linie die noch weiter innen liegende Netzhaut mit Sauerstoff.

## Linse und Ziliarkörper

Unmittelbar hinter der Regenbogenhaut befindet sich die Linse (Lens). Wie die Hornhaut besitzt auch die Linse keine eigenen Blutgefäße. Die anspruchslosen Linsenepithelzellen werden durch Diffusion ernährt. Die Linse besteht aus einem etwas dichteren Kern (Nucleus) und einer gallertartigen Rinde (Cortex), die beide in einem faserigen Kapselsack stecken.

Am freien Rand der Linse übertragen die feinen *Zonulafasern* des Ziliarkörpers den Zug des ringförmigen *Ziliarmuskels* auf die Linse. Ist der Ziliarmuskel entspannt, dann überwiegt die Spannung der Lederhaut und die Zonulafasern spannen sich an. Dadurch zieht sich die Linse flacher, und die *Brechkraft* des Auges wird geringer (Blick in die Ferne). Wenn sich der Ziliarmuskel anspannt, kann er den Zug der Lederhaut überwinden und die Zonulafasern werden entlastet. Die Linse wird aufgrund ihrer eigenen Elastizität mehr kugelförmig, die Brechkraft steigt (Blick in die Nähe, **Abb. 6.7**).

DEFINITION *Die Fähigkeit der Linse durch Veränderung ihrer Wölbung ihre Brechkraft zu ändern, ermöglicht es den Augen, unterschiedlich weit entfernte Objekte scharf zu sehen. Diesen Vorgang nennt man* ***Akkommodation****.*

**Alterssichtigkeit.** Ein normalsichtiger Jugendlicher kann alle Objekte bis 7 cm vor dem Auge scharf sehen. Mit zunehmendem Alter wird v. a. der Linsenkern immer weniger flexibel und gestattet nur noch eine eingeschränkte Akkommodation. Ein 30-Jähriger kann bis maximal 13 cm vor dem Auge scharf sehen, während der Nahpunkt eines 50-Jährigen bei über einem halben Meter liegt. Wenn „die Arme zum Zeitungslesen zu kurz sind", liegt wahrscheinlich eine Alterssichtigkeit *(Presbyopie)* vor und es wird Zeit für eine Lesebrille.

KRANKHEITSLEHRE ***Grauer Star (Katarakt).*** *Im höheren Lebensalter (meist zwischen 70 und 80) trübt sich der Linsenkern derart, dass er den Strahlengang blockiert (Katarakt, grauer Star). Abhilfe schafft eine operative Entfernung der Linse mit Implantation einer individuell abgestimmten Kunstlinse. Die Kataraktextraktion ist die am* *häufigsten durchgeführte Operation und inzwischen so sicher, dass Linsenoperationen zunehmend auch zur Behandlung von Fehlsichtigkeiten durchgeführt werden.*

## Netzhaut

Die Netzhaut (Retina) kleidet den hinteren Abschnitt des Augapfels aus. Sie ist hinsichtlich ihres Gewebes nichts anderes als ein vorgeschobener Anteil des Gehirns.

### Aufbau

Die optische Schicht der Netzhaut ist nur ca. 0,2 mm dick, besteht aber aus einer komplizierten Architektur verschiedener Nervenzellschichten (**Abb. 6.8**). Paradoxerweise befinden sich die eigentlichen Sensoren (Zapfen und Stäbchen) nicht, wie man vermuten würde, am weitesten innen, also dem Licht zugewandt, sondern orientieren sich im Gegenteil nach außen, also zu dem einschichtigen, an die Aderhaut grenzenden Pigmentepithel hin. Zwischen dem einfallenden Licht und den Lichtsensoren liegen 8 verschiedene – allerdings völlig durchsichtige – Netzhautschichten sowie die Blutgefäße der Netzhaut.

**Gefäßversorgung.** Blutgefäße und Nervenfasern treten durch die Sehnervenscheibe (Papille, Discus nervi optici) ins Auge ein bzw. aus (**Abb. 6.9**). Arterien und Venen teilen sich in 4 Hauptäste, welche sich über die gesamte optische Schicht verteilen. Nur der Bereich im Zentrum ist frei von Blutgefäßen, die *Fovea* (Fovea centralis, Sehgrube). Hier liegt die Stelle des schärfsten Sehens, umgeben von dem *gelben Fleck* (Makula, Macula lutea).

**Fovea.** In der Fovea (Durchmesser ca. 1 – 1,5 mm; **Abb. 6.10**) stehen die Lichtsensoren am dichtesten, die darüber liegenden Netzhautschichten sind zur Seite gedrängt, Blutgefäße fehlen. Diese Architektur gewährleistet, dass das Auge Objekte, die in der Fovea abgebildet werden, optimal scharf und mit der geringstmöglichen Verzerrung sieht. Jedes Objekt, das wir „ins Auge nehmen“, wird in der Fovea abgebildet; der Rest der Netzhaut dient im Wesentlichen dazu, Bewegungen wahrzunehmen, damit wir nicht wie mit Scheuklappen umherlaufen.

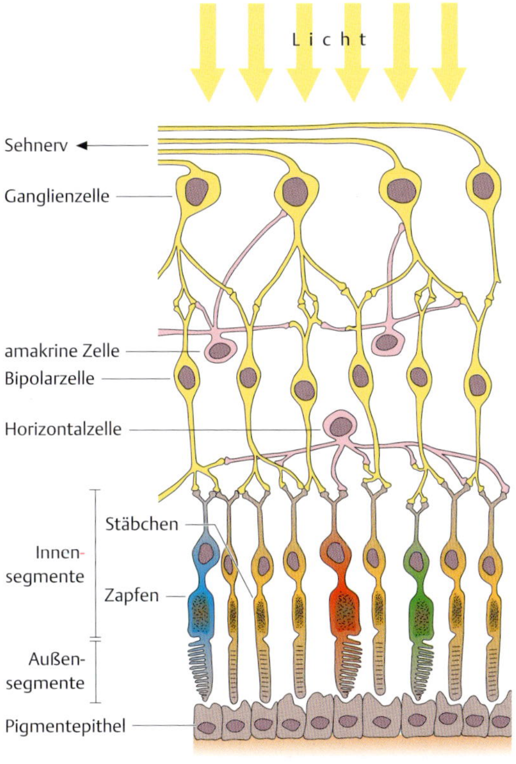


**Abb. 6.8 Mikroskopischer Aufbau der Netzhaut im Randbereich der Fovea.** Die Netzhaut ist aus mehreren Zelllagen aufgebaut. Die lichtempfindlichen Rezeptoren des Auges, die Stäbchen und Zapfen, liegen auf der dem Licht abgewandten Seite der Netzhaut und sind in ein Pigmentepithel eingebettet. Beachten Sie die 3 für unterschiedliche Farben empfindlichen Zapfentypen (für rot, grün und blau). Stäbchen sind zwar wesentlich lichtempfindlicher, können jedoch keine Farben unterscheiden.
Schon innerhalb der Netzhaut findet eine erste Signalverarbeitung statt. Der Sehnerv enthält also bereits teilweise verarbeitete Informationen.

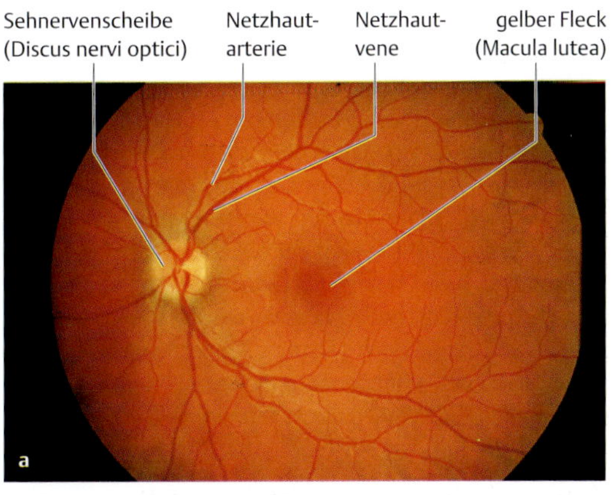


**Abb. 6.9 Hinterer Pol der Netzhaut.** Bei der Betrachtung des Augenhintergrundes mit dem Augenspiegel erkennt man den Austritt des Sehnervs an der nasalen Seite der Netzhaut (hier des linken Auges). An dieser Stelle treten die arteriellen Gefäße ins Auge ein und verzweigen sich bäumchenartig in der ganzen Netzhaut mit Ausnahme der Fovea centralis, dem Sehzentrum. Es ist umgeben von einer wulstartigen Aufwerfung der Netzhaut, der Macula lutea.

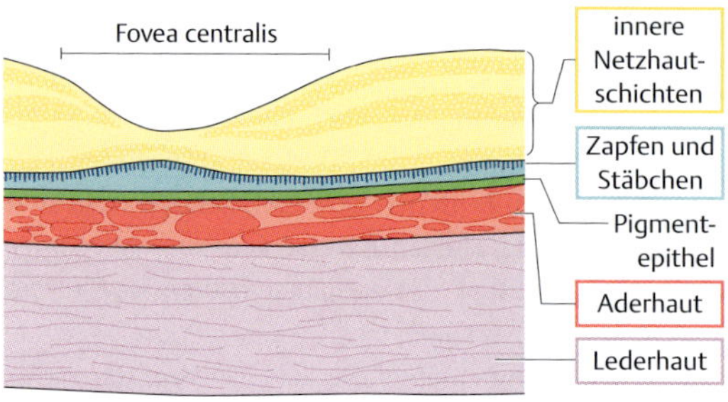


**Abb. 6.10 Schnitt durch das Netzhautzentrum.** Die Fotorezeptoren (Stäbchen und Zapfen) befinden sich an der Außenseite der Netzhaut, in der Nachbarschaft zur Aderhaut. Das Licht muss also durch mehrere innere Netzhautschichten zu den Rezeptoren vordringen. In der Fovea centralis sind diese Schichten seitlich abgedrängt, um eine optimale Sehschärfe zu ermöglichen. Die Netzhaut ist hier entsprechend dünner.

## Vordere und hintere Augenkammer

Die vordere Augenkammer (**Abb. 6.5**) enthält das Kammerwasser. Dieses wird vom Ziliarkörper in die hintere Augenkammer sezerniert und gelangt unter der Iris im Bereich der Pupille in die vordere Kammer, wo es über den im Kammerwinkel gelegenen *Schlemm-Kanal* ins venöse Blut gelangt. Das Verhältnis von Kammerwasserproduktion und -abfluss bestimmt den Augeninnendruck.

● KRANKHEITSLEHRE ***Glaukom (Grüner Star).*** *Ein Ausfall des peripheren Gesichtsfeldes, also der Außenbezirke der Netzhaut, ist häufig die Folge eines schleichend über Jahrzehnte ansteigenden Augeninnendrucks zusammen mit einer schlechten Durchblutung des vorderen Anteils des Sehnerven (chronisches Glaukom). In Deutschland leben schätzungsweise eine Million Menschen mit einem zu hohen Augeninnendruck. Das Gesichtsfeld engt sich dabei mehr und mehr ein, ohne dass die Betroffenen etwas davon merken. Auffällig wird der Gesichtsfeldausfall erst im Spätstadium, wenn bereits das zentrale Sehen betroffen ist. Eine Therapie kann dann allenfalls das Rest-Sehvermögen erhalten, niemals jedoch zerstörte Nervenfasern wiederherstellen. Umso wichtiger ist daher eine jährliche Untersuchung von Augeninnendruck, Sehnerv und ggf. auch des Gesichtsfeldes ab dem 40. Lebensjahr.*

## Glaskörper

Den größten Teil des Augeninnenraums nimmt der Glaskörper (Corpus vitreum, klinisch auch Vitreus) ein. Eine feine Membran grenzt diese gallertige (gelartige) Masse von der Hinterkammer ab. Der Glaskörper ist normalerweise völlig klar und besteht zu über 98 % aus Wasser. Bei ruckartigen Bewegungen des Auges ist er aber im Gegensatz zu einer freien Flüssigkeit formstabil, d. h., die Strukturen des Augeninneren (Iris, Linse) bleiben auch bei schnellen Bewegungen am Platz und schwappen nicht hin und her.

● MERKE *Die Wand des Augapfels besteht im hinteren Bereich aus der derben Lederhaut, der gut durchbluteten Aderhaut und der lichtempfindlichen Netzhaut. Da Lederhaut und Aderhaut lichtundurchlässig sind, gelangt das Licht durch die Pupille ins Innere des Auges. Ihre Größe wird von der Iris (Regenbogenhaut) bestimmt und vom vegetativen Nervensystem gesteuert.*

## Fehlsichtigkeit

### Kurzsichtigkeit

Die häufigste Anomalie des Auges ist – nach der Alterssichtigkeit – die Kurzsichtigkeit (Myopie). Mehr als 90 % aller Fälle entstehen dadurch, dass der Augapfel im Verhältnis zur Brechkraft zu lang ist (Achsenmyopie). Die parallel einfallenden Lichtstrahlen von einem entfernten Objekt treffen sich also schon vor der Netzhaut – das Bild wird unscharf (**Abb. 6.11, b**). Beim Blick in die Nähe sieht der Kurzsichtige aber scharf; der Fernpunkt eines Kurzsichtigen ist in die Nähe gerückt. Abhilfe schaffen Zerstreuungslinsen vor oder auf dem Auge, Implantatlinsen im Auge oder eine Laserkorrektur der Hornhaut.

### Weitsichtigkeit

Parallele Lichtstrahlen eines entfernten Objekts treffen sich im Fall der Weitsichtigkeit (Hyperopie, **Abb. 6.11, c**) bei entspanntem Ziliarmuskel hinter der Netzhaut. Der Weitsichtige kann dies zunächst durch eine Erhöhung der Brechkraft der Linse ausgleichen und sieht also Entferntes gut. Für das Nahsehen reicht seine Akkommodation aber oft nicht mehr aus, der Nahpunkt ist in die Ferne gerückt. Höhere Weitsichtigkeit sollte schon im Kindesalter durch Sammellinsen korrigiert werden, weil sie ein wichtiger Risikofaktor für Innenschielen ist. Weitsichtigkeit lässt sich mit Sammellinsen vor oder auf dem Auge ausgleichen. Die Behandlung durch Laserkorrektur ist möglich, jedoch weniger erfolgreich als bei Kurzsichtigkeit.

# 6.1.3 Sehbahn und zentrale Verarbeitung

## Sehnerv

Der optische Apparat des Auges erzeugt auf der Netzhaut ein auf dem Kopf stehendes und spiegelverkehrtes Bild. Die nasale Hälfte des Gesichtsfeldes bildet sich

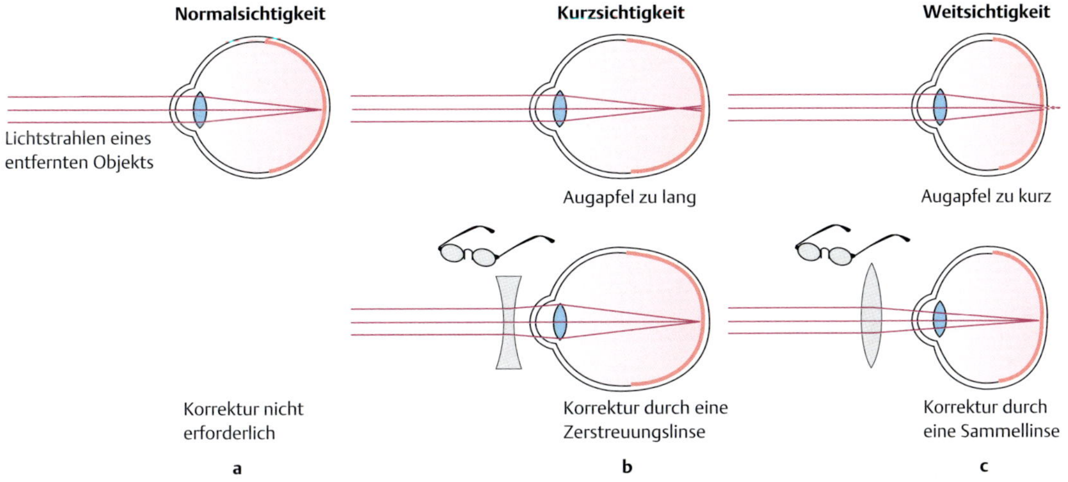


**Abb. 6.11 Abbildungsfehler des Auges.**
a Beim Normalsichtigen laufen die von einem entfernten Gegenstand kommenden parallelen Lichtstrahlen genau in der Ebene der Netzhaut zusammen.
b Ist der Augapfel zu lang, liegt dieser Punkt vor der Netzhaut. Die Abbildung wird unscharf, während nähere Gegenstände noch gesehen werden können (Kurzsichtigkeit). Abhilfe schafft eine Brille mit Zerstreuungslinsen, die aus den parallelen Lichtstrahlen divergente (auseinander laufende) Strahlen macht.
c Der Weitsichtige sieht weder entfernte noch nahe Gegenstände scharf, da sich die Lichtstrahlen in beiden Fällen erst hinter der Netzhaut treffen. Sammellinsen schieben diesen Punkt nach vorne und machen eine scharfe Abbildung auf der Netzhaut möglich.

also auf der temporalen (seitlichen) Netzhauthälfte ab und umgekehrt. Diese Organisation behält der Sehnerv (N. opticus, II. Hirnnerv) bei.

Nachdem die Sehnerven die Augenhöhle zusammen mit der A. ophthalmica durch ein rundes Loch in der hinteren Augenhöhle (Canalis opticus im Keilbein) verlassen haben, laufen sie in der *Sehnervenkreuzung* (Chiasma opticum), dicht oberhalb der Hypophyse, zusammen (**Abb. 6.12**). Die medialen Anteile des Sehnervs, also diejenigen aus der temporalen Gesichtsfeldhälfte, kreuzen auf die Gegenseite, während die äußeren Sehnervenfasern auf derselben Gehirnhälfte bleiben. Die Fasern aus der Fovea centralis ziehen sowohl gekreuzt als auch ungekreuzt zur Hirnrinde.

KRANKHEITSLEHRE ***Gesichtsfeldausfälle bei Schäden der Sehnervenkreuzung.*** *Die Sehnervenkreuzung ist ein besonders anfälliger Teil der Sehbahn. So schädigen z. B. Tumoren der Hypophyse zunächst die medialen Anteile der Sehnervenkreuzung. Dadurch gehen die Nervenfasern aus der nasalen Netzhauthälfte zu Grunde. Die Patienten haben dann ein ganz charakteristisches Scheuklappengesichtsfeld (bitemporale Hemianopsie), können also auf beiden Augen seitlich nichts mehr sehen. Häufig beginnt dieser Prozess ganz unbemerkt als blinde Zone, die sich wie ein Vorhang von oben nach unten herabsenkt bzw. von unten nach oben aufsteigt. Bei manchen Patienten wird der Ausfall daher erst nach einem unerklärlichen Verkehrsunfall diagnostiziert, wenn die Betroffenen angeben, sie hätten das gegnerische Fahrzeug nicht gesehen.*

## Tractus opticus

Nachdem der Sehnerv teilweise auf die Gegenseite gekreuzt hat, nennt man ihn nicht mehr „Nervus", sondern Tractus opticus. Er verläuft zunächst weiter an der Hirnbasis, tritt aber schon bald in den Schläfenlappen ein. An der Eintrittsstelle liegt der *seitliche Kniehöcker* (Corpus geniculatum laterale), ein Teil des Thalamus. Von dort spreizen sich die Nervenfasern auf und laufen als Sehstrahlung in der weißen Substanz des Gehirns zur Hirnrinde am Hinterhauptpol.

KRANKHEITSLEHRE ***Gesichtsfeldausfälle bei Schäden der Sehstrahlung.*** *Häufig wird im Rahmen eines größeren Schlaganfalls die Sehstrahlung einer Hirnhälfte dauerhaft zerstört. Ursache ist meistens eine Mangelversorgung (Infarkt) im Bereich der mittleren Hirnarterie (s.* **Abb. 5.14** *S. 108). Da die Fasern an dieser Stelle bereits gekreuzt verlaufen, fällt bei Schäden der linken Sehstrahlung die rechte Hälfte des Gesichtsfeldes aus und umgekehrt (homonyme Hemianopsie).*

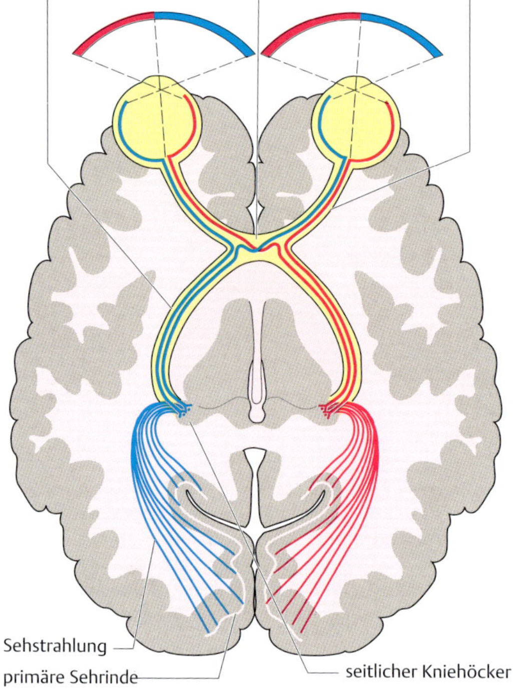


**Abb. 6.12 Sehbahn.** Die seitliche Netzhauthälfte nimmt das innere (nasale) Gesichtsfeld, die innere Netzhauthälfte das seitliche (temporale) Gesichtsfeld wahr. In der Sehnervenkreuzung wechseln die Fasern der inneren Netzhauthälfte zur Gegenseite, sodass die linke Hirnhälfte das rechte Gesichtsfeld, die rechte Hirnhälfte das linke Gesichtsfeld sieht. Nach einem Schlaganfall in der rechten Hirnhälfte ist daher nicht selten das linke Gesichtsfeld beider Augen ausgefallen.

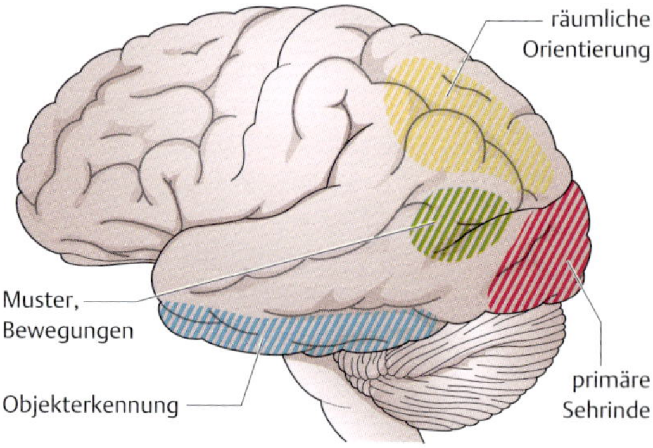


**Abb. 6.13 Sehrinde.** Die erste Verarbeitung der Seheindrücke findet in einem Bereich des Hinterhauptlappens, der primären Sehrinde statt. Weiter vorne und innen liegen die Regionen, die für die Erkennung komplexer Muster, Bewegungen und Farben sowie für die Orientierung des Körpers im Raum zuständig sind.

## Primäre Sehrinde

Die Nervenfasern aus dem seitlichen Kniehöcker enden in der primären Sehrinde (**Abb. 6.13**) an der Spitze des Hinterhauptlappens (Hinterhauptpol). Dieses Hirnareal (visuelle Hirnrinde $V_1$ oder Area 17) verstärkt die Kontraste wahrgenommener Bilder und verbessert deren Konturen. Außerdem werden kleine Unterschiede deutlich, die an den Bildern naher Objekte dadurch entstehen, dass beide Augen 6 – 7 cm auseinander stehen. So bildet sich, wenn das Sehvermögen entsprechend gut ist und der Betreffende nicht schielt, ein beidäugiger (binokularer) räumlicher Eindruck von Dingen, die nicht weiter als 3 – 4 m entfernt liegen (Stereosehen, **Abb. 6.14**).

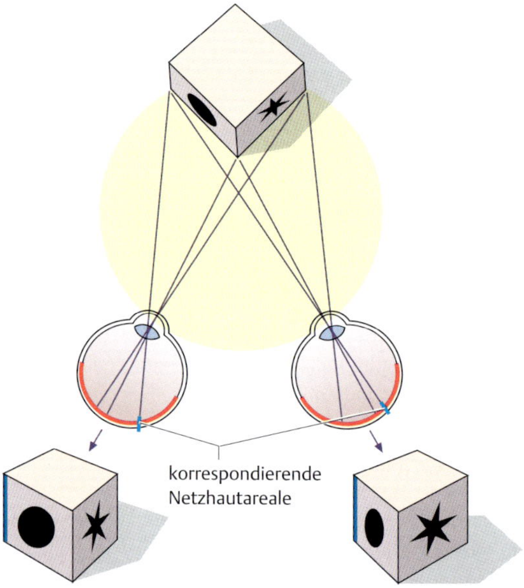


**Abb. 6.14 Stereosehen.** Aufgrund des seitlichen Abstands der Augen sehen linkes und rechtes Auge einen Gegenstand aus unterschiedlicher Perspektive. Der Effekt ist umso ausgeprägter, je näher der Gegenstand ist. Einander entsprechende Details (z. B. die linke hintere Kante des Würfels) fallen auf korrespondierende Netzhautareale. Dies ist die Voraussetzung dafür, dass wir den Würfel nicht doppelt sehen, sondern das Gehirn ein 3-dimensionales Bild entwerfen kann.

## Sekundäre Sehrinde

Die primäre Sehrinde verarbeitet einfache Licht-, Schatten- bzw. Farbeffekte aus der Fovea centralis. Je weiter man den Hinterhauptlappen nach vorne verfolgt, desto komplexer werden die Muster, auf welche die dortigen Nervenzellen ansprechen. So gibt es z. B. Nervenzellen, die nur dann erregt werden, wenn sich ein heller Balken auf dunklem Hintergrund mit bestimmter Geschwindigkeit in einem definierten Winkel durch das Gesichtsfeld bewegt. Solche komplexen Prozesse bilden die Grundlage unserer Gestaltwahrnehmung, der höchsten Funktion des Sehens.

Wie bei allen höheren Hirnfunktionen befinden wir uns hier an der Grenze physiologischen Wissens. Aus Experimenten der Psychologie ist bekannt, dass für die Wahrnehmung einer Gestalt (z. B. eines Tisches, eines Buchstabens) nur einige wenige Schlüsselkonturen notwendig sind, während das Gehirn den größten Teil des Objekts aus der Erfahrung hinzufügt. Wenn man solche Schlüsselkonturen isoliert anbietet, ergänzt das Gehirn den fehlenden Teil eines nicht vorhandenen Objekts und man unterliegt einer *optischen Täuschung.*

### Optische Täuschungen

Die wahrscheinlich bekannteste optische Täuschung außer der Fata Morgana (die ein physikalisches Phänomen und keine Täuschung ist) ist die sog. *Müller-Lyer-Täuschung* (**Abb. 6.15**). Sie beruht darauf, dass das Gehirn die Linien zu den Konturen eines Würfels im 3-dimensionalen Raum ergänzt. Die vertikale Linie mit den wegweisenden Pfeilspitzen wäre in dem nicht vorhandenen Würfel näher, die mit den spitz zulaufenden Pfeilspitzen weiter weg. Unsere Erfahrung lehrt uns aber, dass weit entfernte Objekte, die klein erscheinen, in Wirklichkeit größer sind als näher gelegene, die ein ebenso kleines Netzhautbild entwerfen. Als logische Folge verlängert das Gehirn die „hintere" Linie (Größenkonstanz) – die beiden objektiv gleich langen vertikalen Linien erscheinen uns deutlich unterschiedlich lang.

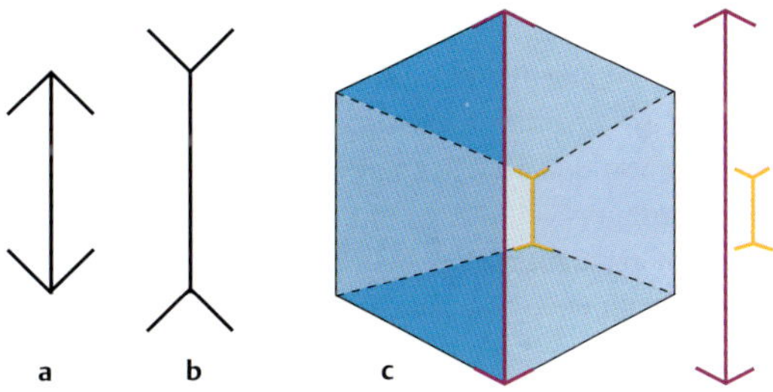


**Abb. 6.15 Müller-Lyer-Täuschung.** Gerade Linien mit konvexen Kanten (**a**) erscheinen trotz gleicher Länge kürzer als solche mit konkaven Kanten (**b**). Das liegt daran, dass ein rechter Winkel in geringer Entfernung eine konvexe Perspektive annimmt, in größerer Entfernung manchmal aber konkav erscheint (**c**). Das Gehirn verrechnet diese Information und streckt die Linie mit den konkaven Kanten, während die mit den konvexen gestaucht wird.

Derartige Phänomene sind also keineswegs ein Mangel unseres Gehirns, sondern das Ergebnis komplexer Verarbeitungsprozesse, die es uns überhaupt erst erlauben, uns in der Umwelt zurechtzufinden.

● **MERKE** *Die Sehnerven kreuzen in der Nähe der Hypophyse teilweise auf die Gegenseite. Sie setzen sich als Sehstrahlung bis in die primär visuelle Hirnrinde im Hinterhauptlappen fort. Hier beginnt der Prozess der visuellen Wahrnehmung und Gestalterkennung.*

# 6.2 Ohr (Hör- und Gleichgewichtssinn)

Das Ohr beinhaltet sowohl das Hör- als auch das Gleichgewichtsorgan. Es besteht aus den 3 Anteilen:
- äußeres Ohr
- Mittelohr
- Innenohr

Im Innenohr, das stabil im Schädelknochen eingelagert ist, liegen die schallaufnehmenden Strukturen des Hörorgans (Schnecke) und das Gleichgewichtsorgan eng beieinander.

## 6.2.1 Äußeres Ohr und Mittelohr

Zum äußeren Ohr gehören:
- Ohrmuschel
- äußerer Gehörgang

Zum Mittelohr gehören:
- Trommelfell
- Paukenhöhle (Cavum tympani) mit Gehörknöchelchen
- Ohrtrompete (Tuba auditiva)
- kleinste luftgefüllte Kammern im umgebenden Knochen (Warzenfortsatz)

## Ohrmuschel

Die besondere Form der Ohrmuschel (Auricula, **Abb. 6.16**) wird durch elastischen Knorpel stabilisiert. Sie verstärkt den einfallenden Schall und verzerrt Töne verschiedener Frequenzen in charakteristischer Weise. Dadurch ermöglicht uns die Ohrmuschel, die Richtung einer Schallquelle wahrzunehmen.

## Äußerer Gehörgang

Genau wie die Ohrmuschel selbst besteht auch die Wand des 1. Drittels des 3 – 4 cm langen äußeren Gehörgangs (Meatus acusticus externus) aus Knorpel (innerer Teil aus Knochen). Die Haut liegt diesem Knorpel fest an und lässt sich nicht verschieben. Haare sollen verhindern, dass gröbere Fremdkörper und Insekten in den Gehörgang eindringen. Talgdrüsen halten die oberflächlichen Hautschichten geschmeidig. Ihr Sekret ist das Ohrenschmalz (Cerumen), das sich bei Menschen mit einer übermäßigen Talgproduktion als braune Krusten verfestigt und den Gehörgang verstopfen kann.

## Trommelfell

Der äußere Gehörgang verläuft schräg von hinten oben nach vorne unten und ist außerdem noch in sich gekrümmt. Seine innere Begrenzung, das Trommelfell (Membrana tympani), kann man daher nur dann sehen, wenn man die Ohrmuschel nach hinten oben zieht.

Das Trommelfell selbst ist nur ca. 0,7 mm dünn. Es verjüngt sich trichterförmig nach innen. Bei einem jugendlichen, nicht verdickten Trommelfell schimmern Strukturen des Mittelohrs durch, insbesondere der lange Fortsatz des Hammers (Hammerstiel), der am Trommelfell befestigt ist.

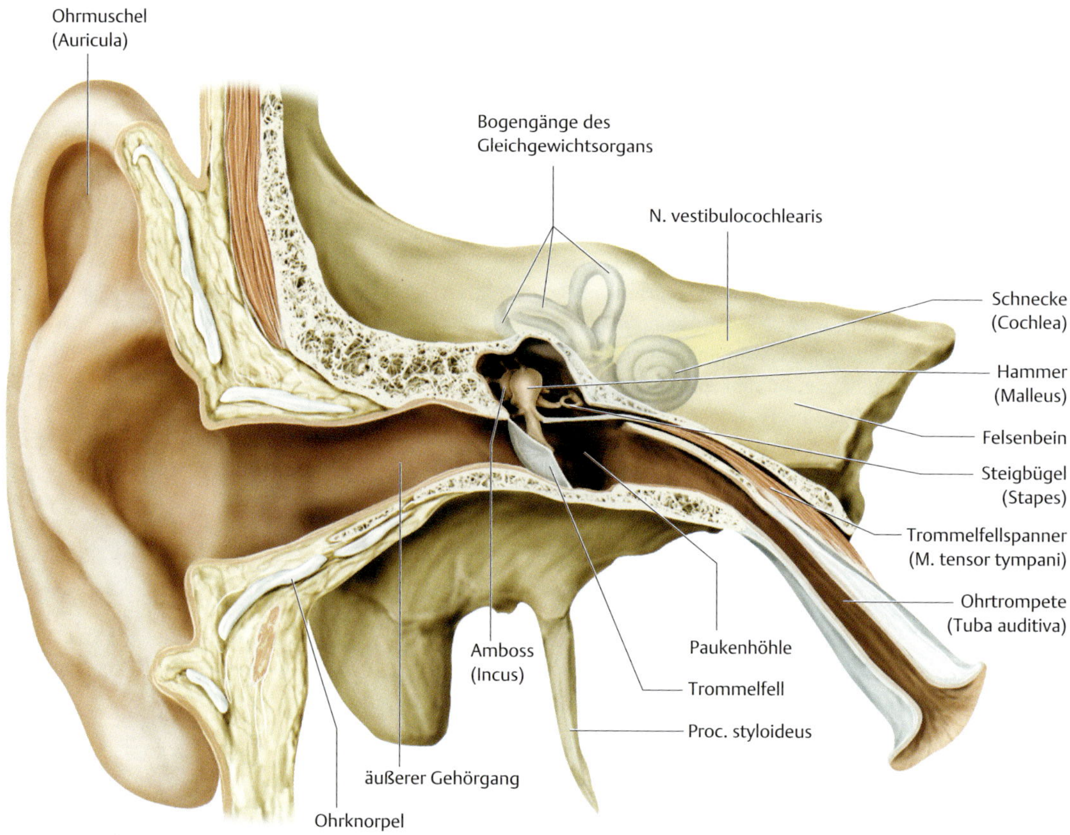


**Abb. 6.16 Äußeres Ohr und Mittelohr.** Das äußere Ohr beginnt mit der Ohrmuschel und endet am Trommelfell. Hinter dem Trommelfell liegt die Paukenhöhle (Mittelohr) mit den 3 Gehörknöchelchen. Die Ohrtrompete entlüftet die Paukenhöhle zum Rachenraum hin. Zum Innenohr gehört außer der Schnecke (Cochlea) auch das Gleichgewichtsorgan, dessen Bogengänge hier gut zu erkennen sind.

● PFLEGE ***Ohrhygiene.*** *Grundsätzlich reinigt das Ohr sich selbst. Bei übermäßiger Produktion von Zerumen kann eine vom Arzt vorgenommene Ohrspülung mit warmem Wasser nötig werden.*
*Äußerste Vorsicht ist bei dem Gebrauch von Wattestäbchen geboten, denn bei einer unbedachten Kopfbewegung können sie das Trommelfell durchstoßen und großen Schaden im Mittelohr anrichten. Auch regt die Berührung der Haut des Gehörgangs die Talgdrüsen an, noch stärker als sonst Ohrenschmalz zu produzieren.*

## Paukenhöhle

Jenseits des Trommelfells liegt ein ca. 5 mm breiter luftgefüllter Hohlraum, die Paukenhöhle (Mittelohr, Cavum tympani). Sie besitzt über die *Ohrtrompete* (Tuba auditiva, Eustachio-Röhre) Anschluss zum Rachenraum, ist jedoch durch das Trommelfell vollständig vom äußeren Gehörgang getrennt.

Drei winzige Gehörknöchelchen verbinden das Trommelfell gelenkig mit dem *ovalen Fenster*, dem Abschluss der Paukenhöhle zum Innenohr (**Abb. 6.17**):
- Hammer (Malleus)
- Amboss (Incus)
- Steigbügel (Stapes)

Die Gehörknöchelchen verstärken den Schall, indem sie als mechanisches Hebelsystem die relativ großen Auslenkungen des Trommelfells in kleinere, dafür aber kraftvollere Stöße umsetzen. Zwei kleine Muskeln, der *Trommelfellspanner* (M. tensor tympani) und der *Steigbügelmuskel* (M. stapedius) regulieren diese Verstärkung und verhindern, dass sich das System bei bestimmten Frequenzen aufschaukelt und dann wie eine übersteuerte Stereoanlage zu klirren anfängt (Resonanz).

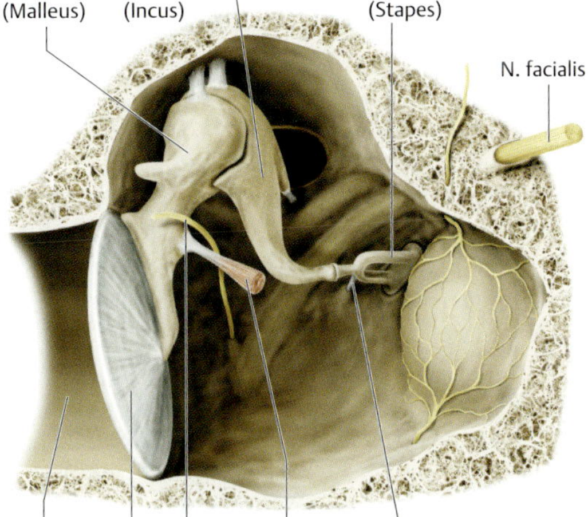


**Abb. 6.17 Gehörknöchelchen.** Sie blicken hier in die eröffnete Paukenhöhle hinein. Das Trommelfell überträgt seine Schwingungen auf den Hammer, dieser auf den Amboss und der Amboss wiederum auf den Steigbügel. Der Trommelfellspannmuskel (M. tensor tympani) kann den Hammerstiel nach hinten ziehen und spannt das Trommelfell. Der kleine Steigbügelmuskel (M. stapedius) verkippt die Platte des Steigbügels. Durch die Paukenhöhle ziehen Geschmacksfasern (Chorda tympani) von der Zunge zum N. facialis (VII. Hirnnerv).

## Ohrtrompete

Die Ohrtrompete stellt eine ständige Verbindung der Paukenhöhle zum Rachenraum her (S. 279). Dieses ermöglicht einen Luftdruckausgleich für die ansonsten dicht abgeschlossene Paukenhöhle und ermöglicht es dem Trommelfell, frei zu schwingen. Nur so kann es ankommende Schallwellen auf die Gehörknöchelchen übertragen. Beim Schlucken öffnet sich durch Zug die rachenwärts gelegene Öffnung der Ohrtrompete stärker und ein Druckunterschied, wie er etwa beim Start eines Flugzeugs oder beim Tauchen zu spüren ist, kann aktiv ausgeglichen werden.

● KRANKHEITSLEHRE ***Mittelohrentzündung.*** *Bei Infektionen des Nasen-Rachen-Raums schwillt die Schleimhaut an und die Öffnung der Ohrtrompete ist behindert. Zusätzlich können Keime über die Ohrtrompete in das Mittelohr gelangen und hier eine äußerst schmerzhafte Entzündung hervorrufen (akute Otitis media), die meist mit Fieber und Schwerhörigkeit verbunden ist. Durch den entzündlich bedingten erhöhten Druck in der Paukenhöhle, der durch die Ohrtrompete nicht ausgeglichen werden kann, besteht die Gefahr einer Trommelfellperforation. Ein Zeichen hierfür kann der Austritt von Eiter aus dem äußeren Gehörgang sein.*

● PFLEGE *Besonders Säuglinge und Kleinkinder sind von einer Mittelohrentzündung betroffen, denn ihre Ohrtrompete ist noch relativ eng und kurz. Schleimhaut abschwellende Nasentropfen sollten daher bei Infekten (Schnupfen) rechtzeitig verabreicht werden. Die akute Mittelohrentzündung bedarf meist der Gabe eines Antibiotikums.*

● MERKE *Ohrmuschel, äußerer Gehörgang und Trommelfell und Gehörknöchelchen bilden ein akustisches Verstärkungssystem. Die Schallenergie wird auf einen kleinen Bereich am Steigbügel konzentriert und gelangt von dort ins Innenohr.*

6

## 6.2.2 Innenohr

Jenseits des ovalen Fensters beginnt das Innenohr (**Abb. 6.18**). Es fasst den schallaufnehmenden Teil des Hörorgans und das Gleichgewichtsorgan zusammen und liegt in der Tiefe des Felsenbeins, also dem kompaktesten Teil des Schläfenknochens (S. 233). Die empfangenen Höreindrücke werden über den N. vestibulocochlearis (Hör- und Gleichgewichtsnerv, VIII. Hirnnerv) an das Gehirn weitergegeben. Die Sinneszellen des Hörorgans liegen in der *Schnecke* (Cochlea).

### Schnecke

Das „Schneckenhaus“, die *knöcherne Schnecke*, umgibt den sog. *Schneckengang* (Ductus cochlearis), der in 2 – 3 Windungen von der Paukenhöhle (ovales Fenster) bis zur Schneckenspitze reicht. Der Durchmesser der Schnecke beträgt weniger als einen Zentimeter.

Auf einem Längsschnitt durch die Schnecke erkennt man, dass eine dünne knöcherne Leiste (Lamina spiralis) beinahe die ganze Länge des Schneckengangs durchzieht. Vom äußeren Rand der Leiste ziehen 2 Membranen, die *Reissner-Membran* (Membrana vestibularis) und die *Basilarmembran* (Membrana basilaris), bis zur seitlichen Wand des Schneckengangs. Sie unterteilen den Inhalt der Schnecke in folgende 3 Räume (**Abb. 6.18, b**):

- Vorhoftreppe (Scala vestibuli) über der Reissner-Membran
- Paukentreppe (Scala tympani) unterhalb der Basilarmembran
- mittlere Treppe (Scala media)

An der Schneckenspitze gehen Vorhof- und Paukentreppe ineinander über, die mittlere Treppe endet hier blind. Am Ende der Paukentreppe sorgt das *runde Fenster* für den notwendigen Druckausgleich, der durch die Schwingungen des Steigbügels am ovalen Fenster verursacht wird.

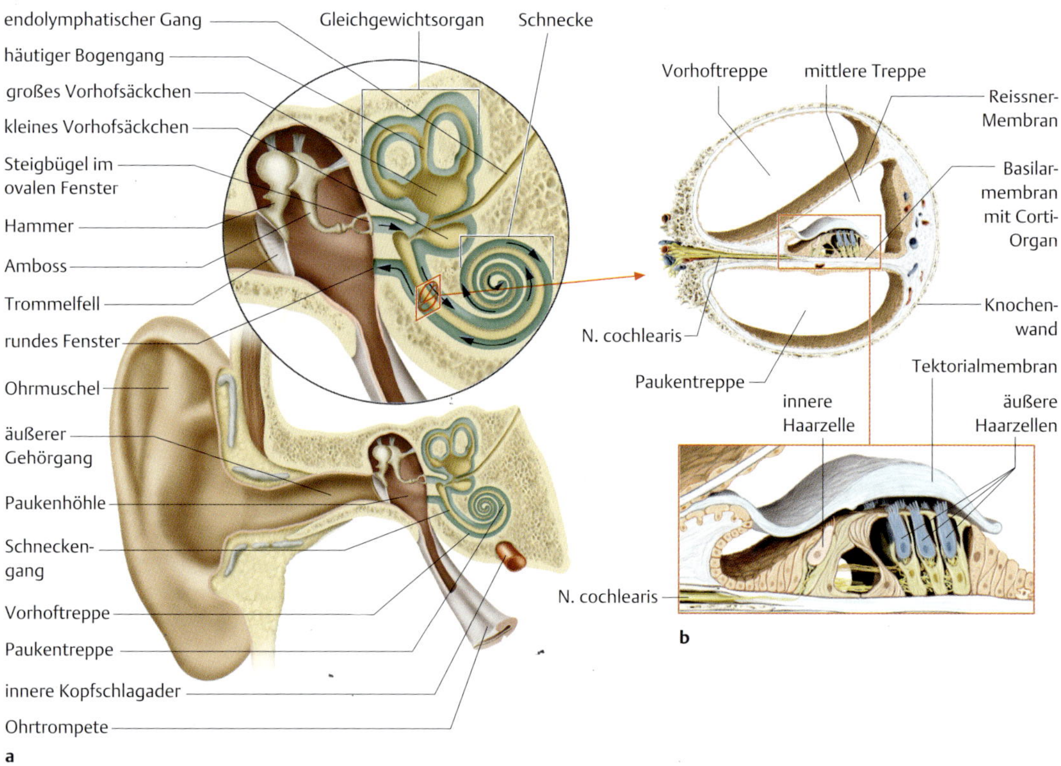


**Abb. 6.18** Innenohr.
**a** Hinter der Paukenhöhle beginnt ein Labyrinth aus flüssigkeitsgefüllten Gängen. Ein Teil, die Schnecke, gehört zum Hörorgan, der andere Teil macht das Gleichgewichtsorgan aus.
**b** Innerhalb der Schnecke sind 3 unterschiedliche Gänge (Treppen) voneinander abgegrenzt. Die mittlere Treppe enthält das Corti-Organ, welches die Sinneszellen des Hörorgans, die inneren und äußeren Haarzellen enthält.

## Corti-Organ

Auf der Basilarmembran sitzt innerhalb der mittleren Treppe das Corti-Organ mit den Sensoren des Hörens, den *inneren Haarzellen*. Diese Zellen ordnen sich als einreihige Leiste entlang der Längsachse der Basilarmembran. Etwas weiter außen befinden sich 3 Reihen von *äußeren Haarzellen*, die zwar ebenfalls Sinneszellen sind, von denen aber nur 5 – 10 % aller afferenten, also zum Gehirn führenden Nervenfasern ausgehen.

Die inneren Haarzellen sind die Rezeptoren des Innenohrs. Die äußeren Haarzellen verstärken die Schwingungen der Basilarmembran und modulieren die Wahrnehmung der Schallreize. Sie sind also sozusagen die Lautstärke- und Tonregler des Innenohrs.

## 6.2.3 Schallwahrnehmung und Schallverarbeitung

### Hörvorgang

Jedes Ohr besitzt lediglich 3500 innere Haarzellen – eine im Vergleich zu den Millionen Stäbchen und Zapfen des Auges geringe Anzahl. Darüber hinaus reagieren diese Sinneszellen auf Höreindrücke relativ langsam, können also keineswegs den schnellen Schwingungen eines hohen Tons folgen. Wie schafft es das Ohr dennoch, trotz dieser ungünstigen Bedingungen zu einem sehr leistungsfähigen Sinnesorgan zu werden?

Eine Schallwelle bewegt das Trommelfell, das die Schwingungen über die Kette der Gehörknöchelchen weitergibt. Jeder Ton kommt zunächst am ovalen Fenster als mehr oder weniger starke bzw. schnelle Auslenkung der Fußplatte des Steigbügels an. Diese Schwingungen übertragen sich auf die Vorhoftreppe. Die beweglichen Strukturen im Schneckengang, nämlich die Reissner-Membran und die Basilarmembran, geraten dadurch in wellenförmige Bewegung (**Abb. 6.19**), die sich in Richtung zur Schneckenspitze ausbreiten (Wanderwellen). Die Wanderwellen gelangen in der Regel nicht bis zur Schneckenspitze, sondern enden an einem bestimmten Punkt, erzeugen dort eine Resonanzwelle, und verebben danach sehr schnell. Die Wanderwellen hoher Töne enden nahe dem ovalen Fenster, während die Resonanzwellen tieferer Töne weiter in Richtung Schneckenspitze liegen. Auf diese Weise kann das Gehirn jeder Stelle der Schnecke, also jeder einzelnen inneren Haarzelle, ihre ganz spezielle Tonhöhe zuordnen (Tonotopie). Von den Sinneszellen wird jede einzelne Information über den N. vestibulocochlearis an das Gehirn weitergegeben und dort zu einem verständlichen Höreindruck zusammengesetzt.

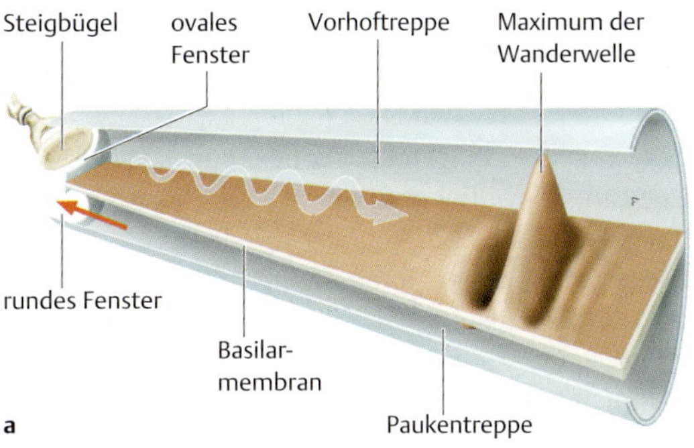


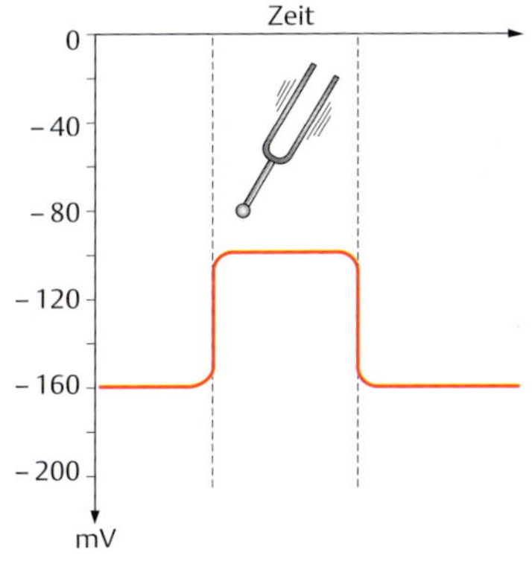


**Abb. 6.19 Wanderwelle.**
**a** Die Bewegungen des Steigbügels am ovalen Fenster bringen die Basilarmembran zum Schwingen. Ein Ton einer bestimmten Frequenz löst eine Wanderwelle aus, welche die Basilarmembran an einer definierten Stelle maximal auslenkt – hohe Töne in der Nähe des Steigbügels, tiefe in der Nähe der Schneckenspitze.
**b** Dort werden die inneren Haarzellen mechanisch erregt. Ihr Membranpotenzial depolarisiert, solange der Ton anhält.

### Schwerhörigkeit

Die Ursache für eine Schwerhörigkeit kann in verschiedenen Bereichen des Ohres liegen. So unterscheidet man eine *Schallleitungsschwerhörigkeit* (Störung liegt im äußeren Ohr oder im Mittelohr) von einer *Schallempfindungsschwerhörigkeit*. Hierbei liegt die Schädigung im Bereich des Innenohrs, des Hörnervs oder noch weiter im Gehirn.

**Altersschwerhörigkeit.** Bei der Altersschwerhörigkeit (Presbyakusis) handelt es sich um einen etwa ab dem 5.– 6. Lebensjahrzehnt eintretenden Alterungsprozess des Corti-Organs, der typischerweise beide Ohren gleichzeitig betrifft und sich zunächst auf die hohen Töne (Sprache) bezieht.

**Lärmschwerhörigkeit.** Bei einer Frequenz von 1000 Hz erreicht das Gehör seine höchste Empfindlich-

6

keit. An der entsprechenden Stelle wird die Basilarmembran also am stärksten ausgelenkt. Eine Lärmschwerhörigkeit durch dauernde, übermäßige Beschallung äußert sich so zunächst im Bereich dieser 1000 Hz (sog. $C_4$-Senke). Epidemiologische Studien zeigen, dass eine Lärmschwerhörigkeit junger Erwachsener mit der Häufigkeit lauten Musikhörens korreliert.

**Cochleaimplantate.** Hören ist auch ohne Wanderwellen möglich: Gehörlosen kann eine Elektrode in die Schnecke implantiert werden, die elektrische Impulse aus einem Hörgerät direkt an die Nervenfasern des Innenohrs leitet. Die Kodierung der Schallfrequenz erfolgt dabei also lediglich über eine langsamere (tiefe Töne) oder schnellere Folge (hohe Töne) von Aktionspotenzialen im Hörnerven. Modernere Implantate lösen – aufbauend auf der Wanderwellentheorie – verschiedene Frequenzen auf und reizen unterschiedliche Stellen in der Schnecke.

● MERKE *Jeder Ton erzeugt an der Basilarmembran der Schnecke eine Wanderwelle. Die Tonhöhe bestimmt den Ort, an dem die Wanderwelle ihre maximale Auslenkung erreicht. Eine Erregung der Haarzellen an dieser Stelle ist also charakteristisch für eine bestimmte Tonhöhe.*

## Grundlagen der Akustik

### Ton, Klang und Geräusch

Jeder reine *Ton* (Sinuston) lässt sich eindeutig durch seine beiden Kenngrößen Frequenz und Lautstärke beschreiben. Ein *Klang* setzt sich aus mehreren Tönen mit harmonischen Frequenzen zusammen, während ein *Geräusch* durch die Überlagerung vieler verschiedener Töne entsteht. Im täglichen Leben haben wir es – physikalisch ausgedrückt – ausschließlich mit Geräuschen zu tun.

### Frequenz

● DEFINITION *Die **Frequenz** ist die Anzahl der Schallschwingungen pro Sekunde.*

Sie wird in Hertz (Hz) gemessen, 1000 Hz bezeichnen also einen Ton mit 1000 Schallschwingungen pro Sekunde. Hörgesunde Jugendliche können Töne zwischen 20 und ca. 17 000 Hz wahrnehmen. Mit zunehmendem Alter fällt die Empfindlichkeit für hohe Frequenzen messbar ab. Lärmschäden beschleunigen diesen Vorgang noch ganz erheblich.

### Lautstärke

Die Skala der Lautstärke beginnt an der Hörschwelle, die eigenartigerweise auf einen Wert von 4 Phon festgelegt wurde (**Abb. 6.20**). Leises Flüstern erzeugt

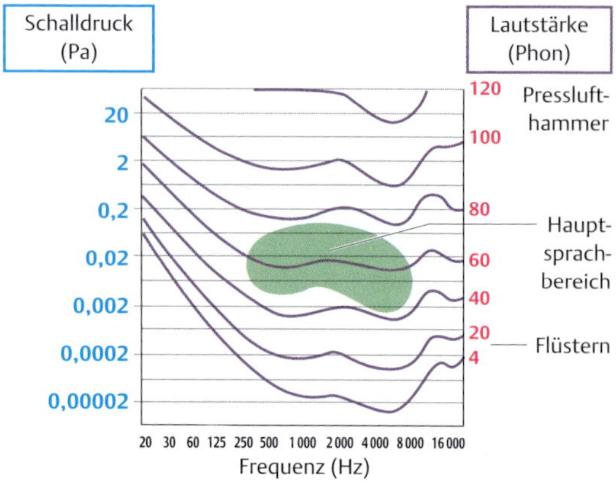


**Abb. 6.20 Schalldruck und Lautstärke.** Die x-Achse dieser Abbildung gibt die Frequenz eines Tons auf einer logarithmischen Skala an, die y-Achse – ebenfalls logarithmisch – den physikalisch messbaren Schalldruck. Töne, die auf derselben violetten Linie liegen, werden trotz unterschiedlicher Tonhöhe als gleich laut empfunden.

10 – 15 Phon, normale Sprache 50 – 70 Phon, ein Presslufthammer aus nächster Nähe 120 Phon. Bei der Phonskala handelt es sich um eine logarithmische Skala, d. h., ein Geräusch wird als doppelt so laut empfunden, wenn seine Lautstärke um 10 Phon ansteigt (z. B. von 20 auf 30 oder aber von 90 auf 100 Phon).

Bei der Lektüre von Autozeitschriften oder Umweltschutzartikeln stößt man immer wieder auf den Begriff Dezibel A (dB A). Das Dezibel ist ein technischer Begriff, der auf dem sog. Schalldruck basiert. Das „A" bezieht sich auf einen bestimmten Filter, der ähnlich wie das menschliche Ohr Frequenzen zwischen 500 und 4000 Hz besonders gut durchlässt, für höhere oder tiefere Töne aber immer weniger empfindlich wird. Die dB A-Skala entspricht ziemlich genau der Phon-Skala.

# 6.2.4 Gleichgewichtsorgan

Das Gleichgewichtsorgan (Vestibularorgan) des Menschen befindet sich im Felsenbein, etwas hinter der Schnecke und setzt sich aus folgenden Anteilen zusammen:

- 3 Bogengänge (Canales semicirculares)
- großes Vorhofsäckchen (Utriculus)
- kleines Vorhofsäckchen (Sacculus)

## Bogengänge

Die 3 halbkreisförmigen Bogengänge (Canales semicirculares) stehen jeweils senkrecht aufeinander und ent-

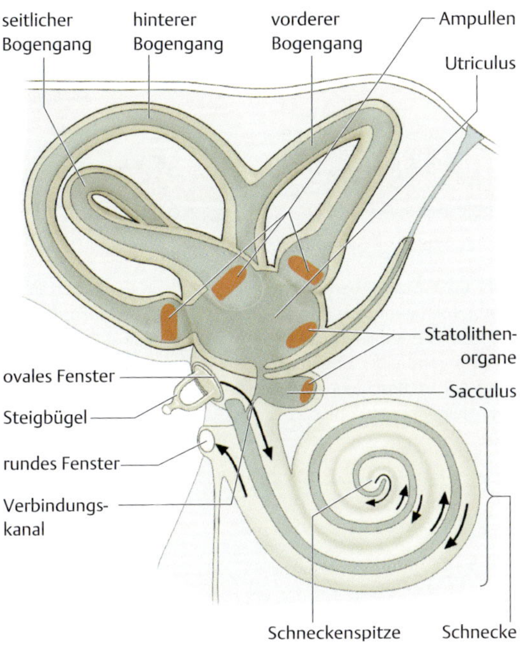


**Abb. 6.21 Gleichgewichtsorgan.** Das Gleichgewichtsorgan besteht aus 3 zueinander senkrechten Bogengängen sowie einer größeren (Utriculus) und einer kleineren Auftreibung (Sacculus). Die Bogengangsorgane liegen in der Ampulle und nehmen Drehbewegungen wahr. Statolithenorgane im Utriculus registrieren horizontale, im Sacculus vertikale Beschleunigung. Zusammen geben sie Aufschluss über die Lage des Kopfes im Raum.

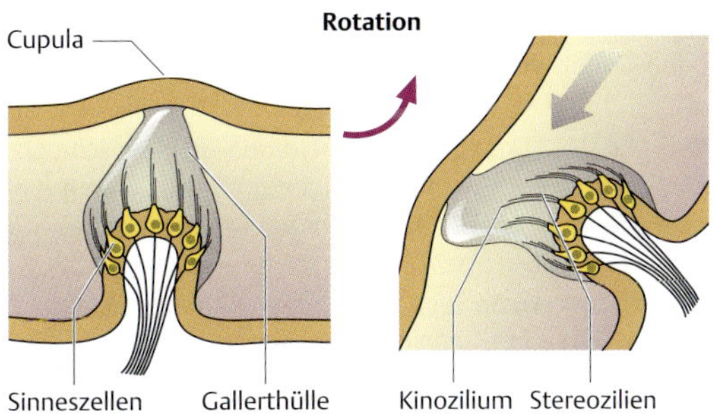


**Abb. 6.22 Bogengangsorgane.** Die Gallerthülle um die Zilien der Sinneszellen in den Bogengängen wird nach dem Trägheitsprinzip bei jeder Drehbewegung in die eine oder andere Richtung ausgelenkt. Je nach Drehrichtung werden die Rezeptoren erregt (depolarisiert) oder gehemmt (hyperpolarisiert). Aus der Frequenz der Aktionspotenziale der Sinneszellen aller 3 Bogengänge errechnet das Gehirn Richtung und Geschwindigkeit von Drehbewegungen.

halten das 1 $cm^3$ große *häutige Labyrinth* (**Abb. 6.21**), das man sich wie einen Schlauch in den knöchernen Bogengängen vorstellen kann. Es ist gefüllt mit einer wässrigen Flüssigkeit, der *Endolymphe*. Über einen kurzen Verbindungskanal steht es mit der mittleren Treppe der Schnecke in Verbindung. An erweiterten Stellen der Bogengänge, den *Ampullen*, ragen Sinneszellen (Haarzellen) in die Endolymphe hinein, denen eine gallertartige (gelartige) Kappe (Cupula) aufsitzt.

**Messung der Drehbewegungen des Kopfes.** Die Sinneszellen der Bogengänge messen Drehbewegungen des Kopfes. Sie funktionieren nach dem Trägheitsprinzip: Bei jeder Drehung des Kopfes bewegt sich die Wand eines Bogengangs gegenüber dessen relativ trägem flüssigen Inhalt. Die Cupula wird daher entgegengesetzt zur Drehrichtung ausgelenkt (**Abb. 6.22**). In der Cupula jeden Bogengangs sitzen mehrere tausend Sinneszellen. Bewegungen der Cupula ändern das Membranpotenzial dieser Sinneszellen in positiver oder negativer Richtung. Aus den Signalen aller 3 Bogengänge berechnet das Gehirn Richtung und Stärke der Drehbewegung.

## Statolithenorgane

Auch bei geschlossenen Augen und unbewegtem Kopf weiß unser Gehirn sehr genau, in welcher Lage sich Kopf und Körper gegenüber der Vertikalen befinden. Patienten, deren Lagesinn geschädigt ist, können ihre Stützmotorik ausschließlich mit den Augen kontrollieren und verlieren im Dunkeln sehr schnell das Gleichgewicht.

Zwischen Labyrinth und Schnecke befinden sich 2 wenige Millimeter große Aussackungen, genannt *Utriculus und Sacculus*. In ihrer Wand erkennt man flache, horizontal (im Utriculus) bzw. vertikal (im Sacculus) orientierte Ansammlungen von Nervenzellen, die wiederum von einer gallertigen Hülle bedeckt werden (Macula utriculi bzw. sacculi).

Diese Gallerthülle enthält mikroskopisch kleine Kalkkristalle *(Statolithen)*, deren spezifisches Gewicht 3-mal so groß ist wie das der umgebenden Flüssigkeit. Bei Beschleunigungen ziehen diese Kalkkristalle die Gallerthülle in eine Richtung und regen die Haarzellen an (**Abb. 6.23**). Der Utriculus nimmt dabei horizontale Beschleunigungen wahr (Gasgeben und Bremsen), der Sacculus vertikale Beschleunigungen (Erdanziehung, Aufzugfahren).

● **MERKE** *Rechtes und linkes Gleichgewichtsorgan besitzen je 3 Bogengänge zur Wahrnehmung von Drehbewegungen und 2 Statolithenorgane zur Wahrnehmung li-*

*nearer Beschleunigungen. Bogengänge und Statolithenorgane stehen zueinander senkrecht, um sämtliche Bewegungen im 3-dimensionalen Raum korrekt zu erfassen.*

● PFLEGE *Das Gleichgewichtsorgan ist für rasche und kurz andauernde Beschleunigungen ausgelegt. Durch längere oder ungewohnte Beschleunigungsphasen lässt es sich daher leicht übertölpeln.*
***Adaptation.*** *Wenn man sich 3 – 4-mal um die eigene Achse gedreht hat, reagieren die Haarzellen der Cupula nicht mehr auf die Drehbewegung (Adaptation). Beim raschen Abstoppen entsteht daher der Eindruck, die Welt drehe sich entgegengesetzt.*
***Bewegungskrankheit (Kinetose).*** *Bei Bewegungskrankheiten (z. B. Seekrankheit) widersprechen sich die visuelle Wahrnehmung (großes Deck = ortsfester Bezugspunkt) und die Information des Gleichgewichtsorgans (Deck schwankt).*

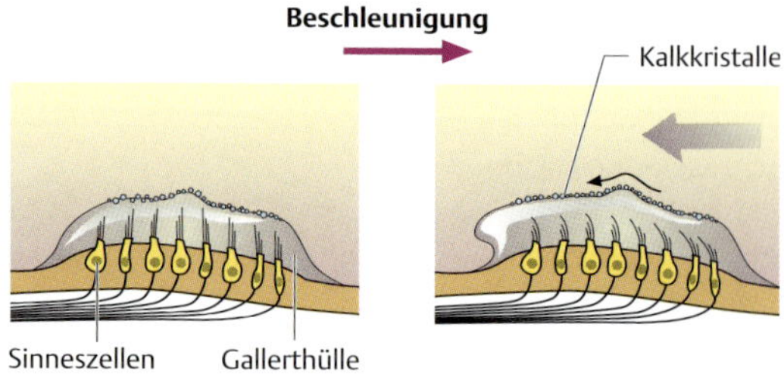


**Abb. 6.23 Statolithenorgane.** Kalkkristalle in der Gallerthülle der Statolithenorgane (Maculae) verschaffen diesen zusätzliche Trägheit. Die Abbildung zeigt die Macula utriculi in Reihe (links) und während einer Linearbeschleunigung (rechts). Sie registriert lineare Beschleunigungen (Anfahren und Bremsen) und eine Neigung des Kopfes.

## 6.3 Geschmacks- und Geruchssinn

Geruchs- und Geschmackssinn ergänzen sich in vielerlei Hinsicht. Beide sind chemische Sinne, sprechen also auf natürliche oder künstliche Chemikalien an. Als Nahsinne müssen die Stoffe unmittelbar mit den Sinneszellen in Berührung kommen, um eine Reizantwort auszulösen.

Beide Sinne sind auch Schutzmechanismen, um den Magen-Darm-Kanal nicht mit unverdaulichen oder gar giftigen Substanzen zu belasten. Auch die Qualitäten von Geruch und Geschmack lassen sich nicht klar voneinander abgrenzen („riecht“ oder „schmeckt“ eine Pizza nach Oregano?).

### 6.3.1 Geschmackssinn

Im Vergleich zu den außerordentlichen sensiblen und motorischen Leistungen der Zunge ist der Geschmackssinn der Zunge eher unterentwickelt: Es ist lediglich eine Unterscheidung zwischen den Qualitäten süß, sauer, salzig, bitter und gewürzt möglich (S. 317). Alles, was wir schmecken, erfahren wir durch das Zusammenwirken verschiedener dieser Grundempfindungen (z. B. süß-sauer, salzig-bitter) mit dem wesentlich besser entwickelten Geruchssinn. Daher schmeckt Essen oft fade, wenn man einen Schnupfen hat, und wer nicht riechen kann, neigt dazu, jede Speise zu überwürzen.

Grundlage des Geschmackssinns sind die 2000 – 6000 Geschmacksknospen (**Abb. 6.24**), die in das Epithel der Blatt- und Wallpapillen auf der Zunge eingebettet sind (S. 317). Es handelt sich um Bündel

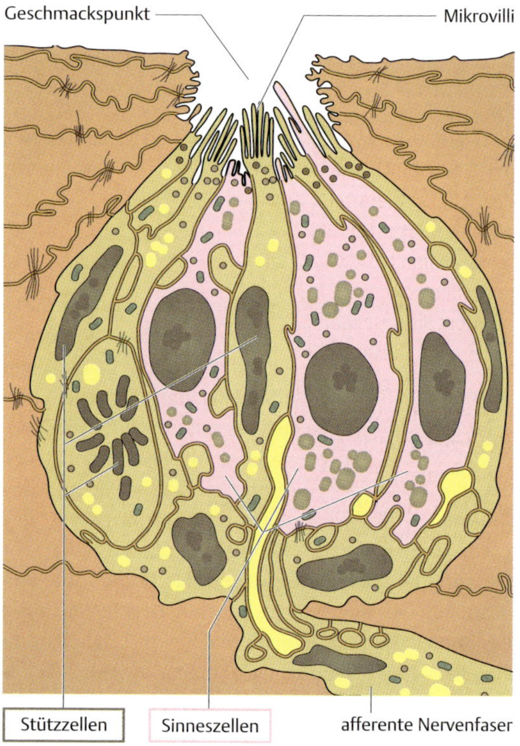


**Abb. 6.24 Geschmacksknospe.** Zwischen zahlreichen Stützzellen sind in jeder Geschmacksknospe einige Sinneszellen eingelagert. Sie nehmen über eine kleine Öffnung (Geschmackspunkt) Kontakt zur Zungenoberfläche auf. Auch die Stützzellen tragen Mikrovilli, möglicherweise um die geschmacksaktiven Stoffe länger an die Sinneszellen zu binden.

aus schlanken, dafür aber sehr hohen Zellen, die das gesamte Epithel von der Basalmembran bis zur Zungenoberfläche durchdringen. Die Öffnung einer Geschmacksknospe drängt sich zu einem kleinen Geschmackspunkt zusammen.

Geschmacksempfindungen erreichen das Gehirn über folgende Nerven:

– N. facialis (VII. Hirnnerv, vordere ⅔ der Zunge)
– N. glossopharyngeus (IX. Hirnnerv, hinteres Drittel)
– N. vagus (X. Hirnnerv, Zungengrund)

● PFLEGE ***Warum schmeckt Süßes gut?*** *Fast alle Kinder lieben Süßigkeiten und verabscheuen saure oder bittere Lebensmittel. Diese Vorlieben sind ein übrig gebliebener natürlicher Schutzinstinkt, weil in freier Wildbahn süße Speisen (reife Früchte) nährstoffreich und damit „gut", bittere (Blätter, unreife Beeren, Giftpilze) dagegen ungenießbar oder schädlich und damit „schlecht" für den Körper sind. Erst mit dem Erwachsenwerden gewinnen die kulturell geprägten Essgewohnheiten die Oberhand über diesen Instinkt.*

## 6.3.2 Geruchssinn

Unter dem Dach, an der seitlichen Wand der Nasenhöhle befinden sich auf einem Areal von ca. 5 $cm^2$ an die 10 Millionen Nervenzellen im Epithel. Sie nehmen über einen dicken Zellausläufer direkten Kontakt mit der Schleimschicht auf (**Abb. 6.25**). Die Nervenfasern der Riechschleimhaut treten durch die Löcher in der Siebbeinplatte (Lamina cribrosa) und nehmen unmittelbar danach Kontakt mit den großen Nervenzellen des Riechkolbens (Bulbus olfactorius) auf. Mehrere hundert Sinneszellen schalten auf eine einzige Nervenzelle um. Diese *Signalkonvergenz* macht das System sehr robust gegenüber Störungen. Ein Geruch wird nur erkannt, wenn etliche benachbarte Sinneszellen gleichzeitig erregt werden. Vom Bulbus olfactorius aus gelangen die Reize über den *N. olfactorius* (I. Hirnnerv) in tiefgelegene Großhirnregionen (Riechhirn), zum Hypothalamus, aber auch zum limbischen System (S. 126).

### Wahrnehmung und Erkennung von Gerüchen

Versuche, die Qualitäten des Geruchs zu klassifizieren, sind bislang gescheitert. Sicher ist, dass schon der Mensch mit seinem im Vergleich zum Hund äußerst geringen Riechvermögen mehrere tausend Gerüche unterscheiden und nach entsprechender Schulung auch benennen kann.

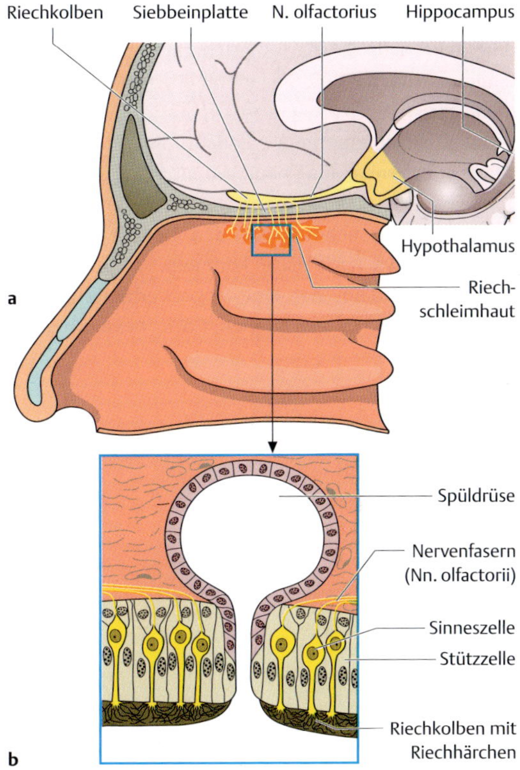


**Abb. 6.25 Riechschleimhaut.**
a Die Riechschleimhaut liegt im obersten Anteil des Nasenraums, vor und über der oberen Nasenmuschel. Die Nervenfasern ziehen durch die Siebbeinplatte und haben ihre Synapsen im Riechkolben des I. Hirnnervs (N. olfactorius).
b Im Zoom erkennen Sie, dass die Sinneszellen lange fadenförmige Ausläufer besitzen. Spüldrüsen sorgen dafür, dass Geruchsstoffe nicht länger an den Sinneszellen haften, als sie in der Luft vorhanden sind.

Manche Substanzen, wie etwa das Knoblaucharoma, regen die Sinneszellen derart stark an, dass bereits ein Pikogramm davon (1/1 000 000 000 000 g) auf 1 l Luft richtig als Knoblauch erkannt wird *(Erkennungsschwelle)*. In noch geringeren Konzentrationen kann eine Versuchsperson einen Duft zwar wahrnehmen, aber nicht sagen, wonach es riecht *(Wahrnehmungsschwelle)*.

### Geruch und Emotion

Der Geruchssinn ist stammesgeschichtlich wahrscheinlich der älteste Sinn überhaupt. Seine enge Verbindung zum limbischen System ist die Grundlage dafür, dass angenehme oder unangenehme Gerüche oft unwillkürlich starke Emotionen auszulösen vermögen.

Ein Mensch, der einen unangenehmen Körpergeruch an sich hat, ist uns von Anfang an unsympathisch. Umgekehrt lebt die Parfümeriebranche seit Jahrtausenden davon, dass ein angenehmer Duft auch attraktiv macht.

Dabei ist die emotionale Bedeutung von Gerüchen teilweise erlernbar. Eine neue Wohnung riecht anfangs ungewohnt, fremd oder sogar unangenehm. Nach einigen Monaten nehmen wir den Geruch nur noch wahr, wenn wir nach Hause kommen.

Der Geruchssinn hat eine enge Verbindung zum Hormonsystem. Frauen können i. d. R. besser riechen als Männer. Diese Fähigkeit nimmt durch die Einnahme von höher dosierten Hormonpräparaten ab. Umgekehrt ändert sich auch der Körpergeruch in Abhängigkeit von der Zyklusphase. Im Tierreich signalisieren Artgenossen ihre Paarungsbereitschaft durch typische Geruchsstoffe.

**MERKE** *Gerüche werden im hinteren Teil des oberen Nasenganges wahrgenommen. Die Riechschleimhaut leitet die Information direkt durch die Schädelbasis zum ersten Hirnnerven weiter.*

# 7 Haut

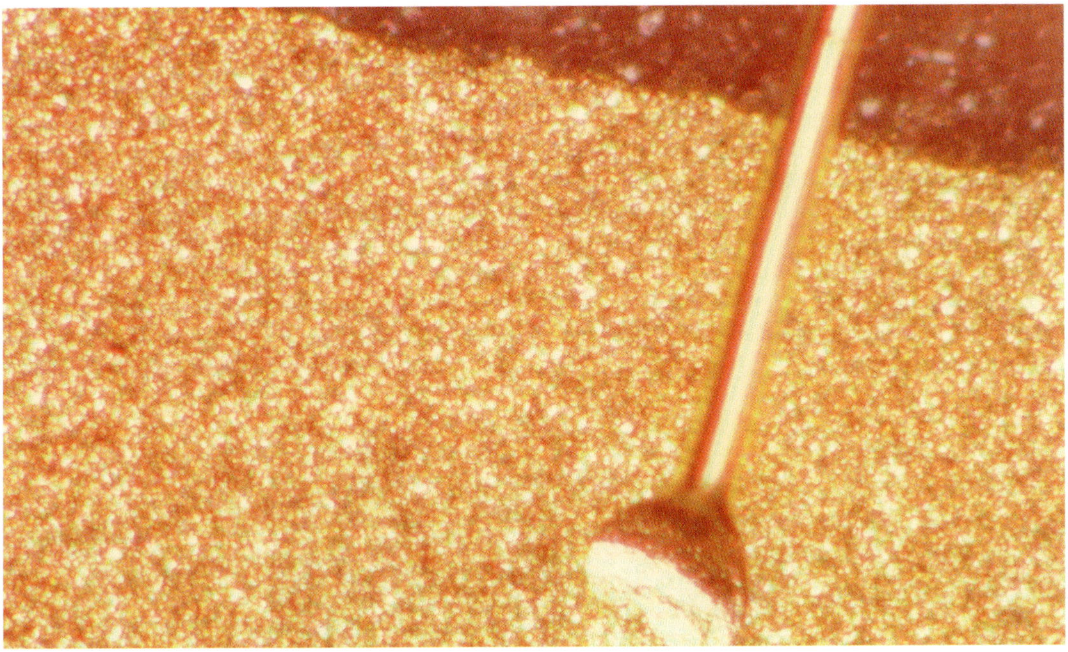





## 7.1 Die Haut als Organ

Die Haut (lat. cutis, gr. derma) bedeckt die gesamte Oberfläche unseres Körpers und schützt diesen vor dem Verlust von Flüssigkeit und vor schädigenden Umwelteinflüssen. Anderseits nimmt sie über zahlreiche kleine Rezeptoren Signale aus der Umgebung auf. Weiterhin ist sie mithilfe ihrer guten und regulierbaren Durchblutung und der Abgabe von Schweiß an der Wärmeregulation beteiligt.

Die Haut entwickelt zudem spezielle Hautanhangsgebilde, zu denen die Haare, die Nägel und die Hautdrüsen (Talg- und Schweißdrüsen) gehören.

### Größe und Gewicht

Die Oberfläche unseres Körpers beträgt ungefähr 1,5 – 2 $m^2$. Bei einer mittleren Dicke der oberen Hautschichten von 2 – 3 mm errechnet sich ein Gesamtgewicht der Haut von 3 – 5 kg. Die Haut ist damit als „Organ" größer als die Leber und lässt sich nur noch mit dem Skelettsystem und der Muskulatur vergleichen.

Im Gegensatz zu inneren Organen ist sie sehr widerstandsfähig gegen mechanische und chemische Schädigungen. Falls jedoch trotz dieser Widerstandsfähigkeit nur ein Zehntel der Haut zerstört wird (z. B. durch eine Verbrennung), kann dies bereits zu einem lebensgefährlichen Verlust an Flüssigkeit und Elektrolyten führen. Die meisten anderen Organe quittieren hingegen eine gleich starke Zerstörung mit einer kaum merklichen Funktionseinbuße. Im Gegensatz zu anderen Organen wie Leber, Niere, Pankreas und Lunge besitzt die Haut also nur eine sehr geringe Reservekapazität.

## 7.1.2 Aufbau und Funktionen der Haut

**Aufgaben der Haut.** Die Aufgaben der Haut, die sie mit ihren unterschiedlichen Schichten übernimmt, sind vielfältig:
- Schutz vor mechanischen, thermischen und chemischen Umwelteinflüssen, sowie vor Fremdkörpern durch Ausbildung einer Hornschicht und die Abgabe von unterschiedlichen Drüsensekreten
- Abwehr von Krankheitserregern durch das Vorkommen zahlreicher Immunzellen
- Wärmeregulation durch ein reiches Netz an Gefäßen, deren Weite reguliert werden kann und die Abgabe von Schweiß
- Speicher v. a. für Fett (Energie) und Wasser
- Aufnahme von Sinneseindrücken mithilfe verschiedener Sensoren
- Kommunikation und Ausdruck von Emotionen (z. B. Erröten, Erblassen)

**Schichten der Haut.** Die 3 Schichten der Haut sind von außen nach innen folgende:
- Oberhaut (Epidermis)
- Lederhaut (Dermis oder Korium)
- Unterhautgewebe (Subkutis)

Wie jede Grenzfläche zwischen dem Körperinneren und der „Außenwelt" (Magen-Darm-Trakt, Atmungssystem, ableitende Harnwege, Geschlechtsorgane) besteht auch die Haut (Kutis) aus einem oberflächlichen Epithel (Oberhaut), das mit einer tiefer gelegenen Bindegewebsschicht (Lederhaut) verwachsen ist (**Abb. 7.1**). Die Lederhaut sorgt für die mechanische Festigkeit der Haut. Das zentimeterdicke Unterhautgewebe (Subkutis) dagegen enthält hauptsächlich Fettzellen. Das Unterhautgewebe ist verschieblich mit dem Bindegewebe der oberflächlichen Muskelfaszien

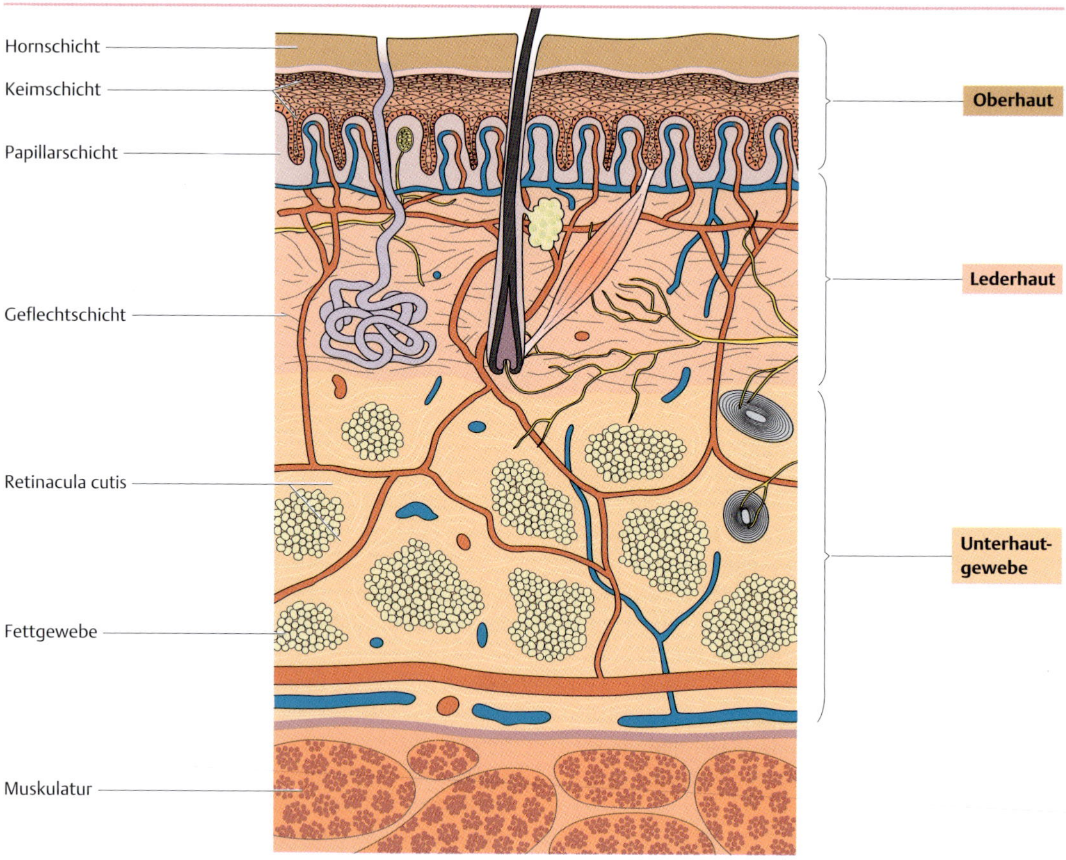


**Abb. 7.1 Schnitt durch Haut und Unterhautfettgewebe.** Die Oberhaut (Epidermis) bildet die äußere Hautoberfläche. Die Geflechtschicht der Lederhaut (Dermis) enthält ein dichtes Geflecht von Kollagen- und elastischen Fasern, die der Haut Festigkeit und Elastizität geben. Beachten Sie, dass die Oberhaut im Gegensatz zur gut durchbluteten Lederhaut keine Blutgefäße führt. Die Fettschicht des Unterhautgewebes speichert Energie und schützt vor Auskühlung.

verbunden und erlaubt so eine unabhängige Bewegung der Muskulatur.

## Oberhaut (Epidermis)

Die Oberhaut (Epidermis, **Abb. 7.2**) besteht aus einem mehrschichtigen verhornenden Plattenepithel, dessen Zellen *Keratinozyten* heißen. Das Epithel gliedert sich in folgende einzelne Schichten:
- Basalzellschicht (Stratum basale)
- Stachelzellschicht (Stratum spinosum)
- Körnerzellschicht (Stratum granulosum)
- oberflächliche Hornschicht (Stratum corneum)

Die Oberhaut enthält keine Gefäße, ihre Zellen werden aus der darunter liegenden Lederhaut versorgt. Ihre Basalmembran bildet ähnlich wie ein Eierkarton 0,1 – 0,5 mm lange Zapfen aus, die sich tief in die Lederhaut einsenken und beide Schichten fest miteinander verbinden. Die spiegelbildlich angeordneten Zapfen der Lederhaut werden Papillen genannt.

### Basalzellschicht

Die tiefste Schicht der Oberhaut ist die Basalzellschicht (Stratum basale). Sie besteht aus einer Lage würfelförmiger Zellen, die der Basalmembran unmittelbar aufsitzen. In der Basalzellschicht laufen ständig Zellteilungen ab. Die jungen Tochterzellen finden bald keinen Platz mehr auf der Basalmembran und lagern sich daher in Form eines mehrschichtigen Epithels der Basalzellschicht auf.

**Melanozyten.** Ebenfalls tief in der Oberhaut – zwischen den Zellen der Basalzellschicht – liegen verstreut Pigmentzellen, die Melanozyten. Sie produzieren das Hautpigment (Melanin) und geben es an die Epithelzellen ab. Die meisten Melanozyten befinden sich an den typischerweise dem Sonnenlicht ausgesetzten Körperstellen (Handrücken, Gesicht, Nacken), aber auch im Bereich der Brustwarzen und an den äußeren Geschlechtsorganen. Die unterschiedlichen Hautfarben der Menschen kommen nicht durch eine erhöhte Anzahl an Melanozyten zustande, sondern durch die unterschiedlich hohe Produktion von Melanin.

### Stachelzellschicht

Im Verlauf der Zellteilung in der Basalzellschicht werden ältere Epithelzellen mehr und mehr in Richtung Hautoberfläche gedrückt. Sie verändern bei einer histologischen Bearbeitung ihr Volumen, halten aber an zahlreichen Anheftungsstellen (Desmosomen) den Kontakt mit ihren Nachbarn aufrecht. Dadurch zeigen sich diese Zellen im histologischen Bild mit stachelartigen Ausläufern (Stachelzellschicht, Stratum spinosum). Zusammen mit der Basalzellschicht bildet sie die Keimschicht der Oberhaut (Stratum germinativum). In der Stachelzellschicht befinden sich außerdem spezielle Antigen präsentierende Zellen *(Langerhanszellen)*, die im Dienste der Immunabwehr der Haut stehen.

### Körnerzellschicht

Mit zunehmendem Alter der Epithelzellen werden diese immer flacher und dunkler. In ihrem Innern bilden sich sog. Keratohyalinkörperchen, die den Zellen ein bröckeliges Aussehen geben (Körnerzellschicht, Stratum granulosum). Basal-, Stachel- und Körnerzell-

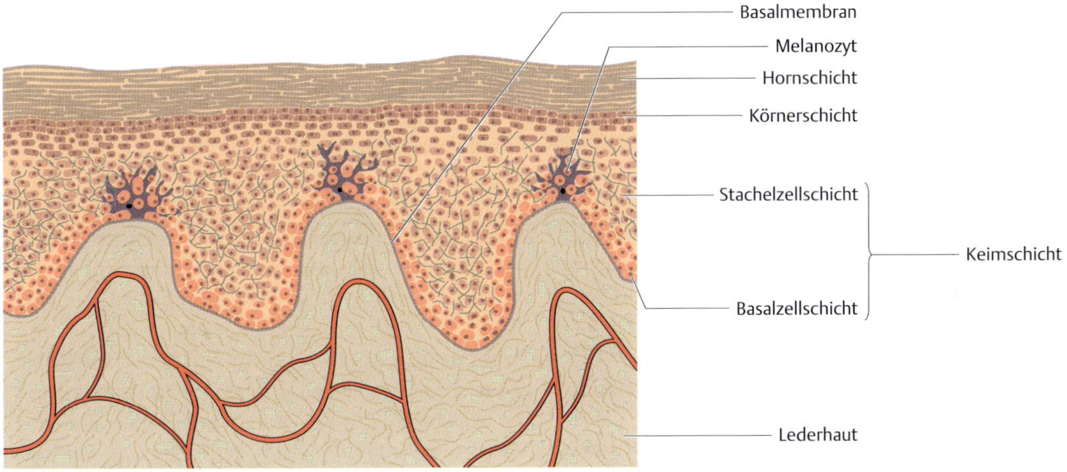


**Abb. 7.2 Schichten der Oberhaut.** Auf diesem Schnitt erkennen Sie die Keimschicht der Oberhaut. Das Epithel regeneriert sich von unten her aus der Basalzellschicht. Die Zellen werden nach oben zu – mit steigendem Zellalter – erst würfelförmig (Stachelzellschicht), dann platt (Körnerschicht), bis sie schließlich absterben und die oben gelegene Hornschicht bilden.

schicht bilden zusammen den Bereich der lebenden Oberhaut.

### Hornschicht

Im Gegensatz zu den unteren Schichten besteht die oberflächliche Hornschicht (Stratum corneum) aus abgestorbenen, auf weniger als 1 µm Höhe abgeplatteten Epithelzellen. Die Hornschicht ist besonders fest, da sich die im Innern der toten Epithelzellen liegenden Filamente und Keratohyalinkörperchen zu einer festen Substanz, dem *Keratin*, verbinden. Dieses ist chemisch relativ widerstandsfähig und schützt die Haut bis zu einem gewissen Grad gegen Säuren. Die Entwicklung der Zellen vom Stratum basale bis zum Absterben in den oberen Schichten ist also ein vorherbestimmter Vorgang mit dem Ziel der Hornbildung.

**Barrierefunktion der Hornhaut.** Zwischen den einzelnen, dicht gepackten Hornzellen sind außerdem Lipide (Fette) eingelagert, die die Oberhaut für Wasser und darin gelöste Stoffe undurchlässig macht. Die Hornschicht ist also wesentlich an der Schutzfunktion der Oberhaut gegen thermische, chemische und mechanische Einflüsse beteiligt. Gemeinsam mit den Lipiden und den dichten Tight Junctions (S. 17), die die Zellen der Epidermis verbinden, verhindert sie außerdem wirkungsvoll den Verlust von Wasser über die große Oberfläche der Haut.

### Oberflächenstrukturen der Oberhaut

**Felderhaut.** Wenn Sie Ihre Haut (z. B. am Unterarm) mit einer Lupe betrachten, dann fällt auf, dass sie sich in kleine rautenförmige Felder gliedert. Mit zunehmendem Alter wird dieses Muster gröber, die Einziehungen zwischen 2 Feldern werden zu Falten. Die Felderhaut macht den größten Anteil der Hautoberfläche aus. Haare wachsen niemals aus der Mitte eines Feldes, sondern immer nur aus einer Furche zwischen 2 Feldern heraus, während die Schweißdrüsen mit winzigen, nicht mehr mit dem bloßen Auge erkennbaren Öffnungen inmitten der Felder münden.

**Leistenhaut.** Diese Felderhaut bedeckt den gesamten Körper mit Ausnahme der Handteller und Fußsohlen. Dort herrscht die wesentlich dickere und widerstandsfähigere Leistenhaut vor. In den Furchen zwischen 2 Leisten verzahnen sich Ober- und Lederhaut besonders stark miteinander. Die sehr zahlreichen Schweißdrüsen münden aber – ähnlich wie bei der Felderhaut – auf der Höhe der Leisten.

Das grundlegende Muster der Haut variiert individuell und ist für jeden Menschen einzigartig und kann daher zu seiner Identifizierung dienen (Fingerabdruck). Nach Verletzungen, bei denen noch ein Teil der Oberhaut erhalten bleibt, bildet sich dieses Muster immer wieder neu, da es genetisch festgelegt ist.

### Regeneration und besondere Aufgaben der Oberhaut

**Erneuerung der Haut.** Die Zellteilungen in der Basalzellschicht der Oberhaut erfolgen so rasch, dass sich die gesamte Oberhaut im Verlauf eines Monats komplett erneuert. Das heißt, der Körper verliert jeden Tag zwischen 10 und 15 g an verhornten abgestorbenen Zellen. An der Kopfhaut hängen diese abgestoßenen Zellen häufig noch fest zusammen – es bilden sich Schuppen. Die überwiegende Masse schilfert sich aber in die Kleidung hinein ab und verursacht z. B. die „Schmutzränder" am Kragen.

PFLEGE ***Wundheilung.*** *Aufgrund der raschen Hauterneuerung heilen Wunden, die nicht tiefer als in die Oberhaut reichen, spätestens binnen 4 Wochen ab. Die Oberhaut regeneriert sich aus der Basalzellschicht heraus ohne Narbenbildung. Wundheilungsstörungen, wie z. B. bei einer diabetischen Durchblutungsstörung, können sich allerdings über einen langen Zeitraum hinziehen.*
*Betrifft die Wunde tiefere Schichten, sodass die Keimschicht der Haut an dieser Stelle zerstört wurde, erfolgt die Wundheilung aus der darunter liegenden Bindegewebsschicht und es kommt zu einer Narbenbildung.*

**Verhornung.** Schwielen sind die Folge einer besonders starken Beanspruchung der Haut, etwa bei schwerer Handarbeit oder beim Barfußlaufen. Die Leistenhaut von Handflächen und Fußsohlen verhornt besonders schnell, da die Epithelzellen hier eine ausgesprochen hohe Teilungsrate besitzen und die Durchblutung sehr stark ist. Die höhere mechanische Festigkeit der Schwiele hat aber zur Folge, dass unter der derben Keratinplatte der Tastsinn stark vergröbert ist. Eine Schwiele bildet sich aber zurück, wenn die betreffende Körperstelle nicht mehr so stark belastet wird.

**Pigmentbildung.** Auch UV-Strahlen, besonders die kürzerwelligen UV-B-Strahlen, regen die Oberhaut zu einer verstärkten Verhornung und Pigmentierung an. Denn die Hornschicht und v. a. ein ausreichend starkes Hautpigment stellt den wichtigen Schutz vor der ultravioletten Strahlung dar. Eine gleichmäßige Pigmentierung der gesamten Keimzellschicht ist die Voraussetzung dafür, dass die besonders empfindlichen Melanozyten der Basalzellschicht durch UV-Einstrahlung nicht zu einer krebsartigen Wucherung (malignes Melanom) angeregt werden. Zu Beginn der Badesaison sollte man daher dringend darauf achten, die Pigmentbildung nicht zu überfordern. Cremes mit hohem Lichtschutzfaktor sind dabei besser als eine kurze ungeschützte

Sonnenexposition, weil man so nicht nur die Dauer, sondern auch die Stärke der UV-Belastung kontrollieren kann.

● KRANKHEITSLEHRE ***Schuppenflechte (Psoriasis).*** *Auffälliges Symptom der Schuppenflechte sind gerötete schuppige Hautareale, besonders an den Streckseiten der Extremitäten (Ellenbogen und Knie), am Rumpf um den Nabel herum und an der Kopfhaut. Sie beruhen auf einer vermehrten und beschleunigten Bildung der Hornschicht. Die Psoriasis kommt familiär gehäuft vor und wird zu den Autoimmunkrankheiten gezählt, auch wenn ihre Ursache noch nicht endgültig geklärt ist.*

● MERKE *Oberhaut und Lederhaut verzahnen sich zu einem mechanisch belastbaren Verbund. Handteller und Fußsohlen sind im Gegensatz zur Felderhaut von der besonders festen Leistenhaut überzogen. Die Oberhaut besteht aus mehrschichtigem verhorntem Plattenepithel mit der teilungsaktiven Basalzellschicht als tiefster Schicht. Zwischen den Zellen der Basalzellschicht liegen Melanozyten, die das Hautpigment produzieren.*

## Lederhaut (Dermis, Korium)

Die Lederhaut besteht aus:
- Papillarschicht (Stratum papillare)
- Geflechtschicht (Stratum reticulare)

### Papillarschicht

Die Lederhaut beginnt unmittelbar unter der Basalmembran des Epithels. Der stark gefaltete Bereich der Papillen (Papillarschicht, Stratum papillare) hat eine besonders gute Blutversorgung, da seine Kapillaren nicht nur die oberflächliche Lederhaut, sondern auch die Zellen der nicht durchbluteten Oberhaut versorgen müssen.

Unmittelbar unter der Papillarschicht breitet sich ein Netzwerk aus kleinen venösen Blutleitern aus (Hauptnetz). Das Blut dieser Gefäße schimmert durch die Haut und verleiht hellhäutigen Menschen ihren charakteristischen Teint. Die Weite dieser Gefäße werden vom vegetativen Nervensystem beeinflusst. Dieses stellt die Arteriolen z. B. bei einer Erhöhung der Körpertemperatur (Fieber, körperliche Arbeit) oder bei psychischer Anspannung weit (Erröten). Eine Engstellung der Gefäße erfolgt bei Kälte oder bei einer Flucht- oder Kampfreaktion. Über die Gefäßweite wird eine Regulierung der Körpertemperatur erreicht. Außerdem wird bei einer erhöhten körperlichen Belastung die Blutzufuhr zu den Muskeln erhöht.

### Geflechtschicht

Die eigentliche Festigkeit oder besser Zähigkeit der Haut geht von der kollagenfaserreichen Geflechtschicht (Stratum reticulare) aus. Die Fasern durchkreuzen einander wie ein Scherengitter in spitzem Winkel, sodass die Haut nicht in allen Richtungen gleich gut dehnbar ist. Neben den Kollagenfasern besitzt die Geflechtschicht auch schwache elastische Netze, welche die Haut immer wieder in ihre ursprüngliche Form zurückbringen. Im Alter degenerieren diese elastischen Fasern, es entstehen Falten. Dieser Prozess wird durch UV-Strahlung erheblich beschleunigt.

## Unterhautgewebe (Subkutis)

Die Grenze zwischen Lederhaut und Unterhautgewebe bildet wiederum ein gefäßreiches Netzwerk. Hier liegen auch die Schweißdrüsen der Haut und die tiefen Tastkörperchen.

Das Unterhautgewebe selbst besteht vorwiegend aus Fettgewebe. Straffe Bindegewebszüge (Retinacula cutis) unterteilen diese Fettschicht in mehrere Millimeter große, leicht gelbliche Fettkissen, die ähnlich wie die Kügelchen in Styropor-Schaumstoff aussehen und nach einer tiefen Schnittverletzung über den Wundrand hinausquellen können.

### Aufgabe und Funktion

Das Unterhautfettgewebe dient in erster Linie dem Speichern von Energie (Speicherfett, Depotfett). Außerdem isoliert das schlecht Wärme leitende Fett den Körper gegen Unterkühlung. An einigen Stellen (z. B. an der Handfläche und der Fußsohle) befindet sich Baufett, das zur Polsterung der darunter liegenden Sehnen und Knochen unerlässlich ist und daher auch bei länger andauerndem Hungern nicht eingeschmolzen wird. Auch das Fett der Wangenhaut gehört zum Baufett.

Erst in extremem Hungerzustand oder durch auszehrende Erkrankungen schmilzt der Körper auch das Baufett ein. Die abgemagerten Hände und eingefallenen Wangen etwa von Krebs- oder AIDS-Patienten sind ein Zeichen dafür, dass der Körper seine letzten Energiereserven verbraucht hat (Kachexie).

### Verschieblichkeit

In aller Regel lässt sich das Unterhautgewebe gut gegen die darunter liegenden Muskelfaszien verschieben. Eine Ausnahme bilden die sog. Hautmuskeln, beim Menschen v. a. die mimische Muskulatur des Gesichts (S. 237). Diese Muskeln leiten ihren Zug direkt in die Lederhaut ein und formen daher die Konturen und

Körperoberfläche. Auch die Leistenhaut von Handfläche und Fußsohle verbindet sich fest mit den darunter liegenden Sehnenplatten.

### 7.1.3 Stoffwechsel der Haut

Haut und Unterhautgewebe haben einen verhältnismäßig langsamen Stoffwechsel. Daher tolerieren sie eine komplette Unterbrechung der Blutversorgung über wesentlich längere Zeit als andere Organe (mehrere Stunden). Schon der Druck des Körpergewichts schließt immer einige Hautareale von der Durchblutung aus – nämlich die Körperteile, auf denen wir gerade stehen, sitzen oder liegen.

7

PFLEGE **Dekubitus.** *Wenn ein bettlägeriger Patient mehrere Stunden und Tage auf derselben Körperstelle liegt, geht das Gewebe aufgrund des Sauerstoff- und Nährstoffmangels allerdings zugrunde, es entsteht ein Druckgeschwür (Dekubitus).*
*Besonders gefährdet sind jene Bereiche, die sich unmittelbar zwischen Knochen und Unterlage befinden und so einem erhöhten Druck ausgesetzt sind. In Rückenlage ist dies also die Haut über dem Kreuzbein und an der Ferse. Als wichtige Dekubitusprophylaxe ist ein häufiges Umlagern des bettlägerigen Patienten eine zentrale pflegerische Aufgabe.*
*Die Druckentlastung der Haut muss umso häufiger erfolgen, je kleiner die Fläche ist, die belastet wird. Im Liegen wird das Körpergewicht über eine relativ größere Fläche verteilt als im Sitzen. Hier ist nämlich die Haut über den beiden Sitzbeinhöckern mit dem gesamten Gewicht von Rumpf, Kopf und Armen belastet. Menschen, deren Sensibilität im Bereich des Gesäßes gestört ist (Querschnitt-Patienten im Rollstuhl), müssen daher bewusst daran denken, in häufigen Abständen (z. B. alle 10 Minuten) ihr Gewicht zu verlagern.*

MERKE *Die oberste Schicht der Lederhaut ist gut durchblutet. Ihre Arteriolen werden zur Temperaturregulation und bei psychischer Anspannung weit- oder enggestellt. Unterhalb der Lederhaut befindet sich das fettreiche Unterhautgewebe.*

## 7.2 Hautanhangsgebilde

Die Hautanhangsgebilde werden von der Oberhaut (Epidermis) gebildet. Zu ihnen zählen:
- Drüsen
- Haare
- Nägel

Dabei sind die Haare und Nägel verhornte Produkte.

### 7.2.1 Drüsen der Haut

Zu den Drüsen der Haut gehören:
- Schweißdrüsen
- Talgdrüsen
- Duftdrüsen

#### Schweißdrüsen

**Schweißsekretion**

Die Schweißsekretion ist eine entwicklungsgeschichtliche Neuerwerbung: Nur der Mensch und die Menschenaffen können Flüssigkeit und Salze in Form von Schweiß ausscheiden. Alle anderen Tiere geben überschüssige Körperwärme durch Hecheln oder verstärkte Durchblutung etwa im Bereich der Ohren ab.

Durch eine verstärkte Durchblutung der Haut lässt sich die Körpertemperatur höchstens auf den Wert der umgebenden Luft absenken. Bei der Schweißsekretion entzieht die entstehende Verdunstungskälte der Haut jedoch direkt Wärmeenergie. Für uns Menschen ist das Schwitzen der wichtigste physiologische Mechanismus zur Wärmeabgabe, denn die Schweißsekretion ist der einzige Mechanismus, mit dem sich der Körper auch bei einer höheren Lufttemperatur als 37 °C abkühlen kann. Die Schweißsekretion variiert dabei zwischen 0,5 und bis zu 10 Litern täglich. Dieser Flüssigkeitsverlust muss durch entsprechende Trinkmengen ausgeglichen werden. Besonders in heißen und trockenen Regionen unterschätzt man sehr leicht die eigene Schweißsekretion, wenn die Flüssigkeit auf der Hautoberfläche sofort verdunstet.

**Schweißdrüsen**

Bei den (kleinen) Schweißdrüsen (**Abb. 7.3**) handelt es sich um knäuelförmig gewundene Drüsenschläuche in der Tiefe der Lederhaut (Schlauchdrüsen, tubuläre Drüsen). Ihre Endstücke sind im Gegensatz zu anderen Drüsen nicht verzweigt. Die Ausführungsgänge ziehen senkrecht bis in die Keimschicht der Oberhaut und durchbrechen korkenzieherartig die Hornschicht.

Schweißdrüsen finden sich außerordentlich häufig: Weiße besitzen pro $cm^2$ Körperoberfläche zwischen 100 und 350 Einzeldrüsen, Schwarzafrikaner etwa die doppelte Anzahl. Am dichtesten stehen die Schweißdrüsen in der Leistenhaut der Handfläche.

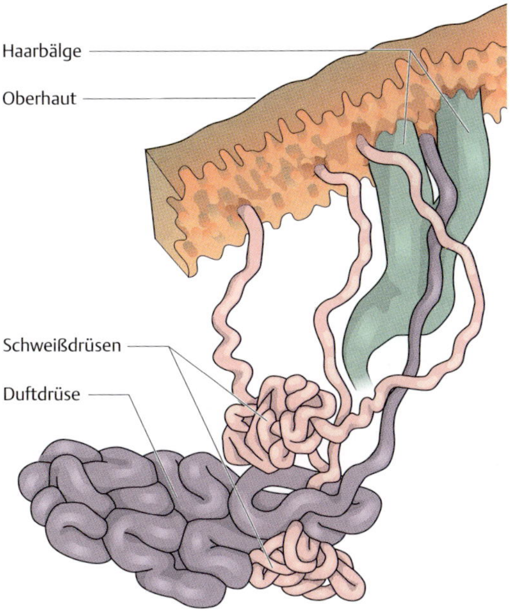


**Abb. 7.3 Drüsenschläuche in der Lederhaut.** Sie sehen von unten auf die Oberhaut. Die Lederhaut wurde größtenteils entfernt. Sie erkennen 3 schlauchförmige Schweißdrüsen mit ihren aufgeknäuelten Endstücken, außerdem eine Duftdrüse. Sie ähnelt zwar stark den Schweißdrüsen, mündet aber im Gegensatz zu diesen immer in der Nähe von Haarbälgen auf die Hautoberfläche.

**Innervation.** Ihre Innervation erhalten die Schweißdrüsen aus dem sympathischen Nervensystem. Eine starke psychische Anspannung bringt uns daher zum Schwitzen. Im Gegensatz zu anderen sympathischen Funktionen ist der Neurotransmitter jedoch ausnahmsweise nicht Noradrenalin, sondern wie im parasympathischen Nervensystem Acetylcholin (S. 103).

### Zusammensetzung des Schweißes

Der geknäuelte Anfangsteil der Schweißdrüsen produziert ein weitgehend eiweißfreies Filtrat aus dem Blutplasma. Die flacheren Zellen des Ausführungsganges entziehen diesem Sekret Kochsalz, sodass am Ende die Natrium- bzw. Chloridkonzentration des Schweißes mit ca. 30 – 50 mmol/l 3-mal niedriger liegt als die des Plasmas – der Schweiß ist hypoton.

Dagegen liegt die Konzentration an $H^+$-Ionen deutlich über dem Blutwert. Ist die Schweißsekretion nicht zu stark, dann liegt der pH-Wert zwischen 4 und 5.

## Talgdrüsen

Im Gegensatz zu den Schweißdrüsen zählen die Talgdrüsen zu den entwicklungsgeschichtlich ältesten Drüsen überhaupt. Fast alle Talgdrüsen münden in einen Haarbalg (**Abb. 7.4**). Die Talgsekretion ist deshalb an der behaarten Kopfhaut besonders stark. Freie, nicht an die behaarte Haut gebundene Talgdrüsen kommen an den Augenlidern, den Lippen, der Glans penis, den kleinen Schamlippen sowie am Eingang von Nase und Gehörgang vor.

Eine Talgdrüse besteht aus einer Reihe plumper Drüsenendstücke (Azini), die sich zu einem oder mehreren weitlumigen Ausführungsgängen vereinigen. Am Boden der Azini sitzen vitale, teilungsfähige Stammzellen. Sie bilden in großem Umfang die Fettsubstanzen des Talgs und speichern diese als intrazelluläre Vesikel. Die Talgzelle füllt sich mehr und mehr mit Vesikeln an, geht schließlich zugrunde und entleert ihren Inhalt dabei an die Oberfläche.



### Talg

Die wichtigste Aufgabe des Talgs (Sebum) ist es, die Hornschicht der Oberhaut geschmeidig zu halten. Talg ist also wie eine körpereigene Salbe. Wenn die Talgsekretion zu niedrig ausfällt (normal 1 – 2 g/d), wird die Haut trocken, spröde und rissig. Fettiges Haar und speckig glänzende Haut sind dagegen Zeichen einer zu starken Talgsekretion (Seborrhö).

KRANKHEITSLEHRE ***Akne.*** *Männliche Geschlechtshormone (die in geringerem Maße aber auch im weiblichen Körper vorkommen) stimulieren die Talgdrüsen. Während und nach der Pubertät verstopfen viele Talgdrüsen an ihrer eigenen überstürzten Sekretion. Es entstehen Talgpfropfen (Mitesser, Komedonen), die einer eitrigen Entzündung der Talgdrüsen (Akne) den Weg bahnen. Auch Hormonpräparate mit vorwiegend androgener Wirkung begünstigen das Auftreten von Akne.*

**Säureschutzmantel der Haut.** Die meisten Bakterien und Pilze können in dem sauren Milieu der Hautoberfläche nicht überleben, daher spricht man auch von einem Säureschutzmantel der Haut. Unterstützt wird dieser durch die Talgproduktion. Übertriebenes Duschen oder Baden, besonders in Verbindung mit fettlösenden Seifen, entfernt diesen Säureschutzmantel und begünstigt Hautinfektionen. Nach der Verwendung von Detergenzien (fettlösenden Substanzen) sollte die Haut mit einer fett- und säurehaltigen Creme oder Öl behandelt werden. Dies ist insbesondere für ältere Menschen wichtig, deren Haut weniger Regenerationsfähigkeiten besitzt. Die gesunde Haut regene-

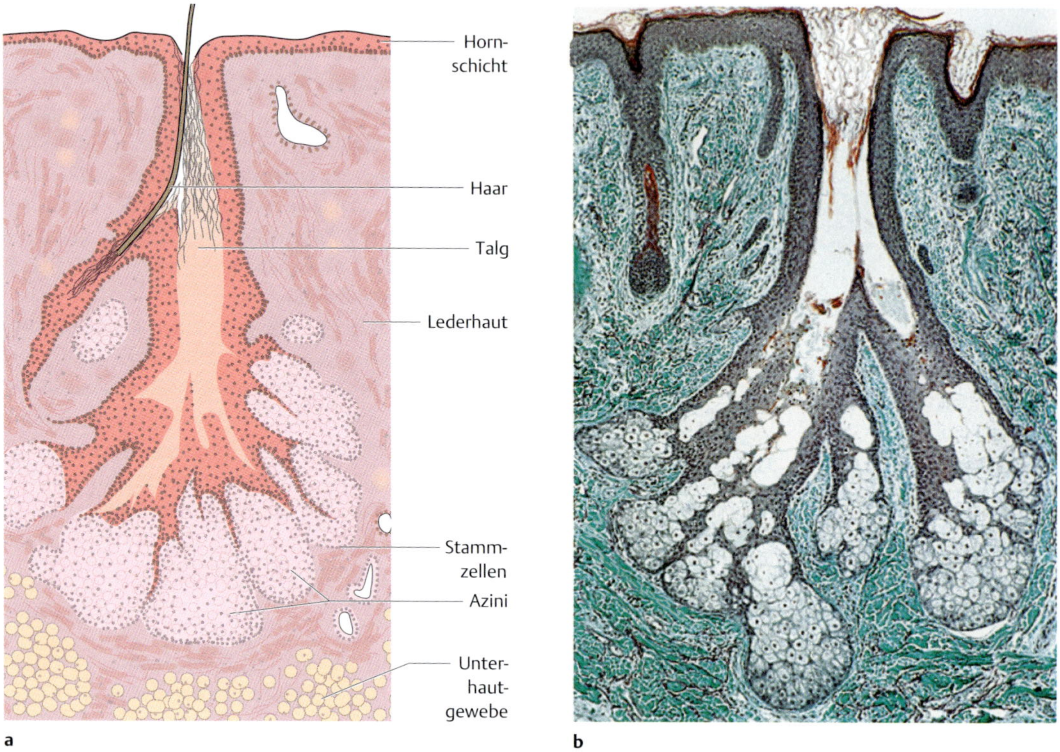


**Abb. 7.4 Talgdrüse.**
a Talgdrüsen münden meist in einen Haarbalg. Ihr zähes Sekret hält die Hornschicht der Haut und die Haare geschmeidig. Beachten Sie die großen, hellen Drüsenzellen, die überwiegend mit Talg angefüllt sind.
b Im histologischen Bild erkennen Sie die entsprechenden Strukturen, nur das Haar ist nicht mit angeschnitten.

riert ihren Fett-Säure-Mantel innerhalb von 2 Stunden nach dem Waschen. Mit zunehmendem Alter jedoch lässt die Schweiß- und Talgproduktion nach.

Bei der Anwendung von Hautdesinfektionsmitteln ist zu beachten, dass an talgdrüsenreichen Körperstellen wie Kopf, Achselhöhlen, Genital- und Analgegend und im Bereich der Schweißrinne (Hautvertiefung zwischen den Schulterblättern und über dem Brustbein) längere Einwirkzeiten notwendig sind.

PFLEGE ***Salben und Cremes.*** *Salben bestehen aus Fett mit fein verteilten wasserlöslichen Tröpfchen (Wasser-in-Öl-Emulsion). Bei Cremes steht dagegen die wasserlösliche Phase im Vordergrund (Öl-in-Wasser-Emulsion). Cremes fühlen sich angenehmer an und lassen sich besser auf der Haut verteilen. Allerdings ist es ein Trugschluss zu glauben, Cremes würden besser „in die Haut einziehen“. Die Tatsache, dass ein Cremebelag im Verlauf von Minuten weniger wird, ist vielmehr auf die Verdunstung der wasserlöslichen Phase zurückzuführen. Dies trifft im Besonderen für die noch wasserreicheren Präparate wie z. B. Lotions oder Milks zu.*

*Alkoholische Lösungen bzw. Gele können hauteigenes Körperfett lösen und verdunsten. Sie trocknen die Haut sehr stark aus und sind dementsprechend nur dann sinnvoll, wenn die Haut zu viel Fett produziert (Akne, Seborrhö). Eine angemessene Hautpflege muss also unbedingt auf den individuellen Hauttyp abgestimmt sein.*

## Duftdrüsen

An einigen Stellen des Körpers (Achselhöhle, Genitalregion, Brustwarzen) finden sich umgewandelte Schweißdrüsen, die Duftdrüsen (auch große Schweißdrüsen genannt), deren Funktion durch Sexualhormone stimuliert wird und deren Funktion erst mit der Pubertät einsetzt. Ihr Sekret wird nach einiger Zeit an der Hautoberfläche von ortsständigen Bakterien zersetzt und sorgt dann für den charakteristischen Körpergeruch eines ungewaschenen Menschen.

Die Duftdrüsen können sich auch entzünden und dann zu schmerzhaften Abzessen v. a. in der Achselhöhle oder der Leistenregion führen.

Duftdrüsen haben für uns „moderne" Menschen sicherlich nicht mehr dieselbe hohe Bedeutung wie bei unseren stammesgeschichtlichen Vorfahren. Im Tierreich gibt sich z. B. ein paarungsbereites Weibchen durch einen charakteristischen Geruch zu erkennen, die Duftdrüsen dienen hier also der Erhaltung der Art.

## 7.2.2 Haare und Nägel

Haare und Nägel sind Spezialformen der allgemeinen Hornschicht der Haut. Sie befinden sich an fast allen Bereichen der Felderhaut. Im Tierreich ist das Haarkleid der wichtigste Schutz vor Auskühlung und, besonders bei Nagetieren und Katzen, ein zentrales Tastorgan. Nägel (Klauen, Hufe, Krallen) sind mal Schuh, mal Werkzeug und mal Waffe. Auch wenn diese Funktionen bei uns Menschen eine untergeordnete Rolle spielen, schützen z. B. die Kopfhaare vor starker Sonneneinstrahlung, die Augenbrauen fangen von der Stirn rinnenden Schweiß auf und die Wimpern schützen die Augen vor Fremdkörpern. Außerdem sind Haare und Nägel psychologisch stark mit unserem Schönheitsideal verknüpft.

### Aufbau eines Haares

Das Haar besteht aus:
- Haarschaft (Scapus pili)
- Haarwurzel (Radix pili)
- Wurzelscheide (Vagina pili)

Der Teil eines Kopf-, Körper- oder Barthaares, einer Augenbraue oder Wimper, der über die Haut hinausragt, heißt Haarschaft, der in der Haut verborgene Teil Haarwurzel. Die Haarwurzel (**Abb. 7.5**) steckt in der Wurzelscheide (auch Haarbalg), einer Einstülpung der epithelialen Keimzellschicht und des umgebenden Bindegewebes. Sie durchdringt die gesamte Lederhaut und endet als deutlich verdickte *Haarzwiebel* (Bulbus pili) im Unterhautgewebe.

Am unteren Pol der Haarzwiebel dringt die *Haarpapille* (Papilla pili) als bindegewebiger Dorn in die Haarzwiebel vor. Sie bildet die Leitschiene, entlang derer sich in der frühen Kindheit neue Haare bilden und später überalterte Haare durch neue ersetzt werden. Etwa auf halber Höhe der Haarwurzel setzt der aus glatten Muskelzellen bestehende Haarmuskel (M. arrector pili) an. Er entspringt in den oberflächlichen Schichten der Lederhaut und richtet das Haar bei Kälte und emotionaler Anspannung gegen den Strich auf. Dadurch erreichen felltragende Tiere eine bessere Kälteisolation und wirken gleichzeitig bedrohlicher. Die Gänsehaut ist das menschliche Äquivalent eines gesträubten Fells.

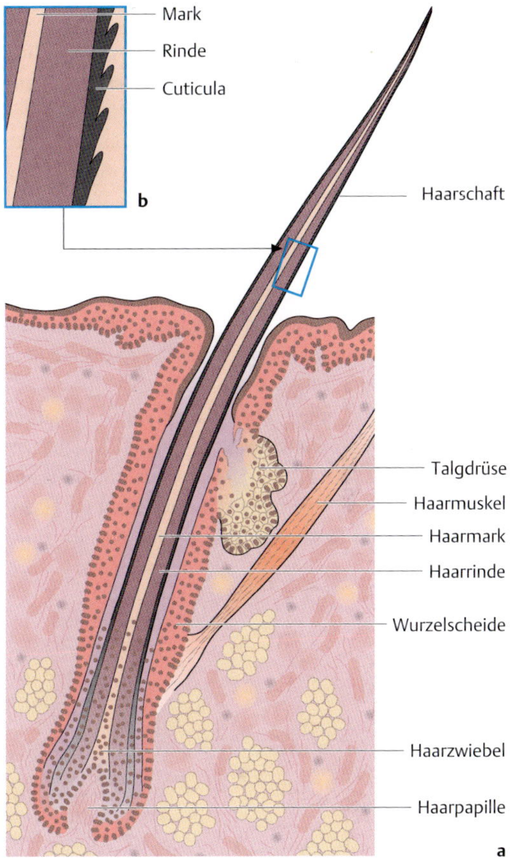


**Abb. 7.5 Haar.**
a Längsschnitt durch die Haarwurzel. Das Haar wächst, ausgehend von der Haarzwiebel, innerhalb der Wurzelscheide. Die Haarzwiebel selbst liegt bereits an der Grenze der Lederhaut zum Unterhautgewebe. Jeder Haarschaft kann durch einen eigenen kleinen Haarmuskel aufgerichtet werden.
b Im Zoom wird der 3-schichtige Aufbau der Haare deutlich.

Das Haar selbst hat einen Durchmesser von 50 – 150 µm und besteht aus weichem *Haarmark* (Medulla pili), das von einer dicken Hornmanschette, der *Haarrinde* (Cortex pili) umgeben wird.

An der Oberfläche des Haares erkennt man eine einzelne Lage aus schuppenartig übereinander gelagerten verhornten Epithelzellen, die *Kutikula*. Der Strich der Kutikulaschuppen geht vom Haarbalg zum freien Ende. Daher verkeilt sich die Kutikula im Haarbalg, sobald man am Haar zieht, und erschwert auf diese Weise das Ausreißen.

## Haarwachstum und Haarwechsel

Jeden Tag wachsen die Haare um durchschnittlich 0,3 mm (ca. 1 cm pro Monat). Die Lebensdauer eines Kopfhaares beträgt 4 – 5 Jahre, die von Wimpern und Augenbrauen aber nur maximal 4 – 6 Monate. Daraus erklärt sich die unterschiedliche Länge dieser Haartypen. Im letzten „Lebensabschnitt“ des Haares verkürzt sich der Haarbalg immer mehr. Die Haarzwiebel spaltet sich besenartig auf (Kolbenhaar). Je weiter das Kolbenhaar nach oben rückt, desto leichter geht es aus. Gleichzeitig wächst aber die Haarpapille tiefer ins Unterhautgewebe vor und bildet bereits wieder eine neue Haarzwiebel (**Abb. 7.6**).

Geht man von einer Lebensdauer von 4 – 5 Jahren und einer mittleren Anzahl von 100 000 Kopfhaaren (Rothaarige 60 000, Schwarzhaarige bis 150 000) aus, dann verliert man pro Tag durchschnittlich 60 Haare, ohne dass deren Gesamtzahl abnehmen würde.

PFLEGE ***Haarausfall.*** *Unter dem Einfluss von Testosteron fallen beim Mann die Haare jenseits des 20. Lebensjahres mehr und mehr aus, wobei die Geschwindigkeit des Haarausfalls genetisch vorbestimmt ist. Die kahlen Stellen beginnen fast immer an der seitlichen Stirnregion (Geheimratsecken) und vergrößern sich nach hinten.*
*Haarausfall bei Frauen vor der Menopause (letzte Regelblutung) ist immer pathologisch und zumeist die Folge einer komplexen Hormonstörung. Im Alter wird das Kopfhaar allgemein dünner, ohne dass sich spezielle Vorzugsstellen des Haarausfalls erkennen lassen. Die Haare sitzen dann auch nicht mehr so fest in ihren Haarbälgen und können durch ungeschicktes Frisieren büschelweise ausreißen.*
*Nach einer Chemotherapie fallen meist sämtliche Körper- und Kopfhaare aus. Ursächlich ist die bei der Chemotherapie verlangsamte oder gestoppte Zellteilung im Organismus. Gewebe mit abnormal rascher Zellteilung (Tumoren) gehen dadurch zugrunde. Die Wirkung betrifft aber auch körpereigenes Gewebe mit einer schnellen Zellteilung, besonders das Epithel im Magen-Darm-Trakt und die Haut.*

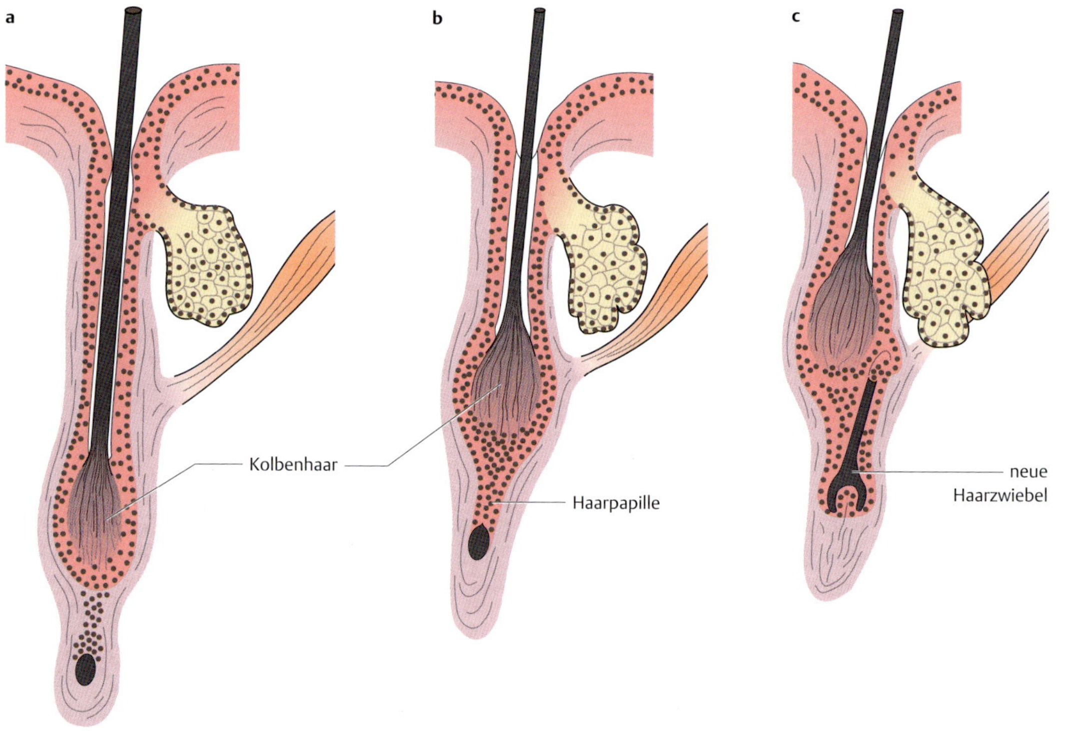


**Abb. 7.6 Haarwechsel.**
a Ältere Haare fransen an ihrer Wurzel zu einem Kolbenhaar aus.
b Während das Kolbenhaar langsam in der Wurzelscheide nach oben geschoben wird, bildet sich am Grund der Haarwurzel bereits wieder eine neue Haarzwiebel.
c Situation kurz vor dem natürlichen Ausfall des alten Haares.

## Nägel

### Funktion

Die Nägel (Ungues, **Abb. 7.7**) der Finger, in gewissem Maß auch der Zehen, erfüllen auch bei uns „zivilisierten" Menschen eine wichtige Funktion, derer wir uns meist nur dann bewusst werden, wenn ein Nagel, z. B. nach einem ungeschickten Hammerschlag, ausgefallen ist: Als Pinzette erlauben sie es, auch sehr kleine Objekte festzuhalten und zu manipulieren. Sie stabilisieren die Fingerkuppe und geben der Beugeseite der Fingerendglieder ein Widerlager. Ohne dieses Widerlager ist der Tastsinn erheblich beeinträchtigt, was uns schon bei ganz alltäglichen Dingen behindert (Schreiben, Halten einer Kaffeetasse).

### Aufbau und Wachstum

Jeder Nagel besteht aus

- der Nagelplatte,
- dem Nagelbett und
- dem beidseits 3 – 5 mm tiefen Nagelfalz.

Der Nagelkörper ist mit dem darunterliegenden Nagelbett fest verwachsen.

**Nagelwachstum.** Das Wachstum des Nagels vollzieht sich an der *Nagelwurzel*, die tief in der *Nageltasche* steckt. Oberhalb der Nagelwurzel schlägt die Haut als *Nagelwall* ca. 5 mm auf den „jungen" Nagel um. Unter dem halbmondförmigen weißlichen Bezirk am Beginn des Nagels *(Lunula)* geht die Nageltasche unvermittelt ins Nagelbett über.

Nägel wachsen unterschiedlich schnell: Daumen- und Großzehennagel etwa ca. 0,1 mm/d, während die Nägel der kleineren Zehen jeden Tag nur 40 – 60 µm länger werden.

Schwerere Allgemeinerkrankungen behindern das Nagelwachstum und sind noch Monate später als quer zur Wachstumsrichtung stehende Furchen („Jahresringe") abzulesen.

Nägel wachsen gut, wenn auch langsam nach. Solange das Keimepithel der Nagelwurzel nicht zerstört ist, bildet sich immer wieder ein vollständiger Nagel nach, auch wenn der alte komplett abgestoßen oder entfernt wurde.

KRANKHEITSLEHRE ***Nagelumlauf.*** *Infektionen des Nagelwalls, v. a. durch Bakterien verursacht, werden als Nagelumlauf (Paronychie) bezeichnet. Verletzungen an dieser Stelle, wie sie z. B. bei der Nagelpflege entstehen können, bilden eine Eintrittspforte für Keime. Gefährlich sind solche Infektionen besonders für Diabetiker, bei denen sich schwere Wundheilungsstörungen entwickeln können.*

MERKE *Haare und Nägel sind Sonderformen der Hornschicht der Haut. Haare wachsen aus der Haarpapille heraus und bestehen aus Kutikula, Rinde und Mark. Nägel dienen als körpereigene Pinzette bei feinmotorischen Bewegungen mit.*

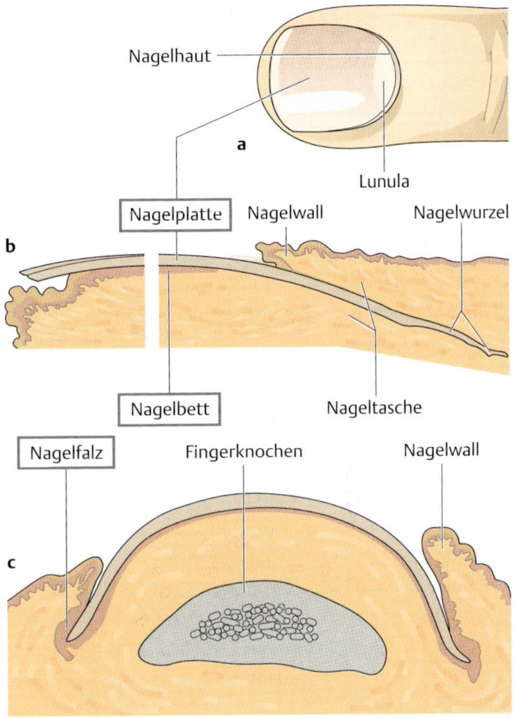


**Abb. 7.7 Nägel.**
a In der Aufsicht auf den Nagel erkennen Sie die Nagelplatte, der durchscheinende Kapillaren eine rosige Farbe geben. Unter der halbmondförmigen, weißen Lunula liegt nagelbildendes epitheliales Gewebe.
b Im Längsschnitt lässt sich das Längenwachstum des Nagels von der Nagelwurzel aus nachvollziehen.
c Beachten Sie auf diesem Querschnitt durch den Nagel, dass sich die Oberhaut im Bereich des Nagelfalzes tief ins Gewebe hinein fortsetzt.

# 7.3 Tastsinn

## 7.3.1 Sensoren der Haut

In der „klassischen" physiologischen Literatur zählt der Tastsinn zu den sog. niederen Sinnen. Das ist sicherlich in dieser vereinfachenden Form falsch. Wenn durch eine teilweise Nervenlähmung der Tastsinn einer Hand ausgefallen ist, wird diese für den Patienten praktisch wertlos. Für Blinde ersetzt der Tastsinn viele Aufgaben der Augen (Lesen, Gestalterkennung). Ein enger und positiver Körperkontakt mit der Mutter ist schließlich für die geistige und körperliche Entwicklung eines Kindes von entscheidender Bedeutung.

Jede Bewegung, v. a. das Greifen und Halten von Gegenständen, vollzieht sich durch die fein abgestimmte Zusammenarbeit von Motorik und Sensorik. Dem Tastsinn kommt dabei die Aufgabe zu, Kraft und Geschwindigkeit des Griffes zu überprüfen und die Muskelkontraktion entsprechend zu regulieren (Rückkopplung). Eine Reihe spezialisierter Rezeptoren übersetzt die verschiedenen Arten von Druck und Berührung in afferente – d. h. zum zentralen Nervensystem hin führende Signale (**Abb. 7.8**).

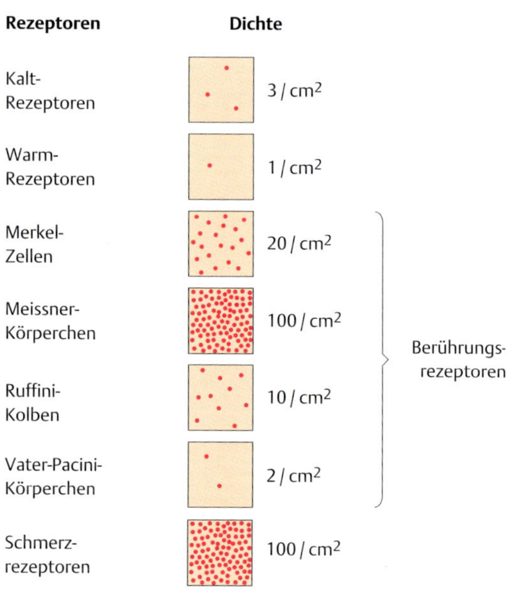


**Abb. 7.8 Verteilung der Hautrezeptoren.** Auf je einem Quadratzentimeter Haut (hier maßstäblich dargestellt) finden sich im Schnitt ca. 130 Berührungsrezeptoren, 100 Schmerzrezeptoren, aber nur wenige Temperaturfühler. Die Anzahl und das Verhältnis der einzelnen Typen zueinander unterscheiden sich zwischen verschiedenen Hautbezirken beträchtlich.

### Arten von Sensoren

Man unterscheidet folgende Sensoren:
- Merkel-Zellen
- Meissner-Körperchen
- Ruffini-Kolben
- Vater-Pacini-Körperchen
- Kälte-, Wärme- und Schmerzrezeptoren

#### Merkel-Zellen

Die einfachsten Rezeptoren des Tastsinns sind die Merkel-Zellen in der Basalzellschicht der Oberhaut (**Abb. 7.9**). Diese großen, stark mit Mitochondrien besetzten Zellen geben ihre Impulse über Synapsen an eine gemeinsame Nervenfaser ab, sodass nur die gleichzeitige Erregung mehrerer benachbarter Merkel-Zellen als Signal ans Rückenmark weitergeleitet wird (Signalkonvergenz).

Das Hautareal, über dem man durch einen mechanischen Reiz genau eine afferente Nervenfaser erregen kann, heißt *rezeptives Feld (RF)*. An den Fingerbeeren sind die rezeptiven Felder mit ca. 50/cm² am häufigsten, während es an der Handwurzel nur noch 5 RF/cm² gibt.

**Funktion.** Bei den Merkel-Zellen handelt es sich um sog. Proportionalsensoren (P-Sensoren, SA-I-Sensoren für „Slowly Adapting"), d. h., sie übersetzen einen doppelt so starken Druck auf die Haut in annähernd die doppelte Anzahl von Aktionspotenzialen pro Sekunde. P-Sensoren adaptieren nicht, werden also bei gleichbleibendem Druck immer gleich stark erregt, egal wie lange der Druck schon einwirkt.

● MERKE *Merkel-Zellen sind häufig und klein. Sie registrieren direkt den Druck auf die Haut (P-Sensoren).*

#### Meissner-Körperchen

An der Grenze zwischen Ober- und Unterhaut liegen die ovalen, 40 – 180 µm langen Meissner-Tastkörperchen (Corpuscula tactus). Ein Meissner-Körperchen stellt man sich am besten als Stapel aus etwa einem Dutzend keilförmiger Zellen vor, deren breite Basis jeweils nach außen zeigt. Zwischen den Zellen windet sich eine afferente Nervenfaser hindurch. Meissner-Körperchen benötigen wir insbesondere, um kleinere Gegenstände präzise zu greifen. An der Fingerbeere konnte man bis zu 130 rezeptive Felder pro cm² ausmessen.

**Funktion.** Im Unterschied zu den Merkel-Zellen reagieren die Meissner-Körperchen nicht auf einen anhal-

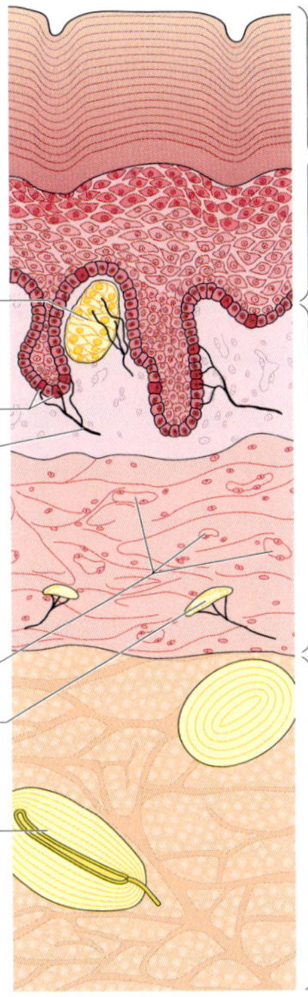


**Abb. 7.9 Hautrezeptoren.** Auf diesem Schnitt durch einen Bezirk der Leistenhaut wurde besonderer Wert auf die Tastrezeptoren gelegt. Sie erkennen, dass Meissner-Körperchen und Merkel-Zellen sehr oberflächlich, nämlich in der Basalzellschicht der Oberhaut, bzw. im Papillarkörper der Lederhaut, liegen. Die großen Vater-Pacini-Körperchen sind dagegen tief im Unterhautgewebe eingebettet.

tenden Druck, sondern nur auf Druckveränderungen: Je schneller sich der Druck ändert, umso stärker „feuert" die Nervenfaser (Differenzialsensoren, D-Sensoren, RA-Sensoren für „Rapidly Adapting"). Auf einem gleichbleibend schwachen oder starken Druck auf die Haut reagieren die Afferenzen dagegen weniger.

● MERKE *Meissner-Körperchen sprechen besonders stark auf Druckänderungen in der Haut an, reagieren aber kaum auf gleichbleibenden Druck (D-Sensoren).*

### Ruffini-Kolben

Tief in der Lederhaut verborgen liegen einige wenige Ruffini-Kolben (Ruffini-Körperchen). Diese flachen, von einer Bindegewebshülle umgebenen Zellhaufen enthalten ein dichtes Knäuel afferenter Nervenfasern mit vielen Synapsen, die auf Hautdehnung reagieren.

**Funktion.** Ruffini-Kolben sind relativ selten (10 – 20 RF/cm²) und kommen vorzugsweise an den Stellen vor, an denen die Haut starke Scherkräfte zu bewältigen hat (Handfläche).

Ruffini-Kolben sind weder reine Proportional- noch reine Differenzialsensoren. Sie reagieren auf schnelle Reize stärker als auf langsame, adaptieren aber niemals vollständig (Proportional-Differenzial-Sensoren, PD-Sensoren, SA II-Sensoren). Darin ähneln sie auffallend den Muskelspindeln und Sehnenorganen des motorischen Systems.

● MERKE *Ruffini-Kolben messen die Spannung in der Lederhaut, reagieren aber noch empfindlicher auf Spannungsänderungen (PD-Sensoren).*

### Vater-Pacini-Körperchen

Noch tiefer als die Ruffini-Kolben, nämlich bereits im Unterhautfettgewebe, findet man die ca. 1 – 4 mm großen Vater-Pacini-Körperchen (Lamellenkörperchen, Corpuscula lamellosa). Jedes Körperchen besteht aus einer zwiebelartigen Schale von bis zu 60 Lagen platt gedrückter Epithelzellen, die eine große zentrale Nervenendigung umgibt. An den Fingern trifft man bis zu 20 RF/cm² an, während ein Quadratzentimeter der übrigen Haut nur etwa 2 rezeptive Felder beherbergt.

**Funktion.** Es handelt sich um sog. Beschleunigungssensoren (PC-Sensoren), d. h. die afferente Faser wird nur am Anfang und am Ende eines zunehmenden Druckreizes erregt. Besonders empfindlich reagieren die Körperchen daher auf Vibrationen, bei denen sich ständig Richtung und Geschwindigkeit des Reizes ändern. Schält man ein solches Körperchen ab, dann verliert es diese Charakteristik. Die Lamellen übersetzen also auf mechanische Weise Druck in Beschleunigung.

● MERKE *Vater-Pacini-Körperchen sind reine Sensoren für Vibration. Sie sprechen nur auf sich schnell ändernde Berührungsreize an, nicht hingegen auf gleichbleibenden Druck (D-Sensoren).*

### Kälte-, Wärme- und Schmerzrezeptoren

Als Sensoren für Wärme und Kälte konnte man keine spezifischen Rezeptoren ausmachen, sondern lediglich freie Nervenendigungen in der Haut, die sich mikroskopisch in nichts von den Schmerzfühlern unterscheiden. Offensichtlich wirken die meisten freien Nervenendigungen als Schmerzsensoren, einige wenige aber als Temperaturfühler.

**Funktion.** Wärme- und Kältesensoren sind selten; auf 1 cm² Haut der Fingerbeere kommen nach neueren Untersuchungen nur 2 – 3 Kalt- und maximal 2 Warmsensoren (höhere Zahlen in älteren Büchern sind wahrscheinlich unzutreffend). Nur im Mundbereich und an den Lippen stehen die Sensoren wesentlich dichter (> 20 RF/$cm^2$).

● PFLEGE **Erfühlen der Körpertemperatur.** *Wärme- und Kältesensoren können adaptieren: Nach einem Sonnenbad erscheint uns selbst 27 °C warmes Badewasser als Erfrischung, während wir dieselbe Temperatur im Winter, etwa im Hallenbad, als angenehm warm empfinden.*
*Obwohl Kälte- und Wärmesensoren auf der Handfläche viel häufiger sind, sollte man die Temperatur, z. B. von Babynahrung, am Handrücken oder innen am Handgelenk prüfen. Denn an der Fingerbeere wird der Temperatureindruck zu stark durch den Tastsinn überlagert und dabei verfälscht.*
*Beim Messen von Temperaturen (z. B. Fieber) durch „Handauflegen" sollte man die Unsicherheit der Messwerte durch die schnelle Adaptation der Sinneszellen bedenken.*

# 8 Bewegungsapparat

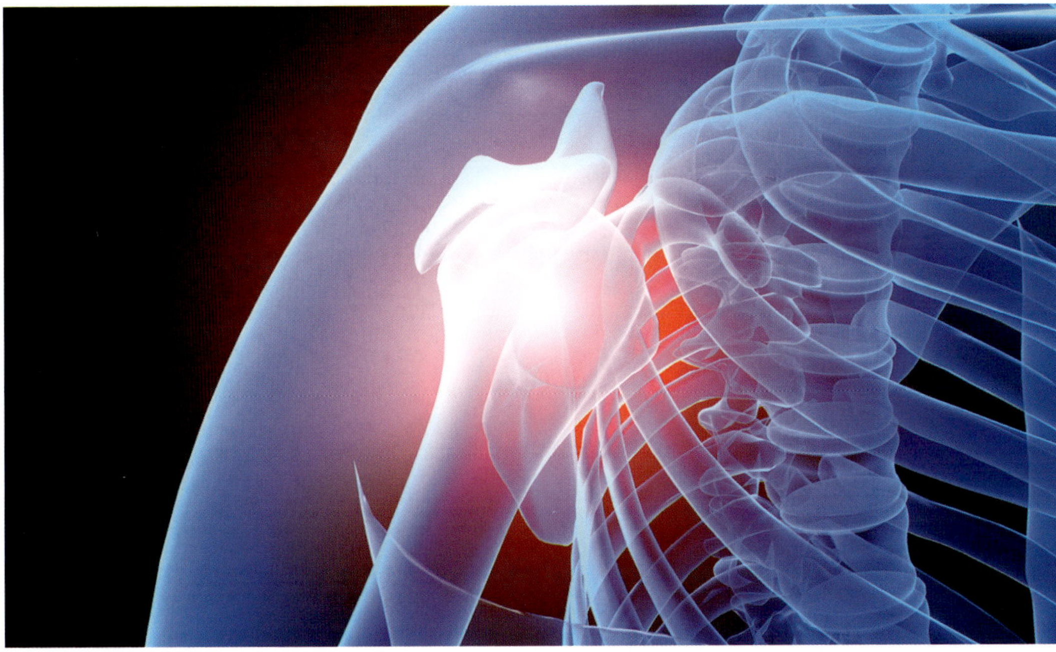



## 8.1 Orientierung am menschlichen Körper

Die Anatomie kennt eine Fülle lateinischer Bezeichnungen für Richtung und Lokalisation. Dass diese Begriffe notwendig sind, ergibt sich daraus, dass 2 Gliedmaßen ganz unterschiedlich zueinander stehen können. Begriffe wie „oben", „nach innen", „mittenwärts" (z. B. am Unterarm) verwirren mehr, als dass sie helfen.

### Körperebenen und Achsen

**Abb. 8.1** zeigt die wichtigsten Ebenen des Körpers. Frontalebene, Transversal- und Sagittalachsen (lat. sagitta: Pfeil) stehen dabei immer senkrecht zueinander. CT-Bilder sind z. B. in der Regel in verschiedenen Transversalebenen abgebildet. Die Medianebene liegt genau in der Mitte der Sagittalebene, sie teilt den Körper in eine rechte und eine linke Hälfte.

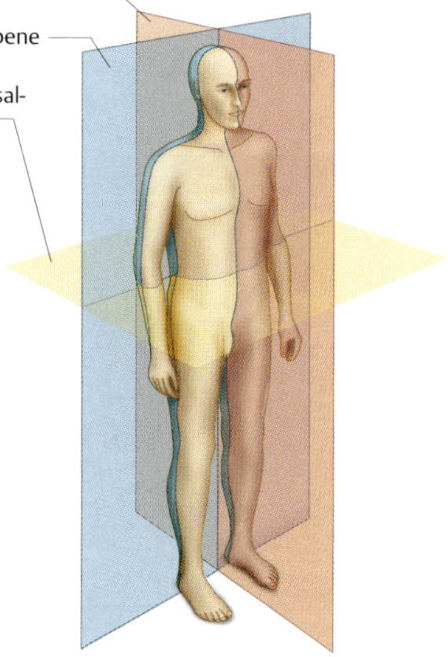


**Abb. 8.1 Achsen und Ebenen.** Die 3 Raumebenen des menschlichen Körpers.

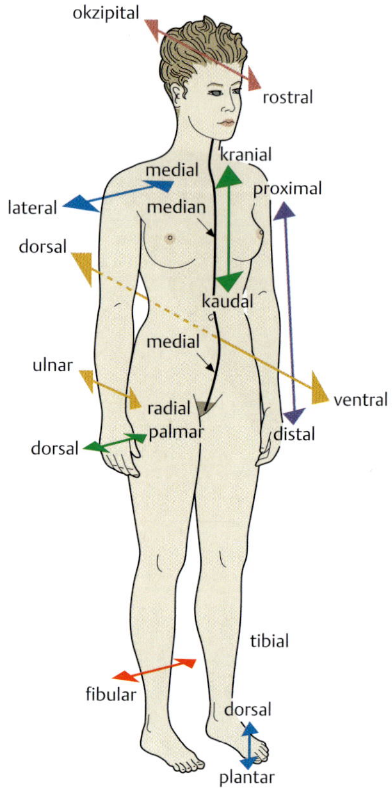


**Abb. 8.2 Lokalisationen.** Bezeichnung der wichtigsten Lokalisationen am menschlichen Körper.



## Lokalisationen

**Abb. 8.2** gibt Ihnen eine Vorstellung der wichtigsten Lokalisationsbezeichnungen, in **Tab. 8.1** finden Sie die Erklärungen.

## Bewegungsrichtungen

In **Abb. 8.3** werden die Hauptbewegungsrichtungen im Bild dargestellt. Unter Elevation versteht man das Anheben eines Arms über die durch die Schulter führende Transversalebene. Die weiteren Bewegungsrichtungen werden in **Tab. 8.2** in Beispielen erklärt.

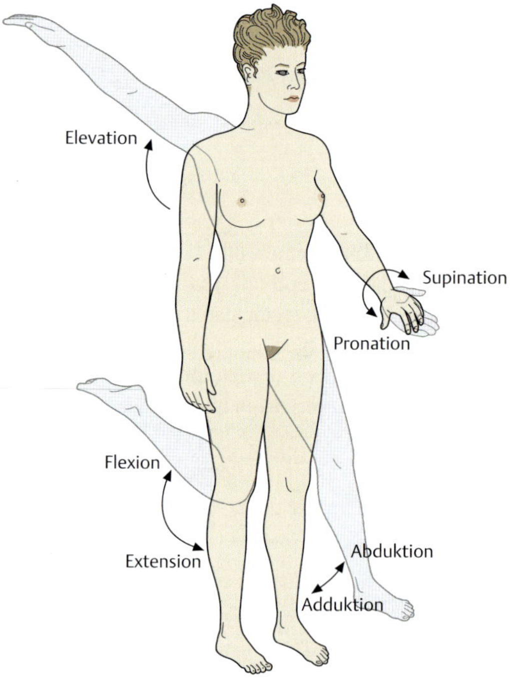


**Abb. 8.3 Bewegungsrichtungen.** Verschiedene Bewegungsrichtungen des menschlichen Körpers und ihre Bezeichnung. ►

**Tab. 8.1 Die wichtigsten Lokalisationsbezeichnungen im Überblick.**

| *Bezeichnung* | *Erklärung* | *Synonym* | *Gegenteil* |
|---|---|---|---|
| anterior | bauchseitig | ventral | posterior |
| distal | vom Rumpf weg | | proximal |
| dorsal | rückseitig, hinten – aber auch zum Hand- oder Fußrücken hin, je nach Kontext | posterior | ventral |
| kaudal | zum Steiß hin, nur am Rumpf | lat. cauda: Schwanz | kranial |
| kranial | zum Kopf hin, nur am Rumpf | lat. cranium: Haupt | kaudal |
| lateral | von der Medianebene (Körpermittelebene) weg | | medial |
| medial | zur Medianebene (Körpermittelebene) hin | | lateral |
| median | in der Medianebene | | |
| okzipital | zum Hinterhaupt hin | posterior | rostral |
| palmar | zur Handfläche hin | lat. palma | dorsal |
| plantar | zur Fußsohle hin | lat. planta | dorsal |
| posterior | hinten, rückenseitig | dorsal | anterior |
| proximal | zum Körperstamm hin | | distal |
| radial | zur Speiche hin, daumenwärts, nur an Unterarm und Hand | | ulnar |
| rostral | zum Mund hin, nur am Schädel | anterior; lat. rostrum: Schnabel | okzipital |
| ulnar | zur Elle hin, kleinfingerwärts, nur an Unterarm und Hand | | radial |
| ventral | bauchseitig, vorne | anterior | dorsal |

**Tab. 8.2 Bewegungsrichtungen im Überblick.**

| *Bewegungsrichtung* | *Erklärung* | *Beispiel* |
|---|---|---|
| Abduktion | Wegführen der Extremitäten vom Körper in der Frontalebene | – seitliches Wegführen des Armes in die Höhe |
| Adduktion | Heranführen der Extremitäten an den Körper in der Frontalebene | – seitliches Heranführen des Armes |
| Extension | Streckung des Rumpfes oder der Extremitäten | – Ellenbogengelenk: wird gestreckt<br>– Handgelenk: Verkippen zum Handrücken<br>– Kniegelenk: wird gestreckt<br>– Sprunggelenk: Anheben der Zehen (Watschelgang) |

Fortsetzung ►

Tab. 8.2 Fortsetzung

| *Bewegungsrichtung* | *Erklärung* | *Beispiel* |
|---|---|---|
| Flexion | Beugung des Rumpfes oder der Extremitäten | – Ellenbogengelenk: wird gebeugt<br>– Handgelenk: Verkippen zur Handfläche<br>– Hüfte: Anwinkeln des Oberschenkels<br>– Kniegelenk: Ferse wird in Richtung Po angewinkelt<br>– Sprunggelenk: Zehen werden durchgestreckt (Zehenspitzengang) |
| Anteversion | Wegführen der Extremitäten vom Körper nach ventral | |
| Retroversion | Wegführen der Extremitäten vom Körper nach dorsal | |
| Pronation | Verdrehen nach innen | – Unterarm: Verdrehen nach innen (z. B. beim Umfassen der Fahrradlenkstange)<br>– Fuß: Anheben der Fußaußenkante (X-Beine) |
| Supination | Verdrehen nach außen | – Fuß: Anheben der Fußinnenkante (O-Beine)<br>– „Hand-Aufhalten“ |
| Elevation | Anheben (i. d. R. des Armes) über die Horizontale | |
| Innenrotation | Einwärtsdrehung der Extremitäten um ihre Längsachse | |
| Außenrotation | Auswärtsdrehung der Extremitäten um ihre Längsachse | |
| Zirkumduktion | Umführbewegungen der Extremitäten | |

# 8.2 Aktiver und passiver Bewegungsapparat

Der passive Bewegungsapparat ist alles, was zur Bewegung nötig ist, sich aber nicht selbst aktiv bewegt, also mit anderen Worten kein Muskel ist. Dazu zählen also Knochen, Knorpel und Bänder, die zusammen das Skelett (**Abb. 8.4**) darstellen. Sie werden durch Skelettmuskeln bewegt, die im Gegensatz dazu den aktiven Bewegungsapparat ausmachen. Auch die Sehnen, die die Muskeln mit den Knochen verbinden und andere Hilfseinrichtungen (Faszien, Schleimbeutel und Sesambeine) gehören zum aktiven Bewegungsapparat.

## 8.2.1 Knochen- und Gelenktypen

### Knochen

#### Lange Knochen

Lange Knochen, auch Röhrenknochen genannt, besitzen eine Markhöhle, sind länglich und meist drehrund (**Abb. 8.5**, **a**). Ihr Schaft *(Diaphyse)* ist von einer derben Kompakta umgeben, während die Knochenenden *(Epiphysen)* reichlich Spongiosa enthalten (S. 25). Typische Röhrenknochen sind:

- Schlüsselbein
- Ober- und Unterarmknochen
- Mittelhand- und Fingerknochen
- Ober- und Unterschenkelknochen
- Mittelfuß- und Zehenknochen

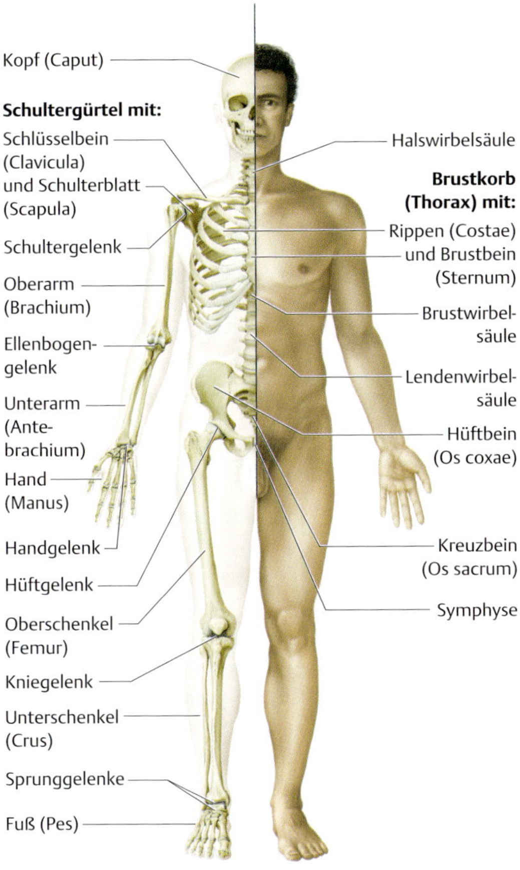


**Abb. 8.4 Skelett.** Übersicht über die Knochen und Gelenke des menschlichen Skeletts mit gleichzeitiger Darstellung der Körperoberfläche.

### Kurze Knochen

Kurze Knochen haben meistens mehr oder weniger Würfelform (**Abb. 8.5, b**) und werden in einigen Kulturen auch tatsächlich zum Würfeln verwendet. Unter einer dünnen Kortikalis enthalten diese Knochen ausschließlich Spongiosa. Zu den kurzen Knochen zählen Hand- und Fußwurzelknochen.

### Platte Knochen

Aus platten Knochen, die einen flachen, kompakten Aufbau zeigen, bestehen Hirnschädel, Schulterblatt, Brustbein und Beckenschaufel (**Abb. 8.5, c**). Zwischen 2 Kortikalisschichten quetscht sich Spongiosa mit reichlich blutbildendem Knochenmark.

### Unregelmäßige Knochen

Für den Rest der Knochen (Gesichtsschädel, Wirbel), hat sich keine Klassifikation durchsetzen können. Sie werden als unregelmäßige (irreguläre) Knochen zusammengefasst (**Abb. 8.5, d**).

## Gelenke

Gelenke sind die Verbindungsstellen der knöchernen und/oder knorpeligen Skelettanteile und ermöglichen deren Beweglichkeit gegeneinander. Je nach ihrem Aufbau werden *unechte* von *echten* Gelenken unterschieden.

### Synarthrosen (unechte Gelenke)

Synarthrosen (Haften) sind das Gegenstück zu den Diarthrosen. Es handelt sich um eine straffe Verbindung zweier Knochen durch bindegewebige Verwachsungen (Syndesmosen: zwischen den Schädelknochen), durch Knorpelverbindungen (Synchondrosen: Verbindung zwischen Rippen und Brustbein) oder Verknöcherungen (Synostosen: Darmbein, Kreuzbein).

### Diarthrosen (echte Gelenke)

Diarthrosen sind das, was man sich unter einem Gelenk vorstellt: Zwei frei bewegliche Knochen verbinden sich in einem Gelenkspalt, der sich in einer Gelenkhöhle bewegt. Die meisten Gelenke des Körpers sind Diarthrosen. Je nach Beweglichkeit unterscheidet man folgende Formen (**Abb. 8.6**):

- **Scharniergelenk** mit Beweglichkeit in einer Achse (vor/zurück = Beugung/Streckung): Ein typisches Scharniergelenk ist das Ellenbogengelenk, bei dem die konkave Gelenkfläche der Elle die passgenau konvexe Gelenkfläche des Oberarmknochens umgibt.
- **Radgelenk** (Zapfengelenk) mit Beweglichkeit in einer Achse (Drehung): Die einzigen Gelenke dieser Art finden sich zwischen Elle und Speiche. Sie sorgen dafür, dass beide Knochen sich umeinander verdrehen können (Supination und Pronation der Handfläche, s. u.).
- **Kugelgelenk** mit Beweglichkeit in 3 Achsen (vor/zurück, links/rechts, Drehung): Das Kugelgelenk erlaubt die größtmögliche Beweglichkeit, ohne die Haftung beider beteiligter Knochen lose werden zu lassen. Einziges wirkliches Kugelgelenk des Körpers ist das Hüftgelenk.
- **Sattelgelenk** mit Beweglichkeit in 2 Achsen (vor/zurück, links/rechts): Im Gegensatz zum Kugelgelenk ist keine Drehung der Knochen möglich. Einziges

8

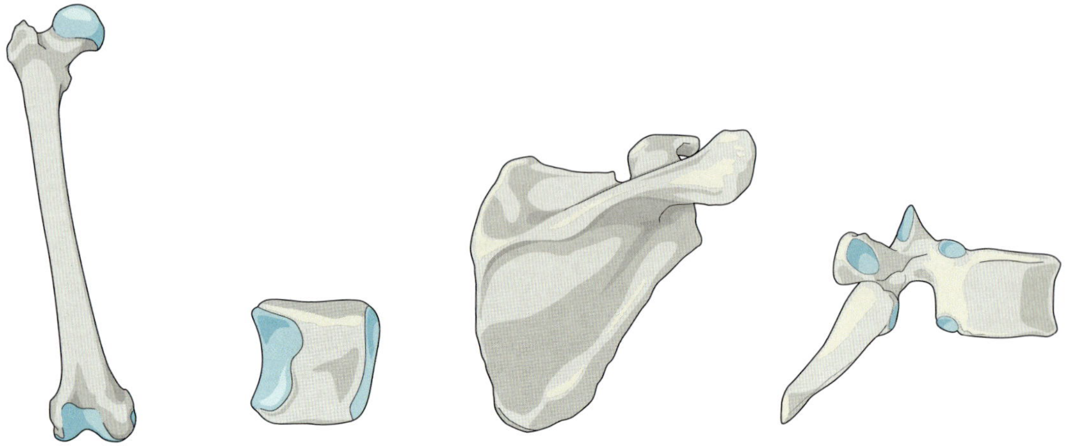

a Röhrenknochen b kurze Knochen c platte Knochen d irreguläre Knochen

**Abb. 8.5 Klassifikation der Knochen.** Typische Beispiele der verschiedenen Typen menschlicher Knochen.
a Oberschenkelknochen.
b seitliches Keilbein.
c Schulterblatt.
d Brustwirbel.



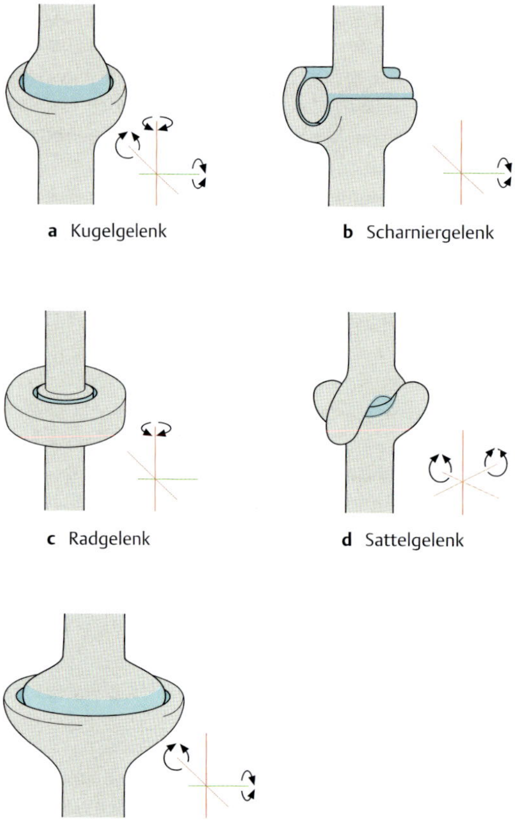

a Kugelgelenk b Scharniergelenk c Radgelenk d Sattelgelenk e Eigelenk

Sattelgelenk ist das Gelenk zwischen dem I. Mittelhandknochen und dem Grundglied des Daumens.

- **Eigelenk** mit Beweglichkeit in 2 Achsen (vor/zurück, links/rechts): Da das Eigelenk im Gegensatz zum Kugelgelenk 2 eher elliptische Gelenkflächen besitzt, können sich die Knochen nicht gegeneinander verdrehen. Einziges Eigelenk ist das rumpfnahe (proximale) Handgelenk zwischen Elle und Speiche einerseits und den Handwurzelknochen andererseits.

### Amphiarthrosen

Zwischen Diarthrosen und Synarthrosen stehen die Amphiarthrosen (Bandhaften, straffe Gelenke), bei denen wenigstens eine minimale Beweglichkeit möglich ist. Die einzelnen Knochen des Beckens werden durch Amphiarthrosen an Ort und Stelle gehalten.

◄ **Abb. 8.6 Klassifikation der Gelenke.** Fünf verschiedene Typen echter Gelenke mit ihren Bewegungsmöglichkeiten (Freiheitsgraden).

# 8.3 Wirbelsäule

## 8.3.1 Knöcherne Wirbelsäule

Welche zentrale Bedeutung die Wirbelsäule (**Abb. 8.7**) für unser Leben besitzt, kommt in einer Reihe von Sprichwörtern zum Ausdruck. „Rückgrat haben", „aufrecht stehen", sich „nicht krumm machen lassen", „Haltung zeigen" sind allesamt gesellschaftlich positiv bewertete Tugenden. Und tatsächlich ist die Wirbelsäule (Rückgrat, Columna vertebralis) der zentrale Fixpunkt für Kopf, Arme und Beine. Sie überträgt das Gewicht der oberen Körperpartien auf Becken und Beine und bietet den Hals- und Extremitätenmuskeln ein Widerlager.

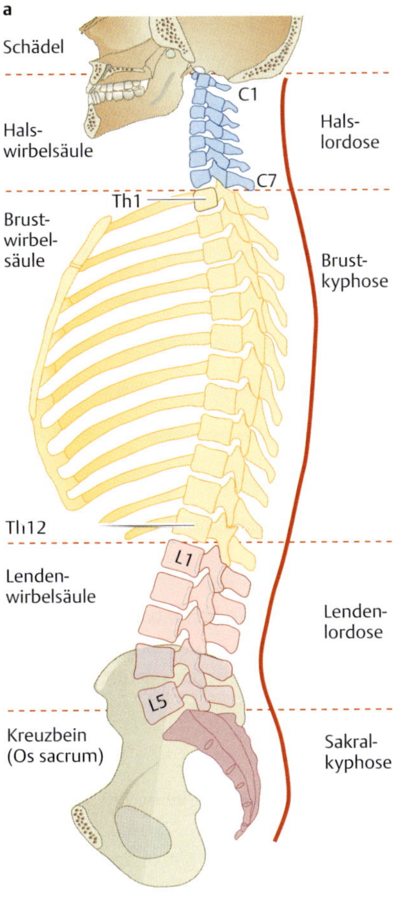


**Abb. 8.7 Seitenansicht der Wirbelsäule.** An diesem Längsschnitt erkennen Sie die physiologischen Biegungen der Wirbelsäule: Hals- und Lendenwirbelsäule biegen sich nach vorne konvex (Lordose), Brustwirbelsäule und Kreuzbein sind nach vorne konkav (Kyphose). Beachten Sie, dass die Wirbelkörper entsprechend ihrer Belastung nach unten stetig größer werden.

### Beweglichkeit

Trotzdem ist das Rückgrat kein unflexibler Stab, sondern besitzt eine erstaunliche Beweglichkeit (**Abb. 8.8**)
- nach vorne (Beugung, *Anteflexion*),
- nach hinten (Streckung, *Dorsalextension*),
- zur Seite (Seitneigung, *Lateralflexion*) und
- um die eigene Achse (Drehung, Rotation, *Torsion*).

Wie eine Feder bzw. Stoßdämpfereinheit im Fahrzeug mildert es beim Gehen und Laufen die unvermeidlichen Erschütterungen und schützt das empfindliche Gehirn vor Stößen. Im Alter und nach degenerativen Erkrankungen verringert sich die Beweglichkeit der Wirbelsäule, was sich in der Gesamterscheinung eines Menschen deutlich bemerkbar macht („krumm von der Arbeit").

### Aufbau

Die Wirbelsäule besteht aus insgesamt 24 freien Wirbeln:
- 7 Halswirbel (Vertebrae cervicales)
- 12 Brustwirbel (Vertebrae thoracales)
- 5 Lendenwirbel (Vertebrae lumbales)

Das untere Ende der Wirbelsäule besteht aus 9 – 10 miteinander verwachsenen Wirbeln. Diese bilden das Kreuzbein (Os sacrum), das aus 5 Wirbeln zusammengewachsen ist und das Steißbein (Os coccygis), das aus 4 – 5 zusammengewachsenen Wirbeln besteht.

### Krümmung

Von hinten gesehen teilt die Wirbelsäule den Rumpf in 2 symmetrische Hälften. Eine Verbiegung nach links oder rechts *(Skoliose)* ist immer ein krankhaftes Zeichen und sollte bereits im Kindesalter orthopädisch behandelt werden. Im Gegensatz zur Skoliose sind konvexe Verbiegungen nach vorne *(Lordose)* und hinten *(Kyphose)* normal.

Die Krümmung der Rückenkontur entsteht durch eine Brustkyphose und vergrößert das Volumen im Thoraxraum. Sie wird durch die Lordose der Lendenwirbelsäule ausbalanciert. Am Ende der Lendenwirbelsäule knickt das Kreuzbein scharf nach hinten ab und lässt das Ende des 5. Lendenwirbelkörpers in den Beckeneingang vorspringen. Dieses *Promontorium* hat sich während der Ausbildung des aufrechten Ganges entwickelt, um den Schwerpunkt von Kopf und Rumpf senkrecht über die Längsachse der Beine zu verlagern. Es handelt sich also um eine vergleichsweise „neue" Entwicklung der Evolution.

8

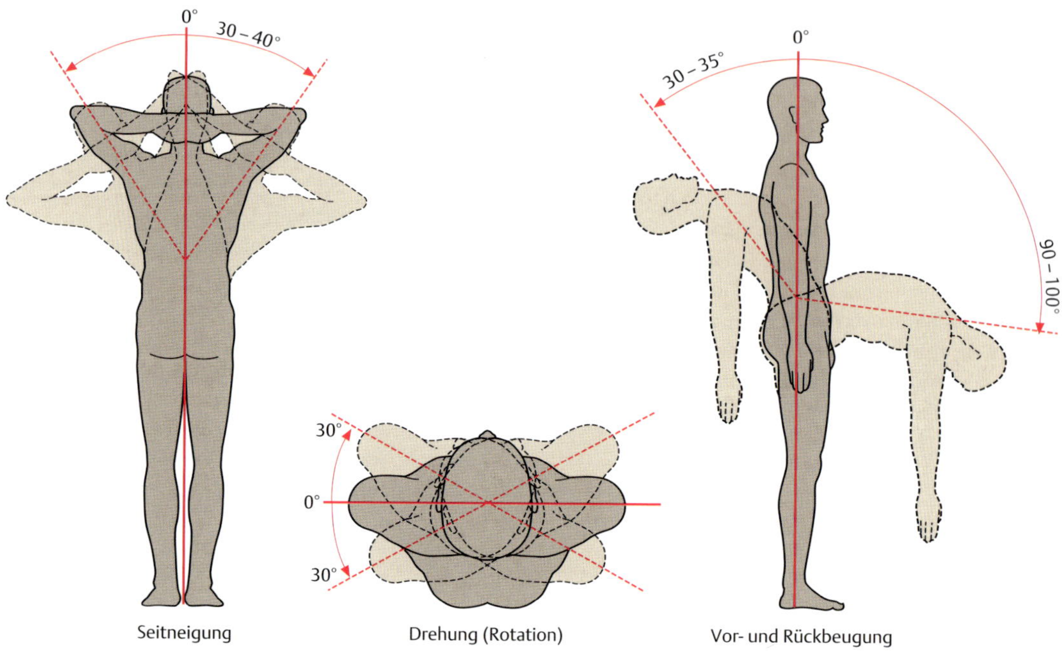


**Abb. 8.8 Beweglichkeit der Wirbelsäule.** Die Lendenwirbelsäule erlaubt die Seitneigung des Rumpfes nach links und rechts. Drehbewegungen des Oberkörpers finden in der Brustwirbelsäule statt. An der Vor- und Rückbeugung beteiligen sich alle Wirbel. Die Bewegungen des Kopfes entstehen im Zusammenspiel von Halswirbelsäule und Kopfgelenken.

8

● MERKE *Eine Eselsbrücke zum Merken des Begriffs „Lordose" ist die Haltung eines „Lords": aufrecht, Schultern nach hinten, Kopf hoch. Das Wort Kyphose erinnert an „cough" (engl. „Husten"). Beim Husten treten die Schultern vor und man macht einen Rundrücken.*

## Aufbau der Wirbel

Entsprechend der von oben nach unten zunehmenden Druckbelastung vergrößert sich der Querschnitt der einzelnen Wirbel (**Abb. 8.9–Abb. 8.11**) von der Halswirbelsäule (HWS) über die Brust- (BWS) zur Lendenwirbelsäule (LWS). Die vertikale Last nehmen hauptsächlich die würfel- bis scheibenförmigen Wirbelkörper auf, die über *Bandscheiben* (Zwischenwirbelscheiben, Disci intervertebrales) miteinander in Verbindung stehen. Die Wirbel zeigen bis auf den I. Halswirbel (Atlas) ein einheitliches Bauprinzip und bestehen aus:

- Wirbelkörper (Corpus vertebrae)
- Wirbelbogen (Arcus vertebrae)
- Dornfortsatz (Processus spinosus)
- 2 Querfortsätzen (Processus transversi)
- 4 Gelenkfortsätze (Processus articulares superior und inferior)

### Wirbelkörper

Jeder Wirbelkörper besteht aus einer oberen und einer unteren Grundplatte aus derber Kompakta, zwischen denen sich rotes blutbildendes Knochenmark ausbreitet (Spongiosa). Die Knochenbälkchen orientieren sich entsprechend ihrer Belastungsrichtung von oben nach unten.

An der Rückseite des Wirbelkörpers befindet sich der allseits geschlossene *Wirbelkanal* (Canalis vertebralis), der das dadurch gut geschützte Rückenmark enthält. Der Wirbelkanal wird nach hinten durch die knöchernen Wirbelbögen begrenzt.

### Wirbelbogen

Zwischen je 2 benachbarten Wirbelbögen befinden sich knöcherne Aussparungen, die *Zwischenwirbellöcher* (Foramina intervertebralia). Sie lassen Platz für die aus dem Wirbelkanal herausziehenden Spinalnerven (S. 94).

Je 4 Wirbelbogengelenke (2 oben, 2 unten) sitzen auf kleinen Gelenkfortsätzen und verbinden die Bögen benachbarter Wirbel beweglich miteinander. In der Mittellinie springt ein mächtiger und gut tastbarer Dornfortsatz nach hinten vor. Zwei Querfortsätze ragen vom Ansatz des Wirbelbogens aus nach links und rechts.

## Halswirbelsäule (HWS)

Trotz ihres grundsätzlich gleichen Aufbaus variiert das Aussehen der Wirbel in den einzelnen Abschnitten der Wirbelsäule. Die ersten beiden Halswirbel (Atlas und Axis) sind Bestandteil der Kopfgelenke und werden daher im Zusammenhang mit dem Schädel besprochen. Alle anderen Halswirbel (**Abb. 8.9**) erkennt man an

- einem kleinen würfelförmigen Körper mit links und rechts hochgezogenen Seitenwänden,
- einem großen 3-eckigen Wirbelkanal,
- einem 2-geteilten Dornfortsatz,
- flach nach hinten abfallenden Gelenkflächen sowie
- einem seitlichen Loch im Querfortsatz (Foramen processus transversi), in dem die A. vertebralis zur Schädelbasis zieht.

Der Dornfortsatz des VII. Halswirbels ist besonders lang und lässt sich gut sehen und tasten. Die HWS lässt sich um ca. 90° nach hinten, um 40° nach vorne und um 30 – 40° zur Seite neigen. Die Kopfdrehung findet dagegen hauptsächlich im unteren Kopfgelenk statt.

## Brustwirbelsäule (BWS)

Brustwirbel (**Abb. 8.10**) haben einen steil nach hinten abfallenden Dornfortsatz, plumpe Querfortsätze und in der Frontalebene senkrecht stehende Gelenkflächen. Am hinteren Teil der Seitenwand des Wirbelkörpers befinden sich oben und unten Gelenkflächen für die Rippengelenke.



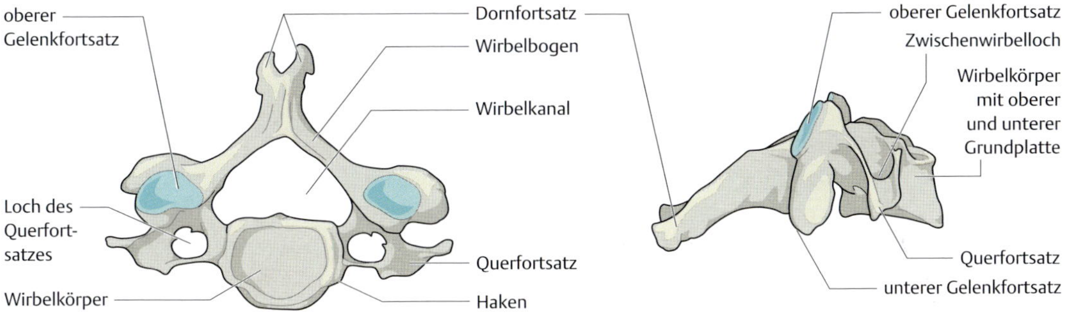


**Abb. 8.9 Halswirbel.** In der Aufsicht auf einen Halswirbel fallen der große Wirbelkanal und das Foramen im Querfortsatz für die A. vertebralis auf. Die Seitenansicht zeigt einen nahezu horizontalen Dornfortsatz und quergestellte Gelenkfortsätze.

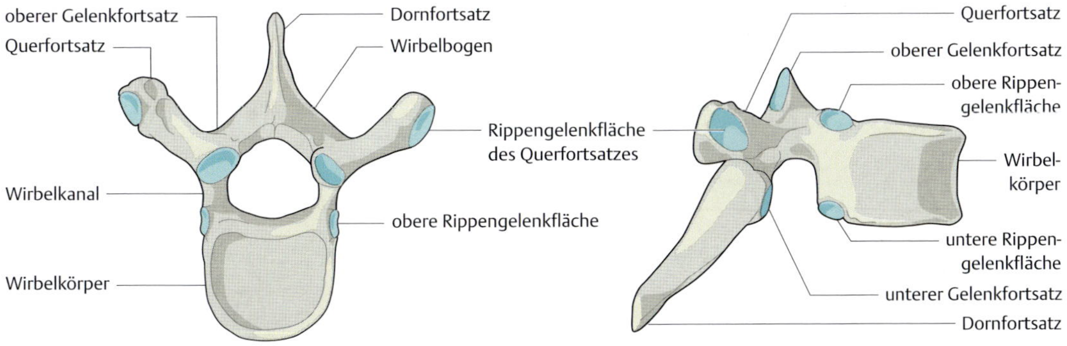


**Abb. 8.10 Brustwirbel.** Im Gegensatz zur Halswirbelsäule sind die Brustwirbelkörper größer, der Dornfortsatz zeigt steil nach unten. Die Rippen setzen an je 2 benachbarten Brustwirbeln an, daher hat jeder Wirbelkörper je eine obere und untere Gelenkfläche.

Jede Rippe nimmt Kontakt zu 2 benachbarten Wirbelkörpern und der Bandscheibe dazwischen auf. Eine weitere Gelenkfläche am Querfortsatz stabilisiert die Rippe in 2 Achsen und erlaubt nur eine beschränkte Rotationsbewegung der Rippen. Die Seitneigung ist jedoch gut möglich.

## Lendenwirbelsäule (LWS)

Die Wirbelkörper der LWS sind hoch und haben entsprechend ihrer starken Belastung eine große Querschnittsfläche (**Abb. 8.11**). Die Gelenkflächen verlaufen weitgehend in der Sagittalebene, stehen also senkrecht zu denen der BWS. Der Querfortsatz entspricht dem Rest einer Rippe (daher Processus costalis) und besitzt entsprechend eine langgestreckte, platte Form.

Die LWS erlaubt eine Beugung und eine Streckung in der Sagittalebene, jedoch weniger eine Rotation oder Seitneigung.

## Kreuzbein und Steißbein

### Kreuzbein

Das Kreuzbein (Os sacrum, **Abb. 8.12**) ist nach vorne zu konkav (Kyphose) und zeigt eine glatte Eingeweideseite (Facies pelvica), eine zerklüftete konvexe Rückseite

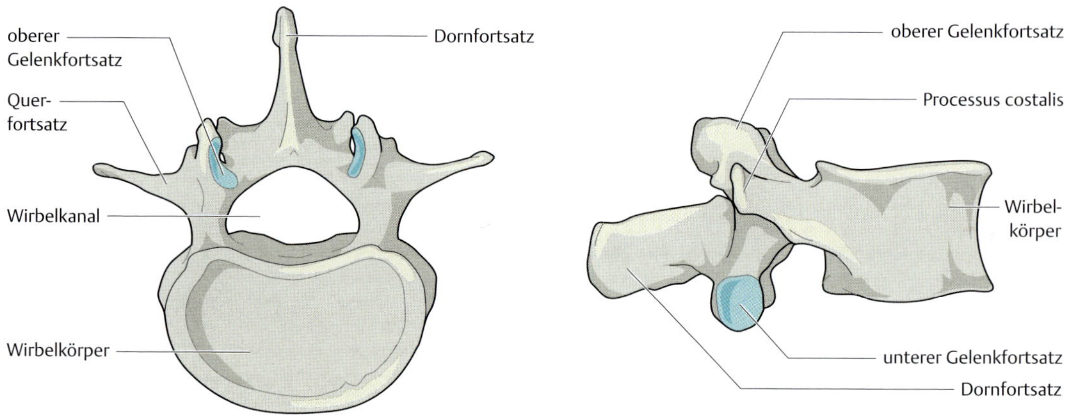


**Abb. 8.11 Lendenwirbel.** Die Wirbelkörper der Lendenwirbelsäule sind plump, der Dornfortsatz ragt wie bei den Halswirbeln horizontal nach hinten. Achten Sie in der Aufsicht auf die Gelenkflächen der Gelenkfortsätze, die sich in Längsrichtung von vorne nach hinten orientieren.

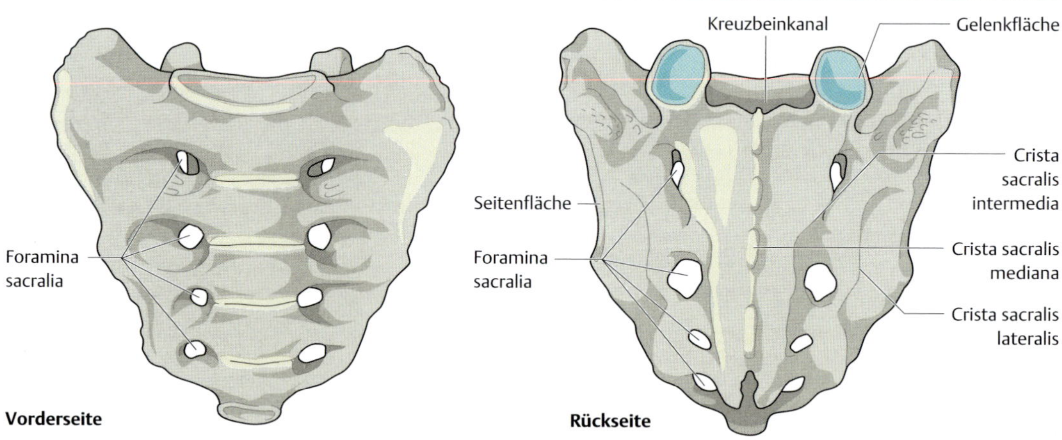


**Abb. 8.12 Kreuzbein.** An der konkaven Vorderseite des Kreuzbeins erkennen Sie gut, an welchen Stellen die ursprünglich freien Kreuzwirbel zum Kreuzbein zusammengewachsen sind. Auf der Rückseite sind die Quer- und Dornfortsätze zu Knochenleisten (Cristae) verschmolzen.

(Facies dorsalis) und eine glatte Seitenfläche (Facies auricularis). Letztere ist mit den Darmbeinschaufeln fest verbunden. Drei längs verlaufende Leisten an der Rückseite (Crista sacralis mediana, intermedia und lateralis) sind die Reste der verschmolzenen Dorn-, Gelenk- und Querfortsätze. Die Foramina intervertebralia sind zu knöchern begrenzten Kanälen geworden (Foramina sacralia), welche die Rückenmarknerven aus dem Kreuzbeinkanal (Canalis sacralis) entlassen.

Zwei Gelenkflächen nehmen an der Oberseite Kontakt zum Bogen des letzten Lendenwirbels auf, während nach unten zum Steißbein nurmehr bindegewebige Halterungen existieren.

### Steißbein

Das Steißbein ist individuell stark unterschiedlich ausgebildet. Es besteht aus 3 – 6 Knöchelchen, hat aber als Rest der Schwanzwirbelsäule beim Menschen keine Funktion mehr. Mitunter existieren noch knorpelige Verbindungen zwischen den Steißbeinwirbeln; Gelenkflächen und Wirbelbögen fehlen dagegen regelmäßig.

● MERKE *Die Wirbelsäule besteht aus 7 Halswirbeln, 12 Brustwirbeln, 5 Lendenwirbeln, dem aus 5 Wirbeln zusammengewachsenen Kreuzbein und dem Steißbein. Die Wirbel werden von oben nach unten größer und verlieren zunehmend ihre Beweglichkeit.*

## 8.3.2 Bandscheiben und Bänder

### Bandscheiben

Damit die knöcherne Wirbelsäule ihre Beweglichkeit erlangt, bedarf es flexibler Verbindungen zwischen den Wirbelkörpern, die einerseits ein Abkippen und/ oder eine Rotationsbewegung gestatten, andererseits für einen festen Halt der Wirbelkörper aufeinander sorgen. Die Bandscheiben (Disci intervertebrales) erfüllen beide Funktionen und dienen darüber hinaus als Puffer gegen kurze harte Stöße (**Abb. 8.13**).

Da unser Organismus keine Substanz kennt, die sich – etwa wie Gummi – gegenüber Druckbelastungen elastisch zeigt, muss die Druckbelastung zunächst in eine Zugbelastung umgewandelt werden, welche dann aufgefangen wird.

Zwischen 2 benachbarten Wirbeln, deren Oberfläche mit einer dünnen Platte aus hyalinem Knorpel bedeckt ist, befindet sich eine Bandscheibe. Diese besteht aus einem Ring aus Faserknorpel (S. 25), dem Anulus fibrosus, der einen zwiebelschalenartigen Aufbau zeigt. In der Mitte befindet sich ein zentraler *Gallertkern* (Nucleus pulposus).

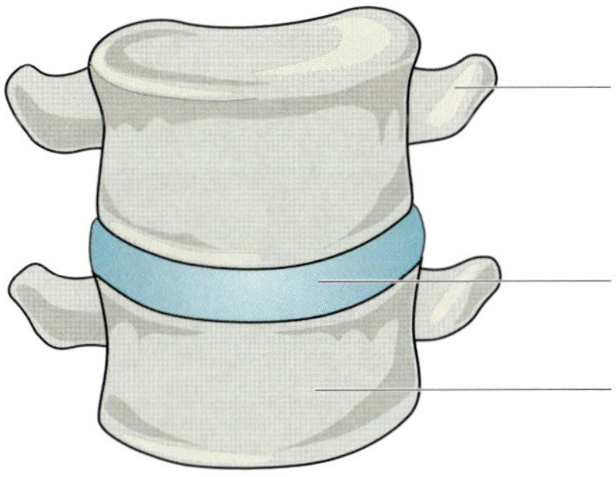


**Abb. 8.13 Bandscheibe.** Zwischen je 2 Wirbelkörpern (hier der Lendenwirbelsäule) liegt eine Bandscheibe. Sie dämpft harte Stöße ab und ermöglicht Bewegungen der Wirbelkörper gegeneinander.

**Stoßdämpferfunktion des Gallertkerns.** Der Gallertkern zieht aufgrund seiner hohen osmotischen Konzentration Wasser aus der Umgebung an und schwillt in unbelastetem Zustand (im Liegen, unter Wasser, in Schwerelosigkeit) an. Dadurch verlängert sich die Wirbelsäule um bis zu 2 cm und der Faserring gerät unter Spannung.

Kommt es zu einer Druckbelastung der Bandscheibe, dann versucht der Gallertkern seitlich auszuweichen. Die gitterartig vernetzten kollagenen Fasern des Faserrings werden gedehnt und der Faserring buckelt sich über den Rand der Wirbelkörper hinaus vor (**Abb. 8.14**).

Mit zunehmendem Alter verliert der gallertige Kern der Bandscheiben seine Elastizität und damit seine Stoßdämpferwirkung. Da gleichzeitig die Knochengrundsubstanz brüchiger wird (Osteoporose), treten im Alter häufig Einbrüche eines Wirbels, z. B. nach einem Sturz, auf.

● KRANKHEITSLEHRE ***Bandscheibenvorfall.*** *Angesichts des hohen Drucks, der auf den Gallertkern der Lendenwirbel wirkt (bei Sprüngen u. U. das Mehrfache des Körpergewichts auf wenige Quadratzentimeter!), ist es möglich, dass der Faserring stellenweise überdehnt wird und zerreißt. Teile des Nucleus pulposus quetschen sich durch die entstandene Lücke und geraten in den Bereich des Wirbelkanals (medialer Bandscheibenvorfall) oder des Zwischenwirbellochs (lateraler Bandscheibenvorfall). Im letzteren Fall kann der durch das Foramen intervertebrale verlaufende Rückenmarknerv eingeklemmt werden und einseitige Schmerzen, Sensibilitätsverlust (Taubheitsgefühl) oder schlimmstenfalls motorische Ausfälle verursachen. Ein ausgeprägter medialer Bandscheibenvorfall klemmt dagegen das Rückenmark oder dessen Fortsetzung, die Cauda*

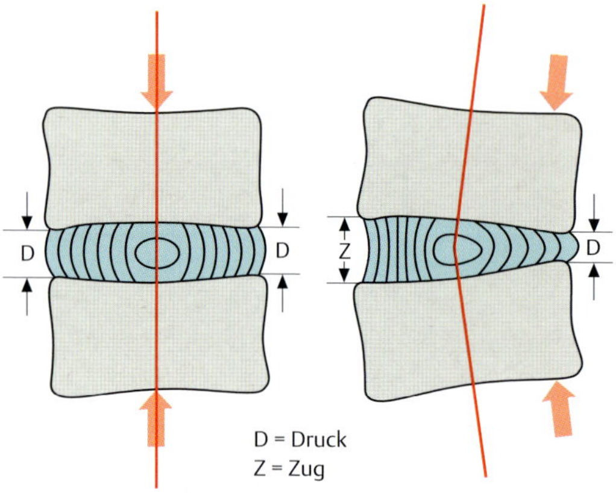


**Abb. 8.14 Funktion der Bandscheibe.** Bei einer vertikalen Druckbelastung (linke Zeichnung), wie z. B. beim Laufen, verformt sich die Bandscheibe gleichmäßig. Sie wird flacher, der Faserring tritt ringförmig über die Ränder der Wirbelkörper hinaus. Eine Rumpfbeugung nach vorne, hinten oder zur Seite belastet nur eine Hälfte der Bandscheibe auf Druck (rechte Zeichnung). Auf der Gegenseite treten Zugkräfte auf, die von vertikalen Kollagenfasern aufgenommen werden.

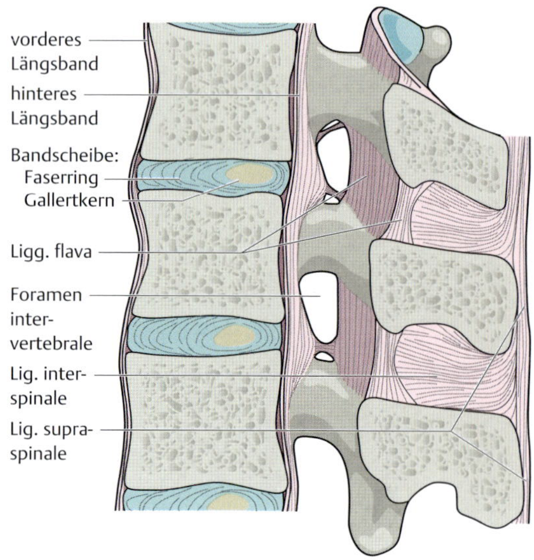


**Abb. 8.15 Bänder der Wirbelsäule.** Längs verlaufende Bänder an der Vorder- und Rückseite der Wirbelkörper bilden ein Korsett für die Bandscheiben. Beachten Sie, dass sich der Gallertkern der obersten Bandscheibe bereits weit nach hinten gearbeitet hat und das hintere Längsband leicht ausbuckelt. Hier droht ein Bandscheibenvorfall. Bänder zwischen den Wirbelbögen und den Dornfortsätzen begrenzen die Biegung der Wirbelsäule nach vorne. Sie helfen der Rückenmuskulatur, den Oberkörper aufrecht zu halten.

8

*equina (S. 94), ein und verursacht beidseitige Ausfälle unterhalb des betroffenen Rückenmarksegmentes.*
***Wirbelgleiten.*** *Ein weiteres, recht häufiges Krankheitsbild der Wirbelsäule ist das Wirbelgleiten (Spondylolisthesis). Der steil nach vorne abfallende Verlauf der Kreuzbeindeckplatte setzt jede Längsbelastung der Wirbelsäule teilweise in eine Scherkraft um, die versucht, die gesamte freie Wirbelsäule einschließlich der letzten Bandscheibe in Richtung des Beckens zu verlagern.*
*Bei Personen mit angeborener Bindegewebsschwäche oder schlecht ausgebildeter Rückenmuskulatur kann sich also die Wirbelsäule teilweise oder auch ganz gegen das Kreuzbein verschieben und gleichfalls Nervenwurzeln abklemmen.*

## Bänder der Wirbelsäule

Zum Schutz vor Bandscheibenvorfall und Wirbelgleiten stabilisieren Längsbänder die Wirbelsäule an der Vorder- und Rückseite der Wirbelkörper (**Abb. 8.15**). Je nachdem, von welchem Teil des Wirbels die ausgehen, werden Wirbelkörper- und Wirbelbogenbänder wie folgt unterschieden:

- Wirbelkörperbänder:
  - vorderes Längsband (Lig. longitudinale anterius)
  - hinteres Längsband (Lig. longitudinale posterius)
- Wirbelbogenbänder:
  - gelbe Bänder (Ligg. flava)
  - Bänder zwischen den Querfortsätzen (Ligg. intertransversaria)
  - Bänder zwischen den Dornfortsätzen (Ligg. interspinalia)
  - Band über die Spitzen der Dornfortsätze (Lig. supraspinale)

Das vordere Längsband (Lig. longitudinale anterius) beginnt breitflächig an der Eingeweideseite des Kreuzbeins und verjüngt sich bis zu seinem Ende am Atlas. Das hintere Längsband (Lig. longitudinale posterius) dagegen verbreitert sich von der Rückfläche des Kreuzbeins bis hin zur Vorderseite des großen Hinterhauptlochs am Schädel und gibt, im Gegensatz zum vorderen Längsband, Fasern zum Faserring jeder Bandscheibe ab.

Als starke elastische Faserbänder verbinden die Ligg. flava (gelbe Bänder) je 2 benachbarte Wirbelbögen miteinander und lassen nur die Foramina intervertebralia frei. Die Ligg. intertransversaria und Ligg. interspinalia verbinden in derselben Weise je 2 Quer- bzw. Dornfortsätze. Das oberflächlich gelegene Lig. supraspinale verbindet die Spitzen der Dornfortsätze und lässt sich bei nicht allzu viel Übergewicht gut selbst tasten.

Diese widerstandsfähige Verbindung der Wirbel erlaubt eine hohe mechanische Belastung der Wirbelsäule, die allerdings nur mit Unterstützung der Rückenmuskulatur dauerhaft Schaden von der Wirbelsäule fernhalten kann.

● KRANKHEITSLEHRE ***Häufige Wirbelsäulenbeschwerden. Lumbago:*** *Dumpfe Kreuzschmerzen (chronische Lumbago) können darauf hindeuten, dass 2 Wirbel aneinander scheuern oder sich eine Bandscheibe gelockert hat. Durch eine unkontrollierte Bewegung oder ein „Verheben" entsteht daraus der Hexenschuss (akute Lumbago). Oft sind die Schmerzen dabei so stark, dass der Patient sich nur noch auf allen Vieren fortbewegen kann. Besonders schmerzhaft ist der Versuch, die Wirbelsäule zu beugen.* ***Ischialgie:*** *Während chronische und akute Lumbago Schmerzen über der unteren Wirbelsäule auslösen, strahlt der Schmerz bei Betroffenheit des Ischias (Ischialgie) in die Außenseite eines oder beider Beine aus. Der Grund ist meistens ein Bandscheibenvorfall, der eine Nervenwurzel so stark komprimiert, dass das Rückenmark dies als Schmerzsignal aus dem Versorgungsgebiet des entsprechenden Hautnervs missdeutet. Gefährlich wird eine Ischialgie meist erst, wenn anstelle des Schmerzes Gefühlsstörungen (Parästhesien) wie Kribbeln und Ameisenlaufen treten. Eine schlaffe Lähmung ist das letzte Alarmzeichen, kurz bevor die Nervenwurzel endgültig und unwiderruflich geschädigt ist.*

● PFLEGE *Je schwächer die Rückenmuskulatur ist, desto größer sind die Kräfte, die die Wirbelsäule selbst, insbesondere Wirbelkörper und Bandscheiben, aufnehmen muss. Unter Kreuzschmerzen und Bandscheibenschäden leiden daher besonders häufig große und schlecht trainierte Menschen, die oft eine schwere Last „aus dem Kreuz heraus", also mit einem langen Hebelarm bewegen müssen (z. B. Umlagern pflegebedürftiger Patienten). Gerade Angehörige der Pflegeberufe sollten daher auf Rückengymnastik und einen die Rückenmuskulatur trainierenden Ausgleichssport (z. B. Brust- und Delphinschwimmen) achten.*

## 8.4 Rumpf

### 8.4.1 Autochthone Rückenmuskulatur

Da die Wirbelsäule sich nicht im Mittelpunkt des Körpers befindet, sondern extrem weit hinten, liegt der Schwerpunkt beim aufrecht stehenden oder sitzenden Menschen stets vor der Wirbelsäule.

Wenn man im Sitzen einschläft, entspannt sich die gesamte Muskulatur und der Körper sinkt passiv in sich zusammen: Die Rückenmuskulatur wirkt dieser passiven Rumpfneigung entgegen. Im Bereich der Lordosen (HWS und LWS) ist die Rückenmuskulatur besonders stark ausgeprägt und bildet hier sozusagen die straff gespannte Sehne eines Bogens (nach vorne durchgebogene Wirbelsäule). Die Muskeln enthalten viel Glykogen, damit sie lange andauernde Haltearbeit verrichten können. Trotz dieser Spezialisierung auf tonische Haltearbeit handelt es sich – wie bei der übrigen Muskulatur des Bewegungsapparates auch – um quergestreifte Skelettmuskulatur.

Die gesamte Rückenmuskulatur wird im Gegensatz zu sämtlichen anderen Muskeln direkt aus dem hinteren Anteil der Rückenmarknerven versorgt (alle anderen Muskeln vom vorderen Anteil der Rückenmarknerven). Sie wird im Embryonalleben schon sehr frühzeitig angelegt und verbleibt an diesem Ort. Deshalb wird sie als autochthone (ortsständige) Rückenmuskulatur bezeichnet (**Abb. 8.16**).

**Funktion.** Nach ihrer wichtigsten Funktion fasst man sämtliche dazugehörigen Muskeln unter dem Sammelbegriff M. erector spinae („Aufrichtmuskel der Wirbelsäule") zusammen. Darüber hinaus kann die Rückenmuskulatur bei einseitiger Innervation den Körper zur Seite neigen *(Lateralflexion)* oder drehen *(Rotation).*

**Schichten der Rückenmuskulatur.** Die autochthone Rückenmuskulatur besteht aus einer oberflächlichen Schicht mit sehr breiten Muskelzügen und einer tiefen Schicht mit zahlreichen kleinen Einzelmuskeln, die sich zwischen Dorn- und Querfortsätzen der Wirbel sowie zwischen den Rippen erstrecken. Die Muskeln der oberflächlichen Schicht überspannen dagegen mehrere Wirbel und reichen zum Teil vom Hinterhaupt bis hinab zur Rückfläche des Kreuzbeins.

● MERKE *Die autochthone Rückenmuskulatur richtet den Körper auf. Wegen der schlechten Hebelwirkung nahe der Wirbelsäule sind die Muskeln extrem kräftig und für lange Haltearbeit ausgelegt.*

### 8.4.2 Brustkorb

Der knöcherne Brustkorb (Thorax) besteht aus den Rippen (Costae), dem Brustbein (Sternum) sowie den 12 Brustwirbeln. Er umfasst die Organe der Brusthöhle und gibt ihnen mechanischen Schutz.

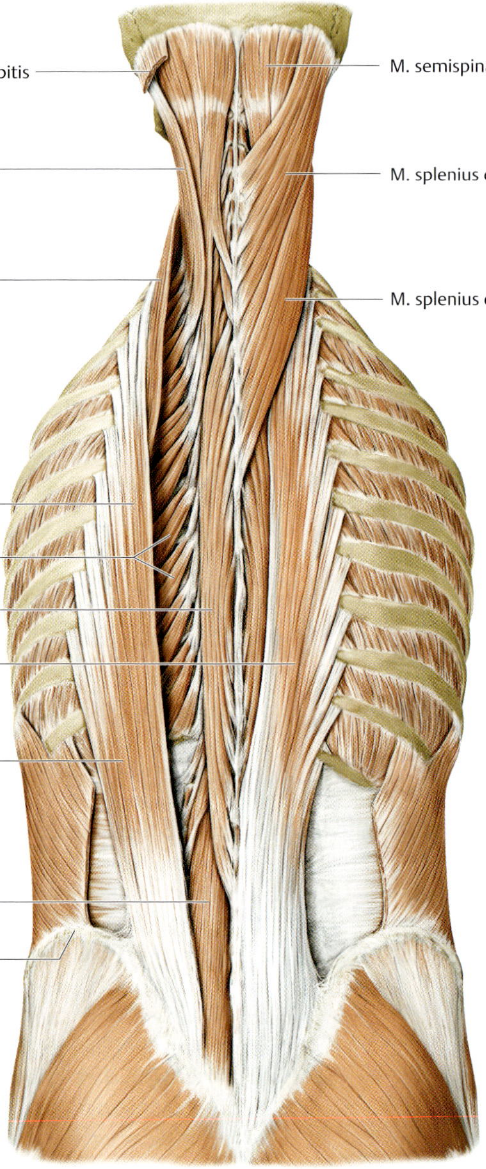


**Abb. 8.16 Autochthone Rückenmuskulatur.**
a Die Fasern der oberflächlich gelegenen Rückenmuskeln ordnen sich parallel zur Wirbelsäule von oben nach unten an. Diese langen Muskeln richten die Wirbelsäule auf und stützen die aufrechte Körperhaltung.

## Rippen

Die 12 Rippen des Brustkorbs stehen hinten gelenkig mit der Wirbelsäule (**Abb. 8.17**), vorne mit dem Brustbein in Verbindung. Als Bestandteile jeder Rippe unterscheidet man:
- Rippenköpfchen (Caput)
- Rippenhals (Collum)
- Rippenwinkel (Angulus)
- Rippenkörper (Corpus)

Zwei Gelenke verbinden die Rippen mit der Wirbelsäule: Das Rippenköpfchen trägt die Fläche für das *innere Rippen-Wirbel-Gelenk* (Articulatio [Art.] capitis costae),



8

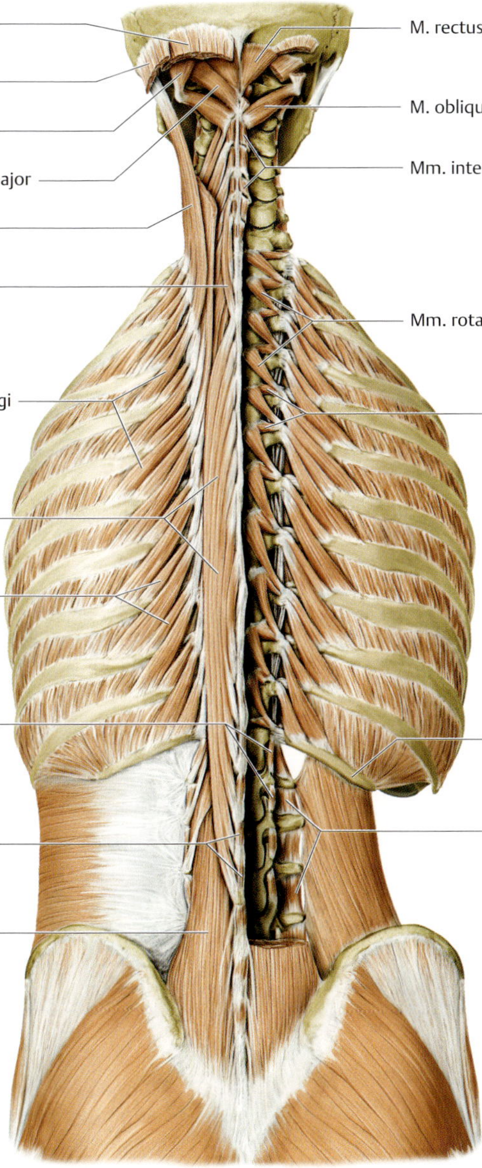


**Abb. 8.16 Fortsetzung**
b Die Abbildung zeigt die den Wirbelbögen benachbarten Rückenmuskeln (tiefe Schicht). Sie ziehen im Wesentlichen schräg von oben nach unten, können die Wirbelsäule also nicht nur aufrichten, sondern auch zur Seite drehen (daher der Name Mm. rotatores).

der Rippenhals diejenige für das *äußere Rippen-Wirbel-Gelenk* (Art. costotransversaria).

Zur Körpermittellinie hin schließt sich der Rippenknorpel (Cartilago costalis) an, der als flexibler Rippenabschluss Kontakt zum Brustbein aufnimmt. Die Außenfläche jeder Rippe ragt etwas weiter nach unten als die Innenfläche, wodurch am Unterrand jeder Rippe eine flache Rinne (Sulcus costalis) entsteht. Diese Rinne bietet – von oben nach unten – je einer Arterie, einer Vene und einem Nerv Schutz (A., V., N. intercostalis).

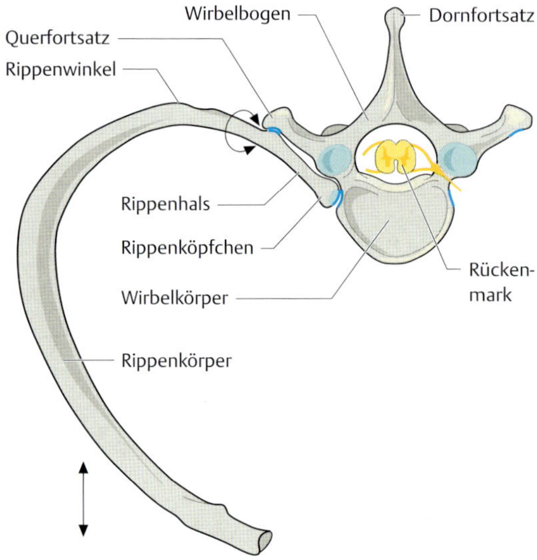


**Abb. 8.17 Rippen und Rippenwirbelgelenk.** Die Rippen haben die Form eines Hufeisens, wobei der Rippenhals schräg von innen vorn nach außen hinten weist. Zwei Gelenke am Köpfchen und am Hals verbinden die Rippen mit den Brustwirbeln. Bei einer Drehung des Rippenhalses um die eigene Achse bewegt sich daher der Rippenkörper auf und ab (Ein- und Ausatmung).

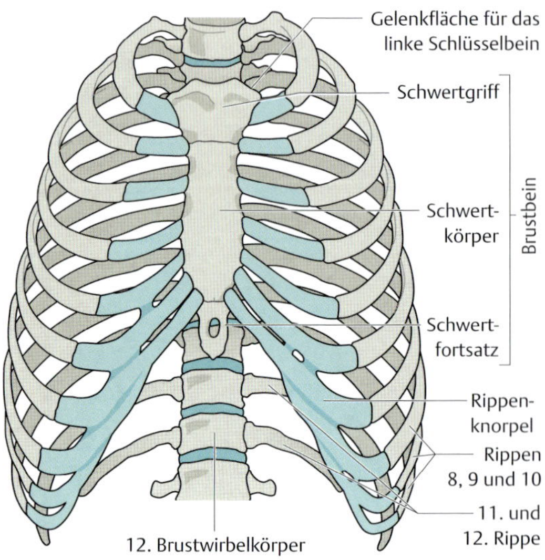


**Abb. 8.18 Brustkorb von vorn.** Der vordere Anteil der Rippen besteht aus Knorpel. Er verbindet den Rippenkörper elastisch mit dem Brustbein. Wegen der unterschiedlichen Größe der Rippen hat der Brustkorb die Form einer nach oben spitz zulaufenden Kuppel. Beachten Sie, dass 11. und 12. Rippe keinen Kontakt mehr zum Brustbein haben.

8

**MERKE** *Die Rippen verbinden sich sowohl mit den Wirbelkörpern als auch mit den Querfortsätzen. Dadurch entsteht eine schräg verlaufende Drehachse, um die sich jede Rippe bei jeder Ein- und Ausatmung bewegen kann (S. 293). Der vordere knorpelige Anteil der Rippen steht in flexibler Verbindung zum Brustbein.*

## Brustbein

Die Rippen enden ventral am Brustbein (Sternum). Die Form des Brustbeins erinnert an ein Schwert (**Abb. 8.18**). Seine Anteile sind:

- Handgriff (Manubrium sterni)
- Körper (Corpus sterni)
- Schwertfortsatz (Processus xiphoideus)

Der ungefähr quadratische obere Anteil, der Handgriff (Manubrium sterni), verbindet linkes und rechtes Schlüsselbein, die I. Rippe und den Brustbeinkörper miteinander. Der Brustbeinkörper gleicht einem langen flachen Rechteck und dient als Rippenansatz.

**„Wahre, falsche und freie Rippen“.** Nur die ersten 7 Rippen nehmen mit ihren Rippenknorpeln direkten Kontakt zum Brustbein auf (*„wahre Rippen“*, Costae verae), während die Knorpel der VIII., IX. und X. Rippe mit dem knorpeligen Anteil der höheren Rippen verschmolzen sind (*„falsche Rippen“*, Costae spuriae). Die XI. Rippe hat häufig, die XII. regelmäßig keine Verbindung mehr zu den übrigen (*„freie Rippe[n]“*, Costa [e] libera[e]).

Nach kaudal schließt sich an den Brustbeinkörper der häufig noch knorpelige, mitunter aber bereits verknöcherte Schwertfortsatz (Processus xiphoideus, Xiphoid) an. Die Spitze des Schwertfortsatzes lässt sich gut tasten.

**PFLEGE** ***Sternalpunktion.*** *Aufgrund der oberflächlichen Lage des Brustbeins lässt sich hier gut Knochenmark entnehmen (Sternalpunktion).*

## Eigenmuskulatur der Brustwand

An der Innenseite der Rippen überzieht die bindegewebige Fascia endothoracica den Brustkorb. Ihr liegt der querverlaufende Muskel des Brustkorbs (M. transversus thoracis) auf, der die Innenseite der Rippenknorpel gegen das Brustbein verspannt. Die nächste Lage bilden die inneren Zwischenrippenmuskeln (Mm. intercostales interni, **Abb. 8.19**). Sie ziehen von der Oberseite einer Rippe schräg nach vorn oben zur Unterseite der folgenden Rippe.

Diese an der seitlichen und vorderen Brustwand vorkommenden Muskeln wirken hauptsächlich stabili-

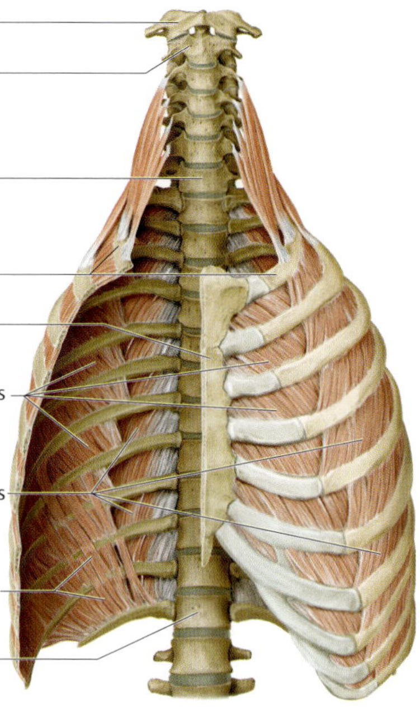


**Abb. 8.19 Muskeln des Brustkorbs.** Zwischen je 2 benachbarten Rippen verlaufen flache Muskelplatten. Die äußeren Zwischenrippenmuskeln (Mm. intercostalis externi) an der Rück- und Seitenfläche des Brustkorbs ziehen die Rippen nach oben (Einatmung), die inneren Zwischenrippenmuskeln (Mm. intercostalis interni) an der Vorderfläche senken die Rippen (Ausatmung).

sierend und als schwache Rippensenker (Exspirationsmuskeln).

Entgegengesetzt zu den letztgenannten Muskeln verlaufen die äußeren Zwischenrippenmuskeln (Mm. intercostales externi) von der Unterseite einer Rippe schräg nach vorne unten zur Oberseite der folgenden Rippe.

Man findet die äußeren Zwischenrippenmuskeln an der hinteren und seitlichen Brustwand, nicht dagegen in der Nähe des Sternums. Sie verspannen ebenfalls die Zwischenwirbelräume gegen den Sog der Lunge und heben zusätzlich die Rippen an (Inspirationsmuskeln, s. S. 292).

## 8.4.3 Bauchwand

Um die stark beweglichen Bauchorgane Magen und Darm am Absinken zu hindern, sind sie über Bauchfellduplikaturen (Mesos) fixiert. Unterstützend bildet die Bauchmuskulatur ein Verspannungssystem, also eine Art physiologische Bauchbinde, die sich den unterschiedlichen Füllungszuständen flexibel anpassen kann.

Überdies ist die Bauchmuskulatur für die Beweglichkeit des Rumpfes unerlässlich. Daneben können die Bauchmuskeln bei geschlossener Stimmritze den Druck im Bauchraum bis auf Werte von über 100 mmHg erhöhen. Eine derartige willkürliche Druckerhöhung (Bauchpresse) ist Voraussetzung für jedes schwere Heben, den Stuhlgang, aber auch für die Geburt und stellt damit eine lebenswichtige Funktion der Bauchwandmuskulatur dar.

Nach ihrer Lage werden sie in Gruppen unterteilt:

- vordere (gerade) Bauchmuskeln
- seitliche (schräge) Bauchmuskeln
- hintere (tiefe) Bauchmuskeln

### Vordere (gerade) Bauchmuskeln

Der starke paarige gerade Bauchmuskel (M. rectus abdominis) verbindet die unteren Rippenknorpel mit dem oberen Schambeinast in *vertikaler* Richtung und beugt daher den Rumpf nach vorne. Drei oder 4 quere Zwischensehnen (Intersectiones tendineae) teilen den M. rectus abdominis in 4 oder 5 Muskelbäuche, die bei schlanken und trainierten Menschen das Bauchrelief (Waschbrettbauch, Sixpack) prägen.

### Seitliche (schräge) Bauchmuskeln

Diese Muskeln liegen in 3 Schichten übereinander seitlich in der Bauchwand:

- Der **äußere Schrägmuskel** (M. obliquus externus abdominis) beginnt an der Außenseite der unteren Rippen und zieht in schräger Richtung nach unten zur Mittellinie. Die untersten Anteile des Muskels sind sehnig umgewandelt und tragen zum Aufbau des Leistenbandes (Lig. inguinale) bei. Der M. obliquus externus abdominis endet in einer Aponeurose, die den M. rectus bedeckt.
- Der **innere Schrägmuskel** (M. obliquus internus abdominis) bedeckt den M. transversus abdominis. Er fächert sich vom Darmbeinkamm aus auf und läuft wie der M. transversus in einer breiten Ansatzsehne (Aponeurose) aus. Am unteren Rand zweigen beim Mann einige Muskelbündel in den Leistenkanal ab und umgeben als M. cremaster den Hoden.
- Der flächige **quere Bauchmuskel** (M. transversus abdominis) geht von der Fascia thoracolumbalis sowie der Innenseite der unteren Rippen und dem Darmbeinkamm aus (**Abb. 8.20**, **Abb. 8.21**). Seine Fasern verlaufen nahezu horizontal in der seitlichen Bauchwand. Wegen seines gürtelförmigen Verlaufs nimmt der Muskel im Stehen die Hauptlast der Baucheingeweide auf und stellt den wichtigsten Anteil der physiologischen Bauchbinde dar.

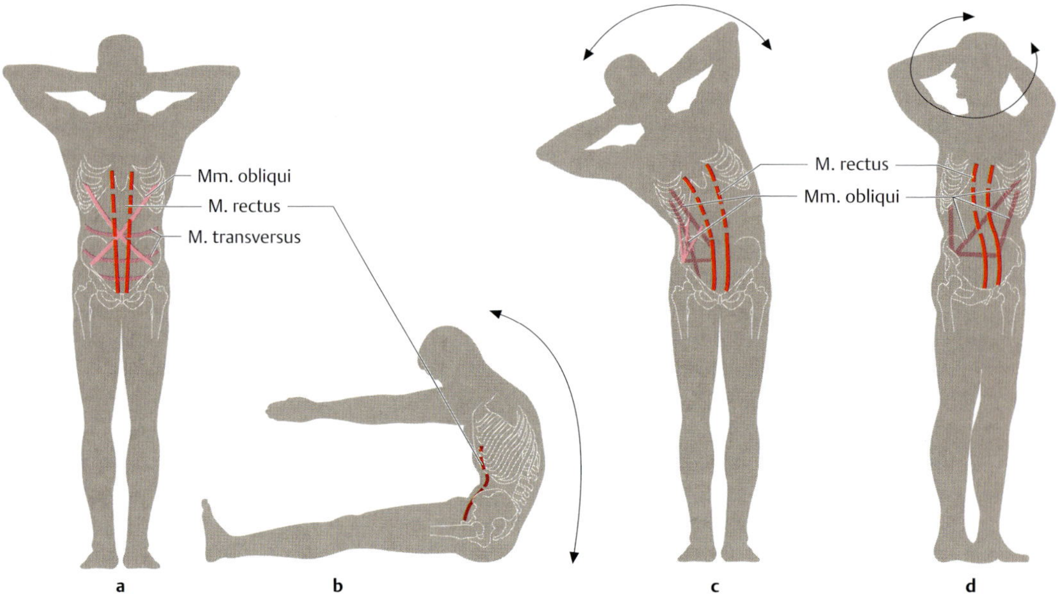


**Abb. 8.20 Bauchmuskeln in Bewegung.**
a Die Bauchmuskeln verspannen die vordere Bauchwand in 3 Richtungen.
b Beim Beugen des Rumpfes, besonders aus der Rückenlage heraus, wird der gerade Bauchmuskel (M. rectus abdominis) angespannt. Ein hier nicht dargestellter Hüftmuskel, der M. iliopsoas, unterstützt diese Bewegung.
c Die schrägen Bauchmuskeln (Mm. obliqui externus und internus) einer Seite neigen den Oberkörper nach links bzw. rechts.
d Durch das Zusammenspiel des M. obliquus externus einer Seite mit dem M. obliquus internus der Gegenseite kommt eine Drehung zustande.

8

**Faserverlauf der vorderen und seitlichen Bauchmuskeln.** Die Faserzüge der jeweiligen Bauchmuskeln laufen in verschiedenen Richtungen und übernehmen entsprechend unterschiedliche Hauptfunktionen (**Abb. 8.20**)
- in horizontaler Richtung („Bauchbinde“),
- in vertikaler Richtung („Rumpfbeuger“) und
- diagonal („Rumpfdreher“).

## Hintere (tiefe) Bauchmuskeln

Ganz dorsal begrenzen der große Lendenmuskel (M. psoas major) und der quadratische Lendenmuskel (M. quadratus lumborum) gemeinsam mit der Lendenwirbelsäule die hintere Bauchwand. Sie bilden eine Nische, in der die Niere mitsamt ihrer Fettkapsel eingelagert ist.

● MERKE *Die Bauchmuskeln bestehen aus den vorderen geraden Muskeln (Mm. recti abdominis) mit vertikalem Faserverlauf und den seitlichen Muskeln, die ein diagonales (Mm. obliquus internus und externus abdominis) und horizontales (M. transversus abdominis) Verspannungssystem bilden, welches die Lage der Bauchorgane unterstützt und bei der Ausatmung mitwirkt. Die hinteren Bauchmuskeln bilden eine Nische für die Niere und bilden die dorsale Bauchwand.*

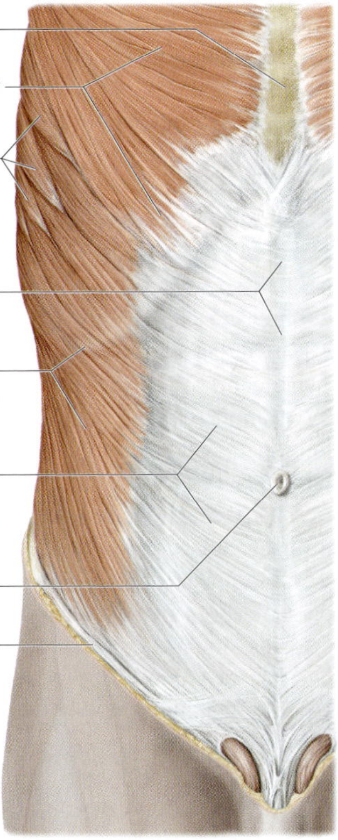


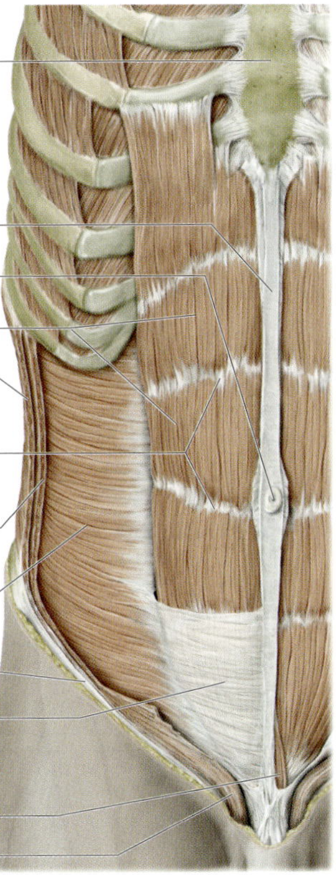


**Abb. 8.21 Muskeln der Bauchwand.**
a Sie schauen auf die oberflächliche schräge Schicht der Bauchmuskeln.
b Nach Entfernen der Mm. obliqui externus und internus erkennen Sie die queren Muskelzüge des M. transversus abdominis.



# 8.5 Becken, Hüfte und Oberschenkel

## 8.5.1 Becken

Vergleicht man die Anatomie des Beckens (**Abb. 8.22**) und der Beine mit der des Schultergürtels und der oberen Extremitäten, so fällt zunächst auf, dass die Knochen wesentlich massiger gebaut sind. Hüft-, Knie- und Sprunggelenk sind außerdem bei Weitem nicht so frei beweglich wie ihre Entsprechungen am Arm, also Schulter-, Ellenbogen- und Handgelenk.

Die Knochen des Beckenrings (Beckengürtel) sind durch straffe Bänder miteinander verstrebt und gestatten so gut wie keine Eigenbewegungen. Dies sind Zeichen dafür, dass die untere Extremität für eine ganz bestimmte Funktion – die 2-beinige Fortbewegung – spezialisiert ist, während uns Arm, Hand und Finger als Universalwerkzeuge dienen.

### Beckengürtel

Kopf, Arme und Rumpf übertragen ihr Gewicht auf das Kreuzbein (Os sacrum), welches gleichzeitig den hinteren Anteil des Beckengürtels (Beckenrings) bildet. Es steht beidseits mit dem linken und rechten Hüftbein (Os coxae) in Verbindung, von wo aus die Kraft über das Hüftgelenk (Art. coxae, s. **Abb. 8.27**) in den Oberschenkelknochen (Femur, s. **Abb. 8.25**) einstrahlt.

#### Kreuzbein-Darmbein-Gelenk

Kreuzbein und Hüftbein bilden beidseits die Kreuzbein-Darmbein-Gelenke (Iliosakralgelenke, Artt. sacroiliacae). Auf der Vorderseite stehen beide durch die knorpelige Symphyse (Fuge, Symphysis pubica) miteinander in Verbindung. Die Verbindung zwischen Kreuzbein und Darmbein ist zwar ein echtes Gelenk mit 2 getrennten, knorpeligen Gelenkflächen, diese

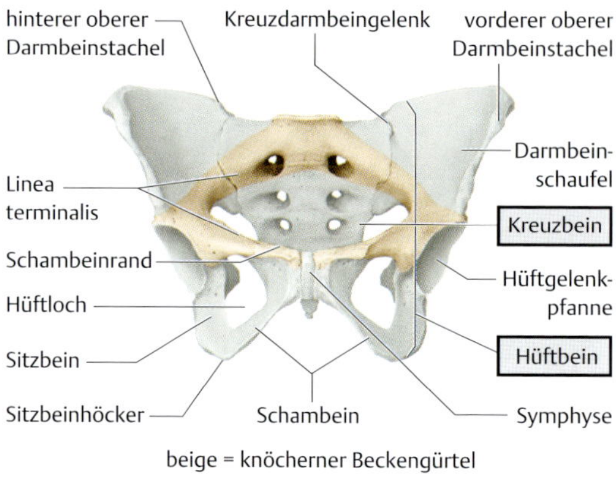


**Abb. 8.22 Beckenknochen.** Das Becken besteht aus den beiden Hüftbeinen und dem Kreuzbein, die miteinander durch derbe Faserverbindungen Kontakt aufnehmen. Achten Sie auf die durchgehende Begrenzungslinie, die das kleine und das große Becken voneinander trennt (Linea terminalis).

sind aber durch starke Bänder fast unbeweglich zusammengefügt.

### Symphyse

Die Symphyse (Schambeinfuge) besteht aus bindegewebsreichem Faserknorpel und wird durch einen nur unvollständigen Gelenkspalt getrennt. Bei wechselnder Belastung (Gehen, einbeiniges Stehen) bewegen sich die Knochen nur um max. 2 – 3 mm gegeneinander. In der späten Schwangerschaft lockern sich jedoch alle Beckengelenke, um mehr Raum für die Geburt zu schaffen (S. 397). Schwangere leiden daher besonders häufig unter einem instabilen Becken (Kreuzschmerzen, „Ischias“).

## Hüftbein

Wie der knöcherne Schädel ist auch das Hüftbein (Os coxae) aus mehreren Einzelknochen zusammengewachsen, die sich in der Gelenkpfanne (Azetabulum) des Hüftgelenks treffen:

- Das Pfannendach ist ein Teil des Darmbeins (Os ilium), des größten Hüftbeinknochens.
- Die Rückfläche der Gelenkpfanne („hintere Säule“) wird vom Sitzbein (Os ischii) gebildet.
- Das kleinere Schambein (Os pubis) hat Anteil an der Pfannenvorderfläche („vordere Säule“).

### Darmbein

Als Darmbeinkörper (Corpus ossis ilii) bezeichnet man den kräftig entwickelten Oberteil der Hüftgelenkpfanne. An dieser Stelle geht beim Stehen und Gehen das Gewicht der oberen Körperpartien auf das Bein über.

Außer der Hüftgelenkpfanne fallen v. a. die vielen Perforationen durch die Kompakta auf, in denen ernährende Blutgefäße zum Knochenmark ziehen. Die Darmbeinschaufel (Ala ossis ilii) knickt nach lateral in der Linea arcuata (Bogenlinie) ab. Die Eingeweidefläche der Darmbeinschaufel dellt sich zur Fossa iliaca ein, während die Darmbeinrückseite weitgehend flach ist. Daher ist der Knochen der Darmbeinschaufel hier mitunter nur papierdünn.

Eine sehr derbe Beschaffenheit zeigt dagegen das freie Ende der Darmbeinschaufel, der Beckenkamm (Darmbeinkamm, Crista iliaca), an dem die Bauchwandmuskulatur und Teile der Rückenmuskeln ansetzen (**Abb. 8.23**). Dennoch verbirgt sich auch hier unter einer oberflächlichen Kompakta schwammiges blutbildendes Knochenmark, das man für eine Knochenmarktransplantation oder zu diagnostischen Zwecken entnehmen kann (Beckenkammpunktion).

Der Beckenkamm läuft vorne im vorderen oberen Darmbeinstachel (Spina iliaca anterior superior) auf der Körperrückseite im hinteren oberen Darmbeinstachel (Spina iliaca posterior superior) aus. Beide Punkte lassen sich auch bei sehr beleibten Personen regelmäßig gut erkennen und dienen, z. B. bei der intramuskulären Injektion, als wichtige Orientierungspunkte im Bauch- und Beckenraum.

### Sitzbein

Wie am Darmbein benennt man auch am Sitzbein (Os ischii) den gelenknahen Anteil mit dem Wort „Körper“ (Sitzbeinkörper, Corpus ossis ischii). Nach hinten außen schließt sich der sehr kräftige Sitzbeinast (Ramus ossis ischii) an, der zusammen mit dem unteren Schambeinast das Hüftloch (Foramen obturatum) umgibt.

Die tiefste Stelle bildet der gut tastbare Sitzbeinhöcker (Tuber ischiadicum). Wenn wir aufrecht sitzen, verschieben sich die Gesäßmuskeln zur Seite, sodass der Sitzbeinhöcker nur noch von Haut, Fett- und Bindegewebe bedeckt ist. So wird das empfindliche Muskelgewebe beim Sitzen nicht zwischen Knochen und Unterlage zerquetscht.

### Schambein

Auch der Schambeinkörper (Corpus ossis pubis) beteiligt sich am Aufbau des Hüftgelenks. Daran schließt sich ein länglicher Abschnitt mit einer Knickstelle an, welche die Symphyse (Schambeinfuge, s. **Abb. 8.22**) trägt.

Der Teil zwischen Körper und Symphyse wird oberer Schambeinast (Ramus superior), der Teil zwischen

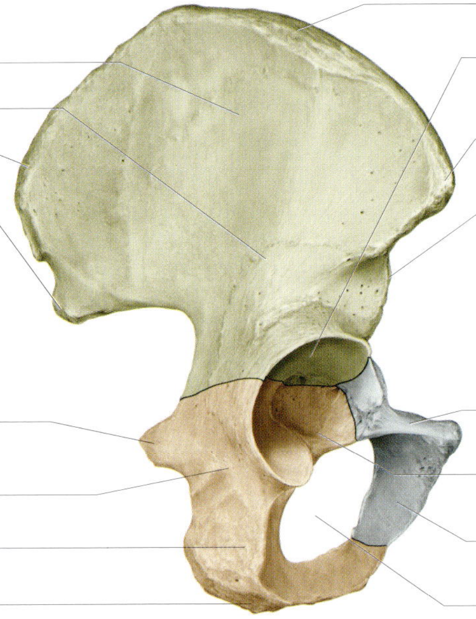


**Abb. 8.23 Rechtes Hüftbein (Außenseite).** Rechtes und linkes Hüftbein bestehen aus jeweils drei miteinander verwachsenen Knochen, die alle Anteil an der Pfanne des Hüftgelenks haben. Gut erkennbar ist der hufeisenförmige Knorpel der Gelenkpfanne. Die Verbindungen zum Kreuzbein und zum linken Hüftbein liegen an der Innenseite und sind daher hier nicht zu sehen.



Symphyse und der Verbindung zum Sitzbein unterer Schambeinast (Ramus inferior) genannt.

An der Oberseite des oberen Schambeinastes wirft sich ein scharfkantiger Rand auf (Pecten ossis pubis), der genau in der Verlängerung der Linea arcuata des Darmbeins liegt. Zusammen mit dieser und dem Promontorium zwischen 5. Lendenwirbel und Kreuzbein bildet er eine geschlossene Kontur, die Linea terminalis (s. **Abb. 8.22**), welche das obere große Becken vom unteren kleinen Becken trennt.

### Unterschiede zwischen männlichem und weiblichem Becken

Das weibliche Becken ist generell größer als das männliche (**Abb. 8.24**). Die Hüftbeine stehen flacher, der Winkel zwischen den unteren Schambeinästen ist größer (♀ 90°, ♂ 70°). Das Promontorium springt weniger stark vor, sodass die Linea terminalis ein Oval bildet (beim Mann eine Herzform). Das Hüftloch ist ebenfalls oval (beim Mann rund). Auch der Beckenausgang, also der Abstand zwischen den Sitzbeinhöckern, ist als Teil des Geburtskanals deutlich weiter.

### Großes und kleines Becken

Das „große Becken“ umfasst den ganzen Bereich oberhalb der Linea terminalis (sog. Beckeneingang). Es bildet den Boden der Bauchhöhle und enthält hauptsächlich Dick- und Dünndarm. Im „kleinen Becken“ unterhalb dieser Kante liegen die weiblichen Geschlechtsorgane, Harnblase und Mastdarm.

● MERKE *Das Becken besteht aus den beiden Hüftbeinen und dem Kreuzbein. Jedes Hüftbein ist aus 3 einzelnen Knochen zusammengewachsen, die zusammen die Hüftgelenkpfanne bilden. Kreuzbein und Hüftbein bilden ein fest verbundenes Gelenk, die beiden Hüftbeine untereinander sind durch die faserknorpelige Symphyse verbunden. Bei Frauen stehen die Darmbeinschaufeln flacher und der Beckenausgang ist größer als bei Männern.*

## 8.5.2 Oberschenkelknochen

Nachdem wir an Wirbelsäule und Becken eine Reihe kurzer (Wirbelkörper) und platter Knochen (Darmbeinschaufel) kennen gelernt haben, begegnet uns mit dem Oberschenkelknochen *(Femur)* der erste lange Röhrenknochen des Körpers (**Abb. 8.25**).

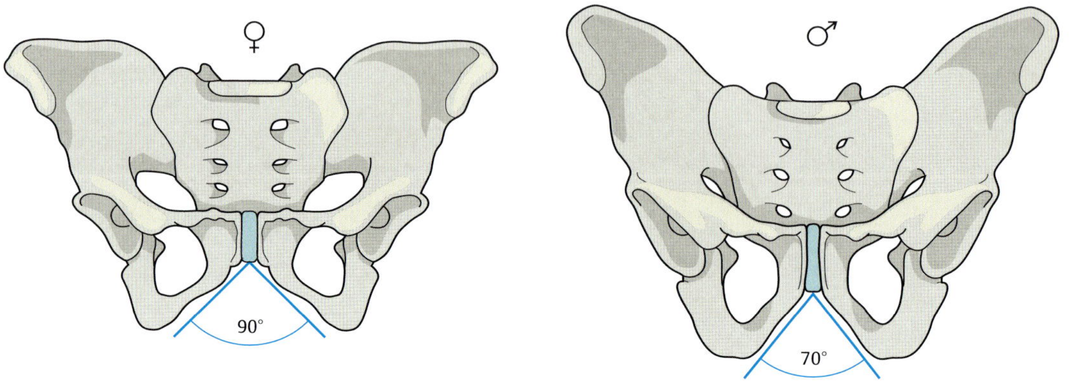


**Abb. 8.24 Weibliches und männliches Becken.** Das Becken einer Frau hat flacher gestellte Darmbeinschaufeln und einen größeren Winkel zwischen den unteren Schambeinästen (hier ca. 90°). Der durch die Linea terminalis begrenzte Beckeneingang ist größer als beim Mann. Dasselbe trifft für den Beckenausgang zwischen linkem und rechtem Sitzbeinhöcker zu.

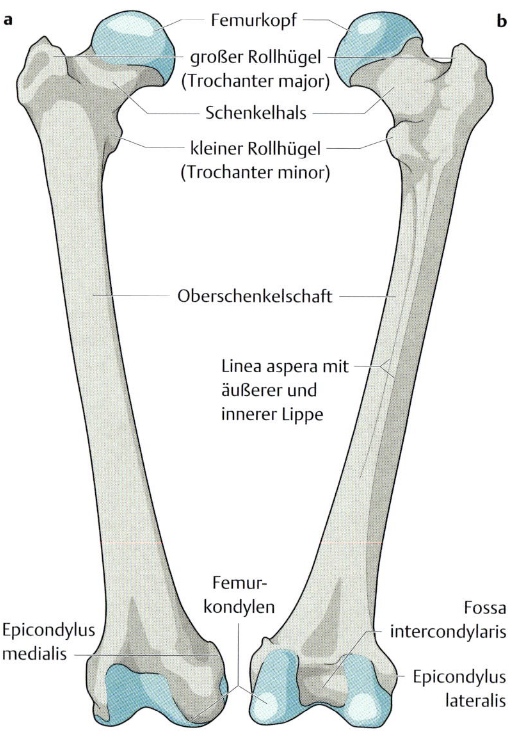


**Abb. 8.25 Oberschenkelknochen.**
a Die Vorderseite des Oberschenkelknochens ist relativ glatt. Nur der große Rollhügel ragt als derber Muskelansatzpunkt nach oben vor.
b Die zerklüftete Rückseite hat mit dem kleinen Rollhügel und der langgestreckten Linea aspera mehr Muskelansatzstellen.



Er ist der längste und schwerste menschliche Knochen überhaupt. Seine Enden tragen überknorpelte Gelenkflächen, die einen Teil des Hüftgelenks (Femurkopf) und des Kniegelenks (Femurkondylen, Gelenkknorren) bilden.

### Oberer Anteil

An den Femurkopf schließt sich der kurze, schräg nach hinten außen weisende *Schenkelhals* (Collum ossis femoris) an. Er zieht sich im Anschluss an die Gelenkfläche taillenartig ein und verbreitert sich außen zu dem mächtigen großen Rollhügel (Trochanter major). Dieser von Haut und straffem Bindegewebe bedeckte Knochenvorsprung ist leicht zu tasten. Er weist nach hinten oben und dient den kleinen Gesäßmuskeln als Ansatz. Der Abstand zwischen den großen Rollhügeln übertrifft den Abstand zwischen den beiden vorderen oberen Darmbeinstacheln und ist damit die breiteste Stelle der ganzen unteren Körperhälfte. Der kleine Rollhügel (Trochanter minor), der ebenfalls einen Muskelansatzpunkt darstellt, sitzt dem großen Rollhügel schräg gegenüber an der Femurinnenseite.

### CCD-Winkel

Oberschenkelhals und -schaft stehen in einem stumpfen Winkel zueinander, den man den Centrum-Collum-Diaphysen-Winkel (oder abgekürzt CCD-Winkel) nennt. Der CCD-Winkel beträgt beim Erwachsenen 125 – 130° (Mittel 128°); eine Verkleinerung *(Coxa vara)* lässt den Oberschenkelhals mehr zur Mitte stehen (X-Beine), durch eine Vergrößerung *(Coxa valga)* entstehen umgekehrt O-Beine (**Abb. 8.26**). Beim Neugeborenen sind 150° physiologisch. Durch Knochen-

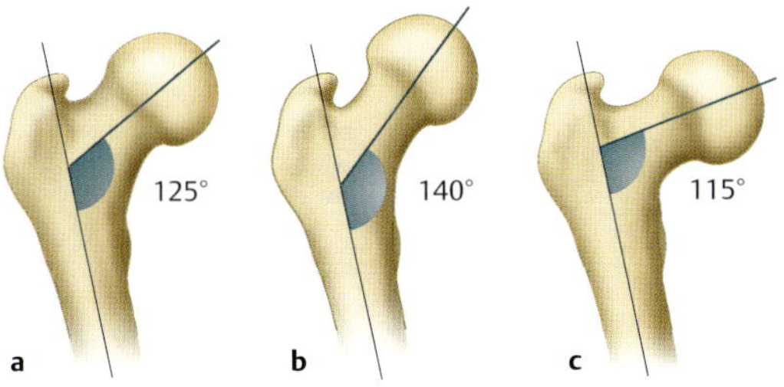


**Abb. 8.26 Schenkelhalswinkel.**
a Der Winkel zwischen Hals und Schaft des Oberschenkelknochens (Schenkelhalswinkel, CCD-Winkel) beträgt normalerweise 125 – 130°.
b Bei einem zu großen Winkel sitzt der Femurkopf nicht genügend fest in der Hüftgelenkpfanne. Außerdem entstehen O-Beine.
c Im Alter verkleinert sich der Winkel (c). Dadurch erhöht sich die Gefahr von Schenkelhalsbrüchen, insbesondere wenn eine Osteoporose vorliegt. Die Beine stehen tendenziell in X-Stellung.

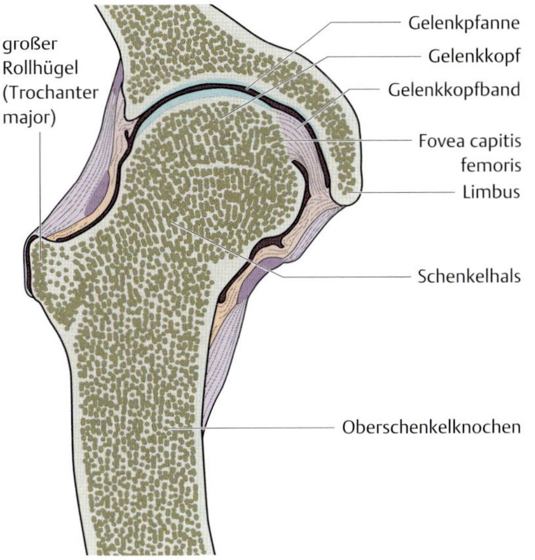


**Abb. 8.27 Schnitt durch das Hüftgelenk.** Nur die auf Druck beanspruchten Teile des Hüftgelenks sind mit Knorpel (blau) überzogen sind. Das Gelenkkopfband ist hier im Längsschnitt getroffen. Dieses Band innerhalb der Gelenkkapsel enthält Blutgefäße, die den Femurkopf versorgen.

umbau während des Wachstums passt sich der Femur den sich verändernden Belastungen an.

### Femurschaft

Der Femurschaft hat eine weitgehend 3-eckige Form. Die Seiten des Dreiecks weisen nach vorne, nach hinten außen (zur Gesäßbacke) und nach hinten innen (zum Anus). Über die gesamte Rückseite des Femurs zieht die langgestreckte Linea aspera („raue Linie“, s. **Abb. 8.25**) mit einer äußeren und inneren Lippe. Hier setzen sämtliche Muskeln an, die den Oberschenkel nach außen oder innen drehen.

### Epikondylen

Gegen das knienahe Ende des Schaftes verbreitert sich der ursprünglich 3-eckige Querschnitt des Femurs und wird flacher. Zwei Epikondylen (Epicondylus medialis und lateralis, s. **Abb. 8.25**) sitzen seitlich den Gelenkknorren auf. Als knöcherne Ansatzstelle für die Kniegelenkseitenbänder sind die Epikondylen nicht von Muskulatur bedeckt und damit gut sicht- und tastbar.

## 8.5.3 Hüftgelenk

### Funktion

Wer irgendwann einmal ein technisches Kugelgelenk (z. B. beim Fotostativ) auseinander genommen hat, weiß, dass solch ein Gelenk aus einer tief eingesenkten hohlkugeligen Gelenkpfanne (hier das Azetabulum des Hüftbeins) und einem drehrunden Gelenkkopf (Femurkopf) besteht (**Abb. 8.27**), die sich gegeneinander in 3 Freiheitsgraden bewegen lassen. Das Hüftgelenk erlaubt somit folgende Bewegungen (**Abb. 8.28**):

- Beugung *(Flexion, Anteversion)* des Oberschenkels nach vorn (130°– 140°)
- Streckung *(Extension, Retroversion)* nach hinten (10 – 15°)
- Abspreizung *(Abduktion)* nach außen (40 – 50°) und Heranführen nach innen *(Adduktion*, 20 – 30°)

Bei gebeugtem Knie kann man den Oberschenkel darüber hinaus um je 40 – 50° nach innen *(Innenrotation)* und nach außen drehen *(Außenrotation).*

Ist das Knie gestreckt, so sind die Bewegungsausschläge um die Rotationsachse geringer, da die Muskeln der Oberschenkelrückseite der Drehung einen Widerstand entgegensetzen. Beim Spagat wird das Becken stark nach vorne verkippt und so die maximale Beugung und Abduktion (+ Innenrotation) im Hüftgelenk optimal auf beide Beine verteilt.

### Gelenkmechanik

Der Femurkopf ist kugelförmig und mit Ausnahme einer kleinen freien Stelle am hinteren Rand – der Grube des Oberschenkelkopfes (Fovea capitis femoris, **Abb. 8.27**) – vollständig von Gelenkknorpel eingehüllt.

8

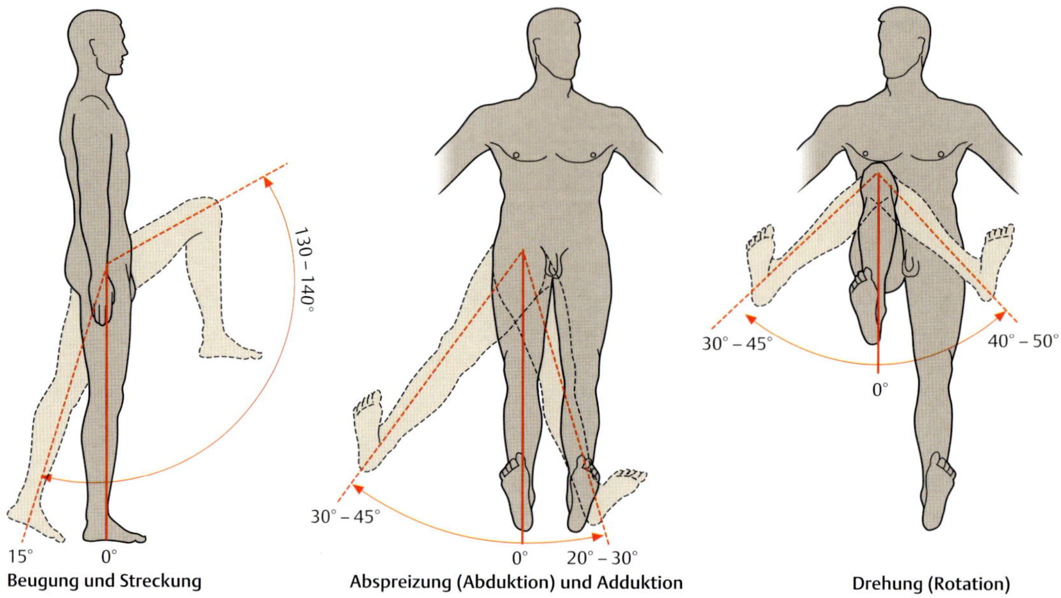


**Abb. 8.28 Beweglichkeit im Hüftgelenk.** Das Hüftgelenk ist ein Kugelgelenk und erlaubt daher 3 unterschiedliche Bewegungen: Die Beugung ist aktiv bis ca. 130° möglich, passiv noch weiter. Ein Überstrecken des Hüftgelenks wird von den Gelenkbändern verhindert (s. u.). Die Ab- und Adduktion lässt sich, wie die Drehung des Oberschenkels um die eigene Achse, am besten bei gebeugtem Knie untersuchen, weil dann die Bänder entspannt sind.



An dieser Grube setzt das Femurkopfband (Gelenkkopfband) an und entlässt seine Gefäße in den Knochen.

Der Knorpelüberzug über Kopf und Pfanne zeigt deutliche Unterschiede hinsichtlich der Dicke: Am vorderen oberen Pfannenrand und dem entsprechenden Bereich des Femurkopfes ist der Knorpel mit 2,5 – 4 mm am dicksten. Dieser kaum centgroße Bereich wird beim Gehen und Stehen am stärksten belastet. Andererseits fehlt der Knorpelüberzug über den unteren Gelenkabschnitten ganz, da hier keine Belastung erfolgt.

● KRANKHEITSLEHRE ***Schenkelhalsfraktur.*** *Einen unter mechanischen Gesichtspunkten kritischen Punkt bildet der Schenkelhals: Ist der CCD-Winkel zu klein (Coxa vara), so gelangt u. U. ein Teil des nicht mehr knorpelig überzogenen Schenkelhalses am oberen Pfannenrand unter Druck und nutzt sich hier schnell ab. Andererseits wird der Schenkelhals selbst stark auf Biegung beansprucht und kann unter Extrembelastungen zusammenbrechen. Diese Oberschenkelhalsfrakturen treten häufig bei älteren Menschen auf, da im Alter der CCD-Winkel abnimmt und gleichzeitig der Knochen durch Entkalkung (Osteoporose) an Belastbarkeit verliert. Diese Gefahr besteht zwar bei Menschen mit zu großem CCD-Winkel (Coxa valga) kaum – die Biegekräfte auf den Femurhals sind hier sehr klein –, der Femurkopf kann aber unter ungünstigen Umständen aus der Pfanne herausrutschen (Hüftgelenkluxation).*

● MERKE *Der Oberschenkelknochen ist der größte Knochen des Körpers. Kopf und Hals bilden einen Winkel zum Schaft, der die Stabilität des Oberschenkels bestimmt. Oberschenkelknochen und Hüftbein bilden ein Kugelgelenk, das Bewegungen um 3 Achsen zulässt.*

## 8.5.4 Bänder

### Beckengürtel

Der feste Zusammenhalt der Beckenringknochen, also von Kreuzbein sowie dem linken und rechten Hüftbein, entsteht durch straffe Bindegewebszüge (Bänder), die sich in der Nähe von Iliosakralgelenk und Symphyse zwischen den Knochen ausspannen.

#### Iliosakralgelenk

Durch den Druck der Wirbelsäule besteht im Stehen dauernd die Gefahr, dass das Kreuzbein nach unten wegrutscht; das Iliosakralgelenk wird also auf Zug belastet. Im Sitzen dagegen herrschen Druckkräfte vor, das Kreuzbein verstrebt sich gegen beide Hüftbeine und ist passiv gesichert.

**MERKE** *Je nach Körperhaltung müssen die Gelenke des Beckengürtels sowohl Druck- als auch Zugkräfte aufnehmen. Druckkräfte werden direkt von einem Knochen zum anderen übertragen, während die Bänder dafür sorgen, dass der Beckenring bei Beanspruchung auf Zug nicht auseinander fällt.*

### Symphyse

Auch die Symphyse muss sowohl Druck- als auch Zugkräfte aufnehmen. Für die Druckbelastung ist der Faserknorpel der Symphysenfuge bestens gerüstet. Die Zugbelastung nehmen das obere Schambeinband (Lig. pubicum superius) und das untere Schambeinband (Lig. arcuatum pubis) auf.

## Hüftgelenk

Die 3 Bänder des Hüftgelenks (**Abb. 8.29**) gehören zu den stärksten Bindegewebssträngen unseres Körpers. Sie hindern den Femurkopf am Abgleiten aus der Hüftgelenkpfanne und führen die Bewegungen des Oberschenkels. Die o. g. maximalen Bewegungsausschläge kommen dadurch zustande, dass sich jeweils ein oder mehrere Bänder spannen und damit eine weitergehende Bewegung unterbinden.

Diese Architektur steht im Gegensatz zu den Gelenken des Arms und der Wirbelsäule, die hauptsächlich durch die Muskulatur stabilisiert werden. Alle 3 Bänder strahlen in die Gelenkkapsel des Hüftgelenks ein und stabilisieren sie.

### Lig. iliofemorale

Das Lig. iliofemorale ist mit einer Zugfestigkeit von ca. 350 kg das stärkste der Hüftgelenkbänder. Sein innerer Anteil steht nahezu senkrecht und ist beim legeren Stehen gespannt. So verhindert dieses Band, dass das Becken nach hinten wegknickt. In militärisch straffer Haltung (Grundstellung: „Brust raus, Bauch rein") neigt sich das Becken weiter nach vorn, das Lig. iliofemorale wird entspannt. Wegen der dabei zu verrichtenden Muskelarbeit empfinden wir diese Haltung als anstrengend.

### Membrana obturatoria

Nicht unmittelbar zu den Hüftgelenkbändern zählt die Membrana obturatoria (Hüftlochmembran), welche das Hüftloch mit Ausnahme einiger Durchtrittsstellen vollständig verschließt. An der Membrana obturatoria haben innen Muskeln des Beckenbodens und außen Hüftgelenkmuskeln ihren Ursprung.

**KRANKHEITSLEHRE** ***Hüftgelenkluxation.*** *Die Gelenkkapsel des Hüftgelenks ist zwischen den Bändern vergleichsweise dünn. An diesen Stellen kann nach einer, allerdings sehr starken, Gewalteinwirkung der Femurkopf aus der Gelenkpfanne springen (Hüftgelenkluxation). Am häufigsten ist die hintere Hüftgelenkluxation, bei der das Bein leicht angewinkelt und stark nach innen rotiert ist. Niemals darf man aber versuchen, das Bein einzurenken, ohne vorher Knochen- und Weichteilverletzungen ausgeschlossen zu haben!*

8

## 8.5.5 Muskeln

### Muskelgruppen und Gelenkachse

Im Gegensatz zu den verhältnismäßig übersichtlich angeordneten Muskeln der Rumpfwand gibt es an Armen und Beinen eine auf den ersten Blick verwirrende Vielzahl verschiedener Einzelmuskeln. Der Dschungel lichtet sich erheblich, wenn man diese zu funktionellen Muskelgruppen zusammenfasst, die eine gemeinsame Bewegung im zugehörigen Gelenk aus-

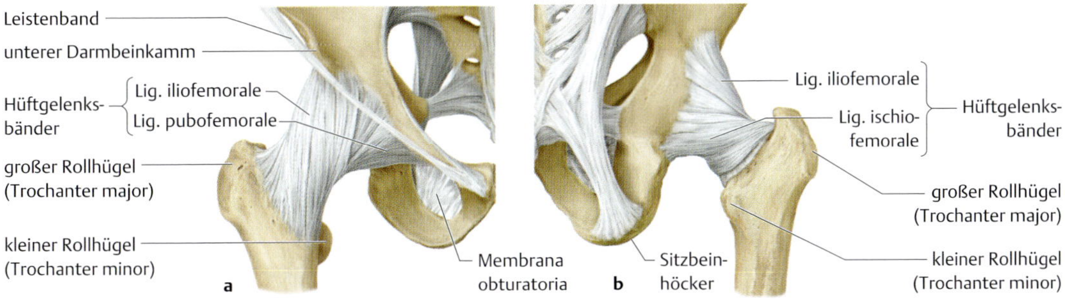


**Abb. 8.29 Bänder des Hüftgelenks.** Die Hüftgelenksbänder verstärken die Gelenkkapsel, hemmen die Beweglichkeit des Oberschenkels und machen ein entspanntes, ermüdungsfreies Stehen möglich. Bei angewinkeltem Oberschenkel entspannen sich alle 3 Bänder; die Beweglichkeit im Hüftgelenk nimmt zu.
**a** Darstellung des Hüftgelenks von vorne.
**b** Ansicht von hinten.

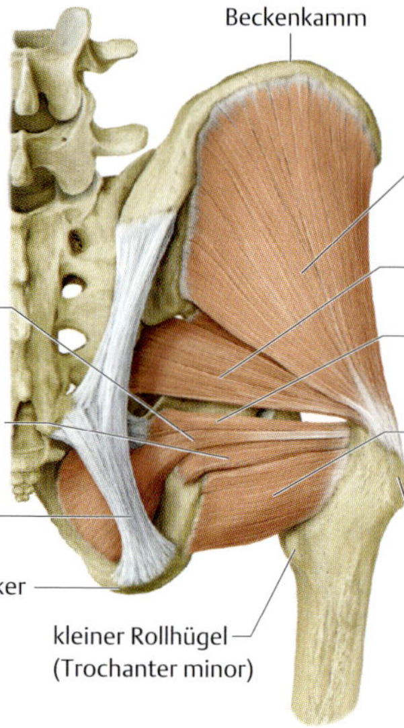


**Abb. 8.30 Außenrotatoren der rechten Gesäßgegend, tiefe Schicht.** Ansicht von hinten auf das Hüftgelenk, nachdem der große Gesäßmuskel (M. gluteus maximus) entfernt worden ist (der M. gluteus minimus liegt verdeckt unter dem M. gluteus medius). Die Mm. obturatorii und gemelli setzen am großen Rollhügel des Oberschenkelknochens an und können das Bein daher nach außen drehen.

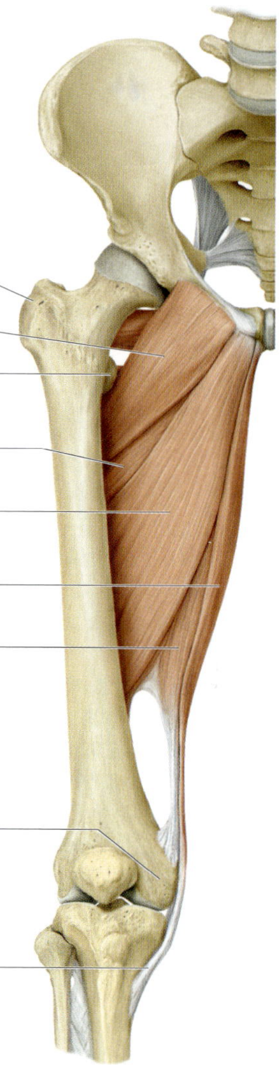


**Abb. 8.31 Adduktoren des Oberschenkels.** Drei der Adduktoren verbinden das Schambein fächerförmig mit dem Oberschenkelknochen. Ganz innen zieht der M. gracilis über das Kniegelenk hinweg bis zum Schienbein. Die Adduktoren halten die Knie gegen Widerstand (z. B. Reiten) oder führen die abgespreizten Beine zusammen (z. B. Brustschwimmen).

führen (Außenrotatoren, Abduktoren, Adduktoren, Beuger, Strecker).

### Außenrotatoren im Hüftgelenk

Wir beginnen mit den Außenrotatoren, da diese Muskeln mit wenigen Ausnahmen dem knöchernen Skelett unmittelbar aufliegen. Alle Außenrotatoren haben ihren Ursprung mehr oder weniger hinten am Beckenring und ziehen zum großen Rollhügel.

Zu den Außenrotatoren (**Abb. 8.30**) zählen:

- M. obturatorius externus
- beide Zwillingsmuskeln (Mm. gemelli)
- M. quadratus femoris
- M. piriformis

### Abduktoren im Hüftgelenk

Diese kleinen Gesäßmuskeln können das Spielbein zur Seite anheben oder umgekehrt beim einbeinigen Stand die freie Beckenseite am Absinken hindern. Fallen sie aus, so sacken Becken und Rumpf bei jedem Schritt zur Gegenseite – der Patient watschelt.

Die Fasern des M. glutaeus medius und minimus laufen spitz auf den großen Rollhügel zu und bedecken dabei das Hüftgelenk. Da Teile des Muskels vor, andere hinter der Gelenkachse ansetzen, können die Muskeln das Bein sowohl nach innen als auch nach außen drehen.

### Adduktoren im Hüftgelenk

Die sog. Adduktorengruppe (**Abb. 8.31**) befindet sich ihrer Funktion entsprechend an der Innenseite des Oberschenkels. Zu ihr gehören:

- M. adductor magnus
- M. adductor brevis

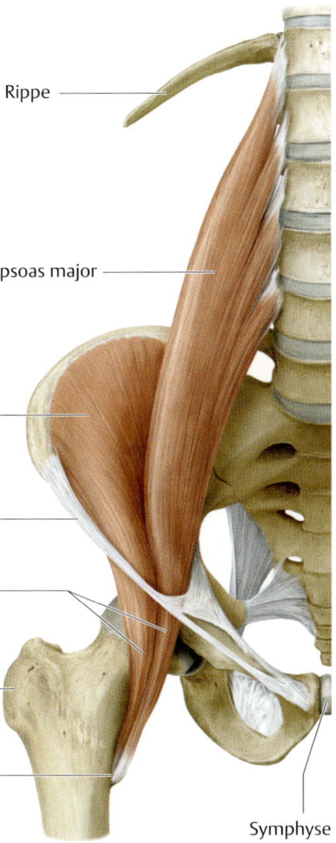


**Abb. 8.32 Beuger im Hüftgelenk.** Der große M. iliopsoas läuft unter dem Leistenband von der Beckeninnenseite zum Oberschenkel. Er besteht aus 2 Anteilen, dem runden M. psoas major und dem flachen M. iliacus. Der M. iliopsoas hebt das Bein an und kann den Oberkörper aus dem Liegen heraus aufrichten.

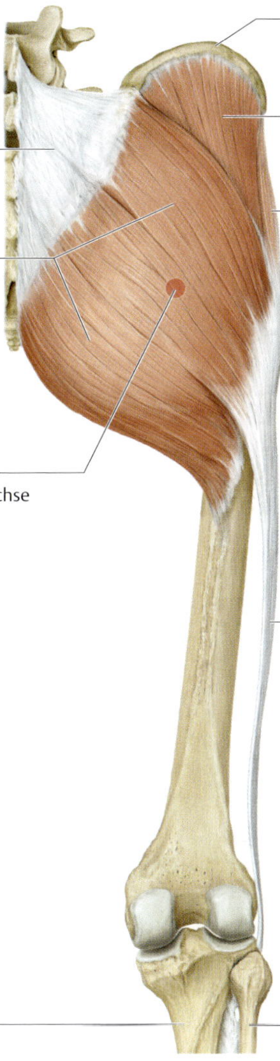


**Abb. 8.33 Strecker im Hüftgelenk.** Der M. gluteus maximus bestimmt die Form der Gesäßbacken. Er streckt das Bein (z. B. Laufen, Treppaufsteigen) und dreht den Oberschenkel nach außen. Mehr seitlich liegen die Mm. glutei medius und minimus. Daher können diese Muskeln das Bein seitlich abspreizen und beim einbeinigen Stand verhindern, dass die gegenüberliegende Seite des Beckens nach unten wegsackt.

- M. pectineus
- M. adductor longus
- M. gracilis

Ganz innen verbindet der kräftigste dieser Muskeln, der M. adductor magnus, den unteren Rand des Hüftlochs fächerförmig mit den oberen zwei Dritteln der Linea aspera an der Rückseite des Femurs.

Der obere Teil des eben genannten Muskels wird von dem weitgehend parallel laufenden M. adductor brevis bedeckt, dieser wiederum von den steileren Fasern des M. pectineus. Nach unten zu schließt sich in derselben Schicht der M. adductor longus an. Am oberflächlichsten gelegen und daher gut sicht- und tastbar ist der M. gracilis. Er entspringt direkt an der Symphyse und zieht genau vertikal abwärts zur Innenseite des Schienbeins.

### Beuger im Hüftgelenk

Der M. iliopsoas (Lendendarmbeinmuskel) ist der kräftigste Beuger im Hüftgelenk (**Abb. 8.32**). Der große 2-köpfige Muskel entspringt breitflächig auf der ganzen Innenseite der Darmbeinschaufel (M. iliacus) sowie an den Querfortsätzen und Wirbelkörpern der unteren Brust- und oberen Lendenwirbel (M. psoas major). Die Fasern beider Anteile verschmelzen am Beckenausgang miteinander und erreichen den kleinen Rollhügel. Insbesondere den langen Teil (M. psoas major) setzen wir immer dann ein, wenn der Oberschenkel angehoben werden soll (Laufen, Steigen).

Bei fixierten Beinen richtet der M. psoas major den Rumpf aus dem Liegen auf. Die beliebten Rumpfbeugen mit hinter dem Kopf verschränkten Armen trainieren, besonders bei schneller Durchführung, weniger die Bauchmuskulatur als vielmehr den M. iliopsoas.

Außerdem sind der M. rectus femoris (gerader Oberschenkelmuskel, S. 203) und der M. sartorius (Schneidermuskel), die von der Hüfte bis zum Unterschenkel reichen, an der Beugung des Hüftgelenks beteiligt.

### Strecker im Hüftgelenk

Wie die Beugung wird auch die Streckung im Wesentlichen nur von einem einzigen, dafür aber kräftigen Muskel wahrgenommen. Der *M. gluteus maximus* (großer Gesäßmuskel, **Abb. 8.33**) bestimmt mit seiner mehrere Zentimeter mächtigen Muskelplatte die Kontur der Gesäßhälfte (s. **Abb. 8.30**). Seine Fasern verlaufen schräg abwärts nach außen, setzen unterhalb des großen Rollhügels an und erzeugen daher auch eine Außenrotation.

Die vorderen Anteile des Muskels führen zur Abduktion, die hinteren zur Adduktion. Wir aktivieren den M. gluteus maximus beim Aufstehen und Treppensteigen, beim Laufen, Springen und zur Fixierung der geraden, straffen Haltung.

**MERKE** *Die meisten der auf das Hüftgelenk wirkenden Muskeln gruppieren sich rund um den Oberschenkel. Die Adduktoren liegen medial, die Beuger vorne und die Strecker hinten am Po. Eine Ausnahme ist der M. iliopsoas, der an der Innenseite des Hüftbeins verläuft.*

# 8.6 Knie und Unterschenkel

## 8.6.1 Knie

### Kniescheibe

Die Kniescheibe *(Patella)* ist ein sog. Sesambein – das erste, das uns begegnet und gleichzeitig das größte des Körpers (**Abb. 8.34**). Ein Sesambein ist ein Knochen, der in eine Muskelansatzsehne eingeschaltet ist und deren Verlaufsrichtung umlenkt. Die mächtige Muskulatur der Oberschenkelvorderseite streckt das Kniegelenk. Daher setzt sie auch am Schienbeinhöcker und nicht etwa am Oberschenkel (Femur) an. Bei gebeugtem Knie würde aber diese Sehne an den Femurkondylen scheuern. Die Kniescheibe lenkt die Zugkraft um und wird dabei gegen die Vorderfläche des Femurs gepresst.

Die Form der Kniescheibe ist recht variabel. Meist entspricht sie einem auf die Spitze gestellten Dreieck mit einer nach oben gerichteten Basis und einer zum Schienbein weisenden Spitze (Apex). Die Vorderseite (Facies anterior) ist rau und zeigt Längsriefen an den Stellen des stärksten Sehnenzuges. Die Rückseite (Gelenkfläche, Facies articularis) wird von starkem Gelenkknorpel überzogen.

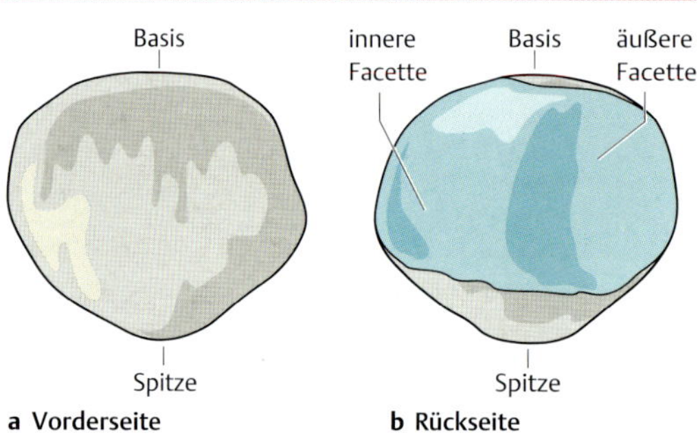


**Abb. 8.34 Kniescheibe.**
a Die Kniescheibe hat die Form eines unten leicht angespitzten Kieselsteins. An der rauen Vorderseite setzen die Sehnen der vorderen Oberschenkelmuskulatur an.
b Die Kniescheibe beteiligt sich mit ihrer mit Knorpel überzogenen Rückseite direkt am Kniegelenk.

### Kniegelenk

#### Funktion

Im Wesentlichen gestatten Gelenkflächen und Bänder des Knies (**Abb. 8.35**) lediglich eine Bewegung um die Querachse und auch da nur eine Beugung (Flexion) um ca. 130 – 140°, **Abb. 8.36, a**). Überstrecken kann man das Kniegelenk ausschließlich passiv (5 – 10°). In diesem Sinne ist das Knie also ein Scharniergelenk, bei dem die Bewegung nur um eine Achse möglich ist.

**Drehscharniergelenk.** Allerdings können wir bei gebeugtem Knie den Unterschenkel durchaus nach innen (10 – 15°) und nach außen (bis 40°) drehen (Rotation, **Abb. 8.36, b**). Daher bezeichnet man das Knie besser als Drehscharniergelenk mit 2 Freiheitsgraden; der 3. Freiheitsgrad (Abknicken des Unterschenkels zur Seite) ist aber durch die Seitenbänder blockiert.

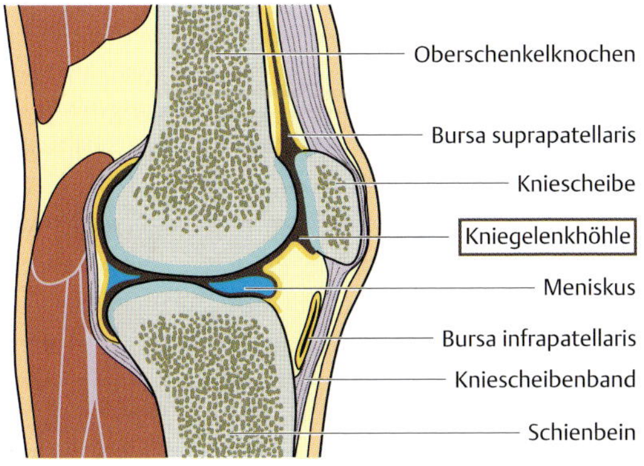


**Abb. 8.35 Kniegelenk.** An diesem Längsschnitt durch das Kniegelenk fällt auf, dass die Gelenkflächen von Oberschenkelknochen, Kniescheibe und Schienbein nicht genau zueinander passen. Bei jeder Bewegung des Kniegelenks gleichen Innen- und Außenmeniskus wie ein gleitendes Kissen diese Unterschiede aus. Die großen Schleimbeutel (Bursae) hinter den großen Sehnen erleichtern deren Gleiten und das der Kniescheibe.

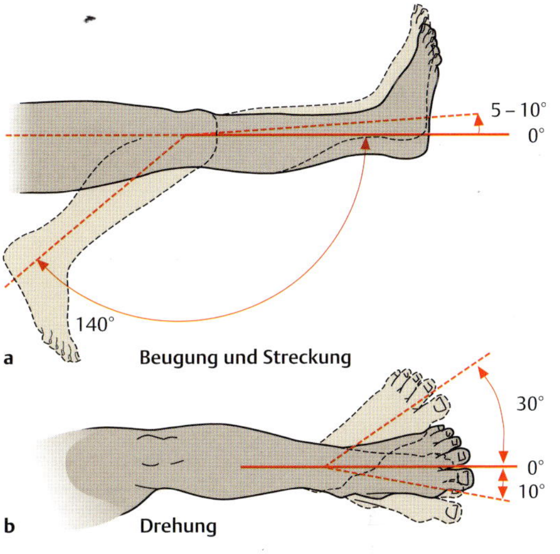


**Abb. 8.36 Beugung, Streckung und Drehung im Kniegelenk.** a Das Kniegelenk ist ein sog. Drehscharniergelenk. Die Beugung ist aktiv bis 140° möglich, passiv wird sie nur durch die Dicke von Ober- und Unterschenkel begrenzt. Demgegenüber lässt sich das Knie normalerweise kaum überstrecken.
b Bei angewinkeltem Unterschenkel ist eine Drehung (Rotation) um insgesamt 40° möglich, bei gestrecktem Bein verhindert jedoch der Bandapparat eine Drehung vollkommen.

## Aufbau

Anders als am Hüftgelenk sind am Kniegelenk 2 Einzelgelenke beteiligt zwischen:

- Femur und Schienbein (Tibia)
- Femur und Kniescheibe (Patella)

Es handelt sich also um ein *zusammengesetztes* Gelenk.

## Gelenk zwischen Femur und Tibia

Am unteren Femurende nehmen die beiden Kondylen Kontakt zu den gleichnamigen Strukturen des Schienbeins (Schienbeinkondylen) auf. Die Gelenkflächen stimmen jedoch keineswegs überein: Während die beiden Femurkondylen stark gerundet sind, stehen die platten Gelenkflächen des Schienbeins nahezu waagerecht (10 – 20° nach hinten gekippt) und bilden das *Tibiaplateau*.

Grob vereinfacht entspricht die Auflagefläche der Femurkondylen einer Kugel, die des Schienbeins einer platten Fläche. Ober- und Unterschenkelknochen berühren einander also nur an 2 punktförmigen Kontaktstellen. Diese Kontaktstellen können nach vorne oder hinten rutschen und erlauben auf diese Weise die Rotation des Schienbeins. Andererseits besteht die Gefahr einer raschen Abnutzung des Knorpels, da der Auflagedruck und damit die Gelenkreibung umso größer werden, je kleiner die Kontaktfläche ist.

Um dieser Gefahr entgegenzuwirken, verteilen 2 Scheiben aus Faserknorpel und straffem Bindegewebe, die *Menisken* (Menisci), den Druck gleichmäßiger auf die gesamte Gelenkfläche (**Abb. 8.37**).

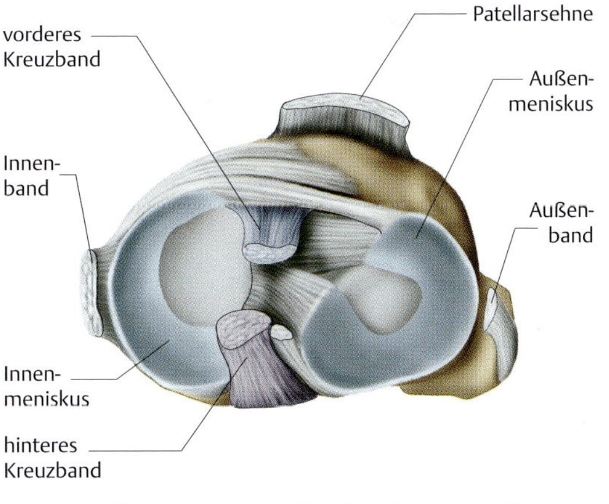


**Abb. 8.37 Kreuzbänder und Menisken des rechten Kniegelenks.** Die Aufsicht auf das Kniegelenk – der Oberschenkelknochen wurde entfernt – zeigt die hufeisenförmigen Menisken über den Gelenkflächen des Schienbeins. Zwischen den beiden Gelenkflächen verbinden das vordere und hintere Kreuzband Ober- und Unterschenkel miteinander. Sie drehen den Unterschenkel bei gestrecktem Bein passiv nach außen.

8

## Menisken

Die Menisken müssen also ringförmig die Kontaktstelle zwischen beiden Gelenkknorpeln umgeben. Zur Mitte hin sind sie papierdünn. Ihre Höhe nimmt nach außen bis auf mehrere Millimeter zu. In Wirklichkeit sind die Menisken allerdings nicht kreisrund, sondern sichelförmig.

Unterschieden werden:

- Innenmeniskus (Meniscus medialis)
- Außenmeniskus (Meniscus lateralis)

Der Innenmeniskus ist entsprechend den größeren inneren Gelenkflächen breiter als der Außenmeniskus. Sein vorderes und hinteres Ende steht mit der Gelenkkapsel, dem inneren Seitenband und dem Schienbeinkopf in fester Verbindung. Nur der mittlere Anteil kann sich entsprechend der Gelenkstellung frei bewegen.

## Gelenk zwischen Femur und Patella

Die Gelenkflächen der Femurkondylen erstrecken sich auch auf die Vorderseite des Oberschenkelknochens und bilden dort eine zusammenhängende Knorpelplatte (Facies patellaris, s. **Abb. 8.38**), in der sich eine Längsrinne als vertikale Führung für die Kniescheibe einsenkt. Eine weitere Längsführung bilden derbe Anteile der Oberschenkelsehne, die innen und außen an der Kniescheibe vorbeilaufen (Retinacula patellae).

Da der untere Teil der Ansatzsehne der Oberschenkelmuskeln zwischen Kniescheibe und Schienbeinhöcker nicht dehnbar ist (sog. Kniescheibenband, Lig. patellae, **Abb. 8.35** und **Abb. 8.38**), bewegen sich die Femurkondylen bei Beugung und Streckung an der Kniescheibe vorbei. Dieses Gleiten der Kniescheibe lässt sich gut ertasten.

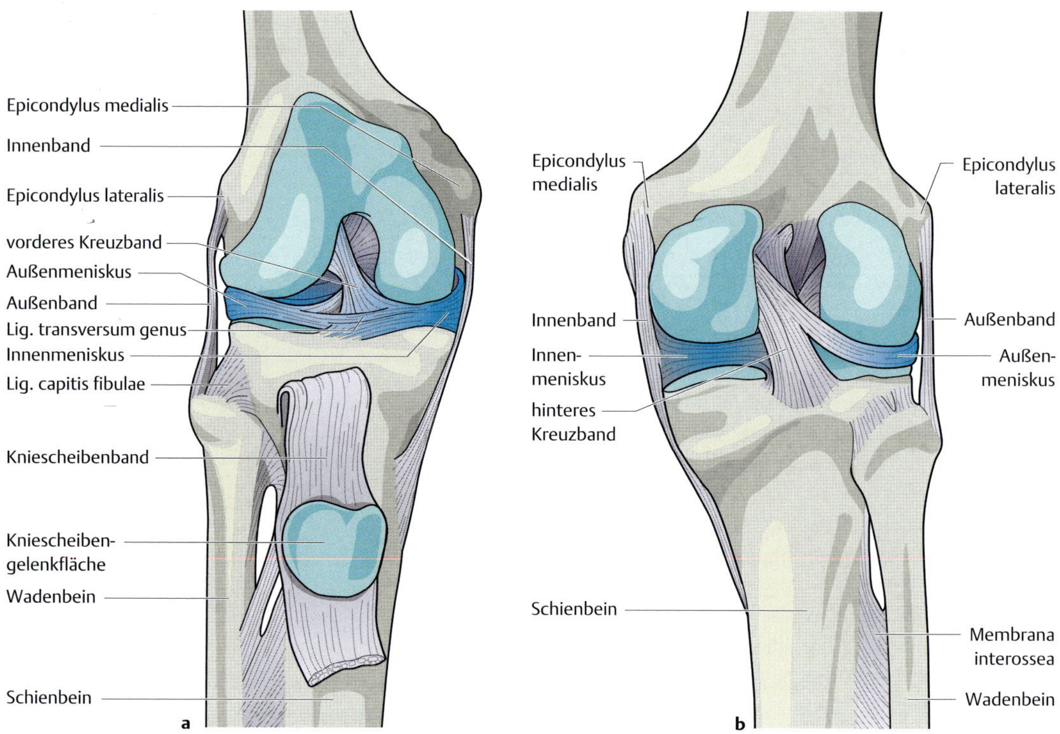


**Abb. 8.38 Bänder des Kniegelenks von vorn und von hinten.** a Die Abbildung zeigt das rechte Kniegelenk von vorne ohne seine Gelenkkapsel. Die Kniescheibe ist nach Durchtrennen der Sehne des M. quadriceps femoris nach unten weggeklappt. Gut sichtbar sind Außen- und Innenband sowie das vordere Kreuzband. Die vorderen Enden der Menisken verbergen sich hinter dem Lig. transversum genus.

b Auf der Rückfläche des Kniegelenks liegt der Innenmeniskus offen, das hintere Kreuzband ist gut zu sehen. Beachten Sie, wie weit die Gelenkflächen der Kondylen des Oberschenkels nach hinten über die Gelenkfläche des Schienbeins hinausragen.

### Schleimbeutel

Nicht tasten kann man dagegen die bei Entzündungen sehr schmerzhaften und für die Diagnostik wichtigen Schleimbeutel (Bursae, **Abb. 8.35**). Unter dem Kniescheibenband (Bursa infrapatellaris) sowie zwischen der starken Sehne der Oberschenkelmuskulatur und dem Femurende (Bursa suprapatellaris) polstern Schleimbeutel die Bewegung der Quadrizepssehne ab.

Wie alle Schleimbeutel enthalten sie Gelenkschmiere und bilden einen mechanischen Puffer zwischen Sehne und Knochen. Die Bursa suprapatellaris steht fast immer mit der Kniegelenkhöhle in Verbindung und schwillt dann bei Kniegelenkergüssen mit an.

● KRANKHEITSLEHRE ***Meniskusriss und Kniegelenkerguss.*** *Wird das Kniegelenk in Außenrotationsstellung gestreckt, dann besteht die Gefahr, dass sich der Innenmeniskus zwischen Ober- und Unterschenkelknochen einklemmt und reißt (häufige Verletzung beim Skifahren oder Fußballspielen). Je nach Lage des Risses wird versucht, diesen mit einer Naht zu versorgen oder die Ränder des Risses zu glätten. Ziel ist es dabei, so viel Meniskusgewebe wie möglich zu erhalten, denn eine Entfernung bringt eine schnellere Abnutzung des Gelenkknorpels mit sich.*
*Ein Kniegelenkerguss (sog. dickes Knie) entwickelt sich nach jeder starken Gewalteinwirkung auf die Bänder und Menisken, typischerweise als Folge eines Sturzes. Das Knie steht in einer leicht gebeugten Schonhaltung. Ein einfacher seröser Erguss besteht aus einer dem Blutplasma ähnlichen gelben Flüssigkeit. Nach einer Einblutung verfärbt sich der Erguss dagegen rot.*

● MERKE *Das Kniegelenk ist ein Scharniergelenk. Es erlaubt aber zusätzlich eine sehr eingeschränkte Drehung bei gebeugtem Knie. Als Puffer zwischen den ungleichen Gelenkflächen dienen Innen- und Außenmeniskus.*

## Bänder des Kniegelenks

Auch der Bewegungsumfang des Kniegelenks wird von seinen Bändern bestimmt (**Abb. 8.38**). Allerdings sind diese hier deutlich schwächer als im Bereich der Hüfte und können unter extremen Belastungen einzeln oder zu mehreren abreißen. Wegen dieser recht häufig auftretenden Verletzung ist die Kenntnis der Kniegelenkbänder für jeden wichtig, der im Bereich Unfallmedizin bzw. Orthopädie oder Chirurgie tätig ist.

### Seitenbänder

**Innenband.** Zwischen dem Epicondylus medialis des Femurs und dem Schienbeinschaft erstreckt sich in vertikaler Richtung das Innenband (inneres Seitenband, Lig. collaterale tibiale). Es verhindert die Abduktion des Unterschenkels und wird daher immer dann beansprucht, wenn der Fuß nach außen wegrutscht oder das Knie nach innen knickt. Das Innenband setzt nicht direkt am Schienbeinkopf an, um den Femurkondylen Spielraum für ihre Bewegungen auf der Gelenkfläche des Schienbeins zu lassen.

**Außenband.** In gleicher Weise zieht das Außenband (äußeres Seitenband, Lig. collaterale fibulare) vom seitlichen Epikondylus (Epicondylus lateralis) des Oberschenkelknochens zur Außenseite des Wadenbeinköpfchens. Es verhindert die Adduktion des Unterschenkels und ist beansprucht, wenn der Fuß nach innen rutscht oder das Knie nach außen abknickt. Die Seitenbänder sind bei gestrecktem Unterschenkel maximal angespannt. Ist ein Seitenband gerissen, dann lässt sich der Kniegelenkspalt passiv aufklappen, das Knie also nach innen oder außen abknicken.

### Kreuzbänder

Während die Seitenbänder ein Aufklappen des Gelenkspalts verhindern, fixieren die Kreuzbänder (Ligg. cruciata) die Femurkondylen auf dem Schienbein (**Abb. 8.38, b**). Sie verlaufen zwischen den Kondylen des Femurs zur knorpelfreien Zone an der Vorder- und Rückseite des Schienbeinkopfes. Im Gegensatz zu den Seitenbändern laufen die Kreuzbänder innerhalb der bindegewebigen Gelenkkapsel.

Die Verlaufsrichtung der Kreuzbänder ist für die Mechanik des gesamten Kniegelenks entscheidend.

**Vorderes Kreuzband.** Eine Eselsbrücke für den Verlauf des vorderen Kreuzbandes (Lig. cruciatum anterius) ist die Hand in der Hosentasche: Das Band zieht von der Innenseite des äußeren Femurkondylus nach vorne innen unten zur Area intercondylaris anterior. Entsprechend spannt sich das Band, wenn der Unterschenkel nach innen gedreht wird. Es spannt sich bei gleichzeitiger Streckung im Kniegelenk zunehmend an und dreht den Unterschenkel gegen Ende der Streckung um 5 – 10° nach außen (Schlussrotation). In dieser „eingerasteten" Stellung sind vorderes Kreuzband, beide Seitenbänder und die Gelenkkapsel gespannt und stabilisieren das Knie.

Wenn das vordere Kreuzband reißt, fehlt aber nicht nur die Schlussrotation; das Schienbein lässt sich bei gebeugtem Knie auch wie eine Schublade über die Ebene der Gelenkkapsel hinaus nach vorne ziehen (vorderes Schubladenzeichen). Dadurch rutschen die Femurkondylen beim Gehen nach hinten weg und belasten übermäßig Gelenkkapsel und Menisken.

**Hinteres Kreuzband.** Die Verlaufsrichtung des hinteren Kreuzbandes (Lig. cruciatum posterius) ist das genaue Spiegelbild des vorderen Kreuzbandes. Das hintere Kreuzband verbindet also den inneren Femurkondylus mit der Area intercondylaris posterior.

Das Band spannt sich ebenfalls bei Innenrotation des Knies an; dreht man den Fuß nach außen, wickeln sich beide Kreuzbänder umeinander ab und werden schlaff.

Wichtiger als die Hemmung der Innenrotation ist jedoch, dass das hintere Kreuzband das wichtigste stabilisierende Band in Beugestellung ist. Während die Spannung aller anderen wichtigen Bänder bei gebeugtem Knie abnimmt, ist gerade dann das hintere Kreuzband straff gespannt. Daher hat der Riss des hinteren Kreuzbandes auch eine gravierende Instabilität zur Folge: Der Unterschenkel lässt sich nach hinten aus der Ebene der Gelenkkapsel wegschieben (hinteres Schubladenzeichen).

● KRANKHEITSLEHRE ***Bänderzerrung und Bänderriss.*** *Eine Bänderdehnung (Distorsion) kann man nicht immer leicht von einem Bänderriss (Ruptur) abgrenzen. Als Faustregel gilt, dass eine Bänderdehnung bei Belastung schmerzt, ein kompletter Abriss jedoch nicht. Das entsprechende Gelenk lässt sich dann aber aufklappen. Beide Verletzungsfolgen verursachen gleichermaßen eine Schwellung der Gelenkregion.*

● MERKE *Innen- und Außenband sorgen dafür, dass das Kniegelenk nicht aufklappt. Vorderes und hinteres Kreuzband begrenzen das Gleiten der Oberschenkelkondylen auf dem Schienbein und die Drehung des Oberschenkelknochens.*



## Muskeln des Kniegelenks

### Beuger

Alle Beuger des Kniegelenks liegen auf der Rückseite des Oberschenkels (**Abb. 8.39**).

**M. semimembranosus.** Die größte Kraft entwickelt der M. semimembranosus (halbmembranöser Muskel). Er entspringt mit seiner charakteristischen breiten Ursprungssehne in unmittelbarer Nachbarschaft des M. adductor magnus am Sitzbeinhöcker. Da der Muskel 2 Gelenke überspannt, kann er sowohl das Kniegelenk beugen als auch das Hüftgelenk strecken. Von dieser letzteren Funktion machen wir ständig beim Gehen auf ebenem Boden Gebrauch.

**M. semitendinosus.** Einen ganz ähnlichen Verlauf und damit auch die gleiche Funktion hat der M. semitendinosus (Halbsehnenmuskel), der sich auf der Rückseite des M. semimembranosus diesem eng anlegt. Der Muskelbauch des M. semitendinosus liegt allerdings im oberen Femurdrittel.

**M. biceps femoris.** An der Außenseite der Kniekehle lässt sich der 2-köpfige Oberschenkelmuskel (M. biceps femoris) tasten. Er entspringt mit seinem langen Kopf (Caput longum) am Becken, genauer am Sitzbein, mit seinem kurzen Kopf (Caput breve) dagegen auf der Rückseite des Oberschenkelknochens. Seine Ansatzsehne überkreuzt das Außenband und setzt am Wadenbeinköpfchen an. Daher kann der M. biceps femoris den Unterschenkel nach außen rotieren und im Kniegelenk beugen. Mit seinem langen Kopf ist er außerdem an der Streckung des Hüftgelenks beim Gehen beteiligt.

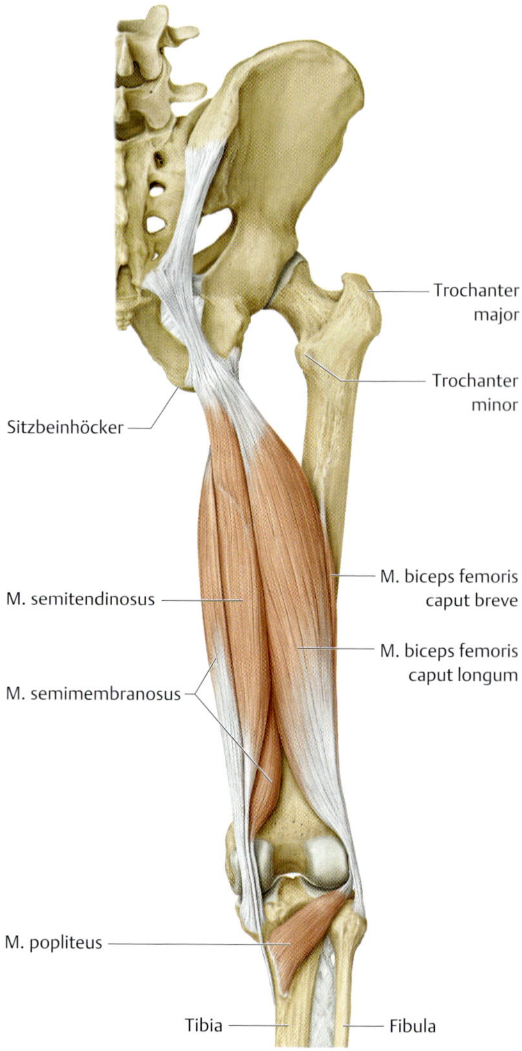


**Abb. 8.39 Beuger im Kniegelenk.** Fast alle Beuger des Kniegelenks haben ihren Ursprung am Sitzbeinhöcker, also oberhalb des Hüftgelenks. Sie beugen daher nicht nur das Knie, sondern strecken auch gleichzeitig die Hüfte. Nur der kurze Kopf (Caput breve) des M. biceps femoris entspringt am Oberschenkelknochen. Gut zu sehen sind auch die Gesäßmuskeln und der M. quadratus femoris, ein Außenroller im Hüftgelenk (s. o.).

### Strecker

**M. quadriceps femoris.** Einziger Strecker des Kniegelenks, gleichzeitig aber auch hinsichtlich seiner Masse der größte Muskel des Körpers, ist der M. quadriceps femoris. Der „4-köpfige Oberschenkelmuskel" besteht aus mehreren funktionell verschiedenen Anteilen, die alle gemeinsam zur Kniescheibe ziehen.

**M. vastus lateralis.** Der M. vastus lateralis (seitlicher breiter Muskel, **Abb. 8.40**) schlingt sich vom großen Rollhügel und dem oberen Teil der Linea aspera seitlich um den Oberschenkelknochen herum. Dabei bildet er auf seinen unteren zwei Dritteln die seitliche Kontur des Oberschenkels.

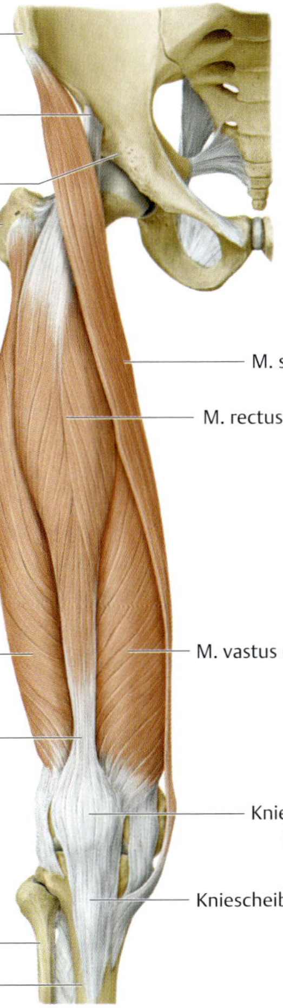


**Abb. 8.40 Strecker im Kniegelenk.** Die 4 Muskelköpfe des M. quadriceps femoris formen die Vorderseite des Oberschenkels. Die 3 Mm. vasti entspringen am Oberschenkelknochen, der oberflächlichere M. rectus femoris am vorderen oberen Darmbeinstachel. Alle diese Muskeln bündeln ihre Kraft in der Quadrizepssehne und setzen über die Kniescheibe und das Kniescheibenband an der Vorderseite des Schienbeins an.

**M. vastus medialis.** In vieler Hinsicht das Spiegelbild des eben genannten Muskels ist der M. vastus medialis. Auch er entspringt von der Linea aspera, schraubt sich an der inneren Oberschenkelfläche abwärts, strahlt horizontal in die Kniescheibe ein und dreht den Unterschenkel nach innen. Der M. vastus medialis ist außer bei extremer Fettleibigkeit immer sichtbar und bestimmt mit seinem Muskelwulst maßgeblich die Kontur der Kniegegend.

**M. vastus intermedius.** Zwischen innerem und äußerem Vastus liegt der M. vastus intermedius. Er entspringt breitflächig der Femurvorderseite und strahlt als flache, im unteren Teil sehnige Muskelplatte in die Kniescheibe ein.

**M. rectus femoris.** Auf der Vorderfläche des M. vastus intermedius gelegen, verbindet der kräftige gerade Oberschenkelmuskel (M. rectus femoris) das Dach der Hüftgelenkkapsel und den vorderen unteren Darmbeinstachel mit der Kniescheibe. Da der M. rectus femoris im Gegensatz zu den vorgenannten Muskeln über 2 Gelenke hinwegzieht, kann er nicht nur das Knie strecken, sondern auch im Hüftgelenk beugen.

● MERKE *Die Muskeln, die auf das Kniegelenk einwirken, liegen überwiegend am Oberschenkel. Die Beuger liegen auf der Oberschenkelrückseite, die Strecker vorne. Die Strecker lenken ihre Kraft über die Kniescheibe um und wirken auf das Kniescheibenband an der Vorderseite des Schienbeins.*

## 8.6.2 Unterschenkel

### Schienbein

Das Schienbein (Tibia) bildet die Verlängerung des Oberschenkelknochens. Es nimmt die gesamte Belastung des Körpergewichts auf (**Abb. 8.41**). Entsprechend stark entwickelt ist auch die Kompakta dieses Knochens. Das dünne Wadenbein (Fibula) ist demgegenüber so gut wie gar nicht belastet. Wie der Femur ist auch das Schienbein ein langer Röhrenknochen mit 2 Gelenkflächen an seinen Enden.

#### Schienbeinkopf

Das rumpfnahe Ende, der Schienbeinkopf (Caput tibiae), trägt 2 Gelenkflächen (Condylus medialis und lateralis, innerer und äußerer Gelenkknorren), die mit dem Oberschenkel artikulieren (s. Kniegelenk). Unter der äußeren Gelenkfläche stellt eine kleine knorpelige Zone die Verbindung mit dem Wadenbeinköpfchen her. Auf der Vorderseite des Schienbeinkopfes dient der kräftige *Schienbeinhöcker* (Tuberositas tibiae) dem 4-köpfigen Oberschenkelmuskel (M. quadriceps femoris) als Ansatzfläche.

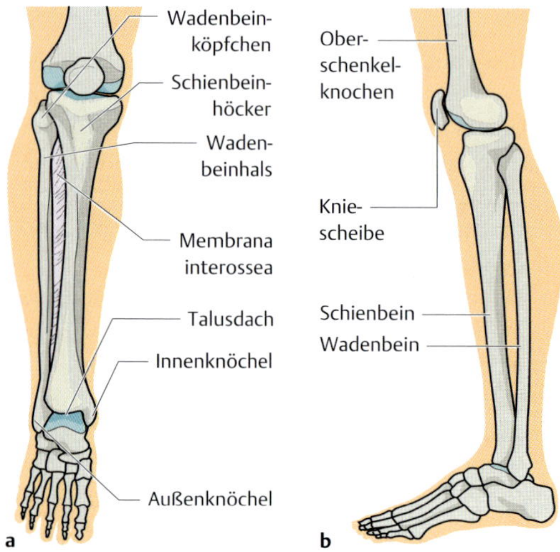


**Abb. 8.41 Unterschenkelknochen.**
a Schienbein und Wadenbein sind sowohl miteinander als auch mit der Fußwurzel verbunden. Am Aufbau des Kniegelenks beteiligt sich allerdings nur das Schienbein.
b Die Ansicht von lateral zeigt, dass das Schienbein beim Stehen genau in der Hauptrichtung der Belastung liegt, während das Wadenbein nach hinten und seitlich abweicht.

8

### Schienbeinschaft

Der Schienbeinschaft (Corpus tibiae) hat eine ausgesprochen 3-eckige Form. Seine Innenfläche (Facies medialis) ist nur von fast unverschieblicher Haut bedeckt und daher sehr gut sicht- und tastbar. Sie wird vom inneren (Margo medialis) und vom vorderen Rand (Margo anterior) begrenzt. Die exponierte Lage des *vorderen Schienbeinrandes* zieht beim Sport schmerzhafte Unfälle geradezu an. Nicht tastbar, da von Muskulatur begrenzt, sind die Außenfläche des Schienbeins sowie der besonders scharfe äußere Schienbeinrand (Margo interosseus).

### Talusdach

Gegen das untere Ende verbreitert sich das Schienbein und bildet eine Gelenkfläche des oberen Sprunggelenks, das Talusdach. Ein Knochenfortsatz, der *Innenknöchel* (Malleolus medialis), springt über das Talusdach vor und bildet die seitliche Führung für das obere Sprunggelenk.

## Wadenbein

Dass das Wadenbein (Fibula) keine Tragefunktion erfüllen muss, sieht man z. B. an Berichten über Fußballspieler, die während eines Spiels eine Wadenbeinfraktur erleiden und trotzdem noch eine Zeitlang weiterspielen können. Tatsächlich dient das Wadenbein nur einigen Fußmuskeln als Ursprungsstelle und hat Anteil am Aufbau des oberen Sprunggelenks (s. **Abb. 8.42**).

### Wadenbeinköpfchen

Das Wadenbeinköpfchen (Caput fibulae) ist wie der sich daran anschließende Halsteil (Collum fibulae) gut an der Außenseite des Knies zu tasten (**Abb. 8.41**). Eine knorpelige Einziehung stellt den Kontakt zum Schienbein her.

### Wadenbeinschaft

Der Wadenbeinschaft (Corpus fibulae) hat 4 scharfe Ränder (Margo medialis, anterior, posterior und interosseus). Zwischen dem Margo interosseus und der gleichnamigen Kante des Schienbeins spannt sich die straffe *Membrana interossea* aus, die den gesamten Unterschenkel in einen vorderen und einen hinteren Abschnitt trennt.

### Außenknöchel

Die kantige Querschnittsform des Wadenbeins verliert sich gegen das untere Ende. Hier bildet eine starke Auftreibung den *Außenknöchel* (Malleolus lateralis). Dieser liegt dem Schienbein eng an und besitzt eine eigene Gelenkfläche, welche die äußere Führung des oberen Sprunggelenks ausmacht.

● MERKE *Schienbein und Wadenbein sind fest miteinander verbunden. Gemeinsam bilden sie die Gelenkfläche für das obere Sprunggelenk. Am Kniegelenk nimmt dagegen nur das Schienbein teil.*

# 8.7 Sprunggelenke und Fuß

## 8.7.1 Fußknochen

### Sprungbein und oberes Sprunggelenk

Das Sprungbein, der Talus, ist ein sehr unregelmäßig geformter kurzer Knochen (**Abb. 8.42**). Er bildet mit der Talusrolle (Trochlea tali) den unteren Teil des oberen Sprunggelenks (OSG, Art. talocruralis).

Die Talusrolle hat ungefähr die Form eines quer liegenden Zylinders. Die obere, gewölbte Seite und die glatten Seitenflächen der Talusrolle sind von Gelenkknorpel überzogen.

Zusammen mit der unteren Gelenkfläche des Schienbeins (Talusdach) und den Innenflächen der beiden Knöchel bildet das Sprungbein ein beinahe ideales Scharniergelenk.

Die Gelenkachse verläuft fast genau quer zur Bewegungsrichtung, sodass die Fußspitze beim Gehen im oberen Sprunggelenk angehoben und gesenkt werden kann (**Abb. 8.43**).

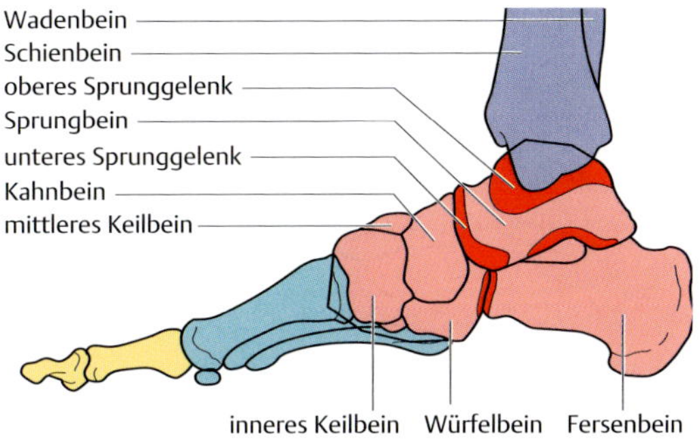


**Abb. 8.42 Sprunggelenke.** Das obere Sprunggelenk entsteht durch die Verbindung zwischen beiden Unterschenkelknochen einerseits und dem Sprungbein andererseits. Es handelt sich um ein reines Scharniergelenk. Das untere Sprunggelenk befindet sich zwischen Sprung-, Fersen- und Kahnbein und ist in 2 Kammern unterteilt. Durch dieses Gelenk kann man aktiv die äußere Fußkante senken (Supination) oder anheben (Pronation).

#### Bänder des oberen Sprunggelenks

Trotz der Einbettung der Talusrolle zwischen Innen- und Außenknöchel benötigt das obere Sprunggelenk eine bindegewebige Führung, damit der Fuß nicht nach innen *(Hypersupination)* oder nach außen *(Hyperpronation)* abknickt. Wie auch am Kniegelenk erfüllen Seitenbänder (Ligg. collateralia) diese Aufgabe (**Abb. 8.44**).

**Innenband.** Das Innenband (Lig. deltoideum, Lig. mediale) besteht aus Anteilen, die sich zwischen der Unterseite des Innenknöchels einerseits und dem Kahnbein, dem Fersenbein und dem Sprungbein andererseits ausspannen.

**Außenband.** Die seitliche Bandverstärkung (Außenband) besteht aus straffen Bindegewebszügen zwischen

- dem Außenknöchel und der Vorderfläche des Sprungbeins (Lig. talofibulare anterius) einerseits,
- dessen Rückfläche (Lig. talofibulare posterius) und dem Fersenbein (Lig. calcaneofibulare) andererseits.

Beim „Umknicken" des Vorderfußes nach innen können ein oder mehrere dieser Bänder reißen (Außenbandruptur, OSG-Trauma). Der Fuß erlangt dadurch eine abnorme Beweglichkeit in Richtung Supination, das Gelenk wird aufklappbar. In den meisten Fällen ist auch die Kapsel betroffen.

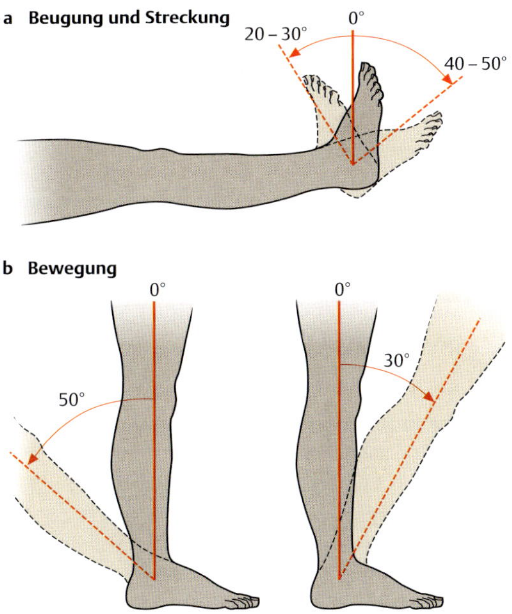


**Abb. 8.43 Beugung/Streckung bzw. Bewegung im oberen Sprunggelenk.**
a Das obere Sprunggelenk lässt als reines Scharniergelenk nur die Bewegung um eine einzige Achse zu, also Heben oder Senken des Fußes.
b Diese Bewegung um eine einzige Achse bedeutet im Alltag jedoch viel eher eine Vor- und Rückneigung des Unterschenkels bei auf dem Boden fest aufliegendem Fuß.

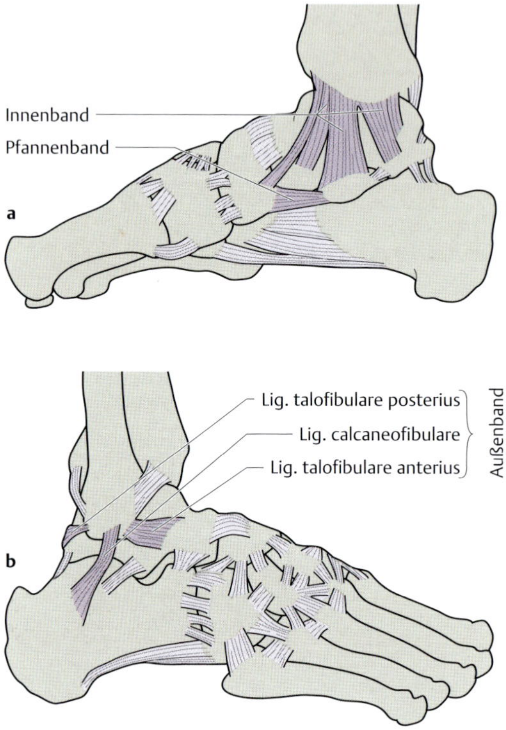


**Abb. 8.44 Bänder des oberen Sprunggelenks.**
a Am Innenband beteiligen sich mehrere Faserzüge zwischen Innenknöchel (Schienbein) und den Fußwurzelknochen. Außerdem zeigt die Abbildung das Pfannenband, einen wichtigen Bestandteil des unteren Sprunggelenks.
b Das Außenband besteht aus 3 klar abgrenzbaren Anteilen. Innen- und Außenband versteifen zusammen das obere Sprunggelenk.

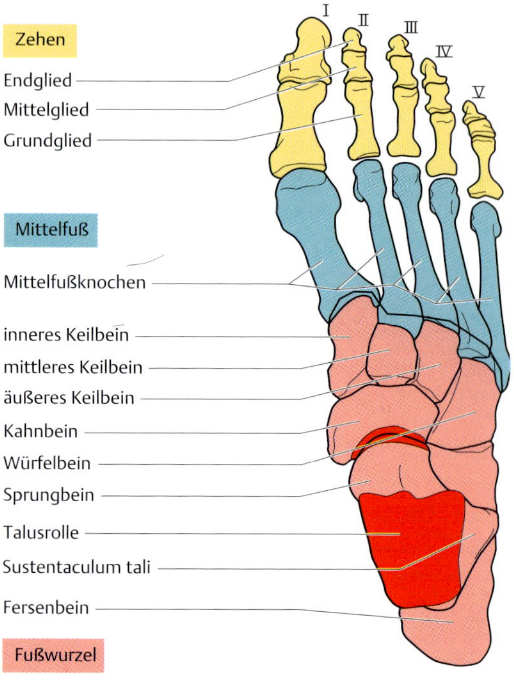


**Abb. 8.45 Rechter Fuß von oben.** Am Fuß unterscheidet man die Fußwurzelknochen (rot), die Mittelfußknochen (blau) und die Zehenknochen (gelb). Sprungbein und Fersenbein sind besonders stark ausgebildet und nehmen das Gewicht des Körpers in direkter Verlängerung des Schienbeins auf.

## Fersenbein

Unterhalb und seitlich des Sprungbeins liegt das quaderförmige Fersenbein, der Calcaneus (**Abb. 8.45**). Dieser größte Fußknochen steht mit dem Sprungbein gleich durch 3 unterschiedliche Gelenke in Verbindung (Art. talocalcanea posterior, media und anterior).

Die Hauptlast des Körpergewichts übernimmt beim Gehen die große hintere Gelenkfläche und überträgt sie auf den Fersenbeinhöcker (Tuber calcanei, s. **Abb. 8.46**) – die eigentliche knöcherne Ferse.

## Kahnbein und unteres Sprunggelenk

### Kahnbein

Das flache Kahnbein (Os naviculare) steht über seine tief eingesenkte, knorpelüberzogene Rückfläche (das „Innere des Kahns“) mit dem Fersenbeinkopf in Verbindung. Die Vorderseite baucht sich dagegen aus (der „Kiel“), um die 3 Keilbeine zu erreichen.

### Unteres Sprunggelenk

Beim unteren Sprunggelenk handelt es sich um ein zusammengesetztes Gelenk, das nur einen Freiheitsgrad zulässt. Die Gelenkachse verläuft von hinten unten außen nach vorne oben innen und ist gegen die Horizontale und die Bewegungsrichtung um je ca. 40° verkippt. Dadurch wird, wenn der Fuß frei beweglich ist, bei jeder Innendrehung des Fußes der Vorfuß automatisch gesenkt, bei jeder Außendrehung angehoben (Charlie-Chaplin-Gang).

**MERKE** *Oberes und unteres Sprunggelenk haben jedes für sich nur einen Freiheitsgrad. Zusammen erlauben sie die Bewegung um 2 Achsen (Beugung und Streckung, Supination und Pronation).*

## Keilbeine und Würfelbein

Zwischen den gelenkigen Anteilen des unteren Sprunggelenks und den Mittelfußknochen schalten sich (von innen nach außen) das innere, mittlere und äußere Keilbein (Os cuneiforme mediale, intermedium, laterale) sowie das Würfelbein (Os cuboideum) ein. Das innere Keilbein weist mit seiner Spitze nach oben, während die schmalen Kanten des mittleren und äußeren Keilbeins zur Fußsohle (Planta pedis) gerichtet sind. Dadurch entsteht das typische Quergewölbe des Mittelfußes.

Wegen dieses Quergewölbes übertragen die Keilbeine das Körpergewicht nicht direkt zum Boden; nur die Fußsohle unter dem außen gelegenen Würfelbein hat eine direkte tragende Funktion.

## Mittelfuß- und Zehenknochen

### Mittelfußknochen

Die Mittelfußknochen (Ossa metatarsi) sowie die Zehenknochen (Phalanges; Einz. Phalanx) sind trotz ihrer geringen Länge typische Röhrenknochen (**Abb. 8.46**). Die keulenartig aufgetriebenen Epiphysen tragen verhältnismäßig große Gelenkflächen, während der Schaft sich stark verjüngt. Die Diaphysen der 5 Mittelfußknochen haben entsprechend ihrer vorwiegenden Belastungsrichtung einen 3-eckigen Querschnitt.

### Zehen

Im Gegensatz zu den Zehen II–V (2. bis kleiner Zeh), die jeweils aus 3 Phalangen bestehen, besitzt der große Zeh (Hallux) nur 2, dafür aber sehr kräftig gebaute Glieder. Sie tragen bei jedem Abrollen des Vorfußes das ganze Körpergewicht und sind daher mechanisch stark belastet. Nicht selten gibt das Großzehengrundglied der Belastung nach und weicht in Richtung der II. Zehe aus (Hallux valgus). Das Grundgelenk der Großzehe springt dann als Überbein vor und verursacht in engen Schuhen ganz erhebliche Schmerzen. Als Prophylaxe sollte man besonders beim Kauf von Kinderschuhen auf einen ausreichenden Bewegungsspielraum der Großzehe achten.

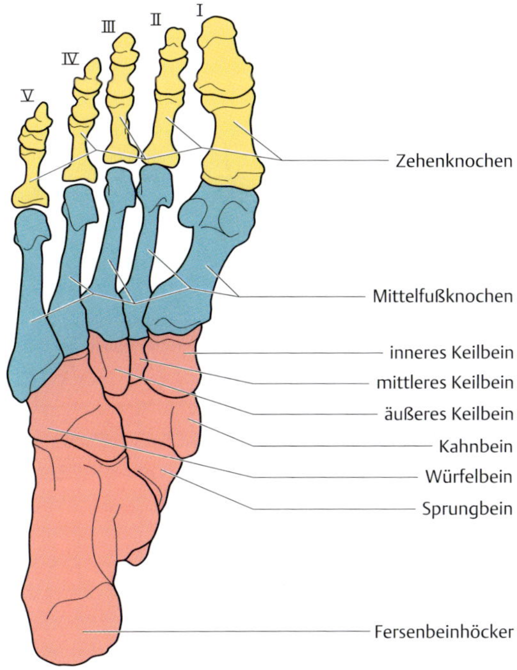


**Abb. 8.46 Rechter Fuß von unten.** Beachten Sie, dass die Trennung in fünf Strahlen erst mit den Mittelfußknochen beginnt. Der erste Strahl (großer Zeh) ist besonders robust, um beim Laufen über den Zehenballen abrollen zu können.

## 8.7.2 Muskeln der Sprunggelenke und des Unterschenkels

Alle Muskeln des Unterschenkels wirken primär auf das obere Sprunggelenk, führen aber je nach ihrer Ansatzstelle am Fuß auch Pronations- und Supinationsbewegungen aus. Die Kraft der Beuger überwiegt die der Strecker um ein Mehrfaches, da die Flexoren eines Beins bei jedem Schritt das ganze Körpergewicht hochstemmen müssen (Abrollen des Fußes), während die Strecker lediglich den unbelasteten Fuß des Spielbeins anheben, damit die Ferse als erster Teil des Fußskeletts auf den Boden auftrifft.

Viele Menschen trainieren ihre Unterschenkelmuskeln zu wenig. Anstatt von der Ferse bis zum großen Zeh über den Fuß abzurollen, fällt der Fuß bei jedem Schritt flach auf den Boden. Ein solcher Watschelgang sieht nicht nur unelegant aus, sondern belastet auch stark Mittelfußknochen und Bänder und beschleunigt die Entwicklung von Spreiz- und Plattfuß (s. u.).

## Beuger im oberen Sprunggelenk

### Tiefe Beuger

Die Beugemuskulatur entspringt an der Rückfläche des Unterschenkels und teilt sich

- in eine vergleichsweise muskelschwache tiefe Schicht (**Abb. 8.47**) mit Ansatzsehnen im Bereich der Fußsohle und
- eine oberflächliche Schicht, die über die Achillessehne am Fersenbein ansetzt.

8

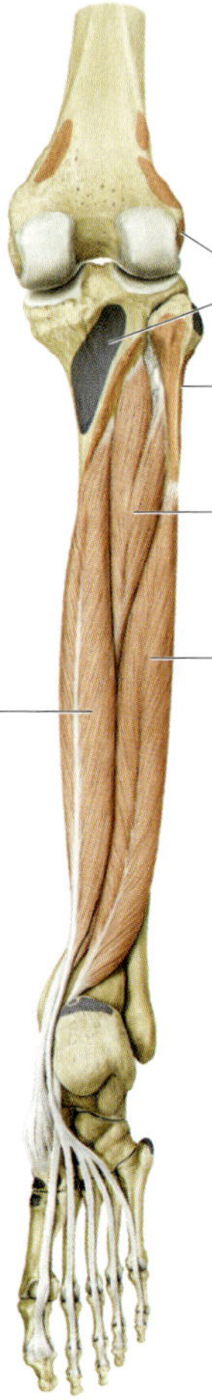


**Abb. 8.47 Tiefe Beuger im Sprunggelenk.** Die Abbildung zeigt den rechten Unterschenkel in der Ansicht von hinten. Unmittelbar hinter dem Schien- und Wadenbein liegen die tiefen Beugemuskeln. Da ihre Ansatzsehnen sich um den Innenknöchel auf die Fußsohle schlingen, können sie außerdem die innere Fußkante anheben (Supination).

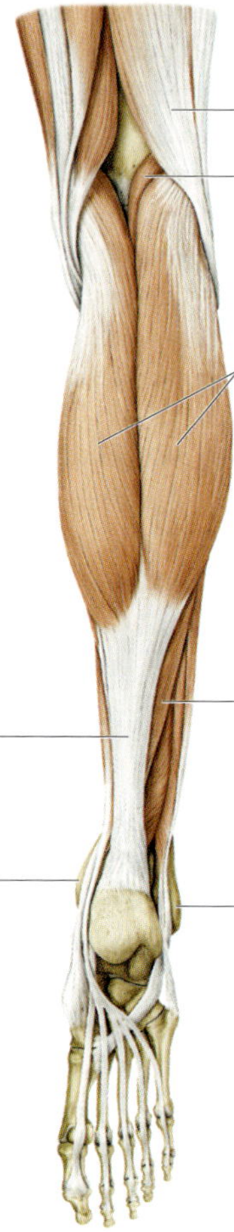


**Abb. 8.48 Oberflächliche Beuger im Sprunggelenk.** Die beiden oberflächlich gelegenen Muskelbäuche des M. gastrocnemius formen die Kontur der Wade. Sie münden mit dem unter dem M. gastrocnemius gelegenen M. soleus – dem 3. Anteil des M. triceps surae – in der gemeinsamen Achillessehne.

8

Zu der tiefen Schicht tragen besonders der M. tibialis posterior, der M. flexor hallucis longus (langer Großzehenbeuger) und der M. flexor digitorum longus (langer Zehenbeuger) bei.

### Oberflächliche Beuger

Die eigentliche Kraftentfaltung liegt aber nicht bei den tiefen Beugern, sondern bei dem großen Wadenmuskel (M. triceps surae). Sein oberflächlicher Anteil, der M. gastrocnemius (2-köpfiger Wadenmuskel, **Abb. 8.48**), bestimmt die äußere Kontur der Wade. Er entspringt mit 2 mächtigen Muskelbäuchen von der Rückseite der beiden Femurkondylen, die sich in der Mitte des Unterschenkels mit der Sehne des M. soleus (Schollenmuskel) zur *Achillessehne* (Tendo calcanei) vereinigen. Einige Fasern des seitlichen Muskelbauches trennen sich bereits an ihrem Ursprung ab und werden zum M. plantaris, dessen lange dünne Sehne sich der Achillessehne kurz über dem Fersenbein wieder anschließt.

**Achillessehne.** Die Achillessehne ist zusammen mit dem Lig. iliofemorale die stärkste Bindegewebsstruktur des Körpers und kann bis zu 350 kg tragen. Nach ihrem Ursprung verjüngt sich ihr Querschnitt sanduhrförmig und läuft am Fersenbeinhöcker wieder breitflächig aus.

Vom M. gastrocnemius bedeckt, entspringt der ebenfalls sehr starke M. soleus von der Rückseite des Waden- und Schienbeins dicht unterhalb des Ansatzes des M. popliteus. Er bildet eine ebene Muskelplatte, die nur seitlich über den M. gastrocnemius hinausreicht. Im Bereich der Achillessehne lassen sich die Fasern der verschiedenen Anteile des M. triceps surae nicht mehr voneinander trennen.

Der M. triceps surae wirkt auf das OSG als Plantarflexor, auf das untere Sprunggelenk als Supinator, der M. gastrocnemius beugt darüber hinaus das Kniegelenk.

### Laterale Beuger

Eine weitere Beugergruppe, die Mm. peronei, liegt lateral dem Wadenbein an (**Abb. 8.49**). Der M. peroneus brevis (kurzer Wadenbeinmuskel) entspringt der unteren Hälfte des lateralen Wadenbeinrandes bis hinunter zum Außenknöchel. Seine Sehne schlingt sich eingehüllt von einer Sehnenscheide um den Außenknöchel herum und setzt an der gut tastbaren Basis des V. Mittelfußknochens an. Der Muskel bewirkt im oberen Sprunggelenk eine Plantarflexion, im unteren eine Pronation.

Der lange Wadenbeinmuskel (M. peroneus longus) entspringt vom Wadenbeinköpfchen und der oberen Hälfte des seitlichen Wadenbeinrandes und bedeckt den M. peroneus brevis vollständig.

Seine Sehne zieht hinter der des kurzen Wadenbeinmuskels in einer gemeinsamen Sehnenscheide um den Außenknöchel, schlingt sich um das Würfelbein herum, kreuzt die Fußsohle und endet schließlich am inneren Keilbein und an der Basis des I. Mittelfußknochens.

Dieser komplizierte Verlauf bringt es mit sich, dass der M. peroneus longus den Fuß gleichzeitig senkt und proniert und – als wichtigste Funktion – das Quergewölbe verspannt.

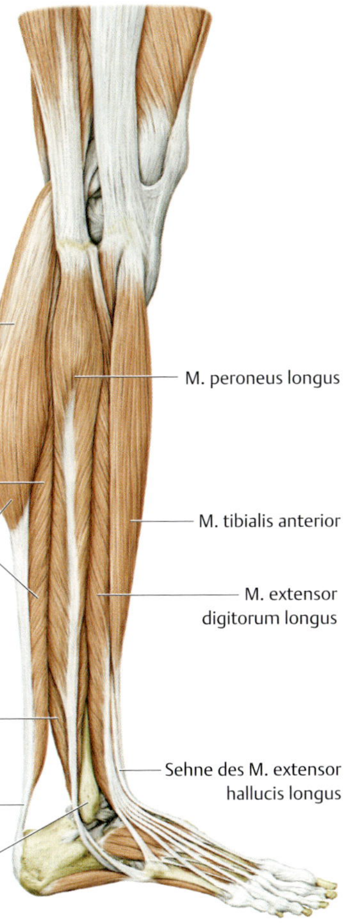


**Abb. 8.49 Seitliche Unterschenkelmuskulatur.** Auf dieser seitlichen Ansicht erkennen Sie gut, wie der M. soleus vom M. gastrocnemius bedeckt wird. Die Ansatzsehnen der beiden Mm. peronei ziehen sich um den Außenknöchel an die seitliche Fußsohle und heben diese an (Pronation). Weiter vorne liegt die Streckmuskulatur, die für die Fußhebung zuständig ist.

## Strecker im oberen Sprunggelenk

An der Innenkante des Wadenbeins und der Vorderseite der Membrana interossea entspringen der lange Großzehenstrecker (M. extensor hallucis longus) und der lange Zehenstrecker (M. extensor digitorum longus).

Für die Streckung im oberen Sprunggelenk am wichtigsten ist der vordere Schienbeinmuskel (M. tibialis anterior). Dieser sehr gut tastbare Muskel entspringt den oberen zwei Dritteln der Schienbeinaußenseite. Seine Sehne verläuft zur Innenfläche des inneren Keilbeins und zur Basis des I. Mittelfußknochens. Daher ist der M. tibialis anterior nicht nur der stärkste Strecker, sondern auch ein kräftiger Supinator im unteren Sprunggelenk.

## Muskellogen

Die gesamte Muskulatur des Unterschenkels wird von festen bandartigen Faszien umhüllt, die beim Gehen den Druck der Muskulatur auf die venösen Gefäße weitergeben (s. Muskelpumpe S. 250).

Am Unterschenkel existieren 3 Muskellogen – allseitig von Faszien umhüllte Räume *(Kompartimente)* –, in denen sich unterschiedliche Muskelgruppen befinden:

- Die vordere Streckerloge enthält den M. tibialis anterior, den M. extensor hallucis longus und den M. extensor digitorum longus.
- Die seitliche Peronaeusloge enthält die Wadenbeinmuskulatur.
- Die große hintere Flexorenloge enthält die mächtige Beugemuskulatur.

KRANKHEITSLEHRE ***Kompartmentsyndrom.*** *Die wenig dehnbare Hülle der Logen birgt die Gefahr, dass bei einer Verletzung (Fraktur, Schnitt-, Stichverletzung) der Muskel anschwillt und seine Blut- und Nervenversorgung abgedrückt wird. Dieser „Muskelinfarkt" (Tibialis-anterior- oder Kompartmentsyndrom) äußert sich durch starke, ziehende Schmerzen vor dem Schienbein. Der Muskel fühlt sich steinhart an. Damit er nicht völlig abstirbt, spaltet man die Faszie und ermöglicht so, dass der Muskel aus seiner Loge hervorquillt.*

MERKE *Auf das Sprunggelenk wirken 3 Gruppen von Muskeln ein, die sich am Unterschenkel befinden: die hinten gelegenen Beuger, die vorne gelegenen Strecker und die ganz lateral gelegenen Mm. peronei. Die stärksten Muskeln sind die oberflächlichen Beuger. Sie übertragen ihre Kraft über die Achillessehne direkt auf das Fersenbein.*

8

## 8.7.3 Kurze Fußmuskeln

Die kurzen Fußmuskeln ziehen in der Längsachse des Fußes von der Ferse zu den Zehen. Ihre Ansatzsehnen erreichen an der Fußsohle nicht, wie die Ansatzsehnen der langen Zehenbeuger, das Endglied, sondern strahlen bereits in der Nähe der Zehengrundgelenke in den Knochen ein. Dadurch vermindert sich ihr Hebelarm und damit die wirksame Muskelkraft.

**Funktion.** Die Hauptaufgabe der kurzen Fußmuskeln ist allerdings auch keineswegs die aktive Bewegung der freien Zehen, sondern die Verspannung des Längs- und Quergewölbes der Fußsohle. Viele Orthopäden beschuldigen das dauernde Tragen fester Schuhe, am Verkümmern der kurzen Fußmuskeln beteiligt zu sein. Der Bandapparat alleine, also die oberflächlichen Längszüge der Plantaraponeurose und das tiefer liegende Fußsohlenlängsband (Lig. plantare longum), seien dem Druck des Körpergewichts auf Dauer nicht gewachsen – das Fußgewölbe knicke ein.

**Spreiz- und Plattfuß.** Eine Abflachung des Quergewölbes (Spreizfuß) hat zur Folge, dass die Mittelfußknochen weiter voneinander abweichen und der Querdurchmesser des Vorfußes zunimmt. Knickt dagegen das Längsgewölbe ein (Plattfuß), so geraten auch die Keilbeine in Kontakt mit dem Boden. Gerade der Plattfuß ist häufig recht schmerzhaft und vermindert die Mobilität des Betroffenen.

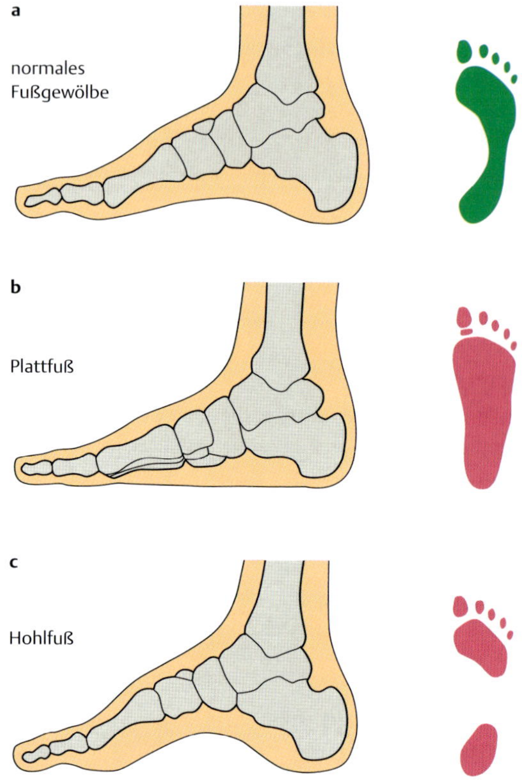


**Abb. 8.50 Fußformen.** Die linke Seite der Abbildung zeigt den belasteten Fuß von seiner Innenseite. Achten Sie auf das Längsgewölbe zwischen Fersenbein und den Köpfchen der Mittelfußknochen. Rechts sind die typischen Abdrücke dieser Fußformen auf unnachgiebigem Gelände (z. B. harter Sand, Fliesen) dargestellt.
a Normales Fußgewölbe.
b Beim Plattfuß ist das Längsgewölbe in sich zusammengesackt.
c Beim Hohlfuß ist es zu stark ausgeprägt. Die rechte Seite der Abbildung zeigt die typischen Abdrücke dieser Fußformen auf unnachgiebigem Gelände (z. B. harter Sand, Fliesen).

Ein Training der kurzen Fußmuskeln (gezieltes Zehentraining: z. B. Aufheben und Stapeln von Bauklötzchen, Malen mit den Zehen) verbunden mit einer Gewichtskontrolle kann im Kindesalter der Entstehung von Spreiz- und Plattfuß (**Abb. 8.50**) wirksam vorbeugen.

### Tiefe Muskelschicht/kurze plantare Fußmuskeln

Tief zwischen den Mittelfußknochen verborgen, verbinden die 3 Mm. interossei plantares (zur Fußsohle hin gelegene Zwischenknochenmuskeln) die Basis der Mittelfußknochen des III., IV. und V. Zehs mit den Gelenkkapseln des Grundgelenks derselben Zehen. Sie fixieren, genau wie ihre 4 Namensvetter am Fußrücken,

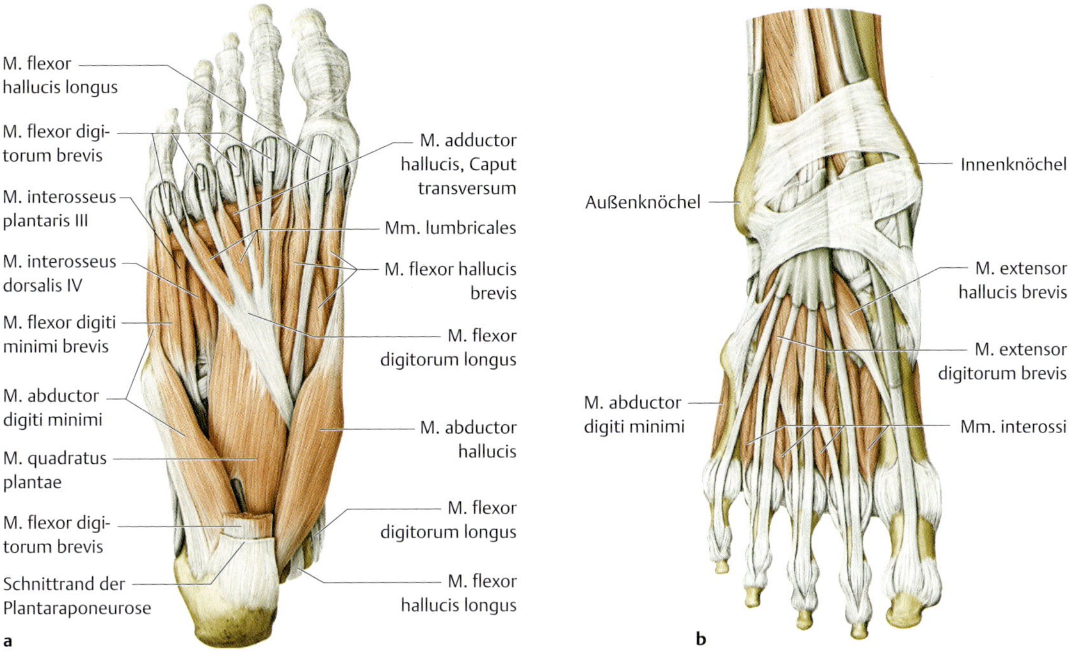


**Abb. 8.51 Kurze Muskeln von Fußsohle und Fußrücken.**
a Die kurzen Muskeln der Fußsohle verspannen das Längs- und Quergewölbe des Fußes und polstern die Fußsohle. Demgegenüber treten die speziellen Wirkungen der Muskeln auf die einzelnen Zehen in den Hintergrund, obwohl sie den Namen der jeweiligen Muskeln bestimmen. Achten Sie auf die seitliche Verstärkung des M. abductor digiti minimi. Sie bildet die seitliche Kante des Fußes.
b Die Muskulatur des Fußrückens ist nur schwach ausgeprägt, da hier beim Laufen keine nennenswerte Belastung auftritt. Die zwischen den Mittelfußknochen liegenden Mm. interossei stützen das Quergewölbe des Fußes ab.

das Zehengrundgelenk, damit die langen Zehenstrecker und -beuger des Unterschenkels auf die Sprunggelenke einwirken können (**Abb. 8.51, a**).

Eine Schicht darüber, aber in derselben Verlaufsrichtung, befinden sich an der Kleinzehe der M. flexor digiti minimi brevis und der M. opponens digiti minimi, an der Großzehe der M. flexor hallucis brevis. In der Mitte zwischen den Mm. flexores liegt der M. adductor hallucis.

### Oberflächliche Muskelschicht

Die oberflächliche Muskelschicht bilden der M. abductor hallucis sowie auf der gegenüberliegenden Seite der M. abductor digiti minimi. Beide Muskeln begrenzen die Fußsohle zur Seite und lassen sich sehr gut tasten. Der M. abductor digiti minimi polstert Würfelbein und den V. Mittelfußknochen beim Gehen ab. Zwischen beiden Muskeln zieht der starke M. flexor digitorum brevis (kurzer Zehenbeuger) vom Fersenbein zu den Grundgelenken des II.–V. Zehs. Kurz vor seinem Ansatz teilen sich die Sehnen schlitzartig auf und lassen die Sehnen des langen Zehenbeugers durch das so entstandene „Tor" passieren.

## 8.7.4 Muskeln des Fußrückens

Verglichen mit den plantaren Muskeln sind die Strecker im Zehengrundgelenk nur schwach entwickelt, da wir die Zehen in aller Regel nur unbelastet – nämlich vor dem Aufsetzen des Spielbeins auf den Boden – nach oben führen. Es handelt sich bei den Zehenstreckern eigentlich nur um einen Muskel, der sich nach seinem gemeinsamen Ursprung an der Außenfläche des Fersenbeins in den M. extensor hallucis brevis zum Großzeh und den M. extensor digitorum brevis zu den Zehen II–IV aufspaltet (**Abb. 8.51, b**).

Der kleine Zeh erhält keine Sehne und lässt sich nur durch den langen Zehenstrecker etwas anheben. Im Gegensatz zu den kurzen Fußmuskeln der Fußsohle erreichen die Ansatzsehnen die Endglieder der Zehen.

**MERKE** *Die Muskeln der Fußsohle bewegen die Zehen, polstern den Fuß beim Gehen und Laufen ab und verspannen Längs- und Quergewölbe des Fußes. Sie leisten in erster Linie Haltearbeit.*

# 8.8 Schulter

## 8.8.1 Schultergürtel und Oberarmknochen

Im Gegensatz zu den fest miteinander verbundenen Knochen des Beckengürtels sind die einzelnen Teile des Schultergürtels (**Abb. 8.52**) über Gelenke oder Bänder miteinander verknüpft. Diese Anordnung erhöht die Beweglichkeit von Schulter und Arm auf Kosten der Stabilität und dient v. a. dem Greifen und Tasten. Den vollen Bewegungsumfang im Schulterbereich gewährleisten folgende Gelenke (oder gelenkähnliche Strukturen) zwischen

- Brustbein und Schlüsselbein (Art. sternoclavicularis),
- Schulterhöhe und Schlüsselbein (Art. acromioarticularis),
- Schultergelenkspfanne und Oberarmknochen (Art. glenohumeralis, Art. humeri, eigentliches Schultergelenk),
- Schulterblatt und Thorax (Verbindung durch lockeres Bindegewebe) und
- das Neben„gelenk“ unter der Schulterspitze (Gleitlager aus Schleimbeuteln).

8

### Schlüsselbein

Der vordere Anteil des Schultergürtels ist das Schlüsselbein *(Clavicula)*. Der S-förmig gebogene Knochen ist gut sicht- und tastbar. Wegen seines kleinen Querschnitts und der fehlenden Ummantelung mit Muskulatur bricht er bei Gewalteinwirkung relativ schnell (Fahrradsturz). Das dem Brustbein zugewandte Ende (Extremitas sternalis) trägt eine große Knorpelfläche, die mit der relativ kleinen Pfanne des Brustbeins das innere Schlüsselbeingelenk (Art. sternoclavicularis) bildet. Am äußeren Ende des Schlüsselbeins (Extremitas acromialis) befindet sich eine platte Gelenkfläche, die zusammen mit einer kleinen Fläche an der Vorderseite des Akromions (Schulterhöhe, s. u.) das äußere Schlüsselbeingelenk (Art. acromioarticularis) aufbaut.

### Schulterblatt

Genau wie das Darmbein ist auch das Schulterblatt *(Scapula)* ein großer platter Knochen (**Abb. 8.53**). Er steht jedoch nicht wie jenes mit der Wirbelsäule in einer direkten Verbindung, sondern liegt der hinteren Thoraxwand – verbunden durch Muskulatur und lockeres Bindegewebe – auf.

Drei Kanten – obere, innere und äußere – begrenzen den platten Knochen, der sich an der Innenseite (Facies costalis, Rippenseite) zu einer flachen Höhlung einsenkt. Auf der Rückseite trennt der gut tastbare, schräg von innen unten nach oben außen verlaufende Schulterblattkamm (Spina scapulae) die obere Fossa supraspinata von der unteren Fossa infraspinata. Der Schulterblattkamm verbreitert sich an der seitlichen Ecke (Angulus lateralis) zum Akromion (Schulterhöhe). Als Auswuchs aus dem oberen Rand biegt sich der Raben-

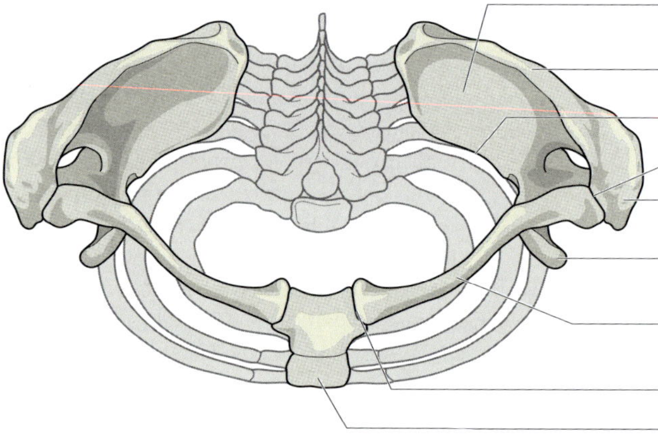


**Abb. 8.52 Schultergürtel von oben.** Sie blicken von oben senkrecht auf den Brustkorb. Der Schultergürtel besteht aus den beiden Schulterblättern und den Schlüsselbeinen. Vorne schließt sich der Kreis durch den Schwertgriff des Brustbeins, mit dem linkes und rechtes Schlüsselbein Kontakt haben. Hinten wird der Schultergürtel nur durch Muskeln zusammengehalten.

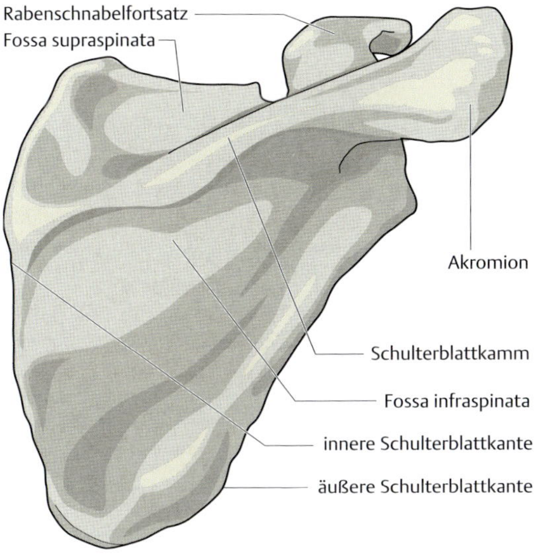


**Abb. 8.53 Schulterblatt.** Die Abbildung zeigt das rechte Schulterblatt von hinten. Sie erkennen den stark herausragenden Schulterblattkamm, der seitlich im Akromion endet, sowie den hakenförmigen Rabenschnabelfortsatz

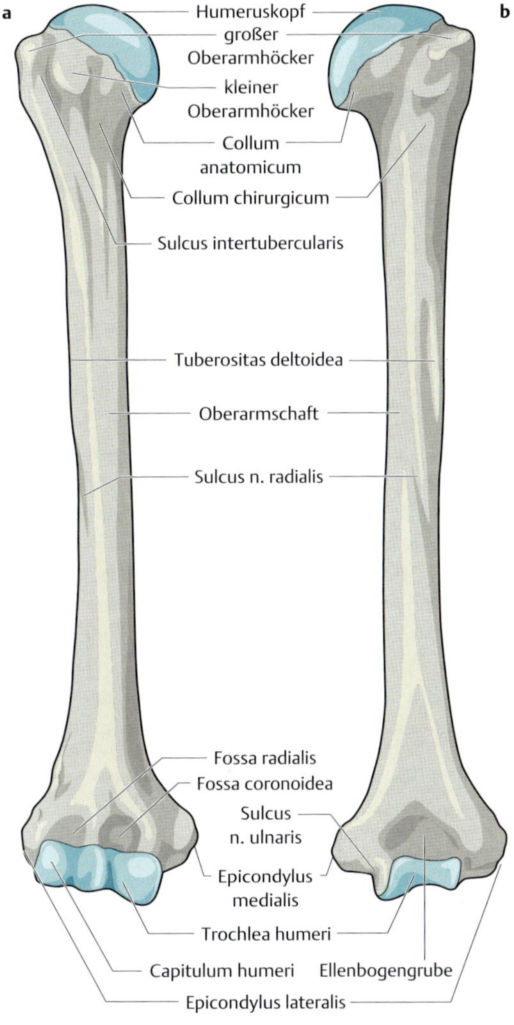


**Abb. 8.54 Oberarmknochen.** Der Oberarmknochen hat im Gegensatz zum Oberschenkelknochen einen vollständig mit Knorpel überzogenen Kopf. Am unteren Ende steht er über eine zerklüftete Gelenkfläche sowohl mit der Elle als auch mit der Speiche in Verbindung.
a Ansicht von vorn.
b Ansicht von hinten.

schnabelfortsatz (Processus coracoideus) nach seitlich vorne. Akromion und Rabenschnabelfortsatz bilden das knöcherne Dach des Schultergelenks, haben jedoch keine direkte Verbindung mit dem Oberarmknochen.

Ebenfalls an der seitlichen Ecke senkt sich die überknorpelte *Schultergelenkpfanne* (Cavitas glenoidalis) in den an dieser Stelle verdickten Knochen ein. Die Pfanne des Schultergelenks ist sehr viel flacher als die des Hüftgelenks und nimmt zusammen mit dem bindegewebigen Pfannenrand kaum ein Drittel des Oberarmkopfes auf.

● MERKE *Der Schultergürtel ist wesentlich beweglicher als das Becken. Zu ihm gehören das Heft des Brustbeins, die Schlüsselbeine und die Schulterblätter. Die Anteile des Schultergürtels haben untereinander nur lose Gelenkverbindungen und halten durch Muskelzug aneinander.*

## Oberarmknochen

Am Gegenstück des Femurs, dem Oberarmknochen (*Humerus*, **Abb. 8.54**), unterscheidet man (wie bei allen Röhrenknochen):
- Kopf (Caput)
- Hals (Collum)
- Schaft (Körper, Corpus)
- Kondylus

### Kopf

Als Kopf (Caput humeri) bezeichnet man den halbkugeligen Bereich, der von Gelenkknorpel überzogen ist. Er springt über den inneren Rand des Schaftes vor, sodass die Mitte der Gelenkfläche nach innen und oben weist. Entsprechend der vorwiegenden Belastung ist der Knorpel in der Mitte am dicksten, am äußeren Rand dagegen nur millimeterstark.

### Hals

Der Oberarmkopf wird durch den ringförmigen Hals (Collum humeri anatomicum) vom Schaft getrennt. Die Unfallchirurgen bezeichnen mit „Hals" den tiefer liegenden Abschnitt des Collum humeri, da dieser am häufigsten bricht (Collum chirurgicum).

Die wichtigsten Merkmale des Humerushalses sind der große und der kleine Oberarmhöcker (Tuberculum majus und minus). Sie dienen einigen Schultergelenkmuskeln als Ansatzstelle.

### Schaft

Der röhrenförmige Abschnitt unterhalb des Collum chirurgicum ist der Oberarmschaft (Corpus humeri). Er zeigt an seiner Außenseite den derben Knochenansatz des großen Deltamuskels, die Tuberositas deltoidea, und eine kleine Knochenvertiefung (Sulcus nervi radialis), die der gleichnamige Nerv im Oberarmknochen hinterlässt. Ansonsten ist der Schaft drehrund und glatt. Im unteren Drittel des Oberarmknochens bilden sich 2 scharfe Kanten aus: die innen liegende Crista supracondylaris medialis und die äußere Crista supracondylaris lateralis. Beide Kanten überragen den Ellenbogen und enden in einem mächtigen inneren und einem kleineren äußeren Knochenvorsprung (Epicondylus medialis und lateralis).

### Kondylus

Zwischen beiden liegt die sattelförmige Gelenkrolle (Trochlea humeri) als Verbindung mit der Elle und seitlich davon ein kleineres Köpfchen (Capitulum humeri) für die Speiche. Damit der Kopf der Elle die Streckung des Arms nicht behindert, senkt sich an der Rückseite des Oberarmknochens die tiefe Ellenbogengrube (Fossa olecrani) ein.

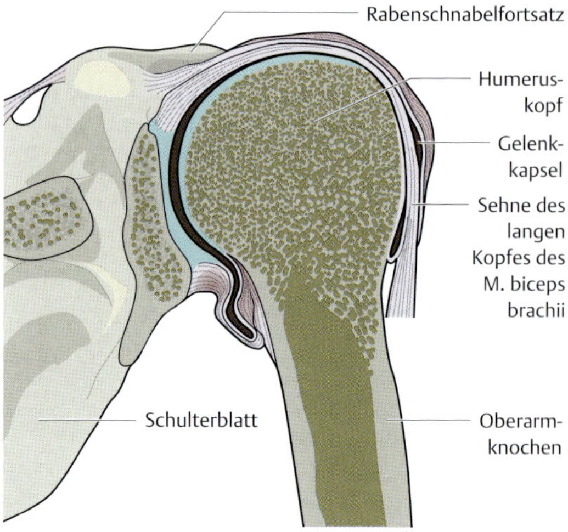


**Abb. 8.55 Schultergelenk.** Dieser Schnitt durch das Schultergelenk zeigt, wie klein die Gelenkpfanne des Schulterblatts (blau) gegenüber dem Humeruskopf ausfällt. Der Oberarmknochen wird fast ausschließlich durch Muskulatur in seiner Gelenkpfanne gehalten. Braun eingezeichnet ist die Gelenkhöhle. Beachten Sie die stark gefaltete Gelenkkapsel, die dem Oberarmknochen viel Spielraum für Bewegungen lässt. Durch die Gelenkhöhle zieht die Ursprungssehne des langen Bizepskopfes.

## 8.8.2 Schultergelenk

### Funktion

Das Schultergelenk ist ein Kugelgelenk (**Abb. 8.55**), in dem sich der Oberarmknochen in 3 Freiheitsgraden bewegen kann: Wir können den Arm im Schultergelenk (**Abb. 8.56**)

- nach vorne (*Anteversion [Flexion]*: ca. 90°) und nach hinten pendeln (*Retroversion [Extension]*: 40 – 50°),
- ihn zur Seite anheben (*Abduktion*: ca. 90°) und vor der Brustwand vorbeiführen (*Adduktion*: 20 – 30°) und
- den Oberarmknochen um seine Längsachse drehen (*Innenrotation*: 90 – 110°, *Außenrotation*: ca. 60°).

Außerdem ist es möglich, den waagerecht ausgestreckten Arm um 40 – 50° zurückzuführen und um etwa 120 – 140° auf die Gegenseite zu bewegen. Man bezeichnet diese Bewegung ebenfalls als Retro- und Anteversion (in der Horizontalebene).

**Elevation.** Sie haben vielleicht bemerkt, dass die angegebenen Bewegungsausschläge wesentlich geringer sind, als dies mit unserer Alltagserfahrung vereinbar ist. Dies bezieht sich in erster Linie auf die *Elevation*, also das Anheben des Oberarms über die Horizontalebene hinaus. Tatsächlich können wir den Oberarm entweder lateral oder ventral bis zur Vertikalen anheben. Dies ist jedoch keine Bewegung im Schultergelenk allein. Dass sich beim Anheben des Arms auch das Schulterblatt bewegt, kann man leicht feststellen, indem man mit der linken Hand unter der rechten Achsel die seitliche Kante des Schulterblattes ertastet.

● MERKE *Das Schultergelenk ist ein Kugelgelenk zwischen Schulterblatt und Oberarmknochen. Bei Bewegungen des Arms in der Schulter verschiebt und dreht sich fast immer zusätzlich das Schulterblatt gegenüber dem Brustkorb und der Wirbelsäule.*

8

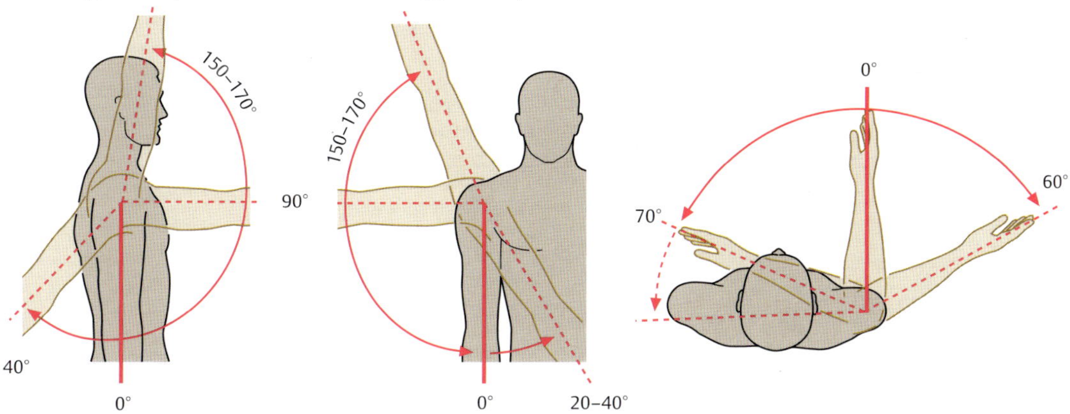


**Abb. 8.56 Beweglichkeit im Schultergürtel bzw. Schultergelenk.** Das Schultergelenk ist das beweglichste Kugelgelenk des Körpers. Im Schultergelenk sind 6 Hauptbewegungen um 3 Achsen möglich.

## Bänder und Schleimbeutel

### Gelenkkapsel

Ein weiterer Unterschied zwischen Schulter- und Hüftgelenk ist die geringe Knochen- und Bandführung des Schultergelenks (**Abb. 8.57**). Wegen der enorm großen Bewegungsausschläge ist die Gelenkkapsel zwangsläufig sehr groß und liegt, außer bei Extrembewegungen, dem Gelenk locker an. Die Gelenkkapsel besteht aus einer dünnen Schicht kollagener Fasern, die nur im Bereich des Verlaufs von Sehnen der Schultergelenkmuskeln einige Festigkeit erhält. Zwischen diesen verstärkten Arealen können ungeschickte Bewegungen den Humeruskopf leicht nach vorne oder nach vorne unten aus der Pfanne heraushebeln oder „ausrenken“ (Schultergelenkluxation).

Dies können weder die dünnen Verstärkungsbänder an der Vorderseite der Gelenkkapsel noch das Lig. coracohumerale zwischen Rabenschnabelfortsatz und Tuberculum majus verhindern.

### Schleimbeutel

Die Schulter ist eine sehr markante „Ecke“ unseres Körpers, über die eine ganze Reihe starker Muskeln hinwegzieht. Es ist daher unmittelbar einsichtig, wieso der Organismus gerade diese Stelle mit ausgedehnten Schleimbeuteln auspolstert. Über die Lage und Ausdehnung dieser Bursae informiert **Abb. 8.58.** Die Bursa subacromialis und subdeltoidea bilden das „subakromiale Nebengelenk“.

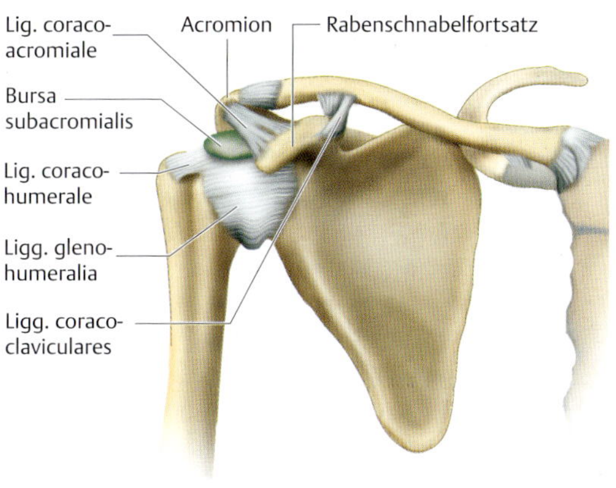


**Abb. 8.57 Bänder des Schultergelenks.** Beachten Sie auf dieser Vorderansicht des Schultergelenks, wie die Bänder oberhalb des Humeruskopfes sozusagen ein Dach zwischen Akromion und Rabenschnabelfortsatz aufspannen.

## 8.8.3 Muskeln des Schultergürtels

Die folgenden Muskeln bewegen den Schultergürtel gegen die Wirbelsäule, haben aber keine direkte Wirkung auf das Schultergelenk selbst. Sie haben ihren Ursprung am Rumpf oder am Kopf und setzen an der Clavicula oder der Scapula an.

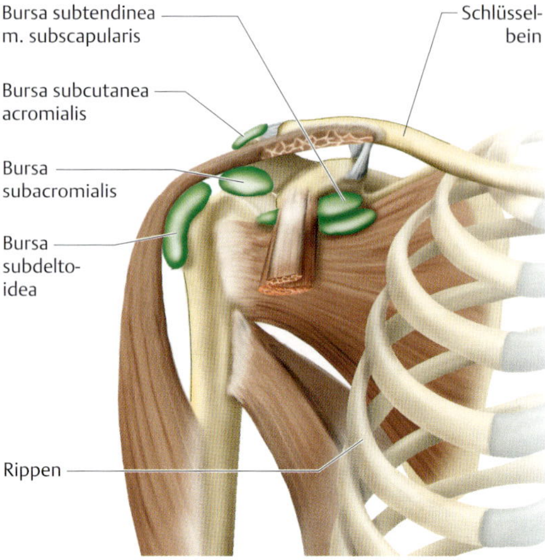


**Abb. 8.58 Schleimbeutel des Schultergelenks.** Wegen der starken Beweglichkeit des Schultergelenks polstern Schleimbeutel alle Berührungspunkte zwischen den Knochen ab. Besonders groß ist die Bursa subdeltoidea, die den Deltamuskel gegen den Oberarmkopf gleiten lässt.



## Hintere Muskelgruppe

Die hintere Muskelgruppe besteht aus (**Abb. 8.59**):
- großem Rautenmuskel (M. rhomboideus major)
- Schulterblattheber (M. levator scapulae)
- Trapezmuskel (M. trapezius)

### Großer Rautenmuskel

Unmittelbar über der Fascia thoracolumbalis verbindet der platte großer Rautenmuskel (M. rhomboideus major) den medialen Rand des Schulterblatts mit den Dornfortsätzen der Wirbelsäule. Seine parallelen Fasern steigen aus dem Bereich der oberen BWS schräg abwärts. Daher kann der große Rautenmuskel das Schulterblatt anheben und zurückziehen. Wenn wir in straffer Haltung die Schultern zurücknehmen, spannen wir automatisch den großen Rautenmuskel an.

### Schulterblattheber

In gleicher Weise wirkt der Schulterblattheber (M. levator scapulae, **Abb. 8.60**). Dieser Muskel erreicht seinen Zweck aber dadurch, dass er von den Querfortsätzen der oberen Halswirbel steil über den Hals zur oberen medialen Schulterblattecke zieht. Daher kann er die Schulter nicht nur zurücknehmen, sondern – wie sein Name schon sagt – das Schulterblatt anheben.

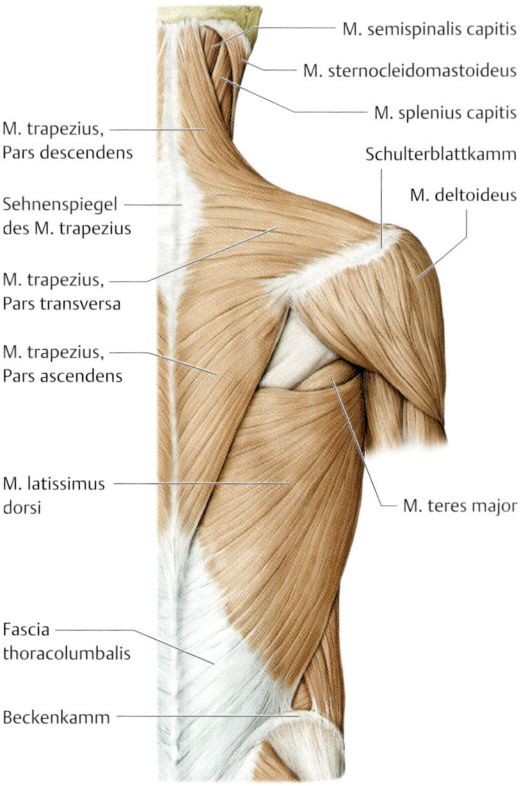


**Abb. 8.59 Oberflächliche Rückenmuskulatur.** Die Mm. trapezius und latissimus dorsi sind große, flächenhafte Muskeln. Sie nehmen die gesamte Rückenregion ein. Beide Muskeln haben ihren Ursprung an einer Sehnenplatte über den Dornfortsätzen der Wirbelsäule.

### Trapezmuskel

Wesentlich kräftiger als die beiden genannten Muskeln ist der ausgedehnte Trapezmuskel *(M. trapezius)*. Er besitzt die Form eines Kinderdrachens und liegt wie eine Decke über dem gesamten Bereich von HWS und BWS (Muskelursprung) sowie über der Rückfläche des Brustkorbs bis hin zum Schulterblattkamm, zum Akromion und zur Oberseite des Schlüsselbeinendes (Muskelansatz):
- **Oberer Anteil:** Der obere Anteil (Pars descendens, absteigender Teil) hebt die Schulter an und wirkt bei der Elevation des Arms maßgeblich mit. Er umgibt schalenförmig die hintere Halsregion und bildet die Kontur des Halses in der Frontalansicht. Andauerndes schweres Tragen trainiert diesen Teil zum „Stiernacken" auf.
- **Mittlerer Anteil:** Nimmt man die Schultern gegen einen Widerstand zurück, z. B. indem man die

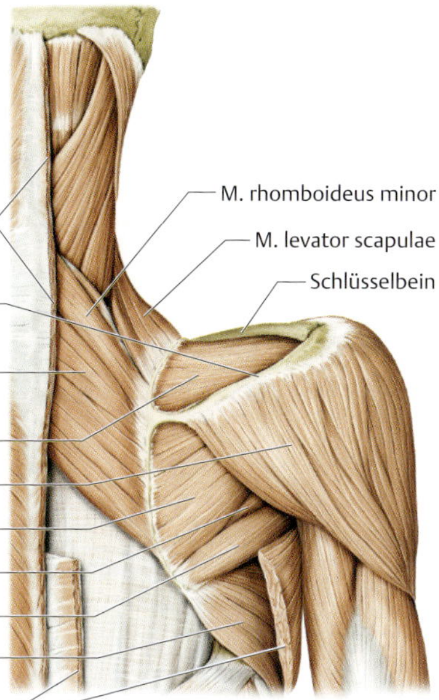


**Abb. 8.60 Hintere Schultermuskulatur, tiefe Schicht.** Sie sehen die Schulterregion von hinten, nachdem Teile des M. trapezius und des M. latissimus dorsi entfernt wurden. Zwischen Wirbelsäule und Innenkante des Schulterblatts verankern 3 Muskeln das Schulterblatt am Rumpf. Gut zu sehen ist der Ursprung des M. teres major an der unteren Schulterblattecke. Der Muskel tritt durch die Achselhöhle auf die Vorderseite des Oberarms.

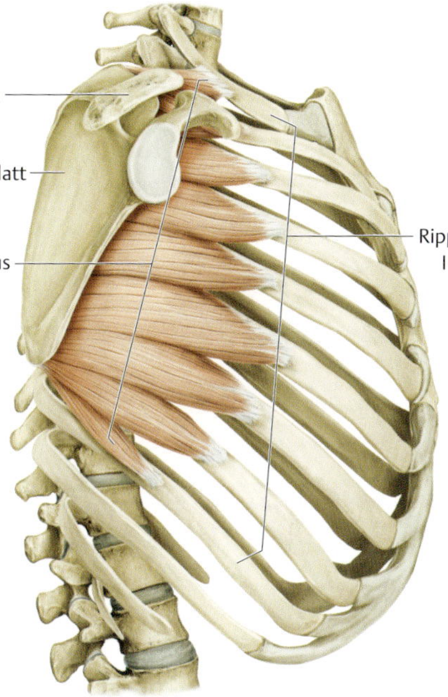


**Abb. 8.61 Seitliche Schultermuskulatur.** Der M. serratus anterior verbindet fächerförmig die untere Ecke des Schulterblatts mit dem Brustkorb. Er führt die Schultern nach vorn und ermöglicht so die Anhebung des Armes.

Hände verschränkt hält (Bodybuilderpose), so springt der mittlere Teil (Pars transversa) als quer gestellter Muskelwulst vor. Die Pars transversa verspannt das Schulterblatt gegen die Wirbelsäule und verhindert, dass der Knochen von der hinteren Brustwand absteht und verlagert das Schulterblatt nach medial. Bei Lähmung des Muskels steht die untere Ecke des Schulterblatts flügelförmig über den Thorax hinaus (Scapula alata).

- **Unterer Anteil:** Im unteren Anteil des Trapezmuskels laufen die Fasern schräg aufwärts (Pars ascendens, aufsteigender Teil). Da aber dieser Teil relativ weit seitlich ansetzt, dreht auch er das Schulterblatt, sodass eine Elevation möglich wird. Natürlich verspannt er die Schulter ebenfalls nach unten (beispielsweise beim Klimmzug).

## Seitliche Muskelgruppe

Ebenfalls rotatorisch auf das Schulterblatt wirkt der kräftige *vordere Sägemuskel* (M. serratus anterior, **Abb. 8.61**). Seinen Namen hat er von 5 – 6 sägezahnartigen Muskelursprüngen an der Seitenfläche der IV. (V.)–IX. Rippe. Sie bilden hohe Muskelbäuche, die bei einer Elevation gegen Widerstand an der seitlichen Brustwand vorspringen. Den Ursprung des Muskels bilden die I.–IX. Rippe.

Alle Fasern laufen an der Außenseite der unteren Schulterblattecke zusammen und ziehen diese nach vorn (Drehung im Schulterblatt). Der Muskel hat außerdem noch Anteile, die eher horizontal zum inneren Schulterblattrand ziehen und den erhobenen Arm gegen einen Widerstand senken können (z. B. Hochziehen eines Rollladens).

## Vordere Muskelgruppe

Zwischen der vorderen Brustwand und dem *großen Brustmuskel* (M. pectoralis major, zur Funktion s. S. 220) eingebettet liegt der *kleine Brustmuskel*

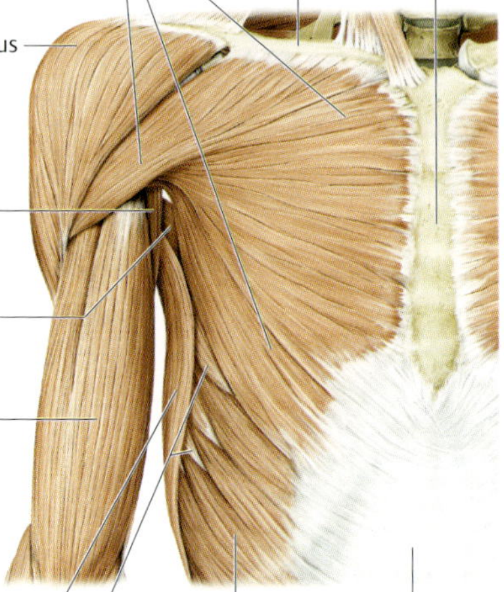


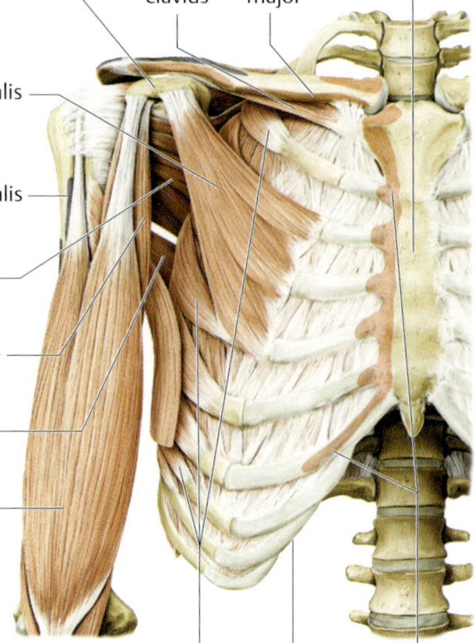


**Abb. 8.62 Brustmuskulatur.**
a Die Brustregion wird vom M. pectoralis major dominiert. Deutlich zu erkennen ist die Drehung des Muskels in der Nähe seines Ansatzes am Oberarmknochen. Der M. pectoralis major erzielt dadurch einen besseren Hebelarm bei der Vorneigung (Anteversion) des Oberarms.
b Der M. pectoralis minor verläuft steiler und zieht das Schulterblatt nach unten.

8

(M. pectoralis minor). Er verbindet den Rabenschnabelfortsatz des Schulterblatts mit den oberen Rippen (**Abb. 8.62**) und kann die Scapula hochziehen. Von der I. Rippe kommt der Unterschlüsselbeinmuskel (M. subclavius) und zieht zur Unterseite der lateralen Scapula. Er dient der Sicherung des Sternoklavikulargelenkes.

MERKE *Auf den Schultergürtel wirken flache Muskeln, die dem Brustkorb anliegen. Die hintere Muskelgruppe hält das Schulterblatt am Brustkorb fest, die seitliche Muskelgruppe dreht das Schulterblatt beim Heben des Arms nach vorn und die vordere Muskelgruppe dreht das Schulterblatt beim Senken des Arms nach hinten.*

## 8.8.4 Muskeln des Schultergelenks

Alle Schultergelenkmuskeln haben ihren Ansatz am Oberarmkopf. Man unterscheidet auch hier eine hintere (Rotatorenmanschette und hintere Innenrotatoren) und eine vordere Muskelgruppe.

### Rotatorenmanschette

Anders als beim Hüftgelenk, dessen bewegliche Teile nur auf Druck beansprucht werden, steht das Schultergelenk durch das Gewicht des frei hängenden Arms ständig unter Zugspannung. Gelenkkapsel und Bänder sind zwar stark genug, den unbelasteten Arm in der Gelenkfläche zu halten, nicht jedoch, die zusätzliche Belastung beim Heben und Tragen von Lasten aufzunehmen. Eine mäßige Belastung wird dabei von der gelenknahen Muskulatur, eine stärkere Beanspruchung zusätzlich von oberflächlicheren Schichten aufgenommen.

Alle Muskeln der Rotatorenmanschette strahlen vom Schulterblatt in die Gelenkkapsel ein und verstärken aktiv den Halt im Schultergelenk (**Abb. 8.63**). Je nach der Verlaufsrichtung der Faserzüge drehen sie den Oberarmknochen nach innen oder außen – daher der Name – und können den Arm ab- oder adduzieren. Die wesentliche Funktion liegt in der Sicherung des Schultergelenks.

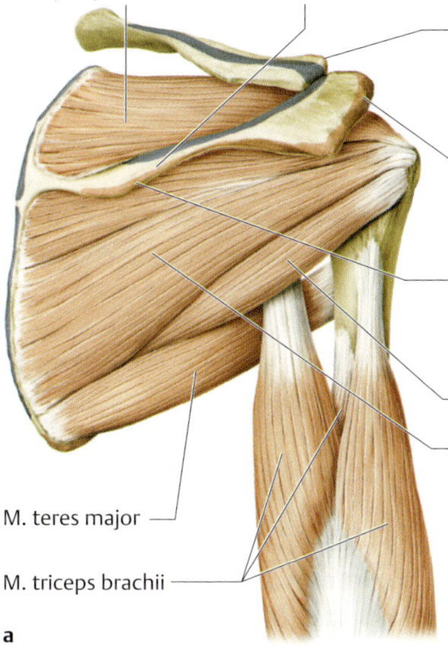


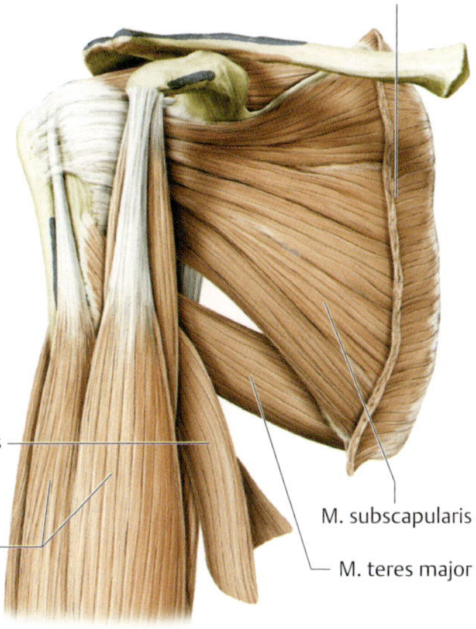


**Abb. 8.63 Rotatorenmanschette von hinten und von vorn.**
a Die hinteren Schulterblattmuskeln drehen den Oberarm nach außen. Sie sind zum größten Teil vom hinteren Abschnitt des M. deltoideus bedeckt. Dieser vielseitige Muskel führt den Arm nach vorne und hinten und spreizt den Oberarm vom Brustkorb ab.
b Der M. subscapularis schiebt sich zwischen Brustkorb und Schulterblatt. Zusammen mit dem M. latissimus dorsi dreht er den Arm nach innen.

### M. subscapularis

Der kräftige M. subscapularis („Unter-Schulterblatt-Muskel") entspringt der gesamten Innenfläche des Schulterblatts. Zusammen mit dem hinteren Anteil des M. serratus anterior schiebt er sich also zwischen Brustkorb und Schulterblatt und bildet hier das Schulterblatt-Thorax-„Gelenk". Seine Ansatzsehne schlingt sich vorne um den Humeruskopf und endet am kleinen Oberarmhöcker. Der Muskel ist daher ein Innenrotator – der kräftigste überhaupt.

### M. supraspinatus

Der M. supraspinatus verdankt seinen Namen dem Ursprung in der Fossa supraspinata, also der Vertiefung zwischen dem Schulterblattkamm und dem oberen Rand des Knochens. Die Hauptaufgabe des M. supraspinatus ist es, den Oberarm bei Bewegungen in der Gelenkpfanne zu halten. Der Muskel soll bereits ohne Belastung unter einer ständigen Daueranspannung (Tonus) stehen.

Ebenfalls zur Rotatorenmanschette gehören der M. infraspinatus und der M. teres minor, die häufig eine Einheit bilden.

## Hintere Innenrotatoren

Ein Muskel, der auf der Rückfläche des Rumpfes entspringt, dreht den Oberarm nur dann nach innen, wenn seine Sehne durch die Achselhöhle hindurch die Vorderseite des Oberarmknochens erreichen kann. Würde der Muskel dagegen außen um die Schulter herumziehen (z. B. M. supra- und infraspinatus), dann würde er zwangsläufig eine Außenrotation herbeiführen.

Zu den Innenrotatoren gehören (**Abb. 8.63, a**):

- M. teres major
- M. latissimus dorsi

### M. teres major

Die Ansatzsehne des an der unteren Schulterblattecke entspringenden M. teres major zieht durch die Achselhöhle hindurch zur Vorderfläche des Oberarmknochens und setzt dort unterhalb des Tuberculum minus an. Daher kann der Muskel den Arm adduzieren und nach innen drehen. Auch eine leichte Retroversion ist möglich. Zwischen dem Unterrand des M. teres minor und dem Oberrand des M. teres major entsteht eine schlitzförmige Muskellücke *(Achsellücke)*, durch die Nerven und Gefäße zum Arm führen.

8

### M. latissimus dorsi

Nahezu denselben Ansatz wie der M. teres major hat der M. latissimus dorsi (**Abb. 8.63, b**). Der lateinische Superlativ („breitester Muskel des Rückens") trifft zu, da es sich um eine riesige Muskelplatte handelt, die mehr als die Hälfte der gesamten Rückenfläche einnimmt. Die Dicke beträgt dabei nur einige wenige Millimeter. Der Muskel entspringt von den Dornfortsätzen der unteren Brustwirbel (VII.–XII.) und der Fascia thoracolumbalis (Pars vertebralis), dem Darmbeinkamm (Pars iliaca) und den 3 – 4 unteren Rippen (Pars costalis).

Er umgibt Brustkorb und Lendenregion wie ein Korsett, zieht schräg aufwärts durch die Achselhöhle und schlingt sich um den M. teres major herum nach vorne. Dort setzen beide Muskeln, nur durch einen Schleimbeutel getrennt, gemeinsam an. Auf dem letzten Stück um den Brustkorb herum ist seine Verlaufsrichtung zwangsläufig von hinten nach vorne, sodass der Muskel nicht nur eine kräftige *Innenrotation* hervorruft, sondern v. a. den Oberarm nach hinten führt *(Retroversion)*. Umgekehrt zieht der Muskel bei festgehaltenem Oberarm den Körper nach vorne oben. Wenn wir am Reck hängen und einen Klimmzug durchführen, spannen wir hauptsächlich diesen Muskel und den M. trapezius an. Erst in der abschließenden Phase übernimmt der große Brustmuskel die Belastung.

Weiterhin dient der M. latissimus dorsi als Atemhilfsmuskel beim Husten und bei Querschnittsgelähmten zur Anhebung des Rumpfes (Anheben aus dem Rollstuhl).

8

## Vordere Muskeln

### M. pectoralis major

Der große Brustmuskel (M. pectoralis major, s. **Abb. 8.62**) bestimmt beim Mann die Kontur des Brustkorbs, bei der Frau die Form und Lage der Brustdrüse und ist daher eng mit unserem eigenen „Body-Image" verbunden.

Den fächerförmig auf seine Ansatzstelle an der Außenfläche des Oberarmknochens zulaufenden Muskel teilt man in 3 Abschnitte auf:

1. Der oberste Abschnitt entspringt an der Unterseite des Schlüsselbeins (daher Pars clavicularis).
2. Der mittlere entspringt an der Außenseite des Brustbeins und an den oberen Rippenknorpeln (Pars sternocostalis).
3. Der untere schließlich beginnt am vorderen Blatt der Rektusscheide im Bereich des Oberbauchs (Pars abdominalis).

Die Muskelfasern verdrillen sich um 180°, sodass die unten entspringenden Muskelfasern am weitesten oben ansetzen und umgekehrt; dadurch gewinnen die einzelnen Anteile in geringem Umfang unterschiedliche Funktionen. Insgesamt zieht der M. pectoralis major den Arm zum Körper *(Adduktion)*, führt ihn gemeinsam mit dem langgezogenen M. coracobrachialis (Rabenschnabel-Oberarm-Muskel) nach vorne *(Anteversion)* und dreht ihn nach innen *(Innenrotation)*. Der M. coracobrachialis entspringt am Rabenschnabelfortsatz und zieht am Oberarmknochen entlang, bis er etwa in der Mitte seiner Vorderfläche ansetzt.

### M. deltoideus

Wie eine Kappe sitzt der große Deltamuskel (M. deltoideus) der Schulter auf (s. **Abb. 8.62, b**). „Breite Schultern" entstehen daher vielmehr durch einen gut entwickelten M. deltoideus als durch einen ausgedehnten Thorax.

Der Deltamuskel ist wegen seiner ungeheuren Vielseitigkeit an nahezu allen Bewegungen der Schulter beteiligt. Sein vorderer Abschnitt (Pars clavicularis) entspringt der Außenseite des Schlüsselbeins und dreht folglich den Arm nach innen. Die kräftige Pars acromialis zieht in gerader Richtung über die Schulter hinweg und hebt den Arm in die Horizontale (Abduktion), während die Pars spinalis Schulterblattkamm schräg abwärts zieht und den Arm nach außen dreht. Alle Muskelfasern laufen spitz („deltaförmig") auf die Außenseite des Oberarmknochens zu und enden in der Tuberositas deltoidea unterhalb des großen Oberarmhöckers. Diese Ansatzstelle ist mehr als 10 cm von der Achse des Schultergelenks entfernt; daher entwickelt der Deltamuskel erhebliche Kraft beim Anheben des Arms zur Seite.

● **MERKE** *Die Muskeln, welche auf das Schultergelenk wirken, bilden die oberflächliche Schicht der Rumpfmuskulatur. Außen- und Innenrotatoren drücken stets den Oberarm an den Brustkorb heran. Nur der Deltamuskel und der M. supraspinatus können den Arm anheben.*

# 8.9 Ellenbogen

## 8.9.1 Unterarmknochen

Auch das Skelett des Unterarms besteht, wie das des Unterschenkels, aus 2 langen Röhrenknochen, die allerdings wesentlich gleichwertiger sind als am Bein. Dies sind
- Elle (Ulna) und
- Speiche (Radius).

Elle und Speiche können wir gegeneinander verdrehen und damit die Hand um fast 180° wenden (**Abb. 8.64**).

### Elle

An der Innenseite des Unterarms, also dem kleinen Finger benachbart, ist die Elle (Ulna) auf ihrer ganzen Länge zwischen dem inneren Rand des Oberarmknochens und dem Handgelenk tastbar (**Abb. 8.65**).

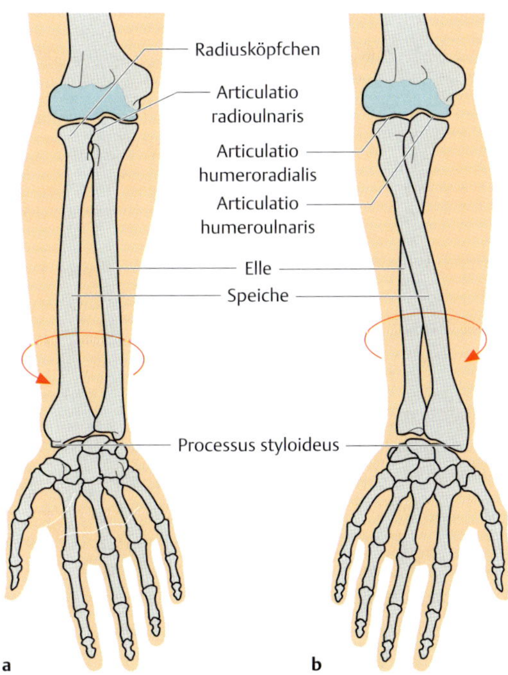


**Abb. 8.64 Supination und Pronation.**
a Bei Auswärtsdrehung (Supination) liegen Elle und Speiche parallel nebeneinander. Der Daumen weist nach außen, die Handfläche nach vorn oder oben (rechter Arm).
b Die Einwärtsdrehung (Pronation) überkreuzt Elle und Speiche. Der Daumen weist zum Körper, die Handflächen nach hinten oder unten.

Die „Elle" ist ein historisches Längenmaß. In den meisten Gegenden war die Elle allerdings fast einen Meter lang, hatte also nichts mit der anatomischen Elle zu tun.

#### Olekranon

An seinem oberen Ende (proximale Epiphyse) verdickt sich der Knochen zum eigentlichen Ellenbogenknochen (Olecranon), an dem die Strecker des Ellenbogengelenks ansetzen. Ein zylinderförmiger Einschnitt (Incisura trochlearis) umgreift die Trochlea humeri über einem Winkel von beinahe 180° und bildet so die

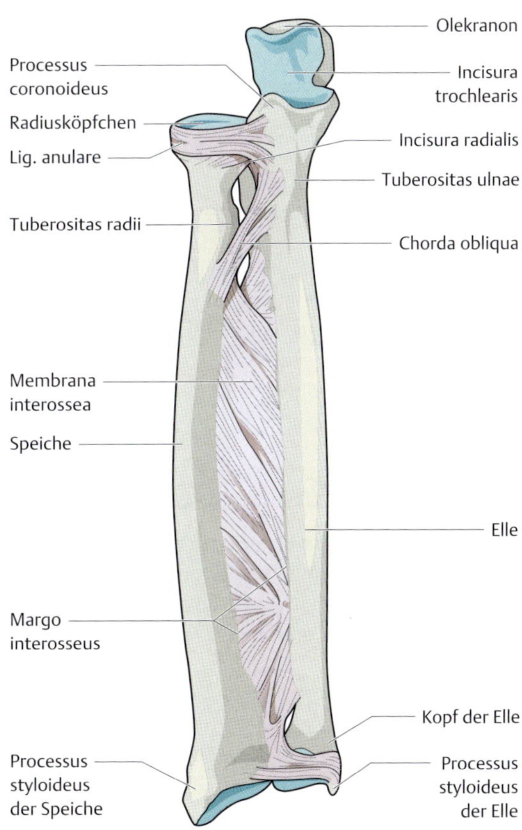


**Abb. 8.65 Knochen und Bänder des Unterarms.** Elle und Speiche sind an jeweils beiden Enden beweglich miteinander verbunden. Beide Unterarmknochen haben Anteil am Ellenbogen- und am Handgelenk. Eine straffe Membran zwischen Elle und Speiche begrenzt die Beweglichkeit bei der extremen Auswärtsdrehung (Supination) der Hand. Das Lig. anulare radii lässt das obere Ende der Speiche frei um seine eigene Achse gleiten.

8

Grundlage für eine feste knöcherne Führung des Ellenbogengelenks.

Die Gelenkfläche ist unterschiedlich stark überknorpelt; die größte Dicke weist der Knorpel am oberen Rand und an einem spornartigen Knochenerker (Processus coronoideus) auf der Vorderseite auf.

Bei maximaler Streckung des Unterarms gleitet das Olekranon in die Fossa olecrani auf der Rückseite des Oberarmknochens. Bei maximaler Beugung senkt sich der Processus coronoideus in die vordere Fossa coronoidea hinein. An der äußeren Seitenfläche des Processus coronoideus dellt sich die Gelenkpfanne für das Speichenköpfchen (Incisura radialis) als flache, 4-eckige Vertiefung in den Knochen ein.

#### Schaft

Der Schaft der Elle, also die Diaphyse, verjüngt sich zusehends und nimmt einen 3-eckigen Querschnitt an. Die Kanten befinden sich gegenüber der Speiche (Margo interosseus) sowie an der Vorder- und Hinterseite des Knochens (Margo anterior und posterior).

#### Kopf

Am unteren Ende („Kopf", Caput ulnae) bildet die Elle den kleineren Teil des oberen Handwurzelgelenks. Ein gut tastbarer Knochensporn (Processus styloideus) umgreift das Gelenk an der Kleinfingerseite und gibt ihm eine seitliche Führung (s. Innen- und Außenknöchel am oberen Sprunggelenk). Die dem Processus styloideus gegenüberliegende Kante ist abgerundet und überknorpelt und bildet den Kopf für die gelenkige Verbindung mit der Speiche.

### Speiche

Die Speiche (Radius) ist in gewisser Weise das Spiegelbild der Elle: Sie verbreitert sich von oben nach unten und hat einen geringen Anteil am Ellenbogen-, aber einen großen am oberen Handwurzelgelenk.

#### Köpfchen

Die Speiche beginnt mit dem drehrunden, deutlich vom Rest des Knochens abgegrenzten Radiusköpfchen (Caput radii). Seine Oberseite ist als Gelenkpfanne für das kleine Capitulum humeri eingedellt und überknorpelt.

#### Schaft

Der Schaft der Speiche ist wie derjenige der Elle 3-kantig. Zwischen den inneren Kanten von Elle und Speiche spannt sich die biegsame, jedoch sehr zugfeste Membrana interossea aus.

#### Oberes Handwurzelgelenk

An der Rückseite des rumpffernen Endes der Speiche, oberhalb der Handwurzel, lassen sich einige parallele Längsleisten tasten, zwischen denen die Sehnen der langen Hand- und Fingerstrecker zum Handrücken ziehen. Die Gelenkfläche des oberen Handwurzelgelenks (Facies articularis carpalis) ist meistens 2-geteilt und trägt daumenwärts ebenfalls einen kleinen Knochensporn (Processus styloideus).

KRANKHEITSLEHRE ***Radiusfraktur.*** *Bei einer zu starken Belastung des Handgelenks, z. B. wenn man einen Sturz mit einer Hand abzufangen versucht, bricht die Speiche häufig kurz oberhalb der Handwurzel schräg durch. Meist steht die Handwurzel danach nicht mehr in einer Linie mit dem Unterarm (Bajonettstellung). Man behandelt eine Radiusfraktur i. d. R. konservativ, also durch Ruhigstellen in einer Gipsschiene. Zuvor hängt man den Arm aus, damit beide Fragmente der Speiche zueinander in die richtige Lage kommen. Beim Eingipsen sollte man darauf achten, das Handgelenk leicht zum Handrücken hin zu verkippen und Daumen und Zeigefinger ausreichend Spiel zu lassen. Nach einigen Tagen wird die Gipsschiene durch einen zirkulären Kunststoffverband ersetzt, der 4 – 5 Wochen getragen werden sollte.*

MERKE *Elle und Speiche haben beide Anteil sowohl am Ellenbogengelenk als auch am Handgelenk. Liegen sie parallel zueinander, dann ist die Handfläche supiniert, sind sie überkreuzt, dann ist die Hand proniert.*

## 8.9.2 Ellenbogengelenk

Ähnlich wie das Kniegelenk ist auch das Ellenbogengelenk (Art. cubiti) aus mehreren Teilgelenken zusammengesetzt, die jedes für sich eigenständige Bewegungen ausführen können. Es artikulieren jeweils folgende Knochen miteinander:

- Oberarm – Elle (Art. humeroulnaris)
- Radiusköpfchen – Elle (Art. radioulnaris proximalis)
- Oberarm – Speiche (Art. humeroradialis)

### Funktion

Das Gelenk zwischen Oberarmknochen und Elle (Art. humeroulnaris) ist ein reines Scharniergelenk mit guter Knochenführung und erlaubt außer der Beugung (Flexion) des Unterarms um 140 – 160° keinerlei weitere Bewegungen, also weder Ab- noch Adduktion, noch Innen- oder Außenrotation (**Abb. 8.66**).

Im Gegensatz dazu handelt es sich bei der Verbindung zwischen Oberarmknochen und Speiche (Art. humeroradialis) eigentlich um ein Kugelgelenk. Das kugelige Capitulum humeri gleitet in der Gelenkpfanne

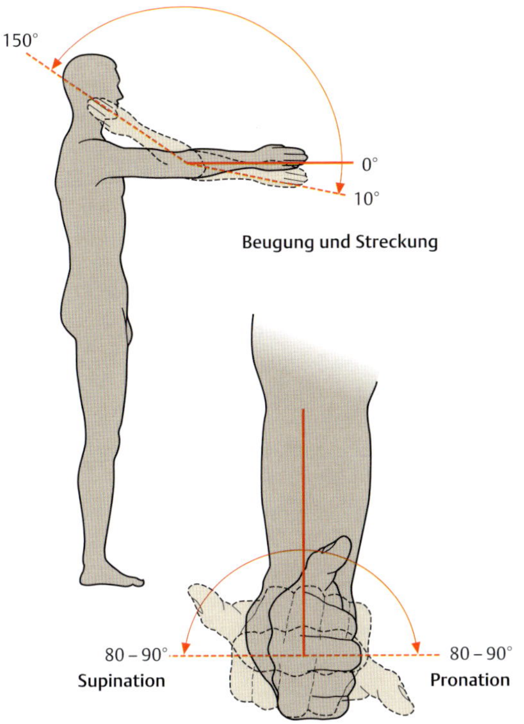


**Abb. 8.66 Beweglichkeit im Ellenbogengelenk.** Das Gelenk zwischen Oberarmknochen und Elle ist ein reines Scharniergelenk und erlaubt außer Beugung und Streckung keine weitere Bewegung. Supination und Pronation bedingen das Verdrehen von Elle und Speiche gegeneinander.

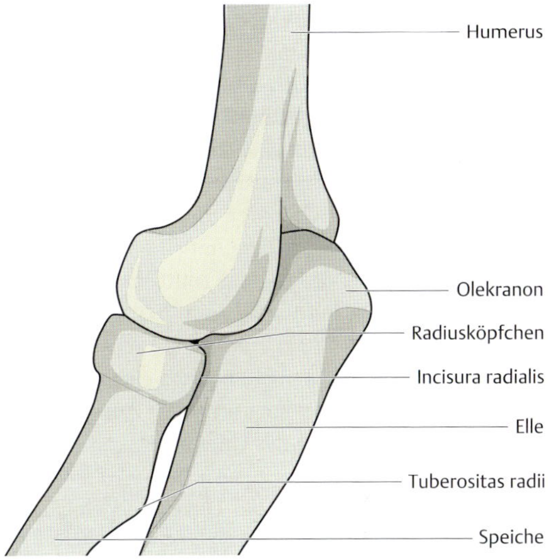


**Abb. 8.67 Ellenbogengelenk von außen seitlich.** Diese seitliche Ansicht macht deutlich, dass der eigentliche Ellenbogenknochen tatsächlich zur Elle gehört. Die Speiche beginnt erst einige Zentimeter tiefer mit dem Radiusköpfchen.

des Radiusköpfchens. Durch die straffe Verbindung von Elle und Speiche ist sein Bewegungsausschlag allerdings stark eingeengt.

Das 3. Teilgelenk des Ellenbogens, die Art. radioulnaris proximalis, liegt zwischen dem radförmigen Rand des Radiusköpfchens (daher die Bezeichnung Radgelenk) und der Elle (**Abb. 8.67**). Damit das Radiusköpfchen nicht aus der viel zu flachen Pfanne rutscht, wird es von dem derben Ringband (Lig. anulare) vollständig umgeben und an die Elle angepresst. In diesem mit Knorpelzellen versetzten Gleitlager kann sich nun bei jeder Pro- und Supination das Radiusköpfchen gegen die Elle verdrehen.

## Bänder

Jedes Scharniergelenk besitzt seitliche Verstärkungsbänder, die entweder bei Streckung oder bei Beugung angespannt werden und die Beweglichkeit in den nicht erwünschten Achsen hemmen (**Abb. 8.68**).

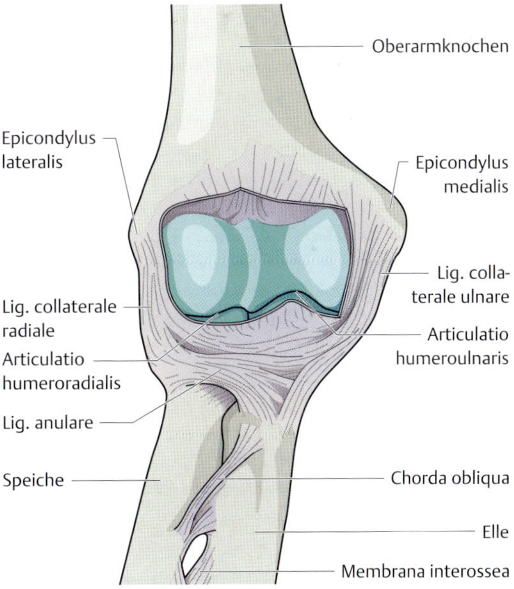


**Abb. 8.68 Ellenbogengelenk von vorn.** Bei eröffneter Gelenkkapsel erkennen Sie, dass Elle und Speiche mit unterschiedlichen Bezirken der Gelenkfläche des Oberarmknochens Kontakt aufnehmen. Die runde Gelenkfläche der Speiche ermöglicht ihre Drehung um die eigene Achse, die für Supination und Pronation wichtig ist.

Auch das Ellenbogengelenk hat 2 starke Seitenbänder *(Lig. collaterale ulnare* und *radiale)* an der Innen- und Außenseite der Gelenkkapsel. Das innere Seitenband breitet sich vom Epicondylus medialis des Oberarmknochens auf die gesamte Seitenfläche der proximalen Epiphyse der Elle aus.

Ein funktionell wichtiges Band ist die *Chorda obliqua* (Schrägzug). Sie verbindet den oberen Teil der Elle dicht unterhalb des Lig. anulare mit einem etwas tiefer gelegenen Abschnitt der Speiche (unterhalb der Tuberositas radii). Das Band wickelt sich bei Pronation ab und spannt sich bei Supination an. Es verhindert zusammen mit der Membrana interossea eine übermäßige Supination und bildet sozusagen die Anschlagstelle für die Auswärtsdrehung des Unterarms.

PFLEGE ***Untersuchung des Ellenbogengelenks.*** *Zur Beantwortung der Frage, ob das Ellenbogengelenk nach einem Trauma gebrochen ist oder nicht, orientiert man sich zunächst an der Lage der beiden Epikondylen des Oberarmknochens und dem Olekranon (Ellenbogenknochen). Die 3 Punkte sind fast immer gut zu erkennen. Sie liegen bei gestrecktem Ellenbogengelenk auf einer horizontalen Linie. Beugt man den Arm, so wandert das Olekranon nach unten aus, behält aber seine Mittellage bei: Es entsteht die Form eines gleichschenkligen Dreiecks.*
*Wenn die Form des Olekranons verstrichen ist und der Patient gleichzeitig eine schmerzhafte Bewegungseinschränkung angibt, deutet dies auf einen Erguss in der Gelenkkapsel hin. Nicht selten wird auch der Schleimbeutel über dem Olekranon (Bursa olecrani) beschädigt – eine ebenfalls recht schmerzhafte Angelegenheit.*
***Nurse disease.*** *Beim starken ruckartigen Zug am Arm – wie man es oft unwillkürlich tut, wenn man ein stolperndes Kleinkind am Fallen hindern will – kann das Radiusköpfchen aus dem Lig. anulare radii luxieren und im Ellenbogengelenk eingeklemmt werden. Nach dieser schmerzhaften Verletzung muss das Radiusköpfchen von einem Arzt reponiert werden.*

MERKE *Das Ellenbogengelenk ist ein reines Scharniergelenk. Die Beugung wird durch die Muskeln des Oberarms begrenzt, die Streckung durch Berührung der Knochen im Olekranon. Die Speiche kann sich im Ellenbogengelenk gegenüber der Elle drehen.*

## 8.9.3 Muskeln

### Beuger

#### M. brachialis

Das eigentliche Arbeitspferd unter den Beugern ist der *M. brachialis* (**Abb. 8.69**). Er ist der einzige Muskel, der den Arm aus jeder beliebigen Stellung heraus beugen kann. Der bauchige Muskel beginnt breitflächig auf der vorderen und äußeren Fläche des Humerusschafts und endet an der Vorderseite der Elle. Den breiten Muskelbauch kann man selbst tasten, wenn man den Unterarm in maximaler Pronationsstellung (Handfläche zum Boden) von unten gegen die Tischfläche presst.

#### M. biceps brachii

Dreht man den Handrücken zum Boden (maximale Supination) und versucht dann, die Tischplatte anzuheben, springt vor dem M. brachialis der Bizeps (M. biceps brachii) vor. Da dieser Muskel nur in Supinationsstellung maximale Leistung bringt, drehen wir bei einer kraftvollen Beugung des Ellenbogens automatisch den Unterarm nach außen (z. B. beim Heben einer schweren Einkaufstasche auf den Küchentisch).

Wie der Name sagt, besteht der Bizeps aus 2 „Köpfen“ mit unterschiedlichem Ursprung. Der lange Kopf (Caput longum) entspringt mit einer runden Ursprungssehne der Oberseite der Gelenkpfanne am Schulterblatt. Diese Sehne schlingt sich oben um den Humeruskopf herum durch die Schultergelenkhöhle und zieht seitlich zwischen großem und kleinem Oberarmhöcker auf die Vorderseite des Oberarms. Der kurze Bizepskopf (Caput breve) entspringt dem Rabenschnabelfortsatz.

### Strecker

#### M. triceps brachii

Auf der Rückseite des Oberarms befindet sich der 3-köpfige Armmuskel, der Trizeps (M. triceps brachii), der sich wie der M. quadriceps am Oberschenkel aus mehreren Anteilen zusammensetzt (**Abb. 8.70**).

Sein langer Kopf (Caput longum) entspringt am unteren Rand der Gelenkpfanne des Schulterblatts und zieht durch die Achsellücke, also zwischen M. teres minor und major, auf die Rückseite des Oberarmknochens. Etwa in halber Höhe des Humerusschafts verbindet sich der lange Kopf mit dem seitlichen Teil des Muskels (Caput laterale), der unterhalb des Tuberculum majus entspringt. Ebenfalls am Oberarmknochen, und zwar breitflächig an dessen Innen- und Rückseite, entspringt der mittlere Kopf (Caput mediale), der stärkste Anteil des Ellenbogenstreckers. Zusammen setzen alle 3 Teile mit einer starken gemeinsamen Sehne am Olekranon an. Bei einer Lähmung, einem Sehnenriss oder einer Olekranonfraktur können wir den Unterarm nur mehr passiv, also der Schwerkraft folgend strecken.

#### M. anconaeus

Dieser kurze Muskel entspringt am Epicondylus lateralis des Oberarms und zieht zur radialen Seite des Ole-

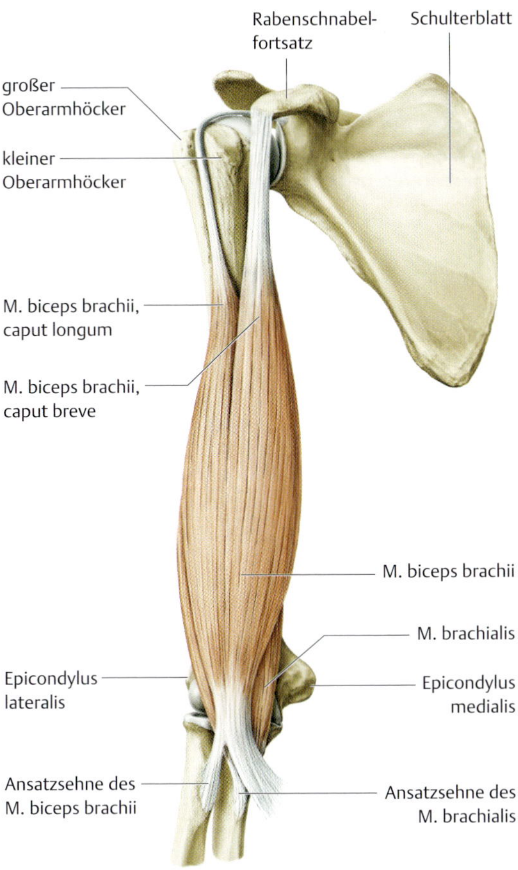


**Abb. 8.69 Beuger im Ellenbogengelenk.** Der M. brachialis hat seinen Ursprung großflächig am Oberarmknochen und ist der stärkste Beuger im Ellenbogengelenk. Er wird größtenteils bedeckt vom M. biceps brachii, der Schulter- und Ellenbogengelenk überspringt. Die lange Ursprungssehne zieht durch das Schultergelenk hindurch.

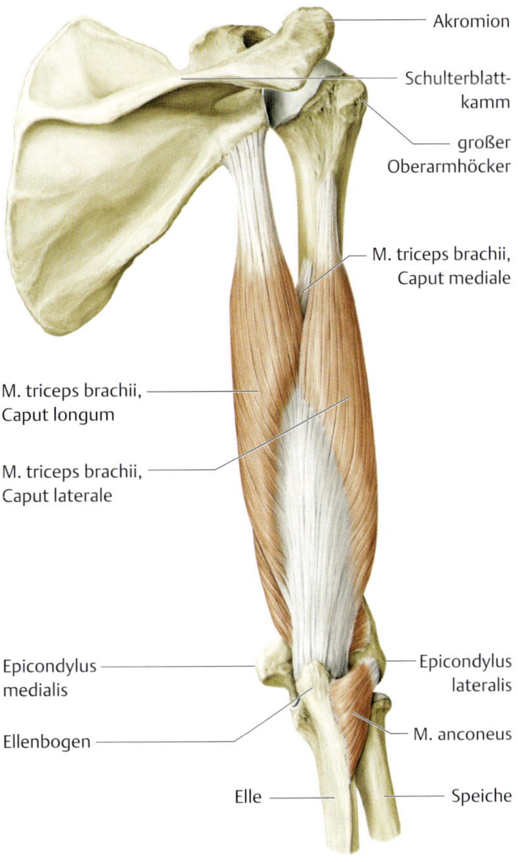


**Abb. 8.70 Strecker im Ellenbogengelenk.** Die Rückseite des Oberarms nimmt der M. triceps brachii ein, der einzige Strecker im Ellenbogengelenk. Beachten Sie, dass der M. triceps ebenfalls mit seinen langen Anteilen oberhalb des Schultergelenks, nämlich am Schulterblatt, entspringt. Unterstützend wirkt der M. anconeus.

kranons. Er unterstützt die Streckung im Ellenbogengelenk und spannt die Gelenkkapsel.

**MERKE** *Die Muskeln, die auf das Ellenbogengelenk wirken, liegen am Oberarm: vorne die Beuger (M. brachialis und der Bizeps) hinten die Strecker (M. triceps brachii).*

## 8.10 Handgelenk und Finger

### 8.10.1 Knochen und Bänder der Hand

#### Handwurzel

##### Handwurzelknochen

Die Handwurzel (Carpus) verbindet Elle und Speiche mit den 5 Mittelhandknochen (**Abb. 8.71**). Sie besteht aus 8 unregelmäßig geformten kurzen Knochen. Vier dieser Handwurzelknochen grenzen unmittelbar an Elle und Speiche; von ulnar (kleinfingerwärts) nach radial (daumenwärts) sind dies:

- Dreiecksbein (Os triquetrum), mit dem beugeseitig als Sesambein in eine Sehne eingeschalteten Erbsenbein (Os pisiforme)
- Mondbein (Os lunatum)

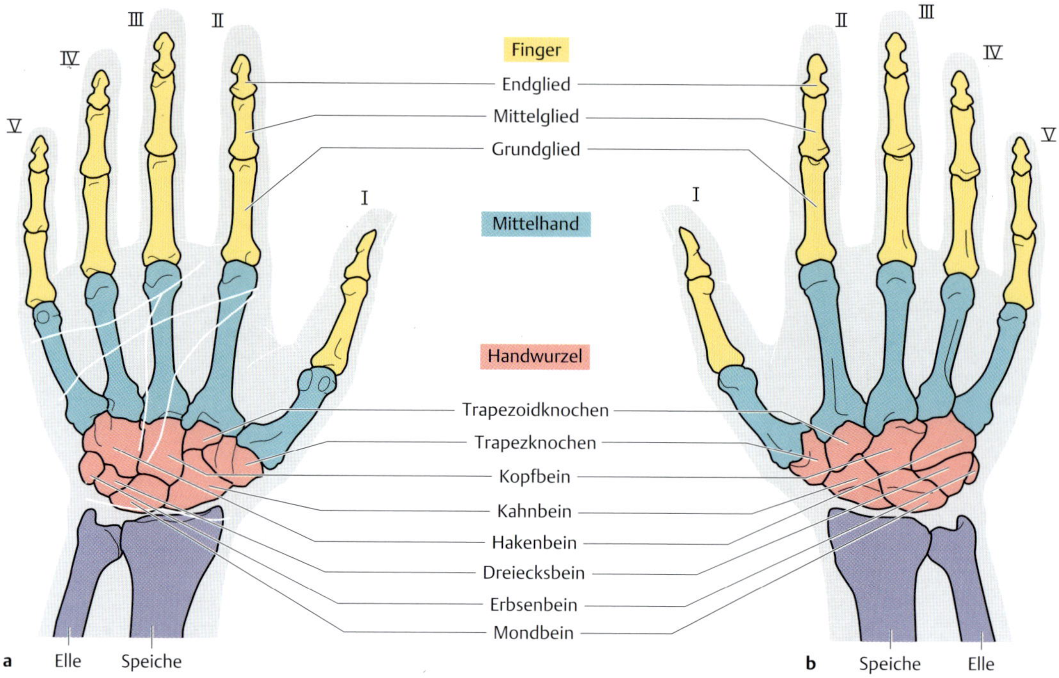


**Abb. 8.71 Knochen der Hand.** Die Knochen der Hand entsprechen weitgehend den Fußknochen. Handwurzel- (rot), Mittelhand- (blau) und Fingerknochen (gelb) lassen sich gegeneinander gut abgrenzen.

a Skelett der Handfläche.
b Skelett des Handrückens.

8

- Kahnbein (Os scaphoideum, klinisch auch Os naviculare)

Dreiecksbein, Mondbein und Kahnbein bilden gegen den Unterarm eine elliptisch geformte glatte Gelenkfläche für das obere Handwurzelgelenk (Art. radiocarpalis) und fingerwärts eine gezackte Linie, die mit der 2. Reihe der Handwurzelknochen das untere Handwurzelgelenk (Art. mediocarpalis) bildet.

Diese 2. Reihe besteht (wiederum von ulnar nach radial) aus:

- Hakenbein (Os hamatum)
- Kopfbein (Os capitatum), zentral gelegen
- kleines Vieleckbein (Os trapezoideum)
- großes Vieleckbein (Os trapezium)

Die seitlichen Handwurzelknochen springen gegen die Handfläche vor und bilden so ein Quergewölbe. Zwischen Haken- und Erbsenbein einerseits und Trapezknochen und Kahnbein andererseits überspannt das Retinaculum flexorum (**Abb. 8.72**) das Gewölbe, welches sich damit zu einer allseits geschlossenen Röhre, dem Karpaltunnel (Canalis carpi), schließt.

### Karpaltunnel

Im Karpaltunnel (**Abb. 8.72, a**) verlaufen die Sehnen der langen Fingerbeuger des Unterarms und der N. medianus. Wenn der Kanal zu eng angelegt ist, kann der Nerv hier eingeklemmt und dauerhaft geschädigt werden *(Karpaltunnelsyndrom)*. Auf der Gegenseite bedeckt das Retinaculum extensorum (**Abb. 8.72, b**) die Sehnen der langen Fingerstrecker und hält diese auch bei stärkerer Streckung an der Handwurzel fest.

## Mittelhand und Finger

### Mittelhand

Als Mittelhand (Metacarpus) bezeichnet man den Bereich zwischen der unteren Reihe der Handwurzelknochen und den Fingern. Ihr Skelett besteht aus den 5 Mittelhandknochen (Ossa metacarpalia). Diese Röhrenknochen besitzen eine spitzgiebelige Basis, deren Gelenkfläche zu den jeweils 2 benachbarten Handwurzelknochen Kontakt hat, einem schlanken, beugeseitig spitz zulaufenden Schaft (Corpus) und einem halbkugelförmigen Kopf (Caput), der mit einer entspre-

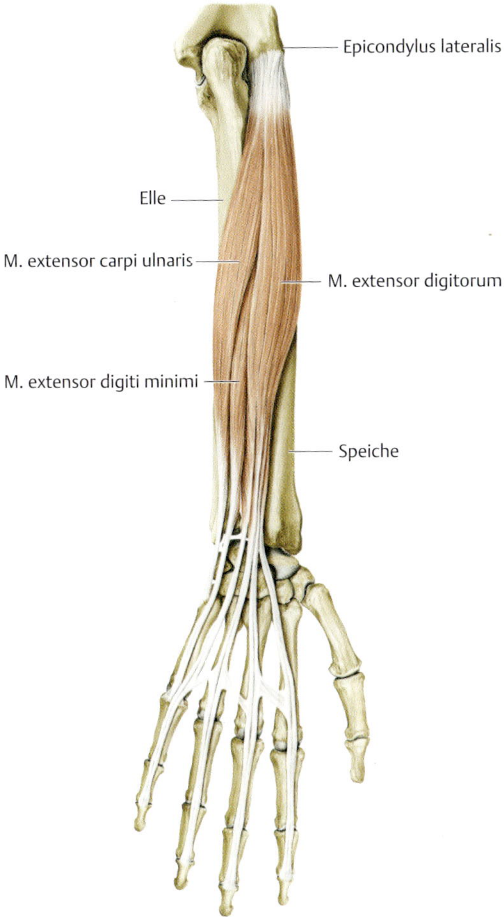


**Abb. 8.74 Strecker der Hand und der Finger, oberflächliche Schicht.** Die meisten oberflächlichen Strecker überspringen wie die Beuger sowohl Ellenbogen- als auch Handgelenk. Die Fingerstrecker fächern sich erst recht spät auf, daher fällt das Strecken eines einzelnen Fingers ohne seine Nachbarn schwer.

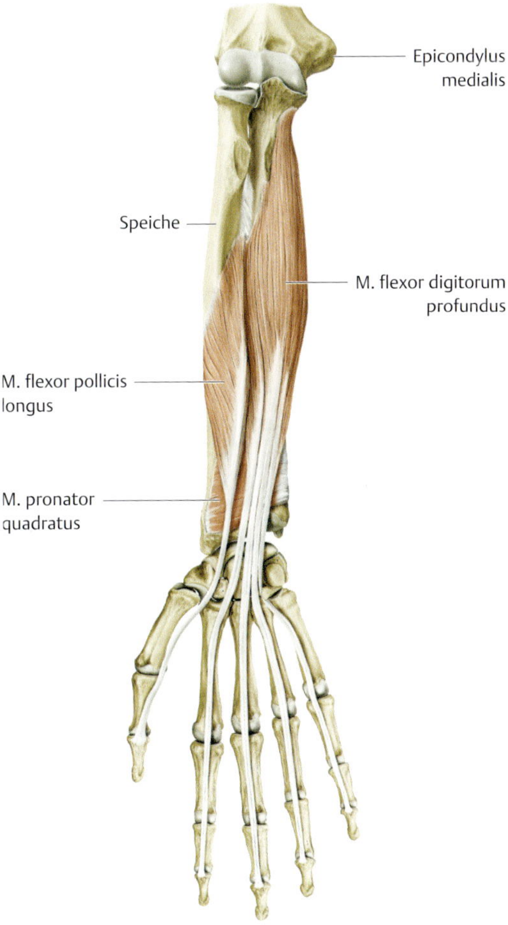


**Abb. 8.75 Beuger der Hand und der Finger, tiefe Schicht.** Die Abbildung zeigt die tiefe Muskulatur an der Vorderseite des Unterarms. Die Beuger des 2.–5. Fingers sind von dem des Daumens klar getrennt.

● MERKE *Die Beuger des Handgelenks befinden sich an der Innenseite des Unterarms (palmar), die Strecker an der Außenseite. Die meisten Unterarmmuskeln bewegen jedoch sowohl die Finger als auch die Hand.*

## 8.10.3 Muskeln der Fingergelenke

### Beuger

#### M. flexor digitorum profundus

Die Fingerbeuger liegen in der Tiefe der Vorderseite des Unterarms. Der M. flexor digitorum profundus (tiefer Fingerbeuger) entspringt großflächig aus der Vorderfläche der Elle und der Membrana interossea (**Abb. 8.75**). Schon im oberen Drittel spalten sich die Muskelfasern auf und ziehen mit getrennten Ansatzsehnen durch den Karpaltunnel zu den Endgliedern des II.–V. Fingers – eine Voraussetzung dafür, dass wir jeden Finger weitgehend unabhängig von den übrigen beugen können. Im Bereich der Finger und im Karpaltunnel umgeben kräftige Sehnenscheiden die Ansatzsehnen der Fingerbeuger und ermöglichen die ungemein fein abgestufte Kraftentfaltung, die wir für jede Art feiner manueller Tätigkeit (Musizieren, Schreiben, Mikrochirurgie) benötigen.

### M. flexor pollicis longus

Ursprünglich ein Teil des tiefen Fingerbeugers, hat sich der M. flexor pollicis longus (langer Daumenbeuger) auf der Vorderseite der Speiche zum eigenständigen Muskel entwickelt. Der Muskel setzt am Endglied des Daumens an und kann wegen seiner radialen Lage nicht nur den Daumen anwinkeln, sondern auch das Handgelenk beugen und in Richtung Speiche abduzieren.

### M. flexor digitorum superficialis

Beide Muskeln sind normalerweise vollständig von dem breitflächigen M. flexor digitorum superficialis (oberflächlicher Fingerbeuger) bedeckt. Seine flache Muskelplatte entspringt am inneren Epikondylus, am Processus coronoideus der Elle und an der Vorderfläche der Speiche. Wegen des unterschiedlichen Ansatzes der beiden Fingerbeuger können wir im Grund- und Mittelgelenk wesentlich mehr Kraft aufbringen als im Endgelenk.

8

## Strecker

Auf der Rückfläche der Elle entspringen in der Tiefe des Unterarms der M. extensor indicis (Zeigefingerstrecker), etwas darüber und mehr radial der M. extensor pollicis longus, auch langer Daumenstrecker (**Abb. 8.76**) genannt. Die beiden langgestreckten schlanken Muskeln enden in Sehnen, die durch die 4. bzw. die 3. Loge des Streckerbandes den Handrücken erreichen. Während die Sehne des Zeigefingerstreckers meistens mit den übrigen Streckersehnen verschmilzt, springt die des Daumenstreckers vor ihrem Ansatz am Endglied als derber Strang unter der Haut vor. Seitlich (radial) von dieser Sehne entsteht beim Anheben des Daumens durch diese Sehne eine Senke, die man früher zum Einfüllen von Schnupftabak gebraucht hat (daher Tabatière). An der Streckung wirken darüber hinaus 6 kleinere Muskeln mit, die etwas oberflächlicher am Unterarm gelegen sind.

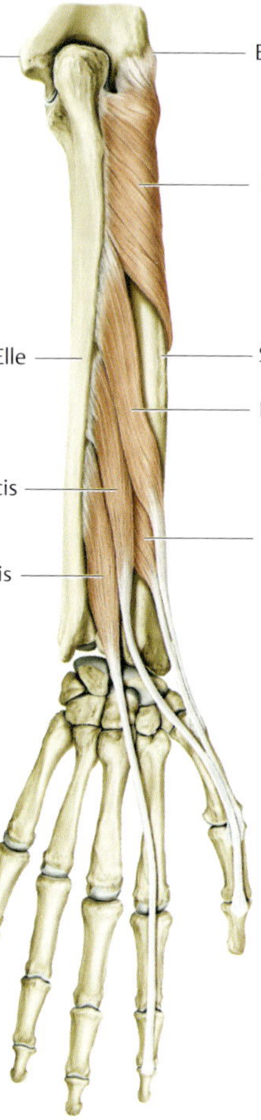


**Abb. 8.76 Strecker der Hand und der Finger, tiefe Schicht.** Die tiefen Strecker entspringen an der Membrana interossea und ziehen unter dem Retinaculum extensorum zum Handrücken. In dieser Schicht findet sich auch der M. supinator, der keine Wirkung auf das Handgelenk hat.

## Bewegungsausschläge der Fingergelenke

Wie die Bewegungsausschläge des Handgelenks sind auch diejenigen der Fingergelenke von Person zu Person unterschiedlich. Im Grundgelenk können wir die Finger durchschnittlich um 5 – 10° aktiv überstrecken *(Extension)*, wobei viele Frauen durchaus Werte um 40° erreichen. Die aktive Beugung *(Flexion)* beträgt in den Grundgelenken maximal ca. 90°, in den Mittelgelenken 110°, in den Endgelenken 80°. Den Daumen können wir im Grundgelenk zwar nur um ca. 40° beugen, dafür ist die Beweglichkeit des I. Mittelhandknochens außerordentlich hoch – eine notwendige Voraussetzung für die Opponierbarkeit des Daumens.

**MERKE** *Im Gegensatz zum Fuß bewegt eine Vielzahl von Muskeln die Finger. Sie befinden sich überwiegend am Unterarm und sind aus der Aufspaltung weniger größerer Muskeln entstanden. Dadurch lassen sich einzelne Finger in einem weiten Umfang getrennt von den übrigen Fingern bewegen.*

## 8.10.4 Kurze Muskeln der Hand

### Tiefe Muskelschichten

Bei der Besprechung der kurzen Handmuskeln (**Abb. 8.77**) können wir auf unser Wissen vom Fuß zurückgreifen. Auch an der Hand gibt es 7 Mm. interossei, 3 beuge- und 4 streckseitig. An der Sehne des M. flexorum digitorum profundus, unmittelbar nach Verlassen der Sehnenscheide des Karpaltunnels, entspringen wie am Fuß 4 Mm. lumbricales. Sie setzen an der daumenseitigen (radialen) Fläche der Dorsalaponeurose des II.–V. Fingers an und können wie die Mm. interossei die Mittel- und Endgelenke strecken sowie die Grundgelenke beugen.

### Muskeln des Daumenballens

Die große Beweglichkeit und Kraftentfaltung des Daumens beruht hauptsächlich auf einer Reihe spezialisierter Muskeln des Daumenballens (Thenar).

#### M. adductor pollicis

Der kräftigste dieser Muskeln, der M. adductor pollicis, führt den Daumen an den Zeigefinger heran und kann ihn auch selbstständig in Opposition zu den übrigen Fingern bringen.

#### M. flexor pollicis brevis

Weiter radial schließt sich an den M. adductor pollicis der M. flexor pollicis brevis (kurzer Daumenbeuger) an. Auch dieser Muskel setzt über ein Sesambein am

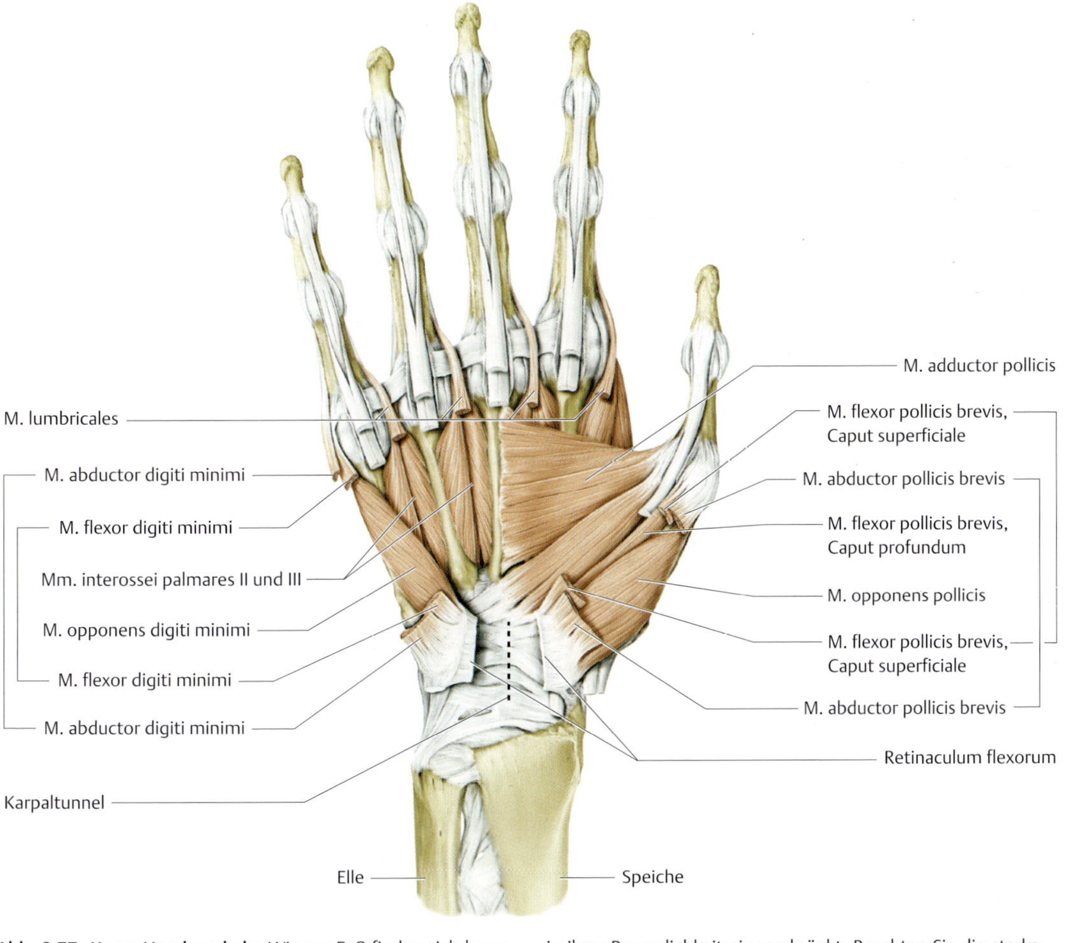


**Abb. 8.77 Kurze Handmuskeln.** Wie am Fuß finden sich kurze Muskeln fast ausschließlich in der Handfläche, nicht dagegen am Handrücken. Die Muskeln sind jedoch sehr viel stärker voneinander getrennt und nicht durch parallele Sehnenstränge in ihrer Beweglichkeit eingeschränkt. Beachten Sie die starke Muskulatur des Daumenballens, mit der wir den Daumen beim Greifen den anderen Fingern gegenüberstellen (opponieren) können.

Daumengrundglied an und dient hauptsächlich der kraftvollen „Oppositionsbewegung".

#### M. opponens pollicis

Ein weiterer Muskel der „Oppositionsfraktion" ist der M. opponens pollicis. Nach einem gemeinsamen Ursprung bedeckt der flächige Muskel den kurzen Daumenbeuger fast vollständig, zieht dann aber quer zur Außenseite des I. Mittelhandknochens. Der M. opponens pollicis bewegt daher ausschließlich den Daumen im Sattelgelenk zwischen Handwurzel und Mittelhand.

#### M. abductor pollicis brevis

Doch auch der M. opponens bildet noch nicht die oberflächlichste Schicht des Daumenballens. Diese entsteht durch den M. abductor pollicis brevis (kurzer Daumenspreizer). Der gut tastbare Muskel kann den Daumen von der Handfläche abspreizen.

### Muskeln des Kleinfingerballens

Die letzten 4 Handmuskeln liegen alle im Bereich des Kleinfingerballens (Hypothenar) an der Beugeseite der Hand.

#### M. opponens digiti minimi

Der M. opponens digiti minimi kann den kleinen Finger geringfügig in Opposition zum Daumen bringen. In der Hauptsache verstärkt er aber die Festigkeit der äußeren Handkante.

Dem M. opponens digiti minimi liegen 2 eng benachbarte Muskeln auf, nämlich der ulnare M. abductor digiti minimi und daran angrenzend der M. flexor digiti minimi brevis (kurzer Kleinfingerbeuger).

#### M. palmaris brevis

Der M. palmaris brevis hat keine Verbindung zum knöchernen Skelett. Er verbindet die Palmaraponeurose mit der Haut des Kleinfingerballens und spannt sie.

KRANKHEITSLEHRE ***Muskeldystrophie.*** *Bei bestimmten Formen der Muskeldystrophie verkümmern die kleinen Handmuskeln, und die Knochen zeichnen sich schärfer durch die Haut ab. Besonders beim Händedruck drängt sich dann unwillkürlich der beklemmende Eindruck einer Skeletthand oder von Spinnenfingern auf, was die Patienten zusätzlich zu ihrem Leiden noch gesellschaftlich diskriminiert.*

MERKE *Die kurzen Handmuskeln dienen nicht wie am Fuß der Verspannung von Längs- und Quergewölbe, sondern verfeinern die Beweglichkeit einzelner Finger, insbesondere des Daumens. Der kleine Finger verfügt ebenfalls über kurze Muskeln zum Opponieren, ist jedoch weniger stark beweglich.*

8

## 8.11 Kopf

## 8.11.1 Knöcherner Schädel

Stellen Sie sich einen menschlichen Schädel von der Seite vor (z. B. **Abb. 8.78** links) und denken Sie sich eine nach vorne leicht ansteigende horizontale Ebene durch die Gehörgänge und den oberen Rand der Augenhöhle. Diese Ebene trennt den unten vorne gelegenen *Gesichtsschädel* (Viszerokranium) vom hinten oben liegenden *Hirnschädel* (Neurokranium). Beide Schädelteile sind sehr verschieden aufgebaut und auch aus verschiedenen Anlagen entstanden.

### Knochen des Hirnschädels

Der Hirnschädel (Neurocranium) besteht aus der Schädelkalotte (Calvaria) und der Schädelbasis (Basis cranii). Die Schädelkalotte bedeckt zwei Drittel des Gehirns, mit Ausnahme der Schädelbasis. Die Knochen der Schädelkalotte haben sich während der Evolution der Größenzunahme des Hirnmantels, insbesondere im Stirnbereich, angepasst.

Die Knochen des Hirnschädels sind überwiegend platte Knochen. Sie bestehen aus einer äußeren und einer inneren Kortikalisschicht (Lamina externa und interna) mit einer dünnen Spongiosaschicht dazwischen (Diploe). Der Hirnschädel besteht aus folgenden Knochen oder Anteilen derselben:

- Stirnbein (Os frontale, unpaarig)
- Scheitelbein (Os parietale, paarig)
- Schläfenbein (Os temporale, paarig)
- Hinterhauptbein (Os occipitale, unpaarig)
- Keilbein (Os sphenoidale, unpaarig)
- Siebbeinplatte des Os ethmoidale (unpaarig)

#### Stirnbein

Anders als bei den Menschenaffen springt das Stirnbein (Os frontale) beim Menschen über der Augenhöhle (Orbita) beinahe senkrecht vor. Beim Neugeborenen wird es noch durch eine bindegewebige Stirnnaht (Sutura frontalis) in der Körpermittellinie in eine linke und rechte Hälfte getrennt. Diese Naht verknöchert aber schon im 1. Lebensjahr und ist später nur noch

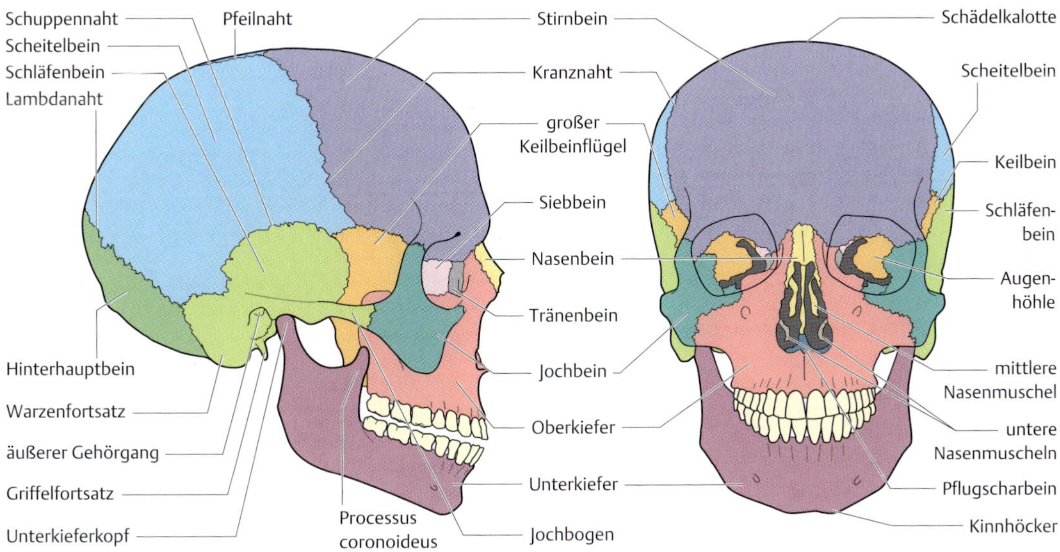


**Abb. 8.78 Schädelknochen.** Die Knochen des Schädels sind mit Ausnahme des Unterkiefers fest miteinander verwachsen. Beachten Sie, dass in der Augenhöhle 5 Schädelknochen zusammentreffen und sich die Knochenverbindungen von hier aus speichenartig ausbreiten. Der Jochbogen am seitlichen Schädel besteht aus Anteilen des Jochbeins und des Schläfenbeins.

selten nachzuweisen. Das Stirnbein bildet das Dach der Augenhöhle, enthält die beiden Stirnhöhlen (Sinus frontales) und verjüngt sich weiter oben zu der typischen Dreischicht-Bauweise der Schädelknochen.

## Scheitelbein

Seitlich an das Stirnbein reicht das paarige, platte Scheitelbein (Os parietale) heran. Es erstreckt sich vom Ursprung des M. temporalis (über der Schläfe gut zu tasten, wenn man die Zähne rhythmisch zusammenbeißt) bis hinauf zur Mittellinie des Schädels. Linkes und rechtes Scheitelbein treffen in der Pfeilnaht (Sutura sagittalis) aufeinander. Die Scheitelbeine bilden mit dem Stirnbein die Kranznaht (Sutura coronalis). Dort, wo Pfeil- und Kranznaht sich treffen, fehlt dem Schädel des Kleinkinds (bis zu 3 Jahren) eine knöcherne Begrenzung – es entsteht die gut tastbare große (vordere) Fontanelle (Fonticulus anterior).

## Schläfenbein

Unterhalb des Scheitelbeins, im Bereich der Ohrmuschel, steht die Schädelkalotte über das Schläfenbein (Os temporale) mit der Schädelbasis in Verbindung. Entsprechend teilt sich der Knochen in eine halbkreisförmige Fläche in der Nachbarschaft des Schläfenlappens des Gehirns (Pars squamosa) und in das bereits zur Schädelbasis zählende massive Felsenbein (Os petrosum), welches das Hör- und Gleichgewichtsorgan vollständig einschließt.

Ein schlanker Sporn entspringt der Außenfläche des Felsenbeins am Beginn des äußeren Gehörgangs (Meatus acusticus externus) und zieht nach vorne zum Jochbein. Dieser Jochbogen (Arcus zygomaticus) bestimmt die seitliche Kontur unseres Gesichts in der Frontalansicht und dient einigen Kaumuskeln als Ursprung. Außerdem bildet das Schläfenbein direkt am Beginn des Jochbogens die Gelenkpfanne für das Kiefergelenk (S. 314).

Auch der gut sicht- und tastbare Warzenfortsatz (Processus mastoideus) gehört zum Schläfenbein. Dieser derbe Muskelansatzknochen befindet sich etwa 2 – 4 cm hinter dem Ohrläppchen.

## Hinterhauptbein

Die hintere Begrenzung von Schläfen- und Scheitelbein stellt eine schräg von der Körpermittellinie nach seitlich unten abfallende Rille, die *Lambdanaht* (Sutura lambdoidea), dar. Sie bildet zusammen mit der Kranznaht eine mercedessternartige Figur und grenzt Schläfen- und Scheitelbeine vom Hinterhauptbein (Os occipitale) ab.

Im Dreieck zwischen Hinterhauptbein und den beiden Scheitelbeinen findet sich beim Neugeborenen (bis zum 4. Monat) die kleine (hintere) Fontanelle (Fonticulus posterior), zwischen Schläfen- und Hinterhauptbein die Warzenfortsatzfontanelle (Fonticulus mastoideus; bleibt bis 1½ Jahre offen). Während des Geburtsvorganges gibt die Lage der Fontanellen dem Geburtshelfer wichtige Hinweise auf die Lage des kindlichen Kopfes im Geburtskanal.

Die Innenseite des Hinterhauptbeins trägt tiefe Furchen (Sulci) für die großen venösen Blutleiter der harten Hirnhaut (Sinus). Auf der Unterseite des Schädels bildet das Hinterhauptbein einen Ring, der das große Hinterhauptloch umschließt (Foramen magnum, **Abb. 8.79**). Es dient zum Austritt des Rückenmarks aus der Schädelhöhle.

Auf seiner Unterseite trägt das Hinterhauptbein links und rechts des Hinterhauptlochs je eine Gelenkfläche (Condylus occipitalis), die mit dem I. Halswirbel (Atlas) das obere Kopfgelenk bilden (s. u.).

### Keilbein

Das Keilbein (Os sphenoidale) macht erfahrungsgemäß die größten Schwierigkeiten beim Verständnis seiner topografischen Lage im Schädel. Isoliert man den Knochen von seiner Nachbarschaft, dann kann man mit einiger Fantasie die Form eines Schmetterlings erkennen: Aus einem kompakten mittelständigen Rumpf ragen 2 große Keilbeinflügel (Alae majores) und 2 kleine Keilbeinflügel (Alae minores) hervor.

8

Der „Rumpf" des Schmetterlings bildet das Rachendach und an der Innenseite des Schädels den Türkensattel (Sella turcica), der die Hypophyse aufnimmt. Die beiden großen Keilbeinflügel sind ein Teil der Schädelbasis und grenzen vorne an den Oberkieferknochen, hinten an das Schläfenbein. Eine ganze Reihe von Löchern ermöglicht den Durchtritt von Nerven und Gefäßen (z. B. der A. carotis interna). Die kleinen Keilbeinflügel liegen an der Schädelinnenfläche den großen auf. Sie trennen die vordere von der mittleren Schädelgrube und zeichnen die Vorderfläche des Schläfenlappens nach.

Das Keilbein enthält eine paarige Nasennebenhöhle, die Keilbeinhöhle (Sinus sphenoidalis), genau zwischen den Keilbeinflügeln. Durch sie gewinnt der Neurochirurg Zugang zur Hypophyse, um z. B. einen hormonell aktiven Tumor entfernen zu können.

### Siebbein

Vom Os ethmoidale gehört nur die Siebbeinplatte (Lamina cribrosa), die das Dach der Nasenhöhle bildet, zum Hirnschädel.

**MERKE** *Der knöcherne Hirnschädel besteht aus der Siebbeinplatte, dem Stirnbein, linkem und rechtem Schläfen- und Scheitelbein sowie dem Hinterhauptbein. Pfeil-, Kranz- und Lambdanaht verbinden diese platten Knochen miteinander.*

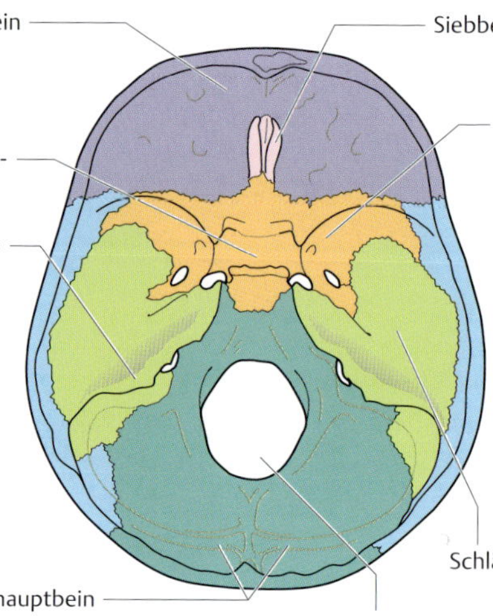


**Abb. 8.79 Schädelbasis.** Die Abbildung zeigt die Schädelbasis von oben, nachdem die Schädeldecke und das Gehirn entfernt worden sind. Besonders kräftig ist das Felsenbein ausgebildet (daher der Name). Das Hinterhauptbein umschließt das große Hinterhauptloch, durch welches das Rückenmark aus dem Schädel in den Wirbelkanal eintritt.

## Schädelbasis

Die Schädelbasis (Basis cranii, **Abb. 8.79**) bezeichnet den Boden der Schädelhöhle, dem das Gehirn aufliegt (innere Schädelbasis). Betrachtet man einen Schädel von unten, so blickt man – nach Entfernung des Unterkiefers – auf die äußere Schädelbasis.

Die Schädelbasis trennt Gesichts- und Hirnschädel voneinander. An ihrem Aufbau sind beteiligt:
- Stirnbein
- Siebbein
- Keilbein
- Schläfenbein
- Hinterhauptbein

Zahlreiche Öffnungen ermöglichen Rückenmark, Hirnnerven, Arterien und Venen den Durchtritt durch die Schädelbasis.

## Gesichtsschädel und Zungenbein

Der Gesichtsschädel (Viscerocranium) setzt sich aus folgenden Knochen zusammen:
- Jochbein (Os zygomaticum)
- Oberkieferknochen (Maxilla)

- Unterkieferknochen (Mandibula)
- Gaumenbein (Os palatinum)
- Knochen der Nasenhöhle (s. u.)

### Jochbein

Das Jochbein (Os zygomaticum) begrenzt als kleine, 4-eckige Knochenplatte den äußeren und unteren Rand der Augenhöhle und bildet den vorderen Anteil des Jochbogens. Es ist die breiteste Stelle des Gesichts und prägt als „Wangenknochen" maßgeblich die Physiognomie eines Menschen. Das „eingefallene Aussehen" eines chronisch Kranken entsteht durch den Verlust von Fettgewebe unter der Wangenmuskulatur und Atrophie des Schläfenmuskels (M. temporalis), sodass das Jochbein prominent hervortritt.

### Oberkieferknochen und Gaumenbein

Vorne innen grenzt das Jochbein an den Oberkieferknochen (Maxilla), einen der wichtigsten Bestandteile des Gesichtsschädels. Er bildet die Unter- und Innenfläche der Augenhöhle und die seitliche Wand der Nase, schließt die Kieferhöhlen (Sinus maxillares) ein und trennt als harter Gaumen (Palatum durum) Mund- und Nasenraum voneinander. Den hinteren Rand des harten Gaumens bildet das platte Gaumenbein (Os palatinum). Unterhalb des harten Gaumens verbreitert sich der Oberkieferknochen zum halbkreisförmigen Zahnfortsatz (Processus maxillaris) mit den entsprechenden Zahnhöhlen (Alveolen). Im Bereich der Nase springt der Knochen zurück; hier setzt das knorpelige Nasenskelett an (S. 277). Nur der unterste Teil des Nasenseptums (Nasensporn, Spina nasalis anterior) gehört noch zum knöchernen Skelett.

### Unterkieferknochen

Der Unterkieferknochen (Mandibula) ist der einzige frei bewegliche Skelettanteil des Kopfes. Der Knochen beginnt mit dem senkrecht absteigenden, breiten, aber dünnwandigen Unterkieferast (Ramus mandibulae), der an seiner oberen hinteren Spitze den Kopf des Kiefergelenks (Caput mandibulae) trägt. Ein weiterer Sporn (Processus coronoideus) am vorderen oberen Ende des Unterkieferastes schiebt sich beim Kauen unter den Jochbogen. Der Unterkieferast knickt am hinteren unteren Ende des Unterkiefers rechtwinklig in den Unterkieferschaft (Corpus mandibulae) ab. An der Knickstelle setzt der M. masseter, unser stärkster Kaumuskel, an. Der Unterkieferschaft beider Seiten läuft vorne mehr oder weniger spitz zu und trägt wie der Oberkieferknochen einen Zahnfortsatz (Processus alveolaris).

### Zungenbein

Das Zungenbein (Os hyoideum) hat keine knöcherne Verbindung zum übrigen Skelett. Es ist damit also ein großes Sesambein, allerdings mit der Besonderheit, dass es allseits von Muskulatur umgeben ist. Als bogenförmige Knochenspange zeichnet das Zungenbein die Form des Unterkiefers nach. Am hinteren Ende jedes Astes ragt das große Zungenbeinhorn (Cornu majus) nach oben seitlich vor. Das kleine Zungenbeinhorn (Cornu minus) entspringt am oberen Rand des vorderen Drittels. Der untere Rand ist über eine derbe Membran mit dem Schildknorpel des Kehlkopfes verbunden (S. 281).

## Knochen der Nasenhöhle

Auch die Knochen, die die Nasenhöhle bilden, gehören bis auf das Keilbein (Hirnschädel) zum Gesichtsschädel. An der Begrenzung der Nasenhöhle sind beteiligt:
- Nasenbein (Os nasale)
- Pfugscharbein (Vomer)
- Tränenbein (Os lacrimale)
- Siebbein (Os ethmoidale)
- Keilbein (Os sphenoidale)

**Nasenbein.** An der Wurzel des Nasenrückens bildet das kleine und paarige Nasenbein (Os nasale) die Fortsetzung des Oberkieferknochens.

**Pflugscharbein.** Ihm gegenüber, am harten Gaumen, entspringt in der Körpermittellinie das unpaare Pflugscharbein (Vomer, s. **Abb. 8.78**). Es stabilisiert die Nasenscheidewand und die knorpeligen Anteile des Nasenskeletts.

**Tränenbein.** Das winzige Tränenbein (Os lacrimale) vervollständigt die Seitenwand der Nasenhöhle und ist genauso ein selbstständiger Knochen wie die stark eingerollte untere Nasenmuschel (Concha nasalis inferior).

**Siebbein.** Das Siebbein (Os ethmoidale) ist von außen nicht sichtbar. Es bildet in der Mittellinie das Dach der Nasenhöhle und das Skelett der oberen und mittleren Nasenmuschel. Seitlich finden sich zahlreiche linsengroße Siebbeinzellen (Cellulae ethmoidales), die – wie alle Nasennebenhöhlen – in erster Linie dazu dienen, das Gewicht des Gesichtsschädels zu vermindern. Von großer Bedeutung ist die schrotschussartig durchlöcherte Siebbeinplatte (Lamina cribrosa), die den Fasern des Riechnervs den Zugang zur Unterseite des Stirnhirns ermöglicht (**Abb. 8.79**).

**Keilbein.** Das Keilbein (Os sphenoidale, s. o.) begrenzt die Nasenhöhle nach hinten und stellt einen Teil der Nasenscheidewand. Außerdem gibt es der paarigen Keilbeinhöhle Raum.

8

KRANKHEITSLEHRE ***Mittelgesichtsfraktur.*** *Starke Gewalteinwirkung kann den Gesichtsschädel regelrecht vom Hirnschädel abtrennen (Mittelgesichtsfraktur Le Fort III). Die Bruchlinie verläuft von der Wurzel des Nasenbeins durch beide Augenhöhlen und die Jochbeine. Diese schwere Verletzung erkennt man bei den fast immer bewusstlosen Opfern daran, dass sich das gesamte Gesicht gegen den Schädel verschieben lässt.*

## 8.11.2 Kopfgelenke

### Oberes Kopfgelenk

Die beiden ersten Halswirbel unterscheiden sich erheblich von den 5 übrigen. Sie tragen nur noch wenig Last, erlauben aber eine starke Beweglichkeit des Kopfes gegen die Wirbelsäule. Das obere Kopfgelenk (Art. atlantooccipitalis) bezieht die Gelenkflächen des Hinterhauptbeins und die des I. Halswirbels (Atlas) ein (**Abb. 8.80**).

**Atlas.** Der Atlas (C 1) besitzt als einziger Wirbel keinen Wirbelkörper. Er hat stattdessen nur links und rechts je eine kompakte Auftreibung (Massa lateralis), die über einen vorderen und hinteren Bogen (Arcus anterior und posterior) miteinander in Verbindung stehen. Die Oberseiten der Auftreibungen bilden 2 Gelenkpfannen in Form einer Schuhsohle (Fovea articularis superior), die mit den 2-geteilten Kondylen des Hinterhauptbeins Verbindung aufnehmen. Die Gelenkflächen lassen sowohl *Nickbewegungen* (um max. 30°) als auch eine leichte *Seitneigung* (weniger als 20°) zu. In der Regel bewegen wir aber bei jeder größeren Kopfbewegung die gesamte Hals- und den oberen Teil der Brustwirbelsäule mit.

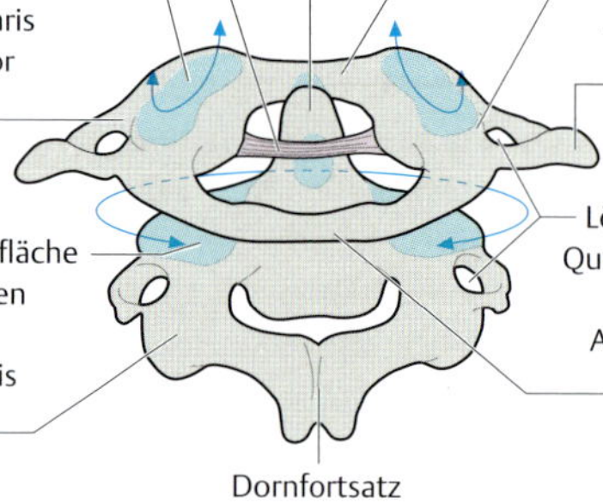


**Abb. 8.80 1. und 2. Halswirbel.** Die Abbildung zeigt den 1. (Atlas) und den 2. Halswirbel (Axis), die zusammen mit dem Hinterhauptbein die Kopfgelenke bilden. Beachten Sie, dass der 2. Halswirbel einen Knochenfortsatz (Dens axis) nach oben in eine Aussparung des 1. Halswirbels schiebt: Das Querband des 1. Halswirbels sichert den Dens nach hinten ab.

Die große Bewegungsfreiheit des Kopfes hat den Nachteil, dass sich der Übergang zwischen Kopf und Hals bei schweren Schleuderverletzungen abscheren kann. Da in diesem Bereich die lebensnotwendigen Strukturen des Rautenhirns (Atemzentrum, Kreislaufzentrum) liegen, endet ein „Genickbruch" fast ausnahmslos tödlich.

### Untere Kopfgelenke

Im Gegensatz zum oberen sind die unteren Kopfgelenke (Artt. atlantoaxiales) auf Drehbewegungen spezialisiert. Dabei nehmen die runden Gelenkpfannen an der Unterseite der Auftreibungen des Atlasses Kontakt zu einer entsprechend geformten Gelenkfläche des II. Halswirbels, der *Axis*, auf (Art. atlantoaxialis lateralis, paarig).

**Axis.** Die Axis (C 2) ähnelt bereits einem „richtigen" Wirbel: Man kann einen Wirbelkörper und einen Wirbelbogen unterscheiden, Quer- und Dornfortsatz sind kräftig ausgebildet (**Abb. 8.80**). Die wichtigste Besonderheit der Axis ist ihr Zahn (Dens axis), der als kräftige Auftreibung des Wirbelkörpers nach oben in den Atlas hineinragt. Dieser Zahn ist an seiner Vorderfläche überknorpelt und nimmt mit einer flachen Gelenkpfanne auf der Innenseite des vorderen Bogens des Atlasses Kontakt auf. Die ebenfalls überknorpelte Rückseite des Axiszahns gleitet über einem derben Querband (Lig. transversum, **Abb. 8.80**), das sich zwischen den beiden Auftreibungen des Atlasses ausspannt. In dem spaltförmigen Hohlraum zwischen vorderem Atlasbogen und Querband kann sich der Axiszahn um je 15 – 25° nach links und rechts drehen (Art. atlantoaxialis, unpaarig).

PFLEGE ***Gelenkgeräusche.*** *Die Gelenkflächen des Kopf-Hals-Überganges arbeiten nicht immer reibungsfrei, sondern sind wie alle anderen Gelenke auch von Abnutzungserscheinungen betroffen. Weil sich Erschütterungen des Schädels sehr gut ins Mittelohr fortpflanzen, hören viele Menschen bei jeder stärkeren Kopfbewegung knarzende und reibende – aber meist harmlose – Störgeräusche.*

### Bänder

Da die Gelenkkapsel relativ schlaff sein muss, um genügend Bewegungsausschläge zuzulassen, hemmen mehrere Bänder unkontrollierte und damit für das Rückenmark möglicherweise gefährliche Streck-, Beuge- und Drehbewegungen (**Abb. 8.81**).

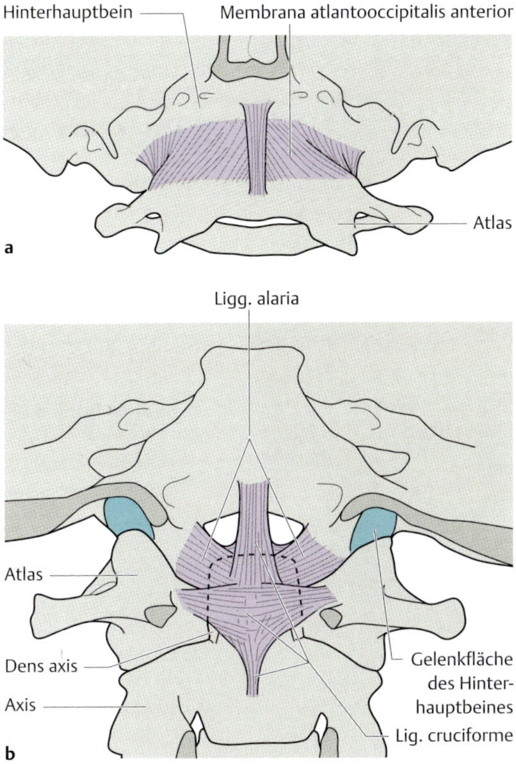


**Abb. 8.81 Bänder der Kopfgelenke.**
a Aufsicht auf das obere Kopfgelenk von vorn. Das Gelenk ist durch eine in der Mitte verstärkte Membran vor zu großen Bewegungsausschlägen gesichert.
b Aufsicht auf den eröffneten Wirbelkanal mit Blickrichtung nach vorn. Achten Sie auf das derbe Lig. cruciforme, das den Dens axis nach hinten absichert.

## 8.11.3 Mimische Muskulatur

Noch weit stärker als durch Bewegungen (Gestik) teilen wir uns durch unseren Gesichtsausdruck (Mimik) anderen Menschen mit. Es ist irritierend, mit jemandem zu sprechen, der – z. B. nach einer Gesichtsmuskellähmung (Fazialisparese) – keine Mimik zeigen kann oder keine Mimik zeigen möchte („Pokerface"). Ein solcher Gesprächspartner verunsichert die meisten Menschen, da die für ein gelungenes Gespräch notwendige nonverbale Kommunikation, also das gleichzeitige, meist unbewusste Übermitteln von Emotionen ohne gesprochene Sprache, nicht gelingt.

### Besonderheiten und Innervation

Die mimische Muskulatur (**Abb. 8.82**) gehört wie die Skelettmuskulatur zu den quergestreiften Muskeln. Allerdings ist der Ansatzpunkt der mimischen Muskeln kein Knochen, sondern sie strahlen direkt in die Haut ein, um diese bewegen zu können. Daher besitzen sie auch keine Faszien, die sie vom umgebenden Gewebe trennen.

Alle mimischen Muskeln haben eine einheitliche Entstehungsgeschichte und daher auch eine gemeinsame Innervation aus dem VII. Hirnnerv (N. facialis). Mimische Muskeln sind fast so fein innerviert wie die Augenmuskeln oder die Zunge. Sie beanspruchen ein großes Projektionsareal in der motorischen Großhirnrinde (S. 114), was ein Zeichen für die enorme Bedeutung der Mimik ist.

Im Folgenden sind die mimischen Muskeln zunächst einzelnen Gesichtausdrücken zugeordnet, an denen stets mehrere Muskeln beteiligt sind. Danach folgt eine Übersicht über die mimischen Muskeln, geordnet nach ihrer Lage im Gesicht (**Tab. 8.3**).

### Ekel, Abscheu

**Platysma.** Ekeln wir uns vor einer Sache, bilden sich auf der Haut des Halses tiefe Längsfurchen, und die Mundwinkel ziehen sich nach unten. Verantwortlich dafür ist in erster Linie das *Platysma* (s. **Abb. 8.84, a**) flächenhafter Hautmuskel, der von den Mundwinkeln und dem Kinn seitlich über den Unterkieferknochen in die oberflächliche Halsfaszie einstrahlt. Das Platysma bedeckt meist die gesamte vordere Halsregion und reicht seitlich bis zum Akromion (Schulterspitze) oder sogar darüber hinaus. Es ist ein Überbleibsel einer ausgedehnten Muskelplatte, die z. B. bei Huftieren die gesamte Haut durchsetzt. Rinder und Pferde benutzen diesen Muskel, um ohne viel Aufwand lästige Fliegen zu verscheuchen.

**M. depressor anguli oris und labii inferioris.** Der Mundwinkelsenker (M. depressor anguli oris) verbindet den Mundwinkel mit dem Unterkieferknochen. Entsprechend zieht er den Mundwinkel nach unten. Daran beteiligt ist auch der etwas tiefer liegende Unterlippensenker (M. depressor labii inferioris).

### Erstaunen

**M. occipitofrontalis.** Beim „erstaunten Blick" heben sich die Augenbrauen, die Lippen werden spitz und die Lidspalte weit. Der Schädelmuskel (M. occipitofrontalis) besteht eigentlich aus einer großen Sehnenplatte, die den knöchernen Schädel von vorn nach hinten überzieht (Galea aponeurotica). Ein kleiner Muskelbauch am hinteren Ende zieht diese Sehnenplatte insgesamt nach hinten und strafft damit die Haut der Stirn – die Augenbrauen heben sich. Der flächenhafte

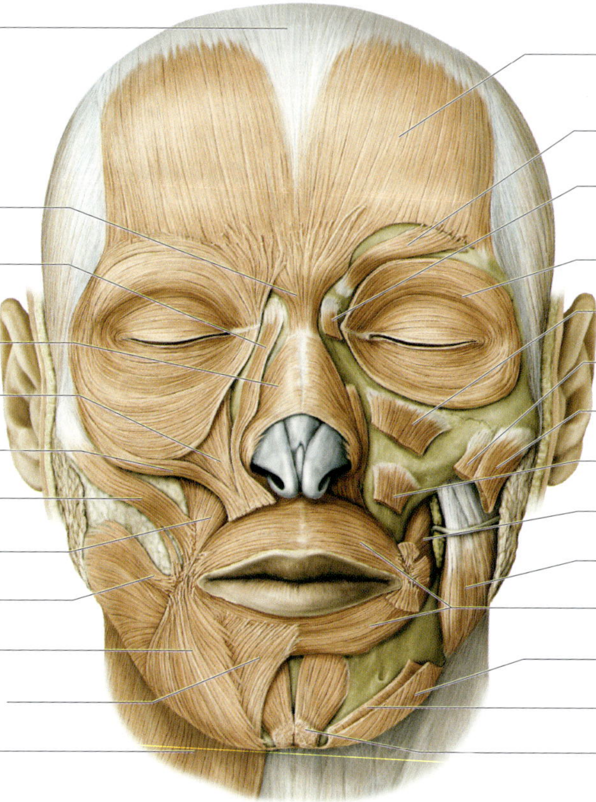


**Abb. 8.82 Mimische Muskulatur.** Im Gegensatz zu allen anderen Muskeln verbinden sich die oberflächlichen Gesichtsmuskeln direkt mit der Haut. Besonders im Bereich von Mund und Nase sehen Sie eine Vielzahl unterschiedlicher Muskelfaserbündel. Diese verursachen je nach Zusammenspiel einen ganz unterschiedlichen Gesichtsausdruck. (Nicht dargestellt ist der M. depressor supercilii. Der in der Abbildung zu erkennende M. masseter gehört nicht zur mimischen, sondern zur Kaumuskulatur.)

vordere Muskelbauch unter der Stirnhaut wird dabei gedehnt.

**M. orbicularis oris.** Dicht unter dem Lippenrot umgibt ein ringförmiger Muskel (M. orbicularis oris) die Mundöffnung. Er verschließt diese beim Essen und spitzt die Lippen. Eigentlich handelt es sich nicht um einen richtigen Ringmuskel, sondern um 2 halbkreisförmige Muskelbündel für Ober- und Unterlippe, die sich aber am Mundwinkel eng ineinander verflechten.

## Ärger, Zorn, Wut

Jeder Hobby-Karikaturist stellt einen wütenden Menschen mit gefurchter Stirn, herabgezogenen Augenbrauen und kleinen, spaltförmigen Augen dar. Die meisten dieser furchterregenden Wirkungen zeitigt der vordere Bauch des Schädelmuskels. Seine Kontraktion furcht die Stirn und senkt die Augenbrauen.

**M. corrugator supercilii und M. depressor supercilii.** Außerdem bewegen 2 kleine Muskeln an der Nasenwurzel, der Augenbrauenrunzler (M. corrugator supercilii) und der Augenbrauensenker (M. depressor supercilii), die Haut zwischen den inneren Winkeln beider Brauen und führen diese noch näher an den inneren Augenwinkel heran.

**M. orbicularis oculi.** Der M. orbicularis oculi ist ein echter Ringmuskel. Er umgibt das Auge wie ein rundes Brillenglas. Der Muskel verengt die Lidspalte („kleine Augen") und verursacht die Fältchen am Augenwinkel („Krähenfüße"). Außerdem erleichtert er den Abfluss der Tränenflüssigkeit, indem er rhythmisch die Tränenwege ausmelkt.

**M. nasalis.** Bei einigen Menschen weiten sich außerdem die Nasenlöcher, wenn sie in Rage geraten, sie „schnauben vor Wut". Der Nasenmuskel (M. nasalis) zieht von der Haut der Nasenflügel zum Oberkieferknochen im Bereich des Eckzahns. Seine physiologische Aufgabe ist es u. a., bei einer starken Einatmung durch die Nase die Nasenlöcher offen zu halten. An vielen Tieren lässt sich dieses „Schnauben" oder auch „Wittern" recht gut beobachten.

## Ablehnung

Eine ganz entschiedene Ablehnung bringen wir hauptsächlich durch Kopfschütteln zum Ausdruck. Gleichzeitig pressen wir Lippen und Zahnreihen aufeinander und furchen das Kinn.

**M. orbicularis oris und M. buccinator.** Diese Bewegungen zeigt auch ein kleines Kind, das sich zu essen weigert. Neben dem M. orbicularis oris spannt sich der Wangenmuskel (M. buccinator) an. Dieser wichtige Muskel verbindet Ober- und Unterkiefer miteinander und formt so die Innenkontur der Wange.

Wir benötigen den Muskel hauptsächlich zum Essen (Freiräumen des Mundvorhofs) sowie zum Sprechen und Pfeifen (Stabilisieren der seitlichen Mundwandung, „Trompetermuskel"). Er wird zwar wie alle mimischen Muskeln vom VII. Hirnnerv (N. facialis) innerviert, hat aber als einziger keine fixe Anheftung an die Haut.

**M. mentalis.** Der Kinnmuskel (M. mentalis) überdeckt das Kinn von oben nach unten und erzeugt auf diese Weise Querfalten oder Grübchen.

## Trauer, Weinen

**M. zygomaticus minor.** Beim Weinen vertieft sich die Falte zwischen der Nase und dem seitlichen Mundwinkel (Nasolabialfalte). Das ist die Folge einer Kontraktion des kleinen Jochbeinmuskels (M. zygomaticus minor), der die Oberlippe mit dem vorderen Rand des Jochbogens verbindet. Weil der Jochbogen ein fixer Teil des Schädelskeletts ist, hebt der Muskel gleichzeitig die Oberlippe an.

## Lächeln, Lachen

**M. risorius und M. levator anguli oris.** Obwohl an einem schallenden Gelächter fast alle mimischen Muskeln teilhaben, trägt den Namen Lachmuskel (M. risorius) ein kleines Muskelbündel, das den Mundwinkel nahezu waagerecht mit der Wangenhaut verbindet. Er macht den Mund aber nur breiter und wirft die Wangenhaut zu einem Grübchen auf. Der M. levator anguli oris ist der Mundwinkelheber.

**M. zygomaticus major.** Der eigentliche Lachmuskel ist zweifellos der große Jochbeinmuskel (M. zygomaticus major). Wegen seiner Verlaufsrichtung vom Mundwinkel schräg aufwärts zur Mitte des Jochbogens hebt er Mundwinkel und Oberlippe spürbar an und öffnet so die Mundspalte.

**M. orbicularis oculi.** Im Gegensatz zu einer weitverbreiteten Ansicht können die Augen weder Freude noch Leid ausdrücken. Nur die Größe der Pupille hängt von dem jeweiligen emotionalen Zustand des Menschen ab. Eine weite Pupille findet man aber sowohl bei Schrecken und Angst als auch bei großer Freude (Erregung des Sympathikus). Andererseits wird bei einem echten, ungekünstelten Lächeln die Lidspalte durch Anspannen des M. orbicularis oculi *(Augenschließmuskel)* enger.

Einigen Muskeln ist allerdings kaum noch eine Funktion zuzuordnen, wie z. B. denen des Ohres. Sie sind beim Menschen rudimentär und nur wenige können sie aktiv bewegen.

**Tab. 8.3 Systematik der mimischen Muskulatur.**

| *Lage* | *Name* |
|---|---|
| Schädeldach | – M. occipitofrontalis (Schädelmuskel) |
| Augenbereich | – M. orbicularis oculi (Augenschließmuskel)<br>– M. corrugator supercilii (Augenbrauenrunzler)<br>– M. depressor supercilii (Augenbrauensenker) |
| Nasenregion | – M. procerus (Nasenwurzelrunzler)<br>– M. nasalis (Nasenmuskel)<br>– M. levator labii superioris alaeque nasi (Oberlippen- und Nasenflügelheber) |
| Mundregion | – M. orbicularis oris (Mundschließmuskel)<br>– M. buccinator (Wangenmuskel)<br>– M. levator labii superioris (Oberlippenheber)<br>– M. levator anguli oris (Mundwinkelheber)<br>– M. zygomaticus major (großer Jochbeinmuskel)<br>– M. zygomaticus minor (kleiner Jochbeinmuskel)<br>– M. risorius (Lachmuskel)<br>– M. depressor anguli oris (Mundwinkelsenker)<br>– M. depressor labii inferioris (Unterlippensenker)<br>– M. mentalis (Kinnmuskel) |
| Ohrbereich | – M. auricularis anterior, superior und posterior (vorderer, oberer und hinterer Ohrmuskel) |
| Halsbereich | – Platysma (Hautmuskel des Halses) |

## 8.11.4 Vordere und seitliche Halsmuskeln

Wenn wir im Sitzen einschlafen, fällt unser Kopf auf die Brust, weil sein Schwerpunkt vor der Wirbelsäule liegt. Die autochthone Rückenmuskulatur sowie der obere Teil des M. trapezius müssen also tagsüber ständig der Schwerkraft entgegenwirken und sind daher entsprechend stark ausgebildet. Nur einige wenige Muskeln können aktiv den Hals beugen oder im oberen Kopfgelenk nicken. Dagegen beteiligen sich die vorderen und seitlichen Halsmuskeln maßgeblich an der Drehung des Kopfes und fixieren die Eingeweide der Halsregion.

**Abb. 8.83** zeigt die tiefe Schicht der vorderen Halsmuskulatur. Alle Muskeln liegen anterior der Wirbelsäule auf und unterstützen Nickbewegungen.

### M. scalenus anterior/medius/posterior

Wesentlich stärker entwickelt als die vordere Halsmuskulatur sind die 3 Treppenmuskeln (M. scalenus anterior, medius und posterior), die zusammen die obere Thoraxöffnung zeltförmig abdecken (**Abb. 8.83**). Wir aktivieren diese Muskeln unbewusst bei jeder normalen Einatmung, können sie aber auch zum Seitneigen und Drehen des Kopfes einsetzen. Zwischen dem vorderen und dem mittleren Treppenmuskel *(Skalenuslücke)* verlässt die A. subclavia zusammen mit dem Plexus brachialis den Thoraxraum und kann hier unter ungünstigen Umständen (bei vorhandener Halsrippe) abgequetscht werden.

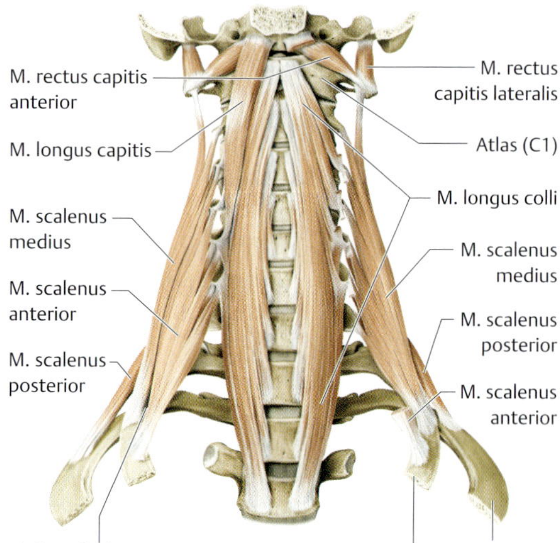


**Abb. 8.83 Vordere Halsmuskeln, tiefe Schicht.** In der Tiefe verläuft vor der Wirbelsäule eine Reihe längerer Muskeln zwischen Kopf, Halswirbel und oberen Rippen. Sie neigen Kopf und Hals zu einer Seite und helfen bei der Einatmung mit.

### M. sternocleidomastoideus

In seinem ganzen Verlauf tastbar ist der M. sternocleidomastoideus (**Abb. 8.84**). Dieser Muskel entspringt mit einer derben Ursprungssehne am Brustbein (sterno-) und flächig am oberen inneren Rand des Schlüsselbeins (-cleido-; griech. für clavicula) und setzt am

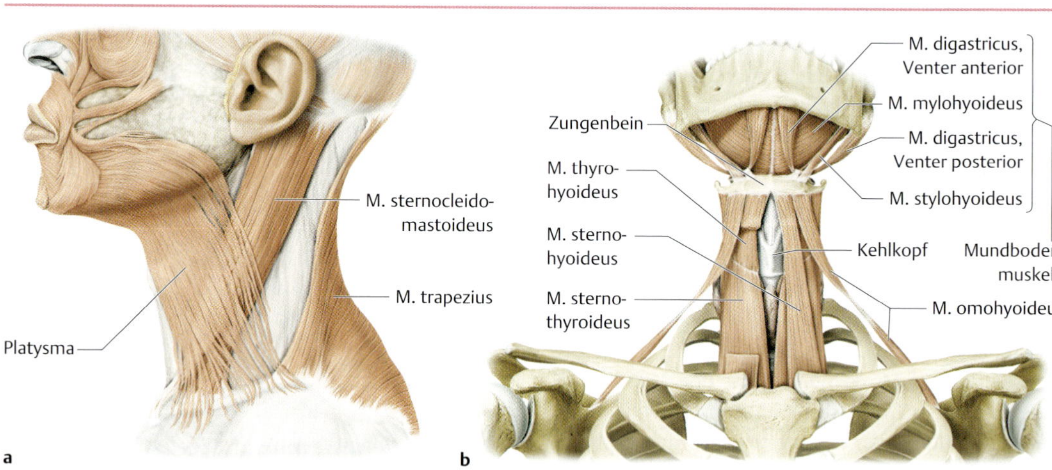


**Abb. 8.84 Vordere Halsmuskeln, oberflächliche Schicht.** Die vorderen Halsmuskeln haben engen Kontakt zum Kehlkopf und zum Zungenbein. Zusammen mit dem starken M. sternocleidomastoideus senken sie das Kinn. Dieser Muskel dreht außerdem den Kopf gegen Widerstand und schiebt das Kinn nach vorn.
a Ansicht von links.
b Ansicht von ventral.

Warzenfortsatz (-mastoideus) des Hinterhauptbeins an. Die vom Brustbein kommenden Muskelfasern überkreuzen die seitlichen Anteile und enden erst weit hinten an der oberen Nackenlinie (Linea nuchalis superior).

Einseitig angespannt dreht dieser Muskel den Kopf zur Gegenseite und nach oben – eine Haltung, die Nachdenklichkeit oder Konzentration ausdrückt. Beidseitig aktiviert, schiebt sich der Kopf nach vorn und das Kinn nach oben – wir gucken jemandem über die Schulter oder „machen einen langen Hals".

Ebenfalls ein oberflächlicher Halsmuskel, ist das *Platysma*. Dieser Muskel gehört zur mimischen Muskulatur (s. o.) und strahlt wie Muskeln des Gesichtes in die Haut bzw. das Unterhautgewebe ein.

**PFLEGE** *Der M. sternocleidomastoideus lässt sich besonders gut erkennen und tasten, wenn man den Kopf gegen Widerstand etwas zur Gegenseite dreht. Verfolgen Sie seine glatte vordere Begrenzung vom Processus mastoideus an abwärts, dann können Sie nach etwa einem Drittel der Muskellänge die Halsschlagader im seitlichen Halsdreieck erfühlen.*

# 9 Herz, Kreislauf und Gefäße

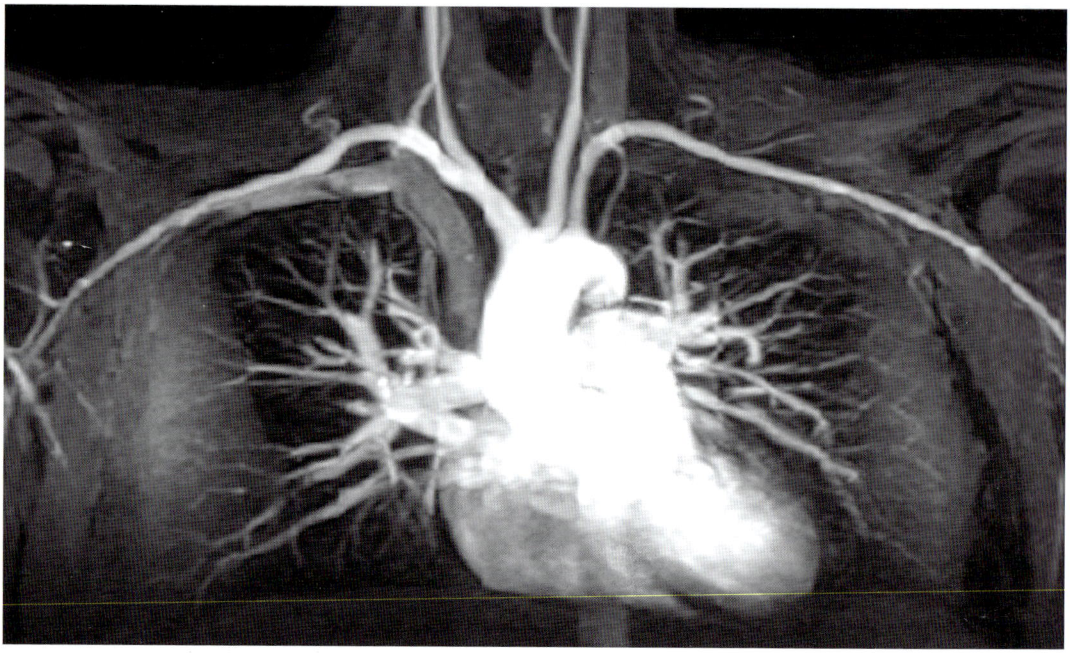



## 9.1 Großer und kleiner Blutkreislauf

Der Blutkreislauf versorgt die Körperorgane mit Sauerstoff und energiereichen Nährstoffen. Das Blut fließt also in einem geschlossenen System unterschiedlich starker Gefäße. Während das Blut durch die Organe strömt, entnehmen diese dem Blut Sauerstoff und geben Kohlendioxid ($CO_2$) als Abfallstoff ab. Die Lunge dient dazu, den verbrauchten Sauerstoff zu ersetzen, das Blut also mit Sauerstoff anzureichern und von Kohlendioxid zu befreien. Danach strömt das oxygenierte (sauerstoffangereicherte) Blut erneut in die Organe.

Das Herz liegt als Pumpe innerhalb des Kreislaufs (**Abb. 9.1**). Funktionell gesehen können wir das Herz zweigeteilt verstehen:

- Das rechte Herz pumpt sauerstoffarmes Blut von den Körperorganen zur Lunge.
- Das linke Herz pumpt entgegengesetzt das in der Lunge mit Sauerstoff angereicherte Blut zu den Körperorganen.

Innerhalb des Herzens gibt es keine Verbindung zwischen rechter und linker Hälfte. Daher trennen rechtes und linkes Herz den Kreislauf in folgende 2 Teile:

1. kleiner Kreislauf mit der Lunge (Lungenkreislauf)
2. großer Kreislauf (Körperkreislauf)

### Großer Kreislauf

Der große Kreislauf (Körperkreislauf) beginnt mit der größten Arterie des Körpers, der gemeinsamen *Aorta* (Aorta communis). Diese verzweigt sich sehr bald in die großen Blutgefäße für Kopf und Arme einerseits und in die absteigende Aorta für den unteren Körperkreislauf andererseits (**Abb. 9.2**). Nachdem die Körper-

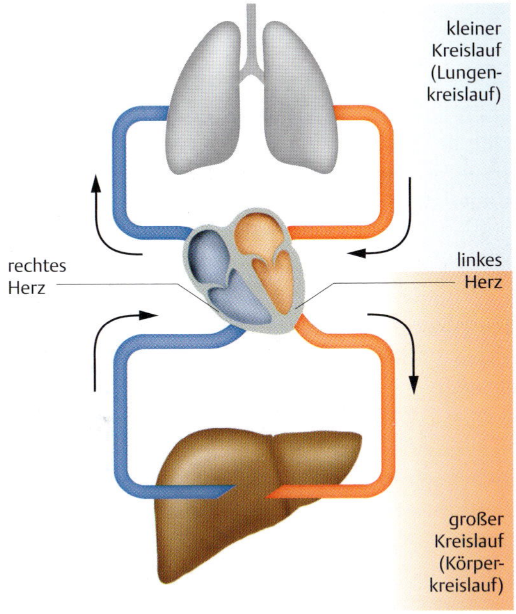


**Abb. 9.1 Großer und kleiner Kreislauf.** Damit die Organe Sauerstoff und Nährstoffe erhalten, muss das Herz den Blutkreislauf antreiben. Die rechte Herzhälfte führt im kleinen Kreislauf Blut zur Lunge, die linke Herzhälfte pumpt Blut über den großen Kreislauf zu den übrigen Organen.

organe durchblutet worden sind, fließt das sauerstoffarme Blut durch die *obere* und *untere Hohlvene* (V. cava superior und inferior) zum Herzen zurück.

## Kleiner Kreislauf

Im kleinen Kreislauf (Lungenkreislauf) fließt das Blut nun vom Herzen zur Lunge und wieder zurück, um dann wiederum in den großen Kreislauf gepumpt zu werden. Da Herz und Lunge unmittelbare Nachbarorgane im Brustkorb sind, besteht der kleine Kreislauf aus relativ kurzen Gefäßen, der *Lungenarterie* (Truncus pulmonalis, A. pulmonalis) und insgesamt *4 Lungenvenen* (Vv. pulmonales), die jeweils zu zweit von jeder Lunge kommen und von hinten in das Herz eintreten.

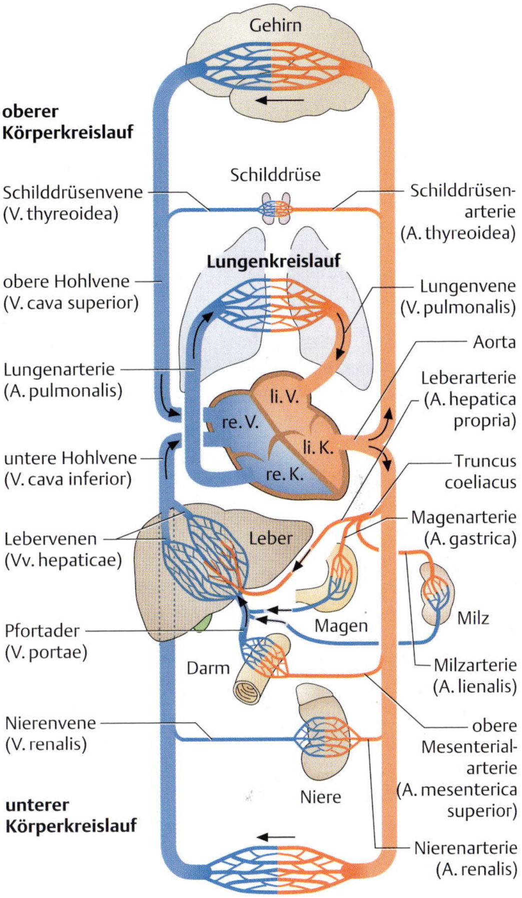


**Abb. 9.2 Oberer und unterer Körperkreislauf.** Der große Kreislauf beginnt mit der gemeinsamen Aorta. Sie teilt sich bald nach ihrem Abgang aus dem linken Herzen auf und gibt große Äste zur Versorgung der Arme, des Halses und des Koptes ab (oberer Körperkreislauf). Ihr dicker absteigender Stamm versorgt die untere Körperhälfte und die unteren Extremitäten (unterer Körperkreislauf). Nachdem das Blut die Organe durchströmt hat, gelangt es über die obere bzw. untere Hohlvene zum rechten Herzen zurück, um von dort zur Lunge befördert zu werden (V = Vorhof; K = Kammer bzw. Ventrikel).

● **MERKE** *Das rechte Herz pumpt sauerstoffarmes Blut mit geringem Druck aus den Hohlvenen in die Lunge. Dort reichert es sich mit Sauerstoff an und fließt über die Lungenvenen ins linke Herz. Die linke Herzhälfte presst das Blut mit hohem Druck in die Aorta.*

## 9.2 Aufbau der Blutgefäße

● DEFINITION *Sämtliche Blutgefäße, die vom Herzen wegführen, heißen* ***Arterien****. Arterien können entweder sauerstoffarmes Blut führen – wenn sie nämlich im kleinen Kreislauf vom rechten Herzen weg zur Lunge führen, oder sie leiten sauerstoffreiches Blut – wenn sie im großen Kreislauf vom linken Herzen wegführen. Da der große Kreislauf wesentlich umfangreicher ist als der kleine, enthalten die meisten Arterien also sauerstoffreiches Blut.*

● DEFINITION ***Venen*** *führen zum Herzen hin. Die Venen des großen Kreislaufs enthalten also sauerstoffarmes Blut, während die Venen des kleinen Kreislaufs das in der Lunge mit Sauerstoff angereicherte Blut enthalten.*

### 9.2.1 Hoch- und Niederdrucksystem

Außer den Begriffen „großer und kleiner Kreislauf" bzw. „Lungen- und Körperkreislauf" werden Ihnen in der Klinik mitunter die Bezeichnungen „Hoch- und Niederdrucksystem" begegnen. Die Begriffe sind dabei nicht identisch!

● DEFINITION *Als* ***Hochdrucksystem*** *wird der Teil des Kreislaufs bezeichnet, in dem ein Blutdruck von mehr als ca. 50 mmHg herrscht (die Definitionen sind unterschiedlich). Das Hochdrucksystem besteht nur aus den Arterien des großen Kreislaufs (***Abb. 9.3***).*
*Das* ***Niederdrucksystem*** *umfasst drei Viertel des gesamten Kreislaufs, nämlich den gesamten kleinen Kreislauf und alle Venen des großen Kreislaufs.*

Damit in den Arterien des Körperkreislaufs ein höherer Blutdruck als in anderen herrschen kann, muss das linke Herz besonders kräftig entwickelt und die Arterien des Körperkreislaufs besonders widerstandsfähig sein. Diese Anteile des Kreislaufs sind es dann auch, die bei Herz- und Gefäßerkrankungen besonders stark betroffen sind.

● MERKE *Die meisten Arterien gehören dem Hochdrucksystem an, während alle Venen Teile des Niederdrucksystems sind. Die einzigen Arterien des Niederdrucksystems finden sich im kleinen Kreislauf.*

### 9.2.2 Arterien

Sowohl im großen als auch im kleinen Kreislauf pumpt das Herz Blut durch die immer kleiner werdenden Arterien (Arteriolen = kleinste Arterien) in das *Kapillarbett* (s. u). Dieses ist ein Netz aus den kleinsten Aufzweigungen der Arterien, die hier in die kleinsten Gefäße des venösen Systems (Venolen) übergehen. Anschließend fließt das Blut durch zunehmend größere Venen wieder dem Herzen zu.

#### Aufbau der Arterienwand

Die Wand der meisten Arterien hat von innen nach außen 3 Schichten (**Abb. 9.4**):
- Intima
- Media
- Adventitia

Zwischen den Schichten kann jeweils eine Schicht aus elastischen Fasern liegen: die *(Membrana) elastica interna* zwischen Intima und Media und die *(Membrana) elastica externa* zwischen Media und Adventitia.

#### Intima

An der Innenseite der Arterienwand, an der Grenzfläche zum Blut, liegt das *Endothel* (**Abb. 9.4**). Dieses glatte einschichtige Gewebe vermindert die Reibung der Blutströmung und enthält zahlreiche Rezeptoren für Hormone und hormonähnliche Überträgerstoffe. Es produziert außerdem selbst hochwirksame gefäßaktive Substanzen, die direkt auf die Gefäßmuskelwand einwirken.

Das Endothel bildet zusammen mit ein wenig Bindegewebe die innere Schicht, die Intima (Tunica intima).

#### Media

Die Media (Tunica media) ist eine Schicht aus zirkulär verlaufenden glatten Muskelzellen. Die Media von herznahen Gefäßen (z. B. Aorta, Lungenarterien, Halsschlagader) enthält zusätzlich große Mengen elastischer Fasern (Arterien vom elastischen Typ, s. u.). Weiter vom Herzen entfernte Arterien haben in ihrer Media hauptsächlich Muskelfasern (Arterien vom muskulären Typ). Bei kleineren Arterien sind die Membrana elastica interna und elastica externa spärlicher oder fehlen ganz.

#### Adventitia

Die Adventitia (Tunica adventitia) besteht aus lockerem Bindegewebe und stellt die Verbindung der Arterie zu dem umliegenden Gewebe her. Die Blutversorgung der Arterienwand erfolgt bei kleinen Gefäßen (bis ca. 1 mm Durchmesser) durch Diffusion aus dem

9

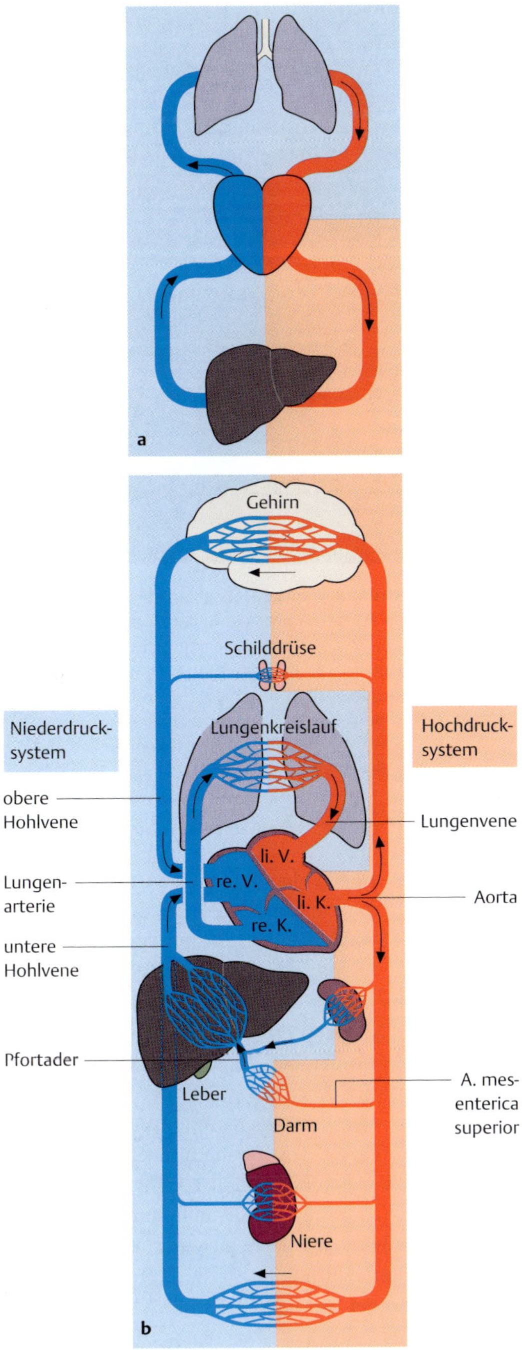


**Abb. 9.3 Hoch- und Niederdrucksystem.**
a Das Niederdrucksystem umfasst den gesamten kleinen Kreislauf und die Venen des großen Kreislaufs. Das Hochdrucksystem besteht nur aus den Arterien des großen Kreislaufs.
b Die Anteile des Hochdrucksystems (Arterien) beginnen an der linken Herzkammer und enden mit den Arteriolen, in denen der Druck abfällt. Die Kapillaren und Venen gehören zum Niederdrucksystem (V = Vorhof; K = Kammer bzw. Ventrikel).

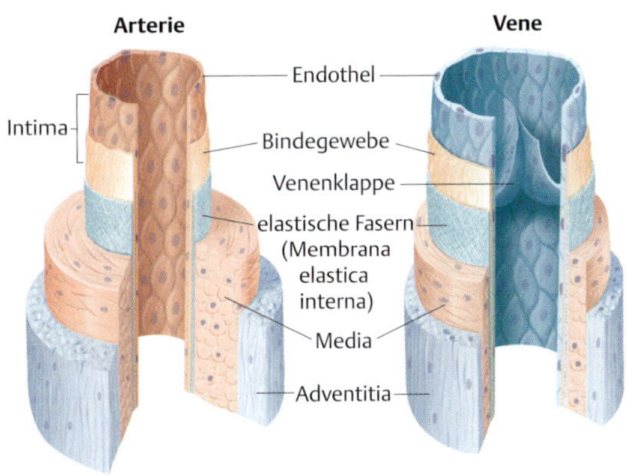


**Abb. 9.4 Aufbau der Gefäßwand.** Prinzipiell sind Arterien und Venen gleich aufgebaut: Allerdings ist die Wandstärke der Arterien meist dicker, die Venen haben v. a. eine weniger kräftige Schicht glatter Muskulatur (Media). Die Membrana elastica externa ist hier nicht dargestellt, da sie nur bei Arterien vom elastischen Typ deutlich ausgeprägt ist.

durchströmenden Blut, während dickere Arterien eigene kleinere Blutgefäße zur Versorgung der Arterienwand besitzen, die von außen in die Adventitia hineinziehen („private Gefäße", *Vasa privata*).

## Funktion der Arterienwand

### Windkesselfunktion

Der Begriff „Windkessel" stammt aus der Dampfmaschinentechnik und bezeichnet eine technische Lösung des Problems, den stoßweisen Ausstrom von Flüssigkeit aus einer Pumpe in eine gleichmäßige Strömung umzuwandeln.

Der physiologische Windkessel (**Abb. 9.5**) besteht im Ausdehnen bzw. Zusammenschnurren der Wand von Aorta und großen herznahen Arterien, also der Arterien vom elastischen Typ. Das Herz wirft das Blut stoßweise aus. Die Windkesselarterien dehnen sich während des Ausstroms des Blutes aus dem Herzen *(Systole)* aus und nehmen so einen Teil des Blutvolumens zusätzlich auf. Kommt in der Füllungsphase *(Diastole)* des Herzens vorübergehend kein Blut mehr nach, schnurrt die Arterienwand zusammen und das kurzfristig gespeicherte Blut wird weiter befördert. So fließt ununterbrochen Blut durch die Gefäße.

Je elastischer die Arterien sind und je mehr Blutvolumen (Binnenvolumen) sie durch Dehnung im Verhältnis zum vom Herzen ausgeworfenen Blut (Schlagvolumen) aufnehmen können, desto gleichmäßiger strömt das Blut in die Peripherie ab.

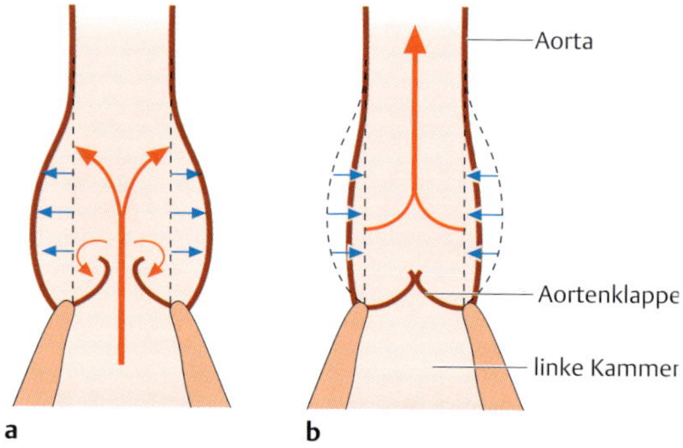


**Abb. 9.5 Windkesselfunktion der Aorta.**
a Die elastischen Fasern der Aorta erlauben es ihr, während der Austreibungsphase (Systole) einen Teil des Herzschlagvolumens aufzunehmen.
b Während der darauf folgenden Füllungsphase des Herzens (Diastole) geben sie das gespeicherte Blut verzögert an den großen Kreislauf ab. Dadurch werden Blutdruckspitzen gemildert, und die Blutströmung wird gleichmäßiger.

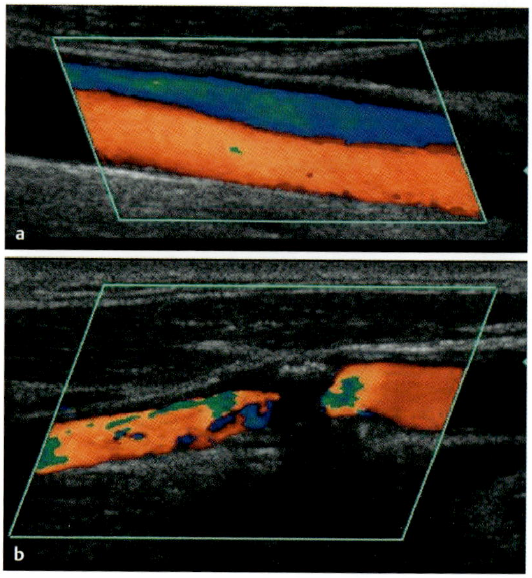


**Abb. 9.6 Blutströmung in der Halsschlagader.**
a Die Abbildung zeigt eine normale Halsschlagader an der Aufzweigung von A. carotis interna und externa in der farbkodierten Duplexsonografie. Die Blutströmung wird nach Flussrichtung und Geschwindigkeit in verschiedenen Farben angegeben.
b Diese Aufnahme zeigt ein ähnliches Bild bei einem Patienten mit Arteriosklerose: Es zeigen sich Verwirbelungen der Blutströmung über einem arteriosklerotischen Plaque.

Je weiter das Blut in die Peripherie gelangt, desto gleichmäßiger wird die Strömung. Dennoch nimmt die Blutdruckamplitude, also der Unterschied zwischen dem oberen (systolischen, d. h. während das Herz sich kontrahiert und das Blut in die Aorta pumpt) und dem unteren (diastolischen, d. h. während das Herz sich füllt) Blutdruckwert zu.

PFLEGE *Im Alter und bei Arteriosklerose verhärten sich die elastischen Strukturen der Arterien, der Windkesseleffekt nimmt dadurch ab und die Unterschiede in Blutdruck und Blutströmung zwischen Systole und Diastole werden größer (***Abb. 9.6***). Dadurch besteht bei einer bereits vorgeschädigten Gefäßwand eine erhöhte Gefahr des Ein- oder Durchreißens (Ruptur) der Arterienwände.*

9

## Widerstandsfunktion

Die kleinen Arterienäste, besonders aber die mikroskopisch feinen Arteriolen (10 – 100 µm Durchmesser), verursachen mehr als ⅔ des peripheren Widerstands. Demnach findet dort der steilste Blutdruckabfall statt: von ca. 120 mmHg im arteriellen Hochdrucksystem auf ca. 30 mmHg im Kapillarbett.

Die Muskelschicht der Tunica media reguliert den Widerstand in einer Arterie dadurch, dass sie die Öffnung *(Lumen)* der Arterie erweitert oder verengt: Ein weites Lumen entspricht einem geringen Widerstand, der Arteriendruck sinkt ab. Wird die Arterie verengt, dann erhöht dies den Widerstand, und der Blutdruck in den vorgeschalteten Arterien steigt an.

**Sympathikus.** Der Widerstand in den Arterien wird hauptsächlich vom vegetativen Nervensystem gesteuert. Die Gefäßwandmuskulatur steht dauernd unter einem gewissen Grund- oder Ruhetonus (Tonus = Dauerkontraktion). Dieser aktive Ruhetonus wird durch sympathische Nervenfasern aufrechterhalten. Eine fehlende Innervation der betreffenden Nervenfasern bewirkt eine passive Muskelerschlaffung, Widerstandsabnahme und eine bessere Durchblutung. Umgekehrt führt eine Erregung des sympathischen Nervensystems über den Ruhetonus hinaus zu einer Spannungszunahme der Gefäßmuskulatur und damit sowohl zur Blutdruckerhöhung als auch zu einer Verminderung der Gewebedurchblutung.

**Sauerstoffmangel und „Abfallstoffe".** Ein unzureichender Sauerstoffgehalt des Blutes zieht eine allgemeine Gefäßerweiterung nach sich. Dadurch kann der verbleibende Blutsauerstoff besser ausgenutzt werden. Häufen sich in einzelnen Gefäßgebieten „Abfallstoffe" ($CO_2$, Säure, Adenosin, auch $K^+$) an, so führt dies ebenfalls zur Gefäßerweiterung und erleichtert deren Abtransport.

**Hormone.** Auch Hormone können Widerstandsgefäße verengen (Katecholamine, Angiotensin, Serotonin, F-

Prostaglandine usw.) oder erweitern (Acetylcholin, NO, Bradykinin, Prostaglandine) und so den Gefäßwiderstand beeinflussen.

MERKE *Große Arterien dämpfen wegen ihrer elastischen Wand die Blutdruckschwankungen zwischen Systole und Diastole. Sie machen den Blutfluss gleichmäßiger. Kleine Arterien wirken wegen ihrer stark variablen Muskelwand wie ein Widerstandsventil. Sie regulieren insgesamt den Blutdruck und in den jeweiligen Gebieten die Durchblutung einzelner Organe.*

## 9.2.3 Kapillaren

Kapillaren (Haargefäße) bilden zusammen mit den Arteriolen und Venolen die *Endstrombahn* des Gefäßsystems. Sie haben einen sehr geringen Durchmesser (im Mittel 6 µm). Im Kapillarbett finden alle Austauschprozesse zwischen Blut und Gewebe statt, also sowohl der Austausch der Atemgase Sauerstoff und Kohlendioxid als auch sämtlicher Stoffwechselprodukte.

### Wandaufbau der Kapillaren

Um den Übertritt von Stoffen zwischen Blut und Gewebe zu erleichtern, ist die Wandstärke der Kapillaren sehr gering (kurzer Diffusionsweg). Die Wand besteht nur aus (**Abb. 9.4**):

- Endothel
- Basalmembran
- Perizyten

Die Endothelzellen sitzen der sehr dünnen Basalmembran (40 – 60 nm) auf und werden von einigen einzelnen Zellen (Perizyten) umgeben. Die Endothelzellen sind extrem platt und haben manchmal nur eine Stärke von 1 – 2 Mikrometern. Außerdem erleichtert die in den Kapillaren stark verlangsamte Blutströmungsgeschwindigkeit den Stoffaustausch.

### Funktionen des Endothels

#### Stofftransport

Endothelzellen können einander überlappen und so die Kapillarwand mehr oder weniger abdichten. In diesem Fall bilden sie eine dichte Blut-Gewebe-Schranke – etwa im Zentralnervensystem –, die nur ausgewählte Substanzen über spezielle Membrantransporter passieren lässt (Kapillaren vom *kontinuierlichen Typ*). In den meisten Geweben unseres Körpers stellt das Kapillarendothel für Wasser und kleine Moleküle (z. B. Ionen, Zucker, Aminosäuren) dagegen kein Diffusionshindernis dar. Diese Stoffe bewegen sich relativ frei zwischen Blut und dem Zwischenzellraum (Interstitium) hin und her.

#### Kolloidosmotischer Druck

Viele Kapillaren besitzen feine Poren (5 nm Durchmesser: Muskulatur, Bindegewebe, Lunge) oder etwas größere „Fenster" von 100 nm Querschnitt (Niere, Darm), die dann aber von einer feinen Membranschicht, also einer „Fensterscheibe" geschlossen werden. Diese *fenestrierten Kapillartypen* lassen zwar kleine Moleküle passieren, hindern aber Substanzen mit einem hohen Moleküldurchmesser, speziell Eiweißkörper, am Austritt aus der Kapillare. Auf diese Weise binden sie Wasser im Blutgefäßraum und erzeugen einen *kolloidosmotischen Druck (KOD)* von durchschnittlich 20 – 24 mmHg.

DEFINITION *Der* ***kolloidosmotische Druck*** *(KOD) ist der Anteil am osmotisch Druck, der durch Kolloide (hauptsächlich Proteine) hervorgerufen wird.*

MERKE *Die meisten Kapillarwände sind für Sauerstoff, Kohlendioxid und andere kleinere Moleküle durchlässig. Im Kapillarbett findet daher der Stoffaustausch zwischen Blut und Gewebe statt.*

### Filtration, Resorption, Lymphabfluss

#### Hydrostatischer Druck

Im Innenraum der Kapillaren herrscht ein gewisser Restblutdruck (hydrostatischer Druck), der Flüssigkeit aus dem Gefäßlumen in den Zwischenzellraum (Interstitium) zu pressen versucht (**Abb. 9.7**). Da die Kapillare einen sehr geringen Durchmesser hat und daher der Flüssigkeitsströmung in ihrer Längsrichtung Widerstand entgegensetzt, ist dieser hydrostatische Druck am Kapillarende mit ca. 10 mmHg geringer als am Kapillaranfang (30 mmHg).

#### Filtration

Der hydrostatische Druck versucht Flüssigkeit aus der Kapillare ins Gewebe zu pressen. Kolloidosmotischer Druck (KOD) und Gewebedruck halten dagegen und versuchen, Gewebeflüssigkeit in die Kapillare einzusaugen.

Am Kapillaranfang (dem arteriennahen Teil der Kapillare) überwiegt der hydrostatische Druck über den KOD und den Gewebedruck, die beide Wasser in die Kapillare zurückzutreiben versuchen: Flüssigkeit wird aus der Kapillare ins Gewebe abgepresst *(Filtration).*

9

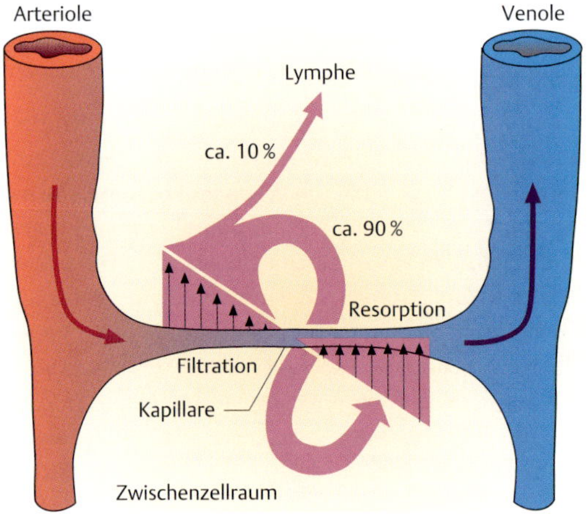


**Abb. 9.7 Flüssigkeitsaustausch in einer Kapillare.** Durch den höheren Blutdruck auf der arteriennahen Seite einer Kapillare tritt Plasmawasser ins Gewebe aus (Filtration). An der venösen Seite werden 90 % davon wieder resorbiert, die restlichen 10 % über die Lymphgefäße abtransportiert.

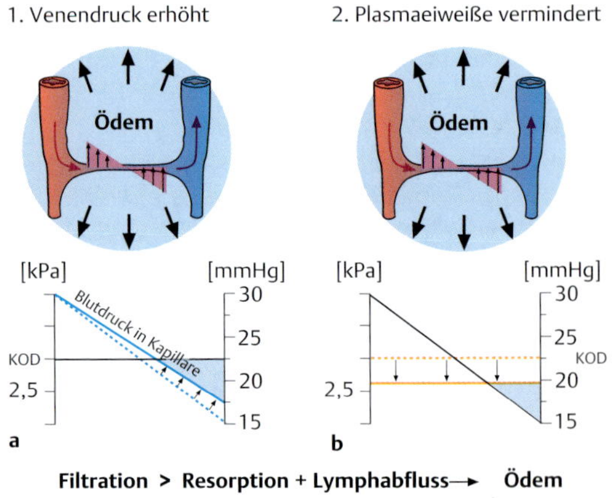


**Abb. 9.8 Ödembildung.**
a Entlang einer Kapillare sinkt der Blutdruck stetig ab. Dies wird durch schräg abfallende Linien in den unteren Diagrammen symbolisiert. Demgegenüber bleibt der kolloidosmotische Druck (KOD) der Plasmaeiweiße entlang der Kapillaren gleich (gerade Linie). Immer dann, wenn der Druck in den Kapillaren den KOD überschreitet, wird Flüssigkeit filtriert, ansonsten resorbiert. Ödeme entstehen z. B. durch einen erhöhten Druck im Venensystem.
b Da der Druck in den Kapillaren nicht so rasch abfällt, wird mehr Flüssigkeit filtriert und weniger resorbiert. Bei einem zu geringen Spiegel an Plasmaeiweißen vermindert sich der kolloidosmotische Druck, die treibende Kraft für die Resorption. In beiden Fällen kann das Lymphsystem mit dem zusätzlichen Flüssigkeitsvolumen nicht fertig werden.

## Resorption

Umgekehrt ist am Kapillarende (venennaher Teil der Kapillare) die Summe aus KOD und Gewebedruck größer als der hydrostatische Druck: Flüssigkeit wird aus dem Gewebe in die Kapillare hineingesogen *(Resorption)*. Die Flüssigkeitsbewegungen durch die Kapillarwand sind mengenmäßig erheblich. Schätzungen für die gesamte Austauschfläche der Kapillaren liegen bei etwa 1000 $m^2$.

## Lymphabfluss

Insgesamt übertrifft die Filtration durch diese Austauschfläche mit schätzungsweise 20 l/d geringfügig die Resorption (18 l/d). Die restliche Flüssigkeit (2 l/d) wird vom Lymphsystem aus dem Interstitium aufgenommen und ins venöse System abgeleitet oder bleibt als Gewebewasser *(Ödem)* liegen.

● DEFINITION *Die **Flüssigkeitsbilanz** ohne Ödeme lässt sich also folgendermaßen ausdrücken: Filtration = Resorption + Lymphabfluss.*

● MERKE *Aus den Kapillaren dringt mehr Flüssigkeit ins Gewebe ein (Filtration), als sie aus diesem wieder aufnehmen (Resorption). Die überschüssige Flüssigkeit fließt über die Lymphwege ab und erreicht damit indirekt ebenfalls das venöse System.*

**Ödeme.** Ödeme (**Abb. 9.8**) entstehen, wenn:
- der *hydrostatische Druck* am Kapillaranfang (z. B. bei Bluthochdruck) oder -ende (z. B. bei venöser Stauung bei Herzinsuffizienz) *zu hoch* ist. Der normale KOD kommt gegen diese Presse nicht mehr an, die Filtration wird zu groß;
- der *kolloidosmotische Druck absinkt* (Mangel an Plasmaeiweißen durch einen Leberschaden oder Unterernährung). Typisch sind Flüssigkeitsansammlungen im Bauchraum (Aszites) oder in der Pleurahöhle (Pleuraerguss);
- die *Kapillaren auch für Eiweiß durchlässig werden* (Entzündungen, Immunprozesse). Bei Entzündungen ist die erhöhte Durchlässigkeit der Kapillaren erwünscht, damit Leukozyten aus dem Blut ins Gewebe auswandern und den Entzündungsherd bekämpfen können;
- der *Lymphabfluss stockt* (Tumorerkrankungen, Verwachsungen nach ausgedehnten Operationen). Typisch für Lymphödeme ist die Lokalisation vor dem Abflusshindernis. Generalisierte Lymphödeme sind selten.

## 9.2.4 Venen

### Aufbau

Der mikroskopische Aufbau der Venen ist im Wesentlichen mit der Schichtung der Arterienwand identisch. Das venöse System beginnt mit den Venolen am Ende des Kapillarbetts. Diese kleinen (50 – 100 µm Durchmesser) Gefäße bestehen nur aus Endothel und etwas Adventitia, haben also noch keine Muskulatur. Diese entwickelt sich erst in den etwas größeren Venen, die manchmal auch noch zu den Venolen gerechnet werden, von ca. 1 mm Querschnitt. Allerdings ist auch in größeren Gefäßen die Venenwand sehr viel dünner als die der Arterien. Das ist zweckmäßig, da in den Venen meist ein deutlich niedrigerer Blutdruck herrscht als in den Arterien.

### Speicherfunktion

Aufgrund ihrer großen Querschnittsfläche und der dünnen dehnbaren Wand können Venen große Mengen an Blut speichern, sie heißen daher auch *Kapazitätsgefäße*. Unter der Bedingung eines ausgeglichenen Flüssigkeitshaushalts befinden sich 60 – 70 % des gesamten Bluts im venösen System des großen Kreislaufs, weitere 5 % in den Lungenvenen.

Eine schnelle Wasser- und Salzzufuhr erhöht zunächst das in den Venen gespeicherte Volumen, ohne die Herzfunktion oder den Blutdruck zu beeinträchtigen. Andererseits stellen die Kapazitätsgefäße bei einem rapiden Verlust von Flüssigkeit im Gefäßsystem (Blutung, starkes Schwitzen) Reservewasser zur Verfügung, damit der Druck im Hochdrucksystem (Blutdruck) nicht zusammenbricht. Diese Volumenpufferung ist ein notwendiger Bestandteil unserer Kreislaufregulation.

PFLEGE ***Blutabnahmen und Infusionen.*** *An den oberflächlichen Venen des Unterhautgewebes wird i. d. R. Blut abgenommen oder Flüssigkeiten werden intravenös injiziert oder infundiert. Folgendes ist dabei u. a. zu beachten:*

- *Üben Sie beim Blutabnehmen nicht zu viel Sog aus. Sie saugen sonst die dünne Venenwand in die Kanüle und diese verstopft. Dies ist nicht nur schmerzhaft und verzögert die Blutgewinnung, sondern verfälscht evtl. auch die Messwerte durch die Zerstörung von roten Blutkörperchen.*
- *Unsachgemäße Bewegung oder Fixierung venöser Zugänge (z. B. venöse Verweilkanülen, Venenkatheter) können zu Reizung, Verletzung oder gar Durchstoßung der empfindlichen Venenwand führen. Mögliche Folgen sind lokale Infektionen, die nicht nur starke Schmerzen verursachen, sondern auch zu einer allgemeinen Infektion des Patienten führen können. Alle Zuleitungen müssen daher stabil fixiert und verbunden werden.*

### Einfluss der Schwerkraft

Da alle Venen zum Niederdrucksystem gehören, ist der venöse Blutdruck schon in Höhe des rechten Herzens etwa ± 0 *(venöse Indifferenzebene)*. Während die Venen im Thorax noch durch den Unterdruck im Pleuraraum (S. 289) offen gehalten werden, fallen die Venen der oberen Thoraxhälfte und des Kopfes im Stehen wie ein leerer Feuerwehrschlauch zusammen. Nur bei einem starken Druckanstieg im Thorax füllen sich die Halsvenen und werden deutlich sichtbar. Umgekehrt lastet auf den Venen der Beine die gesamte Blutsäule vom Boden bis zum rechten Vorhof, also je nach Körpergröße 80 – 120 mmHg!

Die Auswirkungen der Schwerkraft auf die Arterien sind zwar physikalisch dieselben, diese halten aber aufgrund ihrer stärkeren Wand dem zusätzlichen Druck besser stand. Die dünne Venenwand würde jedoch mit dem hydrostatischen Druck nicht fertig werden, die Vene würde sich immer mehr ausdehnen, der Blutfluss käme zum Erliegen. Deshalb enthält die Venenwand besonders der Extremitäten in regelmäßigen Abständen Ventile (Venenklappen), die den Rücktransport des Blutes zum Herzen begünstigen.

#### Venenklappen und Muskelpumpe

Die Venenklappen stülpen sich aus der Intima der Gefäßwand wie eine Tasche in das Gefäß hinein vor. Zusammen mit der rhythmischen Anspannung der Beinmuskulatur beim Gehen (Muskelpumpe, **Abb. 9.9**) sorgen sie für eine rhythmische Strömung des Blutes in Richtung Herz.

Das Prinzip der Muskelpumpe besteht darin, dass die tiefen Beinvenen mitsamt der Muskulatur innerhalb eines nicht dehnbaren Bindegewebsschlauches liegen. Jede Muskelanspannung innerhalb dieses Faszienschlauches komprimiert die Beinvenen und treibt das Blut aus. In der Phase der Muskelerschlaffung können sich die Venen dagegen wieder füllen. Die Venenklappen wirken wie im Herzen als Einwegventile: Die Füllung kann nur von unten erfolgen, die Entleerung nur nach oben. Im Stand ist die Muskelpumpe nicht aktiv, daher versackt Blut in den Beinen.

MERKE *Im venösen System befindet sich der größte Teil der extrazellulären Flüssigkeit. Venenklappen verhindern, dass sich diese Flüssigkeit in den am tiefsten gelegenen Bereichen des Körpers aufstaut. Die Venen der Beine werden beim Gehen durch die Muskelpumpe nach oben entleert.*

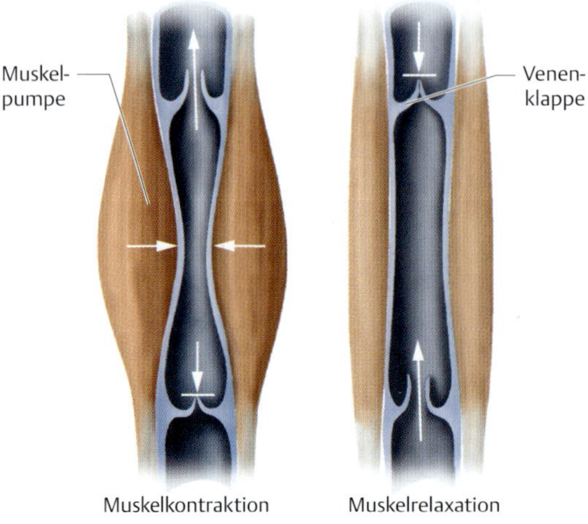


**Abb. 9.9 Muskelpumpe.** Das Funktionieren einer Muskelpumpe setzt voraus, dass eine Vene innerhalb von Muskelgruppen verläuft, die von einer bindegewebigen Faszie eingehüllt sind. Beim Aktivieren dieser Muskeln werden die Muskelbäuche dicker, das Blut wird aus der Vene gedrückt. Venenklappen steuern den Blutstrom nach oben in Richtung Hohlvene.

KRANKHEITSLEHRE ***Kreislaufkollaps (Ohnmacht).*** *Beim Stillstehen ist die Muskelpumpe nicht aktiv, erhebliche Mengen Blut sammeln sich in den Beinvenen. Dieses Blut fehlt dann an anderer Stelle (zentraler Volumenmangel), sodass das Gehirn nicht ausreichend mit Sauerstoff versorgt wird.*

*Dieser Sauerstoffmangel führt innerhalb weniger Sekunden zur Bewusstlosigkeit, der Betroffene fällt hin. Im Liegen kann nun das in den Beinen versackte Blut wieder zurückströmen (ein Hochlagern der Beine unterstützt diesen Vorgang) und die Ursache der Ohnmacht behebt sich von selbst.*

*Da die Muskulatur der Venenwand vom vegetativen Nervensystem beeinflusst wird, wirken sich vegetative Reize auf den Rückstrom des Blutes aus und können mitverantwortlich für diese – vergleichsweise harmlose – Art der Ohnmacht sein.*

*Obwohl der vegetative Kreislaufkollaps die häufigste Ursache für eine kurze plötzliche Bewusstlosigkeit (Synkope) jüngerer Menschen ist, sollte immer eine gründliche Diagnostik erfolgen, um schwerwiegende Erkrankungen oder lebensgefährliche Stoffwechselzustände (z. B. Unterzuckerung beim insulinpflichtigen Diabetes mellitus, Epilepsie, Herzrhythmusstörungen usw.) auszuschließen.*

# 9.3 Herz

## 9.3.1 Lage und Aufbau

Das Herz (Cor) liegt im Mittelfellraum (Mediastinum) vor der Speiseröhre und der absteigenden Aorta und ist nach links orientiert. Es ist ein *muskuläres Hohlorgan*, d. h., es besteht aus einem zentralen Blutraum, der von starken Muskelfasern umhüllt wird. Je nach Geschlecht, Alter und Trainingszustand des Menschen hat das Herz ein Gewicht von ca. 250 – 400 g. Es ist dabei etwa so groß wie die Faust der jeweiligen Person und hat auch ungefähr dieselbe Form.

### Herzbasis und Herzspitze

Die Oberseite (Herzbasis, Basis cordis) des Herzens, an welcher die großen Gefäße münden bzw. entspringen, hat einen deutlich größeren Umfang als die nach unten links gerichtete Herzspitze (Apex cordis). Die Herzbasis liegt unmittelbar hinter dem Brustbein, während die Herzspitze nach links von der Mittellinie abweicht (**Abb. 9.10**, **Abb. 9.11**).

### Herzachse

Die anatomische Herzachse verbindet die Mitte der Herzbasis mit der Herzspitze. Sie verläuft diagonal von rechts oben hinten nach links unten vorne (wie die Hand in der rechten Hosentasche). Zusätzlich ist das Herz um diese Achse gedreht, sodass das rechte Herz vorne (ventral), das linke Herz hinten (dorsal) zu liegen kommt.

Für Lagebeschreibungen in der Klinik wird das Herz meist in Form einer auf der Seite liegenden 3-seitigen Pyramide (Tetraeder) verstanden. Auf diese Weise ergeben sich außer der Herzbasis eine unten liegende Zwerchfellfläche (Facies diaphragmatica), eine Vorderwand und eine Hinterwand.

### Herzbeutel

Der größte Teil des Herzens (Herzspitze bis zum Abgang der großen Gefäße) ist vom Herzbeutel eingehüllt (**Abb. 9.12**). Der Herzbeutel bildet eine allseits geschlossene seröse Höhle (Perikardhöhle) mit etwa 20 ml Flüssigkeit im Binnenraum. Er besteht aus:

- Epikard (inneres Blatt)
- Perikard (äußeres Blatt)

Das Epikard ist fest mit dem Herzen verwachsen und enthält außer kollagenen Fasern reichlich Fettgewebe. Das Perikard liegt dem Lungenfell (Pleura), dem Zwerchfell und der Speiseröhre an und ist mit diesen Strukturen fest verbunden.

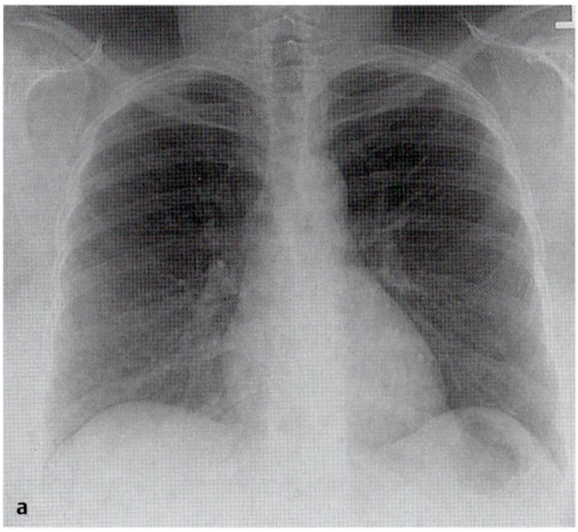


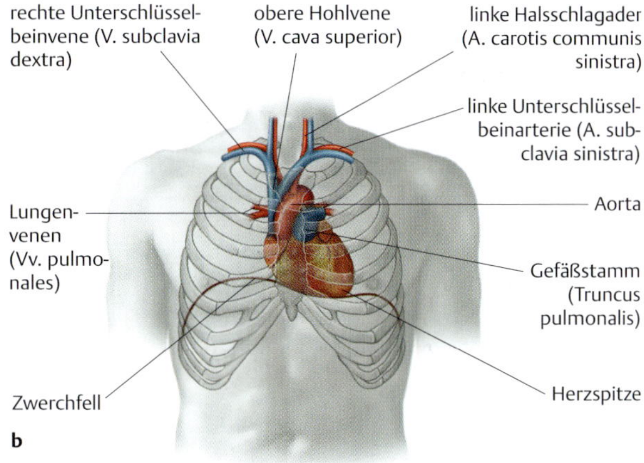


**Abb. 9.10 Lage des Herzens.**
a Röntgenaufnahme des Thorax.
b Diese Abbildung zeigt die Projektion des Herzens auf die vordere Brustwand. Die Herzspitze weist nach links unten, die Herzbasis mit den großen Gefäßen liegt genau im Zentrum des Brustraums.

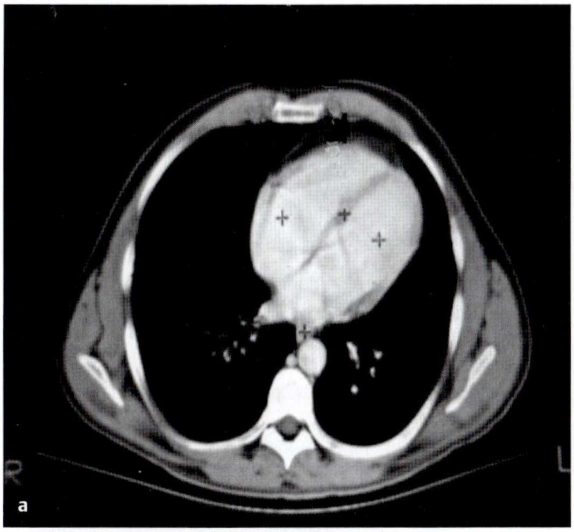


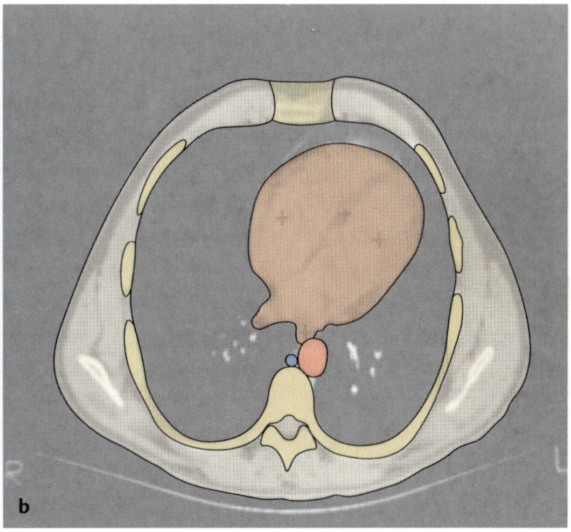


**Abb. 9.11 Querschnitt durch den Brustraum.**
a MRT des Thorax im Schnitt.
b Schematische Darstellung der Strukturen. Sie blicken von unten auf einen Schnitt durch den Brustkorb etwa in Höhe des 5. Brustwirbelkörpers. Beachten Sie, wie weit vorn das Herz liegt. Links wird es nur von einer dünnen Zunge aus Lungengewebe bedeckt. Hinter dem Herzen verlaufen im Mittelfellraum die Speiseröhre und die Aorta.

Wie die anderen serösen Höhlen auch (z. B. Pleurahöhle, Bauchhöhle, Hodenhöhle) dient der Herzbeutel dazu, die Reibung zwischen dem beweglichen Herzen und den fixierten Nachbarstrukturen herabzusetzen. Außerdem überträgt er den Sog des Lungengewebes auf das Herz und sorgt für einen Druckausgleich im gesamten Thoraxraum.

KRANKHEITSLEHRE ***Herzbeuteltamponade.*** *Unter pathologischen Bedingungen (Blutung, seröser oder eitriger Erguss) kann das Binnenvolumen des Herzbeutels massiv ansteigen. Der Druck dieser Flüssigkeit drängt das Herz zusammen und verringert dadurch das mögliche Blutvolumen im Herzen. Dieser Vorgang kann die Herzaktion vollständig ersticken (Herzbeuteltamponade) und zum Tode führen.*

9

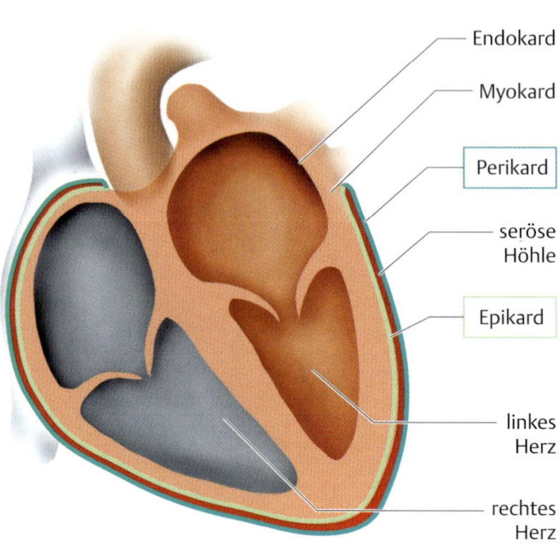


**Abb. 9.12 Herzbeutel.** Das Herz gleitet in einer serösen Höhle, die von einer inneren (Epikard) und äußeren (Perikard) Schicht begrenzt wird. Sie erkennen, dass beide Schichten nur durch einen sehr schmalen Spalt (seröse Höhle) voneinander getrennt sind.

## Vorhöfe und Kammern

An einem Schnitt durch das Herz (**Abb. 9.13**) erkennt man, dass sich linkes und rechtes Herz in je einen Vorhof *(Atrium)* und eine Kammer *(Ventrikel)* unterteilen. In den rechten Herzvorhof mündet das Blut der oberen und unteren Hohlvene (V. cava superior und V. cava inferior), in den linken Herzvorhof das der 4 Lungenvenen (Vv. pulmonales).

Die Vorhöfe geben das Blut zwischen den Herzschlägen an die Herzkammern ab. Die Herzkammern leisten dann die eigentliche Pumparbeit, während die Vorhöfe hauptsächlich als Zwischenspeicher für Blut aus den großen herznahen Venen dienen. Da linke und rechte Herzkammer einen stark unterschiedlichen Blutdruck erzeugen (im großen bzw. kleinen Kreislauf) sind deren muskuläre Wandungen verschieden dick (links ca. 11 mm, rechts ca. 4 mm).

### Herzscheidewand

Die Herzscheidewand *(Septum)* trennt linkes und rechtes Herz vollständig voneinander. Es ist im Vorhofbereich (Septum interatriale) dünn und sehnig, zwischen den Kammern (Septum interventriculare) aber außerordentlich muskelstark.

## Herzklappen

Die Binnenräume (Vorhöfe und Kammern) werden voneinander und von den zu- und ableitenden Gefäßstämmen durch die Herzklappen getrennt. Sie sorgen dafür, dass das Blut das Herz nur in der vorgesehenen Richtung passieren und nicht zurückströmen kann (Einwegventile). Es werden nach ihrem Aufbau und ihrer Funktion 2 Arten unterschieden (**Abb. 9.14**):
- Segelklappen
- Taschenklappen



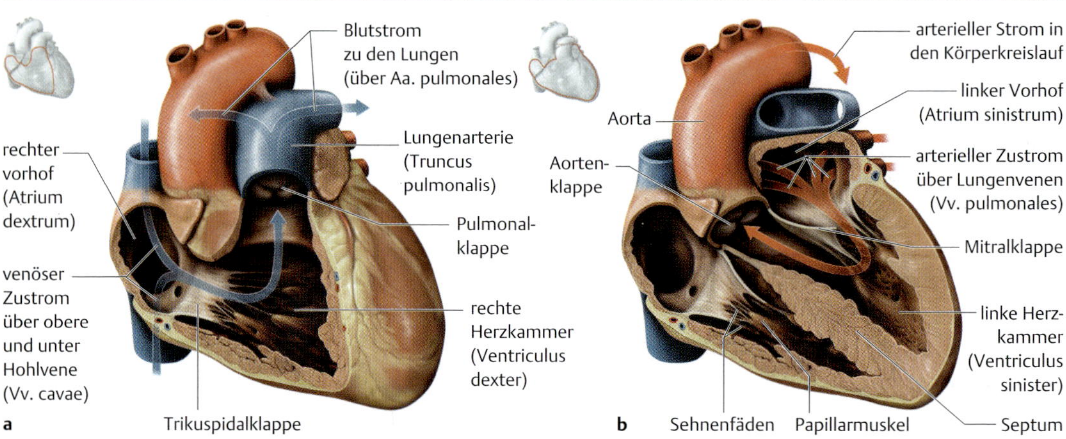


**Abb. 9.13 Längsschnitt durch das Herz.** Wenn die vordere Schicht der Herzmuskulatur – wie in dieser Abbildung – abgetragen ist, blickt man auf die Innenräume von rechtem und linkem Herzen, die von einem Septum vollständig getrennt werden. Die Pfeile stellen den Blutfluss vom rechten Vorhof durch die geöffnete Trikuspidalklappe in die rechte Kammer und von hier durch die Pulmonalklappe (hier geschlossen) in die Lungenarterie dar. In der linken Herzhälfte fließt das Blut vom linken Vorhof durch die Mitralklappe in die linke Kammer und von dort durch die Aortenklappe (hier geschlossen) in die Aorta.

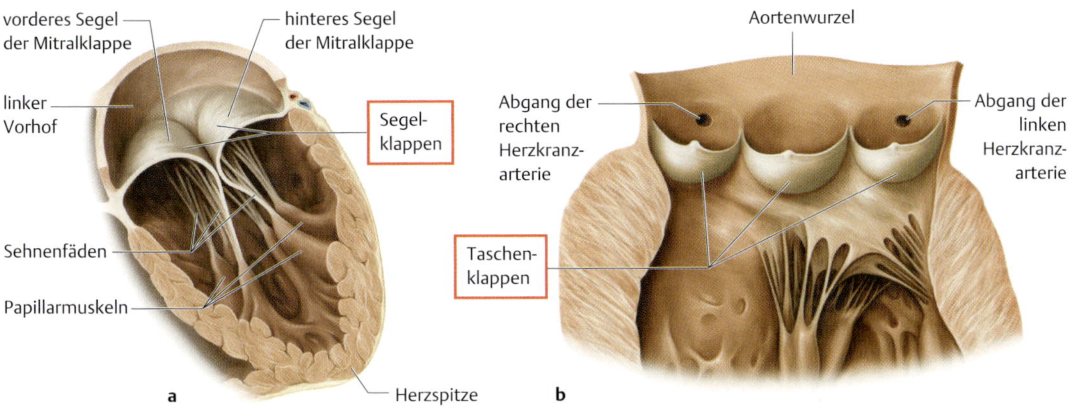


**Abb. 9.14 Mechanik der Herzklappen.**
a Die Segelklappen werden während der Kontraktionsphase des Herzens von Sehnenfäden geschlossen gehalten.
b Zwischen den Herzschlägen verschließen Taschenklappen (hier die Aortenklappe) die großen Arterien des Herzens. Der Blutdruck ist dort höher als im Inneren der Herzkammern. Die Klappen verhindern also, dass Blut aus den Arterien in die Herzkammern zurückströmt. Während einer Herzaktion öffnet der Druck in den Herzkammern die Klappen und Blut strömt durch die dreieckige Öffnung aus.

### Segelklappen

Zwischen den Vorhöfen und den Kammern befindet sich je eine Segelklappe (**Abb. 9.15**):

- **Mitralklappe:** Die 2-zipflige Mitralklappe (Valva mitralis oder bicuspidalis, linke Atrioventrikular-[AV-]Klappe) liegt zwischen dem linken Vorhof und der linken Kammer. Sie besteht aus 2 dünnen, von glattem Endothel überzogenen Einzelsegeln: einem größeren Segel an der Vorderwand und einem kleineren hinteren Segel.
- **Trikuspidalklappe:** Am rechten Herzen liegt die 3-zipflige Segelklappe mit je einem vorderen, hinteren und einem Septumsegel.

Die Segelklappen lassen den Blutstrom nur vom Vorhof in die Kammer zu. Sie sind großflächig und benötigen *Sehnenfäden* (Chordae tendineae), die ein „Durchschlagen" der Klappen während der Kontraktionsphase des Herzens (s. Systole S. 257) in die Vorhöfe hinein verhindern. Die Sehnenfäden ragen vom freien Rand der Klappen in die Herzkammern hinein und sind an deren Innenwand über *Papillarmuskeln* (Mm. papillares, **Abb. 9.13**, **Abb. 9.14**) befestigt. Diese passen die Länge der Sehnenfäden dem Kontraktionszustand der Kammern an.

### Taschenklappen

Die Taschenklappen trennen die linke bzw. rechte Herzkammer von den großen abgehenden Arterien. Sie sorgen dafür, dass zwischen den einzelnen Herzschlägen kein Blut aus den Arterien in die Kammern zurückfließen kann. Entsprechend ihrer Abgangsarterie heißen sie:

- **Aortenklappe** (Valva aortae): Sie trennt die linke Kammer von der gleichnamigen abgehenden Arterie.
- **Pulmonalklappe** (Valva pulmonalis): Sie trennt die rechte Kammer von dem zu den Lungen führenden Gefäßstamm (Truncus pulmonalis).

Die Taschenklappen bestehen jeweils aus 3 identischen Teilen. Jeder Teil sieht aus wie eine in Richtung der Herzkammern gewölbte dreieckige Schale. Sie stoßen in Form eines „Mercedessterns" aufeinander. Spannt sich der Herzmuskel an (Systole), so drückt das aus dem Herzen ausströmende Blut die Taschenklappen an die Wand der Arterie und es entsteht eine dreieckige Öffnung (**Abb. 9.14**). Am Ende des Blutausstroms aus der Kammer füllt zurückfließendes Blut die Taschenklappen, deren Ränder legen sich eng aneinander. Die Klappen sind also zwischen 2 Herzschlägen, in der Füllungsphase des Herzens (s. Diastole S. 257), durch den Druckunterschied zwischen Arterien und Herzkammern geschlossen. Die Taschenklappen benötigen keine Sehnenfäden.

## Herzskelett

Das Herzskelett (Anulus fibrosus) bietet allen 4 Herzklappen den nötigen Halt. Es besteht aus einer sehnigen kollagenen Bindegewebsplatte. Segel- und Taschenklappen bilden zusammen mit dem Herzskelett eine gemeinsame Ebene, die *Klappenebene* (Ventilebe-

9

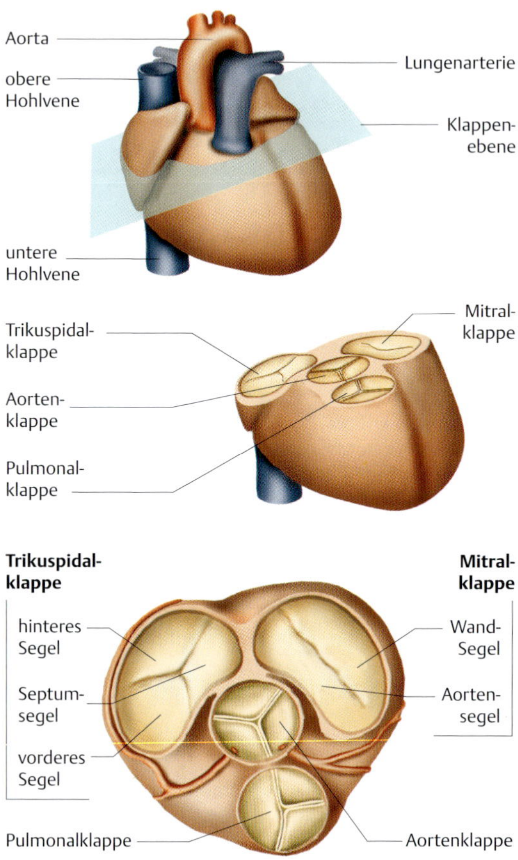


**Abb. 9.15 Querschnitt durch das Herz.** Ein Querschnitt durch die Herzbasis zeigt, dass alle 4 Herzklappen in einer Ebene liegen. Sie blicken von oben auf das Herz. Beachten Sie, dass die Trikuspidalklappe 3, die Mitralklappe nur 2 Segel besitzt.

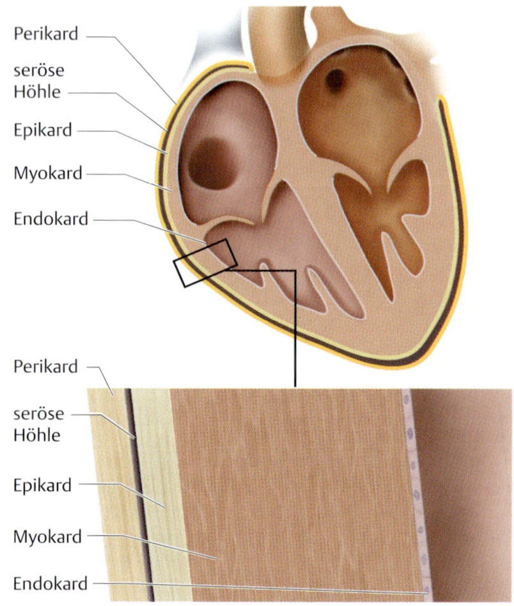


**Abb. 9.16 Feinbau der Herzwand.** Die Herzwand besteht aus dem dünnen Endokard, einer mächtigen Muskelschicht (Myokard) und Bindegewebe (Epikard). Dieses bildet die innere Schicht des Herzbeutels.



ne) des Herzens (**Abb. 9.15**, **Abb. 9.18**). Diese ist funktionell von Bedeutung, da die mechanische Herzaktion ohne eine systematische Verschiebung der Klappenebene weit weniger effektiv wäre (s. u.).

## Herzwand

Wie das gesamte Gefäßsystem, so hat auch die Herzwand einen 3-schichtigen Aufbau (**Abb. 9.16**):

- Endokard
- Myokard
- Epikard

### Endokard

Das Endokard (Endocardium) ist die glatte Innenschicht des Herzens und kleidet den Blutraum vollständig aus. Unterhalb des einschichtigen Endothels finden sich reichlich elastische Fasern. Aus einer besonders kollagenfaserreichen Falte des Endokards bestehen auch die Herzklappen und Sehnenfäden. Die glatte Innenfläche des Endokards ist für eine gute Gleitfähigkeit des Blutes entscheidend. Schon kleine Unebenheiten, z. B. nach einer Entzündung (Endokarditis), erhöhen den Strömungswiderstand. Das Blut fließt dann langsamer und es besteht die Gefahr einer Thrombusbildung und nachfolgend einer Embolie (S. 43).

### Myokard

Die kräftige Muskelschicht des Herzens, das Myokard (Myocardium) schließt sich nach außen dem Endokard an. Da das Myokard die gesamte Herzarbeit verrichten muss, ist es die dickste Schicht der Herzwand. Es besteht aus einkernigen Herzmuskelzellen, die mechanisch und elektrisch miteinander durch Glanzstreifen (S. 27) verbunden sind. Im Bereich der Herzkammern schrauben sich die Muskelfasern in den äußeren Myokardschichten spiralartig von der Herzklappenebene zur Herzspitze hinab, biegen dort um und winden sich innen wieder in Richtung Herzbasis zurück. Dadurch stehen die Muskelfasern der äußeren und inneren Myokardschicht häufig zueinander senkrecht.

### Epikard

Das Epikard (Epicardium) sorgt für eine gute Verschieblichkeit des Herzens mit der Umgebung. Es stellt gleichzeitig die äußerste Schicht des Herzens und das innere Blatt des Herzbeutels dar.

● MERKE *Das Herz ist ein Muskel, der Vorhöfe und Kammern umschließt. Seine Wand besteht aus 3 Schichten, dem Endo-, Myo- und Epikard. Das Herz gleitet bei jedem Schlag innerhalb des Herzbeutels (Perikard).*

## Herzkranzgefäße

Wegen der Dicke der Herzwand kann das Herz nicht direkt aus dem von ihm transportierten Blut versorgt werden – die Diffusionsstrecken sind zu lang. Es ist ein eigenes Blutversorgungssystem nötig, die Herzkranzgefäße *(Koronargefäße)*. Vom Anfangsteil der Aorta, unmittelbar auf Höhe der Aortenklappe, gehen 2 Hauptgefäße, die linke und rechte Herzkranzarterie, ab (**Abb. 9.17**).

Das Herz wird allerdings nur in der Diastole – d. h. in der Zeit zwischen den einzelnen Herzschlägen – mit sauerstoffreichem Blut versorgt. Jede Beschleunigung des Herzschlages verkürzt aber die Dauer der Diastole. Dies bedeutet, dass bei schnellerer Herzfrequenz, also gerade dann, wenn das Herz eigentlich besonders viel Sauerstoff benötigt, die Blutversorgung des Herzens besonders schlecht ist – ein prinzipieller „Konstruktionsmangel" der Evolution!

### Linke Kranzarterie

Die meist wichtigere linke Kranzarterie (A. coronaria sinistra, LCA) gibt nach ihrem ca. 1 cm langen Verlauf (Hauptstamm) entlang der Klappenebene den *Ramus interventricularis anterior* (RIVA, Ria) ab. Dieser zieht vorne zwischen linker und rechter Kammer zur Herzspitze. Nach ihrer Verzweigung heißt die Kranzarterie *Ramus circumflexus* (herumbiegender Ast, CFX, Rc). Dieser Ast folgt weiterhin der Klappenebene zwischen linkem Vorhof und linker Kammer, biegt also um auf die Rückseite des Herzens.

### Rechte Kranzarterie

Die rechte Kranzarterie (A. coronaria dextra, RCA) verläuft entlang der Klappenebene rechts um das Herz herum auf dessen Rückseite und endet hier mit ihrem entlang der Kammerscheidewand absteigenden Hauptast *(R. interventricularis posterior*, Rip).

Die Anatomie der Herzkranzarterien ist sehr variabel. So findet man z. B. in einem Drittel der Fälle eine weitere Kranzarterie direkt aus der Aorta oder dem Anfangsteil einer großen Koronararterie.

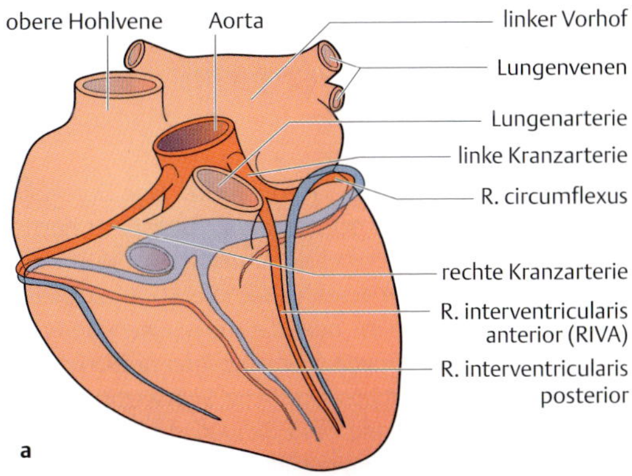


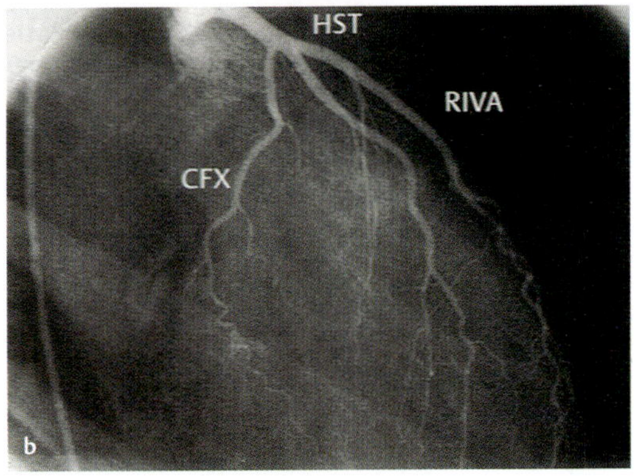


**Abb. 9.17 Herzkranzgefäße.**
a Schematische Darstellung der Herzkranzgefäße. Die Aorta gibt 2 Herzkranzarterien ab. Der Hauptstamm der linken Kranzarterie (HST) teilt sich i. d. R. in einen absteigenden Ast (RIVA) und einen Ramus circumflexus (CFX), die rechte endet an der Hinterwand. Beachten Sie, dass die Venen in einer gemeinsamen Endstrecke zusammenlaufen, ab hier dem Verlauf der Arterien also nicht folgen.
b Hier sehen Sie die entsprechenden Gefäße in einer angiografischen Aufnahme des Herzens.

9

**Versorgungstyp.** Klinisch wichtig sind die Varianten des Versorgungstyps der Herzmuskulatur:

- **Normaltyp:** Beim Normaltyp versorgt die linke Kranzarterie Vorderwand, linke Hinterwand und Septum, die rechte die Zwerchfellfläche (rechter Vorhof und Ventrikel) sowie die rechte Hinterwand.
- **Rechtstyp:** Der Rechtstyp zeichnet sich durch ein Überwiegen der rechten Kranzarterie aus; die linke Koronararterie speist ausschließlich die Vorderwand.
- **Linkstyp:** Umgekehrt überwiegt beim Linkstyp die Blutversorgung aus der A. coronaria sinistra; die rechte Kranzarterie versorgt nur die Zwerchfellfläche.

### Venen des Herzens

Die Herzkranzvenen verlaufen meist parallel zu den jeweiligen Arterien. Sie vereinigen sich zu einem kurzen Venenstamm, der in den rechten Vorhof mündet.

KRANKHEITSLEHRE ***Herzinfarkt.*** *Eine Durchblutungsstörung (Ischämie) der Herzmuskulatur führt nach kurzer Zeit zu einem irreversiblen Absterben der Muskulatur in dem entsprechenden Bereich (Herzinfarkt). Ursache der Ischämie ist ein Verschluss oder die starke Einengung (Stenose) einer Herzkranzarterie oder einer ihrer größeren Äste. Fast immer ist eine arteriosklerotische Gefäßveränderung mit nachfolgender Bildung eines Blutgerinnsels die Ursache. Cholesterinablagerungen bilden unter dem Endothel der Arterien Plaques, die in zunehmendem Maße den Blutweg verlegen können und Ausgangspunkt für Tromben (Blutgerinnsel) sind.*

*Außerdem können bereits kleinere, instabile Plaques das Endothel durchbrechen. Entlang dieser Gefäßschädigung lagern sich Blutplättchen an und bilden die Grundlage für einen Thrombus, der das Blutgefäß verlegt.*

***Akutes koronares Syndrom.*** *Eine Vorstufe des Herzinfarkts ist das akute koronare Syndrom (instabile Angina pectoris). Dabei handelt es sich um starke Schmerzen im Brust-, Thorax- oder Bauchbereich, die sich kaum von den vernichtenden Schmerzen beim Herzinfarkt unterscheiden. Im Gegensatz zum Herzinfarkt geht jedoch beim akuten koronaren Syndrom (noch) kein Herzmuskelgewebe zugrunde. Die Unterscheidung zwischen dem akuten koronaren Syndrom und einem Herzinfarkt ist durch Messen der Enzymwerte möglich. Eine herzmuskelspezifische Unterart der Kreatinkinase (CK-MB) erhöht sich beim Infarkt nach 4 – 6 h, nicht aber beim akuten koronaren Syndrom. Etwas schneller sind die Marker Troponin I und Troponin T, die bereits 4 h nach einem Infarkt positiv sind. Neuere Studien beschreiben den Herzmarker Glykogenphosphorylase BB (GPBB), der bereits nach 1 h Ergebnisse liefert.*

*Erste diagnostische Maßnahme ist aber immer das Erstellen eines EKGs (S. 260), um mögliche herzinfarkttypische Veränderungen (z. B. ST-Streckenhebung) zu erkennen.*

***Therapie des Herzinfarkts.*** *Da die Ursache eines Herzinfarkts ein Blutgerinnsel in einer Herzkranzarterie ist, zielt die Akutbehandlung darauf hin, das Blutgerinnsel zu entfernen und die Kranzarterie wieder durchgängig zu machen. Dabei gibt es 2 unterschiedliche Strategien:*

- ***Lysetherapie:*** *Streptokinase, Urokinase oder TPA (S. 43) werden intravenös infundiert, um entstandene Blutgerinnsel aufzulösen. Die Behandlung ist sehr zeitkritisch, weil innerhalb kurzer Zeit so viel Herzmuskelgewebe untergegangen sein kann, dass auch eine erfolgreiche Gerinnselauflösung die Folgeschäden nicht mindert. Idealerweise sollte innerhalb der ersten „goldenen Stunde" nach dem Infarkt lysiert werden. Erfolgsaussichten bestehen bis ungefähr 6 h nach dem Ereignis. Die Lysetherapie ist aber nicht ungefährlich, da sie zu unkontrollierbaren Blutungen in anderen Gefäßgebieten führen kann. Gefürchtet sind vor allem Blutungen im Gehirn (hämorrhagischer Schlaganfall).*
- ***Ballondilatation*** *(PTCA: Perkutane transluminale koronare Angioplastie): Mithilfe eines Herzkatheters wird eine Ballonsonde in das verengte Gebiet eingeschoben und dort aufgeblasen. Dadurch soll das Gerinnsel gelöst und die Arterie wieder durchgängig gemacht werden. Meist wird nun eine spiralartige Hülse (Stent) in das Blutgefäß implantiert, um einen erneuten Gefäßverschluss zu verhindern.*

*Welche Folgen ein Herzinfarkt hat, hängt ganz wesentlich vom Versorgungstyp ab. Beim Normaltyp führt der Verschluss des RIVA (S. 255) zum Vorderwandinfarkt, der Verschluss des R. circumflexus zum Hinterwandinfarkt. Da der Sauerstoffbedarf des rechten Herzens wesentlich geringer als der des linken Herzens ist, finden sich seltener Herzinfarkte aufgrund des Verschlusses eines Astes der rechten Kranzarterie. Daher ist prognostisch der Linksversorgungstyp mit einem hohen, der Rechtsversorgungstyp mit einem niedrigeren Risiko schwerer Infarkte behaftet. Kleinere Infarkte, die durch den Verschluss eines Arterienastes entstehen, treten aber auch beim Rechtsversorgungstyp auf.*

PFLEGE ***Akutmaßnahmen beim Herzinfarkt.*** *Ganz zentral ist das Erkennen: Bei plötzlichen starken Herz-, Brust-, Arm- oder Oberbauchschmerzen muss man immer an die Möglichkeit eines Infarkts denken und schnell über einen Notarzt die Diagnostik und ggf. Akuttherapie einleiten. Als Sofortmaßnahme empfehlen sich in jedem Fall 500 mg Azetylsalizylsäure (Aspirin, ASS o. Ä.) als Tablette oder besser als Brausepulver. Dieses Medikament ist überall zu beschaffen und verbessert die Prognose eines Herzinfarkts aufgrund seiner blutverdünnenden Wirkung erheblich! Falls möglich, sollte man den Blutdruck messen und bei ausreichendem Blutdruck mehrere Hübe eines Nitro-Sprays verabreichen, um das Herz kurzfristig zu entlasten.*

***Prophylaxe des Herzinfarkts.*** *Gewichtsreduktion, ausreichende Bewegung und Nichtrauchen senken das Herzinfarktrisiko. Außerdem ist auf eine gute Einstellung des Blutdrucks zu achten, wobei besonders der untere (diastolische) Wert von Bedeutung ist. Ein Blutdruck von 135/75 mmHg sollte unabhängig vom Alter möglichst nicht überschritten werden. Ältere höhere Grenzwerte (z. B. 160/90 oder „100 + Lebensalter") haben sich als nicht ausreichend erwiesen. Eine ganz zentrale Bedeutung bei der Entstehung arteriosklerotischer Plaques hat der Cholesterinspiegel (S. 397), genauer das Verhältnis der einzelnen Lipoproteine im Blut. Der LDL-Spiegel („schädliches Cholesterin") sollte unter 100 mg/100 ml, möglichst sogar unter 80 mg/100 ml liegen. Der HDL-Spiegel („gutes Cholesterin") sollte dagegen ausreichend hoch sein.*

## 9.3.2 Mechanische Herzaktion

### Herzphasen

Der Herzzyklus besteht aus 2 Phasen, die sich rhythmisch abwechseln:
- Systole
- Diastole

DEFINITION *Die **Systole** ist die Phase der Herzmuskelanspannung und der Austreibung des Blutes aus den Herzkammern.*
*Die **Diastole** ist die Phase der Herzmuskelentspannung und der Füllung der Herzkammern.*

Während die Dauer der Systole ungefähr konstant bleibt, variiert die Diastole stark mit Veränderungen der Herzfrequenz.

**Aktionsphasen.** Hinsichtlich des Kontraktionszustandes der Ventrikelmuskulatur und der Stellung der Herzklappen kann man 4 Aktionsphasen des Herzens abgrenzen (**Abb. 9.18**):
- Anspannungsphase
- Austreibungsphase
- Entspannungsphase
- Füllungsphase

#### Anspannungsphase (60 ms)

Die Systole beginnt mit der Anspannungsphase, in der alle Herzklappen geschlossen sind. Zunächst spannt

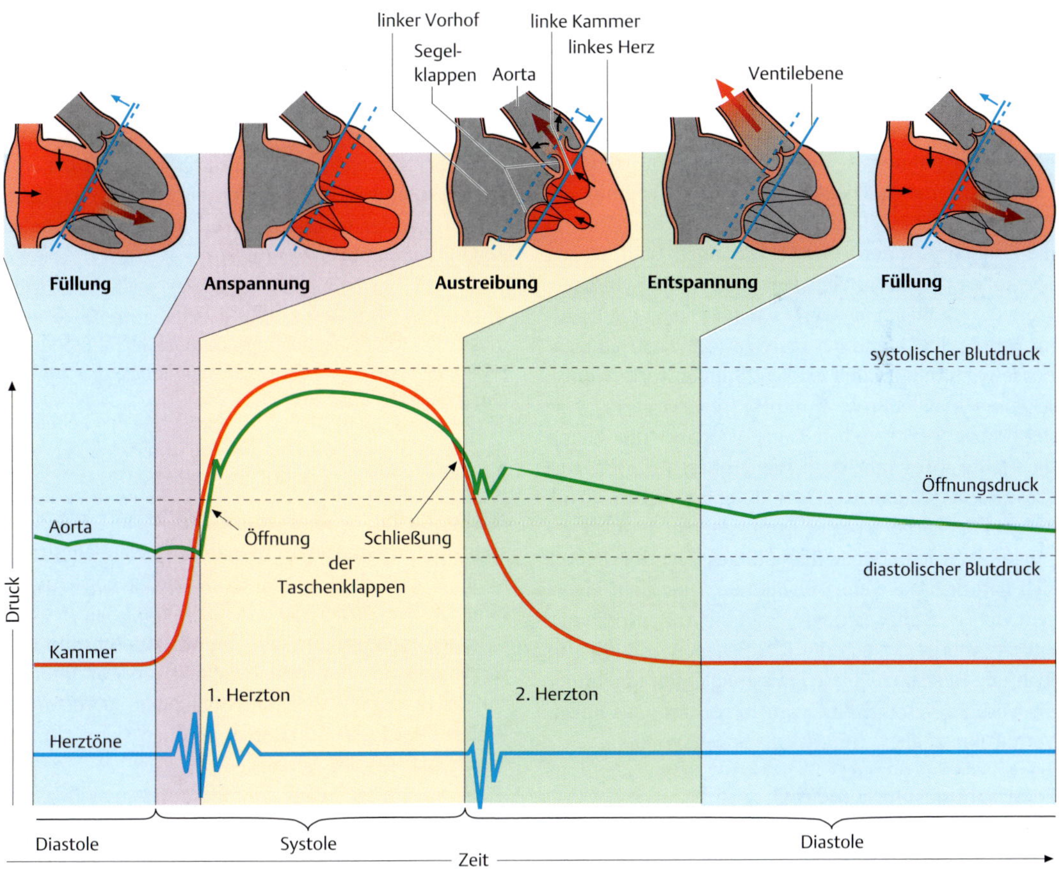


**Abb. 9.18 Phasen der Herztätigkeit.** Anspannungs- und Austreibungsphase gehören zur Systole, Entspannungs- und Füllungsphase zur Diastole. Beachten Sie in der oberen Hälfte der Abbildung die Bewegung der Ventilebene in der Austreibungs- und der Füllungsphase. Die untere Hälfte zeigt die Druckverhältnisse in der linken Herzkammer (rot) und in der Aorta (grün) während der Herzaktion. Überschreitet in der Anspannungsphase der Druck in der Herzkammer den in der Aorta (Öffnungsdruck), dann geht die Aortenklappe auf und die Austreibungsphase beginnt. Dieser Zeitpunkt fällt mit dem 1. Herzton zusammen (unterste Spur, blau). Der 2. Herzton entsteht beim Zufallen der Aortenklappe am Ende der Austreibungsphase. Die Phasen des rechten Herzens laufen analog und fast zeitgleich ab.

sich die Ventrikelmuskulatur an und übt einen Druck auf das Blut in der Herzkammer aus. Das Blutvolumen der Kammern ändert sich dabei nicht, da sich Blut, wie jede andere Flüssigkeit auch, nicht zusammenpressen lässt. Daher wird die Anspannungsphase auch *isovolumetrische Kontraktion* genannt.

Der Kammerdruck nimmt so lange zu, bis er den Druck in der Aorta bzw. in der Lungenarterie übersteigt. Der rechte Ventrikel hat es dabei deutlich leichter, da er nur den diastolischen Pulmonalarteriendruck von 10 mmHg (Aorta 70 – 80 mmHg) überwinden muss. Die Anspannungsphase endet daher rechts etwas früher als links.

Zu Beginn der Anspannungsphase machen beide Ventrikel eine Formveränderung durch: Aus der länglichen Gestalt während der Diastole wird annähernd eine Kugelform. Diese Veränderung teilt sich der Brustwand als dumpfer Schlag mit und ist als erster Herzton zu hören und über der Herzspitze zu tasten.

### Austreibungsphase (200 ms)

Nachdem der Ventrikeldruck die diastolischen Werte in Truncus pulmonalis und Aorta überschritten hat, öffnen sich die Taschenklappen und es beginnt die Austreibungsphase (Auswurfphase) der Blutsäule in die großen Arterien. Die Segelklappen sind wegen des hohen Drucks im Ventrikel weiterhin geschlossen. Trotz des ständigen Auswurfs von Blut steigt der Druck im Ventrikel während der ersten ⅔ der Austreibungsphase weiterhin an und erreicht Spitzenwerte von ca. 130 mmHg (links) bzw. 25 mmHg (rechts).

Normalerweise treiben beide Ventrikel nur knapp die Hälfte ihres Inhalts in die großen Arterien aus. Dieses *Schlagvolumen* beträgt durchschnittlich 70 ml. Es kann bei körperlicher Belastung jedoch deutlich gesteigert werden. Durch den Blutauswurf verkleinert sich natürlich das Ventrikelvolumen. Dies zieht einerseits die Herzspitze geringfügig in Richtung Herzbasis, andererseits senkt sich die Klappenebene deutlich in Richtung Herzspitze. Diese Bewegung dehnt und öffnet die Vorhöfe, venöses Blut wird in rechten und linken Vorhof „eingesaugt" *(Ventilebenenmechanismus)*.

### Entspannungsphase (40 ms)

Die Diastole beginnt mit der Entspannungsphase (Erschlaffungsphase): Die Muskulatur der Ventrikelwand verliert ihre Spannung, der Kammerdruck sinkt unter den Blutdruck in der Aorta bzw. den Lungenarterien ab. Nun schließen sich die Taschenklappen wieder (alle Klappen sind geschlossen, *isovolumetrische Entspannung*). Der Schluss der Herzklappen bildet den hell klingenden 2. Herzton. Die Ventilebene wandert geringfügig in Richtung Herzbasis, wird aber durch das große Volumen in den Vorhöfen an einer vollständigen Hebung gehindert.

### Füllungsphase (variable Dauer)

Ist die Herzmuskulatur vollständig erschlafft, fällt der Druck in der Herzkammer unter den im Vorhof. Die Segelklappen öffnen sich und es beginnt die Füllungsphase der Kammer, die mit einer erneuten Systole endet.

Da die Vorhöfe aufgrund des Ventilebenenmechanismus prall mit Blut gefüllt sind, findet am Beginn der Füllungsphase ein schneller Einstrom in die Kammern statt, der mit zunehmend ausgeglichenem Druckunterschied allmählich nachlässt. Diese Verhältnisse lassen sich mit der Bewegung des Wasserspiegels in einer Schiffsschleuse vergleichen: Je näher der Wasserspiegel dem Flussniveau kommt, desto langsamer geht das Schleusen.

Jetzt, am Ende der Füllungsphase, kontrahieren sich die Vorhöfe und tragen so aktiv zur Vergrößerung des Blutvolumens in den Herzkammern bei. Diese aktive Füllung macht jedoch nur knapp 10 % des gesamten Kammervolumens aus. Ein isolierter Ausfall der Vorhofmuskulatur (z. B. durch Vorhofflimmern) hat daher weitaus geringere Konsequenzen als das häufig tödlich endende Kammerflimmern.

● **MERKE** *Das Herz schlägt in einem „Vier-Takt-Rhythmus": Die aktive Anspannungs- und Austreibungsphase bilden die Systole, die passive Entspannungs- und Füllungsphase die Diastole.*

## Anpassung an erhöhte Belastungen

**Frank-Starling-Mechanismus.** Die Aktin- und Myosinfilamente der Herzmuskulatur überlappen sich in Ruhe so stark, dass sie sich tendenziell gegenseitig behindern. Bei körperlicher Belastung erhöht sich das Volumen in den Ventrikeln, die Muskulatur wird besser vorgedehnt und arbeitet effektiver. Der Internist spricht in diesem Zusammenhang von Vordehnung, Vorlast oder Preload. Dadurch erhöhen sich Kraft und Schlagvolumen des Herzens.

Diese selbstständige (autonome) Anpassung der Muskulatur nennt man nach ihren Entdeckern Frank-Starling-Mechanismus. Er besitzt eine besonders große Bedeutung bei der Herzinsuffizienz: Ein geschwächter Herzmuskel neigt stets dazu, ein größeres Volumen anzunehmen („ausgeleiertes Herz"). Dies aktiviert den Frank-Starling-Mechanismus und gleicht die zunehmende Herzschwäche vorübergehend aus.

● KRANKHEITSLEHRE **_Herzschrittmacher._** _Eine der häufigsten Ursachen einer gestörten Herzmechanik ist die Herzrhythmusstörung: Entweder schlägt das Herz zu langsam oder ungleichmäßig oder die einzelnen Teile werden nicht in der korrekten Reihenfolge erregt. Abhilfe schafft dabei die Implantation eines Herzschrittmachers. Folgende Systeme sind gebräuchlich:_

- **_Frequenzstabile Einkammersysteme_** _(früherer Standard, heute Notfallsystem): Das Gerät gibt in festen, im Vorhinein eingestellten Abständen einen Impuls an die Herzkammer ab._
- **_Frequenzstabile Zweikammersysteme_** _(noch gebräuchlich): Eine Elektrode sitzt im Herzvorhof, die andere in der Herzkammer. Die Vorhöfe werden etwas früher erregt als die Kammern, damit eine physiologische Herzaktion nachgeahmt werden kann;_
- **_Frequenzadaptive Systeme:_** _Im Prinzip sind Herzschrittmacher wünschenswert, die je nach Anforderungen die Herzfrequenz erhöhen oder erniedrigen. Das Problem ist, wie diese Geräte eine gewünschte körperliche Belastung erkennen sollen. Nachdem eine Temperaturerhöhung als Messgröße sich als nicht sinnvoll erwiesen hat (die Patienten haben beim Sonnenbaden und in der Sauna Herzrasen bekommen), reagieren die meisten derzeitigen Systeme auf äußere Erschütterungen, wie sie beim Laufen auftreten. Die Herzfrequenz wird dann bis auf einen vorher eingestellten Maximalwert (z. B. 120 Schläge/min) erhöht._
- **_Implantierter Defibrillator:_** _Bei Patienten, denen ein Kreislaufstillstand durch eine unkontrollierte Herzmuskelaktivität (Kammerflimmern) droht, kann man einen Defibrillator wie einen größeren Herzschrittmacher implantieren. Das Gerät ist dabei EKG, Computer, Monitor, Herzschrittmacher und Defibrillator in einem. Im Notfall gibt der Defibrillator einen starken elektrischen Impuls ab, um die Herzaktion wieder zu synchronisieren. Die Stromstöße sind dabei so stark, dass Patienten dies wie einen heftigen Schlag gegen die Brust erleben._

_Neueste Geräte erlauben auch die Durchführung einer für Herzpatienten oft wichtigen Magnetresonanzuntersuchung (MRT) des ganzen Körpers._

## 9.3.3 Elektrische Herzaktion

### Alles-oder-nichts-Gesetz

Um eine koordinierte Anspannung zu ermöglichen, benötigt jeder Muskel eine elektrische Erregung. Im Fall der Skelettmuskulatur wird diese Erregung vom Nervensystem erzeugt und übertragen. Das Herz dagegen ist *autonom*. Die Herzaktion wird vom Nervensystem nur moduliert (z. B. Pulsbeschleunigung bei Erregung), nicht aber erzeugt.

Erzeugt und fortgeleitet wird die Erregung in speziell umgewandelten Herzmuskelzellen des *Erregungsbildungs- und Erregungsleitungssystems* (Reizleitungssystem). Im Gegensatz zu anderen Muskeltypen reagiert das Herz wie eine einzige Zelle, da die Muskelfasern untereinander in elektrischer Verbindung stehen. Eine Erregung breitet sich also von Muskelfaser zu Muskelfaser aus und erfasst stets das ganze Herz, niemals nur Teile davon (Alles-oder-nichts-Gesetz).

### Erregungsbildungs- und Erregungsleitungssystem

● DEFINITION _Das_ **_Erregungsbildungs- und Erregungsleitungssystem_** _wird gebildet von allen umgewandelten Herzmuskelzellen, die an der Bildung und Weiterleitung eines Reizes beteiligt sind._

Es besteht aus:
- Sinusknoten
- Atrioventrikularknoten (AV-Knoten)
- His-Bündel
- Purkinje-Fasern

Jede Muskelzelle des Erregungsleitungssystems kann der Ursprung einer Erregung und damit einer mechanischen Herzreaktion werden.

#### Sinusknoten

Die elektrische Erregung geht in aller Regel aber vom Sinusknoten aus (**Abb. 9.19**). Er wird daher als primärer Schrittmacher bezeichnet. Der Sinusknoten sitzt im oberen Teil des rechten Vorhofes und produziert ohne externe Beeinflussung rhythmische Aktionspotenziale von 60 – 80 Aktionen/min, den *Sinusrhythmus*.

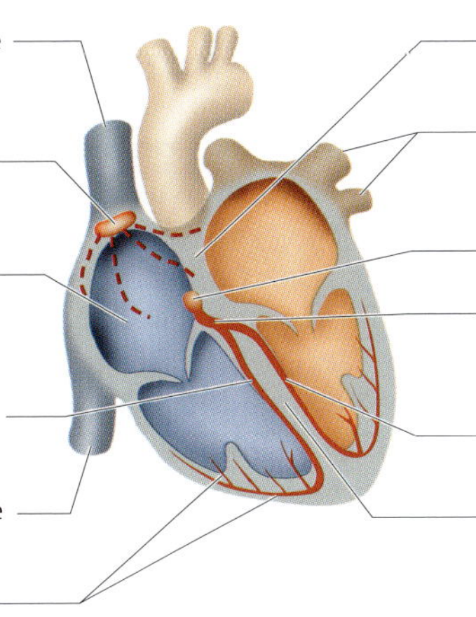


**Abb. 9.19 Erregungsleitungssystem des Herzens.** Auf einem Schnitt durch das Septum und die beiden Segelklappen (hier stark schematisiert) erkennt man alle Anteile des Erregungsleitungssystems (rot). Die Erregung beginnt im Sinusknoten an der Oberseite des rechten Vorhofs.

Das sympathische Nervensystem beschleunigt, der Parasympathikus verlangsamt den Rhythmus des Sinusknotens. Ähnlich beschleunigend wie der Sympathikus wirken die Stresshormone (v. a. Adrenalin), die Schilddrüsenhormone T 3 und T 4, eine niedrige Kaliumkonzentration im Serum und eine hohe Körpertemperatur (Fieber).

Vom Sinusknoten aus läuft die Erregung während der späten Füllungsphase über den rechten Vorhof in Richtung Herzspitze. Dies aktiviert die Muskulatur beider Vorhöfe und bewirkt eine aktive Ventrikelfüllung kurz vor der neuen Systole.

### AV-Knoten

Seinen Namen erhielt der atrioventrikuläre Knoten (AV-Knoten) aufgrund seiner Lokalisation im Bereich des Septums zwischen beiden Vorhöfen und Kammern. Der AV-Knoten wirkt wie ein Zeitzünder, der die Erregungsausbreitung um ca. 40 (20 – 60) ms verzögert. Diese Verzögerung dient u. a. dazu, der Vorhofmuskulatur Zeit zur aktiven Füllung des Ventrikels zu lassen. Fällt die normale Erregung des AV-Knotens durch den primären Schrittmacher aus, so kann der AV-Knoten die Funktion des Sinusknotens als Schrittmacher übernehmen. Nach einer unterschiedlich langen Latenzphase (einige Sekunden) springt der AV-Knoten als sekundärer Schrittmacher mit einer Eigenfrequenz von 50 Aktionspotenzialen/min an. Die Vorhöfe werden jetzt allerdings „rückwärts" *(retrograd)* von unten nach oben erregt und kontrahieren vergeblicherweise genau gleichzeitig mit der Anspannungsphase des Ventrikels.

### His-Bündel und Purkinje-Fasern

Nach einem kurzen gemeinsamen Verlauf im Kammerseptum *(His-Bündel)* trennen sich die Fasern des Erregungsleitungssystems in einen rechten und 2 linke *Tawara-Schenkel*, welche ebenfalls im Kammerseptum bis zur Herzspitze ziehen. Von dort teilt sich das Erregungsleitungssystem in die *Purkinje-Fasern* auf, die die Zellen des Kammermyokards direkt erregen. Auch diese tiefen Anteile des Erregungsleitungssystems können zu Schrittmachern werden. Fallen einmal Sinusknoten und AV-Knoten gleichzeitig aus oder ist die Weiterleitung im oder unterhalb des AV-Knotens unterbrochen (Block), kann auch das übrige Erregungsleitungssystem Schrittmacherfunktion ausüben (tertiärer Schrittmacher, 30 Schläge/min). Diese niedrige Schlagfrequenz erlaubt zwar keine große körperliche Anstrengung mehr, reicht aber zum Überleben aus.

9

**MERKE** *Die elektrische Erregung beginnt im Sinusknoten. Sie breitet sich über die Vorhofwand zum AV-Knoten aus und wird dort verzögert. His-Bündel, Tawara-Schenkel und Purkinje-Fasern leiten die Erregung zu den Zellen des Myokards (Arbeitsmuskulatur). Das vegetative Nervensystem greift nur regulierend ein.*

## Elektrokardiogramm (EKG)

Das EKG (**Abb. 9.20**) lässt Rückschlüsse auf die elektrische Herzaktion zu. Dabei erzeugt nur die Arbeitsmuskulatur messbare Ströme. Die Masse des Erregungsleitungssystems ist viel zu gering, um mithilfe von Elektroden auf der Haut abgeleitet werden zu können. Ein EKG-Ausschlag kommt dann zustande, wenn sich eine elektrische Erregung ausbreitet oder zurückbildet. Eine vollständige Erregung verursacht also genau wie eine fehlende Erregung keine EKG-Zacke! Folgende Grundmerkmale eines EKG lassen sich abgrenzen:

- **P-Welle:** Die P-Welle gibt die Erregung der Vorhofmuskulatur wieder. Sie erfolgt am Ende der Füllungsphase in der Diastole, um eine optimale Kammerfüllung zu gewährleisten. Der Beginn der P-Zacke kennzeichnet den Zeitpunkt, an dem der Sinusknoten seine Aktionspotenziale erzeugt.
- **PQ-Strecke:** Die PQ-Strecke zeigt die vollständige Erregung der Vorhofmuskulatur (daher kein Ausschlag: Null-Linie) an. Die Erregung hat am Ende der P-Welle den AV-Knoten erreicht und wird hier kurzzeitig aufgehalten. Die Länge der PQ-Strecke ist also ein direktes Maß für die Verzögerung im AV-Knoten.
- **QRS-Komplex:** Der QRS-Komplex entspricht der Erregung der Kammermuskulatur. Unter den üblichen

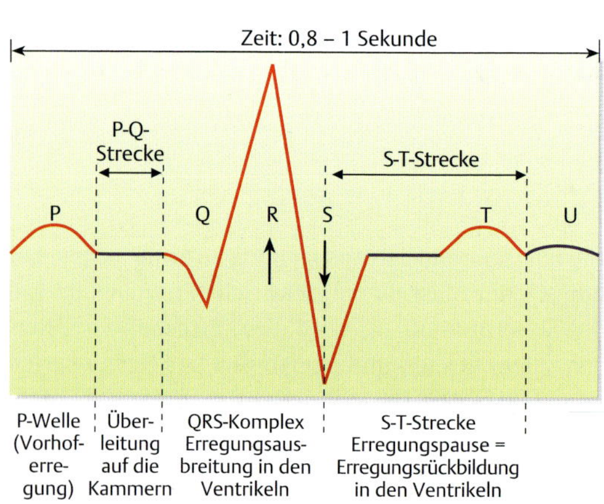


**Abb. 9.20 Elektrokardiogramm (EKG).** Sie sehen ein typisches normales EKG (Ableitung I) in Ruhe.

**Unipolare Extremitätenableitung (nach Goldberger)**

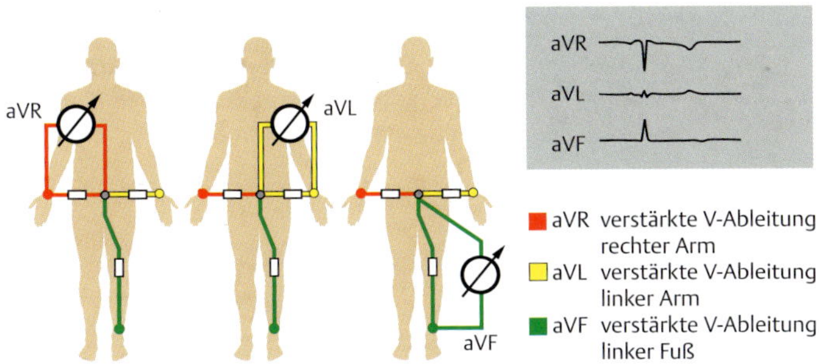


■ aVR verstärkte V-Ableitung rechter Arm
■ aVL verstärkte V-Ableitung linker Arm
■ aVF verstärkte V-Ableitung linker Fuß

Die 6 Extremitätenableitungen zeichnen die elektrische Aktivität des Herzens jeweils aus einer anderen Perspektive auf. Jede Ableitung repräsentiert einen anderen Anteil des Herzens, was eine exakte Zuordnung von pathologischen EKG-Veränderungen und anatomischer Lokalisation erlaubt.

**Bipolare Extremitätenableitung (nach Einthoven)**

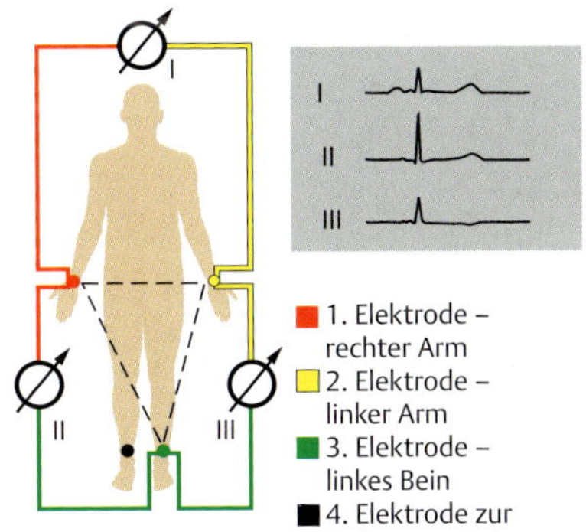


■ 1. Elektrode – rechter Arm
■ 2. Elektrode – linker Arm
■ 3. Elektrode – linkes Bein
■ 4. Elektrode zur Erdung – r. Bein

Werden 3 Ableitungspunkte miteinander verbunden, ist das *Einthovensche Dreieck* erkennbar. Extremitätenableitungen I–III messen die Spannung zwischen je 2 Punkten am Arm oder Bein.

**Unipolare Brustwandableitung (nach Wilson)**

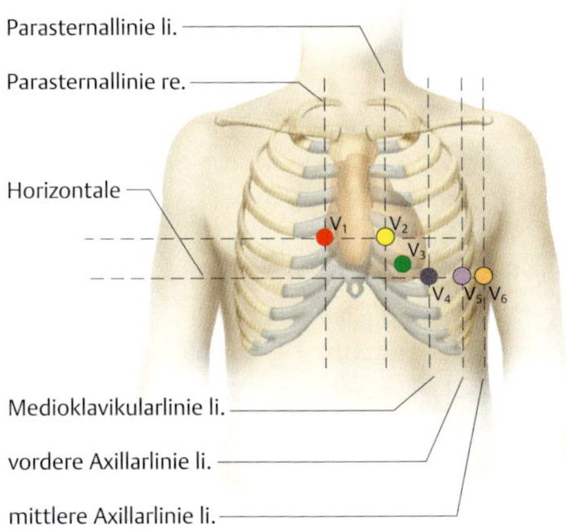


○ Ableitung direkt an Thoraxwand

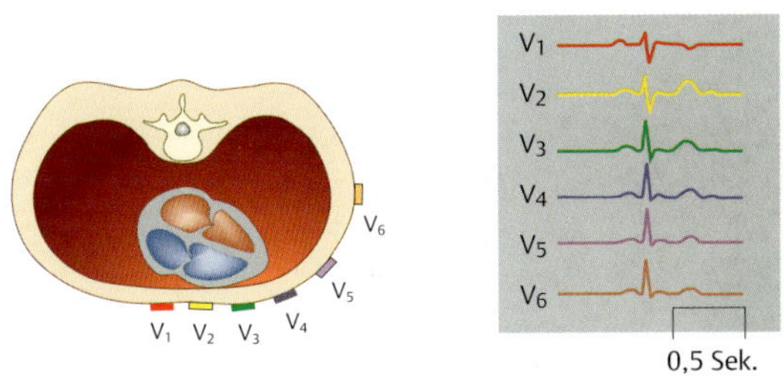


In Abhängigkeit ihrer Lokalisation werden von $V_1$ bis $V_6$ bezeichnet:

- ● $V_1$ rechter Interkostalraum neben dem Sternum (Parasternallinie re.)
- ● $V_2$ linker Interkostalraum neben dem Sternum auf gleicher Höhe wie $V_1$ (Parasternallinie li.)
- ● $V_3$ zwischen $V_2$ und $V_4$
- ● $V_4$ 5. linker Interkostalraum im Bereich der Herzspitze (Medioklavikularlinie)
- ● $V_5$ zwischen $V_4$ und $V_6$ auf der vorderen Axillarlinie
- ● $V_6$ 5. linker Interkostalraum auf der mittleren Axillarlinie

**Abb. 9.21 EKG.** Unipolare und bipolare Extremitätenableitung sowie unipolare Brustwandableitung im Vergleich.

Ableitungsbedingungen sind Q- und S-Zacken meist negativ und R-Zacken hoch-positiv. Da die Muskelmasse der Kammern deutlich größer als die der Vorhöfe ist, bildet der QRS-Komplex die prominenteste EKG-Zacke. Gleichzeitig bildet sich die Vorhoferregung zurück; dieser Vorgang geht jedoch im QRS-Komplex unter.

- **ST-Strecke:** An der ST-Strecke erkennt man die vollständige Erregung der Kammermuskulatur. Die Länge der ST-Strecke hängt stark von der Herzfrequenz und von Einflüssen des vegetativen Nervensystems ab.
- **T-Welle:** Sie beschreibt die Erregungsrückbildung der Kammermuskulatur. Diese erfolgt nicht an allen Stellen gleichzeitig; daher ist die T-Welle breiter und niedriger als der QRS-Komplex.

## EKG-Ableitungen

Erregungsausbreitung und -rückbildung spielen sich in dem dreidimensionalen Herzen ab. Das Ergebnis dieser Vorgänge (der elektrische Herzvektor) stellt sich zweidimensional in unterschiedlicher Weise dar, je nachdem, zwischen welchen Punkten man auf der Körperoberfläche die Spannung misst. Von den Hunderten

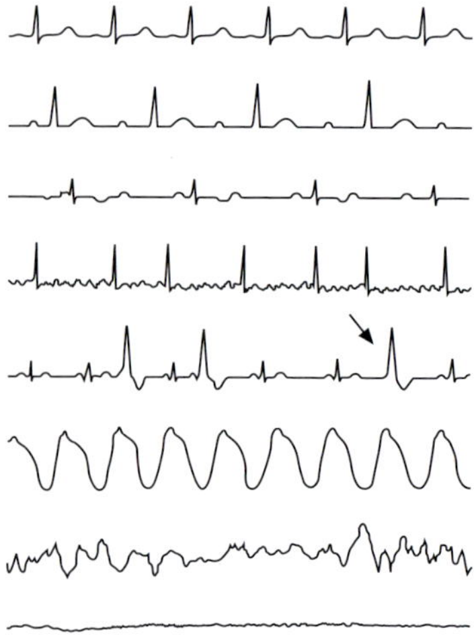


**Abb. 9.22 Pathologische EKG-Veränderungen.** Neben dem regulären Sinusrhythmus sehen Sie hier einige charakteristisch veränderte EKG-Kurven.

möglicher Ableitungen haben sich 12 als die Standardableitungen durchgesetzt (**Abb. 9.21**, **Abb. 9.22**).

**MERKE** *An allen EKG-Geräten sind die Extremitätenableitungen gleich gekennzeichnet. Beachten Sie die „Verkehrsampel"-Regel: rot = rechter Arm, gelb = linker Arm, grün = linkes Bein. Schwarz kennzeichnet die Erdung. Sie wird normalerweise am rechten Bein befestigt.*

# 9.4 Kreislaufgrößen

## 9.4.1 Messung von Puls und Blutdruck

### Puls

Im Prinzip kann jede beliebige, einigermaßen oberflächlich gelegene Arterie zur Pulsmessung herangezogen werden. Meistens verwendet man die *A. radialis* (Speichenarterie) oberhalb des Handgelenks. Für spezielle Fragestellungen werden außer der A. radialis noch folgende Arterien getastet (**Abb. 9.23**):

- **A. ulnaris** (Ellenarterie): an der Kleinfingerseite des Handgelenks, gegenüber der A. radialis
- **A. brachialis** (Armarterie): tief eingebettet an der Innenseite des Oberarms, zwischen den Muskelgruppen der Ellbogenstrecker und -beuger
- **A. subclavia** (Unterschlüsselbeinarterie): in der Tiefe der Grube über dem Schlüsselbein (Fossa supraclavicularis)
- **A. carotis** (Halsschlagader): im Halsdreieck, also dem muskelfreien Bereich am Vorderrand des M. sternocleidomastoideus (großer Kopfwender)
- **A. facialis** (Gesichtsarterie): an ihrem Knick am unteren Rand des Unterkieferknochens
- **A. temporalis** (Schläfenarterie): seitlich über dem Jochbogen
- **A. femoralis** (Oberschenkelarterie): unterhalb des Leistenbandes an der Innenseite des Oberschenkels
- **A. poplitea** (Kniearterie): in der Tiefe der Kniekehle
- **A. dorsalis pedis** (Fußrückenarterie): über dem 2. oder 3. Mittelfußknochen
- **A. tibialis posterior** (hintere Schienbeinarterie): hinter dem Innenknöchel

Die Abtastung der Fußpulse (A. dorsalis pedis und A. tibialis posterior) ist wichtig zur Erkennung von Durchblutungsstörungen der Beine. Bei einem Verdacht auf periphere Durchblutungsstörungen tastet man immer beide Füße gleichzeitig. Bei Durchblutungsstörungen eines Beines fühlt sich der betreffende Fuß kälter an und die Fußpulse sind gegenüber der anderen Seite abgeschwächt bzw. fehlen ganz. Durch Tasten der Knie- und Beinarterie kann man die Lage der Durchblutungsstörung abschätzen, weil oberhalb einer Engstelle die Pulse gut, unterhalb dagegen nur mehr schwach tastbar sind.

Demselben Zweck dient auch die Dopplersonografie, mit der man die Blutströmungsgeschwindigkeit in einem arteriellen Gefäß ermitteln kann (Normwert ca. 70 cm/s). Vor einer Engstelle (Stenose) ist die Blutströmung verlangsamt, am Ort der Engstelle beschleunigt („Stromschnelle") und danach wieder verlangsamt.

Da die Pulsoxymetrie (S. 38) außer der Sauerstoffsättigung des Blutes auch den Puls misst, liefert sie ebenfalls wertvolle Hinweise auf die Durchblutungs-

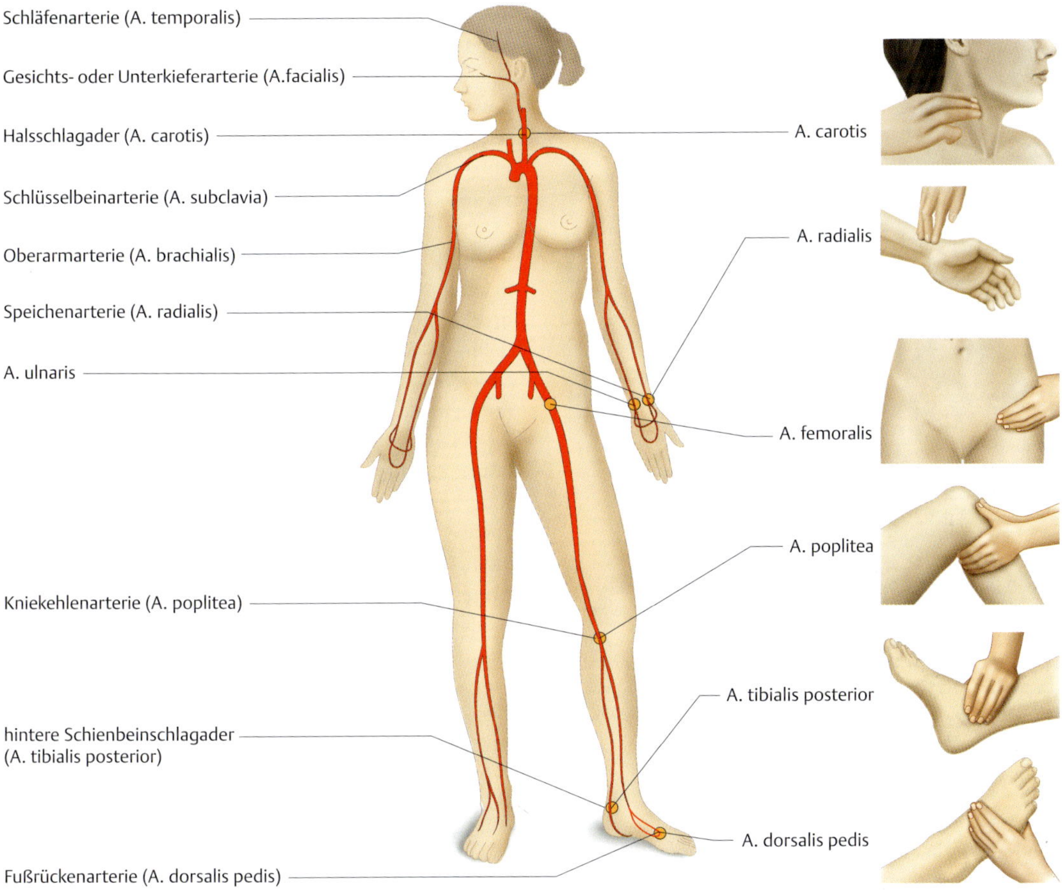


**Abb. 9.23 Pulsmesspunkte.** An vielen oberflächlich gelegenen Arterien ist die Pulsmessung möglich. Die A. radialis oberhalb des Handgelenks wird aber am häufigsten verwendet.

situation der jeweiligen Extremität und wird z. B. von Unfall- und Gefäßchirurgen zur Überwachung eingesetzt.

## Blutdruck

### Palpatorische Messung

Im Allgemeinen misst man den Blutdruck unblutig (indirekt). Will man einen nur groben Anhalt über den Blutdruck gewinnen, kann man die palpatorische Methode verwenden: Eine Luftdruckmanschette wird so weit aufgeblasen, bis der Puls in der A. radialis verschwindet. Der Druck in der Manschette ist dann identisch mit dem systolischen Blutdruck. Der diastolische Blutdruck lässt sich so aber nicht bestimmen.

### Methode nach Riva-Rocci

Die am häufigsten verwendete Methode (nach Riva-Rocci) nutzt die A. brachialis (**Abb. 9.24**): Am Oberarm des sitzenden oder liegenden Patienten wird die Manschette so stark aufgepumpt, dass der Manschettendruck die Arterie vollständig zusammenpresst. Beim langsamen Ablassen des Drucks werden Töne *(Korotkoff-Geräusche)* etwas unterhalb des systolischen Blutdrucks hörbar und verstummen leicht oberhalb des diastolischen Blutdrucks. Korotkoff-Geräusche sind nicht, wie man zunächst vermuten könnte, fortgeleitete Herztöne, sondern Strömungsgeräusche an einem Hindernis, nämlich der teilweise abgedrückten Arterie. Oberhalb des systolischen Drucks ist die Arterie ständig geschlossen, unterhalb des diastolischen ständig

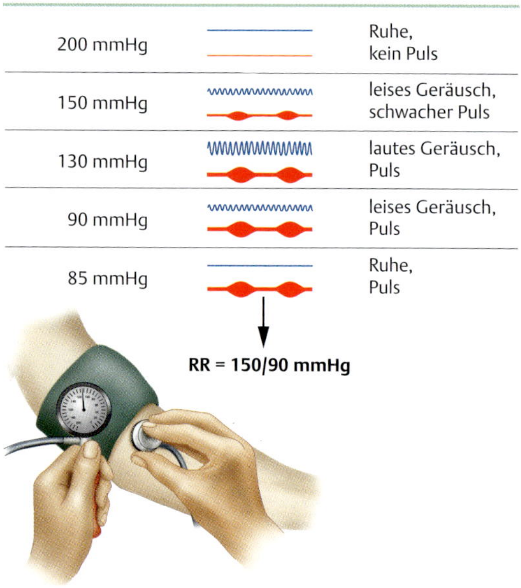


**Abb. 9.24 Blutdruckmessung nach Riva-Rocci.** Systolischen und diastolischen Blutdruck bestimmt man, indem das Auftreten und Verschwinden von Strömungsgeräuschen (blaue Kurve) über der Armarterie abgehört wird. Den systolischen Blutdruck kann man auch durch Pulsmessung (rote Kurve) ermitteln. Achten Sie darauf, dass die Blutdruckmanschette knitterfrei anliegt und sich in Höhe des Herzens befindet.

geöffnet; in beiden Fällen entstehen keine Korotkoff-Geräusche.

**MERKE** *Da die Abkürzung „RR“ für den Namen Riva-Rocci steht, sollte sie nur verwendet werden, wenn der Blutdruck tatsächlich nach der beschriebenen Methode gemessen worden ist.*

### Automatische Blutdruckmessgeräte

Automatische Blutdruckmessgeräte basieren meistens nicht auf Korotkoff-Geräuschen, sondern auf Druckpulsationen in der Manschette selbst (oszillatorisches Prinzip): Oberhalb des systolischen und unterhalb des diastolischen Blutdrucks finden sich keine Pulsationen. Nur im Bereich zwischen systolischem und diastolischem Blutdruck erleidet die Arterie ein rhythmisches Öffnen (während der Systole) und Schließen (während der Diastole), was sich als Druckpulsation der luftgefüllten Manschette mitteilt.

Derartige Geräte sind inzwischen auch zur Bestimmung des Blutdrucks am Finger erhältlich. Den so ermittelten Werten ist jedoch nur zu trauen, wenn keine periphere Durchblutungsstörung vorliegt und das Gerät samt Finger peinlich genau in Herzhöhe gehalten wird (Einfluss des hydrostatischen Drucks). Beim Kauf eines automatischen Blutdruckmessgeräts – egal, ob es am Unterarm (oberhalb des Handgelenks) oder am Oberarm angelegt wird – sollte man darauf achten, dass die Manschette möglichst breit ist und sich faltenlos anlegt. Während der Messung muss der Arm so unterstützt werden, dass die Manschette in Herzhöhe zu liegen kommt.

### Bestimmung der Pulswellengeschwindigkeit

Relativ unzuverlässig ist die Bestimmung des Blutdrucks anhand der Pulswellengeschwindigkeit mit Abnehmern für EKG und Puls (Fotozelle) an der Fingerbeere. Solche Geräte sind z. B. in Form recht preiswerter digitaler Armbanduhren auf dem Markt. Die Pulswelle läuft umso schneller über eine Arterie hinweg, je höher der Blutdruck ansteigt (Richtwert ca. 10 m/s). Allerdings geht in die Berechnung der Pulswellengeschwindigkeit auch die individuell unterschiedliche Steifigkeit (Elastizität) der Arterien und die Länge des Armes mit ein, sodass eine Eichung mit anderen Methoden erforderlich ist.

**MERKE** *Die unblutige Messung des Blutdrucks nach Riva-Rocci (RR) wertet Strömungsgeräusche an den Gefäßwänden aus, die entstehen, wenn eine Arterie teilweise von außen komprimiert wird. Ist die Arterie voll geöffnet oder ganz abgedrückt, entsteht kein Geräusch.*

## 9.4.2 Kreislaufregulation

### Blutdruck als Regelgröße

Trotz der im täglichen Leben sehr unterschiedlichen Anforderungen an den Kreislauf (Ruhe, Liegen, Stehen, körperliche Arbeit) muss der Blutdruck in engen Grenzen konstant gehalten werden, damit alle Organe – besonders das Gehirn – ausreichend mit Sauerstoff und Energie versorgt sind (**Abb. 9.25–Abb. 9.27**).

Dem Organismus stehen für die Blutdruckregulation 3 verschiedene Angriffspunkte zur Verfügung:

- Herztätigkeit
- Widerstand des Gefäßsystems
- Blutvolumen

### Herztätigkeit

**DEFINITION** *Das **Schlagvolumen (SV)** ist die Menge Blut, die das Herz bei einer einzelnen Kontraktion in die Aorta pumpt. Die **Herzfrequenz (HF)** ist die Anzahl der Herzkontraktionen pro Minute. Das **Herzzeitvolumen (HZV)** ist das Blutvolumen, das das Herz pro Minute in den großen Kreislauf befördert.*

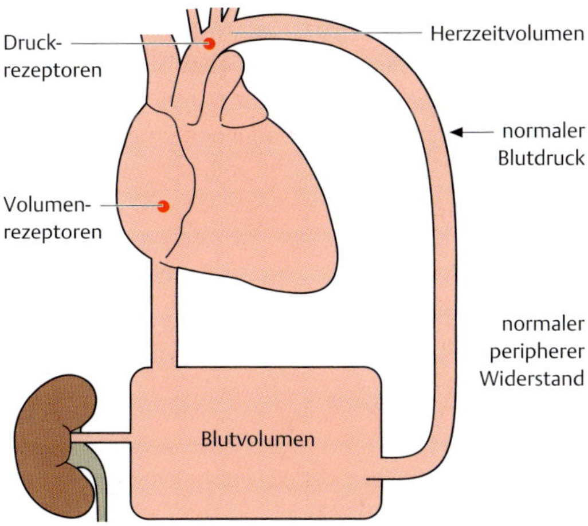


**Abb. 9.25 Normalsituation des Blutdrucks.** Zwei Einflussgrößen bestimmen den Blutdruck: das Herzzeitvolumen (HZV) und der totale periphere Widerstand (TPR). Die Menge des gesamten Blutvolumens des Körpers wird durch Volumenrezeptoren im rechten Herzvorhof bestimmt und regelt die Flüssigkeitsausscheidung in der Niere. Druckrezeptoren am Aortenbogen messen den Blutdruck und regeln Herzfrequenz, Schlagvolumen und Widerstand in den Arteriolen.

Bei einem durchschnittlichen Schlagvolumen des Herzens von ca. 70 ml und einer Herzfrequenz von 70 Schlägen/min beträgt das Herzzeitvolumen also 4,9 l.

**Steigerung der Herzfrequenz.** Bei schwerer körperlicher Arbeit oder beim Ausdauersport muss dieser Wert bis über 25 l/min gesteigert werden, um den Sauerstoffbedarf der Muskulatur zu decken. Auf eine verstärkte Kreislaufbelastung reagiert der Organismus sofort mit einer Steigerung der Herzfrequenz. Diese Anpassung ist schnell und effektiv. Eine Frequenzerhöhung von 70/min auf 140/min entspricht einer Verdoppelung des HZV.

**Erhöhung des Schlagvolumens.** Eine zweite Anpassungsmöglichkeit ist die Erhöhung des Schlagvolumens über den Frank-Starling-Mechanismus (S. 258) oder über vegetative Einflüsse. Langfristig erhöht auch Ausdauertraining das mittlere Schlagvolumen, und die Ruheherzfrequenz sinkt bis auf ca. 50/min ab.

### Veränderung des Widerstandes im peripheren Kreislauf

Den Hauptanteil am gesamten totalen peripheren Widerstand *(Total peripheral Resistance, TPR)* machen die kleineren Arterien und Arteriolen aus (s. o.). Bei körperlicher Arbeit wird die Skelettmuskulatur besser durchblutet, der Widerstand in den Muskelgefäßen sinkt und damit fällt auch der TPR. Ähnliches gilt für die verstärkte Hautdurchblutung bei der Wärmeabgabe oder im Darmbereich während der Verdauung. Würde das HZV konstant bleiben, so führte eine Senkung des TPR unweigerlich zu einem Blutdruckabfall. Umgekehrt würde ein erhöhtes Herzzeitvolumen bei gleichbleibendem TPR den Blutdruck erhöhen. Damit dies nicht geschieht, geht jede Senkung des TPR mit

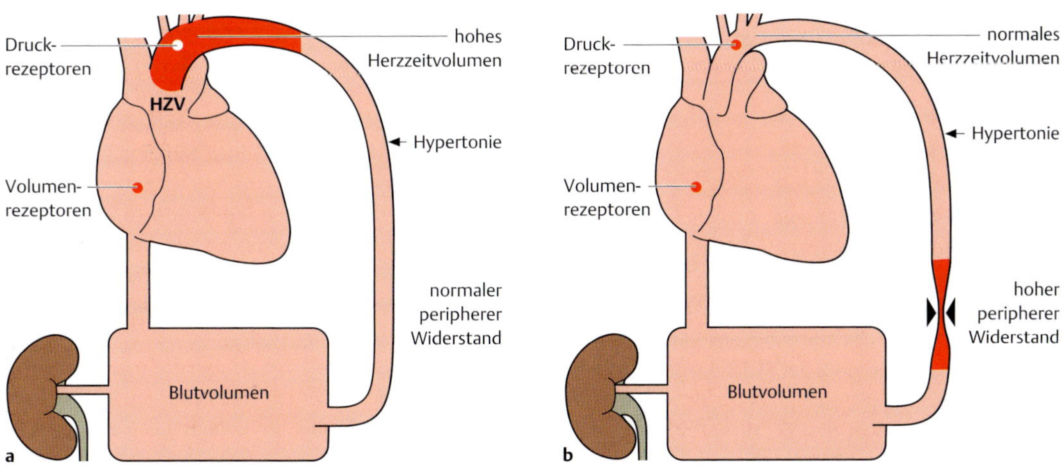


**Abb. 9.26 Hoher Blutdruck.**
a Ein zu hoher Blutdruck kann entstehen, wenn das Herzzeitvolumen dauerhaft zu hoch ist. Dabei ist in der Regel der TPR unverändert. Typisch ist eine Erhöhung des systolischen Blutdruckwerts.

b Auch ein zu hoher totaler peripherer Widerstand kann bei normalem HZV einen Bluthochdruck bewirken – typischerweise ist der diastolische Wert stärker erhöht, weil das Blut nicht mehr schnell genug abfließen kann.

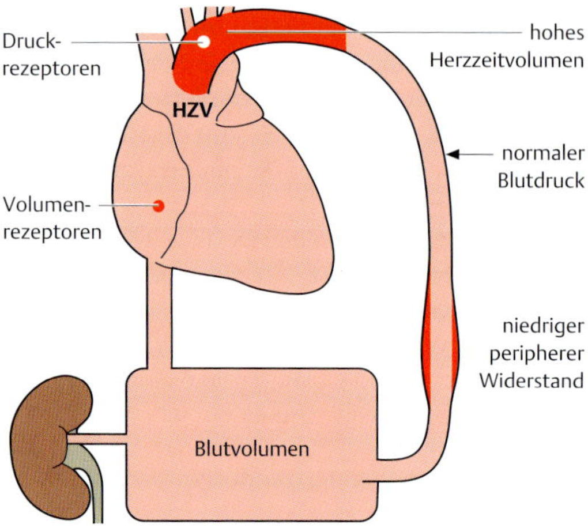


**Abb. 9.27 Regulation bei hohem Herzzeitvolumen.** Ein hohes HZV muss nicht unbedingt den Blutdruck erhöhen. Sinkt z. B. der totale periphere Widerstand gleichzeitig ab, dann kann der Blutdruck normal oder sogar erniedrigt gemessen werden.

einer HZV-Steigerung einher, jede TPR-Steigerung mit einem reduzierten HZV.

### Veränderung des Blutvolumens

Ein erhöhter Blutdruck kann auch dadurch ausgeglichen werden, dass das Blutvolumen abnimmt. Überschüssiges Wasser wird dabei entweder über die Niere ausgeschieden (langfristig) oder zusätzlich von den Kapazitätsgefäßen abgepuffert (kurzfristig). Umgekehrt kann unser Körper auch ein zu geringes Blutvolumen kurzfristig durch eine Steigerung von HZV und/oder TPR kompensieren, ohne dass der Blutdruck sofort fällt.

## Sensoren der Blutdruckregulation

Um den Blutdruck regulieren zu können, muss das Kreislaufzentrum im Hirnstamm zunächst erfahren, wie hoch der Blutdruck im Moment überhaupt ist. Seine Messfühler *(Barorezeptoren, Pressorezeptoren)* liegen in der Wand des Aortenbogens und des Karotissinus an der Aufzweigung der Halsschlagader in A. carotis interna und externa (S. 271). Sie melden dem Kreislaufzentrum über den IX. Hirnnerv (S. 136, 405) aber nur den Wert des Blutdrucks, nicht die Größe des Blutvolumens.

Um zu entscheiden, ob bzw. welche Maßnahmen es einleiten soll, benötigt das Gehirn jedoch auch diese Information. Da dieses Volumen aber nicht direkt der Messung zugänglich ist, bedient sich der Organismus hier eines Tricks: Jede Blutvolumenerhöhung dehnt die Wand der großen Hohlvenen und des rechten Herzvorhofs auf (venöse Kapazitätsgefäße). Aus den Informationen der *Volumenrezeptoren* vorwiegend im rechten Vorhof (geleitet über den X. Hirnnerv) errechnet das Kreislaufzentrum den ungefähren Wert des Blutvolumens.

● MERKE *Herzzeitvolumen und peripherer Widerstand bestimmen zusammen den Blutdruck. Er wird von Rezeptoren an der Halsschlagader gemessen und vom vegetativen Nervensystem gesteuert.*

## Verhinderung eines Blutdruckanstiegs

Bei einem ungewollten Blutdruckanstieg in Ruhe aktiviert das Kreislaufzentrum zunächst das *vegetative Nervensystem*: Der Tonus des Sympathikus vermindert sich, der des Parasympathikus wird gesteigert; dadurch verlangsamt sich die Herzfrequenz. Die Schlagkraft des Herzens und damit das Schlagvolumen sinken. Insgesamt sinkt das Herzzeitvolumen ab.

Gleichzeitig öffnen sich die arteriellen Widerstandsgefäße der Muskulatur und senken den totalen peripheren Widerstand. Durch die Öffnung der Arteriolen erhöht sich der Druck am arteriellen Ende der Kapillaren. Es kommt zu einer gesteigerten Filtration von Flüssigkeit in den Zwischenzellraum, wodurch sich das Blutvolumen vermindert.

Außerdem reduziert die Hypophyse bei einem zu hohen Blutvolumen die Abgabe des antidiuretischen Hormons (ADH) und die Vorhöfe scheiden das atriale natriuretische Peptid (ANP) aus, woraufhin die Urinausscheidung innerhalb weniger Minuten ansteigt. All diese und eine Reihe hier nicht genannter Mechanismen senken Blutvolumen und Blutdruck so lange, bis die Pressorezeptoren wieder Entwarnung geben (negative Rückkopplung). Genau die entgegengesetzten Reaktionen findet man, wenn der Blutdruck oder das Blutvolumen zu gering sind.

Die Blutdruckregulation ist damit ein anschauliches Beispiel für die Steuerung eines einzigen Werts durch eine komplexe Vielzahl physiologischer Vorgänge.

## 9.5 Systematik der Blutgefäße

Die folgende Aufstellung soll einen Überblick über die wichtigsten Blutgefäße des Körpers vermitteln. Sie erhebt dabei keinen Anspruch auf Vollständigkeit. Aufgrund der Fülle der Information ist es sicherlich sinnvoll, beim ersten Durcharbeiten großzügig über die Einzelheiten hinweg zu lesen und bei Bedarf nochmals nachzuschlagen. Es wurde versucht, möglichst viele der lateinischen Namen zu übersetzen. Manchmal sind die deutschen Bezeichnungen sehr umständlich und daher im medizinischen Sprachgebrauch unüblich. Von den großen, immer wieder vorkommenden Gefäßen, sollte man daher auch die lateinischen Fachausdrücke kennen (**Abb. 9.28**).

### 9.5.1 Arterien des Rumpfes

#### Aorta

Die Aorta (Hauptschlagader) ist der einzige Abfluss des linken Herzens (**Abb. 9.28, a**). Sie lässt sich in mehrere Abschnitte unterteilen:

- aufsteigende Aorta (Aorta ascendens)
- Aortenbogen (Arcus aortae)
- absteigende Aorta (Aorta descendens, Aorta thoracica, Brustaorta)
- Bauchaorta (Aorta abdominalis)

Ihr aufsteigender Teil beginnt an der Aortenklappe und gibt zunächst die Herzkranzarterien ab. Dann schlingt sie sich um die Teilungsstelle der Luftröhre herum und verläuft danach entlang der Wirbelsäule abwärts. Diese Biegung – der Aortenbogen – ist der Ursprung der großen Arterien, welche die obere Körperhälfte versorgen:

- rechte und linke Halsschlagader (A. carotis communis dextra und sinistra)
- rechte und linke Unterschlüsselbeinarterie (A. subclavia dextra und sinistra)

Auf der rechten Seite entspringen beide Arterien meist mit einem gemeinsamen Anfangsteil aus der Aorta. Die gemeinsame Stammarterie heißt Truncus brachiocephalicus. Auf der linken Seite gehen A. carotis communis und A. subclavia nacheinander einzeln ab.

PFLEGE *Eine kleine Arterie, die A. mammaria entspringt aus der A. subclavia und verläuft entlang der Innenseite des Brustkorbs. Sie wird von Herzchirurgen oft als Material zum Anlegen von Bypässen (Umleitungen) der Herzkranzarterien verwendet.*

**Verlauf im Brustkorb.** Die Aorta verläuft im Thoraxraum unmittelbar links vor der Wirbelsäule abwärts und gibt dabei zwischen je 2 Rippen eine Zwischenrippenarterie (A. intercostalis) in die Furche an der Unterseite der Rippen ab. Durch eine Muskellücke im Zwerchfell (Hiatus aorticus) erreicht die Aorta die Bauchhöhle. Hier wird sie auf ihrer Vorderseite vom Bauchfell (s. Peritoneum S. 322) bedeckt.

#### Truncus coeliacus

Unmittelbar nach ihrem Durchtritt durch das Zwerchfell gibt die Aorta den Truncus coeliacus (s. Bauchhöhlenstamm S. 324) ab, der Magen, Leber, Milz und Pankreas versorgt.

#### A. mesenterica superior

Die dicht danach folgende A. mesenterica superior (obere Eingeweidearterie) leitet sauerstoffreiches Blut zu sämtlichen Abschnitten des freien Dünndarms sowie dem aufsteigenden und querverlaufenden Grimmdarm (Kolon) bis zu seiner Abknickung im linken Oberbauch. Sie bildet Gefäßbögen (Arkaden), die eine gleichmäßige Versorgung aller Darmabschnitte sicherstellen.

#### A. renalis

Rechte und linke Nierenarterie (A. renalis) gehen als mächtige Gefäßstrünke seitlich von der Aorta ab, und zwar bereits dicht unterhalb des Ursprungs der A. mesenterica superior. Etwa in gleicher Höhe entspringt die paarige kleine, allerdings sehr wichtige Hodenarterie (A. testicularis) bzw. die Eierstockarterie (A. ovarica) aus der Aorta und zieht spitzwinklig über den Lendenmuskel (M. psoas) in die Leisten- bzw. Beckenregion.

#### A. mesenterica inferior

Auch die A. mesenterica inferior (untere Eingeweidearterie), die sehr viel tiefer, etwa im Bereich des 2.–3. Lendenwirbels entspringt, bildet Gefäßarkaden. Sie versorgt den Rest des Dickdarms und den Mastdarm (Rektum).

#### Aa. iliacae communes

Nach dem Abgang der A. mesenterica inferior teilt sich die Aorta symmetrisch in die beiden großen Beckenarterien (Aa. iliacae communes). Jede Beckenarterie gibt kurz danach die starke

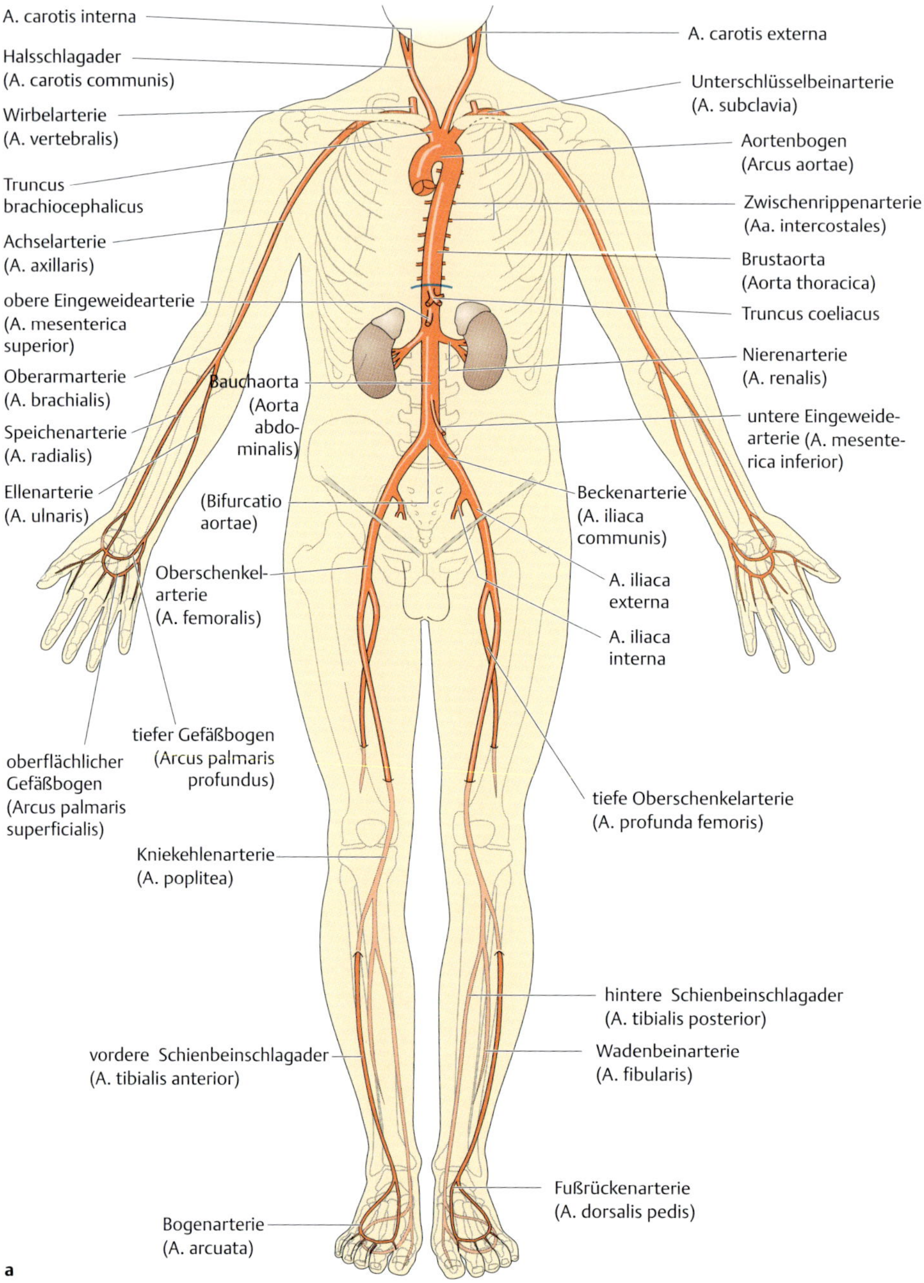


**Abb. 9.28 Große Gefäßstraßen.** Diese Übersicht zeigt die größeren Arterien und Venen im Überblick.

**a** Arterielles System.

– innere Beckenarterie (A. iliaca interna) zu den Beckeneingeweiden und Geschlechtsorganen ab und zieht daraufhin als
– äußere Beckenarterie (A. iliaca externa) unterhalb des Leistenbandes in den Oberschenkel.

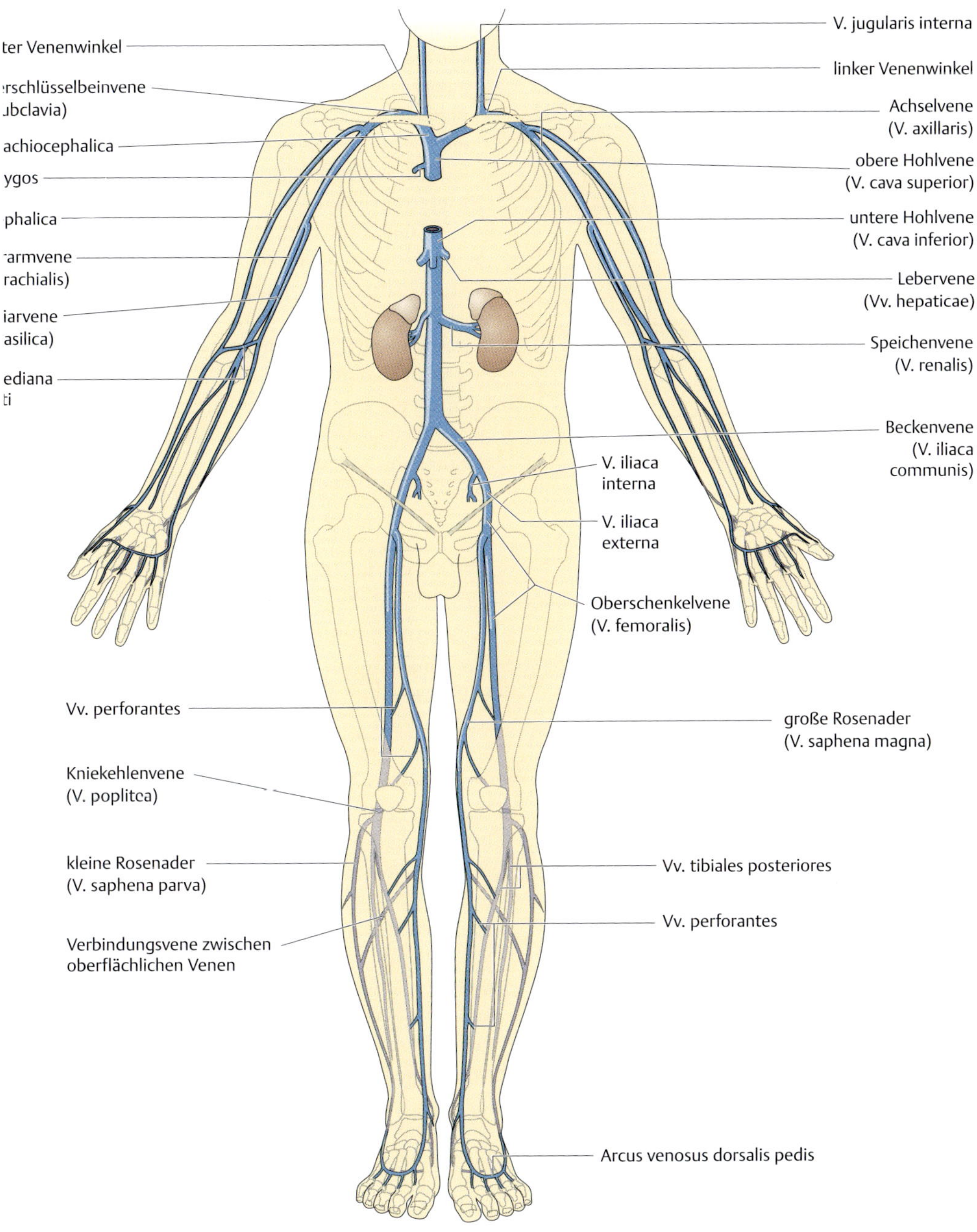


**Abb. 9.28 Fortsetzung**
b Venöses System.

## 9.5.2 Arterien der Beine

### A. femoralis

Nach ihrem Eintritt in den Oberschenkel heißt die äußere Beckenarterie (A. iliaca externa) Oberschenkelarterie (A. femoralis, **Abb. 9.29**). Sie gibt die starke

- tiefe Oberschenkelarterie (A. profunda femoris) zur Adduktorengruppe sowie
- 2 Kollateralarterien des Oberschenkels (Aa. circumflexae femoris) zur seitlichen und inneren Oberschenkelmuskulatur ab.

Danach verläuft die A. femoralis verhältnismäßig oberflächlich an der Oberschenkelinnenseite über dem Kniegelenk. Dort tritt sie durch den Adduktorenkanal und wird als Kniekehlenarterie (A. poplitea) in der Kniekehle tastbar.

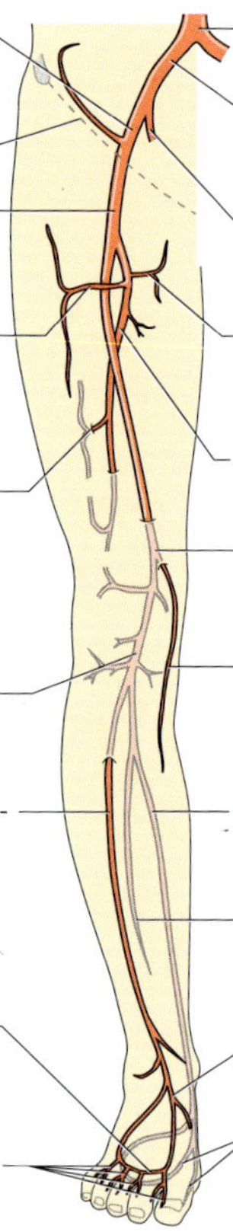


**Abb. 9.29 Große Arterien des Beins.** Die Beinarterien beginnen mit der A. iliaca externa und enden in einer Gefäßarkade unter den Mittelfußknochen.

### A. poplitea

Nachdem die A. poplitea einige Äste zum Kniegelenk selbst abgegeben hat, teilt sie sich hinter dem Schienbeinkopf in die

- hintere Schienbeinarterie (A. tibialis posterior) und die
- vordere Schienbeinarterie (A. tibialis anterior).

Letztere durchbricht die sehnige Membran zwischen Schien- und Wadenbein und zieht vorne an der Außenfläche des Schienbeins zum Fußrücken, wo sie als Fußrückenarterie (A. dorsalis pedis) ebenfalls tastbar wird.

Die A. tibialis posterior setzt den Verlauf der A. poplitea fort und gibt dabei die Wadenbeinarterie (A. fibularis) zur seitlichen Unterschenkelmuskulatur ab. Als seitliche Fußsohlenarterie (A. plantaris lateralis) versorgt ihr Endast die Fußsohle. Über einen Bogen (Arcus plantaris) nimmt sie dort Kontakt zu der Arterie des Fußrückens (A. dorsalis pedis) auf.

## 9.5.3 Arterien im Halsbereich

### A. carotis communis

Die gemeinsame Halsschlagader (A. carotis communis) teilt sich unterhalb des Zungenbeins in folgende 2 Äste:

- innerer Ast (A. carotis interna)
- äußerer Ast (A. carotis externa)

Die Teilungsstelle (Sinus caroticus) ist durch eine Muskellücke am Vorderrand des großen Kopfwenders (M. sternocleidomastoideus) gut zu tasten (wichtig für Erste-Hilfe-Maßnahmen!). Der innere Ast der Halsschlagader betritt durch den knöchernen Karotiskanal die Schädelhöhle und bildet an der Schädelbasis einen Gefäßring mit der Wirbelarterie (A. vertebralis, s. u.). Der äußere Ast versorgt den Gesichtsschädel und die Kopfhaut, besitzt aber über die Augenarterie (A. ophthalmica) eine Verbindung zur A. carotis interna (**Abb. 9.30**).

### A. subclavia

Die Wirbelarterie (A. vertebralis), ein Ast der Unterschlüsselbeinarterie (A. subclavia), zieht durch Löcher im Querfortsatz der Halswirbel und über das große Hinterhauptloch zur Schädelbasis. Unmittelbar danach geht von der A. subclavia der kurze Gefäßstamm zur Halsmuskulatur, zum oberflächlichen Schulterbereich und zur Schilddrüse ab (Truncus thyrocervicalis). Nachdem sie einen kleineren Ast zu den oberen Rippen und in die tiefe Halsregion abgegeben hat (Truncus costocervicalis), tritt die A. subclavia durch eine von der ersten Rippe, dem vorderen und mittleren Rippenhaltermuskel (M. scalenus anterior und medius) be-

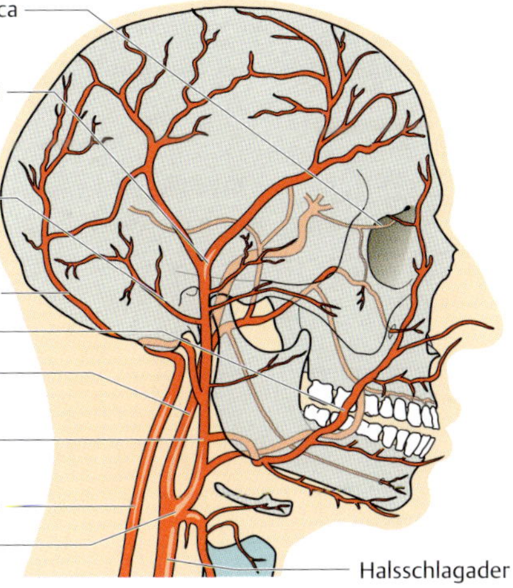


**Abb. 9.30 Arterien von Kopf und Hals.** Der Kopf bekommt seine Blutversorgung aus der gemeinsamen Halsschlagader (A. carotis communis) und der weiter hinten verlaufenden Wirbelarterie (A. vertebralis). Die Halsschlagader verzweigt sich in einen äußeren Ast zum Gesicht und zur Kopfhaut und einen inneren Ast zum Gehirn.

grenzten Lücke aus dem Brustraum aus (Skalenuslücke). Hier kann auch das Nervengeflecht des Arms (Plexus brachialis) eingeklemmt werden, sodass der Arm „einschläft".

## 9.5.4 Arterien des Kopfes

### Circulus arteriosus

Die Blutversorgung des Gehirns speist sich aus 4 Quellen: 2 Aa. vertebrales, die sich auf der Vorderseite der Brücke (Pons) zu der A. basilaris vereinigen, und den beiden Aa. carotides internae (**Abb. 9.31**). Alle diese Gefäße stehen in einem Gefäßring (Circulus arteriosus Willisii) miteinander in Verbindung. Wenn ein zuführendes Gefäß blockiert ist, strömt über diesen Gefäßring mitunter dennoch ausreichend arterielles Blut ins Gehirn. Der Circulus arteriosus ist also ein Sicherheitselement der Blutversorgung.

● MERKE *Diejenigen Arterien, welche das Gehirn versorgen, stehen an der Hirnbasis untereinander in Verbindung. Dadurch kann das Gefäßsystem einen allmählichen Verschluss einer Arterie teilweise ausgleichen. Plötzliche Gefäßverschlüsse überfordern dieses System, es kommt zum Hirninfarkt (Schlaganfall).*

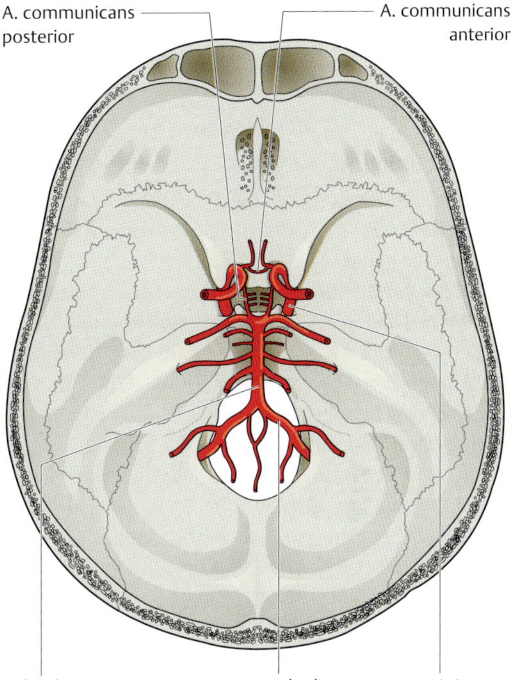


**Abb. 9.31 Arterien der Schädelbasis.** An der Schädelbasis vereinigen sich die beiden Aa. vertebrales zur A. basilaris. Diese nimmt mit den beiden inneren Ästen der Halsschlagadern (Aa. carotides internae) über die A. communicans posterior Kontakt auf. Auch die beiden inneren Halsschlagadern stehen über die A. communicans anterior miteinander in Verbindung. Es ergibt sich ein arterieller Ringkreislauf, der Circulus arteriosus Willisii.

### A. carotis externa

Außerhalb des Hirnschädels kommt der A. carotis externa besondere Bedeutung zu. Sie versorgt die Halseingeweide und die Zunge und gibt die starke Gesichtsarterie (A. facialis) zur Versorgung der Haut und mimischen Muskulatur des Gesichts ab. Die A. facialis schlingt sich um die Außenseite des Unterkiefers und lässt sich dort nach kurzem Suchen problemlos tasten. Nachdem sie die A. facialis abgegeben hat, entspringen aus der A. carotis externa Äste zum Hinterhaupt (A. occipitalis) und zum hinteren Bereich des Ohres (A. auricularis posterior) sowie die starke oberflächliche Schläfenarterie (A. temporalis superficialis) zur übrigen Kopfhaut (**Abb. 9.30**). Nach dieser Verzweigung heißt das Gefäß Oberkieferarterie (A. maxillaris) und versorgt als solche die obere Mund- und die Nasenhöhle, Zähne des Oberkiefers, Teile des Kiefergelenks und andere Strukturen des Gesichtsschädels.

Eine Besonderheit sind die Augen, die ihre Blutversorgung aus einem Ast der A. carotis interna, nämlich aus der A. ophthalmica erhalten.

## 9.5.5 Arterien von Achsel und Arm

### A. axillaris und A. brachialis

Nach dem Durchtritt durch die Skalenuslücke heißt die A. subclavia nun A. axillaris (Achselarterie, **Abb. 9.32**) Einige absteigende Äste (A. thoracica lateralis, A. thoracodorsalis) versorgen die Muskulatur der seitlichen Brustwand, andere (A. thoracoacromialis) laufen zum großen Brustmuskel (M. pectoralis major), der Brustdrüse oder zum Schultergelenk (vordere und hintere den Oberarm umgreifende Arterie, A. circumflexa humeri anterior und posterior).

Zwischen dem Ansatz des M. latissimus dorsi und des M. pectoralis major geht die A. axillaris in die A. brachialis (Oberarmarterie) über. Eine starke tiefe Arterie des Armes (A. profunda brachii) verlässt den Hauptstamm nach rückwärts, versorgt den 3-köpfigen Muskel (M. triceps brachii) und begleitet den N. radialis zum Ellenbogen.

### A. radialis und A. ulnaris

Die eigentliche A. brachialis gibt einige Äste zur Beugemuskulatur des Oberarms ab, bevor sie sich dicht unterhalb der Innenseite des Ellenbogengelenks in die etwa gleich starken Speichenarterie (A. radialis) und Ellenarterie (A. ulnaris) teilt. Beide Arterien laufen auf der Beugeseite des Unterarms zum Handgelenk und lassen sich dort gut gegen die begleitenden Knochen Elle und Speiche tasten. Beim „Puls fühlen" misst man in aller Regel den Puls der A. radialis, obwohl sich die A. ulnaris fast genauso leicht auffinden lässt.

A. radialis und A. ulnaris stehen über 2 Gefäßbögen der Handfläche miteinander in Verbindung. Die Speichenarterie zieht zur Handwurzel, schlingt sich oben um den Daumenballen herum und läuft unterhalb der Sehnenscheiden in querer Richtung zur Elle zurück (tiefer Gefäßbogen, Arcus palmaris profundus). Umgekehrt läuft die Ellenarterie oberflächlich über die Sehnenscheiden hinweg, durchstößt den Daumenballen und gelangt so zur Speichenarterie (oberflächlicher Gefäßbogen, Arcus palmaris superficialis). Der Austausch von Blut zwischen Ellen- und Speichenarterie über diese beiden Gefäßbögen ist der Grund dafür, dass man bei Schnittverletzungen der „Pulsadern" stets beide Arterien abdrücken muss, um die Blutung zum Stehen zu bringen.

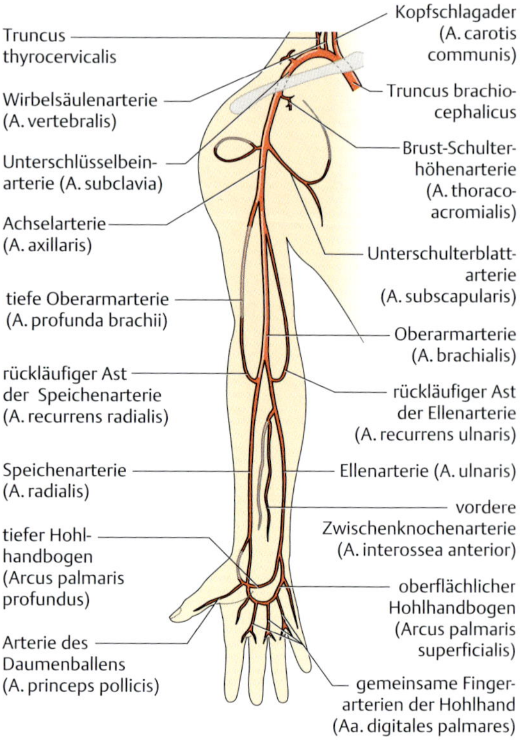


**Abb. 9.32 Große Arterien von Achsel und rechtem Arm.** Die Arterien des Arms beginnen an der A. subclavia unterhalb des Schlüsselbeins. Sie enden in einem oberflächlichen und einem tiefen Gefäßbogen in Höhe der Mittelhandknochen.

## 9.5.6 Systematik der Venen

In aller Regel verlaufen neben den größeren Arterien Venen, die das „verbrauchte" Blut aus der Peripherie zum Herzen zurückführen. Diese Venen tragen dieselben Namen wie die parallel laufenden Arterien (**Abb. 9.28, b**). Einige wenige, aber wichtige Ausnahmen – also Venen, die unabhängig von Arterien verlaufen – betreffen die größten venösen Gefäße überhaupt: die obere und untere Hohlvene (**Abb. 9.33**).

### V. cava inferior und superior

Die untere Hohlvene (V. cava inferior) entsteht durch den Zusammenfluss der beiden Beckenvenen und zieht rechts von der Aorta vor der Wirbelsäule zum rechten Herzvorhof. In Analogie zur unteren sammelt die obere Hohlvene (V. cava superior) das Blut aus der oberen Körperpartie. Obere und untere Hohlvene bilden vor dem rechten Vorhof den Sinus venarum, eine dünnwandige Kammer, welche die Rückwand des rechten Herzvorhofs bildet.

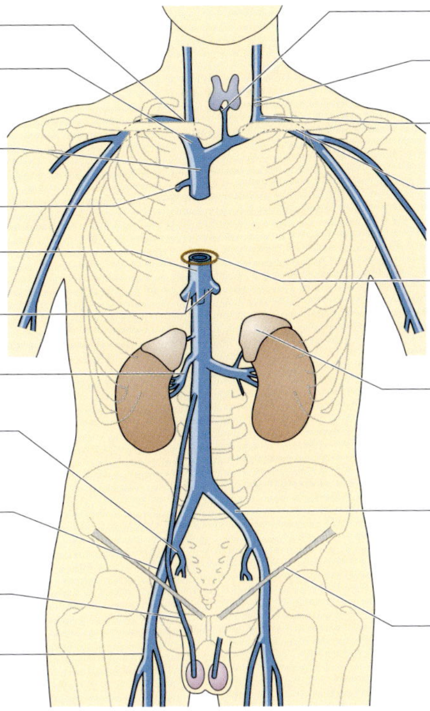


**Abb. 9.33 Übersicht über zentrale Venenstämme.** Die zentralen Venen folgen nicht in allen Fällen den entsprechenden Arterien. Beachten Sie z. B. die obere Hohlvene und die linke V. brachiocephalica.

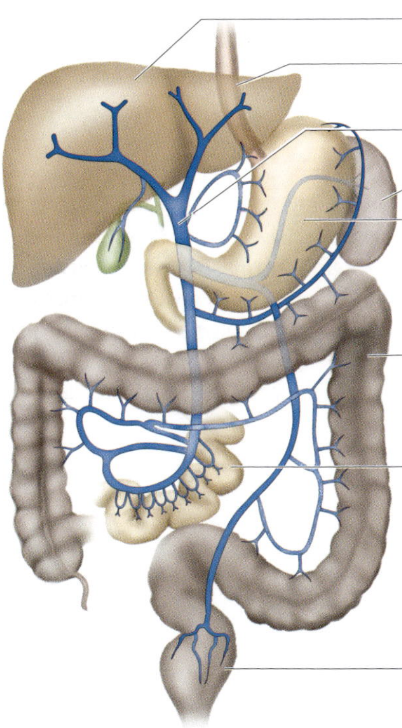


## V. jugularis

Im Hirnschädel finden sich statt eigenständiger Venen venöse Blutleiter (Sinus) in enger Nachbarschaft zum Knochen und zur harten Hirnhaut. Eine „V. carotis" existiert nicht; das Blut aus dem Bereich des Hirnschädels fließt über die innere Drosselvene (V. jugularis interna), aus dem Gesicht und der Halsregion über die äußere Drosselvene (V. jugularis externa) zur oberen Hohlvene. Letztere liegt verhältnismäßig oberflächlich und eignet sich daher gut für einen großlumigen venösen Zugang bzw. einen zentralen Venenkatheter (ZVK). Die V. jugularis externa füllt sich, wenn man den Kopf des Patienten tief lagert, und lässt sich dann gut sehen und tasten. Ein ZVK wird häufig auch über

◄ **Abb. 9.34 Pfortader.** Im Fall der Pfortader zwischen Magen und Darm einerseits und der Leber andererseits liegen 2 Gefäßsysteme hintereinander, ohne dass das Blut zuvor ins Herz gelangen würde. Der allgemeine Kreislauf wird so vor schädlichen Substanzen aus der Verdauung (z. B. Ammoniak) geschützt, weil diese von der Leber abgefangen werden.

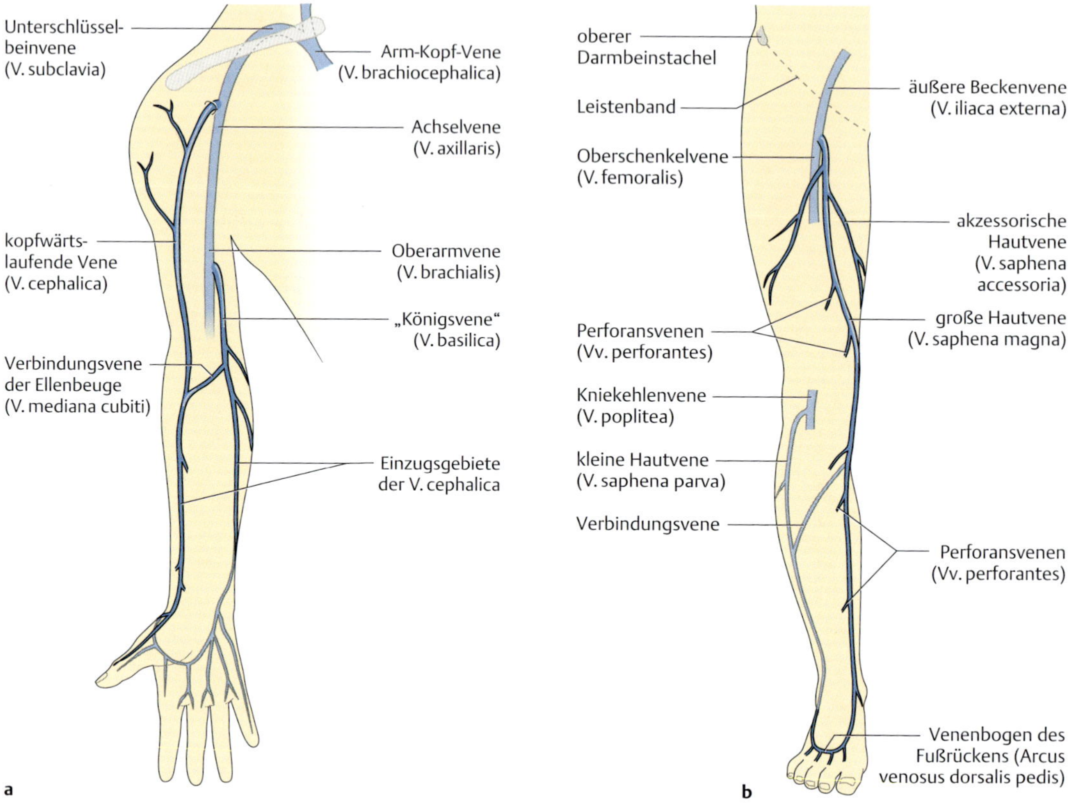


**Abb. 9.35 Oberflächliche Venen der Extremitäten.** Die Venen des Unterhautgewebes folgen nicht dem Verlauf der Arterien und sind nicht lebensnotwendig. Ihr Verlauf ist trotzdem wichtig, da in den oberflächlichen Beinvenen häufig Blutstauungen (Krampfadern) entstehen und die oberflächlichen Venen des Arms für Blutabnahmen und i. v.-Injektionen verwendet werden.

9

die V. subclavia zum Herzen vorgeschoben, wobei man allerdings eine blinde Punktion dieser tief liegenden Vene unter dem Schlüsselbein in Kauf nehmen muss.

## Pfortader

Eine Gefäßarchitektur ganz eigener Art besitzt der Magen-Darm-Trakt. Die Pfortader (V. portae, **Abb. 9.34**) sammelt das Blut aus Magen, Darm, Milz und Pankreas (unpaare Bauchorgane) und führt es direkt der Leber zu (S. 339).

## Venen an Arm und Bein

Für das Blutabnehmen besonders wichtig sind die oberflächlichen Venen im Armbereich und, falls dort keine mehr zu finden sind, auch am Bein. **Abb. 9.35** gibt einen Überblick über die wichtigsten oberflächlichen Extremitätenvenen. Diese Venen haben keine begleitenden Arterien.

# 10 Atmung

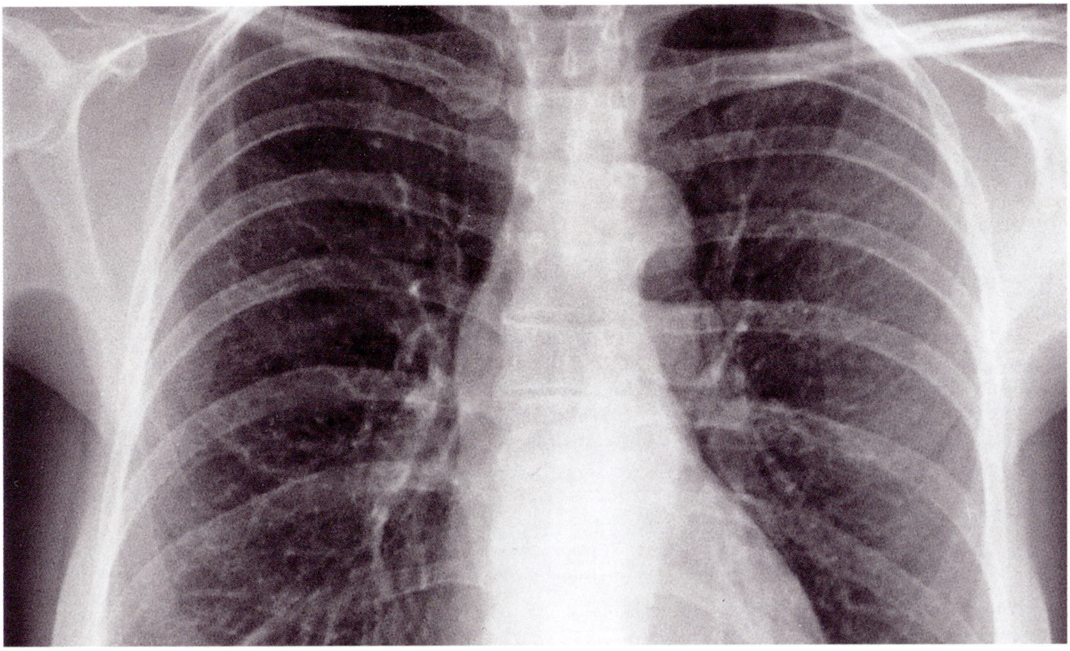



## 10.1 Übersicht

Über das Blut erhalten alle Zellen des Körpers den für die *Zellatmung* (S. 5) nötigen Sauerstoff. Zweck der äußeren Atmung ist es daher, das Blut mit Sauerstoff anzureichern und von Kohlendioxid zu reinigen. Über die luftleitenden oberen und unteren Atemwege – dazu gehören Nase, Rachen, Kehlkopf, Luftröhre, große und zunehmend kleiner werdende Bronchien – gelangt die eingeatmete Luft in die Bereiche der Lungen, wo der Austausch von Kohlendioxid und Sauerstoff zwischen Blut und Atemluft erfolgt.

### Obere und untere Luftwege

**Obere Luftwege.** Die oberen Luftwege bestehen aus:
- Nase
- Nasennebenhöhlen
- Rachenraum

Diese Organe dienen nicht ausschließlich dem Atmungssystem, sondern haben noch zusätzliche Funktionen: Mit der Nase riechen wir, die Nasennebenhöhlen dienen als Resonanzraum für die Stimme, der Rachen ist Teil des Speisewegs in den Magen und der Kehlkopf enthält die Stimmbänder, ohne die eine deutliche Verständigung nicht möglich ist.

**Untere Luftwege.** Am Kehlkopf gehen die oberen in die unteren Luftwege über. Hierzu zählen

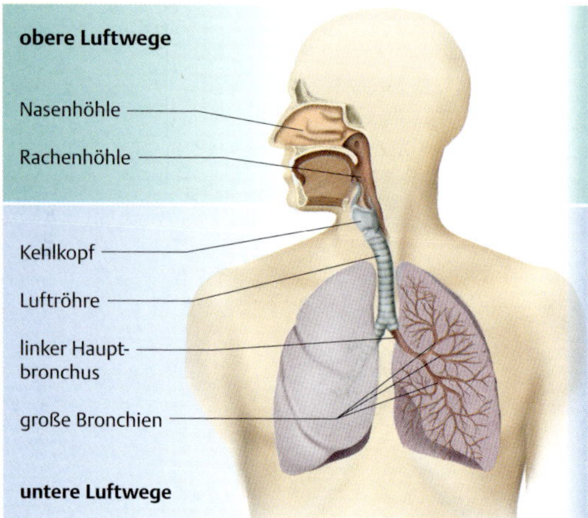


**Abb. 10.1 Luftleitende Anteile des Atemsystems.** Die luftleitenden Atemwege teilt man in 2 Abschnitte: Nase und Rachenraum machen zusammen die oberen Atemwege aus. Der Kehlkopf, die Luftröhre und der weit verzweigte Bronchialbaum bilden die unteren Atemwege. Die meisten Atemwegsinfektionen bleiben auf die oberen Atemwege beschränkt.

- der Kehlkopf (aufgrund klinischer Zusammenhänge zählen einige Autoren ihn auch zu den oberen Luftwegen),
- die Luftröhre,
- die beiden Hauptbronchien, die in die rechte und linke Lunge eintreten, und
- der von diesen ausgehende Bronchialbaum, der sich innerhalb des Lungengewebes stark verzweigt (**Abb. 10.1**).

Die kleinsten Äste (Bronchioli) dieses Bronchialbaums münden in den Lungenalveolen, dem Hauptort des Gasaustausches zwischen Luft und Blut.

## Schleimhaut der luftleitenden Atemwege

### Flimmerepithel

Das Epithel der Schleimhaut von Nase, oberem Rachenraum, Luftröhre und Bronchien ist ein mehrreihiges Flimmerepithel (**Abb. 10.2**). Seinen Namen verdankt es dem dem Lumen zugewandten, dichten Besatz mit *Kinozilien* (S. 8), die in ständiger Bewegung sind. Der Zilienschlag erfolgt dabei in koordinierten Wellen, die unter dem Mikroskop aussehen wie die Bewegung eines Kornfeldes im Wind.

Zwischen den Epithelzellen befinden sich die einen zähen Schleim bildenden Becherzellen (einzellige Drüsen). In der unter dem Epithel liegenden Bindegewebsschicht (Submukosa) sitzen außerdem seromuköse Drüsen, die ihr Sekret über einen Ausführungsgang an die Oberfläche abgeben. Das Sekret beider Drüsen bildet einen feuchten, klebrigen Haftfilm auf den Kinozilien.

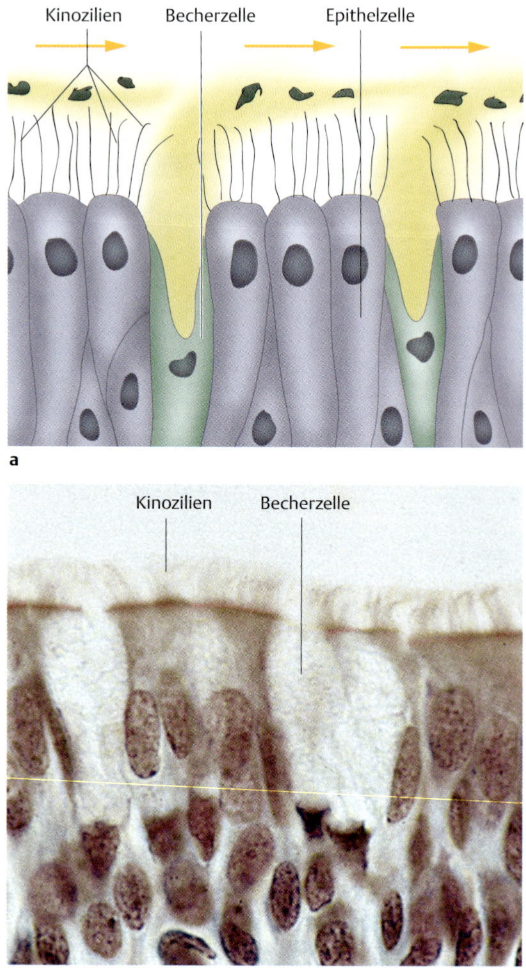


**Abb. 10.2 Flimmerepithel.**
a Der Schleim aus Becherzellen hält kleine Staubpartikel wie eine Fliegenfalle fest. Die Kinozilien der Flimmerepithelzellen befördern den Schleim mitsamt dem Staub in den Rachen, wo er verschluckt oder ausgehustet werden kann.
b Mehrreihiges zylindrisches Flimmerepithel mit Becherzellen und Kinozilien.

### Schleimschicht

Diese Schleimschicht schützt einerseits die empfindlichen Epithelzellen vor mechanischer Beschädigung

10

und Austrocknung. Andererseits dient sie als Haftgrund für eingeatmete Fremdkörper, wie Staubpartikel und Krankheitserreger. Diese wandern zusammen mit der Schleimschicht – transportiert von den Kinozilien – jeweils in Richtung Rachenhöhle, wo sie entweder ausgehustet oder verschluckt werden. Kleine Fremdkörper in der Nasenhöhle wandern also nach hinten, solche jedoch, die sich unterhalb des Kehldeckels befinden – also in Kehlkopf, Luftröhre und Bronchien –, nach oben. Die zurückgelegte Strecke ist mit 1 – 1,5 cm/min ganz beachtlich.

KRANKHEITSLEHRE ***Flimmerepithel und Rauchen.*** *Der Rauch einer einzigen Zigarette lähmt bereits die Tätigkeit des Flimmerepithels vorübergehend vollständig. Bei regelmäßigem Rauchen geht das Flimmerepithel schließlich zugrunde, und der Abtransport von Fremdkörpern und Krankheitserregern ist gestört. Folgen sind eine chronisch entzündete Bronchialschleimhaut und ständiges Husten.*

*Starkes Rauchen führt außerdem zu einer Umwandlung der Flimmerepithel- in Plattenepithelzellen – eine Veränderung, die das Risiko eines Bronchialkarzinoms erhöht.*

# 10.2 Nase und Nasennebenhöhlen

## 10.2.1 Aufgaben der Nase

Die Nase dient nicht nur dem *Geruchssinn* (S. 155), sondern schützt tiefer gelegene Strukturen der Atemwege vor schädlichen Umwelteinflüssen und beugt so Infektionen (z. B. der Bronchien und der Lunge) vor.

### Reinigung und Erwärmung

Grobe Verunreinigungen werden durch die Nasenhärchen am Naseneingang herausgefiltert. Nach dem Eintreten in die eigentliche Nasenhöhle reinigt die feuchte Schleimhaut die Luft von feineren Staubteilchen. Die Schleimhaut der Nasenmuscheln ist stark durchblutet und gibt so bei kühler Witterung gleichzeitig Wärme an die vorbei streichende Atemluft ab.

### Anfeuchtung

Das von den Drüsenzellen gebildete Sekret liegt der Schleimhaut als kontinuierlicher Film auf und feuchtet die Atemluft an. Im Rachenraum ist sie bereits vollständig mit Wasserdampf gesättigt und bei Außentemperaturen über dem Gefrierpunkt nahezu auf Körpertemperatur erwärmt.

KRANKHEITSLEHRE ***Infektvorbeugung.*** *Nach einer Kehlkopfentfernung (z. B. bei Kehlkopfkrebs) ist die Funktion der Nase ausgeschaltet, weil der Rachenraum operativ verschlossen wurde und die Luft direkt durch eine als Ersatz geschaffenen Öffnung in der Luftröhre eingesaugt wird. Dadurch besteht ein erhöhtes Risiko für Infektionen der unteren Atemwege. Auch das Geruchsvermögen ist erheblich beeinträchtigt, da durch die Nase keine physiologische Einatmung mehr möglich ist.*

## 10.2.2 Anatomie des Nasenraums

### Lage

Den Nasenraum (Nasenhöhle, Cavitas nasi, **Abb. 10.3** u. **Abb. 10.4**) stellt man sich am besten als ein spitzgiebeliges Dachgeschoss vor, dessen Dachflächen nach links und rechts abfallen und das vorn und hinten von einer hohen Giebelwand begrenzt wird. Er grenzt seitlich an die luftgefüllte Kieferhöhle (Sinus maxillaris), hinten an die Keilbeinhöhle (Sinus sphenoidalis) und den oberen Rachenraum (Epipharynx), unten an den harten und weichen Gaumen (Palatum) und vorne an das knöcherne Nasenbein (Os nasale) bzw. dessen knorpeligen Fortsatz (Nasenknorpel). Der „First" des Nasenraums ist die feine, durchlöcherte Siebbeinplatte (Lamina cribrosa). Sie grenzt die Nasenhöhle vom Gehirn ab. Durch ihre feinen Öffnungen ziehen die Fasern des Riechnervs von der oberen seitlichen Nasenwand ins Riechzentrum des Gehirns.

### Weg der Atemluft

Eingeatmete Luft gelangt durch die vorderen Nasenlöcher und den Nasenvorhof (Vestibulum nasi) in die eigentliche Nasenhöhle und verlässt diese durch die hinteren Nasenlöcher (Choanae, **Abb. 10.5**) in den Rachenraum. Starre Härchen am Eingang zum Nasenvorhof dienen als Filter für grobe Verunreinigungen und lösen bei Berührung Niesreiz aus.

### Nasenscheidewand

Eine teils knöcherne, teils knorpelige Nasenscheidewand (Septum nasi) trennt die rechte von der linken Nasenhöhle. Die Nasenscheidewand ist meist mehr oder weniger nach einer Seite verzogen. Daher sind beide Nasenhöhlen i. d. R. von ungleicher Größe.

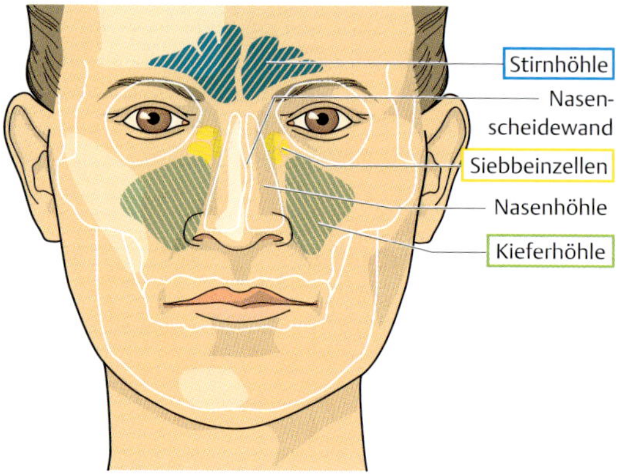


**Abb. 10.3 Nase und Nasennebenhöhlen.** Die Nasenhöhle steht mit den Nasennebenhöhlen in Verbindung. Von vorn (z. B. auf einer frontalen Röntgenaufnahme) sieht man die beiden Kieferhöhlen (grün), die Stirnhöhlen (blau) und die Siebbeinzellen (gelb). Die Keilbeinhöhlen liegen versteckt an der Schädelbasis.

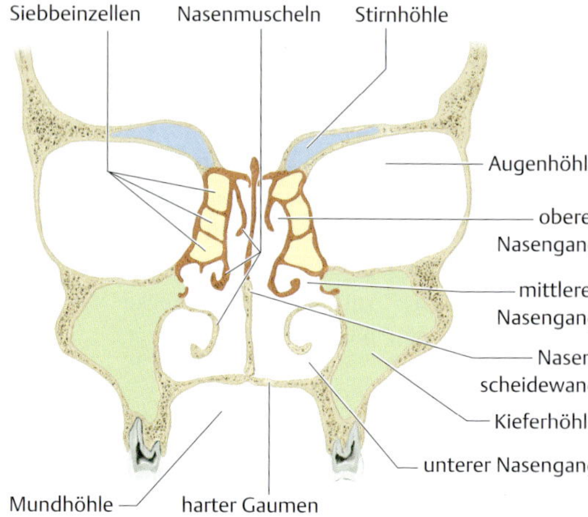


**Abb. 10.4 Querschnitt durch die Nasennebenhöhlen.** Auf diesem Schnitt sehen Sie die knöchernen Strukturen der Nasenhöhlen sowie die knöchernen Nasenmuscheln.

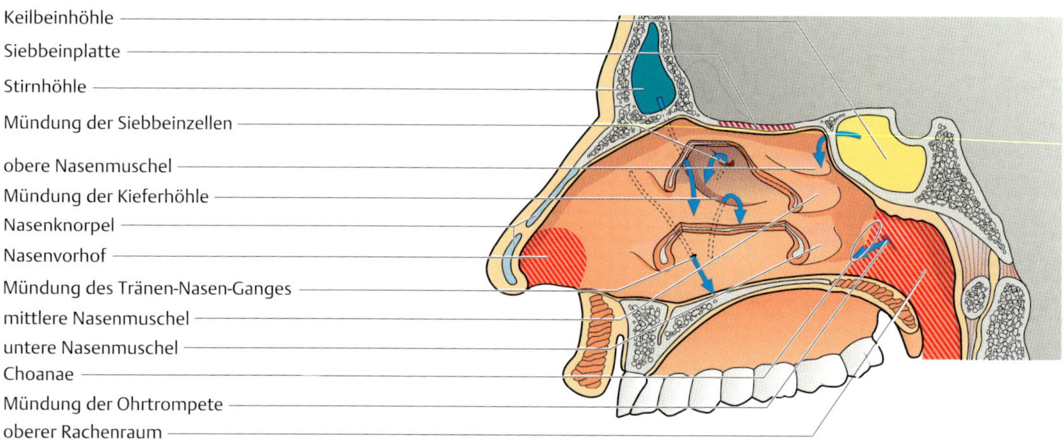


**Abb. 10.5 Längsschnitt durch die Nase.** Sie blicken hier von innen auf die rechte Nasenhälfte, nachdem die Nasenscheidewand und Teile der Nasenmuscheln entfernt wurden. Die meisten Nasennebenhöhlen münden in den mittleren Nasengang.

Wenn wir Schnupfen haben, schwillt die Schleimhaut an und verstopft zunächst die engere Nasenhöhle, während die Gegenseite noch eine Weile frei bleibt.

10

## Nasenmuscheln

An der seitlichen Begrenzung der Nasenhöhle springen die obere, mittlere und untere Nasenmuschel (Concha nasalis superior, media und inferior) vor. Diese 3 horizontal gestellten Knochenleisten sind ebenfalls mit Schleimhaut überzogen und vergrößern die Oberfläche der Nasenhöhle. Sie begrenzen die so entstehenden Nasengänge jeweils von oben und teilen die Nasenhöhle in 3 „Etagen" (**Abb. 10.4**).

## Tränen-Nasen-Gang

In die Nasengänge münden die Öffnungen der Nasennebenhöhlen. Außerdem endet hier der Tränen-Nasen-Gang (Ductus nasolacrimalis), der die von der Tränendrüse produzierte Spülflüssigkeit der Augen in die Nasenhöhle ableitet. Die Tränenflüssigkeit läuft über die Choanen in den Rachen und wird zusammen mit dem Speichel verschluckt.

Bei geschwollener Nasenschleimhaut ist der Abfluss über die Nase behindert, es tränen die Augen. Bei vermehrter Tränenproduktion wiederum, z. B. beim Weinen, läuft uns auch die Nase.

● KRANKHEITSLEHRE ***Liquorfistel.*** *Bei Schädelverletzungen kann im Bereich der dünnen Siebbeinplatte (***Abb. 10.5***) eine direkte Verbindung zwischen der Nase und dem Liquorraum (Gehirnwasserraum) der Schädelhöhle entstehen. Da die Nasenhöhle immer mit Keimen besiedelt ist, stellt jede noch so kleine Liquorfistel eine erhebliche Infektionsgefahr für Gehirn und Hirnhäute dar. Größere Fisteln erkennt man daran, dass beim Vorbeugen des Kopfes klare Flüssigkeit aus der Nase tropft. Kleine Fisteln bleiben oft unbemerkt.*

## 10.2.3 Nasennebenhöhlen

Stirnhöhlen, Kieferhöhlen, Siebbeinzellen und die Keilbeinhöhle sind luftgefüllte Hohlräume im Gesichtsschädel. Sie reduzieren das Gewicht des Kopfes und verbessern als Resonanzraum die Klangeigenschaften beim Sprechen und Singen.

### Stirnhöhle

Die paarige Stirnhöhle (Sinus frontalis) liegt meist asymmetrisch zwischen dem Oberrand der Augenhöhle und der Mittellinie. Sie entwickelt sich erst im Verlauf der Kindheit und erreicht mit der Pubertät ihre volle Größe.

### Kieferhöhle

Auch die beiden Kieferhöhlen (Sinus maxillares), die größten Nasennebenhöhlen, entwickeln sich erst voll mit der Pubertät. Sie haben die Form umgekehrter, auf die Spitzen gestellter Pyramiden. Die Spitze ragt bis in das Gebiet der Zahnwurzeln vor, die Basis bildet der knöcherne Boden der Augenhöhle (**Abb. 10.4**).

### Siebbeinzellen und Keilbeinhöhle

Die Vielzahl kleiner Siebbeinzellen (Cellulae ethmoidales) liegt als Gruppe zwischen Stirn- und Kieferhöhle (**Abb. 10.4**). Die ebenfalls paarige Keilbeinhöhle (Sinus sphenoidalis) begrenzt die Nasenhöhle nach hinten (**Abb. 10.5**). Sie bietet einen operativen Zugangsweg zur dahinter liegenden Hypophyse (Hirnanhangsdrüse).

● KRANKHEITSLEHRE ***Sinusitis.*** *Entzündungen der Nasennebenhöhlen treten meist infolge von Nasenschleimhautentzündungen (Schnupfen, Rhinitis) auf. Da die Kieferhöhle nur eine relativ enge Öffnung zur Nasenhöhle hat, können sich langwierige und schmerzhafte Entzündungsprozesse in den schlecht belüfteten unteren Abschnitten entwickeln. Durch ihre Nähe zu den Zahnwurzeln des Oberkiefers treten in Verbindung mit Kieferhöhlenentzündungen oft auch Schmerzen an den gesunden Zähnen dieses Gebietes auf. Andererseits können von entzündeten Zahnwurzeln Infektionen auf die darüberliegende Kieferhöhle übergehen.*

● MERKE *Die **Nase** und die **Nasennebenhöhlen** sind luftgefüllte Hohlräume, deren Schleimhaut Flimmerepithel trägt. Alle Nasennebenhöhlen stehen über schmale Öffnungen mit der Nasenhöhle in Verbindung.*

# 10.3 Rachen und Kehlkopf

## 10.3.1 Rachen

Jenseits der Choanen beginnt der obere Teil des Rachens (Pharynx, Schlund). Im Rachen kreuzen sich Luft- und Speiseweg. Entsprechend den verschiedenen Funktionen unterscheidet man 3 Stockwerke (**Abb. 10.6**):

1. oberer Rachenraum
2. mittlerer Rachenraum
3. unterer Rachenraum

### Oberer Rachenraum

Der obere Rachenraum (Epipharynx) liegt unmittelbar hinter den Choanen und ist ein reiner Luftweg. Das Rachendach ist von der Rachenmandel (Tonsilla pharyngea) bedeckt, die zum lymphatischen Rachenring gehört und bei der Infektabwehr mitwirkt (S. 66).

Hier im oberen Rachenraum mündet die paarige Ohrtrompete (Tuba auditiva, Eustach-Röhre), die eine Verbindung zum Mittelohr darstellt und für dessen Entlüftung sorgt. Um die stetige Öffnung der Ohrtrompete zu gewährleisten, enthält sie ein knorpeliges Gerüst, den Tubenknorpel. Beim Schlucken und Gähnen

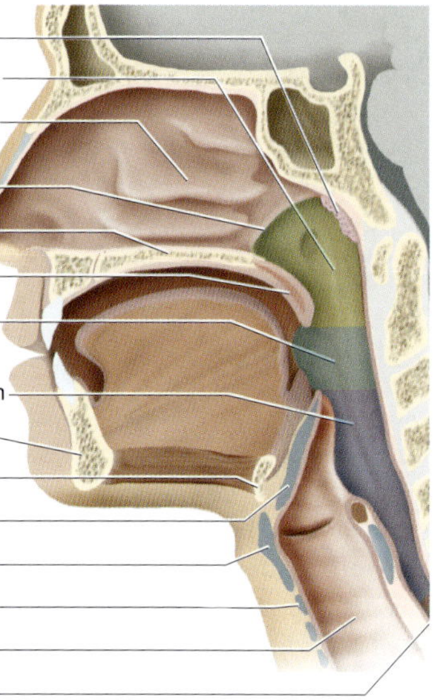


**Abb. 10.6 Nase und Rachenraum.** An die Nasenhöhle schließen sich der obere, mittlere und untere Rachenraum an. Beachten Sie die enge Nachbarschaft von Kehlkopf und Luftröhre (Luftweg) zur Speiseröhre (Speiseweg).

wird dieser Tubenknorpel zusätzlich von der Schlundwand abgehoben und ermöglicht den Druckausgleich zwischen Mittelohr und Außenwelt. Dies ist unbedingte Voraussetzung für die Funktion des Trommelfells (S. 148).

PFLEGE ***Valsalva-Manöver.*** *Schwellungen der Nasenschleimhaut (Schnupfen) können den Öffnungsmechanismus der Ohrtrompete blockieren und Hörstörungen durch die dadurch eingeschränkte Beweglichkeit des Trommelfells hervorrufen. Mit dem Valsalva-Manöver (kräftiges Ausatmen durch die Nase bei zugehaltenen Nasenflügeln) kann man versuchen, trotzdem einen Druckausgleich zu erreichen.*

### Mittlerer Rachenraum

Der mittlere Rachenraum (Mesopharynx) befindet sich hinter der Mundhöhle jenseits des Zäpfchens (Uvula). Der Mesopharynx dient sowohl als Luftweg beim Atmen als auch als Speiseweg beim Schlucken. Zwischen dem oberen und dem mittleren Rachenraum befindet sich der weiche Gaumen, auch Gaumensegel genannt (Velum palatinum). Diese Muskelplatte setzt den harten Gaumen (Os palatinum) – die knöcherne Abgrenzung zwischen Mund- und Nasenhöhle – nach hinten fort und läuft in das Zäpfchen aus. Der weiche Gaumen ist ein Ventil, das beim Schlucken durch 2 an der Schädelbasis befestigte Muskeln angehoben wird und so den luftführenden Epipharynx gegen den speisehaltigen Mesopharynx abdichtet.

Vor dem mittleren Rachenraum liegt zwischen vorderem und hinterem Gaumenbogen die paarige Gaumenmandel (Tonsilla palatina). Zäpfchen, weicher Gaumen und Rachenhinterwand sind schleimhautbedeckte Muskeln, die bei Berührung unwillkürlich Schluck- oder Würgereflexe auslösen.

### Unterer Rachenraum

Im unteren Rachenraum (Hypopharynx) grenzt der hintere Abschnitt der Zunge – der Zungengrund – direkt an den Kehldeckel (Epiglottis). Mit Ausnahme des Schluckakts wird der Zungengrund ständig durch die Muskulatur des Mundbodens nach vorn gezogen. So bleibt der Kehldeckel stets geöffnet.

KRANKHEITSLEHRE ***Erstickungsgefahr bei Bewusstlosigkeit.*** *Der Zungengrund liegt unmittelbar oberhalb des Kehldeckels. Wenn bei einem Bewusstlosen die Mundbodenmuskulatur erschlafft, kann unter ungünstigen Umständen der Zungengrund durch das Eigengewicht der Zunge so weit zurückfallen, dass er den Kehldeckel zudrückt und die Luftwege verschließt. Dieser Gefahr begegnet man durch die stabile Seitenlage: Der Kopf weist nach unten, die Zunge „fällt“ nach vorn und der Hypopharynx ist wieder frei. Denselben Effekt hat auch der Esmarch-Handgriff (Kopf leicht überstrecken, Unterkiefer nach vorn ziehen. Vorsicht: Nicht die Halsschlagader abdrücken!).*

## 10.3.2 Kehlkopf

Der Kehlkopf ist nach oben über straffe Bänder mit dem Zungenbein und diese wiederum mit dem Mundboden verbunden. Während der weiche Gaumen beim Schlucken den oberen gegen den mittleren Rachenraum verschließt, bildet der Deckel (Epiglottis) des Kehlkopfes (Larynx) einen Verschlussmechanismus zwischen Luftröhre und unterem Rachenraum. Dieses Ventil ist nötig, um während des Schluckakts zu verhindern, dass man sich „verschluckt“, dass also Nahrung in die unteren Luftwege gelangt. Außerdem ermöglicht das stabile, von feinen Muskeln bewegte Knorpelgerüst des Kehlkopfes die unterschiedliche Spannung der Stimmbänder, die für die Stimmbildung, aber auch einen wirksamen Hustenstoß nötig ist.

## Kehlkopfskelett

Das Grundgerüst (**Abb. 10.7**) des Kehlkopfes besteht aus 5 Knorpeln:

1. **Schildknorpel***:* Der prominenteste Teil des Kehlkopfskeletts ist der Schildknorpel (Cartilago thyroidea). Er hat die Form eines Schneepfluges, ist also nach hinten geöffnet. Ein Sporn an der Vorderseite des Schildknorpels bildet den bei Männern gut sichtbaren Adamsapfel. Der Schildknorpel hält den Luftraum des Kehlkopfes offen und dient den Stimmbändern als vordere Ansatzstelle.
2. **Kehldeckel***:* Von der hinteren Mitte des Schildknorpels aus zieht der Stiel des Kehldeckelknorpels (Epiglottis, Cartilago epiglottica) nahezu senkrecht nach hinten oben und wird dabei weiter. Die Epiglottis verschließt die unteren Luftwege beim Schlucken.
3. **Ringknorpel***:* Unterhalb des Schildknorpels begrenzt der schmale Ringknorpel (Cartilago cricoidea) den oberen Teil der Luftröhre.
4. **Stellknorpel***:* Der Ringknorpelplatte sitzen 2 Stellknorpel (Einzahl: Cartilago arytaenoidea) auf. Ihren Namen haben die Stellknorpel, weil sie die Spannung der Stimmbänder verstellen und damit die Lautbildung ermöglichen.

Mit Ausnahme des Kehldeckels bestehen alle Anteile des Kehlkopfskeletts aus hyalinem Knorpel. Die starke Beweglichkeit des Kehldeckels rührt allerdings von zahlreichen elastischen Fasern her (elastischer Knorpel).

## Stimmbänder und Stimmritze

Die Stimmbänder (**Abb. 10.8**) spannen sich zwischen der Rückseite des Schildknorpels und dem vorderen Fortsatz der Stellknorpel aus. Da sie vom seitlichen Kehlkopfrand her vollständig mit Schleimhaut überzogen sind, ergibt sich der Begriff *Stimmfalte* (Plica vocalis). Eine weitere Schleimhautfalte, die Vorhof- oder Taschenfalte (Plica vestibularis), umschließt die Taschenbänder, die oberhalb der Stimmbänder ausgespannt sind, an der Stimmbildung aber keinen unmittelbaren Anteil haben.

Zwischen beiden Stimmbändern bleibt ein mehr oder weniger enger Spaltraum, durch den wir atmen und mit dessen Hilfe wir sprechen können: die *Stimmritze* (Glottis). Eine Reihe fein geregelter quergestreifter Muskeln umgibt das Kehlkopfskelett. Sie haben Einfluss auf die Weite der Stimmritze und die Spannung der Stimmbänder.

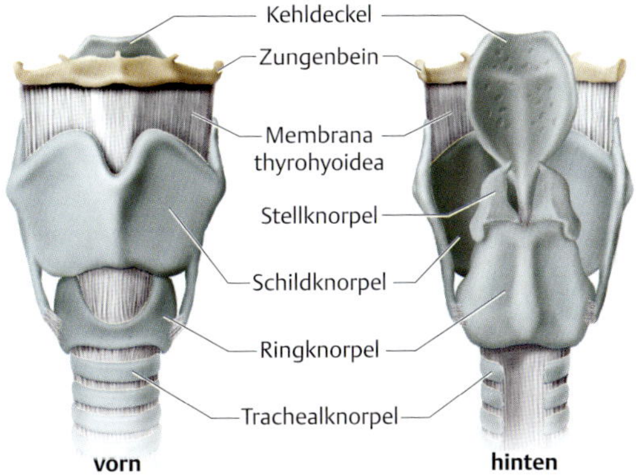


**Abb. 10.7 Kehlkopfskelett.** Der Schildknorpel schiebt sich wie ein Schneepflug nach vorn unter die Haut. Darunter bildet der Ringknorpel den oberen Abschluss der Luftröhre. Kehldeckelknorpel und Stellknorpel liegen geschützt hinter dem Schildknorpel.

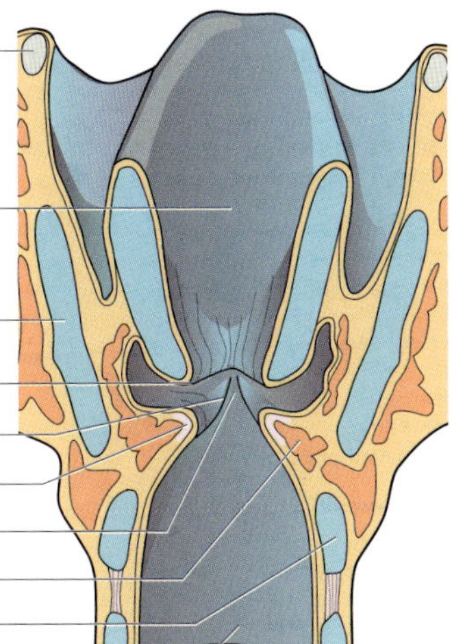


**Abb. 10.8 Innenansicht des Kehlkopfes.** Auf einem Längsschnitt sieht das Innere des Kehlkopfes wie eine Sanduhr aus. Vorhoffalte und Stimmfalte bilden zusammen den Engpass der Sanduhr, wobei die engste Stelle (Stimmritze) sich zwischen den beiden Stimmfalten mit den darunterliegenden Stimmbändern befindet.

● KRANKHEITSLEHRE ***Glottisödem als allergische Reaktion.*** *Die Schleimhaut des Kehlkopfes kann bei allergischen Reaktionen (z. B. nach einem Bienen- oder Wespenstich) stark anschwellen und zu extremer Luftnot mit Erstickungsgefahr führen. Ersthelfer sollten sofort einen Notarzt rufen und bis zu dessen Eintreffen kühlende Um-*

10

*schläge um den Hals machen. Führt als sofortige Notfallmaßnahme die Gabe von Kortikoiden nicht zur Besserung, muss ein Luftröhrenschnitt (Tracheotomie) durchgeführt werden. Patienten, bei denen eine Allergie nachgewiesen ist, sollten einen Allergiepass und evtl. ein Notfallmedikament stets bei sich tragen.*

● MERKE *Das Skelett des Kehlkopfes besteht aus hyalinem und elastischem Knorpel. Er trennt als Ventil die unteren Luftwege von der Speiseröhre, reguliert die Luftströmung in der Luftröhre und erzeugt durch Vibration der Stimmbänder die Laute.*

## Funktionen des Kehlkopfes

### Schlucken

Die Zerkleinerung und Einspeichelung von aufgenommener Nahrung bereitet den Schluckakt vor. Dieser wird dann dadurch eingeleitet, dass die Zunge zerkleinerte Nahrung, Flüssigkeit oder Speichel gegen den weichen Gaumen drückt (**Abb. 10.9**). Eine Berührung des weichen Gaumens ohne Beteiligung der Zunge erzeugt dagegen einen Würgereiz.

**Zunge drückt an den Gaumen.** Der Schluckakt beginnt mit einem festen Kieferschluss, der noch willkürlich verhindert werden kann. Sobald ein Speisebissen (Bolus) aber den Zungengrund oder die Rachenhinterwand erreicht hat, geschehen die weiteren Vorgänge reflektorisch. Die Muskeln des Gaumensegels ziehen den weichen Gaumen nach hinten oben und verschließen den Epipharynx. Gleichzeitig legt sich die Zunge dem harten Gaumen an und trennt die Mundhöhle in einen vorderen und einen hinteren Abschnitt.

**Kehlkopf wird angehoben.** Die Atmung wird angehalten und die Stimmritze maximal geschlossen, um auch bei einer Fehlfunktion des Kehldeckels den Eintritt von Speisebrei in die Luftröhre zu verhindern. Gleichzeitig hebt sich der Kehlkopf durch den Zug der Mundbodenmuskulatur, da beide durch eine straffe bindegewebige Membran miteinander über das Zungenbein verbunden sind.

**Kehldeckel schließt sich.** Da nun einerseits die Zunge nach hinten, andererseits der Kehlkopf nach oben gezogen wird, nähern sich Zungengrund und Kehldeckel einander dermaßen, dass die Zunge den Kehldeckel nach unten drückt und damit den Kehlkopfeingang verschließt.

**Innendruck im Rachen steigt.** Sind auf diese Weise sowohl der obere als auch der untere Luftweg verschlossen, zieht sich die Schlundmuskulatur zusammen und erhöht den Innendruck im Rachenraum. Diese Druckerhöhung reicht aus, um den Eingang der Speiseröhre zu öffnen, zumal deren Muskelspannung während des Schluckens nachlässt.

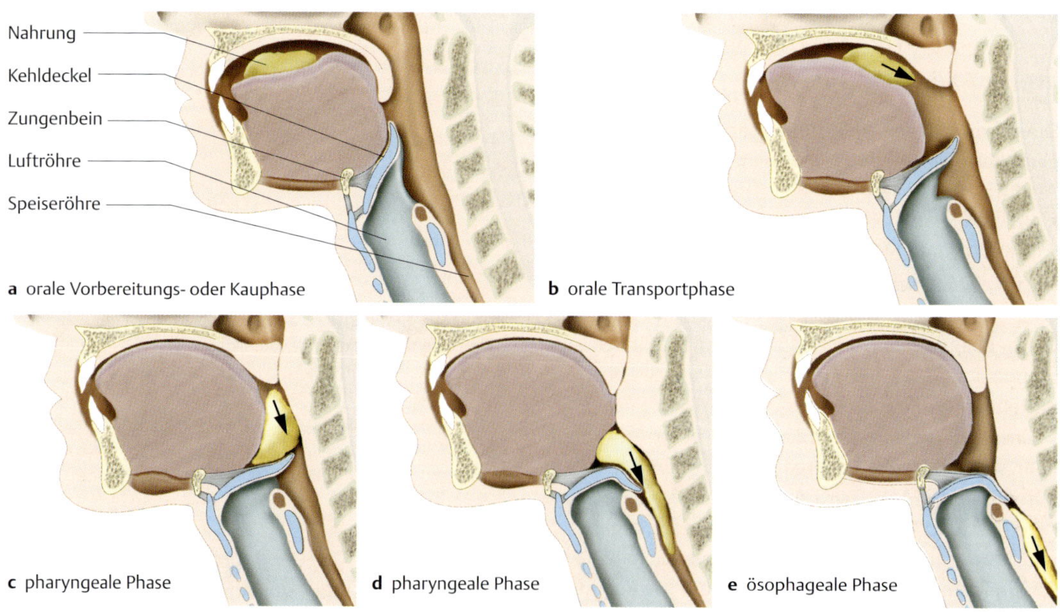


**Abb. 10.9 Schluckreflex.** Zunächst schiebt die Zunge den durch Kauen und Einspeichelung vorbereiteten Bissen (Speisebolus) unter den weichen Gaumen (**a**). Der weiche Gaumen verschließt die Nasenhöhle (**b, c**) und der Kehldeckel die Luftröhre (**c, d**). Damit bleibt für den Bissen nur noch der Weg in die Speiseröhre übrig (**d, e**).

### Husten

Der Hustenreflex dient dem Schutz der unteren Luftwege. Er kann sehr unterschiedliche Ursachen haben:
- eingedrungene Fremdkörper
- Staubpartikel
- vermehrte Schleimablagerungen
- Epithelreizungen in Luftröhre und Bronchien (Bronchitis, ätzende Dämpfe usw.)
- Störungen des Zentralnervensystems
- psychische Labilität

Einer langsamen Einatmung folgt der maximale Schluss der Stimmritze. Danach verkrampfen Zwerchfell und Rippenmuskulatur und erhöhen schlagartig den Innendruck in Lunge, Bronchien und Luftröhre. Diesem maximal erhöhten Innendruck halten die Stimmbänder nicht mehr stand, die Stimmritze wird aufgesprengt. Es entsteht plötzlich ein starker Luftstrom, der die meisten Partikel auf der Luftröhrenschleimhaut mit sich reißt.

In der Regel gelangt der ausgehustete Schleim nur bis in den Rachenraum und wird sofort verschluckt. Nur im Fall massiver Verunreinigungen dringt der „Auswurf" bis in die Mundhöhle vor und kann ausgehustet oder ausgespuckt werden. Schnell aufeinanderfolgende Hustenstöße ohne neuerliches Luftholen verstärken diesen Effekt und lassen gelösten Schleimpartikeln keine Zeit, erneut ins tiefere Bronchialsystem abzusinken.

PFLEGE **Hustenmittel.** *Hustenstillende Medikamente (Antitussiva, z. B. Codein) sollten nur bei trockenem Reizhusten eingesetzt werden, da sie den Hustenreiz dämpfen und somit den Reinigungsmechanismus des Bronchialsystems unterdrücken. Bei einem produktiven, d. h. einem schleimabsondernden Husten sollte auf Antitussiva verzichtet werden, weil sie das Abhusten des Schleims verhindern würden.*
*Sinnvoll sind hingegen Medikamente, die den Schleim dünnflüssiger machen und das Abhusten erleichtern (z. B. Acetylcystein ACC). Wichtig ist dabei, dass der Hustenpatient zusätzlich viel Flüssigkeit zu sich nimmt, da sich der Schleim sonst trotz ACC nicht ausreichend verflüssigen kann.*
*Um einer Erregerausbreitung vorzubeugen, sollte beim Husten oder Niesen stets ein Taschentuch oder notfalls der Arm vor Mund und Nase gehalten werden, denn der Speichelausstoß kann schon im normalen Gespräch eine Reichweite von 0,5 m erreichen, Hustenstöße können das Sekret 2 – 5 m weit befördern. Eine vor den Mund gehaltene Hand sollte gewaschen werden, um die Keime nicht an den nächsten Menschen weiterzugeben.*

### Niesen

Ganz ähnlich wie das Husten spielt sich der Niesreflex ab. Im Unterschied zum Husten dient das Niesen der Reinigung nicht der unteren, sondern der oberen Luftwege, also von Epipharynx, Nasenhöhle und Nasenvorhof. Entsprechend löst auch nur eine Reizung der Schleimhaut von Nasenhöhle und Epipharynx einen Niesreiz aus. Die Stimmritze bleibt während des Niesens maximal geöffnet, der Luftstrom wird weitgehend am Gaumensegel vorbei in den Nasen-Rachen-Raum geleitet. Dort erreicht die Luftströmung Geschwindigkeiten von weit über 100 km/h (!) – also Orkanstärke – und säubert die Schleimhaut von Fremdkörpern.

MERKE *Beim Schlucken wird der Kehlkopf angehoben, sodass der Zungengrund den Kehldeckel herunterdrückt und dieser die Luftröhre verschließt. Husten und Niesen reinigen die unteren bzw. oberen Luftwege von Fremdkörpern und Schleim. Beim Husten ist die Stimmritze zunächst geschlossen, beim Niesen geöffnet.*

## Stimme und Sprache

An der Bildung stimmhafter Laute (Vokale, stimmhafte Konsonanten) haben sowohl die Stimmbänder als Lauterzeugungsinstrument als auch die oberen Luftwege als Resonanzräume und die Mundpartie als Modulationsinstrument wesentlichen Anteil (**Abb. 10.10**): Während der Stimmbildung ist die Stimmritze weitgehend geschlossen und wird senkrecht von unten „angeblasen". Die Stimmbänder schwingen dabei sowohl seitlich als auch von oben nach unten, machen also eine annähernd kreisförmige Bewegung mit.

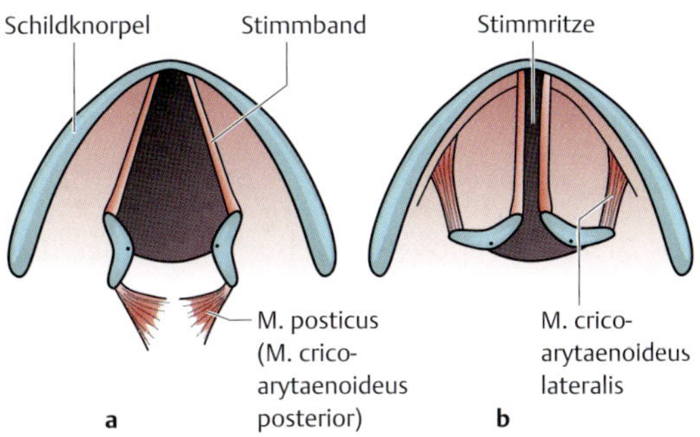


**Abb. 10.10 Atmung und Stimmbildung.** Die Weite der Stimmritze bestimmt, ob überhaupt ein Ton und, wenn ja, welcher Ton beim Ausatmen entsteht.
**a** Beachten Sie, dass die Stellknorpel um einen festen Drehpunkt gelagert sind. Der Muskel, der hinter diesem Drehpunkt ansetzt, öffnet die Stimmritze.
**b** Muskeln, die vor dem Drehpunkt ansetzen, schließen sie.

### Lautstärke/Stimmlage

Je höher die Geschwindigkeit der Luftströmung an der Stimmritze ist, desto lauter wird die Stimme. Wie bei jedem Blasinstrument erhöht sich der erzeugte Ton durch eine Verkürzung oder eine erhöhte Spannung der schwingenden Elemente. Die Länge der Stimmbänder ist anatomisch fest vorgegeben (ca. 2 – 3 cm). Beim Mann sind die Stimmbänder um etwa 30% länger als bei der Frau, daher die tiefere Stimmlage. Diese geschlechtsspezifischen Unterschiede entwickeln sich während des Wachstums in der Pubertät (Stimmbruch der Jungen). Im Gegensatz zur Länge kann die Spannung der Stimmbänder durch Muskelzug moduliert werden.

### Vokale

Die „reinen" Vokale „U", „A" und „I" entstehen durch Erzeugen unterschiedlich hoher Obertöne in der Mundhöhle („U" 400 Hz, „A" 900 Hz, „I" 4000 Hz) über einer fixen Grundfrequenz (bei Männern 100 – 130 Hz, bei Frauen 200 – 300 Hz). „O", „Ä", „Ö" und „Ü" sind dagegen nichts anderes als Gemische aus verschiedenen Anteilen der reinen Vokale.

### Konsonanten

Die Konsonanten werden im Wesentlichen von der Zunge gebildet, und zwar durch eine Verengung oder Erweiterung der oberen Luftwege. Zischlaute (stimmloses „S", „Z") entstehen direkt an den Schneidezähnen, Verschlusslaute („K", „G", „P", „B", „T", „D") durch „Sprengen" eines Hindernisses (Zunge, Lippen), Zitterlaute (rollendes „R", „Ch") durch niederfrequente Schwingungen der Zunge. Der Kehlkopf beteiligt sich nicht an der Entstehung dieser stimmlosen Konsonanten.

## 10.4 Luftröhre und Bronchien

Die Luftröhre (Trachea) ist der erste Teil der unteren Luftwege. Luftröhre und Bronchien leiten die Atemluft mit so wenig Reibungswiderstand wie möglich in die Lungen und wieder hinaus.

### 10.4.1 Luftröhre

#### Lage

Die Luftröhre beginnt unterhalb des Ringknorpels. Hier ist ihr die Schilddrüse und im weiteren Verlauf der Thymus aufgelagert. Sie zieht vor der Speiseröhre liegend zu ihrer Teilungsstelle in den rechten und linken Hauptbronchus (**Abb. 10.11**). Die Luftröhre ist 10 – 15 cm lang und hat einen Durchmesser von etwa 2 cm.

#### Aufbau

15 – 20 hufeisenförmige Knorpelspangen, die mit ihrer Öffnung nach hinten gerichtet sind, stabilisieren die Luftröhre. Die Hinterwand wird von Muskulatur und Bindegewebe gebildet und schließt den offenen Teil des Hufeisens. In Längsrichtung erstreckt sich zwischen den einzelnen Knorpelspangen eine elastische Bandverbindung (Ligamentum anulare).

Durch ihren stabilen Aufbau hält die Luftröhre dem Sog der Lungen auch bei starker Einatmung stand und ihr Lumen bleibt stets geöffnet. Durch ihre sowohl in Quer- als auch in Längsrichtung vorhandene Elastizität kann sie sich andererseits beim Atmen oder Schlucken und jeder Bewegung des Halses gut anpassen.

Die Flexibilität der bindegewebigen Tracheahinterwand hat außerdem Bedeutung für die Nahrungsaufnahme. Ihre Nachgiebigkeit lässt der unmittelbar dahinterliegenden Speiseröhre Spielraum beim Schlucken größerer Nahrungsbrocken; die Luftröhre wird dabei vorübergehend eingedellt.

### 10.4.2 Bronchien

#### Hauptbronchus

Etwa in Höhe des 4. Brustwirbelkörpers teilt sich die Luftröhre in einen rechten und einen linken Hauptbronchus (Bronchus principalis), die zu dem jeweiligen Lungenflügel führen. Diese Gabelung bezeichnet man klinisch häufig als *Bifurkation.*

Da der rechte Bronchus steiler verläuft als der linke (dieser ist durch die asymmetrische Lage des Herzens im Brustkorb stärker nach oben abgewinkelt) und außerdem weiter ist, gelangen eingeatmete Fremdkörper bevorzugt in die rechte Lunge.

#### Kleinere Bronchien

Entsprechend der Aufteilung der Lunge verzweigen sich die Hauptbronchien in Lappenbronchien, Segmentbronchien, kleinere Bronchien sowie verschieden große Bronchiolen.

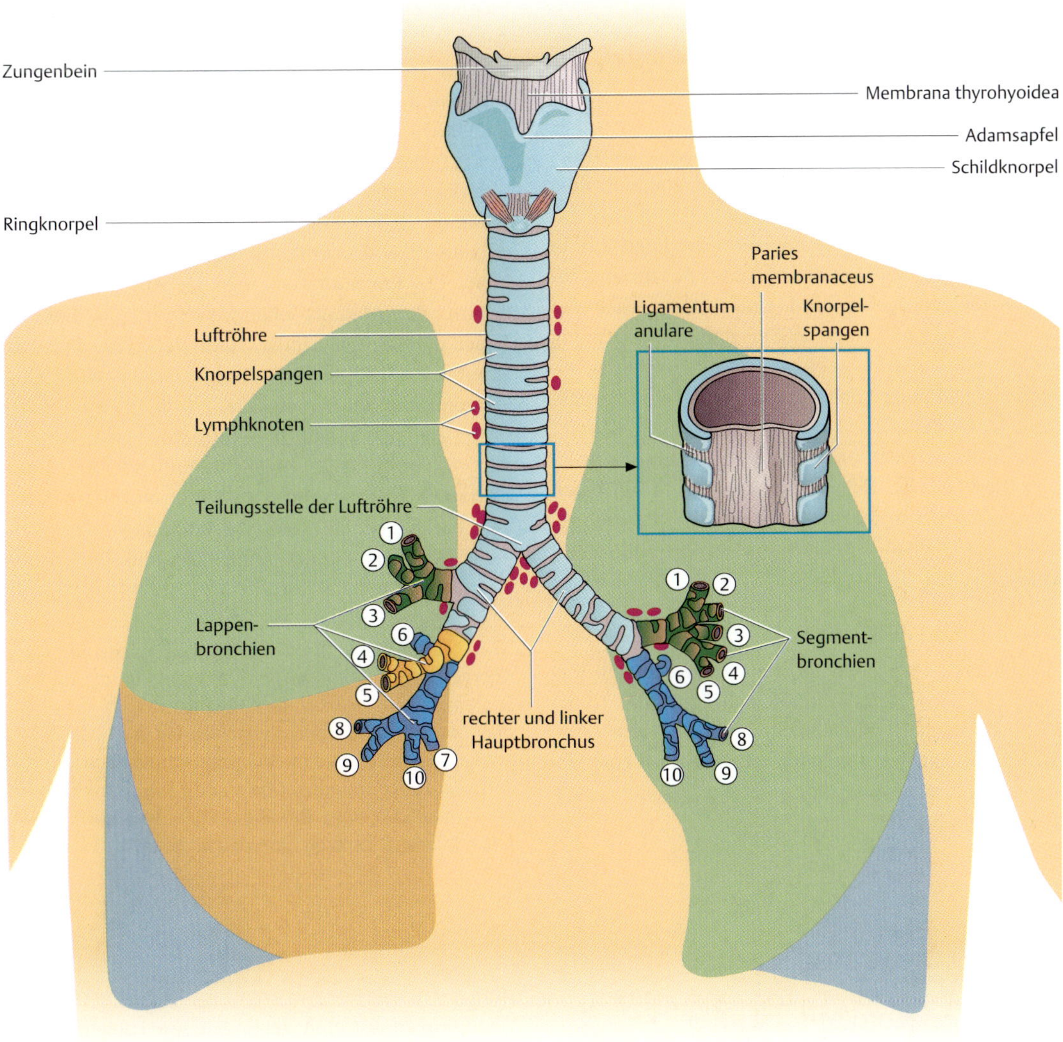


**Abb. 10.11 Luftröhre und Bronchien.** Aufteilung der unteren Luftwege: Die Zahlen geben die von den entsprechenden Segmentbronchien versorgten Lungensegmente an. In der linken Lunge fehlt das Segment 7. Im Bildausschnitt sind die hufeisenförmigen Knorpelspangen sowie die bindegewebigen und muskulären Strukturen der Luftröhre zu erkennen.

Die Hauptbronchien besitzen noch denselben Aufbau wie die Trachea und bestehen aus 5 – 10 weiteren, durch elastische Fasern verbundenen Knorpelspangen mit einer bindegewebig-muskulären Rückwand. Mit zunehmender Verzweigung des Bronchialbaums wird die Form der Knorpelspangen unregelmäßiger und es finden sich nach und nach nur noch vereinzelte Knorpelplatten.

Kleinste Bronchien und Bronchiolen haben gar kein knorpeliges Stützgerüst mehr, sondern werden allein durch den Zug des Lungengewebes offen gehalten. Der hohe Anteil glatter Muskulatur an der Wandstruktur kleiner Bronchien ist der Grund, weshalb sich das allergische Asthma bronchiale (eine spastische Kontraktion der Bronchialmuskulatur) vor allem hier – an den Endverzweigungen des Bronchialraums – bemerkbar macht.

## Totraum

**DEFINITION** *Anteile des Atemsystems, die nicht am Gasaustausch teilnehmen, werden als* ***anatomischer Totraum*** *bezeichnet.*

Hierzu zählen also Nase, Rachen, Kehlkopf, Luftröhre sowie große und kleinere Bronchien, die nur dem Transport der Atemluft dienen.

Am Ende jeder Einatmung verbleibt Frischluft in diesem Totraum, die bei der nächsten Ausatmung zuerst wieder abgegeben wird. Umgekehrt enthält der Totraum am Ende einer mäßig starken Ausatmung weitgehend „verbrauchte" Alveolenluft, die bei der folgenden Einatmung wiederum in die Lungen zurückpendelt (Pendelluft).

Das Volumen des anatomischen Totraums beträgt normalerweise ca. 150 – 200 ml. Bei einem normalen Atemvolumen von 500 ml (s. u.) werden also nur jeweils 300 – 350 ml Frischluft in die Alveolen eingesaugt.

### Vergrößerung des Totraums

Ein Schnorchel wie beim Tauchen vergrößert den Totraum erheblich. Dem Volumen und damit der Länge eines Schnorchels sind daher enge Grenzen gesetzt, damit der Taucher überhaupt noch frische Luft bekommt und nicht nur ständig seine verbrauchte Luft hin- und herpustet.

**Totraumvergrößerung mittels Giebel-Rohr.** Die Möglichkeit der künstlichen Totraumvergrößerung hat man als therapeutisches Mittel genutzt. Ein Beispiel ist das Giebel-Rohr, das aus mehreren ineinander steckbaren Elementen besteht. Mit seiner Hilfe kann individuell der funktionelle (physiologische) Totraum des Patienten – abhängig vom Allgemeinzustand und Vorerkrankungen – vergrößert werden. Der Patient atmet durch das Rohr vermehrt seine eigene, kohlendioxidhaltige Ausatemluft wieder ein. Die dadurch erhöhte $CO_2$-Konzentration regt das Atemzentrum im Gehirn, der Medulla oblongata (s. u.) an. Dadurch atmet der Patient häufiger und tiefer. Die Folge ist eine bessere Belüftung der Lunge, ohne dass die $CO_2$-Konzentration im Blut absinkt.

Ein Ziel der künstlichen Totraumvergrößerung ist die Verhütung von Lungenentzündungen (Pneumonien). Die Therapie muss vom Arzt angeordnet werden, weil sie bei bestimmten Erkrankungen (z. B. Lungenemphysem, Asthma bronchiale und Herzinsuffizienz) kontraindiziert ist.

**MERKE** *Die Luftröhre besteht aus hufeisenförmigen Knorpelspangen mit einer flexiblen Membran als hinterer Begrenzung. Sie teilt sich in 2 Hauptbronchien, die sich über Lappen- und Segmentbronchien bis in kleinste Verzweigungen teilen und in den gasaustauschenden Bereichen der Lunge münden. Obere und Teile der unteren Luftwege bilden einen Totraum, in dem verbrauchte Atemluft mit jedem Atemzug hin und her pendelt.*

# 10.5 Lunge und Pleura

## 10.5.1 Anatomie der Lunge

### Lage

Die Lungen (Pulmones, Einzahl Pulmo) füllen den gesamten Brustraum mit Ausnahme des Herzens und der großen Gefäße aus (**Abb. 10.12**). Die Lungenspitze (Apex pulmonis) reicht dabei weit hinauf in die Schlüsselbeingrube und überragt noch die erste Rippe. Unten liegt die Lungenbasis (Basis pulmonis) unmittelbar dem Zwerchfell auf (Facies diaphragmatica).

Die Außenfläche der Lunge liegt vorn, seitlich und hinten dicht den Rippen an und wird daher Facies costalis genannt. In der Nähe der Wirbelsäule reicht sie bis zum 10. oder 11. Rippenköpfchen.

Die Innenfläche (Facies mediastinalis) ist konkav eingedellt und begrenzt das Mediastinum (Mittelfellraum) mit Herz, Gefäßstämmen, Luft- und Speiseröhre. Blut- und Lymphgefäße, vegetative Nerven sowie der Hauptbronchus treten gebündelt am Lungenhilus in das Lungengewebe ein und verzweigen sich dort in immer kleinere Äste.

Wegen der asymmetrischen Lage des Herzens ist die linke Lunge um 10 – 20 % kleiner als die rechte.

### Aufbau

#### Lungenlappen

Der rechte Lungenflügel besteht aus 3 Lungenlappen (**Abb. 10.13**). Der linke Lungenflügel lässt Platz für das Herz und ist daher kleiner. Er besitzt nur 2 Lungenlappen.

**Unterlappen.** Der Unterlappen (Lobus inferior) ist durch eine schräg von hinten oben nach vorn unten verlaufende Furche abgetrennt. Er nimmt drei Viertel der Hinterfläche der Lunge ein, hat aber vorne kaum Kontakt mit der Innenseite des Brustkorbs.

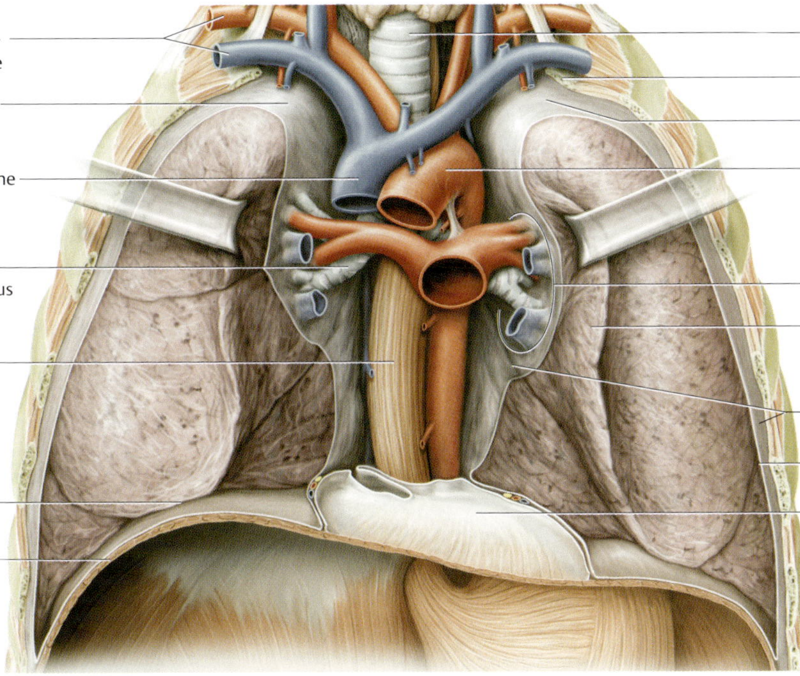


**Abb. 10.12 Lungen und Pleura.** Sie blicken auf den geöffneten Brustkorb: Teile der Rippen, das Schlüsselbein und das Herz sind entfernt, die Pleura visceralis gefenstert worden. Jeder Lungenflügel liegt gut verschieblich in einer eigenen serösen Höhle, der Pleurahöhle. Zwischen beiden Pleuraräumen befindet sich das Mediastinum, das das Herz (hier entfernt), die großen Blutgefäße, die Luft- und Speiseröhre enthält. Die Lungenspitze reicht bis über die 1. Rippe (und das Schlüsselbein) nach oben, die Lungenbasis liegt dem Zwerchfell auf.

**Mittellappen.** Rechts liegt dem Unterlappen ein kleinerer keilförmiger Mittellappen (Lobus medius) auf, dessen Oberseite in einer weitgehend horizontalen Ebene endet.

**Oberlappen.** Der linke Lungenflügel bildet keinen Mittellappen aus; der entsprechende Bereich ist in den Oberlappen (Lobus superior) einbezogen, der links also ein deutlich größeres Volumen besitzt als rechts. Eine tiefe Querfurche (Fissura obliqua) grenzt Ober- und Unterlappen, eine etwas flachere und horizontal verlaufende (Fissura horizontalis) grenzt rechten Ober- und Mittellappen voneinander ab. Im Zentrum jeden Lungenlappens verlaufen Lappenbronchus, -arterie, -vene sowie Nerven wiederum als Bündel.

## Lungensegmente

Die nächst kleinere Baueinheit der Lunge nach den Lungenlappen sind die Segmente. Der rechte Lungenflügel besteht meist aus 10 Segmenten (5 im Unter-, 2 im Mittel-, 3 im Oberlappen). Der linken Lunge fehlt häufig ein Segment im Unterlappen (4 im Unter-, 5 im Oberlappen).

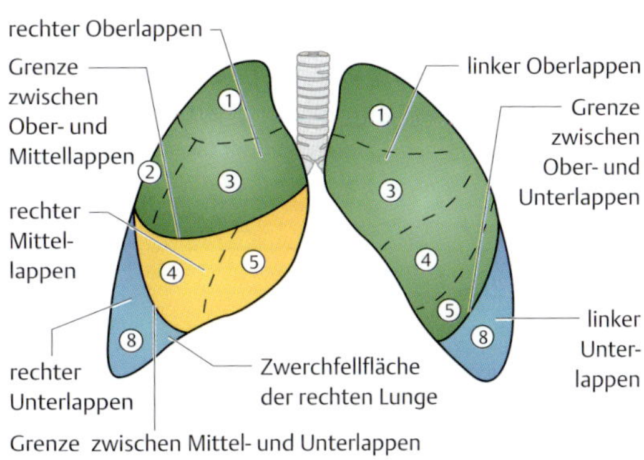


**Abb. 10.13 Lungenlappen und -segmente.** Weil die linke Lunge eine große Aussparung für das Herz besitzt, besteht der linke Lungenflügel nur aus 2 statt 3 Lungenlappen. Innerhalb jedes Lappens sind die Segmente weitgehend unabhängige Einheiten und können daher auch notfalls einzeln chirurgisch entfernt werden.

Bei abgegrenzten krankhaften Veränderungen kann der Thoraxchirurg einzelne Segmente entfernen, ohne das übrige Lungengewebe in Mitleidenschaft zu ziehen. Diese Segmentchirurgie wird dadurch möglich, dass jedes Segment eine selbstständige Funktionseinheit ist: In der Mitte jeden Segments führt ein Segmentbronchus sauerstoffreiche Luft und eine Segmentarterie sauerstoffarmes Blut aus der Lungenarterie zu; an der Peripherie leiten Segmentvenen das mit $O_2$ angereicherte Blut in die Lungenvenen ab.

### Lungenläppchen

Die kleinste, mit dem bloßen Auge erkennbare Untergliederung der Lunge ist das Lungenläppchen. Die Einteilung der Lunge in unregelmäßige große Läppchen erkennt man am besten an deren Außenfläche, wo Ruß- und Teerablagerungen die Läppchengrenzen grau bis schwarz verfärben.

Ein Läppchen besteht aus

- einem Bronchiolus (oder mehreren Bronchiolen) – der kleinsten Verzweigung des anatomischen Totraums –,
- etlichen tausend Alveolen – Grenzflächen zwischen Luft- und Blutraum – sowie
- dem alveolären Kapillarbett und dessen Zu- und Abflüssen.

### Lungenalveolen

Nach ca. 15 Teilungen hat sich der Durchmesser eines Bronchiolus bereits so stark reduziert, dass er nur noch von einem einschichtigen Epithel begrenzt wird (Bronchiolus terminalis). Ein derartiger „Mikrobronchus" öffnet sich über kurze Bronchioli respiratorii in eine weintraubenförmige Ansammlung von ca. 200 mehr oder weniger kugelförmigen, einseitig offenen Kammern, den Alveolen (**Abb. 10.14**).

Die ca. $^1/_{10}$ mm große Alveole besitzt nur eine hauchzarte membranartige Wand von lediglich $^1/_{100}$ bis $^1/_{1000}$ mm Dicke, in der besonders feine Kapillaren sauerstoffarmes Blut transportieren.

Insgesamt haben beide Lungenflügel ca. 300 Millionen (!) Alveolen, die der Lunge das Aussehen eines feinporigen Schwamms geben. Der gekammerte Aufbau des Lungengewebes vergrößert die zur Verfügung stehende Fläche zwischen Luft- und Blutraum auf 80 – 120 m² und gewährleistet so einen ausreichenden Gasaustausch.

● MERKE *Der rechte Lungenflügel besteht aus 3, der linke aus 2 Lappen. Jeder Lungenlappen gliedert sich in Segmente, Läppchen und Alveolen. Die zum Gasaustausch bereitstehende Gesamtfläche wird auf diese Weise stark vergrößert.*

## 10.5.2 Pleura

Der Pleuraraum (Pleurahöhle) ist eine seröse Höhle, begrenzt von 2 dünnen, epithelartigen Häuten (Pleura, Brustfell). Das äußere Blatt der Pleura ist mit dem Brustkorb verwachsen, das innere hüllt die Lunge ein. Jede Lunge umgibt eine eigene Pleurahöhle. (Verständlicher wäre es, ausschließlich von einem serösen Spalt zu sprechen, denn die Lungen haben während ihrer Entwicklung die Häute sehr dicht aneinander gedrängt und es verbleibt wenig Platz in der Höhle.)

In der Mitte des Brustkorbs, zwischen den pleurabegrenzten Lungen, liegt das Mediastinum (Mittelfellraum), welches das Herz, den Thymus, große Gefäße, Nerven und die Speiseröhre enthält. Gemeinsam füllen

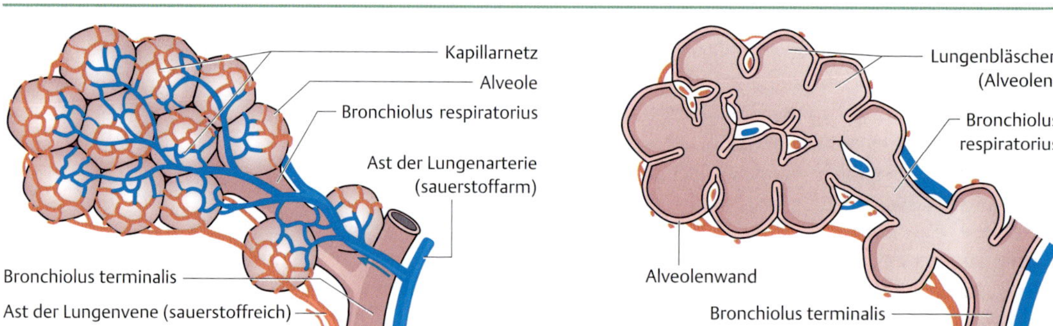


**Abb. 10.14 Alveolen.** Wie Weintrauben an einem Stiel gruppieren sich die Lungenalveolen um einen Bronchiolus respiratorius. Das sauerstoffarme Blut (blau), das aus dem rechten Herzen kommend in einem Kapillarnetz um die Alveolen herumfließt, nimmt den Sauerstoff aus der Alveolarluft auf und gibt Kohlendioxid an diese ab. Dann fließt es als sauerstoffreiches Blut (rot) zum Herzen zurück.

alle den Brustkorb fast vollständig aus. Die Untergrenze des Pleuraraums fällt mit der Ansatzstelle des Zwerchfells zusammen und zieht sich meist vom Köpfchen der 12. Rippe (hinten) bis knapp oberhalb des Rippenbogens (vorn).

## Aufbau

**Pleura parietalis.** Das äußere Blatt der Pleura, die Pleura parietalis (Rippenfell), ist an den Rippen und dem Zwerchfell befestigt. Von der Innenseite der Lungen aus überzieht es das Mediastinum, wo es an den Herzbeutel grenzt. Am Lungenhilus geht das äußere Blatt in einer Umschlagfalte in das innere Pleurablatt über und lässt hier Platz für die in die Lunge eintretenden Leitungsbahnen.

**Pleura visceralis** Das innere Blatt der Pleura, die Pleura visceralis (auch Pleura pulmonalis genannt, Lungenfell), ist mit dem Lungengewebe verwachsen und reicht bis in die Fissuren zwischen den Lungenflügeln hinein.

**Pleuraspalt.** Beide Pleurablätter liegen eng aneinander, sodass zwischen ihnen nur ein schmaler Spalt (= Pleurahöhle) verbleibt, der mit einer serösen Flüssigkeit gefüllt ist.

## Pleuraflüssigkeit

Die seröse Flüssigkeit ist ein eiweißarmes Ultrafiltrat aus dem Blutplasma, das die Deckzellen der Pleurablätter in den Pleuraspalt abgeben. Sie sorgt dafür, dass die beiden Pleurablätter sehr stark aneinander haften, aber gegeneinander verschieblich bleiben. Wer einmal versucht hat, 2 feuchte aufeinanderliegende Glasplatten voneinander zu trennen, hat eine Vorstellung von der Stärke der Haftung. Da die Pleura parietalis an den Rippen befestigt ist und die Pleura visceralis an der Lunge, ist die Lunge auf diese Weise im Brustkorb aufgespannt.

## Flüssigkeitsbilanz im Pleuraspalt

Flüssigkeitssekretion und -resorption müssen dabei stets in einem Gleichgewicht stehen, denn die seröse Flüssigkeit muss erneuert werden, ohne das Gesamtvolumen zu verändern:

Im luftdichten Pleuraspalt herrscht ein Unterdruck von 3 – 6 mmHg. Dieser Sog begünstigt das Austreten (Filtration) von Plasmawasser aus den benachbarten Kapillaren. Die Resorption wird in erster Linie durch den kolloidosmotischen Druck (S. 247), jedoch auch durch aktive Mechanismen bewerkstelligt und findet hauptsächlich im Rippenfell statt.

KRANKHEITSLEHRE *__Pleuraerguss.__ Dringt z. B. bei einer Entzündung eiweißreiches (fibrinöses) Sekret in den Pleuraspalt, setzt dieses die Gleitfähigkeit beider Blätter herab; das viszerale Blatt scheuert bei jeder Atembewegung am Rippenfell (trockene Pleuritis). Umgekehrt behindert ein zu großes Flüssigkeitsvolumen in der Pleurahöhle die Ausdehnung des Lungengewebes: Ist die Blut-Pleura-Grenze verletzt (z. B. durch einen Tumor, eine Tuberkulose oder eine Rippenfellentzündung), so dringt eiweißreiche Flüssigkeit in den Pleuraspalt ein und führt zum Pleuraerguss, der in schweren Fällen ein Volumen von mehreren Litern annehmen kann und dann Atmung und Herztätigkeit behindert. Solche massiven Pleuraergüsse lassen sich durch eine direkte Pleurapunktion zwischen 2 Rippen hindurch absaugen.*

*__Pneumothorax.__ Das Lungengewebe ist reich mit elastischen Fasern durchsetzt. Daher würde ein Lungenflügel auf etwa ⅓ seines Volumens zusammenschnurren, wenn er nicht durch den Pleuraspalt an der Thoraxinnenseite fest-*

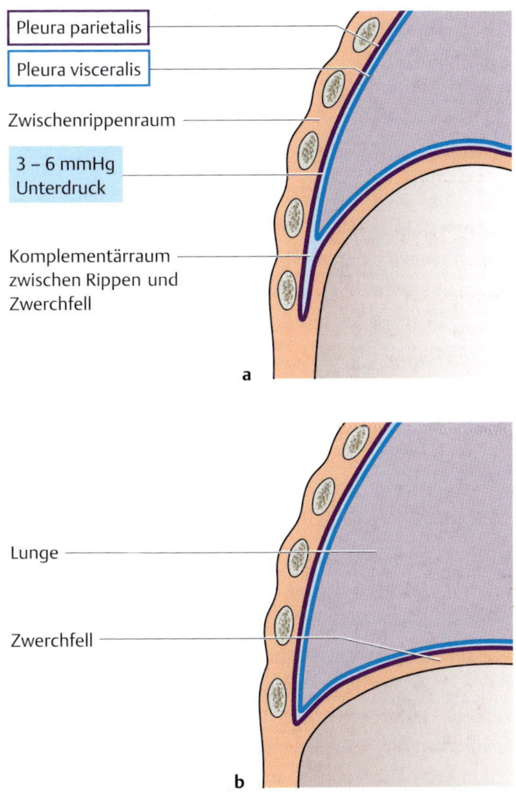


**Abb. 10.15 Pleurabewegung beim Atmen.**
**a** In Ausatmungsstellung füllt die Lunge nicht den ganzen Pleuraraum aus. Es bleibt ein Winkel zurück, in dem beide äußeren Blätter der Pleura einander anliegen.
**b** Wenn sich die Lunge mit Luft füllt, schiebt sie sich in diesen Reserveraum hinein und kann ihr Volumen dadurch zusätzlich vergrößern.

*gehalten würde. Gelangt jedoch Luft in den Pleuraspalt – etwa durch Einreißen der Pleura pulmonalis oder durch einen Messerstich zwischen die Rippen –, dann zieht sich die Lunge zusammen und die Alveolen werden nicht mehr belüftet. Der mangelnde Gasaustausch hat eine schwere Luftnot zur Folge. Der Patient muss bis zum Verheilen der Pleura mit Überdruck beatmet werden.*

### Reserveräume innerhalb der Pleuragrenzen

Da das Zwerchfell und die daran befestigte Pleura parietalis im entspannten Zustand kuppelförmig in den Brustraum hineinragt, entsteht zwischen der Brustwand und dem nahezu senkrechten Zwerchfellansatz ein Raum, der während der Einatmung durch die Abflachung des Zwerchfells kleiner wird bzw. ganz verschwindet (**Abb. 10.15**). Bei der Einatmung dehnt sich die Lunge aus, ihr Unterrand gleitet in den zuvor geschlossenen Spaltraum und füllt diesen bei maximaler Inspiration vollständig aus.

Dieses Hineingleiten der Lunge in einen „vorgefertigten" Reserveraum ist wesentlich dafür verantwortlich, dass sich das Lungenvolumen während der Atmung innerhalb der festen Pleuragrenzen verändern kann.

Da dieser seitliche Reserveraum der tiefste Punkt der Pleurahöhle ist, sammelt sich hier bei krankhaften Pleuraprozessen die überschüssige Flüssigkeit als Erstes an (sog. Winkelerguss).

● MERKE *Die Pleura umgibt als seröse Hülle mit Ausnahme des Lungenhilus alle Teile der Lunge. Bei der Einatmung gleitet die Lunge in den serösen Reserveraum zwischen Brustwand und Zwerchfell.*

## 10.6 Ein- und Ausatmen

### 10.6.1 Lungenvolumina

#### Atemruhelage

Die Lunge steht durch die Haftung der beiden Pleurablätter ständig unter einer Zugbelastung und saugt sich förmlich an der Brustwand fest. Im Pleuraraum entsteht dadurch ein Unterdruck, der sich während der Einatmung *(Inspiration)* erhöht und während der Ausatmung *(Exspiration)* vermindert. Dieser Lungensog verengt den knöchernen Thorax und zieht das Zwerchfell in den Brustkorb hinein, bis sich ein Kräftegleichgewicht einstellt (Atemruhelage).

#### Ein- und Ausatmung

Von dieser Atemruhelage ausgehend, atmen wir meist nur relativ flach ein (*Atemzugvolumen*, AZV, ca. 0,5 l) und lassen zur Ausatmung Thorax und Lunge einfach wieder passiv in die Atemruhelage zurückkehren. Über das AZV hinaus können aber maximal noch 2 – 3 l zusätzlich eingeatmet werden (*inspiratorisches Reservevolumen*, IRV); andererseits können wir das Lungenvolumen (**Abb. 10.16**), von der Atemruhelage ausgehend, willkürlich um 1 – 2 l weiter entleeren (*exspiratorisches Reservevolumen*, ERV). Am Ende einer maximalen Ausatmung verbleibt aber immer noch ein *Residualvolumen (RV)*, d. h. die Menge an Luft, die nach maximaler Ausatmung noch in der Lunge verbleibt und nicht willkürlich ausgeatmet werden kann, von ebenfalls 1 – 2 l.

#### Vitalkapazität

● DEFINITION *Als **Vitalkapazität (VK)** bezeichnet man dasjenige Luftvolumen, das maximal mit einem einzigen Atemzug bewegt werden kann, also die Summe aus ERV, AZV und IRV.*

Eine Einschränkung der VK kann Indiz sein für eine sog. restriktive Ventilationsstörung, d. h. eine Erkrankung der Lunge (Lungenfibrose, z. B. bei Steinstaublunge) oder des Thorax (z. B. Kyphoskoliose = „Buckel"), die eine normale Entfaltung des Gewebes verhindert.

● PFLEGE ***Spirometrie.*** *Im klinischen Alltag werden die einzelnen Lungenvolumina mithilfe eines Spirometers oder – besser – im Body-Plethysmografen bestimmt. Während das Spirometer (**Abb. 10.17**) das Volumen der ein- und ausgeatmeten Luft misst, bestimmt man im Body-Plethysmografen Druckschwankungen einer luftdichten Kabine um die Versuchsperson herum, die durch einen Unter- bzw. Überdruck der Luft in der Lunge hervorgerufen werden.*

● KRANKHEITSLEHRE ***Obstruktive Ventilationsstörungen.*** *Das Leitsymptom obstruktiver (einengender) Ventilationsstörungen, insbesondere des Asthma bronchiale und der asthmoiden Bronchitis, ist ein Ansteigen des Luftwiderstands in den kleinen Bronchien und Bronchiolen. Dies ist zumeist die Folge zäher Schleimansammlungen im Bronchiallumen oder aber einer zu starken Kontraktion der Bronchialmuskulatur. Für obstruktive Ventilationsstörungen ist es typisch, dass die Einatmung kaum behindert ist,*

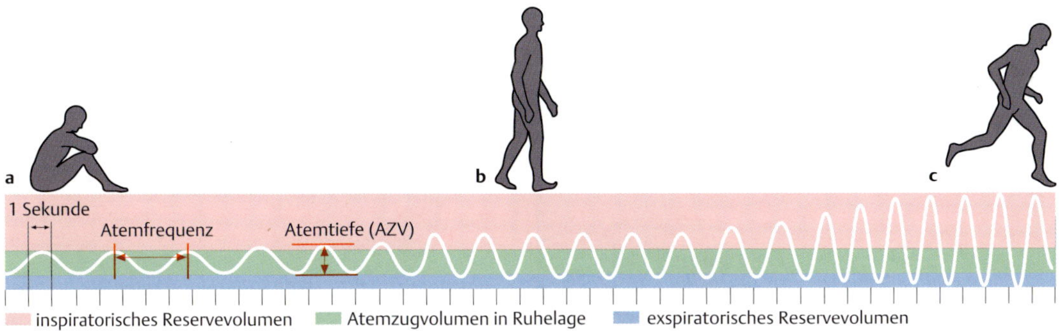


**Abb. 10.16 Lungenvolumina.** Lungenvolumina in Ruhe (**a**), Bewegung (**b**) und Anstrengung (**c**). In Ruhe bewegt sich die Atmung nur innerhalb eines engen Bandes. Mit zunehmender körperlicher Anstrengung atmen wir sowohl schneller als auch tiefer aus und ein. Beachten Sie auch, dass immer mehr des inspiratorischen Reservevolumens ausgeschöpft wird (**c**).

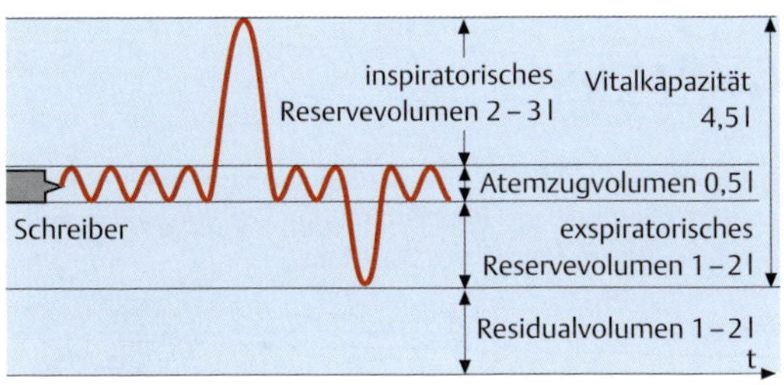


**Abb. 10.17 Spirometrie.** Mithilfe der Spirometrie bestimmt man, wie viel Reserveraum der Lunge eines Patienten tatsächlich noch zur Verfügung steht. Die Vitalkapazität gibt dabei das maximale Volumen an, das eine Versuchsperson auf einmal ein- und anschließend ausatmen kann.

*die Ausatmung aber zunehmend Schwierigkeiten bereitet. Entsprechend verschiebt sich die Atemruhelage zur Inspiration (IRV < ERV).*

***Tiffeneau-Test.*** *Zur Diagnose und Therapiekontrolle dient in Klinik und Praxis überwiegend der Tiffeneau-Test, also die Bestimmung der Sekundenkapazität ($EV_1$) bzw. der fraktionellen Sekundenkapazität ($FEV_1$). Die Sekundenkapazität ist dasjenige Volumen, welches nach einer maximalen Einatmung in der ersten Sekunde ausgeatmet werden kann. Die fraktionelle Sekundenkapazität setzt diesen Wert ins Verhältnis zur gesamten Vitalkapazität. Beim Gesunden soll $FEV_1$ mind. 75 % betragen; Werte unter 70 % weisen auf eine teilweise Verlegung der Atemwege hin.*

**MERKE** *Das gesamte Lungenvolumen ist die Summe aus Residualvolumen und Vitalkapazität. Die Vitalkapazität setzt sich aus dem exspiratorischen Reservevolumen, dem Atemzugvolumen und dem inspiratorischen Reservevolumen zusammen.*

## 10.6.2 Atemmechanik

Bei ruhiger Atmung benutzen wir die Atemmuskulatur lediglich zur Einatmung (Inspiration). Bei der Ausatmung (Exspiration) schnurren Thorax und Lunge passiv in die Atemruhelage zurück. Daher ist die Einatemmuskulatur auch wesentlich spezialisierter und stärker entwickelt als die für die Ausatmung zuständigen Muskelgruppen. Wir unterscheiden 2 Arten der Atmung:

- die Zwerchfellatmung (Bauchatmung) und
- die Rippenatmung (Brustatmung).

### Zwerchfellatmung

#### Anatomie

Der wichtigste Inspirationsmuskel ist das Zwerchfell (Diaphragma). Das Zwerchfell ist eine flache Muskelplatte, die Brust- und Bauchraum voneinander trennt. Es entspringt im Bereich der unteren Thoraxöffnung; seine Muskelfasern ziehen nach innen und setzen an einer zentralen Sehnenplatte (Centrum tendineum) an.

Linke und rechte Zwerchfellseite wölben sich kuppelförmig in den Brustraum vor. Die rechte Zwerchfellkuppel liegt der Leber auf und wird von dieser weiter nach oben verdrängt als die linke Zwerchfellkuppel, unter der sich der recht formveränderliche Magen befindet. Bei aufrechter Körperhaltung projiziert sich die rechte Zwerchfellkuppel je nach der Atemlage in die Höhe des 8.– 11. Brustwirbelkörpers (4.– 6. Rippe).

#### Mechanik

Die Muskelzüge des Zwerchfells laufen in der Atemruhelage nahezu senkrecht auf das hoch stehende Centrum tendineum zu. Zur Einatmung verkürzen sich die Muskelfasern und flachen die Zwerchfellkuppel ab. Die

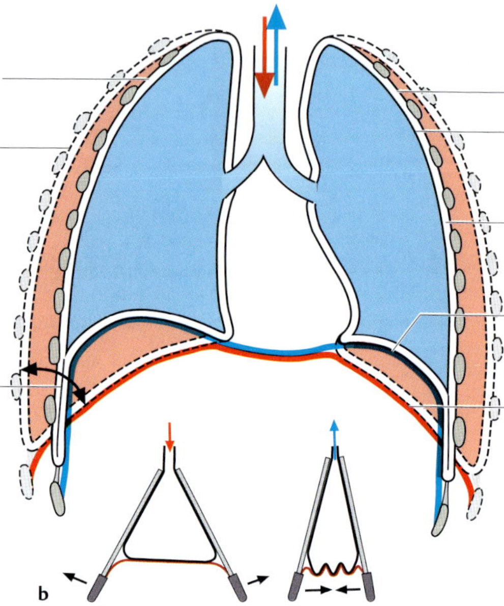


**Abb. 10.18 Atemmechanik.**
a Mit jeder Einatmung senkt sich das Zwerchfell. Dadurch kann sich die Lunge nach unten und in den Reserveraum der Pleura hinein vergrößern (Zwerchfellatmung)
b Gleichzeitig bewegen sich die Rippen nach außen und verbreitern den Brustkorb (Rippenatmung). Der Brustkorb arbeitet damit nach dem Prinzip des Blasebalgs.

zentrale Sehnenplatte tritt tiefer, die über die Pleura angeheftete Lunge folgt dieser Bewegung und das Lungenvolumen erhöht sich (**Abb. 10.18**).

### Innervation

Das Zwerchfell wird aus den Halsmarksegmenten C 2/ C 3–C 5 über den N. phrenicus (Zwerchfellnerv) gesteuert. Dieser „hohe" Ursprung des N. phrenicus ermöglicht auch dann noch die Atmung, wenn das Rückenmark durch eine Querschnittlähmung so geschädigt ist, dass weder Arme noch Beine bewegt werden können (Tetraplegie).

PFLEGE ***Training der Zwerchfellatmung.*** *Durch Auflegen der Hände auf den Oberbauch kann die Zwerchfellatmung kontrolliert werden. Auch die seitliche Dehnung der Rippen bei der Einatmung lässt sich so gut erfühlen. Als Pneumonieprophylaxe oder bei chronischen Atemwegserkrankungen gilt die bewusste Bauchatmung als wichtige Übung. Pflegeziel ist die vertiefte Einatmung, die durch eine verstärkte Ausatmung (unterstützt durch die Kompression der untersten Rippen) initiiert werden kann: Der Patient soll sich entspannt auf den Rücken legen, kräftig ausatmen und dann die auf dem Oberbauch liegende Hand durch eine vertiefte Einatmung „wegatmen". Die Einatmung erfolgt dabei durch die Nase, die Ausatmung langsam durch die gespitzten Lippen. Als ein wichtiger Bestandteil der Pneumonieprophylaxe sollte die aktive Zwerchfellatmung möglichst schon vor einer geplanten Operation geübt werden.*

## Rippenatmung

Das Zwerchfell übernimmt in Ruhe ca. ⅔ der Atemarbeit. Seine Arbeit wird jedoch mit zunehmender körperlicher Belastung durch eine aktive Rippenatmung (Brustatmung) ergänzt (**Abb. 10.19**).

### Einatmung

An der Hebung und Aufweitung des Thorax beteiligen sich in erster Linie die zwischen den Rippen verlaufenden äußeren Zwischenrippenmuskeln (Mm. intercostales externi) sowie eine Gruppe von Muskeln (Mm. scaleni, Treppenmuskeln), die an den Querfortsätzen der Halswirbel entspringen und die erste und zweite Rippe nach hinten oben ziehen. Die kurzen Zwischenrippenmuskeln entspringen am Unterrand der jeweils darüberliegenden Rippe, ziemlich nahe der Wirbelsäule und ziehen schräg nach vorn unten zur folgenden Rippe. Diese Anordnung führt bei ihrer Kontraktion zu einem Anheben des gesamten Brustkorbs.

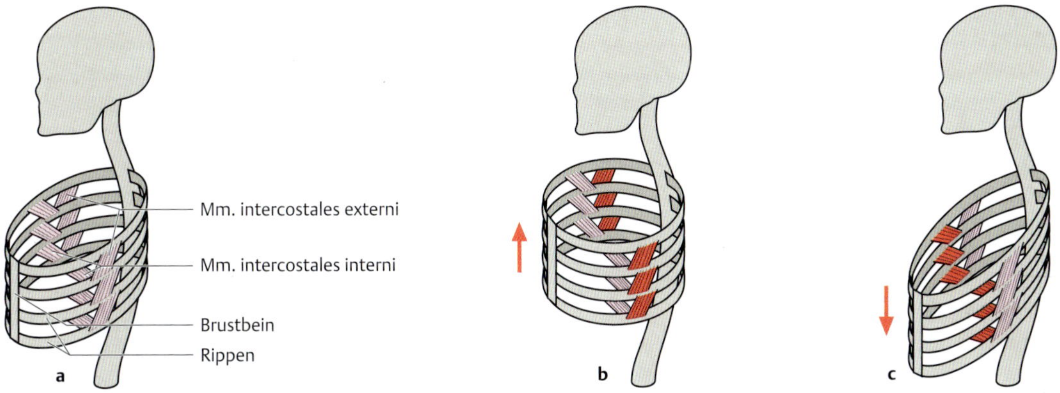


**Abb. 10.19 Prinzip der Rippenatmung.** In diesem Schema erkennen Sie die Rippen als starre Fassreifen, die den Brustkorb zusammenhalten. Sie können sich aber an der Wirbelsäule nach oben und unten verkippen.
a Die Skizze zeigt die Ruhestellung.
b Wenn sich das Brustbein durch den Zug der inspiratorischen Rippenmuskulatur hebt, dann vergrößert sich automatisch das Volumen des Brustkorbs.
c Umgekehrt senken die Ausatmungsmuskeln das Brustbein und verkleinern das Volumen.

### Ausatmung

An der ansonsten passiven Ausatmung beteiligen sich die inneren Zwischenrippenmuskeln (Mm. intercostales interni) höchstens unterstützend. Sie sind Gegenspieler der äußeren Zwischenrippenmuskeln und verlaufen ungefähr im rechten Winkel zu diesen, also von unten hinten nach oben vorn.

**Atemhilfsmuskeln.** Bei angestrengter Atmung oder Luftnot, beim Husten oder Niesen werden zusätzliche Muskelgruppen (z. B. die Bauchmuskeln) herangezogen. Die Aktivität der Atemmuskulatur kann durch Aufstützen der Arme im Sitzen, bei vorn übergebeugtem Oberkörper *(Kutschersitz)* unterstützt werden und dem Patienten die Atmung erleichtern.

### Innervation

Die an der Rippenatmung beteiligte Muskulatur wird aus dem Nervengeflecht des Armplexus (Plexus brachialis) – also aus den Halsmarksegmenten $C_5$–$C_8$ – innerviert. Bei einer hohen Querschnittlähmung mit Tetraplegie fällt daher auch der gesamte Mechanismus der Rippenatmung aus.

## Steuerung der Atmung

Über die Aktivität der Atemmuskulatur steuert das Gehirn nicht nur die Sauerstoffaufnahme, sondern auch den Gehalt an Kohlendioxid, und nimmt damit wesentlichen Einfluss auf den Säure-Basen-Haushalt. Atemstimulierend wirken:

- ein Absinken der $O_2$-Sättigung und ein Abfall des pH-Wertes im arteriellen Blut – gemessen über periphere Chemorezeptoren am Aortenbogen und der Halsschlagader – sowie
- ein Anstieg der $CO_2$-Konzentration in Blut und Liquor – gemessen über zentrale Chemorezeptoren an der Vorderseite des verlängerten Marks.

Ein Ansteigen der $CO_2$-Konzentration im Blut ist der mit Abstand stärkste Anreiz für die Atmung überhaupt.

### Atemzentrum

Das Atemzentrum befindet sich im verlängerten Mark *(Medulla oblongata,* s. S. 105) des Stammhirns. Es besteht aus je einem Einatmungs- und einem Ausatmungszentrum in der linken und rechten Hirnhälfte, also aus insgesamt 4 verschiedenen Nervenzellgebieten.

Das Einatmungszentrum aktiviert die Inspirationsmuskulatur so lange, bis es selbst durch Dehnungsrezeptoren in der Lunge gehemmt wird. Jetzt übernimmt das Ausatmungszentrum die Steuerung und ermöglicht die Exspiration.

Das Atemzentrum wird auch durch jede Form körperlicher Aktivität aktiviert, auch wenn diese noch nicht zu einer Änderung der Blutgaswerte geführt hat. Daher atmen wir schon zu Beginn einer sportlichen Dauerleistung verstärkt ein und aus, obwohl sich der $O_2$- und $CO_2$-Gehalt im Blut noch gar nicht geändert hat. Das Atemzentrum nimmt also den erwarteten zusätzlichen Sauerstoffbedarf bereits vorweg.

**MERKE** *Der wichtigste Atmungsmuskel ist das Zwerchfell. Eine Kontraktion der Muskelzüge senkt das Zwerchfell (Einatmung), bei Erschlaffen der Muskulatur zieht sich die Lunge passiv zusammen (Ausatmung). Die Rippenatmung erlaubt tiefere Atemzüge bei körperlicher Belastung.*

# 10.7 Austausch zwischen $O_2$ und $CO_2$

## 10.7.1 Lungendurchblutung (Perfusion)

### Anatomie

Im Gegensatz zu allen anderen Organsystemen ist die Lunge in den kleinen Kreislauf eingeschaltet (S. 243). Sauerstoffarmes Blut gelangt mit der Lungenarterie (Pulmonalarterie, A. pulmonalis) in das Kapillarbett der Alveolen, wird dort mit Sauerstoff angereichert und fließt über die Lungenvenen (Pulmonalvenen, Vv. pulmonales) wieder zum Herzen. Die Alveolarepithelzellen decken ihren eigenen Sauerstoffbedarf direkt aus der eingeatmeten Luft, während der Bronchialbaum der Bronchialarterien (Aa. bronchiales) direkt aus der Aorta versorgt wird.

### Durchblutung einzelner Lungenabschnitte

Im Gegensatz zum großen Kreislauf ist der Blutdruck in der Lungenarterie sehr niedrig (25/8 mmHg im Gegensatz zu 120/80 mmHg). Dieser niedrige Blutdruck reicht im Liegen aus, um alle Lungenabschnitte gleichmäßig zu durchbluten (**Abb. 10.20**).

Im Stehen ist die Durchblutung der Lungen dagegen sehr unterschiedlich: Auf das Blut in den unteren Lungenabschnitten (Lungenbasis) wirkt neben dem eigentlichen Pulmonalarteriendruck noch der hydrostatische Druck der darüber stehenden Blutsäule; die Gefäße sind prall gefüllt, die Durchblutung ist entsprechend groß. Im Gegensatz dazu fallen die Gefäße der Lungenspitze besonders in der Diastole vollständig zusammen, da der Blutdruck nicht ausreicht, das Blut entgegen der Schwerkraft nach oben zu treiben; die Durchblutung der oberen Lungensegmente zum Gasaustausch ist daher stark eingeschränkt.

Die Druckunterschiede in der Lunge erhöhen sich bei körperlicher Belastung: Während der Einatmung entsteht ein Unterdruck, während der Ausatmung ein Überdruck. Dieser rhythmische Wechsel zwischen Sog und Überdruck hilft mit, das Blut gleichmäßiger in alle Lungenabschnitte zu befördern. Körperliche Anstrengung rekrutiert also zusätzliche Lungenabschnitte in den oberen Regionen.

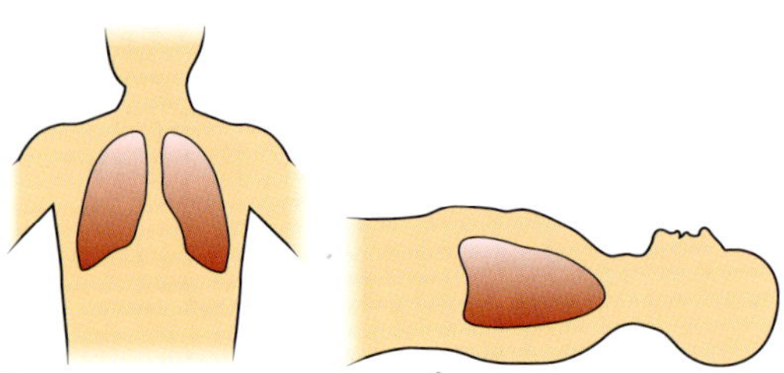


**Abb. 10.20 Lungendurchblutung.** Lungendurchblutung im Stehen (**a**) und im Liegen (**b**). In Ruhe reicht der Blutdruck in der Lungenarterie nicht aus, um das Blut bis in die Lungenspitzen zu pumpen – sie bleiben weitgehend blutleer. Da im Liegen der Höhenunterschied zum Herzen geringer ist, werden die Lungen wesentlich gleichmäßiger mit Blut versorgt.

## 10.7.2 Ventilation und Perfusion

Belüftung *(Ventilation)* und Durchblutung *(Perfusion)* stehen in einer engen Beziehung zueinander. So wäre es sicherlich wenig sinnvoll, wenn nicht durchblutete Lungenbezirke mit besonders viel Luft versorgt würden. Andererseits müssen Bereiche mit hoher Durchblutung auch eine besonders gute Luftzufuhr erhalten, um genügend Sauerstoff aufnehmen zu können.

Jeder kleinste Lungenbezirk ist daher in der Lage, Belüftung und Durchblutung aufeinander abzustimmen, sodass das Ventilations-Perfusions-Verhältnis ungefähr bei 1 : 1 (meist 0,8 : 1) liegt. Das bedeutet: Wird ein Lungenbezirk mit 1 ml Luft/min beatmet, so fließt auch ca. 1 ml Blut/min durch die Kapillaren eben dieses Bezirks. Nicht benötigtes Blut wird entweder zurückgehalten oder über Kurzschlussgefäße direkt, unter Umgehung der Kapillaren, den Lungenvenen zugeführt. Lokale Reflexe sorgen dabei für ein ausgeglichenes Verhältnis zwischen Belüftung und Durchblutung in den unterschiedlichen Lungenabschnitten.

## 10.7.3 Diffusion und Gasaustausch

Gasaustausch in der Lunge (**Abb. 10.21**) bedeutet
- die Aufsättigung des vom rechten Herzen kommenden Blutes mit Sauerstoff ($O_2$) sowie
- die Abatmung von Kohlendioxid ($CO_2$), das im Stoffwechsel produziert wird.

Es handelt sich um eine einfache physikalische Diffusion über die dünne Wandung (Endothel) der Blutka-

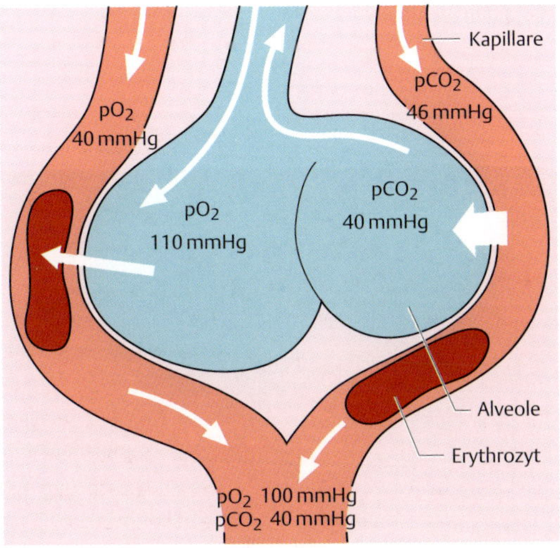


**Abb. 10.21 Alveolärer Gasaustausch.** Die linke Hälfte der Abbildung zeigt den Übertritt von Sauerstoff ins Blut, die rechte den von Kohlendioxid in die Alveolen. Für Sauerstoff besteht ein viel größerer Unterschied der Partialdrücke in den Kapillaren und den Alveolen (40 – 110 mmHg) als für Kohlendioxid (46 – 40 mmHg). Da Kohlendioxid aber viel leichter diffundiert, reicht dieser kleine Druckunterschied aus, um Kohlendioxid in die Ausatemluft abzugeben.

pillaren, die darunter liegende Basalmembran und die Alveolardeckzellen hinweg.

## Partialdruck

DEFINITION *Unter dem **Partialdruck** eines Gases versteht man den jeweiligen Teildruck, den dieses Gas von dem Gesamtdruck des jeweiligen Gasgemisches übernimmt.*
*Wenn z. B. der Luftdruck bei 750 mmHg liegt und die Luft 21 % Sauerstoff enthält, dann beträgt der Partialdruck 21 % von 750 = 157,5 mmHg.*

**$pO_2$.** In der Alveole ist der Partialdruck von Sauerstoff ($pO_2$) mit 100 – 110 mmHg niedriger als in der Einatemluft (ca. 150 mmHg), da die Alveolarluft mit Wasserdampf gesättigt ist und sich frische und verbrauchte Luft ständig vermischen. Dies ist aber immer noch viel im Vergleich zum $pO_2$ der arteriellen Lungengefäße (40 mmHg). So entsteht ein Diffusionsgefälle von 60 – 70 mmHg von der Alveole ins Blut, was den Übertritt von Sauerstoff in diese Richtung erleichtert.

**$pCO_2$.** Für $CO_2$ besteht ein Partialdruckgefälle in der entgegengesetzten Richtung: Blut 46 mmHg, Alveolarluft 40 mmHg. Dieser nur geringe Unterschied reicht vollkommen aus, um das im Stoffwechsel erzeugte Kohlendioxid vollständig abzuatmen, da $CO_2$ ca. 23-mal besser diffundieren kann als Sauerstoff.

Die Menge an Sauerstoff, welche von A nach B diffundiert, ist

- proportional zu dem Partialdruckunterschied ($\Delta pO_2$),
- proportional zur Diffusionsfläche (A) und
- umgekehrt proportional zu der Dicke der Diffusionsmembran (d).

Die Lunge ist nun hinsichtlich aller 3 Beziehungen optimal konstruiert:

- Der Partialdruckunterschied $\Delta pO_2$ ist hoch (60 – 70 mmHg).
- Die Diffusionsfläche A ist sehr groß (100 $m^2$!).
- Die Diffusionsstrecke d ist extrem kurz (1 µm = 0,001 mm).

KRANKHEITSLEHRE ***Störungen des alveolären Gasaustausches.*** *Nach Lungenkrankheiten oder im Alter können sich diese Verhältnisse einzeln oder insgesamt verschlechtern, mit der Folge, dass das Blut nur ungenügend mit Sauerstoff versorgt wird. So verkleinert sich die Diffusionsfläche auch bei einem gesunden Menschen mit dem Alter, da immer mehr Alveolen zu größeren Hohlräumen verschmelzen (Emphysem) und so die Alveolarzwischenwände als Gasaustauschfläche fehlen. Lungenfibrosen, also Erkrankungen, bei denen sich die Lunge bindegewebig verfestigt (z. B. Steinstaublunge), oder Wassereinlagerungen im Lungengewebe (Lungenödem) verlängern die Diffusionsstrecke. Bei einem Aufenthalt in großen Höhen wiederum (auf 5300 m über NN hat sich der Luftdruck bereits halbiert!) nimmt der alveoläre Sauerstoffpartialdruck stark ab und so sinkt der wichtige Partialdruckunterschied.*

MERKE *Lokale Reflexe sorgen dafür, dass unabhängig von der Körperlage Ventilation und Perfusion in einem konstanten Verhältnis zueinander stehen. Zusammen mit den für die Diffusion günstigen Bedingungen erhöht dies die Effizienz des Gasaustauschs zwischen $O_2$ und $CO_2$ in den Lungenalveolen.*

10

11

# 11 Ernährung und Verdauung

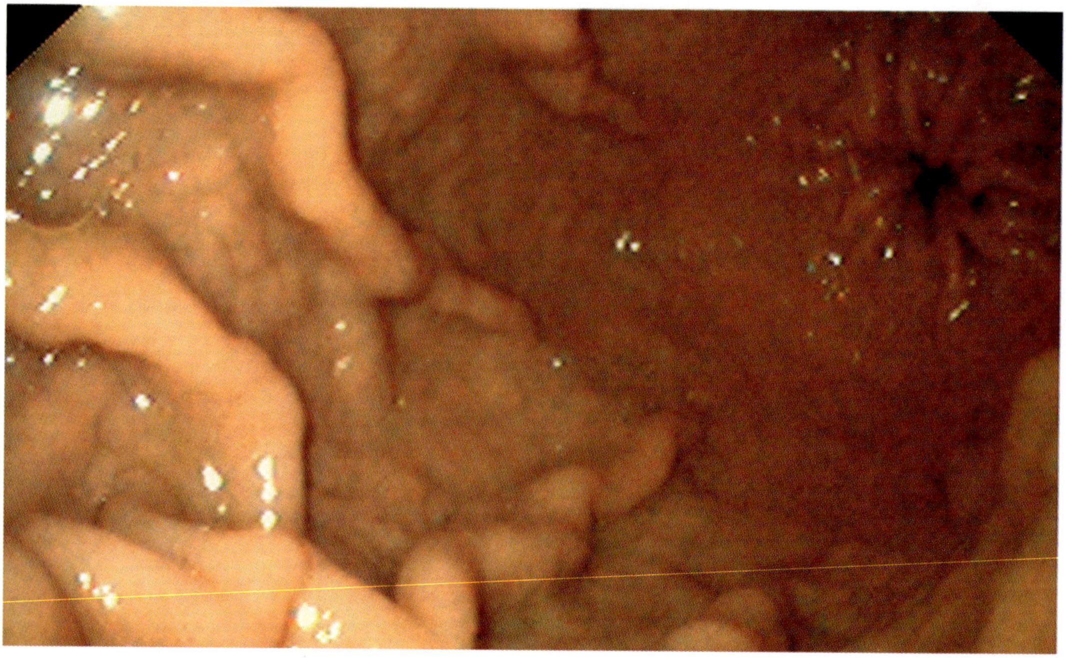



## 11.1 Grundlagen der Ernährung

Die Nahrungsaufnahme ist ein zentraler Bestandteil unseres Lebens. Dies trifft nicht nur auf Gesellschaften zu, in denen die tägliche Nahrungsbeschaffung ein existenzielles Problem darstellt, sondern auch auf die industrialisierte Welt mit ihrem Überangebot an Nahrungsmitteln.

Medizinisch betrachtet ist eine angemessene und ausgewogene Ernährung eine wichtige Prophylaxe gegen chronische Erkrankungen wie Arteriosklerose, Degeneration des Bewegungsapparats und einer Reihe von Krebserkrankungen. Auch der Typ-2-Diabetes ist in den meisten Fällen Folge von Übergewicht und falscher Ernährung.

### 11.1.1 Energiebilanz des Organismus

Nahrung führt dem Körper in erster Linie Energie zu. Abhängig von Größe, Gewicht, Alter, Geschlecht und körperlicher Arbeit benötigen wir unterschiedliche Energiemengen (**Abb. 11.1**), die unser Körper zum überwiegenden Teil in Wärme und mechanische (Muskel-)arbeit umsetzt. Im Zusammenhang mit der Energiebilanz sind folgende Begriffe von Bedeutung:

- Grundumsatz (Basalstoffwechsel, Basalbedarf)
- Erhaltungsbedarf
- Leistungsumsatz (Arbeitsumsatz, Freizeitumsatz)

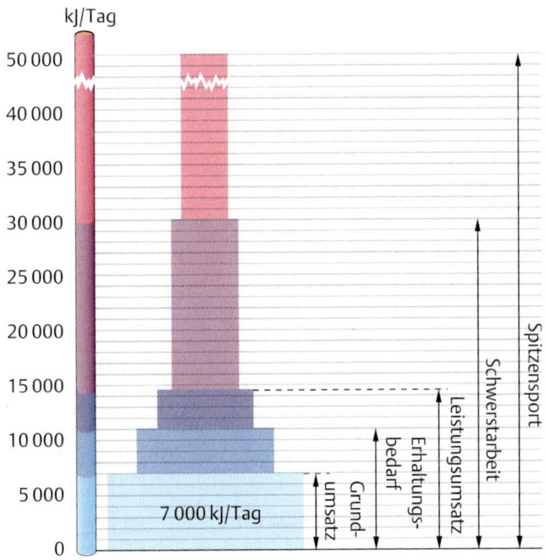


**Abb. 11.1 Energieumsatz.** Der Energieumsatz richtet sich nach der körperlichen Leistung eines Menschen. Die angegebenen Daten für Grundumsatz, Erhaltungsbedarf und Leistungsumsatz sind ungefähre Durchschnittswerte für einen ca. 65 kg schweren Mann nach WHO. Die Angaben für Schwerstarbeit und Spitzensport sind Maximalwerte.

## Grundumsatz und Erhaltungsbedarf

DEFINITION *Der **Grundumsatz** ist der Energieverbrauch für die Regelung der Körpertemperatur und die absolut lebensnotwendigen körperlichen Aktivitäten.*

Im Zustand totaler körperlicher Ruhe und in einer gleichmäßig angenehm temperierten Umgebung verbrauchen wir Energie fast nur für die Atmung, die Herzfunktion sowie für die Stoffwechselprozesse in inneren Organen, Muskulatur und Fettgewebe.

DEFINITION *Der **Erhaltungsumsatz** ist die Energiemenge, die der Körper aus der Nahrung aufnehmen muss, um den Energiebedarf für den Grundumsatz zu decken.*

Sie liegt in der Größenordnung von 4,2 kJ/kg/h (1 kcal/kg/h), das entspricht also ca. 6000 – 8000 kJ/d (1500 – 2000 kcal/d).

**Erhöhung des Grundumsatzes.** Jede Erkrankung, die mit einer erhöhten Körpertemperatur (Fieber), vermehrter Geweberegeneration (Wundheilung), v. a. aber mit einer Ausschüttung von Stresshormonen (Trauma, Operationen) verbunden ist, erhöht den Grundumsatz erheblich. Unfallpatienten mit Polytrauma oder Kranke mit schweren allgemeinen Infektionen (Sepsis) erreichen nicht selten Werte bis zu 20 000 kJ pro Tag (4800 kcal/d)!

## Leistungsumsatz

DEFINITION *Der **Leistungsumsatz** umfasst die zusätzlich benötigte Energie, die zum Verrichten körperlicher Aktivität gebraucht wird.*

Der Leistungsumsatz (Arbeitsumsatz, Freizeitumsatz) richtet sich nach der Intensität der körperlichen Betätigung und ist dementsprechend individuell sehr unterschiedlich. Für mittelschwere Arbeit und ein im weltweiten Maßstab durchschnittliches Körpergewicht von 65 kg („Referenzmann") bzw. 55 kg („Referenzfrau") gibt die WHO einen Leistungsumsatz von 12 500 bzw. 9000 kJ/d (3000 bzw. 2200 kcal/d) an – ein Wert, der für mitteleuropäische Körpermaße um ca. 2000 – 3000 kJ/d (500 – 700 kcal/d) nach oben korrigiert werden muss. Schwerstarbeit oder Dauerleistungstraining fordert uns 20 000 – 30 000 kJ/d (4800 – 7000 kcal/d) ab, wobei Spitzensportler an einzelnen Tagen (Ultra-Läufe, Ironman-Triathlon) bis zu 50 000 kJ (12 000 kcal) verbrennen.

# 11.1.2 Grundnährstoffe und Ballaststoffe

## Grundnährstoffe

Unsere Nahrung besteht aus 3 Grundbausteinen:
- Kohlenhydrate (Verbindungen aus Einzelzuckern [= Monosaccharide])
- Eiweiße (Verbindungen aus Aminosäuren)
- Fette (Verbindungen aus Glyzerin und Fettsäuren)

Außerdem gehören zahlreiche Vitamine und Mineralstoffe zu den essenziellen Nahrungsbestandteilen.

Die Grundnährstoffe Kohlenhydrat und Eiweiß haben pro Gewichtseinheit in etwa denselben physiologischen Brennwert von ca. 17 kJ/g (4 kcal/g), während 1 g Fett mehr als die doppelte Energieausbeute liefert (39 kJ/g = 9,3 kcal/g, **Abb. 11.2**).

Hinsichtlich ihrer Rolle als Energielieferanten sind alle Nährstoffe prinzipiell gegeneinander austauschbar. Angesichts der lebenswichtigen Aufgaben von Eiweiß und der potenziell schädlichen Nebenwirkung von Fetten auf den Cholesterinspiegel empfiehlt die WHO langfristig ca. 55 % der Energie aus Kohlenhydraten, maximal 30 – 35 % aus Fett und mindestens 10 – 15 % aus Eiweiß zu decken.

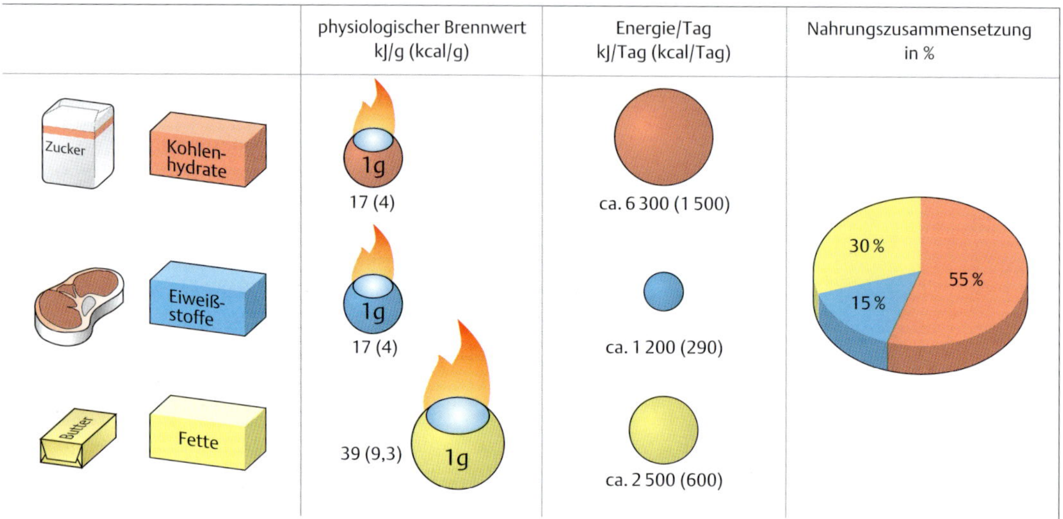


**Abb. 11.2 Energie aus Grundnährstoffen.** Der Energiebedarf des Körpers lässt sich mit den Grundnährstoffen Kohlenhydrate, Eiweiß und Fett decken. Obwohl Fett im Hinblick auf seinen physiologischen Brennwert der mit Abstand energiereichste Grundnährstoff ist, sollte man nicht mehr als ⅓ des Energiebedarfs mit Fett decken, da sonst fast unvermeidlich die Cholesterinkonzentration im Blut ansteigt.

## Ballaststoffe

Im Gegensatz zu den Grundnährstoffen werden Ballaststoffe nur unvollständig verdaut und nicht ins Blut absorbiert. Sie unterstützen aber wirkungsvoll die Verdauungsvorgänge des Menschen (**Abb. 11.3**). Die meisten Ballaststoffe gehören chemisch zur Gruppe der Kohlenhydrate und sind Bestandteil der Zellwand von Pflanzen oder Pilzen. Den größten Anteil bilden Zellulose und Hemizellulose („holziges" Gemüse wie etwa grüne Bohnen, Vollkorngetreide), Pektine (Grünpflanzen, Samen), schlecht verdauliche Stärke (enthalten in Kartoffeln und Mais) sowie die Holzsubstanz Lignin (z. B. in Weizenkleie).

### Flüssigkeitsbindung

Ballaststoffe quellen im Magen-Darm-Trakt auf und binden dabei erhebliche Mengen an Flüssigkeit. Durch die mechanische Dehnung der Magenwand erzeugen sie ein Völlegefühl und wirken daher als natürliche Appetitzügler. Zusätzlich bleibt die Nahrung länger im Magen liegen und gelangt in kleineren Portionen in den Dünndarm.

● KRANKHEITSLEHRE ***Darmverschluss durch Ballaststoffe.*** *Beim Umstellen auf eine ballaststoffreichere Ernährungsweise muss man strikt darauf achten, ausreichend Flüssigkeit (mind. 2–3 l täglich) zu trinken, sonst verkleben die Ballaststoffe und können im Extremfall sogar einen mechanischen Darmverschluss (Ileus) hervorrufen.*

### Verzögerung der Verdauung

Ballaststoffe verzögern die Verdauung und Resorption von Grundnährstoffen. Auf diese Weise verhindern sie die Ausbildung von Blutzuckerspitzen und eine überschießende Ausschüttung des Bauchspeicheldrüsenhormons Insulin, welches den Blutzuckerspiegel schnell wieder absenkt. Diese vom Insulin hervorgerufene schnelle Blutzuckersenkung erklärt, warum man nach einer ballaststoffarmen Zwischenmahlzeit (Schokoriegel, „Pausensnack"!) wesentlich schneller wieder Hunger bekommt als z. B. bei Obst, welches dieselbe Energiemenge liefert, darüber hinaus aber auch Ballaststoffe enthält.

### Senkung des Cholesterinspiegels

Einige Ballaststoffe (Haferkleie, Bohnen) senken den Cholesterinspiegel, indem sie Cholesterin und dessen Abbauprodukte physikalisch binden und mit dem Stuhl entfernen.

### Nahrung für Dickdarmbakterien

Ballaststoffe auf Kohlenhydratbasis sind Nahrung für die Dickdarmbakterien. In Abwesenheit von Kohlenhydraten würden diese Bakterien in erster Linie Eiweiß aus toten, abgeschabten Darmwandzellen zu Ammo-

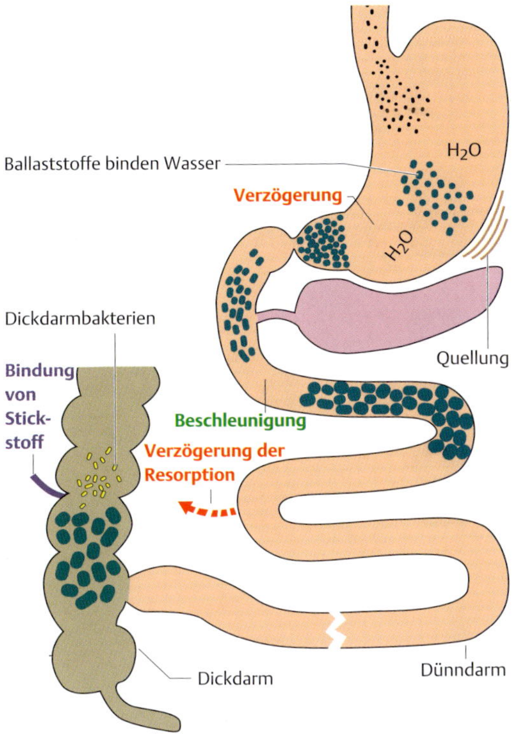


**Abb. 11.3 Wirkungen der Ballaststoffe.** Ballaststoffe nehmen im Magen-Darm-Trakt große Mengen Wasser auf und quellen dementsprechend stark. Dadurch verzögern sie die Magenentleerung, beschleunigen aber die Darmpassage. Im Dickdarm werden sie von Bakterien abgebaut und binden damit stickstoffhaltige Substanzen.

niak ($NH_3$) abbauen. Da Ammoniak auf das Nervensystem toxisch wirkt, ist ein bakterieller Kohlenhydratstoffwechsel in jedem Fall vorzuziehen.

In Anwesenheit kohlenhydratreicher Ballaststoffe wachsen die Dickdarmbakterien schneller. Die Bakterienmasse besteht im Wesentlichen aus stickstoffhaltigem Eiweiß, das mit dem Stuhl ausgeschieden wird. Daher gelangt noch weniger Stickstoff in Form des problematischen Ammoniaks ins Blut.

### Beschleunigung der Darmpassage

Ballaststoffe beschleunigen die Passage durch Dünn- und Dickdarm, verbessern Peristaltik und Durchblutung und regulieren den Stuhlgang. Dieser Effekt soll dafür verantwortlich sein, dass eine ballaststoffreiche Kost das Risiko von Dickdarmtumoren senkt.

● MERKE *Ballaststoffe sorgen für eine gleichmäßige Nährstoffaufnahme im Darm und regelmäßigen Stuhlgang. Sie wirken der Entwicklung von Dickdarmkrebs entgegen und sind natürliche Appetitzügler. In zu großen Mengen können Ballaststoffe einen mechanischen Darmverschluss auslösen.*

## 11.1.3 Vitamine, Mineralstoffe und Spurenelemente

### Vitamine

Obwohl Vitamine keine Energie liefern, sind sie für den menschlichen Organismus lebensnotwendig, denn sie sind als Hilfsstoffe (Koenzyme oder als deren Bestandteile) an zahlreichen Stoffwechselvorgängen und auch am Aufbau von Hormonen oder Blutzellen beteiligt. Sie müssen mit der Nahrung aufgenommen werden, da der Körper sie nicht oder nur unvollständig selbst herstellen kann. Nach ihrer Löslichkeit unterscheidet man fett- und wasserlösliche Vitamine.

#### Fettlösliche Vitamine

Die Vitamine A, D, E und K (Merkhilfe EDEKA) sind fettlöslich, d. h. sie müssen zusammen mit Fetten gegessen werden, da der Körper sie nur so resorbieren kann. (Der Verzicht auf Dressing beim Salat ist also ernährungsphysiologisch nicht sinnvoll.) Andererseits reichern sie sich im Gegensatz zu den wasserlöslichen Vitaminen im Fettgewebe an und können bei Überdosierung schädliche Nebenwirkungen entfalten.

**Vitamin A (Retinol).** Ein Stoffwechselprodukt der A-Vitamine – das 11-cis-Retinal – spielt eine Schlüsselrolle in Stäbchen und Zapfen der Netzhaut des Auges. Entsprechend führt Vitamin-A-Mangel zu einer Einschränkung des Dämmerungssehens (Nachtblindheit), aber auch zu Hautproblemen (brüchige Nägel, „Altersflecken", Haarausfall, verstärkte Hornbildung). Die notwendige tägliche Zufuhr beträgt ca. 600 – 800 µg, bei stillenden Frauen bis zu 1200 µg.

**Vitamin D (Cholecalciferol).** Vitamin D kann die Haut bei genügend starker ultravioletter Einstrahlung selbst herstellen. Es handelt sich also streng genommen um kein „echtes" Vitamin und wird so oft auch als Hormon bezeichnet (S. 87). Vitamin D erhöht den $Ca^{++}$-Spiegel im Blut durch Steigerung der Aufnahme aus dem Darm. Das erhöhte Kalziumangebot wird unter dem Einfluss von Vitamin D teilweise im Knochen eingelagert. Erwachsene, die sich häufig im Freien aufhalten, benötigen nur geringe Mengen Vitamin D. Für Säuglinge wird jedoch eine Vitamin-D-Prophylaxe (ca. 10 µg pro Tag) empfohlen, um die kindliche Rachitis zu verhindern.

**Vitamin E (Tocopherol).** Vitamin E stabilisiert Zellmembranen und ist wichtig bei der Bildung von Zellorganellen. Ein isolierter Vitamin-E-Mangel ist noch nicht beobachtet worden. Die empfohlene Zufuhr schwankt zwischen 12 und 30 mg/d.

**Vitamin K (Naphthochinone).** Die Leber benötigt Vitamin K, um die Gerinnungsfaktoren II, VII, IX und X aufzubauen. In Grünpflanzen ist normalerweise so viel Vitamin K enthalten, dass der tägliche Bedarf von 25 – 50 µg nur bei extrem einseitiger Ernährung unterschritten wird. Klinisch eingesetzt werden dagegen Hemmstoffe der Verwertung von Vitamin K in der Leber (Kumarine). Zur Gerinnungshemmung wird dabei der Körper in den Zustand eines Vitamin-K-Mangels versetzt.

### Wasserlösliche Vitamine

Alle B-Vitamine sind sehr gut wasserlösliche Verbindungen (**Abb. 11.4**). Überschüssige Mengen werden über die Nieren ausgeschieden, sodass eine Überdosierung so gut wie ausgeschlossen ist. Die B-Vitamine finden sich vorwiegend in Innereien, Fleisch und Bierhefe, außerdem in Getreide- und Reiskeimlingen, Kartoffeln und Milch.

**Vitamin $B_1$ (Thiamin).** Beim Kohlenhydratstoffwechsel und beim Aufbau von Nervenzellen spielt Vitamin $B_1$ eine Schlüsselrolle. Der tägliche Bedarf hängt von der Aktivität des Stoffwechsels und damit von der Nahrungsaufnahme ab. Als Mindestwert empfohlen werden ca. 0,5 mg/1000 kcal.

KRANKHEITSLEHRE ***Beriberi.*** *Vitamin $B_1$-Mangel tritt in Hungergebieten der Dritten Welt als Beriberi in Erscheinung. Die Krankheit betrifft einerseits das Nervensystem. So kommt es zu Teilnahmslosigkeit (Apathie), Appetitlosigkeit, Krampfanfällen und Lähmungserscheinungen. Im Extrem beobachtet man diffuse Hirnschäden, die bis zur Demenz führen können. Weiterhin ist oft das Herz-Kreislauf-System betroffen, wobei eine Herzinsuffizienz die Ausbildung ausgedehnter Ödeme nach sich zieht.*

**Vitamin $B_2$ (Riboflavin).** Diese Flavoproteine sind in den Mitochondrien notwendige Bestandteile der ATP-Erzeugung. Im Fall eines beginnenden Vitamin-$B_2$-Mangels (empfohlene Zufuhr 1 – 1,6 mg/d) stehen jedoch nicht so sehr die Symptome eines Energiemangels im Vordergrund, sondern eher Haut- und Schleimhautprobleme wie rissige Lippen, eine raue und entzündete Zunge und schuppige Haut.

**Vitamin $B_6$ (Pyridoxine).** Die $B_6$-Vitamine spielen eine Rolle im Stoffwechsel der Aminosäuren. Der Bedarf richtet sich nach der Menge aufgenommener Proteine: ca. 0,02 mg/g Protein. Wie beim Vitamin $B_2$-Mangel sind Haut- und Schleimhautveränderungen Zeichen einer Unterversorgung. Es können aber auch neurologische Erscheinungen und Anämien auftreten.

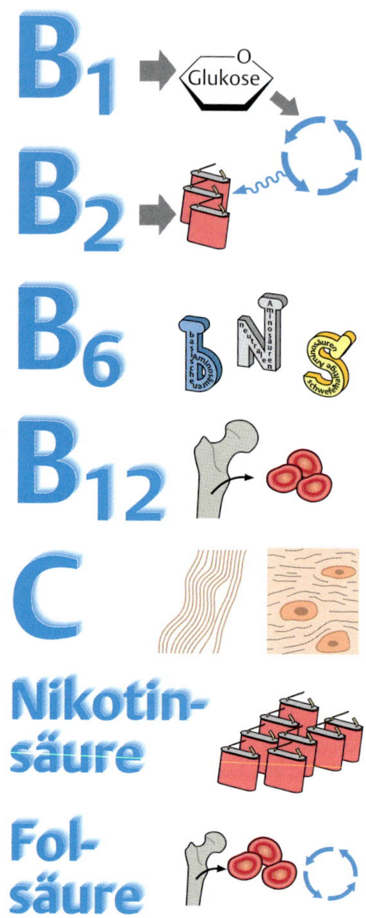


**Abb. 11.4 Wasserlösliche Vitamine.** Die B-Vitamine sind Verbindungen, die sehr gut wasserlöslich sind und daher über die Niere ausgeschieden werden können. So ist eine Überdosierung fast auszuschließen.

**Vitamin $B_{12}$ (Cobalamin).** Für den Aufbau von Erythrozyten benötigen wir Vitamin $B_{12}$. Im Vordergrund eines Mangels steht dementsprechend eine Anämie mit besonders großen roten Blutkörperchen. Die notwendige tägliche Zufuhr beträgt lediglich 2 – 3 µg. In der Leber ist genügend Cobalamin für mehrere Jahre gespeichert, sodass wir nicht auf eine kontinuierliche tägliche Vitamin-$B_{12}$-Zufuhr angewiesen sind.

Mangelerscheinungen entstehen daher nur, wenn der Aufnahmemechanismus im Magen und unteren Dünndarm über Jahre hinweg funktionsunfähig ist. So muss nach ausgedehnten Magen-/Darm-Operationen das Blutbild auf Zeichen eines Vitaminmangels untersucht und ggf. Vitamin $B_{12}$ ergänzt werden. Auch ein Parasitenbefall (Fischbandwurm) verhindert die Aufnahme von Vitamin $B_{12}$ aus der Nahrung.

**Vitamin C (L-Ascorbinsäure).** Die L-Ascorbinsäure verhindert die Oxidation von körpereigenen Geweben durch Sauerstoffradikale. Als sog. *Antioxidanz* leistet Vitamin C einen wichtigen Beitrag beim Schutz der Zellen gegen krebsartige Veränderungen der Erbsubstanz und gegen vorzeitige Alterung. Darüber hinaus ist Vitamin C entscheidend am Aufbau von Bindegewebe (Kollagen) beteiligt. Die WHO empfiehlt für Nichtraucher (Raucher brauchen aufgrund der Belastung des Organismuses mit freien Radikalen eine höhere Dosis) eine tägliche Aufnahme von 60 mg. Die Empfehlungen variieren allerdings stark. Als Prophylaxe gegen grippale Infekte werden mancherorts auch mehrere Gramm täglich empfohlen. Da Vitamin C gut wasserlöslich ist, wird ein Überangebot von den Nieren ausgeschieden.

● KRANKHEITSLEHRE ***Skorbut.*** *Mangelerscheinungen sind bei einer abwechslungsreichen Ernährung selten. Skorbut als Folge einer monatelangen Vitamin-C-armen Ernährung, wie sie früher bei Seefahrern häufig war, zeigt die Symptome einer gestörten Bindegewebs-/Kollagensynthese wie z. B. Zahnfleischbluten, Hautprobleme oder gestörte Wundheilung. Infektanfälligkeit, Fieber und allgemeine Leistungsschwäche kommen hinzu.*

**Nikotinsäure.** Sie wirkt beim Fettstoffwechsel und in der ATP-Produktion mit (empfohlene Zufuhr 15–20 mg täglich). Ausreichende Mengen dieses Vitamins enthalten z. B. Geflügel, Pilze, Eier, Milchprodukte, Hefe und auch Kaffee.

**Folsäure.** Die Folsäure beteiligt sich am Aufbau von Erythrozyten. So kommt es bei Folsäuremangel (empfohlene Aufnahme 0,4 mg/d) – wie beim Vitamin $B_{12}$-Mangel auch – zu einer Anämie. Besonderen Wert auf eine ausreichende Zufuhr von Folsäure (etwa die doppelte Menge) ist in der Schwangerschaft zu legen, da sonst die Gefahr einer Fehlbildung (Spina bifida) im Bereich des kindlichen Rückenmarks groß ist.

## Mineralstoffe

Mineralstoffe (auch Mengenelemente genannt) und Spurenelemente sind anorganische Hilfsstoffe, die für die gesunden Körperfunktionen unentbehrlich sind. Wie bei den Vitaminen auch ist eine ausreichende regelmäßige Zufuhr daher unerlässlich.

### Natrium und Chlorid

60 % des gesamten Natriums und 90 % des Chlorids befinden sich im extrazellulären Flüssigkeitsraum. Ihre Aufgabe besteht im Wesentlichen in der Aufrechterhaltung des osmotischen Drucks. Die Niere benötigt nach einer besonders salzreichen Mahlzeit bis zu 48 h, um überschüssiges NaCl mit dem Harn auszuscheiden. In der Zwischenzeit steigt der Elektrolytgehalt im Blut an (*Osmolalität*, normal 285 – 295 mosm/kg). Dies erzeugt Durst und wir füllen den Extrazellulärraum mit zusätzlichem Wasser auf. Dies macht sich auch durch ein erhöhtes Körpergewicht bemerkbar.

Das absolute physiologische Minimum der NaCl-Aufnahme liegt bei 1,2 g/d. Bei starkem Schwitzen (Ausdauersport, Sauna) verliert der Körper jedoch etliche Gramm Kochsalz.

### Kalzium und Phosphat

Mehr als ⅔ unserer Knochensubstanz bestehen aus Kalzium und Phosphat. Diese enormen Speicher stehen in einem Gegensatz zu dem geringen Plasmaspiegel dieser Mineralien (Kalzium ca. 2,5 mmol/l, Phosphat ca. 1 mmol/l). Noch viel geringer ist die Kalziumkonzentration im Zellinneren (10 – 100 nmol/l), wo freies $Ca^{++}$ als Botenstoff fungiert.

Kalzium ist wichtig bei der Verknöcherung des Skelettsystems in der Kindheit und ebenfalls zur Vorbeugung der Osteoporose im Alter. Die Hauptquellen von Kalzium sind Milch und Milchprodukte.

### Magnesium

Magnesium wirkt modulierend auf die elektrische Aktivität der Skelettmuskulatur. Magnesiummangel dokumentiert sich beim Erwachsenen in Muskelkrämpfen und abnehmendem körperlichen Leistungsvermögen, bei Kindern darüber hinaus in Störungen des Knochenwachstums. Diese Beobachtung hat Magnesium zum festen Bestandteil von Aufbaudiäten, Isodrinks und Sportlernahrung werden lassen. Magnesium kommt besonders reichlich in Kartoffeln, grünen Bohnen, Sojaprodukten und Bananen vor.

### Kalium

Kalium reichert sich zu 90 % im Intrazellulärraum an. Normalerweise scheiden wir mehr als neun Zehntel des aufgenommenen Kaliums wieder mit dem Harn aus. Im Zustand des Kaliummangels kann die Niere Kalium verstärkt einsparen. Da außerdem nahezu alle pflanzlichen Nahrungsbestandteile hohe Mengen an Kalium enthalten, tritt eine Unterversorgung (weniger als 1 g täglich) nur extrem selten in Erscheinung.

Als Kommentar zur „kaliumreichen Banane" als Bestandteil der Sportlernahrung sei bemerkt, dass Kartoffeln fast die doppelte Menge dieses Minerals pro Kilogramm enthalten.

KRANKHEITSLEHRE ***Kaliummangel bei Diuretika.*** *Vorsicht ist bei Patienten geboten, die eine Therapie mit Schleifendiuretika (harntreibende Mittel, die auf die Henle-Schleife einwirken) erhalten, da diese Medikamente sehr viel Kalium mit dem Urin ausschwemmen. Ein so entstehender Kaliummangel verursacht EKG-Veränderungen mit Herzrhythmusstörungen. Allgemeine Muskelschwäche und Darmträgheit – denn auch die glatte Muskulatur ist betroffen – kommen hinzu.*

## Spurenelemente

### Eisen

Von allen Spurenelementen des Körpers ist die Versorgung mit Eisen weltweit besonders kritisch, da Eisen fast ausschließlich in tierischen Lebensmitteln (Innereien, Fleisch, Blut) zu finden ist. Die Hauptaufgabe von Eisen ist der Sauerstofftransport durch das Hämoglobinmolekül.

Der Organismus geht mit Eisen äußerst sparsam um; von den 2 – 3 g Körpereisen verlieren wir nur 1 – 2 mg täglich. Wegen der schlechten Resorbierbarkeit der Eisenquellen in der Nahrung empfiehlt die WHO eine tägliche Aufnahme von 5 – 10 mg (Männer) und 15 – 30 mg (Frauen). Die hohen Werte bei Frauen erklären sich als Sicherheitsspanne im Fall erhöhter Verluste durch Schwangerschaft (fetale Blutbildung) oder starke Menstruationsblutungen.

Eisenmangel macht sich in erster Linie durch eine Anämie bemerkbar, da das Knochenmark nicht mehr genügend eisenhaltiges Hämoglobin bereitstellen kann.

### Jod

Trotz unserer zunehmend internationalen Küche besteht in Mitteleuropa eine weit verbreitete Mangelernährung hinsichtlich des für die Schilddrüse wichtigen Spurenelements Jod. Jod kommt v. a. im Meerwasser vor und reichert sich dementsprechend in Seefisch und Gemüse von küstennahen Gewässern an. Im Binnenland ist die tägliche Mindestaufnahme von 100 – 150 µg Jod sehr häufig nicht gewährleistet. Die konsequente Verwendung jodhaltigen Speisesalzes und der Verzehr einer oder 2 Seefischmahlzeiten pro Woche ist eine sinnvolle Prophylaxe gegen einen Jodmangel.

### Fluor

Fluor reichert sich in Knochen und Zahnschmelz an und härtet letzteren gegenüber den Angriffen von Mundbakterien. Einen wirksamen Schutz gegen Karies bietet Fluor in Form fluoridierten Trinkwassers (ca. 1 mg/l). Die Bundesrepublik verzichtet jedoch auf diese zwangsweise Verabreichung, da Fluor in höheren Dosen die Brüchigkeit des Knochengerüsts erhöhen und im Extremfall zu neurologischen Ausfällen führen soll.

PFLEGE ***Fluortabletten.*** *Die Gabe von Fluortabletten an Säuglinge und Kleinkinder wird von Kinder- und Zahnärzten kontrovers empfohlen. Während die Zahnärzte die Verwendung von fluoridiertem Speisesalz und die Zahnpflege mit fluorhaltiger Zahnpasta (in altersgestaffelten Konzentrationen) ab dem ersten Zahn wünschen, bleiben die Kinderärzte bei der Empfehlung einer altersgemäßen Fluoridgabe in Tablettenform. Mit der Zahnpasta würden zu viele andere Bestandteile der Zahnpasta verschluckt und Kleinkindernahrung wiederum sollte nicht gesalzen werden.*

# 11.2 Verdauung und Stoffwechsel

## 11.2.1 Stoffwechsel der Eiweiße

### Aminosäuren

Alle Eiweiße tierischer und pflanzlicher Lebewesen, also sowohl die Strukturproteine (Muskeleiweiß, Kollagen, Elastin usw.) als auch die Funktionsproteine (Enzyme, Transporteiweiße) setzen sich aus langen Ketten von meist mehreren hundert Aminosäuren zusammen (S. 9). Freie, also nicht in Proteine eingebaute Aminosäuren kommen im Plasma nur in geringen Konzentrationen vor (< 2 mmol/l).

Unser Organismus spaltet Nahrungseiweiße zunächst nur bis zur Stufe der Aminosäuren und benutzt diese Bausteine für die Neusynthese von körpereigenen Eiweißen. Der nicht benötigte Rest wird zu $CO_2$ und Wasser verbrannt. Die Leber entgiftet den dabei frei werdenden Stickstoff zu Harnstoff, der über die Nieren abgegeben wird.

**Essenzielle Aminosäuren.** Unser Stoffwechsel hat sich stark auf die Zufuhr vorgefertigter Proteinbausteine eingestellt. So sind die meisten Aminosäuren *essenziell*, können also im Stoffwechsel nicht ausreichend schnell oder überhaupt nicht produziert werden. Zu

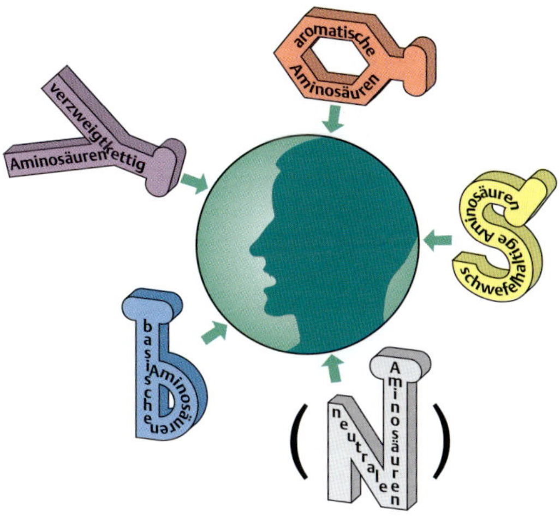


**Abb. 11.5 Essenzielle Aminosäuren.** Alle aromatischen, schwefelhaltigen, basischen und verzweigtkettigen Aminosäuren müssen wir mit der Nahrung zuführen. Sie sind damit essenziell. Auch die neutrale Aminosäure Threonin ist essenziell. Alle anderen neutralen Aminosäuren kann der Stoffwechsel selbst herstellen.

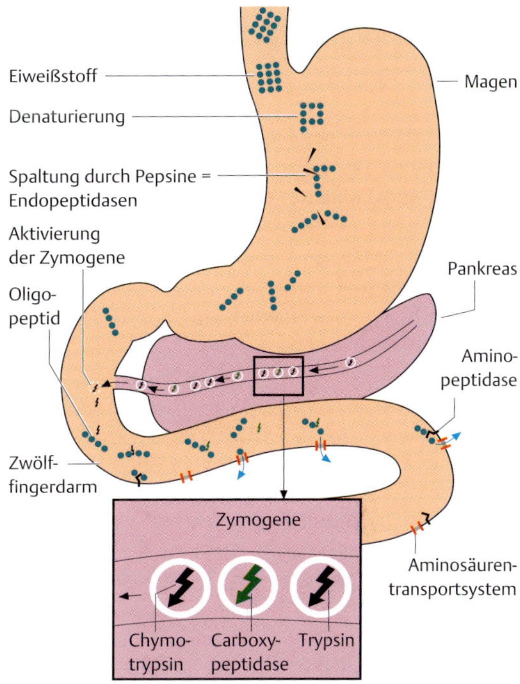


**Abb. 11.6 Eiweißverdauung.** Endopeptidasen spalten Eiweißketten in der Mitte und zerlegen sie zu Oligopeptiden. Solche Enzyme kommen im Magen (Pepsine; schwarze Pfeilspitzen) und im Sekret des Pankreas (schwarze Blitze) vor. Vor der Aufnahme durch Transportsysteme im Epithel der Darmschleimhaut werden diese i. d. R. noch von Carboxypeptidasen (grüne Blitze) und Aminopeptidasen (schwarze Dreiecke) von beiden Seiten her angegriffen.

dieser Gruppe zählen alle verzweigtkettigen, aromatischen, schwefelhaltigen und basischen Aminosäuren sowie das neutrale Threonin (**Abb. 11.5**).

Essenzielle Aminosäuren sind für den Körper besonders wertvoll. Sie werden daher beim Erwachsenen etwa 5-mal langsamer umgesetzt als nicht essenzielle Aminosäuren, um die „Reibungsverluste" im Stoffwechsel so gering wie möglich zu halten.

## Verdauung und Resorption von Eiweiß

### Pepsine

Das stark saure Milieu des Magens (pH-Wert nüchtern ca. 1 – 2, s. S. 325) *denaturiert* die meisten Proteine – ähnlich wie starkes Erhitzen, d. h., die Tertiär- oder Sekundärstrukturen der Proteine werden aufgebrochen, die primäre Abfolge der Aminosäuren bleibt aber erhalten (**Abb. 11.6**). Diese Umformung begünstigt den Angriff der *Pepsine* – eiweißverdauender Enzyme aus den Magendrüsen –, sodass beim Eintritt in den Zwölffingerdarm (Duodenum) bereits ein erheblicher Prozentsatz der Eiweiße vorverdaut wurde.

### Pankreaspeptidasen

Nach dem Eintritt in den Darm neutralisiert das alkalische Sekret der Bauchspeicheldrüse (Pankreas) den Nahrungsbrei und erhöht auf diese Weise dessen Angreifbarkeit gegenüber den Pankreaspeptidasen Trypsin, Chymotrypsin, Carboxypeptidase A und B.

Damit die Bauchspeicheldrüse sich nicht selbst verdaut, gibt sie ihre Peptidasen in Form inaktiver Vorläufer, sog. *Zymogene* (Proenzyme) ab, die erst im Zwölffingerdarm durch den Einfluss von Darmwandenzymen aktiviert werden.

### Aminopeptidasen des Dünndarms

Zusätzlich zu den Magen- und Pankreasenzymen gibt die Darmwand Aminopeptidasen ab. Gemeinsam zerlegen sie die Eiweiße vorwiegend in freie Aminosäuren, die über die Darmwand ins Blut zur Leber gelangen. Diese Eiweißabsorption vollzieht sich so schnell, dass eine Eiweißmahlzeit (z. B. ein mageres Steak) am Ende des ersten Darmdrittels bereits vollständig ins Blut aufgenommen worden ist.

## 11.2.2 Stoffwechsel der Kohlenhydrate

### Glukose

Alle Kohlenhydrate bestehen aus einigen wenigen Zuckerbausteinen. Der wichtigste Zuckerbaustein (Monosaccharid) ist die Glukose (Traubenzucker). Das aus 6 C-Atomen aufgebaute Glukosemolekül ist der universelle Energielieferant für beinahe alle Organe. Im Normalfall decken die meisten Körperzellen ihren Energiebedarf weitgehend oder ausschließlich aus Glukose.

● KRANKHEITSLEHRE ***Hypoglykämie.*** *Sinkt der Glukosespiegel stark ab (Hypoglykämie), dann leiden zunächst die höheren Hirnfunktionen: Das Bewusstsein trübt sich bis hin zur Bewusstlosigkeit (Koma) ein, wobei eine große Anzahl an Hirnzellen zu Grunde gehen kann. Wiederholte hypoglykämische Anfälle, wie sie bei einem schlecht kontrollierten Diabetes mellitus (Zuckerkrankheit) vorkommen, schädigen das Gehirn unwiederbringlich, da Nervenzellen nicht regenerieren.*

**Adenosintriphosphat (ATP).** In Gegenwart von genügend Sauerstoff verbrennt Glukose vollständig zu Kohlendioxid ($CO_2$) und Wasser (aerobe Glykolyse), wobei für jedes verbrannte Molekül Glukose 36 Moleküle *ADP* (Adenosindiphosphat) zu *ATP* (Adenosintriphosphat) umgewandelt werden (**Abb. 11.7**). ATP ist die universelle „Energiewährung" der Zellen aller höherer Organismen. Es treibt Stoffwechselprozesse und Membrantransportvorgänge an und liefert Energie für Muskelkontraktion und Wärmeerzeugung (s. Mitochondrien S. 5).

### Glykogen

Glykogen ist ein verzweigtes Polysaccharid, das aus einzelnen Glukosebausteinen besteht und die *Speicherform* der Glukose darstellt. Leber- und Muskelzellen bauen es bei einem Kohlenhydratüberangebot auf und speichern es kurz- oder längerfristig, um es bei Bedarf wieder in Glukose abzubauen. Dabei gibt die Leber die Glukose in das Blut ab und stellt sie so dem Gesamtorganismus zu Verfügung, während die Muskelzellen die Glukose für den Eigenbedarf verwenden.

● MERKE *Kohlenhydrate sind reine Energielieferanten. Ihr Abbau setzt $CO_2$ frei, das in der Lunge abgeatmet wird. Leber und Muskel besitzen Glykogenreserven, die den Energiebedarf für kurze Zeit decken können, ohne die Fettdepots einzuschmelzen.*

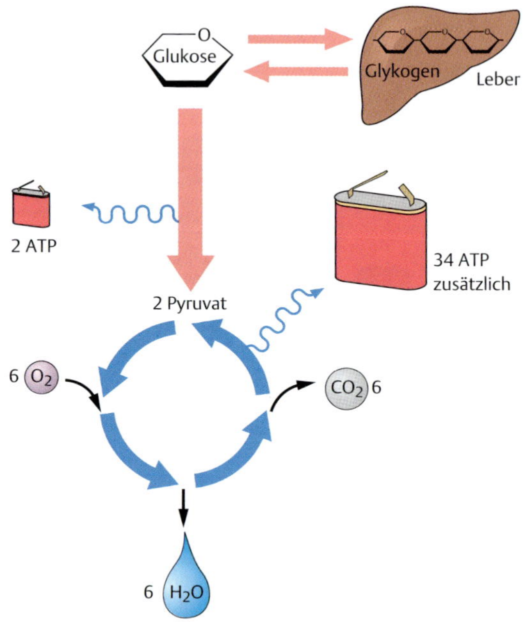


**Abb. 11.7 Anaerobe und aerobe Glykolyse.** Ohne Sauerstoff kann die Leber Kohlenhydrate wie z. B. Glukose (Traubenzucker) nur bis zu Pyruvat (Brenztraubensäure) abbauen. Bei dieser anaeroben Glykolyse entstehen netto nur 2 energiereiche ATP. Erst unter Sauerstoffverbrauch lässt sich die gesamte Energie der Glukose (insgesamt 36 ATP) ausnutzen. Hierzu dient ein System aus Trägerstoffen, der Zitratzyklus (blaue Pfeile). Beachten Sie außerdem die Möglichkeit, in der Leber Glykogenreserven zu schaffen bzw. anzugreifen.

### Verdauung und Resorption der Kohlenhydrate

#### Mono- und Polysaccharide

Außer der Glukose spielen in unserer Ernährung noch *Fruktose* (Fruchtzucker) und *Galaktose* (Milchzucker) eine Rolle. Die meisten Kohlenhydrate setzen sich aus den 3 genannten Monosacchariden zusammen. Diese Zuckerbausteine können ähnlich wie die Aminosäuren direkt die Dünndarmwand passieren. Vor ihrer Resorption über die Dünndarmwand müssen sie allerdings ebenfalls in kleinere Bausteine gespalten werden.

Hierzu besitzt schon der Mundspeichel, besonders aber das Sekret der Bauchspeicheldrüse Enzyme, welche die langkettigen Stärkemoleküle in kurze Bruchstücke zerlegen (**Abb. 11.8**). Andere Enzyme in der Zellmembran der Dünndarmepithelzellen spalten diese kleinmolekularen Kohlenhydrate in Monosaccharide, die dann rasch über das Blut zur Leber gelangen.

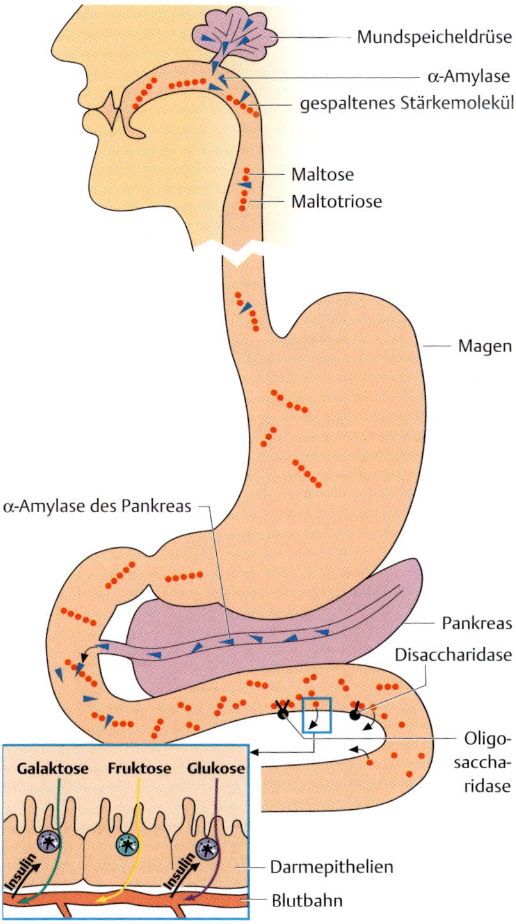


**Abb. 11.8 Kohlehydratverdauung.** Die α-Amylase des Mundspeichels und des Pankreassekrets zerlegt langkettige Kohlenhydrate (Stärke) in kleinere Oligosaccharide. Spezielle Enzyme (Oligo- und Disaccharidasen) an den Mikrovilli der Darmepithelzellen spalten diese in Einzelbausteine, die Monosaccharide. Erst danach ist eine Aufnahme über die Darmwand möglich. Im Zoom erkennen Sie, dass das Transportsystem für Fruktose (Fruchtzucker) im Gegensatz zu dem für Glukose und Galaktose nicht vom Insulinspiegel abhängt.

PFLEGE ***Laktoseintoleranz.*** *Viele Asiaten haben einen vererbten Mangel an Laktase, einem Enzym, das Milchzucker in 2 Glukoseeinheiten zerlegt. Die betroffenen Menschen können daher Milchprodukte nicht vollständig absorbieren: Milchzucker bleibt im Darm liegen und führt wegen seiner osmotischen Wirksamkeit zu unangenehmen Durchfällen. Das „Krankheitsbild" dieser Laktoseintoleranz betrifft nicht den Säugling, da die Muttermilch genügend Enzyme mitliefert. Auf dem Speisezettel vieler Regionen Asiens kommen aber aus diesem Grund Milch und Milchprodukte nicht vor.*

## 11.2.3 Stoffwechsel der Fette

### Nahrungsfette

Mit der Nahrung nehmen wir überwiegend Neutralfette (Triglyzeride) auf.

DEFINITION ***Triglyzeride*** *bestehen aus Glyzerin, an das je 3 langkettige Fettsäuren gebunden sind. Sie liefern und speichern Energie.*

Außerdem enthalten die Nahrungsfette unterschiedliche freie Fettsäuren, Phospholipide, fettlösliche Vitamine und Cholesterin, das im Gegensatz zu den Triglyzeriden ein kleineres Molekül aus 4 Kohlenstoffringen ist. Es dient nicht als Energiespeicher, sondern ist Baustein einer Reihe von Hormonen und Enzymsystemen.

Beim Fehlen von Kohlenhydraten können die meisten Gewebe Fettsäuren zu $CO_2$ und Wasser abbauen und dadurch pro Fettsäure 60 – 130 Moleküle ATP gewinnen (**Abb. 11.9**). Fette sind jedoch nicht nur Energiespeicher, sondern integraler Bestandteil von Zellmembranen und intrazellulären Überträgerstoffen. Wie im Fall der essenziellen Aminosäuren hat der menschliche Stoffwechsel die Fähigkeit verloren, alle benötigten Fettsäuren selbst herzustellen. Gerade die mehrfach ungesättigten Fettsäuren (mehr als eine Doppelbindung zwischen den Kohlenstoffatomen) sind als essenzielle Fettsäuren lebensnotwendig. Ihr Gehalt ist in pflanzlichen Fetten und in Fisch in der Regel höher als in (anderen) tierischen Fetten. Die u. a. in Sonnenblumen- und Sojaöl vorkommende Linol- und Linolensäure spielen eine Schlüsselrolle im Stoffwechsel von Membranfetten und Überträgerstoffen.

### Verdauung und Resorption der Nahrungsfette

Nahrungsfette müssen vor ihrer Aufnahme über die Dünndarmschleimhaut zunächst in kleine Bestandteile, nämlich Glyzerin und freie Fettsäuren zerlegt werden. Bereits im Mundraum gelangen aus Drüsen des Zungengrunds fettspaltende Enzyme (Lipasen) zum Nahrungsbrei. Im Magen werden die Nahrungsfette durch die Magenmotorik zunächst gleichmäßig verteilt und bilden zusammen mit der wässrigen Phase eine feintropfige *Emulsion.*

DEFINITION *Als* ***Emulsion*** *bezeichnet man die Zusammenfügung zweier normalerweise nicht mischbarer Flüssigkeiten (z. B. Öl und Wasser), wobei eine der beiden*

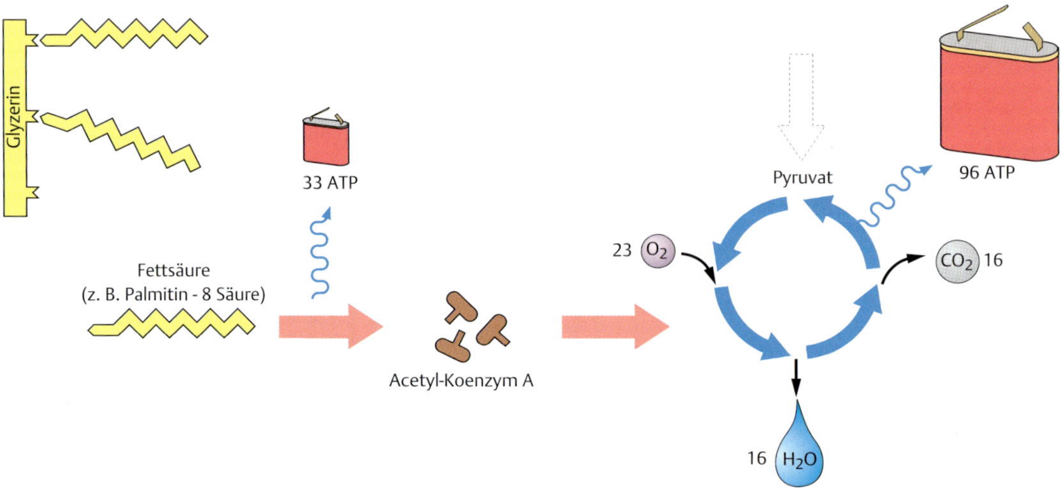


**Abb. 11.9 Abbau von Fett zur Energiegewinnung.** Die meisten Fettmoleküle bestehen aus Glyzerin und 3 Fettsäuren (Triglyzeride, Tri = 3). Jede einzelne Fettsäure setzt im Stoffwechsel insgesamt 129 ATP (am Beispiel der Palmitinsäure) frei. Dazu werden ihre Abbauprodukte mit einem Eiweißstoff (Koenzym A) gekoppelt und wie die Kohlenhydrate in den Zitratzyklus eingeschleust.

*Flüssigkeiten in Form kleinster Tröpfchen in der anderen verteilt ist.*

In dieser Form erhalten die Lipasen (die Magenschleimhaut fügt weitere hinzu) eine größere Angriffsfläche (**Abb. 11.10**). Im Magen werden so bereits etwa 15% der aufgenommenen Fette gespalten. Um nach dem Übertritt des Speisebreis in den Zwölffingerdarm das Zusammenfließen der Fetttröpfchen zu größeren Aggregaten zu verhindern, gelangen von der Leber produzierte Gallensalze (auch „Gallensäuren") in den Darm, die ähnlich wie Spülmittel die Tröpfchen umhüllen und dadurch verteilt halten.

### Gallensalze

Gallensalze sind Stoffwechselprodukte des Cholesterins und werden von der Leber über die Gallenwege in den Dünndarm abgegeben (S. 344). Nachdem die Gallensalze ihre Aufgabe im Darmlumen erfüllt haben, gelangen 99% von ihnen über das Epithel der unteren Dünndarmabschnitte wieder ins Blut zurück, um von der Leber erneut in den Darm abgegeben zu werden (enterohepatischer Kreislauf).

Gallensalze bestehen aus einem fettlöslichen und einem wasserlöslichen Ende. Das fettlösliche Ende des Gallensalzmoleküls richtet sich zur Innenseite des Fetttröpfchens, das wasserlösliche Ende nach außen. Je kleiner die Fetttröpfchen werden, desto größer wird insgesamt gesehen die Grenzfläche zwischen Fett und Wasser.

### Mizellen

An dieser Grenzfläche greift die Pankreaslipase an. Dieses Enzym spaltet jedes Triglyzerid in ein Monoglyzerid (Glyzerin mit einer gebundenen Fettsäure) und 2 freie Fettsäuren auf, die zusammen mit den Gallensalzen und Cholesterin sog. Mizellen bilden. Mizellen sind kleine kugelförmige Gebilde (3–6 nm Durchmesser), in deren Mitte die Abbauprodukte der Fette eingebettet sind. Sie transportieren Monoglyzeride, freie Fettsäuren und Cholesterin zu den Dünndarmepithelzellen. Die Mizellen gelangen dabei in enge Nachbarschaft zur Zellmembran und geben ihren Inhalt in die Zelle ab.

### Chylomikronen

Kurze Fettsäureketten gelangen nun über Kapillaren des Darmes zur Verstoffwechselung in die Leber. Längere Fettsäuren, Phospolipide und Cholesterin werden in den Darmepithelzellen dagegen wieder zu Triglyzeriden verbunden, mit einer Eiweißhülle umgeben und sind nun als sog. *Chylomikronen* besser in einem wässrigen Milieu transportabel. Sie werden in Lymphkapillaren abgegeben und gelangen über den Ductus thoracicus (Hauptabflussweg des Lymphsystems) – unter Umgehung der Leber – schließlich ins venöse Blut. Nun können sie die Leber, die Muskulatur, das Fett-

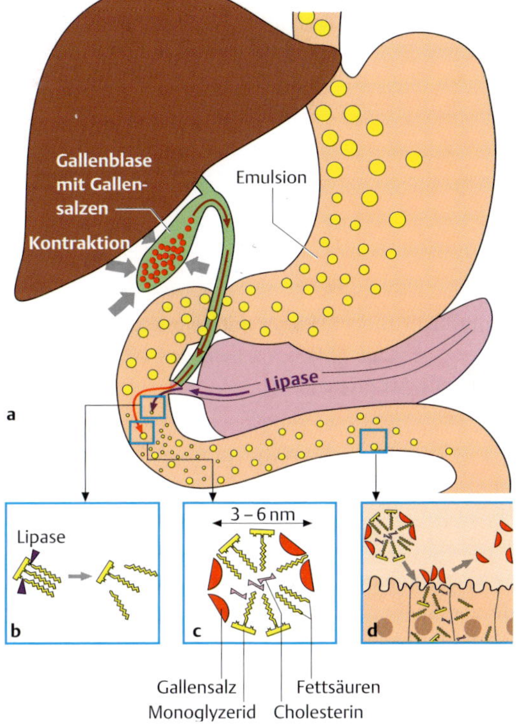


**Abb. 11.10 Fettverdauung.**
a Der erste Schritt der Fettverdauung ist die mechanische Zerkleinerung der Fetttropfen im Magen. Es entsteht eine Emulsion.
b Im Dünndarm greift die Pankreaslipase die Fettmoleküle an und spaltet die äußeren beiden Fettsäuren ab.
c Die Spaltprodukte verbinden sich zusammen mit Cholesterin und Gallensalzen zu Mizellen.
d Fettsäuren und Monoglyzeride werden von den Epithelzellen der Darmschleimhaut aufgenommen (und an die Lymphe weitergegeben), die Gallensalze bleiben zunächst im Dünndarm.

gewebe und andere Zielorgane zur Energiegewinnung und Speicherung erreichen.

● MERKE *An der Fettverdauung beteiligen sich mehrere Organe: Der Magen emulgiert die Fette, Zungengrund-, Magen- und Pankreaslipasen spalten Triglyzeride in Monoglyzeride und freie Fettsäuren. Gallensalze bilden hieraus Mizellen, um die Spaltprodukte zur Darmwand zu befördern. Größere Fettmoleküle gelangen in Chylomikronen verpackt über die Lymphe in die Blutbahn.*

## Cholesterin

Cholesterin ist ein wertvoller Stoff, denn seine Synthese durch die Leber ist sehr aufwendig. Deshalb wird vom Köper nur wenig über den Darm, abgeschilferte

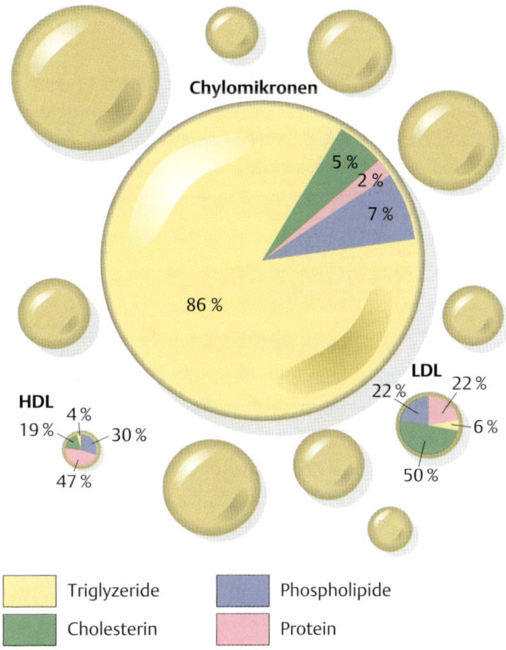


**Abb. 11.11 Verschiedene Blutfette.** Im Blutplasma würden Fettstoffe (Triglyzeride) ölige Tropfen bilden und die Kapillaren verstopfen. Daher bindet sie der Körper an spezielle Plasmaeiweißstoffe. Die größten und „fettigsten" Aggregate sind Chylomikronen. LDL besteht zur Hälfte aus Cholesterin, das kleine HDL-Molekül hauptsächlich aus Eiweiß.

Haut und als Gallensalz ausgeschieden. Cholesterin dient als Vorstufe für viele lebensnotwendige Hormone (sog. Steroide wie Kortison, Testosteron, Östradiol, Progesteron) und ist für die Bildung von Mizellen und Vitamin D erforderlich.

Unsere Wohlstandskost führt aber oft dazu, dass wir zusätzlich zu dem benötigten und neu synthetisierten Cholesterin eine zu große Menge mit der Nahrung aufnehmen. Cholesterin tritt dabei meist gemeinsam mit gesättigten Fettsäuren auf und ist besonders reichlich in fettem Schweinefleisch, Wurst sowie in Eiern enthalten. Die Serumkonzentration von Cholesterin sollte unter 220 mg/100 ml liegen, und ist durch eine bewusste cholesterinarme Ernährung zu erreichen.

## Transport von Fetten im Blut

Sämtliche Fette binden sich für ihren Transport im Blut an *Lipoproteine* (**Abb. 11.11**). Nach ihrer Dichte unterscheidet man ein „High Density Lipoprotein" (HDL, $\alpha_1$-Lipoprotein) von einem „Low Density Lipoprotein" (LDL, β-Lipoprotein) und „Very Low Density Lipoprotein" (VLDL). In den HDL-Molekülen ist der Gehalt an Cholesterin am höchsten.

● PFLEGE *Die hohe Bedeutung, die allgemein dem Cholesterin als Risikofaktor beigemessen wird, resultiert aus der Beobachtung, dass eine cholesterinreiche Ernährung und ein damit verbundener hoher LDL-Spiegel mit einem erhöhten Risiko verbunden sind, an Arteriosklerose, Herzinfarkt, Schlaganfall und anderen Gefäßleiden zu erkranken.*
*Eine Ernährung, die reich an Cholesterin und gesättigten Fettsäuren ist, erhöht den LDL-Spiegel, während ungesättigte Fettsäuren LDL zugunsten von HDL erniedrigen und auch den Cholesterinspiegel senken.*

## 11.3 Verdauungssystem im Überblick

Einzeller können Nährstoffe direkt über ihre Zellmembran aufnehmen, zur Energieproduktion oder für ihr Wachstum verwenden und Stoffwechselreste einfach und auf demselben Wege wieder ausscheiden.

Der menschliche Körper dagegen ist ein vielzelliger Organismus mit einem hohen Energieverbrauch, einer weitgehend undurchlässigen Haut und langen Diffusionsstrecken im Gewebe. Aus diesen Gründen müssen wir – wie alle höher entwickelten tierischen Organismen – einen beträchtlichen Aufwand treiben, um durch ein hoch spezialisiertes Verdauungssystem Nährstoffe aufzunehmen, daraus Energie zu gewinnen, Abfallstoffe loszuwerden und alle Gewebe adäquat über den Blutstrom mit Nährstoffen versorgen zu können.

### 11.3.1 Verdauungstrakt und Anhangsdrüsen

Der Verdauungstrakt (**Abb. 11.12**) beginnt bereits mit der Mundhöhle, in der wir die Nahrung vor der eigentlichen Aufnahme auf Geruch und Geschmack hin überprüfen, sie zerkleinern, ihr aus den Mundspeicheldrüsen erste Verdauungsenzyme zufügen und sie durch Einspeicheln gleitfähig machen. Es folgt ein rascher Transport durch den mittleren und unteren Rachenraum über die Speiseröhre in den Magen. Die Verdauung beginnt zwar bereits in der Mundhöhle, dennoch findet die eigentliche Aufarbeitung der Nahrungsbestandteile im Magen-Darm-Kanal (Gastrointestinaltrakt) statt.

Der Magen ist Zwischenlager, Produzent von Verdauungsenzymen und Mischmaschine in einem. In kleinen Portionen gibt er den nun weitgehend verflüssigten Nahrungsbrei an den Dünndarm ab, wohin die Bauchspeicheldrüse und die Gallenblase ihre Verdauungsenzyme liefern. Alle Wertstoffe (Energielieferanten, Mineralien, Vitamine) werden dem Nahrungsbrei im Dünndarm entzogen und über die Pfortader zur Leber – zwecks weiterer Verarbeitung – abtransportiert. Der Dickdarm dickt den verbleibenden Rest ein, damit nicht zu viel Wasser mit dem Kot verloren geht und er dient als Abfallzwischenlager, bis wir uns auf natürliche Art erleichtern.

### 11.3.2 Wandstruktur von Speiseröhre und Magen-Darm-Trakt

Trotz der funktionellen und anatomischen Unterschiede von Speiseröhre, Magen, Dünn- und Dickdarm ist die Wandstruktur (**Abb. 11.13**) dieser Anteile des Verdauungstraktes weitgehend identisch. Sie besteht aus:
- Schleimhaut (Mukosa)
- Submukosa
- Muskelschicht (Muskularis)
- Serosa oder Adventitia

#### Schleimhaut

Die Schleimhaut (Tunica mucosa, Mukosa) kleidet den Magen-Darm-Kanal innen aus. Sie besteht aus
- oberflächlichem Epithel,
- einer Bindegewebeschicht (Lamina propria) mit retikulären Fasern und einem dichten Netz kleinster Blutgefäße,
- einer schmalen Schicht glatter Muskulatur (Lamina muscularis mucosae), die eine Besonderheit der Schleimhaut des Magen-Darm-Traktes darstellt.

In der Speiseröhre (Ösophagus) und dem Analkanal ist das Oberflächenepithel ein *mehrschichtiges unverhorntes Plattenepithel.* Alle anderen Abschnitte besitzen ein *einschichtiges zylindrisches (hochprismatisches) Epithel,* als Zeichen seiner hohen Transportleistungen bei der Resorption von Nährstoffen. Dieses Epithel ist gemeinsam mit der Lamina propria tief eingefaltet. Die Oberfläche wird durch den dichten Besatz jeder einzelnen Epithelzelle mit Mikrovilli zusätzlich vergrößert.

In der Lamina propria des Darms befinden sich zahlreiche Lymphfollikel zum immunologischen Schutz des

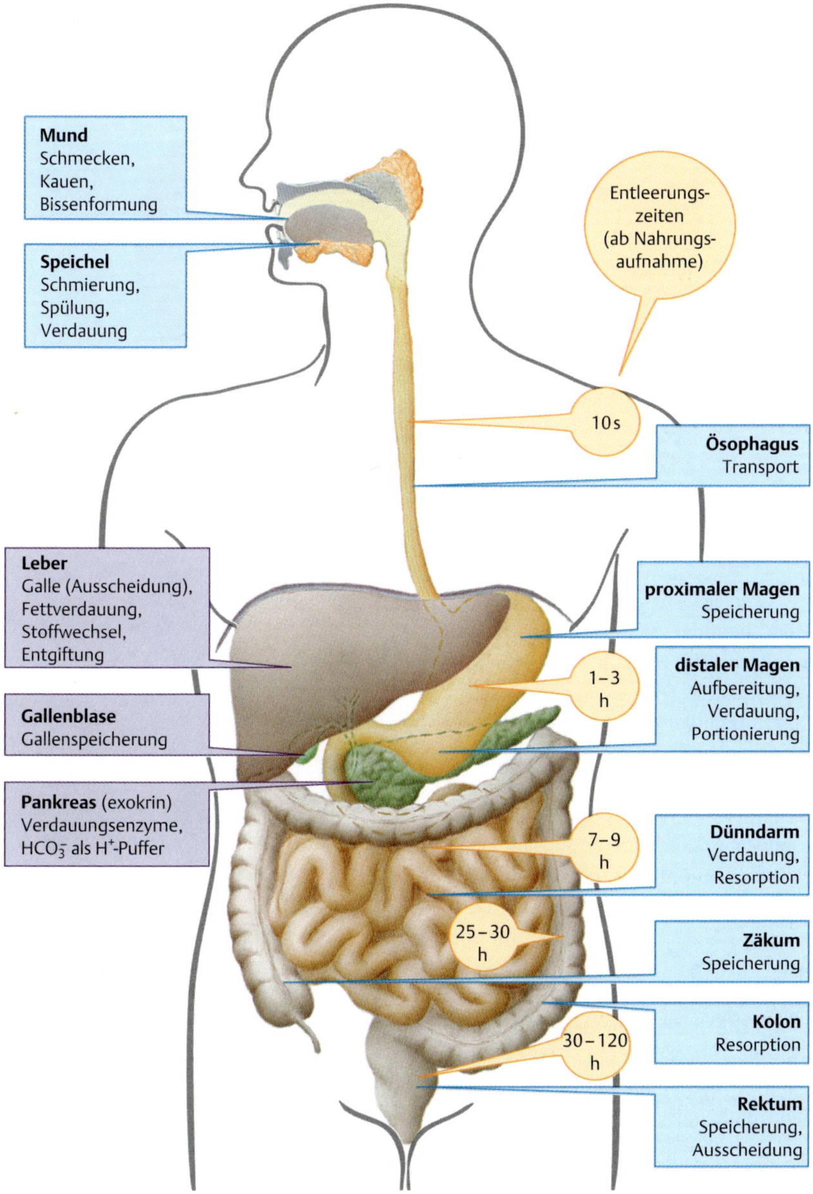


**Abb. 11.12 Organe des Verdauungssystems.** Zum Verdauungssystem zählen alle Anteile des Magen-Darm-Kanals von der Mundhöhle bis zum Anus (Darmausgang), außerdem die Mund- und Bauchspeicheldrüsen (Pankreas) sowie die Leber und die Gallenblase.

Körperinneren vor den mit der Nahrung eingeschleppten Keimen.

Die Schleimhautmuskelschicht erlaubt eine aktive Beweglichkeit der Schleimhaut, sorgt so für eine gute Durchmischung des Nahrungsbreis und säubert die Epitheloberfläche.

## Submukosa

Auf die Schleimhaut folgt außen eine bindegewebige Verschiebeschicht, die Submukosa (Tela submucosa). In diesem lockeren Gewebe verlaufen die arteriellen Blutgefäße zur Versorgung der Schleimhaut und die Venen, in denen resorbierte Nährstoffe der Leber zu-

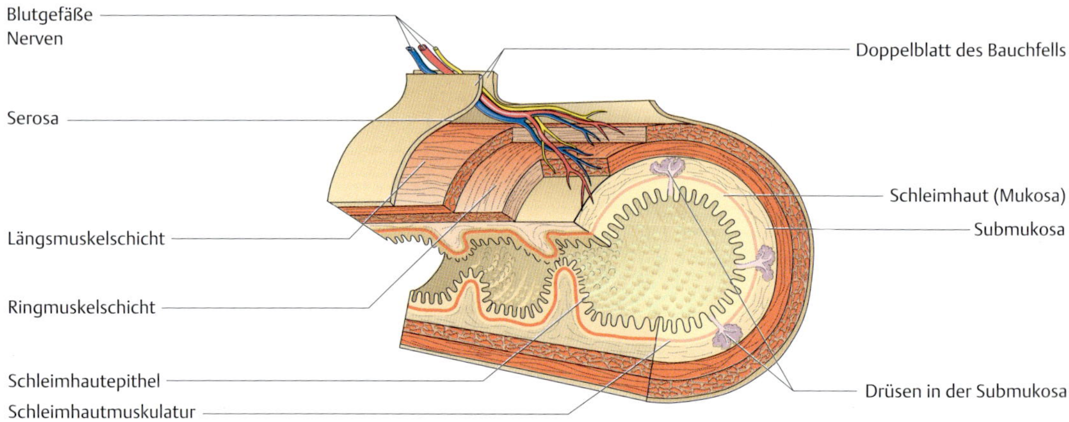


**Abb. 11.13 Wandschichten des Magen-Darm-Kanals.** An diesem Schnitt (hier durch den oberen Dünndarm) erkennen Sie den grundsätzlichen Aufbau der Wand des Magen-Darm-Kanals: Das Lumen wird von einer Schleimhaut mit mehr oder weniger gefälteltem Epithel begrenzt. Es schließen sich eine innere Ringmuskel- und eine äußere Längsmuskelschicht an.

fließen. Außerdem befindet sich hier ein Nervengeflecht (Plexus submucosus Meissner) zur Steuerung der Schleimhautmuskulatur.

Schleimhaut und Submukosa des Magen-Darm-Kanals sind an vielen Stellen stark gefältelt (z. B. Kerckring-Falten im oberen Dünndarm). Dabei reicht die Submukosa in die groben Falten des Magen-Darm-Kanals hinein, hat jedoch an den feineren Auffältelungen der Schleimhaut keinen Anteil. Dies ermöglicht einerseits eine relativ problemlose Anpassung an unterschiedliche Füllungszustände, was besonders für Speiseröhre und Magen wichtig ist, und vergrößert gleichzeitig die wirksame Oberfläche dieser Organe.

Durch die mehrfache Auffaltung der Schleimhaut wird z. B. die resorbierende Oberfläche des Zwölffingerdarms (Duodenum) um einen Faktor 500 vergrößert; entsprechend schneller sind die Diffusions- und Resorptionsprozesse in diesem Bereich.

## Muskelschicht

An die Submukosa grenzt eine kräftige Schicht aus glatter Muskulatur (Tunica muscularis, Muskularis), welche den Magen- bzw. Darminhalt durchmischt und weiterbefördert. Sie besteht aus 2 klar abgegrenzten Schichten: einer inneren Ringmuskulatur und einer äußeren Längsmuskelschicht.

Zwischen beiden Schichten liegt ein starkes Nervengeflecht (Plexus myentericus Auerbach), das beide Muskelschichten ansteuert.

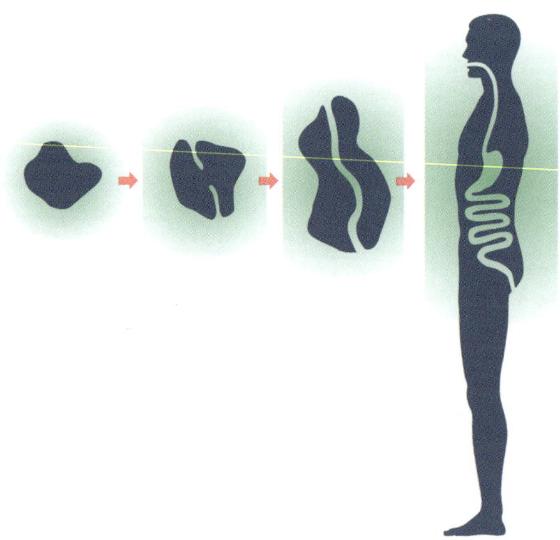

**Abb. 11.14 Entstehung des Magen-Darm-Kanals.** Den Magen-Darm-Kanal kann man sich als Einstülpung des Körper-„Außen"-Raums vorstellen. Daher begrenzt eine Schicht Epithelgewebe (mit regionalen und funktionellen Unterschieden) lückenlos die Schleimhaut von der Mundhöhle über Magen und Darm bis zum Anus.

Während die Ringmuskulatur den Nahrungsbrei durchwalkt und -knetet, zieht die Längsmuskulatur den Darmschlauch rhythmisch über dessen Inhalt zusammen und ermöglicht auf diese Weise eine Bewegung des Darminhalts in Längsrichtung (s. Peristaltik

S. 332). Eine ganz ähnliche Bewegung nutzen z. B. auch Regenwürmer für ihre eigene Fortbewegung.

### Serosa oder Adventitia

Außen an die Längsmuskelschicht grenzt Bindegewebe, das entweder locker mit der Umgebung verwachsen ist (Adventitia, z. B. Speiseröhre) oder direkt von Bauchfell (S. 322) bedeckt ist (Serosa). Der Bauchfellüberzug erlaubt eine großzügige Bewegung der Organe des Magen-Darm-Kanals gegenüber ihrer Umgebung, hält sie aber über diese Befestigung an der Rumpfwand in ihrer natürlichen Lage.

## 11.3.3 „Innen" und „Außen"

Der gesamte Verdauungstrakt – also Mundhöhle, Speiseröhre, Magen, Dünn- und Dickdarm – ist wie eine sich durch den Körper ziehende röhrenförmige Einstülpung (**Abb. 11.14**). Der Inhalt des Verdauungstrakts liegt somit „außerhalb" des Organismus. Wäre dies nicht der Fall, so könnten wir uns nur von aseptischer (keimfreier, steriler) Kost ernähren, da jegliche Keimbesiedlung das sterile Körperinnere infizieren würde.

Nahrung, die z. B. im Magen liegt, befindet sich also immer noch „außerhalb" des eigentlichen Körperinneren. Erst wenn die Nahrungsbestandteile durch die Darmwand in den Blut- oder Lymphstrom resorbiert worden sind, befinden sie sich „innerhalb".

**MERKE** *Alle Prozesse vor der Resorption nennt man Verdauung, alle Prozesse danach Stoffwechsel.*

Im Folgenden werden die verschiedenen Passagen des Verdauungstraktes, von der Mundhöhle bis zum Anus, und die am Verdauungsprozess beteiligten Organe wie Bauchspeicheldrüse, Leber und Gallenblase im Einzelnen vorgestellt.

# 11.4 Mundvorhof und Mundhöhle

## 11.4.1 Lippen, Wangen und Mundvorhof

### Lippen

Den Eingang zum Verdauungstrakt bilden die Lippen (Labiae oris). An der Grenze des Lippenrots wechselt die verhornte Gesichtshaut zu dem für den gesamten Mund-Rachen-Raum einschließlich der Speiseröhre typischen mehrschichtigen unverhornten Plattenepithel.

Die Lippen werden also nicht von Haut, sondern von der wesentlich empfindlicheren Schleimhaut bedeckt. Dies macht die Lippen außerordentlich sensibel, was Anteil am menschlichen Sozialverhalten wie etwa beim Küssen hat, und – entwicklungsbiologisch wichtiger – für die Lautbildung und für den Saugreflex des Neugeborenen unerlässlich ist.

**PFLEGE** *Da die Lippen nicht von verhorntem Epithel, sondern von Schleimhaut bedeckt sind, trocknen sie sehr schnell aus. Sie sollten daher in kurzen Abständen angefeuchtet werden (wichtig für die Pflege Bewusstloser!).*

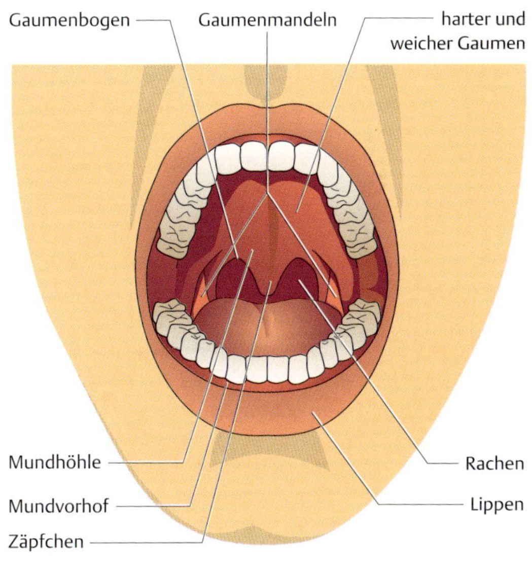


**Abb. 11.15 Mundhöhle.** Zwischen den Wangen und den Zahnreihen liegt der Mundvorhof. Dahinter beginnt die eigentliche Mundhöhle. Sie geht am Gaumenbogen in den mittleren Rachenraum über.

### Mundvorhof

Die geschlossenen Lippen und die Innenflächen der Wangen (Buccae) bilden die äußere Grenze des Mundvorhofs (Vestibulum oris), der bis an die Zahnreihen heranreicht (**Abb. 11.15**). Sie werden durch mimische Muskulatur gefestigt. Die Lippen enthalten den zirkulär um die Mundöffnung verlaufenden Ringmuskel des Mundes (M. orbicularis oris), die Wangen den M. buccinator. Die Mundhöhle besitzt also eine flexible Grenzwand, die sie mithilfe ihrer Muskulatur den Auf-

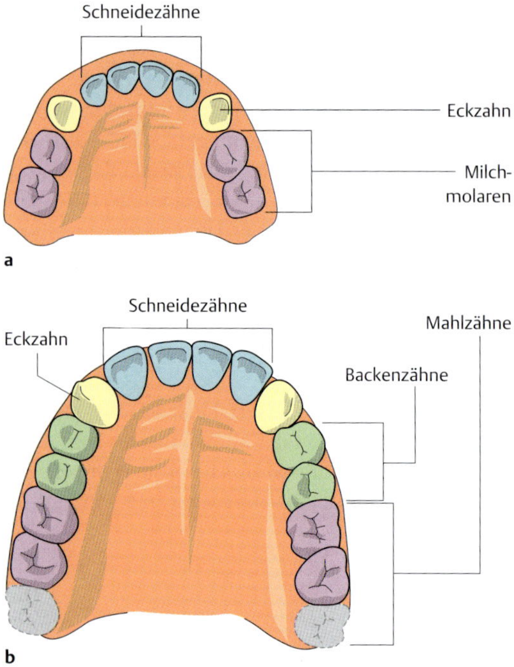


**Abb. 11.16 Milch- und Dauergebiss.**
a Blick auf die Zahnreihen des Oberkiefers beim ca. 3 – 5-jährigen Kind.
b Gebiss eines jungen Erwachsenen vor dem Durchbruch der Weisheitszähne. Achten Sie darauf, dass beim Kind der Gaumen deutlich kürzer, aber relativ breit ist.

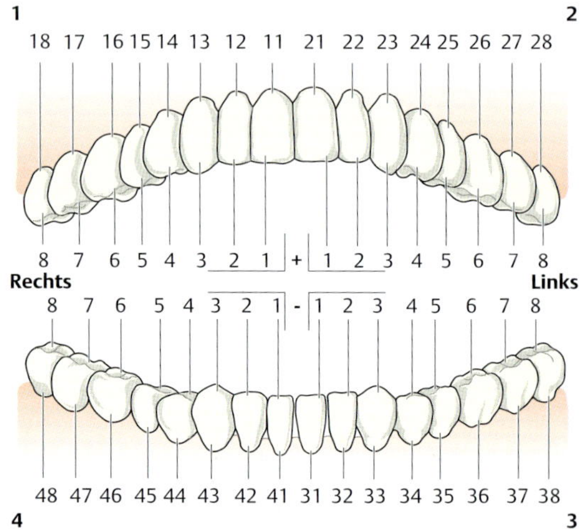


**Abb. 11.17 Zahnschema.** Zur Identifizierung eines einzelnen Zahns dient eine 2-stellige Nummer. Die 1. Ziffer kennzeichnet die Kieferhälfte = Quadrant (rechts oben = 1, links oben = 2 usw.), die 2. den jeweiligen Zahn, gezählt von vorne nach hinten. 43 ist also der Eckzahn in der rechten Unterkieferhälfte. Eine andere Schreibweise bezieht sich auf die Mittellinie von Oberkiefer (+) bzw. Unterkiefer(–). +5 ist also der 2. Backenzahn links oben, 2 – der 2. Schneidezahn rechts unten. Älter ist die Schreibweise z. B. |6 für den 1. Molaren links oben bzw. 1| für den 1. Schneidezahn rechts unten.

gaben wie Sprechen, Kauen und Saugen anpassen kann.

KRANKHEITSLEHRE ***Lippenzyanose.*** *Bei Sauerstoffmangel färbt sich das Hämoglobin im Blut bläulich. Diese sog. Zyanose kann gut an den Lippen beobachtet werden, wo die direkt unter der Schleimhaut gelegenen Blutleiter durch die dünne Lippenhaut scheinen. Eine Verfärbung des Lippenrots zu einem bläulich-violetten Ton ist daher ein Alarmzeichen für einen allgemeinen Sauerstoffmangel. Auch bei Kälte werden die Lippen blau; hier jedoch, weil die Durchblutung der Gesichtshaut abnimmt, um weniger Wärme zu verlieren. Die Sauerstoffversorgung des Körperkerns bleibt dabei im Normalbereich.*

## 11.4.2 Zähne und Kiefergelenk

### Zähne

Das Gebiss eines Lebewesens ist ein sichtbares Kennzeichen für die Art seiner Ernährung: Fleischfresser benötigen lange, spitze Eckzähne, während sich Pflanzenfresser durch großflächige, platte Backenzähne auszeichnen.

**Erwachsenengebiss.** Der Mensch besitzt bei seiner gemischten Ernährungsweise sowohl

- scharfe *Schneidezähne* (Incisivi; 4 mal 2, d. h. je 2 Stück in jeder Kieferhälfte [Quadrant]),
- spitze *Eckzähne* (Canini; 4 mal 1, entsprechen den Fangzähnen der Raubtiere),
- relativ flache *Backenzähne* (Praemolares; 4 mal 2) als auch
- große *Mahlzähne* (Molares; 4 mal 3).

Das Dauergebiss besteht also aus 32 Zähnen (**Abb. 11.16, b, Abb. 11.17**).

**Milchgebiss.** Beim kindlichen Milchgebiss (**Abb. 11.16, a**) dagegen folgen auf den Eckzahn lediglich 4 mal 2 Milchmolaren. Das vollständige kindliche Gebiss setzt sich somit aus nur 20 Zähnen zusammen.

### Aufbau der Zähne

Jeder Zahn gliedert sich in:

- Zahnkrone (Corona)
- Zahnhals (Cervix)
- Zahnwurzel (Radix, Radices)

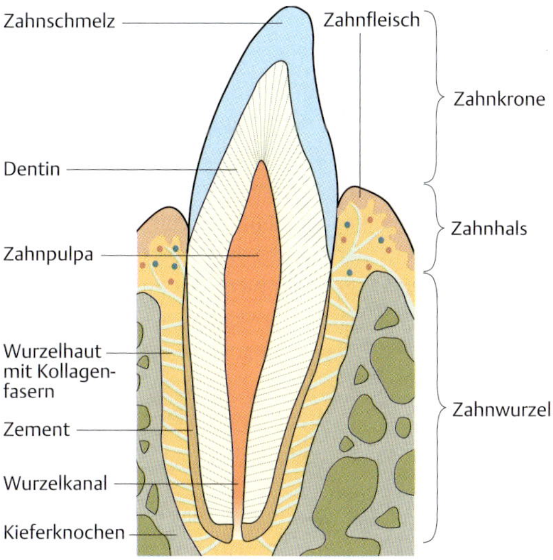


**Abb. 11.18 Längsschnitt durch einen Schneidezahn.** Jeder Zahn besteht aus der freien Krone, dem von Zahnfleisch bedeckten Zahnhals und der sich im Knochenfach (Alveole) befindlichen Wurzel. Die Wurzelhaut sorgt mit ihren derben Wurzelfädchen für eine federnde Lagerung des Zahns innerhalb der Alveole.

Die Zahnwurzeln (jeder Zahn hat eine oder mehrere) sind über straffe Bindegewebsfasern elastisch in den *Zahnfächern* (Alveolen) der Kieferknochen befestigt (**Abb. 11.18**).

### Dentin, Zahnschmelz und Zahnzement

Das „Skelett" eines Zahnes besteht aus:

- Zahnbein (Dentin)
- Zahnschmelz (Enamelum)
- Zahnzement (Cementum)

Das Dentin bildet den Kern des Zahnes und ist an der freien, d. h. nicht von Zahnfleisch bedeckten Krone von Zahnschmelz überzogen. Der Zahnschmelz ist die härteste Struktur des Körpers und besteht nahezu ausschließlich aus Mineralien (Hydroxyapatit) mit nur wenig organischer Kittsubstanz. Im Zahnwurzelbereich ist das Dentin von Zahnzement (Cementum) bedeckt. Dieser nimmt über die in die *Wurzelhaut* (Periodontium oder Desmodont) eingelagerten straffen Bindegewebsfasern Kontakt zu den Alveolen auf. Im Bereich des Zahnhalses gehen Schmelz und Zement ineinander über. Bei gesundem Zahnfleisch (Gingiva) ist der Zahnhals von diesem bedeckt.

### Pulpa

Analog zum Knochen ist auch das Innere der Zähne sowohl im Kronen- als auch im Wurzelbereich von Marksubstanz – der Pulpa (Zahnmark) – ausgefüllt. Diese besteht aus Bindegewebe mit einem dichten Netz aus Blutgefäßen und sensiblen Nerven, die über eine Öffnung in der Wurzelspitze in den Zahn eintreten und sein Gewebe versorgen. Die höchst empfindsamen Nervenendigungen reichen bis in das Dentin hinein, weshalb das „Bohren" des Zahnarztes so unangenehm ist. An der Grenze zwischen Dentin und Pulpa findet sich ein dichter Besatz mit Odontoblasten, den Zellen, welche das Dentin aufbauen. Im Gegensatz zum Knochen, wo die Osteogenese meist durch die oberflächlich gelegene Knochenhaut (Periost) erfolgt (appositionelles Knochenwachstum), sitzen die Odontoblasten im Inneren der Zahnmarkhöhle und mauern sich in der Pulpa mehr und mehr ein.

● KRANKHEITSLEHRE ***Pulpitis und Wurzelbehandlung.*** *Die Entzündung des in der Markhöhle befindlichen Gewebes (Pulpitis) erhöht den Druck auf die Nervenendigungen und ist oft extrem schmerzhaft. Die Therapie besteht in einer Wurzelbehandlung, bei der die Pulpahöhle durch die Zahnkrone hindurch eröffnet wird, was zu einer Druckentlastung und einer meist sofort eintretenden Schmerzlinderung führt. Anschließend wird das entzündete Gewebe samt Nerv entfernt und die Pulpahöhle chemisch und mechanisch gereinigt. Pulpahöhle und Wurzelkanal werden mit bakteriendichten Wurzelfüllmaterialien verschlossen, die Zahnkrone erhält eine dem Defekt angemessene Füllung. Der Zahn ist nun „tot", kann aber noch jahrelang im Mund verbleiben.*

### Zahnwechsel

Der Durchbruch der Milchzähne (erste Dentition) beginnt beim Säugling ca. im 6. Lebensmonat mit den vorderen Schneidezähnen. Nach hinten folgen zunächst der vordere Milchmolar, dann der Eckzahn und zum Schluss mit etwa 2½ Jahren der hintere Milchmolar. Die 2. Dentition startet mit dem Durchbruch des ersten Molaren des Dauergebisses im Alter von ungefähr 6 Jahren („Sechsjahresmolar"). Nun beginnt der eigentliche Zahnwechsel wiederum mit den vorderen Schneidezähnen und setzt sich der ersten Dentition entsprechend nach hinten fort (**Abb. 11.19**). Der 2. bleibende Molar schließt sich mit etwa 12 Jahren an die Zahnreihe an, während der Weisheitszahn (3. Molar) deutlich später folgt.

● MERKE *Das Dauergebiss besteht aus 32 Zähnen (je 8 pro Kieferhälfte = Quadrant): je 2 Schneidezähnen, 1 Eckzahn, 2 Backen- und 2 Mahlzähnen und 1 Weisheitszahn. Zement, Dentin und Zahnschmelz umgeben die empfindliche Pulpa.*

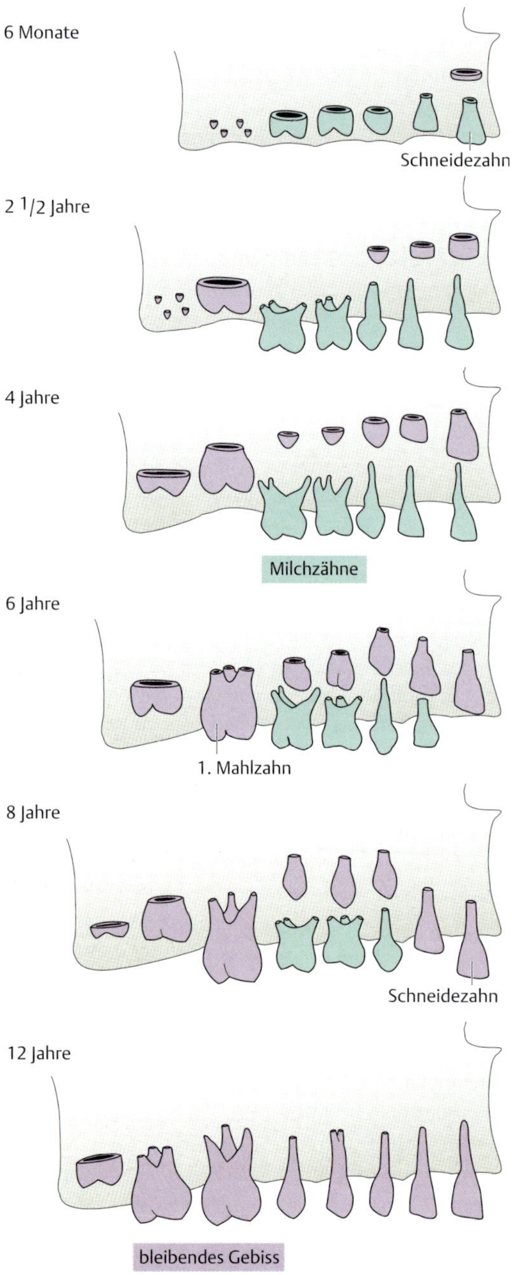


**Abb. 11.19 Zahndurchbruch und Zahnwechsel.** In diesem Schema erkennen Sie die Entwicklung von Milchzähnen (grün) und Dauergebiss (violett) im Oberkiefer (rechte Seite = vorn). Es bildet sich immer zunächst die Krone, erst später Hals und Wurzel. Oft noch vor dem Ausfallen der vorderen Milchzähne beginnt der Zahndurchbruch des bleibenden Gebisses mit dem 1. Mahlzahn (Molar).

## Kieferbewegungen und Kauen

### Kiefergelenk

Das Kiefergelenk ist kein reines Scharniergelenk, das Bewegungen entlang nur einer einzigen Richtung (Mund öffnen und schließen) zulässt. Vielmehr ist es ein kombiniertes *Dreh-Schiebe-Gelenk*, wovon man sich leicht überzeugen kann, indem man mit geschlossenen Lippen das Kinn nach vorne oder zur Seite bewegt. Diese Bewegungen gehören nicht nur zum mimischen Repertoire als Ausdruck von Skepsis oder angestrengter Überlegung, sondern sind auch Teil jedes einzelnen Kauaktes:

- Zunächst schiebt sich der Unterkiefer nach vorne, bis sich die Schneidezähne berühren (*Vorbiss*, Protrusion).
- Daraufhin tritt die Kaumuskulatur einer Seite in Aktion und bringt die Prämolaren und Molaren des Unterkiefers dieser Seite zum Schluss mit ihren jeweiligen Gegenstücken im Oberkiefer (*Seitbiss*, Laterotrusion).
- Der gegenüberliegende Unterkieferast hängt dabei geringfügig tiefer.
- Erst jetzt wird auch die gegenüberliegende Kaumuskulatur aktiviert und fest zugebissen (*Schlussbiss*, Adduktion). Dadurch bewegt sich der Unterkiefer automatisch leicht in Querrichtung (Mahlbewegung).

### Kaumuskulatur

Am Kauakt sind 3 Muskelpaare beteiligt (**Abb. 11.20**):

- Der *M. temporalis* (Schläfenmuskel) entspringt an einer halbkreisförmigen Knochenleiste im oberen Schläfenbereich, zieht unterhalb des Jochbogens lang und setzt am aufsteigenden Teil des Unterkiefers an.
- Der kürzere *M. masseter* (Kaumuskel) entspringt am Jochbogen selbst und setzt ganz hinten am äußeren Winkel des Unterkiefers an. Er bedeckt den M. temporalis von außen und bestimmt bei Anspannung die Form der Kieferpartie. Beide Muskeln sind bei Anspannung leicht von außen zu tasten.
- Die *Mm. pterygoidei medialis* und *lateralis* (mittlerer und seitlicher Flügelmuskel) sind muskelschwächer und ziehen in der Tiefe der Schädelbasis vom Keilbein (gehört zur Schädelbasis) zur Innenseite des Unterkiefers. Der M. pterygoideus lateralis kann dabei als einziger Kaumuskel aktiv – über Einwirkung auf das Kiefergelenk – den Mund öffnen.

Alle 3 Muskeln werden vom 3. Ast des V. Hirnnervs (s. N. trigeminus S. 134) willkürlich innerviert. Die Kraftentwicklung der Kaumuskulatur ist beachtlich: Bei maximaler Anspannung können theoretisch Kräfte im

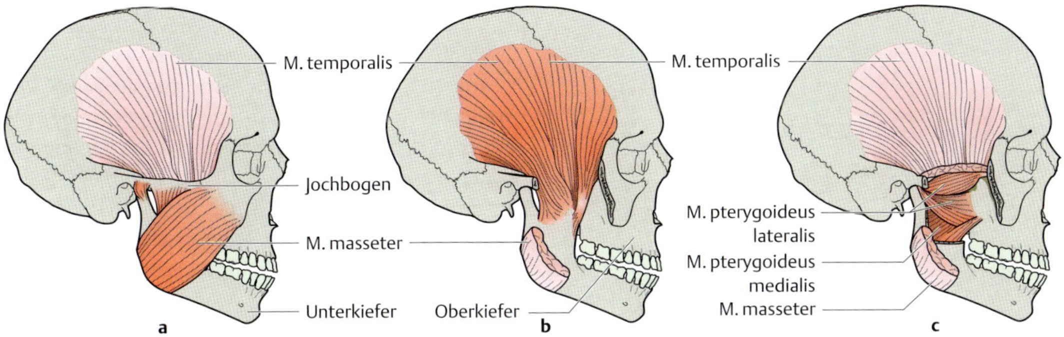


**Abb. 11.20 Kaumuskulatur.** Dargestellt werden die zunehmend tieferen Schichten der Kaumuskulatur.
**a** Am oberflächlichsten liegt der M. masseter.
**b** Er bedeckt den unter dem Jochbogen durchziehenden flachen M. temporalis.
**c** Ganz tief, in der Nähe des Kiefergelenks, liegen die Mm. pterygoidei.

Bereich bis zu 1500 Newton (N) mobilisiert werden (das entspricht dem Heben eines Gewichts von 150 kg!). Nüsse mit den Zähnen zu knacken, ist dennoch nur den wenigsten Zeitgenossen möglich, da die Konzentrierung derartiger Kräfte auf einige wenige Quadratmillimeter das Material der Zähne sowie den Zahnhalteapparat überfordern würde. Damit die Zähne nicht auseinander brechen, verursacht der Versuch daher massive Schmerzen (Schutzreflex). Ebenfalls ist es nahezu unmöglich, unwilligen Personen durch Zug am Unterkiefer den Mund zu öffnen.

● PFLEGE ***Ausrenken des Kiefergelenks.*** *Wegen seiner großen Beweglichkeit kann das Kiefergelenk bei sehr weiter Mundöffnung, etwa beim Gähnen oder Schreien, ausrenken (Luxation). Der Mund kann nun nicht mehr selbständig geschlossen werden. Diese zwangsweise Öffnung des Mundes ist meist sehr schmerzhaft. Beim Einrenken muss man sehr vorsichtig agieren, um die Nerven und Blutgefäße des Kiefergelenks sowie die Gelenkkapsel nicht zu beschädigen. Die „therapeutische Ohrfeige" ist daher eine riskante Maßnahme. Ein schonenderes Einrenken erreicht man, indem man den Unterkiefer mit den Händen umfasst und mit beiden Daumen Druck auf den hinteren Bereich der unteren Zahnreihen ausübt.*

## 11.4.3 Mundhöhle und Zunge

### Begrenzungen der Mundhöhle

Hinter den Zahnreihen von Unter- und Oberkiefer beginnt die Mundhöhle (**Abb. 11.21**). Sie wird folgendermaßen begrenzt:
- oben vom harten Gaumen (Palatum durum),
- unten von der Muskulatur des Mundbodens,
- seitlich von den Zahnreihen und den Gaumenmandeln (Tonsillae palatinae).

Der harte Gaumen trägt als Verlängerung des Zahnfleisches eine derbe, unverschiebliche Schleimhaut, die mehrere Querfalten wirft. Er geht nach hinten in den weichen Gaumen (Palatum molle) mit dem mittelständigen Zäpfchen (Uvula) über. Weicher Gaumen und Zäpfchen grenzen die Mundhöhle hinten oben gegen den oberen Rachenraum (Epipharynx) ab. Die hintere Begrenzung der Mundhöhle gegen den mittleren Rachenraum (Mesopharyx) bilden die beiden Gaumenbögen (Arcus palatoglossus vorn und Arcus palatopharyngeus hinten). Zwischen beiden Gaumenbögen liegen die Gaumenmandeln (**Abb. 11.15**).

### Muskulatur des Mundbodens

An der Bildung des Mundbodens hat eine Reihe unterschiedlicher Einzelmuskeln Anteil. Am wichtigsten sind:
- *M. mylohyoideus*: Er verspannt sich zwischen den Unterkieferästen in Querrichtung und ist am Zungenbein befestigt (Innervation aus dem N. trigeminus, V. Hirnnerv).
- *M. geniohyoideus*: Er zieht in Längsrichtung oberhalb des M. mylohyoideus von der Innenseite des Kinns (Genium) zum Zungenbein (Hyoid).

Die Mundbodenmuskulatur grenzt nicht nur die Mundhöhle nach unten ab, sondern ermöglicht zusammen mit dem M. pterygoideus lateralis auch die aktive Kieferöffnung. Unterhalb des M. mylohyoideus zieht der M. digastricus (2-bäuchiger Muskel) vom

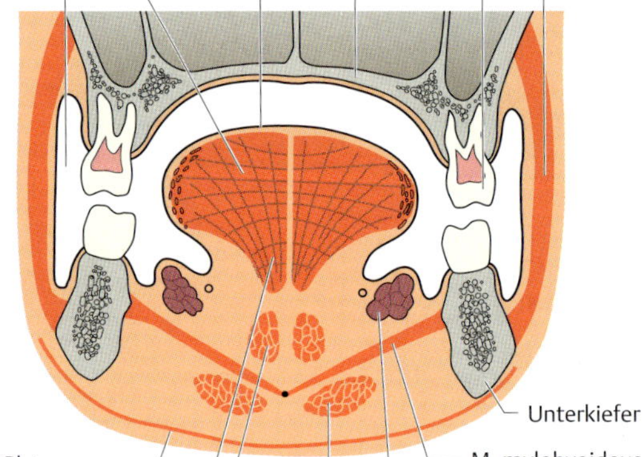


**Abb. 11.21 Querschnitt durch die Mundhöhle.** Dieser Schnitt zeigt Ihnen nochmals Mundvorhof und Mundhöhle sowie die untere Begrenzung der Mundhöhle, den durch den M. mylohyoideus gebildeten Mundboden. Achten Sie darauf, dass die Muskelzüge der Zunge in allen 3 Richtungen des Raums verlaufen. Die von vorn nach hinten ziehende Muskulatur am seitlichen Zungenrand ist hier quer getroffen.

Kinn zum Zungenbein (vorderer Muskelbauch), wird dort über Zwischensehnen nach seitlich hinten umgelenkt und endet am Schläfenbein (hinterer Muskelbauch). Die Verbindung der Mundbodenmuskulatur zum Zungenbein ist wiederum wichtig für den Verschluss der Atemwege beim Schlucken (S. 282).

● MERKE *Die Mundhöhle wird von den Zahnreihen, dem harten und weichen Gaumen sowie von der Muskulatur des Mundbodens begrenzt. Die Mundbodenmuskulatur verspannt die beiden Unterkieferäste, dient der Zunge als Widerlager und ist für die Mundöffnung verantwortlich.*

## Zunge

### Aufbau

Bei geschlossenem Kiefer füllt die Zunge die Mundhöhle vollständig aus. Die Unterseite der Zunge (Glossa, Lingua) ist glatt, der Zungenrücken (Oberseite) jedoch für ein inneres Organ ungewöhnlich rau (**Abb. 11.22**). Diese Beschaffenheit geht auf Fadenpapillen (Papillae filiformes) zurück, die sich – geringfügig verhornt – in die Mundhöhle erstrecken. Sie ermöglichen die Bewegung der festen Nahrungsbestandteile durch die Zunge und sind daher eine notwendige Voraussetzung für das Kauen und das Zerquetschen von Nahrungsbestandteilen gegen den harten Gaumen. Deshalb können Menschen ohne Zähne auch immerhin noch passierte Kost oder weiches Brot ohne Rinde „kauen".

Am Zungengrund finden sich 10 – 20 Blatt- und Wallpapillen (Papillae foliatae, Papillae vallatae) mit einem recht großen Durchmesser von 2 – 3 mm. Am Boden dieser spezialisierten Papillen sitzen die Rezeptoren des Geschmackssinns, die Geschmacksknospen. Seröse Spüldrüsen in der Nähe produzieren ein natriumarmes Sekret, um Geschmacksstoffe rasch wieder abzutransportieren und die Adaptation (Gewöhnung/ Anpassung) der Geschmacksknospen zu vermindern.

Die etwa millimetergroßen Pilzpapillen (Papillae fungiformes) finden sich in größerer Zahl am Zungenrand. Sie tragen ebenfalls Geschmacksknospen, benötigen aber wegen ihrer exponierten Lage keine Spüldrüsen.

### Sensibilität

Kein anderer Körperteil wird motorisch und sensibel so stark mit Nervenfasern versorgt wie die Zunge und ihre Muskulatur. Dies ermöglicht eine ausgesprochen differenzierte Beweglichkeit, die für die Sprachbildung unerlässlich ist. Ebenso feinfühlig ist die Zunge gegenüber mechanischen, thermischen und chemischen Reizen. Diese Sensibilität ist ein wirksamer Kontrollmechanismus zum Überprüfen der Konsistenz und Zusammensetzung aufgenommener Nahrung und zur Steuerung der Zungenbeweglichkeit beim Schlucken. Säuglinge und Kleinkinder nutzen diese hohe Sensibilität zum Erkunden ihrer Umwelt, indem sie Gegenstände immer wieder zum Mund führen.

### Motorik

Die Muskulatur der Zunge setzt sich aus *äußeren* und *inneren* Zungenmuskeln zusammen.

Äußere Zungenmuskeln haben Kontakt zu Anteilen des Skeletts, z. B. dem Unterkiefer und dem Zungenbein. Die inneren Zungenmuskeln verspannen im Gegensatz dazu verschiedene Anteile der Zunge miteinander.

Der wichtigste der äußeren Muskeln ist der *M. genioglossus*, der oberhalb des M. geniohyoideus von der Innenfläche der Kinnregion schräg von unten in die gesamte Zunge einstrahlt. Er zieht den Zungengrund nach vorn und bewegt die Zunge nach links oder rechts.

Demgegenüber ermöglichen die inneren Zungenmuskeln eine außerordentliche Verformbarkeit der Zunge. Die Muskelfasern der 3 unterschiedlichen Anteile (*M. longitudinalis, transversus, verticalis*) durchdringen einander im Sinne eines 3-dimensionalen Netzwerks, wobei die Fasern weitgehend senkrecht zu-

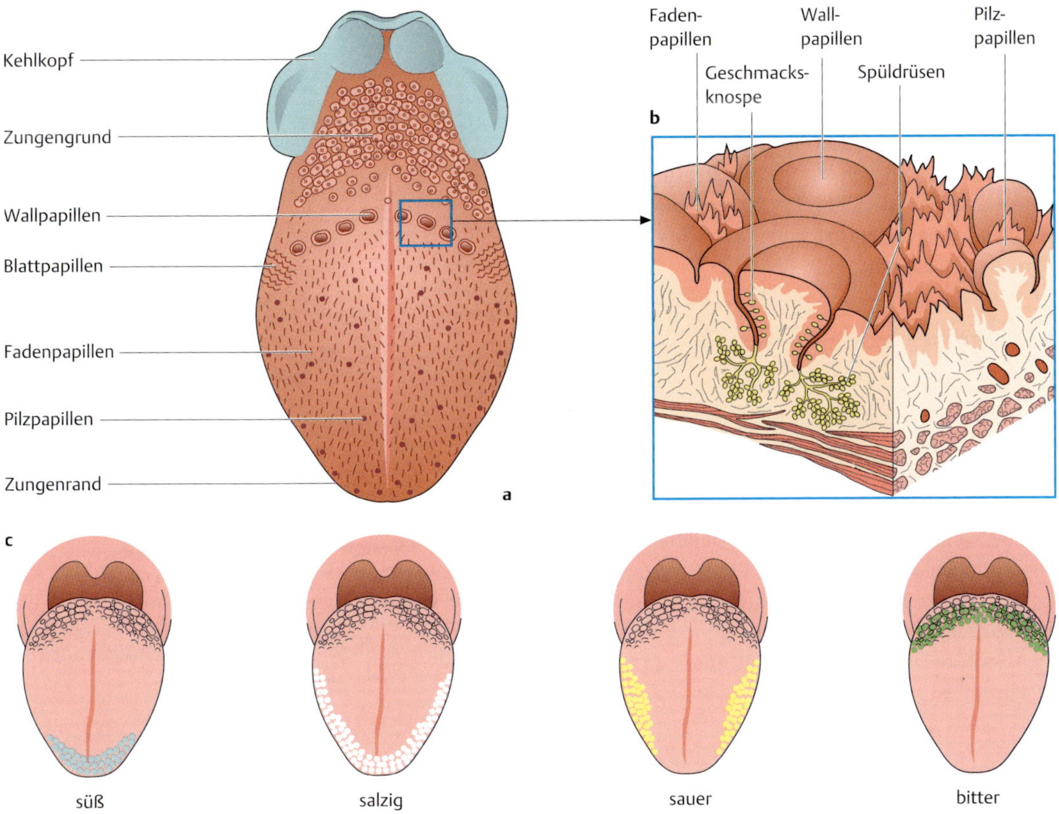


**Abb. 11.22 Geschmackswahrnehmung der Zunge.**
a Die Oberfläche der Zunge besitzt in der vorderen Hälfte fast ausschließlich Faden- und Pilzpapillen, dahinter einige Wallpapillen und in der Nähe des Kehlkopfes lymphatisches Gewebe (Zungengrundmandel).
b Beachten Sie im Zoom die Spüldrüsen am Boden der Wallpapillen und die zerklüftete Oberfläche der Fadenpapillen.
c Verteilung der Rezeptoren für die einzelnen Geschmacksqualitäten.

einander stehen. Werden z. B. der M. transversus und der M. verticalis angespannt und der M. longitudinalis erschlafft, so wird die Zunge lang, flach und schmal.

**Innervation.** Die motorische Innervation sämtlicher Zungenmuskeln übernimmt der N. hypoglossus (XII. Hirnnerv, s. S. 136).

● MERKE *Die Zunge ist ein extrem beweglicher Muskel und besonders gut sensibel innerviert. Ihre Oberseite trägt Papillen und Spüldrüsen in der Umgebung der Geschmacksknospen.*

## 11.4.4 Mundspeicheldrüsen

Der für die Verdauung so wichtige Speichel der Mundhöhle wird in 3 großen, paarigen und vielen kleinen über Zunge, Wangen, Lippen und Gaumen verteilten Speicheldrüsen gebildet.

### Aufgaben und Zusammensetzung des Speichels

Als exokrine Drüsen (S. 20) geben die Mundspeicheldrüsen ihr Sekret, das zu 99 % aus Wasser und zahlreichen Elektrolyten besteht, über einen Ausführungsgang an die Schleimhautoberfläche ab. Seine Aufgaben sind vielfältig:

- Speichel ist erforderlich, um die beim Kauakt zerkleinerten, trockenen Nahrungsbestandteile schluckfähig zu machen.
- Er ist außerdem Träger von Verdauungsenzymen (α-Amylase), die Kohlenhydrate bereits beim Kauen andauen, noch bevor sie den Magen erreichen.
- Auch finden sich im Speichel große Mengen an Immunglobulinen (IgA) und dem antibakteriellen Wirkstoff Lysozym, was die Beteiligung des Spei-

11

chels bei der bakteriellen Infektabwehr im Mund-Rachen-Bereich zeigt.

- Weiterhin neutralisiert der leicht alkalische Speichel den pH-Wert im Mundbereich und reduziert so die kariesauslösende Wirkung der Mundflora.
- Nicht zuletzt ist Speichel ein wichtiger Geschmacksträger. Erst wenn sich die Geschmacksstoffe in dem natriumarmen Speichel gelöst haben, können sie die Geschmacksknospen der Zunge erreichen und dort ein Signal auslösen.

## Lage und Sekretion

### Glandula sublingualis

Die Glandula sublingualis (Unterzungendrüse, **Abb. 11.23**) sitzt unmittelbar vorne am Boden der Mundhöhle unterhalb der Schleimhaut. Sie wiegt nur 3 – 6 g und besitzt mehrere Ausführungsgänge im Bereich des seitlichen und vorderen Mundbodens. Der Hauptausführungsgang mündet zusammen mit dem der Gl. submandibularis (Unterkieferdrüse) am Zungenbändchen. Die Gl. sublingualis produziert einen zähen Schleim mit einem geringen Anteil an Verdauungsenzymen (überwiegend mukös), der v. a. als Gleitmittel dient.

### Glandula submandibularis

Die Glandula submandibularis (Unterkieferdrüse) beginnt an der Innenseite des hinteren Abschnitts des Unterkieferknochens. Sie zieht noch außerhalb der muskulären Begrenzung des Mundbodens weiter. Das Organ ist doppelt so schwer wie die Gl. sublingualis und produziert die Hauptmenge an Speichel. Ihr Sekret ist von mittlerer Zähigkeit (seromukös), das über einen einzigen Ausführungsgang abfließt und zusammen mit dem größten Abfluss der Gl. sublingualis am Zungenbändchen mündet.

Wegen des relativ zähen Sekrets und der ungünstigeren Abflussbedingungen bilden sich in der Gl. submandibularis relativ häufig Speichelsteine, die den Abfluss verlegen und zu einer sehr schmerzhaften Drüsenschwellung führen können.

### Glandula parotidea

Die Glandula parotidea (Parotis, Ohrspeicheldrüse, **Abb. 11.23**, **Abb. 11.24**) ist mit 20 – 30 g Gewicht die größte Mundspeicheldrüse, bildet aber nur bei Stimulation den größten Teil der Speichelmenge. Sie liegt vor und unterhalb des äußeren Ohrs. Das Sekret entsteht in den Drüsenazini und den ableitenden Tubuli und wird von Myoepithelien ausgepresst. Ein langer Ausführungsgang bringt das dünnflüssige Sekret

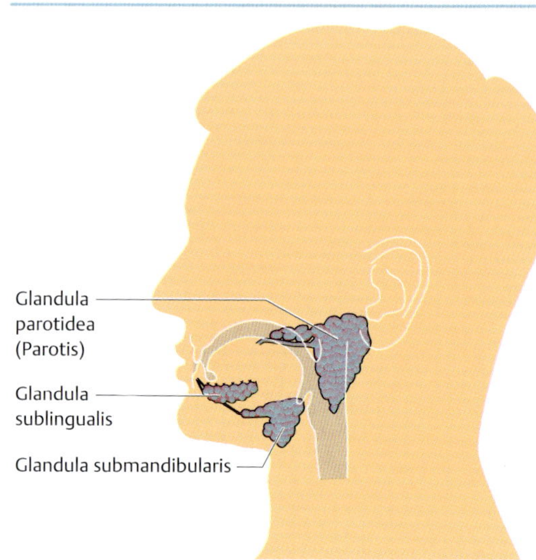


**Abb. 11.23 Mundspeicheldrüsen.** Die Ohrspeicheldrüse (Glandula parotidea) gibt über ihren Ausführungsgang flüssiges (seröses) Sekret in den oberen Mundvorhof ab. Unterkiefer- und Unterzungendrüse münden unten in der Nähe des Zungenbändchens in die Mundhöhle. Ihr Sekret ist stark mit Schleim durchsetzt und daher zäher (mukös).

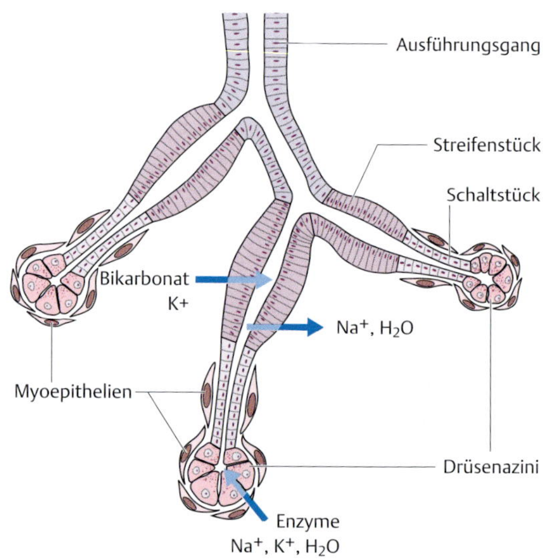


**Abb. 11.24 Seröse Drüse (Glandula parotidea).** Speicheldrüsen erzeugen ihr Sekret in den pyramidenförmigen Zellen der Drüsenazini und geben es über Ausführungsgänge ab. In der Ohrspeicheldrüse liegen dazwischen die zylinderförmigen Zellen der Streifenstücke. Diese tauschen Natrium gegen das alkalische Bikarbonat und Kalium aus und dicken den Speichel ein. Myoepithelien sind Zwitter zwischen Epithel- und Muskelzellen. Sie pressen das Sekret aus den Azini in die Ausführungsgänge hinein.
Beachten Sie, dass die Speicheldrüse in erster Linie gelöste Salze aus dem Blut in den Speichel sezerniert und das Wasser passiv nachfolgt.

(seröse Drüse) zur Wangenschleimhaut auf Höhe der oberen Backenzähne. Er überkreuzt dabei den M. masseter und ist an dieser Stelle als derber, ca. 0,5 cm breiter Strang zu tasten. Mitten durch die Ohrspeicheldrüse hindurch zieht der N. facialis, der die mimische Muskulatur der entsprechenden Gesichtshälfte kontrolliert.

Bei Entzündungen der Parotis (v. a. bei Mumps) schwillt die Drüse sehr stark an und die Mündungsstelle des Ausführungsgangs gegenüber dem 2. oberen Molaren ist stark gerötet. Durch den erhöhten Druck kann der N. facialis in seiner Funktion gestört sein.

● MERKE *Die 3 Mundspeicheldrüsen sezerniern unterschiedlich zähes Sekret mit Verdauungsenzymen in die Mundhöhle. Dabei dient der zähe muköse Speichel als Gleitmittel, der flüssigere seröse enthält dagegen den Hauptanteil der stärkespaltenden α-Amylase.*

### Steuerung der Speichelsekretion

Etwa 1000 – 1500 ml Speichel werden pro Tag produziert, die Menge ist dabei auch abhängig vom Wassergehalt des Körpers. Ein „trockener" Mund kann also ein Zeichen von Flüssigkeitsmangel des Körpers sein; wir bekommen Durst und der Körper versucht so seinen Wasserhaushalt auszugleichen.

Die Speichelsekretion wird über verschiedene Faktoren gesteuert:

- **Lokale Faktoren:** Ein Teil der Speichelsekretion wird über lokale Faktoren geregelt: Das Massieren der Drüsen beim Kauen oder saure Substanzen im Mund rufen einen erhöhten Speichelfluss hervor.
- **Vegetative Kontrolle:** Der überwiegende Anteil der Speichelsekretion steht unter vegetativer Kontrolle. Die Speicheldrüsen werden sowohl von parasympathischen Fasern (Parotis: N. glossopharyngeus, IX. Hirnnerv, Gl. submandibularis und Gl. sublingualis: N. facialis, VII. Hirnnerv) als auch von sympathischen Fasern aus dem Ganglion cervicale superius versorgt. Jede parasympathische Aktivierung fördert den Fluss von viel dünnflüssigem Speichel, jede Erhöhung des Sympathikotonus hemmt die Speichelsekretion. Es wird nur wenig und zähflüssiger Speichel gebildet.
- **Psychische Faktoren:** Aus dem Alltag kennen wir die Abhängigkeit des Speichelflusses von psychischen Faktoren: Beim Anblick oder Geruch guten Essens „läuft einem das Wasser im Munde zusammen" (Parasympathikus); umgekehrt bekommt man bei Prüfungen häufig „eine trockene Kehle" (Sympathikus). Die Mechanismen sind dieselben wie bei der Kontrolle von Magen- und Pankreassekretion (S. 326, 336). Parasympathische Innervation erhöht jedoch nicht nur die Produktion neuen Primärspeichels in den Drüsenazini, sondern fördert auch wie oben dargestellt dessen Austreibung in die Ausführungsgänge.

● MERKE *Der Parasympathikus aktiviert die Speichelsekretion, der Sympathikus hemmt die Speichelsekretion. Auch beim Kauen wird die Speichelabgabe angeregt.*

## 11.5 Speiseröhre und Magen

### 11.5.1 Speiseröhre

Die Speiseröhre (Oesophagus) beginnt hinter dem Kehlkopf, also etwa in Höhe des 6. Halswirbelkörpers. Sie durchquert auf ihrer Gesamtlänge von 20 – 30 cm den Brustraum und mündet in der Nähe des ersten Lendenwirbelkörpers in den Magen. In der Speiseröhre selbst finden keine Verdauungsvorgänge statt, die Nahrung verbleibt nur 2 – 20 s lang in diesem Organ.

Die Längsmuskulatur der Speiseröhre steht unter ständiger Zugbelastung zwischen dem Kehlkopf einerseits und der Fixierung durch das Zwerchfell kurz vor Eintritt in den Magen andererseits. Diese Stabilisierung erleichtert den Durchtritt der Nahrung. Durchtrennt man einen der beiden Haltepunkte, dann schnurrt das Organ knapp eine Handbreit weit zusammen.

Im Halsbereich ist die Speiseröhre zwischen Luftröhre und Wirbelsäule „eingeklemmt", Vorder- und Hinterwand berühren sich wie bei einem leeren Feuerwehrschlauch. Im Brustraum, genauer im Mediastinum zwischen linkem und rechtem Pleuraraum, entfernt sich die Speiseröhre von der Wirbelsäule und liegt dem linken Herzvorhof an. Der Unterdruck im Pleuraraum und im Mediastinum hält den Ösophagus in diesem Bereich offen.

Nach dem Schlucken befördert die Speiseröhre den Bissen aktiv durch *peristaltische Wellen* (Längsmuskelschicht der Tunica muscularis) in den Magen. Die Schwerkraft allein würde nicht ausreichen, um das Lumen der Speiseröhre so weit zu dehnen, dass ein Bissen hindurchtreten kann.

11

## Physiologische Engstellen

Die Speiseröhre hat 3 physiologische Engstellen (**Abb. 11.25**), die unter ungünstigen Umständen den Schluckakt behindern können:

1. Unmittelbar am Beginn der Speiseröhre (hinter dem Ringknorpel des Kehlkopfes) ist die Spannung der zirkulären Wandmuskulatur am größten. Außerdem ist dieser Bereich durch Bindegewebe so verstärkt, dass die Speiseröhre sich an dieser Stelle nur auf einen maximalen Durchmesser von 1,5 cm dehnen lässt.
2. Etwa auf halber Höhe kommt die Speiseröhre in enge Nachbarschaft zur Teilungsstelle der Luftröhre und zum Aortenbogen. Anatomische Variationen (z. B. ein doppelter Aortenbogen) können hier zu einer Schluckbehinderung führen.
3. Die 3. physiologische Enge liegt am Durchtritt der Speiseröhre durch das Zwerchfell. Hier ist die Zwerchfellmuskulatur zu einer Muskelschlinge (Hiatusschlinge) umgeformt. Durch anatomische und funktionelle Verschlussmechanismen entsteht ein Ventil zwischen der Speiseröhre und dem Mageneingang (Kardia), welches den Rückfluss des aggressiven sauren Magensafts in die Speiseröhre verhindert.

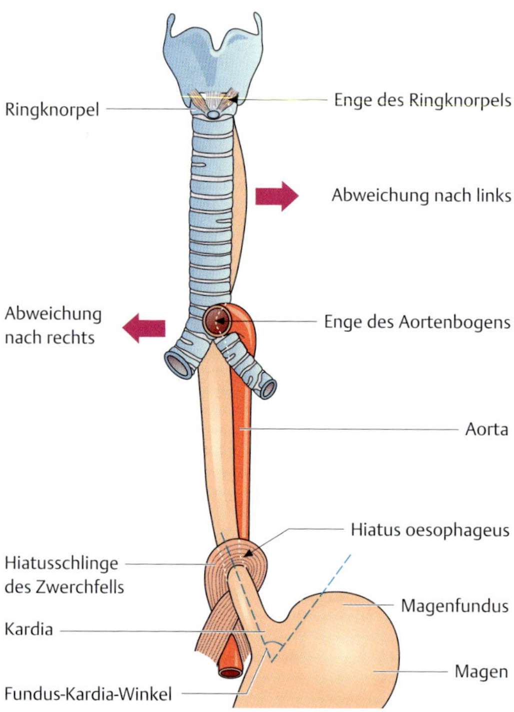


**Abb. 11.25 Engstellen des Ösophagus.** Sie blicken hier von vorn auf die Speiseröhre und ihre Nachbarorgane. Hinten grenzt sie direkt an die Wirbelsäule. Engstellen bestehen im Bereich des Kehlkopfs, der Teilungsstelle der Luftröhre und dem Durchtritt durch das Zwerchfell (Hiatus oesophageus). Besonders gut stellt sich hier auch der Fundus-Kardia-Winkel am Eintritt der Speiseröhre in den Magen dar.

● KRANKHEITSLEHRE ***Divertikel.*** *Die erste physiologische Enge ist häufig Sitz von sog. Divertikeln, sackartige Ausstülpungen der Speiseröhrenwand, in denen sich Speisereste verfangen können. Betroffen sind besonders alte Menschen, deren Bindegewebe und Muskulatur geschwächt sind. Bei starker Ausbildung des Divertikelsackes kann das Lumen der Speiseröhre von außen eingedrückt werden und die Nahrungspassage verhindern. Als diagnostischer Hinweis gilt das Herauswürgen von Speiseresten.*

## Verschlussmechanismen des Mageneingangs

Ähnlich wie am Speiseröhreneingang verstärkt sich auch in der Nähe des Übergangs in den Magen die Ringmuskelschicht der Speiseröhre. Sie geht zusammen mit der Längsmuskelschicht in einen spiraligen Verlauf *(muskulärer Sphinkter)* über. Im Regelfall steht diese Ringmuskulatur unter Spannung und verschließt das Lumen wie ein echter Schließmuskel.

In der letzten Phase des Schluckakts, wenn die Nahrung kurz vor der Kardia (Mageneingang) ist, erschlafft deren Muskulatur reflektorisch und die Nahrung kann aus der Speiseröhre in den Magen übertreten. Diese reflektorische Öffnung der Kardia steht unter dem Einfluss von parasympathischen Nervenfasern.

Wichtiger noch als der muskuläre Sphinkter ist die Tatsache, dass die letzten 2 – 5 cm der Speiseröhre innerhalb des Bauchraums verlaufen. Kardia und Magenfundus bilden miteinander einen spitzen Winkel (**Abb. 11.25**): Jede Druckerhöhung im Bauchraum (z. B. Liegen oder Bauchpresse) presst damit wie ein Rückstoßventil den Magenfundus gegen die Speiseröhre und verstärkt so deren Verschluss.

● KRANKHEITSLEHRE ***Refluxkrankheit.*** *Bei einer gestörten Funktion des muskulären Sphinkters am Mageneingang überwindet schon ein geringer mechanischer Druck auf den Magen den Verschluss und treibt Magensaft in den Brustanteil der Speiseröhre. Die Folgen sind ständiges saures Aufstoßen mit Sodbrennen, Entzündung des Ösophagus und in schweren Fällen eine Geschwürbildung mit massiven Blutungen. Auftretende Schmerzen sind mitunter extrem stark und projizieren sich auf den Oberbauch und die Brust unmittelbar unter dem Brustbein. Sie ähneln Schmerzen bei koronarer Herzkrankheit! Häufigste Ursache der Refluxkrankheit sind die Hiatushernien.*

***Hiatushernien.*** *Wenn das Bindegewebe und die Muskulatur des Zwerchfells an der Durchtrittsstelle des Ösophagus erschlaffen, kommt es zur teilweisen oder in Extremfällen vollständigen Verlagerung des Magens durch das Zwerchfell in den Brustraum, der Verschlussmechanismus der Ösophagussschlingen entfällt. Dies betrifft überwiegend ältere Menschen, wird aber z. B. durch Fettsucht mit nachfolgender Abflachung des Zwerchfells begünstigt.*

● MERKE *Ring- und Längsmuskulatur sind in den verschiedenen Abschnitten des Verdauungstrakts unterschiedlich dick. Ein Schließmuskel entsteht durch eine besonders starke Ringmuskelschicht, während eine kräftige Längsmuskelschicht für einen schnell transportierenden Bereich des Magen-Darm-Kanals (z. B. die Speiseröhre) typisch ist.*

## Erbrechen

Erbrechen (**Abb. 11.26**) ist ein Schutzreflex des Organismus: Ungenießbare oder gar giftige Nahrung kann der Körper so wieder loswerden, bevor sie in größeren Mengen ins Blut gelangt. Erbrechen kann jedoch – ähnlich wie Fieber – eigenständigen Krankheitswert erlangen. Diese Unterscheidung ist wichtig, weil im ersten Fall Erbrechen eher gefördert, im zweiten blockiert werden sollte.

### Auslöser

Viele unterschiedliche Einflüsse (z. B. zu starke Magendehnung, Irritationen der Rachenschleimhaut, Störung des Gleichgewichtsapparats [Schwindel], psychische oder optische Eindrücke, Geruchs- und Geschmackswahrnehmungen sowie bestimmte im Blut zirkulierende Substanzen) führen zur Erregung des Brechzentrums in den stammesgeschichtlich alten Hirnteilen (Formatio reticularis im Stammhirn). Zusätzlich kommt es zu einer starken Erregung des parasympathischen Nervensystems. So kündigt sich das Erbrechen oft durch Übelkeit, vermehrten Speichelfluss oder Schweißausbruch an.

### Steuerung

Das Brechzentrum steuert die koordinierte Aktion mehrerer Muskelgruppen:
- Das Zwerchfell wird in Einatmungsstellung fixiert.
- Der Kehlkopf schließt sich wie beim Schlucken.
- Die Bauchmuskulatur spannt sich an und überträgt den steigenden Druck auf den Magen.
- Der Magenausgang schließt sich.
- Der untere und obere Ösophagussphinkter öffnen sich.

Das Zusammenspiel dieser Vorgänge schafft die Voraussetzungen dafür, dass der Mageninhalt in die Speiseröhre ausgetrieben werden kann. Gelangt der Mageninhalt danach in den Rachenraum und erhält Kontakt mit der Rachenhinterwand, so löst dies einen Würgereflex aus.

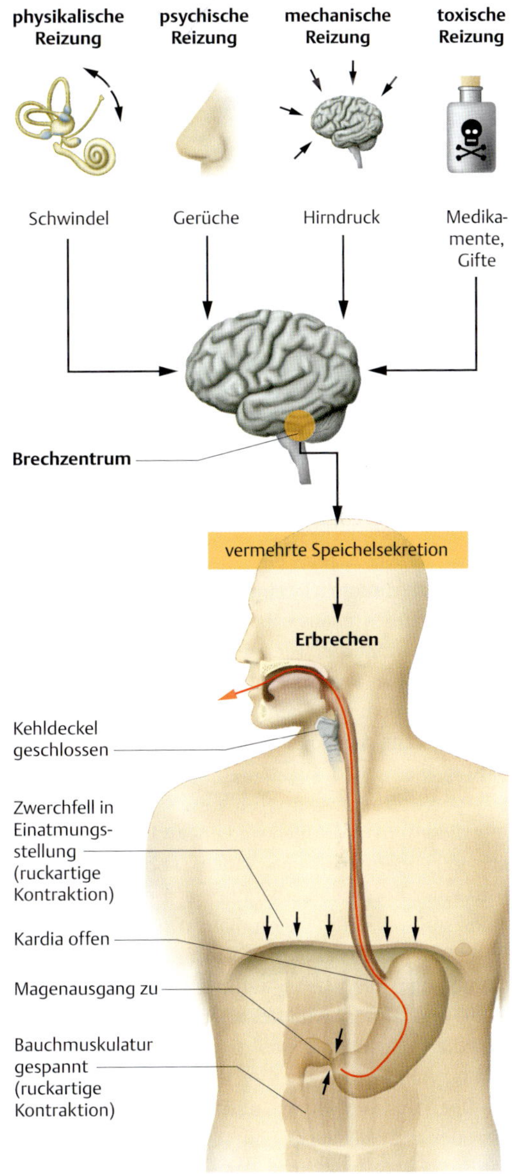


**Abb. 11.26 Erbrechen.** Erbrechen kann sehr unterschiedliche Ursachen haben. Die Erregung des Brechzentrums im Hirnstamm (nahe dem 4. Ventrikel) löst einen zusammengesetzten Reflex aus.

### Säureverlust

Starkes Erbrechen führt zum Verlust großer Mengen an Säure und Flüssigkeit. Durch andauernden Säureverlust wird der Blut-pH-Wert alkalisch (sog. nicht respiratorische Alkalose, s. S. 404). Diese Störung im Säure-Basen-Haushalt ist mit die gefährlichste Komplikation eines krankhaft verstärkten Schwangerschaftserbrechens.

KRANKHEITSLEHRE ***Medikamentöse Therapie.*** *Die medikamentöse Therapie zielt auf eine Normalisierung der Magenentleerung und/oder eine Hemmung des Brechzentrums durch Substanzen, die dämpfend auf die Aktivität des Zentralnervensystems wirken. Aber Vorsicht!!! Vor der Gabe solcher Medikamente muss man sich unbedingt über die Ursache des Erbrechens im Klaren sein: Erbrechen ist bei Vergiftungen oft lebensrettend, bei Verätzungen dagegen lebensgefährlich, da das ätzende Mittel dann 2-mal mit der Speiseröhre in Kontakt gerät.*

## 11.5.2 Bauchfell

### Prinzip einer serösen Höhle

Der Bauchfellraum (Peritonealraum) ist eine seröse Höhle. Darüber hinaus existieren noch 3 weitere seröse Höhlen im Körper. Hierzu gehören
- Pleurahöhle (Brustfellraum),
- Perikardraum (Herzbeutel) sowie
- beim Mann die kleinere Hodenhöhle.

#### Entwicklung

Alle diese serösen Höhlen sind entwicklungsgeschichtlich folgendermaßen entstanden (Abb. 11.27): Innerhalb einer Körperhöhle befindet sich ein allseitig von einer serösen Haut (Pleura, Bauchfell) umschlossener Hohlraum (seröse Höhle). Er ist mit Flüssigkeit gefüllt, die aus dem Blutplasma abfiltriert wurde und daher gelblich gefärbt ist. Von der Körperwand aus wachsen nun die Organanlagen und drängen die Höhle immer mehr zusammen. Die seröse Haut legt sich dabei auf die Oberfläche des Organs und umgibt dieses als inneres oder *viszerales* Blatt. Ein Teil der Begrenzung der serösen Höhle bleibt mit der Körperaußenseite verwachsen (äußeres oder *parietales* Blatt).

Im Verlauf der Entwicklung wachsen nun die Organanlagen immer weiter in diese seröse Höhle ein, bis sie nahezu den gesamten Innenraum einnehmen. Die seröse Höhle wird dabei bis auf einen haarfeinen kapillären Spalt zusammengedrängt, der nur noch wenige Milliliter seröse Flüssigkeit enthält und als Gleitschicht zwischen Organen und Körperwand dient.

Viele Organe innerhalb der serösen Höhle sind nahezu vollständig vom inneren Blatt der serösen Haut bedeckt; nur an der Stelle ihres Einwachsens nehmen sie mit einem Organstiel (Hilus) Kontakt zum Gefäß- und Nervensystem auf.

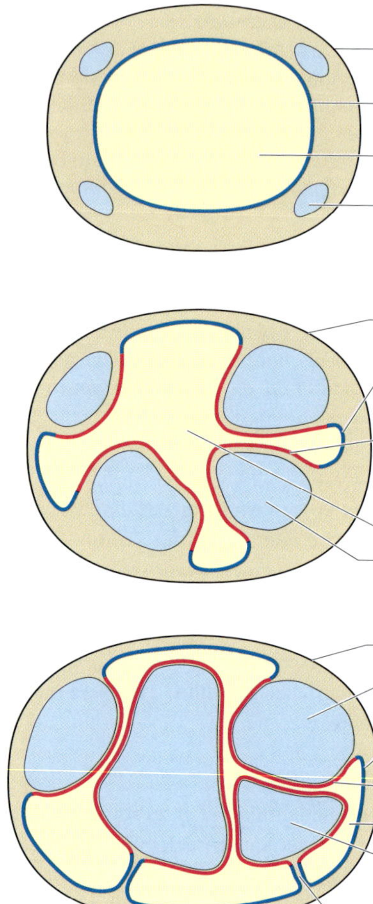


**Abb. 11.27 Entwicklung einer serösen Höhle (z. B. Bauchhöhle).**
**a** Innerhalb der Körperwand liegt die mit Flüssigkeit gefüllte seröse Höhle. Noch außerhalb davon erkennen Sie die Organanlagen.
**b** Während ihres Wachstums wandern die Organe unterschiedlich weit in die seröse Höhle hinein. Auf ihre Oberfläche legt sich die seröse Hülle und wird hier zum viszeralen Blatt.
**c** Manche Organe wachsen vollständig in die Höhle hinein (intraperitoneal) und sind bis auf den Organstiel mit dem Bauchfell bedeckt. Andere kommen nur mit der Oberfläche mit dem Bauchfell in Berührung (retroperitoneal).

### Lage der Organe in der Peritonealhöhle

Die Peritonealhöhle ist die größte seröse Höhle unseres Körpers. Das Bauchfell *(Peritoneum)* hat eine Gesamtfläche von ca. 2 m², also mindestens ebenso viel wie die gesamte äußere Haut (!). Seine Bedeutung erlangt es durch die enge Beziehung zu den Bauchorganen:

- **intraperitoneal** (intra = innerhalb): Intraperitoneale Organe (z. B. Magen, Dünndarm, Teile des Dickdarms, Leber und Milz) sind bis auf den Bereich des Hilus vollständig vom viszeralen Blatt des Peritoneums umgeben (**Abb. 11.28**). Am Hilus geht das viszerale Blatt in das parietale Blatt über. Teile des Darm-Kanals kann man sich als flexibles Rohr vorstellen, dem ein großes Tuch (das Peritoneum) übergelegt wurde. Das Rohr ist vollständig von dem Tuch umgeben, mit Ausnahme der Stelle, an der sich beide Tuchseiten berühren (parietales Blatt als Bauchfellduplikatur, Mesenterium, Meso).
- **retroperitoneal** (retro = hinter): Manche Organe (z. B. Zwölffingerdarm, Bauchspeicheldrüse, Bauchaorta, Nieren, Harnleiter) wachsen nicht ganz so verdrängend in die seröse Haut hinein. Dann ist nur die Organoberseite von Peritoneum bedeckt. Diese Organe haben keine Mesos (Duplikaturen des parietalen Blattes), sondern ihre Rückseite ist direkt an der Körperwand befestigt. Man spricht von retroperitonealen Organen.
- **extraperitoneal** (extra = außerhalb): Schließlich liegen Organe (z. B. Teile des Mastdarms), die überhaupt keinen Kontakt zum Bauchfell aufnehmen, extraperitoneal.

KRANKHEITSLEHRE ***Peritonitis.*** *Wie alle serösen Höhlen ist auch die Peritonealhöhle ein steriler Raum, der aber durch die Nachbarschaft zu dem stark keimhaltigen Magen-Darm-Trakt in ständiger Infektionsgefahr schwebt. Blinddarmentzündungen oder Geschwüre von Magen und Zwölffingerdarm können in die Peritonealhöhle durchbrechen und diese mit Darminhalt verunreinigen – es breitet sich eine gefährliche und schmerzhafte Peritonitis (Bauchfellentzündung) aus. Das Leitsymptom einer Peritonitis ist eine bretthart gespannte, druckschmerzhafte Bauchdecke.*

## 11.5.3 Magen

Hat der Nahrungsbrei über den Ösophagus den Magen erreicht, wird er zunächst hier gespeichert, durchmischt und durch den sauren Magensaft chemisch aufbereitet und verflüssigt.

### Anatomie

#### Lage und Peritonealverhältnisse

Der Magen (Gaster, Ventriculus, **Abb. 11.29**) befindet sich im linken Oberbauch direkt unter dem Zwerchfell. Abhängig von der Körperhaltung und dem Füllungs-

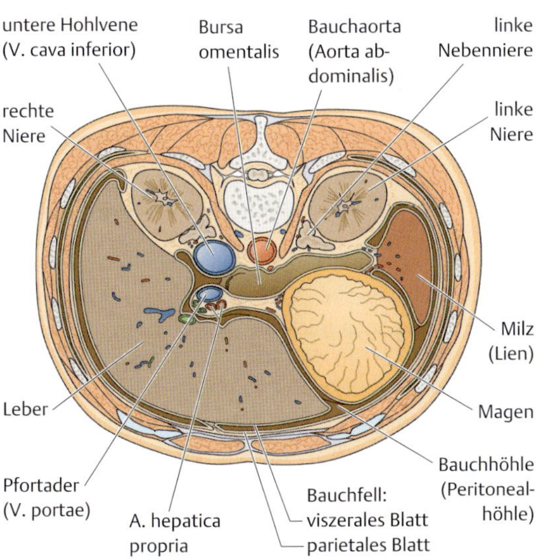


**Abb. 11.28 Querschnitt durch den Oberbauch.** Dieser Schnitt durch den Oberbauch (Blick von oben auf die Schnittfläche) zeigt die große Ausdehnung der Leber. Da das Bauchfell Leber, Magen und Milz auf fast allen Seiten umgibt, bildet sich zwischen Magen und Pankreas eine fast vollständig geschlossene Bauchfelltasche (Bursa omentalis). Alle intraperitonealen Organe sind gegeneinander gut verschieblich.

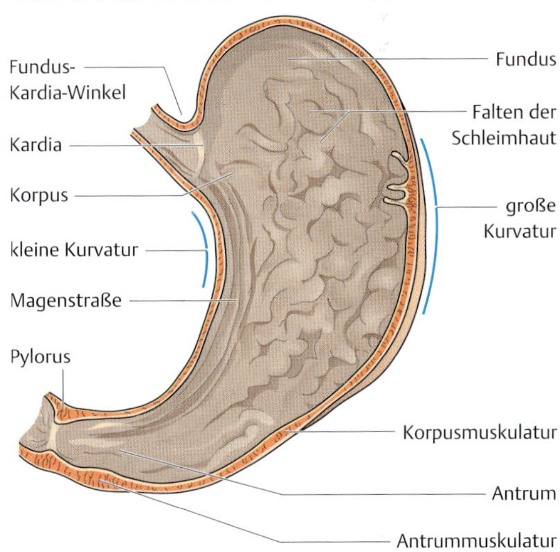


**Abb. 11.29 Magen.** An diesem Schnitt durch den Magen erkennen Sie die besonders im Fundus- und Korpusbereich stark aufgefaltete Schleimhaut. Die Muskulatur wird im unteren Teil deutlich kräftiger und bildet am Magenausgang den Schließmuskel (Pylorus). Die Magenstraße an der kleinen Kurvatur besteht aus parallelen längs verlaufenden Schleimhautfalten.

zustand ändert er sein Lage und Form. Ist seine Ausrichtung im Liegen quer und gekrümmt, so streckt sich der gefüllte Magen beim Sitzen oder Stehen in die Länge und mehr in senkrechte Ausrichtung. Sein Fassungsvermögen beträgt 1200 – 1600 l.

Der Magen ist ein intraperitoneales Organ, d. h., er ist mit Ausnahme der zu- und abführenden Gefäße und Nerven vollständig von Bauchfell umgeben. Er besitzt 2 Bauchfellduplikaturen *(Mesogastrien = die Mesos des Magens)*:

- das *kleine Netz* (Omentum minus) zwischen rechter, oberer Magenseite (kleine Kurvatur s. u.) und Leber, und
- einen Teil des *großen Netzes* (Omentum majus) zwischen linker, unterer Magenseite (große Kurvatur s. u.) und dem quer verlaufenden Dickdarm. (Der Rest des großen Netzes ist eine Schürze aus 4 miteinander verwachsenen Peritonealblättern. Diese Schürze hängt vor dem Dick- und Dünndarm nach unten und enthält eine große Menge an lymphatischem Gewebe.)

Beide Bauchfellduplikaturen lassen dem Magen viel Bewegungsfreiheit in der Bauchhöhle. Die gute Verschiebbarkeit ist wichtig, da sich die Magenwand wechselnden Füllungszuständen anpassen muss.

PFLEGE ***Magendehnung.*** *Auch wenn das Fassungsvermögen des Magens bedeutend ist; die nach einer exzessiven Mahlzeit stark gespannte Magenwand ist recht empfindlich. Sie kann bei starken Traumata wie Verkehrsunfällen oder Schlägereien sogar platzen.*

### Abschnitte

Der Magen besteht aus:

- Mageneingang (Kardia, s. o.)
- Magengrund (Fundus)
- Magenkörper (Korpus)
- Magenausgang (Antrum)
- Magenpförtner (Pylorus)

**Fundus.** Der Fundus überragt die Kardia im Stehen und liegt als großer halbkugeliger Hohlraum dem Zwerchfell an. Mit der Nahrungsaufnahme verschlucken wir häufig Luft, die sich am höchsten Punkt des Magens sammelt. Auf einem Röntgenbild im Stehen stellt sich der Magenfundus daher als luftgefüllte Magenblase dar.

**Korpus.** An Kardia und Fundus schließt sich das Korpus an. Das Korpus ist der größte Magenabschnitt und umfasst etwa ⅔ des Organs. Im Bereich des Fundus und Korpus befinden sich Magendrüsen, welche Säure und Verdauungsenzyme herstellen. Während der Fundus in erster Linie als Speicher für aufgenommene Nahrung dient, erzeugt die Muskulatur des Korpus rhythmische peristaltische Wellen, welche Nahrung, Säure und Enzyme vermischen und weitertransportieren.

**Antrum und Pylorus.** Als Antrum bezeichnet man den unteren Teil des Magens unmittelbar vor dem Magenausgang. Die Schleimhaut produziert hier Steuerhormone für die Regelung der Verdauungstätigkeit. Zusammen mit dem Pylorus (Magenpförtner des Magenausgangs, Schließmuskel) erzeugt die Muskulatur des Antrums kräftige peristaltische Wellen zur Zerkleinerung und Durchmischung des Speisebreis.

**Kurvaturen.** Nach dem Aussehen des Magens im Liegen unterscheidet man die rechts oben gelegene *kleine* Kurvatur an der Konkavseite des Magens von der links unten gelegenen *großen* Kurvatur an seiner Konvexseite. Die kleine Kurvatur bildet den kürzesten Weg zwischen Magenein- und ausgang. Hier liegen die Falten des Magens in Längsrichtung und erleichtern geschluckter Flüssigkeit den direkten Weg durch den Magen hindurch *(Magenstraße)*.

### Innenansicht

Da sich die Magenwand den unterschiedlichsten Füllungsgraden anpassen muss, ist ihre Wanddicke sehr variabel. Die Mageninnenseite zeigt auf den ersten Blick grobe Falten (Plicae gastricae), die im Fundus und an der großen Kurvatur unregelmäßig, v. a. aber quer angeordnet sind, an der kleinen Kurvatur hingegen längs. Die Plicae bestehen aus Schleimhaut und Submukosa. Die Mukosa selbst ist in millimeterkleine Magenfelder (Areae gastricae) gegliedert und weist kleinste trichterförmige Einstülpungen auf, an deren Wänden sich jeweils eine Gruppe von Magendrüsen (Glandulae gastricae) aneinanderreiht.

### Gefäßversorgung

An der kleinen und großen Kurvatur verläuft je ein vielfach geschlängelter Gefäßbogen, der kleinere Äste auf die Vorder- und Rückseite der Magenwand abgibt. Grundsätzlich erhält der Magen sein sauerstoffreiches Blut aus einem starken Ast der Hauptschlagader (Aorta), dem Truncus coeliacus (Bauchhöhlenstamm). Die Gefäße der kleinen Kurvatur sind die *linke Magenarterie* (A. gastrica sinistra, direkt aus dem Truncus coeliacus) und die *rechte Magenarterie* (A. gastrica dextra, aus der Leberarterie). Die Gefäße der großen Kurvatur – die *rechte und linke Magen-Netz-Arterie* (A. gastroepiploica (oder gastroomentalis) dextra und sinistra) – entspringen aus der Pankreas- bzw. der Milzarterie (Abb. 11.30).

Die arteriellen Blutgefäße des Magens sind von großer klinischer Bedeutung, da sie der Ursprung lebensgefährlicher Blutungen ins Innere des Magens sein

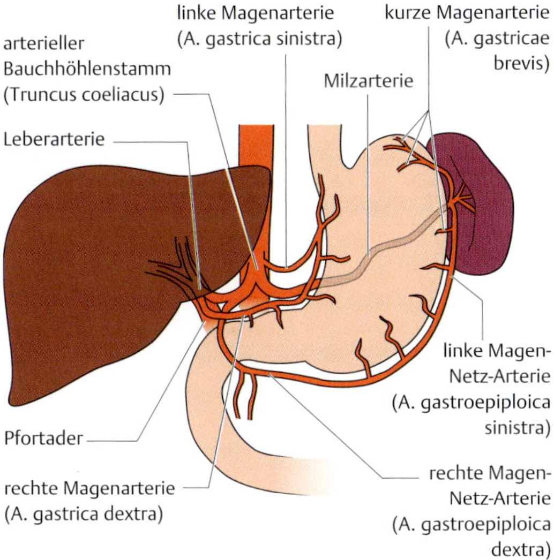


**Abb. 11.30 Blutversorgung der Oberbauchorgane.** Alle Oberbauchorgane werden durch den Truncus coeliacus (Bauchhöhlenstamm) aus der Aorta mit sauerstoffreichem Blut versorgt. Beachten Sie, dass entlang der großen und kleinen Kurvatur mehrere Arterien miteinander in Verbindung (Anastomosen) stehen. Solche arterioarteriellen Anastomosen kommen sonst nur noch am Darm und an der Hirnbasis vor.

können. Eine Blutung aus einem arteriellen Magengefäß entsteht meist, wenn ein Magengeschwür (Ulcus ventriculi) so tief reicht, dass es die Submukosa und die Muskelschicht einschmilzt und ein größeres Blutgefäß erreicht.

Die Venen des Magens folgen, wie fast überall, zunächst dem Verlauf der Arterien. Sie leiten ihr Blut dann jedoch nicht direkt zum rechten Herzen zurück, sondern zunächst über die *Pfortader* zur Leber.

KRANKHEITSLEHRE ***Ösophagusvarizen.*** *Im Bereich der kleinen Kurvatur und der Kardia bildet sich ein dichtes Venennetz, das mit den Venen der Speiseröhre Verbindung aufnimmt. Bei einer Abflussbehinderung der Pfortader, z. B. im Rahmen einer alkoholischen Leberschädigung (Leberzirrhose), steigt der Strömungswiderstand in der Pfortader an. Blut aus dem Magen (und dem übrigen Magen-Darm-Trakt) fließt dann – dem Weg des geringsten Widerstands folgend – über dieses Venennetz direkt in die obere Hohlvene und umgeht so die Leber. Die Speiseröhrenvenen sind aber auf Dauer dieser massiven Blutströmung nicht gewachsen und schwellen zu Krampfadern an (Ösophagusvarizen). Viele chronische Alkoholiker sterben an einer plötzlichen massiven Blutung aus solchen überbeanspruchten Gefäßen.*

MERKE *Der Magen besteht aus Kardia, Fundus, Korpus, Antrum und Pylorus. Zwischen Mageneingang und Magenausgang liegt die kleine Kurvatur, gegenüber die große Kurvatur. Der Fundus dient als Nahrungsspeicher, das Korpus produziert Verdauungsenzyme und das muskelstarke Antrum durchmischt und zerkleinert den Nahrungsbrei.*

## 11.5.4 Magensekretion

### Magenschleimhaut

Die Magenfalten dienen einerseits bei der Magendehnung als Reserveraum und ergeben andererseits eine erhebliche Oberflächenvergrößerung, die auf mikroskopischer Ebene weitergeführt wird.

Die Oberfläche der Magenschleimhaut besteht aus einem schleimbildenden Oberflächenepithel. Feine Magenkanälchen (Foveolae gastricae) senken sich in die Schleimhaut ein, an deren Boden langgestreckte Magendrüsen (Glandulae gastricae) münden (**Abb. 11.31**). Gemeinsam produzieren beide Bereiche der Schleimhaut bis zu 3 l Magensaft pro Tag. Die Magendrüsen erfüllen dabei in den verschiedenen Magenabschnitten unterschiedliche Aufgaben und unterscheiden sich dementsprechend auch histologisch voneinander.

#### Kardia

Im Bereich der Kardia geht das Plattenepithel der Speiseröhre unvermittelt in die typische Magenschleimhaut über, die hier zunächst nur Schleimdrüsenzellen enthält.

#### Fundus und Korpus

In Fundus und Korpus dominiert die Sekretion von Salzsäure und Verdauungsenzymen. Die Magendrüsen sind mehrere Millimeter lang und stehen palisadenartig nebeneinander. Sie bestehen aus folgenden unterschiedlich gearteten Zellen:

- **Hauptzellen**: In der Tiefe der tubulären (röhrenförmigen) Drüsen finden sich die großen Hauptzellen. Sie produzieren Pepsinogene, das sind inaktive Vorstufen von eiweißverdauenden Enzymen. Durch den sauren pH-Wert im Mageninneren werden die Pepsinogene in die eigentlich wirksamen Verdauungsenzyme (Pepsine) gespalten.
- **Belegzellen**: Im Verlauf der Ausführungsgänge sezernieren die pyramidenförmigen Belegzellen große Mengen an Salzsäure. Sie sind dafür verantwortlich, dass der Mageninhalt den für die Verdauung notwendigen niedrigen pH-Wert (Nüchternwert zwischen 1 und 3) beibehält. Außerdem produzie-

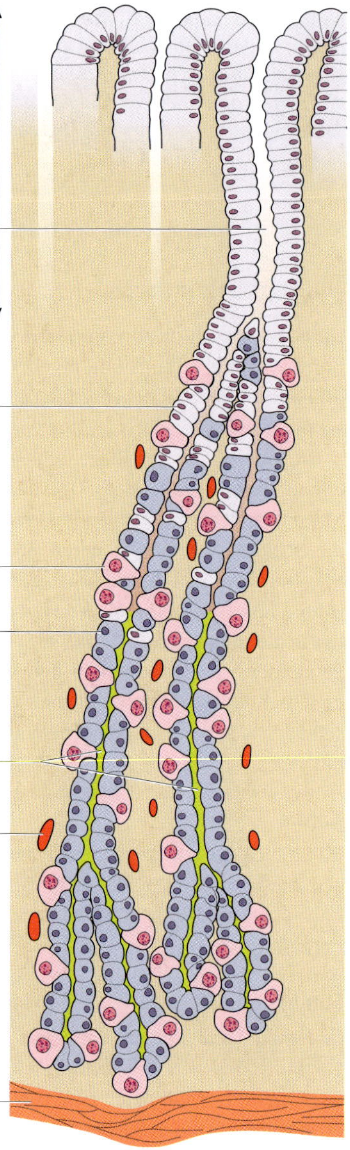


**Abb. 11.31 Magendrüsen.** Von der Oberfläche der Magenschleimhaut aus senken sich lange, wenig verzweigte Drüsengänge hinab. Entlang dieser Gänge geben Haupt-, Neben- und Belegzellen Verdauungsenzyme, Schleim und Magensäure ins Magenlumen ab.

ren die Belegzellen den *Intrinsischen Faktor*, ohne den der Körper kein Vitamin $B_{12}$ (zur Blutbildung) aus der Nahrung aufnehmen kann.

- **Nebenzellen***:* Die kleineren Nebenzellen geben einen zähen alkalischen Schleim ab, der die Magenschleimhaut vor ihren eigenen Verdauungsenzymen schützt und damit verhindert, dass sich der Magen selbst zerstört. Dieser Schleim liegt gallertartig (gelartig) über dem Epithel und wird lediglich von den feinen Öffnungen der Magendrüsen durchbrochen.

KRANKHEITSLEHRE ***Magenulkus.*** *Chronischer Stress, die Nebennierenrindenhormone Kortisol und Kortikosteron sowie zahlreiche Medikamente erhöhen die Säureproduktion und/oder hemmen die Schleimsekretion. Kommt dann noch eine Infektion mit dem Bakterium Helicobacter pylori hinzu, kann der Magensaft die eigene Schleimhaut angreifen. Es entsteht zunächst eine Entzündung (Gastritis) und bei längerer Einwirkung ein Magengeschwür (Ulcus ventriculi). Der Magen verdaut sich sozusagen selbst.*

### Antrum und Pylorus

Im Bereich von Antrum und Pylorus sind die Magendrüsen kürzer als in Fundus und Korpus. Neben einer großen Zahl schleimproduzierender Zellen finden sich hormonell aktive Zellen: Wichtigstes Produkt ist dabei das *Gastrin*, ein Peptidhormon, das die Sekretion von Salzsäure im Korpus fördert.

## Steuerung der Magensekretion

PFLEGE ***Der Pawlow'sche Hund.*** *Als Musterbeispiel für die Beeinflussung vegetativer Funktionen durch erlernte Verhaltensweisen (Konditionierung) dient ein klassisches Experiment des Wissenschaftlers Iwan Pawlow: Einem Hund wurde eine Magenfistel angelegt; der Magensaft floss durch diese Fistel nach außen ab und konnte gemessen werden. Während des Fressens stieg regelmäßig die Magensaftproduktion an. Nun wurde zu jedem Fressen eine Glocke geläutet. Nach einiger Zeit löste allein der Klang der Glocke die Magensaftproduktion aus.*

**Zephale Phase.** Beim Menschen gibt es eine Vielzahl derartiger Auslöser der Magensaftproduktion, die mit dem Essen selbst nur mittelbar verbunden sind: Geruch von Essen, Tellerklappern, u. U. sogar Schlangestehen bei Leuten, die sich häufig in der Kantine verköstigen. Die Signale zur Steigerung der Magensaftproduktion werden vom parasympathischen Nervensystem erzeugt und über den N. vagus (X. Hirnnerv) an die Magenschleimhaut weitergeleitet. Der N. vagus stimuliert hauptsächlich die Magensäuresekretion aus den Belegzellen.

**Erregung des N. sympathikcus.** Eine Erregung des sympathischen Nervensystems hemmt hingegen die Magensaftproduktion: Das Frühstück vor einer schwierigen Prüfung bleibt uns buchstäblich im Magen liegen. Andererseits ist der Parasympathikus in körperlicher und geistiger Ruhe, also v. a. nachts besonders aktiv; Schlafstörungen sind nicht selten die Folge zu schwerer Mahlzeiten vor dem Zubettgehen, da eine sehr aktive Verdauungstätigkeit zwar träge macht, aber keinen ruhigen Schlaf zulässt.

**Gastrale Phase.** Eine Dehnung des Magenantrums, aber auch chemische Einflüsse (Peptide, Alkohol, Gewürzstoffe) führen zur Abgabe von Gastrin, das auf dem Blutweg Fundus und Korpus erreicht und dort die Säuresekretion anregt.

**Intestinale Phase.** Durch Hormone aus der Schleimhaut des Zwölffingerdarms wird ebenfalls die Magensäureproduktion geregelt. *Sekretin* ist das wichtigste derartige Hormon. Es bremst die Magensäureproduktion und verzögert die Magenentleerung. Dadurch wirkt es als Stopp-Signal, um den Dünndarm durch eine zu schnelle Abgabe angedauten Nahrungsbreis nicht zu überfluten.

● MERKE *Die Magendrüsen in Fundus und Korpus des Magens produzieren Salzsäure und Verdauungsenzyme (Pepsine). Zephale, gastrische und intestinale Einflüsse steuern die Magensekretion. Der Parasympathikus fördert, der Sympathikus hemmt die Verdauungstätigkeit des Magens.*

## 11.5.5 Magenmotorik

### Verweildauer der Speisen

Während Flüssigkeiten innerhalb weniger Minuten entlang der Magenstraße an der kleinen Kurvatur zum Pylorus gelangen und den Magen verlassen, bleiben feste Speisen unterschiedlich lange im Magen liegen:

- Kohlenhydrate verlassen den Magen nach durchschnittlich 1 – 2 h,
- Eiweiße nach 2 – 3 h,
- Fette nach 5 – 9 h.

Die Verweildauer der Speisen im Magen hängt also ganz wesentlich von der Zusammensetzung der Nahrung, aber auch von der Aktivität des vegetativen Nervensystems und dem Füllungszustand des Darms ab: Eine weiche Nahrungsbeschaffenheit, ein aktiver Parasympathikus und ein leerer Dünndarm beschleunigen die Passage durch den Magen.

### Peristaltische Wellen

Erreicht ein Bissen die Kardia, dann erschlafft nicht nur der Mageneingang, sondern auch die Wandmuskulatur des Fundus. In diesem oberen Magenanteil wird also während des Essens die Nahrung gespeichert, ohne dass sich mit zunehmender Füllung der Binnendruck erhöhen würde.

Nach dem Essen entstehen im oberen Korpusabschnitt langsame ringförmige Kontraktionen der Magenwand *(peristaltische Wellen)*, die sich in Richtung des Magenausgangs verstärken und beschleunigen. Diese Wellen treten in Abständen von 20 s bis 4 min – je nach Verdauungsaktivität des Magens – auf. Die Kontraktionen der Magenwandmuskulatur werden *autonom* vom magen- und darmeigenen Nervensystem (*ENS: enterisches Nervensystem*) gesteuert. Das heißt, sie gehen von der Muskelschicht des Magens selbst aus, benötigen also keine Steuerung durch das zentrale Nervensystem. Dennoch stehen Stärke und Häufigkeit der peristaltischen Wellen unter dem Einfluss des vegetativen Nervensystems: Der Parasympathikus fördert, der Sympathikus hemmt die Peristaltik.

Im Antrum erreichen die peristaltischen Wellen ihr Maximum. Das Lumen verengt sich hier bis auf wenige Millimeter Durchmesser. Der Magenbereich vor dem Pylorus ist prall mit Nahrungsbrei gefüllt. Melden Mechanorezeptoren im Magenantrum, dass sich dort noch unzerkleinerte Partikel befinden, so schließt sich der Pylorus reflektorisch: Die gegen den geschlossenen Magenausgang anbrandenden peristaltischen Wellen treffen auf einen unüberwindlichen Widerstand und der Speisebrei wird durch das kanalartig verengte Antrum wieder in das Korpus zurückgequetscht.

Diese Bewegung zerkleinert die Partikel des Mageninhalts so lange, bis sie einen Durchmesser von weniger als einem Millimeter aufweisen. Erst dann öffnet sich während einer peristaltischen Welle der Pylorus geringfügig und ein kleiner Teil des Mageninhalts (1 – 2 %) gelangt bei jeder Welle in den Dünndarm.

### Nüchternphase

In der Nüchternphase, nachdem der Magen seinen zerkleinerten Inhalt in den Dünndarm entleert hat, treten in Abständen von ca. 2 h kräftige peristaltische Wellen auf. Während dieser kräftigen Kontraktionen ist der Pylorus maximal geöffnet. Der Magen kann damit größere unverdauliche Stücke (Knöpfe, Münzen, Legosteine, Gräten usw.) auf natürlichem Weg loswerden und reinigt sich für die bevorstehende Nahrungsaufnahme. Mit zunehmender Dauer der Nüchternphase werden diese Kontraktionen immer stärker: Der Magen knurrt und „fordert" die nächste Mahlzeit ein.

● MERKE *Die Magenmuskulatur erzeugt autonom peristaltische Wellen, die vom Korpus bis zum Magenausgang laufen. Diese Wellen zerkleinern Nahrung, machen den Nahrungsbrei homogen und geben ihn portionsweise in den Dünndarm ab.*

11

# 11.6 Dünn- und Dickdarm

## 11.6.1 Dünndarm

### Aufbau

Der Dünndarm ist insgesamt 3 – 5 m lang und gliedert sich in die Abschnitte:
- Zwölffingerdarm (Duodenum)
- Leerdarm (Jejunum)
- Krummdarm (Ileum)

#### Duodenum

Der größte Teil des C-förmigen Duodenums ist im Gegensatz zum Magen und den tieferen Dünndarmabschnitten ein retroperitoneales Organ, d. h., nur seine Vorderfläche ist von Peritoneum bedeckt und er hat kein Meso. Das Duodenum (Zwölffingerdarm) ist etwa so lang wie 12 Finger nebeneinander (25 – 30 cm). Es hat den höchsten Stoffwechsel aller Darmabschnitte. Ein großer Teil der Kohlenhydrate und Eiweiße tritt schon hier aus dem Speisebrei ins Blut über, nachdem der Nahrungsbrei neutralisiert wurde.

**Pars descendens.** Es beginnt unmittelbar am Pylorus und zieht rechts vor dem 1.– 2. Lendenwirbelkörper in Form eines großen „C“ abwärts (absteigender Teil, Pars descendens). Diese C-Schlinge umfasst den Kopfteil der Bauchspeicheldrüse (Pankreas). Im absteigenden Teil münden die Ausführungsgänge der Bauchspeicheldrüse und der Leber/Galle. Die Anatomie der Mündung ins Duodenum ist sehr variabel, meist jedoch haben Gallenblase und Pankreas einen gemeinsamen Ausführungsgang, der an der Vater-Papille (Papilla Vateri) endet.

**Pars horicontalis.** Im weiteren Verlauf setzt sich das Duodenum in horizontaler Richtung in den linken Oberbauch fort (Pars horicontalis).

**Pars ascendens.** Vor der linken Niere steigt der Zwölffingerdarm wieder an (Pars ascendens), bevor er mit einem scharfen Knick (Flexura duodenojejunalis) in das Jejunum – den 2. Dünndarmabschnitt – übergeht.

#### Jejunum und Ileum

Jejunum (Leerdarm) und Ileum (Krummdarm) – im klinischen Sprachgebrauch oft als Dünndarmkonvolut zusammengefasst – gehen ohne scharfe Trennung ineinander über. Die beiden Dünndarmabschnitte sind zusammen wesentlich länger als das Duodenum, nämlich mehr als 2 Meter, im erschlafften Zustand sogar bis zu 5 Meter. Ohne ersichtlichen Grund teilt man die oberen 40 % dem Jejunum, die unteren 60 % dem Ileum zu.

Jejunum und Ileum sind im Gegensatz zum Duodenum in der Bauchhöhle frei beweglich und mit Ausnahme einer schmalen Bauchfellduplikatur (Mesenterium, Meso) gänzlich von Bauchfell überzogen (intraperitoneale Lage). Im Mesenterium verlaufen Blut- und Lymphgefäße zur Versorgung des Darms sowie vegetative Nerven zur Steuerung der Darmtätigkeit. Die Lymphgefäße sind im Darmbereich besonders gut entwickelt, da sie große Flüssigkeitsmengen führen und die meisten resorbierten Fettbestandteile mit der Lymphe abtransportieren.

Nur im Ileum gelangen kleinere Fettbestandteile und Gallensalze durch die Darmwand ins Pfortaderblut (s. Stoffwechsel der Fette S. 305).

### Schleimhaut

Auf einem Schnitt durch den Dünndarm erkennt man die für den Magen-Darm-Kanal typische Schichtung in Schleimhaut, Submukosa, Muskularis und Serosa (S. 308). Von zentraler Bedeutung für die Darmfunktion ist die Schleimhaut und speziell ihr Epithel, da hier die lebenswichtigen Resorptionsprozesse ablaufen. Die Schleimhaut des Dünndarms weist verschiedene Besonderheiten auf, die in ihrer Gesamtheit die Oberfläche vergrößern. Hierzu gehören:
- Plicae
- Zotten
- Krypten
- Mikrovilli

#### Plicae

Die Innenfläche des Dünndarms würde bei Weitem nicht ausreichen, um alle aufgenommenen Nährstoffe zu resorbieren. Daher wird die für den Transport verfügbare Oberfläche durch eine extrem starke Auffaltung des Epithels vergrößert: Auf einem Schnitt durch den *Dünndarm* (**Abb. 11.32, a**) fallen bis zu 1 cm hohe Plicae (Falten, Kerkring-Falten) auf, die ringförmig ins Darmrohr hineinragen und dessen Oberfläche auf das 3-Fache erhöhen. Da sie quer zur Abflussrichtung des Darminhalts stehen, verzögern sie die Passage des Speisebreis.

Ähnlich wie die Magenfalten beziehen auch die Plicae des Dünndarms das unter der Schleimhaut befindliche Gewebe, also die Submukosa, mit ein.

### Zotten

Diesen Plicae sitzen dicht an dicht nadelfeine Zotten von 0,5 – 1 mm Länge auf. Jede Plica ist also mit Hunderten von Zotten übersät, die sich fingerförmig ins Darmrohr vorwölben (**Abb. 11.32, b**). Die Zotten bestehen wie die Magenfelder ausschließlich aus Schleimhaut.

### Krypten

Am Boden der Zotten ragen Krypten (Vertiefungen mit Dünndarmdrüsen) unterschiedlich tief in das Schleimhautgewebe hinein. Sie sind mit 0,2 – 0,4 mm Tiefe etwas flacher als die Zotten und die hier lokalisierten Zellen erfüllen ähnliche Funktionen wie die Magendrüsen, nämlich Produktion von Verdauungssekreten und einem schützenden alkalischen Schleim.

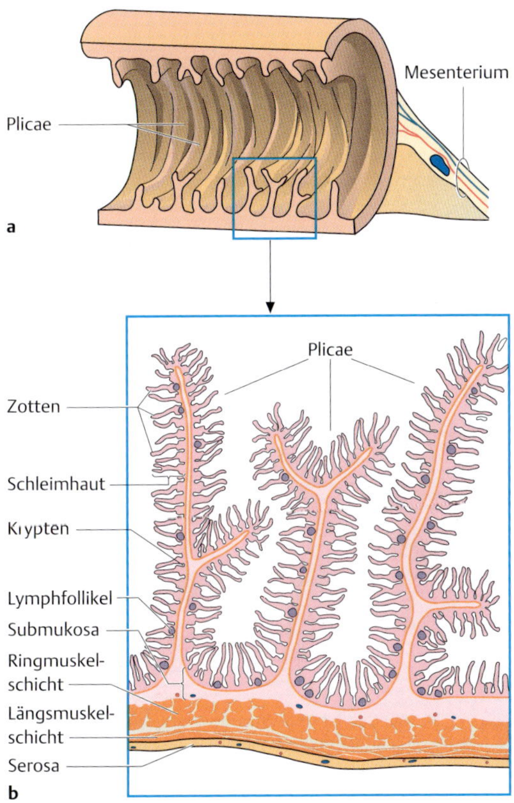


**Abb. 11.32 Jejunum.** Schnitt durch einen Teil des oberen Jejunums, kurz hinter dem Duodenum.
**a** Das Jejunum ist ein intraperitoneales Organ, wird also mit Ausnahme des Mesenteriums vollständig von Bauchfell umgeben.
**b** Die Vergrößerung zeigt die großen Falten der Schleimhaut und der Submukosa, auf denen feine Zotten sitzen. Zwischen den Zotten münden Krypten in die Schleimhaut.

### Mikrovilli

Zotten und Krypten verzehnfachen die wirksame Oberfläche der Darmwand. Die größte Rolle für die Oberflächenvergrößerung – um einen weiteren Faktor 10 bis 30 – spielen jedoch die Mikrovilli an der dem Darmrohr zugewandten Seite der Epithelzellen. Diese sind derartig dicht mit Mikrovilli besetzt, dass man bildlich von einem *Bürstensaum* spricht.

Durch Plicae, Zotten, Krypten und Mikrovilli zusammen erreicht der Dünndarm insgesamt eine für die Resorption von Nährstoffen wirksame Oberfläche von über 100 Quadratmetern (!).

## Besonderheiten der Dünndarmabschnitte

Den gerade beschriebenen Aufbau der Dünndarmwand findet man in allen Abschnitten des Dünndarms, allerdings in einem unterschiedlichen Verhältnis.

Das Duodenum besitzt die ausgeprägtesten Plicae und Zotten, hat allerdings nur wenige Krypten. Als Ersatz für diese fehlenden Dünndarmdrüsen liegen größere Drüsen (Brunner-Drüsen) in der Submukosa. Diese produzieren ein schleimiges Sekret mit alkalischem pH-Wert, um das Duodenum vor dem sauren Magensaft zu schützen. Neben dieser schützenden Schleimschicht produzieren die Brunner-Drüsen wichtige Enzyme zur Aktivierung der vom Pankreas gebildeten Verdauungsenzym-Vorstufen, sowie Hormone.

Vom Jejunum zum Ileum nehmen Anzahl und Höhe der Plicae immer mehr ab, die Zotten werden seltener, während in zunehmendem Maß Krypten auftreten. Im Ileum enthält die Schleimhaut als Besonderheit Lymphfollikel, die teilweise so stark ausgeprägt sind, dass sie in eine zusammenhängende lymphatische Schicht übergehen (s. Peyer-Plaques S. 68).

● **MERKE** *Plicae, Zotten, Krypten und Mikrovilli vergrößern die innere Oberfläche des Dünndarms. Der Grad der Oberflächenvergrößerung nimmt vom Duodenum über das Jejunum zum Ileum hin immer weiter ab.*

## 11.6.2 Dickdarm

### Aufbau

Der ca. 1,5 m lange Dickdarm gliedert sich in 4 Abschnitte:
- Blinddarm (Zäkum) mit Wurmfortsatz
- Grimmdarm (Kolon)
- Mastdarm (Rektum)
- Analkanal (Canalis analis)

Er umgibt die Dünndarmschlingen wie ein unvollständiger Rahmen an 3 Seiten: rechts, oben und links (**Abb. 11.33**). Er ist vom Dünndarm durch die Ileozäkalklappe (Valva ileocaecalis) getrennt, die im Wesentlichen von der Ringmuskulatur des unteren Ileums gebildet wird.

Die Ileozäkalklappe befindet sich im rechten Unterbauch in der Nähe des Darmbeinkamms und verhindert ein Zurückfließen von Dickdarminhalt in den Dünndarm. Ihre korrekte Funktion ist von besonderer Bedeutung, da sich die Bakterienflora in Dick- und Dünndarm unterscheidet und Dickdarmbakterien im Dünndarm Entzündungen auslösen können. Im Dickdarm werden Wasser und Salze aus dem Darminhalt resorbiert und die unverdaulichen Nahrungsreste durch Bakterien weiter zersetzt.

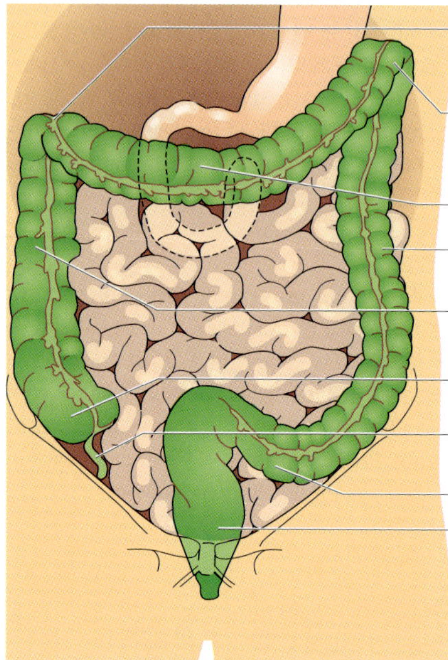


**Abb. 11.33 Abschnitte des Dickdarms.** Der Dickdarm umgibt wie eine Girlande den in Falten gelegten Dünndarm. Im linken unteren Bauchraum knickt er siphonförmig um (Sigma) und verbreitert sich danach zum Rektum.

## Blinddarm

Der Blinddarm (Zäkum) ist eine gut tischtennisballgroße Aussackung des Dickdarms unterhalb der Ileozäkalklappe (**Abb. 11.34**). Am unteren Ende des Blinddarms beginnt der Wurmfortsatz (Appendix vermiformis). Lage und Länge der Appendix sind variabel. In den meisten Fällen misst sie etwa 10 cm, ist 1 cm dick und liegt der Rückseite des Blinddarms an. Auffallend an der Appendix ist die Anhäufung von Lymphfollikeln v. a. bei Kindern, was auf einen Zusammenhang dieses Organs mit der Immunabwehr hinweist.

● KRANKHEITSLEHRE ***Appendizitis.*** *Von der „Blinddarmentzündung" ist regelmäßig nur die Appendix betroffen und nicht der gesamte Blinddarm (richtige Bezeichnung also: Entzündung des Wurmfortsatzes = Appendizitis). Wird eine akute Entzündung in diesem Bereich nicht behandelt, kann es zu einem Darmwanddurchbruch mit nachfolgender – oft lebensbedrohlicher – Peritonitis (S. 323) kommen.*
*Eine rechtzeitige operative Entfernung des Wurmfortsatzes (Appendektomie) bei akuter Appendizitis ist daher angezeigt.*

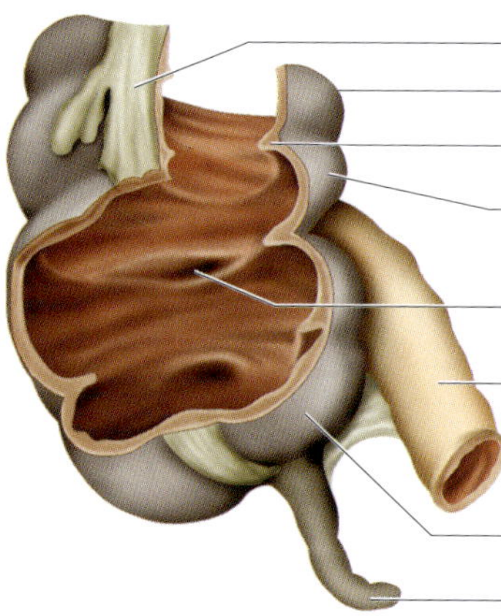


**Abb. 11.34 Blinddarm und Wurmfortsatz.** Unterhalb der Ileozäkalklappe endet ein Teil des Dickdarms blind (Blinddarm). Nicht zu verwechseln damit ist der Wurmfortsatz am unteren Ende des Blinddarms. Gut zu erkennen sind die tiefen Darmfalten durch den Zug der Ringmuskulatur und die Aussackungen (Haustren) dazwischen. Von den insgesamt 3 Längsbändern (Tänien) ist nur eines sichtbar.

## Kolon

Das Kolon (Colon) ist mit ca. 1 m der längste Dickdarmabschnitt. Es zieht von der Ileozäkalklappe aufwärts (Colon ascendens), schlägt unterhalb der Leber in der rechten Kolonflexur (Flexura coli dextra) rechtwinklig nach links um, zieht girlandenartig als Querkolon (Colon transversum) über Duodenum und Pankreas hinweg zum Zwerchfell im Bereich der Milz, macht dort eine Spitzkehre (linke Kolonflexur, Flexura coli sinistra) und steigt danach an der Bauchwand entlang in den linken Unterbauch ab (Colon descendens). Am Ende des Colon descendens erfährt der Dickdarm eine siphonartige Krümmung (Sigma, Colon sigmoideum) und steigt zum Rektum ab.

**Linke Kolonflexur.** Die spitzwinkelige linke Kolonflexur ist wegen ihres geringen Krümmungsradius ein Ort erhöhten Widerstands gegenüber der Peristaltik. Hier befindet sich auch der Übergang vom Versorgungsgebiet der *oberen Eingeweidearterie* (A. mesenterica superior) für Dünndarm, Blinddarm, Colon ascendens und Colon transversum zu dem der *unteren Eingeweidearterie* (A. mesenterica inferior) für die weiter anuswärts gelegenen Dickdarmabschnitte (**Abb. 11.35**).

**Haustren.** Während der Dünndarm eine eher glatte Außenfläche zeigt, weist die Außenfläche des Dickdarms grobe quergestellte Vorwölbungen (Haustren) auf. Es handelt sich dabei um Ausbauchungen der Darmwand zwischen den Plicae.

**Tänien.** Die äußere Längsmuskulatur bedeckt das Kolon nur unvollständig; sie bündelt sich zu 3 derben, längs verlaufenden Muskelsträngen – den Tänien (Taenia libera, Taenia mesocolica, Taenia omentalis). Einer dieser Muskelstränge, die Taenia libera, ist entlang des gesamten Kolons sichtbar. Zahlreiche Fettanhängsel (Appendices epiploicae) hängen entlang der Tänien.

## Rektum und Analkanal

Das Rektum (Mastdarm, Colon rectum) schließt sich an das Sigma an (**Abb. 11.36**). Der obere Teil des ca. 15 – 30 cm langen Organs, die *Ampulle* (Ampulla recti), kann sich stark erweitern und dient der Speicherung der Fäkalien. Die Ampulle geht in den eigentlichen *Analkanal* (3 – 4 cm lang, Canalis analis) über, der am Anus (After) mündet. Beiden fehlen die typischen Dickdarmmerkmale (Taenien, Haustrien, Appendices epiploicae).

**Schließmuskeln des Anus.** Nach außen verschlossen wird das Rektum mithilfe des

- *inneren Schließmuskels* (Sphincter ani internus), der aus der Ringmuskelschicht des Magen-Darm-Kanals hervorgeht – also aus glatter Muskulatur besteht;
- *äußeren Schließmuskels* (Sphincter ani externus), der aus quergestreifter Skelettmuskulatur besteht, willkürlich steuerbar ist und den inneren Schließmuskel von außen bedeckt;
- *M. puborectalis*, der ebenfalls quergestreift ist und noch größere Bedeutung besitzt. Er ist ein langgestreckter Teil der Beckenbodenmuskulatur, der vorne am Schambein entspringt und sich um die Rückseite des unteren Rektumdrittels schlingt.

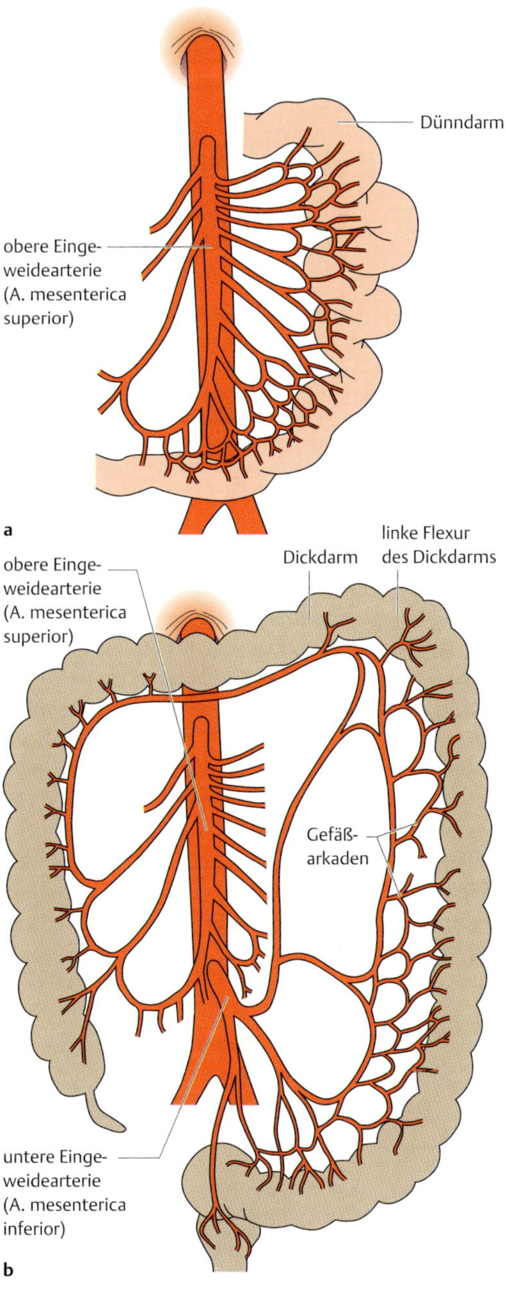


**Abb. 11.35 Arterielle Versorgung des Darms.** ▸

**a** Sie erkennen die Blutversorgung des Dünndarms über die obere Eingeweidearterie (A. mesenterica superior). Diese versorgt auch die Teile des Dickdarms bis zu dessen linker Biegung (linke Kolonflexur).

**b** Die sich anschließenden Teile des Dickdarms werden von der unteren Eingeweidearterie (A. mesenterica inferior) übernommen. Beide Gefäße bilden Arkaden mit arterioarteriellen Anastomosen, sodass die obere und die untere Eingeweidearterie (A. mesenterica superior und inferior) miteinander in Verbindung stehen. Dies sichert eine Blutversorgung des Darms, auch wenn eines der Gefäße verengt sein sollte. Der letzte Teil des Rektums, in der Nähe des Anus, wird von Ästen der inneren Beckenarterie versorgt (hier nicht dargestellt).

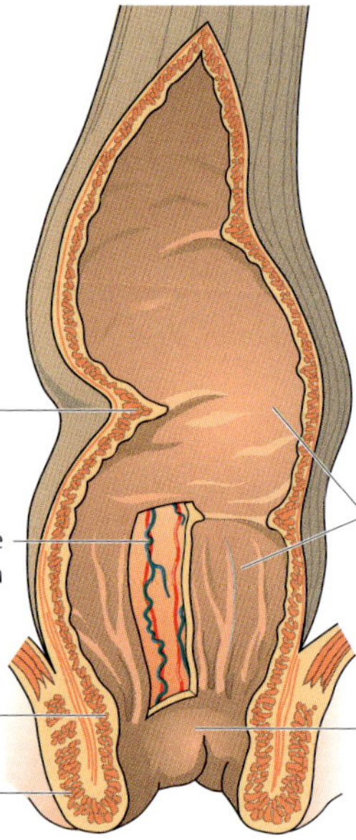


**Abb. 11.36 Rektum und Anus.** Der Mastdarm (Rektum) weitet sich zu einer sog. Ampulle auf, um den Kot bis zum Stuhlgang zu speichern. Die Schleimhaut des anusnahen Anteils enthält ein arteriovenöses Gefäßgeflecht (Plexus haemorrhoidalis). Bei der Darmspiegelung (Rektoskopie) fällt regelmäßig eine tiefe Falte an der rechten Seite der Ampulle auf, die den Namen des Beschreibers Kohlrausch erhalten hat.

Dass auch flüssiger Darminhalt meist nicht aus dem Anus nässt, verdanken wir arteriovenösen Polstern in der sog. *Hämorrhoidalzone*. Deren krankhafte Erweiterung bzw. Aussackung nennt man Hämorrhoiden. Sie können leicht verstopfen (thrombosieren) und verursachen dann sehr unangenehme Schmerzen beim Stuhlgang.

**Stuhlentleerung.** Das Rektum enthält v. a. in der Ampulle zahlreiche Dehnungsrezeptoren, die auf den Füllungszustand des Mastdarms ansprechen und das Gefühl des Stuhldrangs auslösen. Bei der *Defäkation* (Kotentleerung) verkürzt sich die Längsmuskulatur des Rektums über der fest stehenden „Kotsäule", während beide Sphinkteren und der M. puborectalis entspannt sind.

KRANKHEITSLEHRE ***Blut im Stuhl.*** *Hellrotes Blut auf dem Toilettenpapier kommt meist aus Hämorrhoiden der Analgegend. Aber man sollte bei jeder Blutbeimengung im Stuhl andere Ursachen (z. B. Darmtumoren) durch weitere Diagnostik ausschließen!*

MERKE *Der Dickdarm beginnt an der Ileozäkalklappe. Es folgen Blinddarm mit Wurmfortsatz, Kolon, Sigma und Rektum. Der Darminhalt wird entlang des Dickdarms zunehmend fest. Die arteriovenösen Polster im Hämorrhoidenbereich sowie innerer und äußerer Schließmuskel verhindern das ungewollte Austreten von Darminhalt.*

## Schleimhaut

Entsprechend der primären Aufgabe des Dickdarms – Wasser zu resorbieren und so den flüssigen Dünndarminhalt zu verfestigen, zu lagern und abzutransportieren – ist seine Schleimhaut organisiert: Zirkuläre Plicae sind selten und mehrere Zentimeter voneinander entfernt. Zotten fehlen vollständig, während sich zahlreiche Krypten parallel zueinander in die Schleimhautoberfläche einsenken. Diese Krypten enthalten resorbierende Zellen mit Mikrovilli zur Resorption von Salzen und Wasser und schleimproduzierende Becherzellen (S. 20), welche den Transport des Kots erleichtern und das empfindliche Dickdarmepithel vor einer mechanischen Schädigung schützen.

## Beziehungen zum Bauchfell

Die Beziehungen des Dickdarms zum Bauchfell sind unterschiedlich. Auf- und absteigender Teil des Kolons liegen retroperitoneal, sodass nur ihr vorderer Bereich mit Peritoneum bedeckt ist. Blinddarm, horizontaler Teil und Sigma liegen intraperitoneal, während die tieferen Abschnitte des Rektums keine Beziehung mehr zum Bauchfell haben, also extraperitoneal liegen. Das Mesocolon transversum (Meso des querverlaufenden Kolons) verläuft von seiner Ansatzstelle an der hinteren Bauchwand über den absteigenden Teil des Duodenums und entlang des Pankreas und teilt die Bauchhöhle in Ober- und Unterbauch.

# 11.6.3 Darmmotorik und Passagezeiten

## Formen der Darmperistaltik

### Pendelperistaltik

Rhythmische Kontraktionen der äußeren Längsmuskelschicht verursachen die Pendelperistaltik. Dabei verschiebt sich das Darmrohr über einem mehr oder weniger unbeweglichen Inhalt hin und her. Auf diese Weise geraten stets neue Schleimhautareale mit dem Darminhalt in Berührung. Pendelperistaltiken sind sehr häufig; im gefüllten Dünndarm beobachtet man sie etwa alle 5 – 8 s, während sie im Dickdarm weit seltener auftreten.

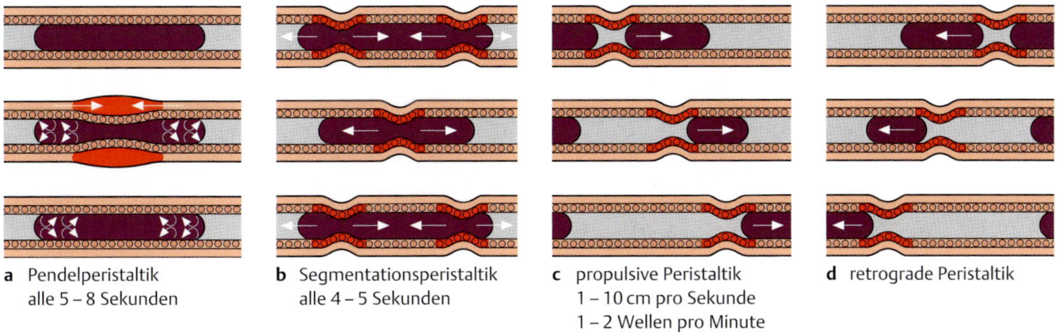


**Abb. 11.37 Formen der Darmperistaltik.**
a Pendelperistaltik.
b Segmentationsperistaltik. Pendel- und Segmentationsperistaltik durchmischen den Darminhalt. Bei der Pendelperistaltik zieht sich die Längs-, bei der Segmentationsperistaltik die Ringmuskulatur zusammen.
c Die propulsive Peristaltik bewegt den Darminhalt in Richtung Anus.
d Die umgekehrte bzw. retrograde Peristaltik bewegt den Darminhalt in Richtung Magen. Sie verzögert damit die Darmentleerung.

## Segmentationsperistaltik

Das Gegenstück zur Pendel- ist die Segmentationsperistaltik. Segmentationen sind die Folge einer isolierten Kontraktion der inneren Ringmuskelschicht. Dabei weicht der Darminhalt nach beiden Seiten aus; diese Bewegung „segmentiert" (teilt) also den Nahrungsbrei in jeweils 2 Portionen. Segmentationen kommen in allen Darmabschnitten vor und sind die häufigsten Darmbewegungen überhaupt. Sie treten durchschnittlich alle 4 – 5 s auf.

## Propulsive Peristaltik

Für die propulsive Peristaltik – also die Fortbewegung des Darminhalts in Richtung Anus – bedarf es einer koordinierten Bewegung von Längs- und Ringmuskulatur. Dabei läuft eine peristaltische Welle mit konstanter Geschwindigkeit (1 – 10 cm/s) über einen Darmabschnitt hinweg. Vor der peristaltischen Welle erschlafft die Längsmuskulatur und vergrößert damit den Durchmesser des Darmrohres. Es folgt eine Kontraktion der Ringmuskelschicht, die den Darminhalt in diesen erweiterten Abschnitt hineintreibt. Nach dem Durchlauf einer peristaltischen Welle über einen Darmabschnitt erschlafft die gesamte Muskulatur für kurze Zeit.

Propulsive peristaltische Wellen treten nur 1 – 2-mal/min auf und sind damit relativ selten; eine zu starke Anregung dieses Peristaltiktyps verursacht Durchfälle, da der Darmschleimhaut dann nicht genügend Zeit für die Stoffaufnahme zur Verfügung steht.

**Abb. 11.37** gibt einen Überblick zu den verschiedenen Formen der Darmperistaltik.

## Retrograde Peristaltik

Ausschließlich im Dickdarm finden sich retrograde peristaltische Wellen, also Bewegungen, die den Darminhalt nicht in Richtung Anus, sondern entgegengesetzt befördern. Diese „umgekehrte" Peristaltik verlangsamt die Darmpassage, ermöglicht das Verfestigen des Dickdarminhalts und verhindert damit zu hohe Salz- und Flüssigkeitsverluste mit dem Stuhl.

Ebenfalls im Dickdarm laufen 2 – 3-mal täglich starke Massenbewegungen vom Blinddarm ins Rektum, die bei gefülltem Darm Stuhldrang auslösen können. Ist das Volumen des Dickdarminhalts gering (ballaststoffarme Kost) oder in zu wenig Flüssigkeit gelöst, reicht eine Massenbewegung häufig nicht aus, um Stuhldrang zu erzeugen – die Stuhlfrequenz wird geringer.

PFLEGE ***Häufigkeit des Stuhlgangs.*** *Als „normal" kann man eine Stuhlfrequenz von maximal 2-mal täglich bis minimal 2 – 3-mal pro Woche betrachten. Es besteht also kein Anlass, den täglichen Stuhlgang mit Gewalt erzwingen zu wollen; dadurch begibt man sich häufig lediglich in eine Abhängigkeitsspirale von stetig steigenden Mengen von Abführmitteln: Ständiger Gebrauch von Abführmitteln kann schwerwiegende Folgen haben: Wasser- und Kaliumverlust, Schleimhautentzündungen, aber auch ein dauerhaftes Erschlaffen der Dickdarmmuskulatur. Letzteres führt dazu, dass ohne Abführmittel die Verstopfung weiter zunimmt, weshalb immer mehr nachgeholfen werden muss. Viel zu trinken, sich ballaststoffreich zu ernähren sowie regelmäßig Sport zu treiben sind gesünder als jedes Abführmittel.*

### Steuerung der Darmmotorik

Wie die Magenmotorik wird auch die Darmbeweglichkeit durch das autonome Nervensystem des Magen-Darm-Trakts *(enterisches Nervensystem, ENS)* gesteuert. In der Tunica muscularis der Schleimhaut finden sich die zugehörigen Nervenzellen des Plexus submucosus. Sie innervieren die glatte Muskulatur dieser Schicht. Ein weiterer Anteil des ENS (Plexus myentericus) liegt zwischen Längs- und Ringmuskelschicht der Darmwand. Schrittmacherzellen (Cajal-Zellen) geben den Impuls zur Kontraktion.

Das ENS ist jedoch starken Einflüssen des vegetativen Nervensystems unterworfen: Eine Aktivierung des Parasympathikus verstärkt und beschleunigt die Peristaltik und stellt die Blutgefäße weit, eine Aktivierung des sympathischen Nervensystems hat gegenteilige Wirkungen.

**Lokale Reflexe.** Große Bedeutung für Querschnittgelähmte haben *lokale Reflexe* innerhalb der Muskulatur des Mastdarms: Weil die willkürliche Steuerung des äußeren Schließmuskels wegfällt, besteht die Gefahr eines unkontrollierten Kotabgangs (Stuhlinkontinenz). Innerer Schließmuskel und Venenpolster verschließen den Anus jedoch meist ausreichend stark. Der Stuhlgang kann durch Betätigen der Bauchpresse und Druck auf den Unterleib ausgelöst werden, da diese Manöver Dehnungsrezeptoren in der Mastdarmwand aktivieren. Gleiches gilt auch für die „manuelle" Einleitung der Miktion (Entleerung der Harnblase).

● KRANKHEITSLEHRE ***Darmverschluss (Ileus).*** *Entsteht an einer Stelle (z. B. durch verlegtes unverdauliches Material) ein Darmverschluss (mechanischer Ileus), dann erzeugt die Darmwand vor dem Hindernis maximal starke, schmerzhafte peristaltische Wellen, um die Verstopfung zu überwinden. Man hört dann oft schon ohne Stethoskop rollende und glucksende Darmgeräusche.*
*Ein Darmverschluss entsteht auch durch eine zu geringe Peristaltik, z. B. nach einer länger dauernden Operation in Vollnarkose (paralytischer Ileus): Die Nährstoffe im Darm können nicht genügend in Kontakt mit der Schleimhaut treten, um noch absorbiert werden zu können. Sie bleiben an Ort und Stelle liegen und fangen an zu faulen. Die entstehenden Gase blähen den Darm stark auf, sodass die Darmwand in Gefahr gerät zu reißen. Abhilfe schafft eine frühe Mobilisation operierter Patienten, eine Darmmassage und in hartnäckigen Fällen vegetativ wirksame Medikamente.*

### Passagezeiten im Magen-Darm-Trakt

Die Nahrung befindet sich durchschnittlich 2 – 3 h im Magen. Der Weg durch den Dünndarm dauert im Gegensatz dazu bereits erheblich länger, nämlich ca. 5 – 6 h. Duodenum und Ileum sind also nur selten wirklich entleert, sondern enthalten häufig die Bestandteile mehrerer Mahlzeiten in unterschiedlichen Stadien der Verdauung. Dies trifft in noch größerem Umfang auf den Dickdarm zu, für dessen Passage die Speisereste oft mehrere Tage benötigen (im Mittel 48 – 72 h).

Während dieser Zeit wird der Darminhalt derart stark verändert, dass nur ca. ⅓ der Trockenmasse des Stuhls tatsächlich aus unverdaulichen Nahrungsbestandteilen (Faser- bzw. Ballaststoffen) besteht. Der überwiegende Anteil setzt sich aus den unverdaulichen Resten abgeschilferter Epithelzellen der Darmwand – also aus ursprünglich körpereigenem Gewebe – und aus Bakterien zusammen (bis zu 30 %). Die braune Farbe erhält der Stuhl durch Abbauprodukte des Gallenfarbstoffs Bilirubin (v. a. Sterkobilin).

# 11.7 Pankreas und Leber

## 11.7.1 Pankreas

Die Bauchspeicheldrüse (Pankreas, **Abb. 11.38**) ist die wichtigste *exokrine* Drüse bei der Verdauung von Kohlenhydraten, Eiweißen und Fettstoffen. Ihr *endokriner* Anteil bildet Hormone.

### Lage und Aufbau

Hinsichtlich ihres anatomischen Aufbaus ist sie eng mit den Mundspeicheldrüsen verwandt und ähnelt als seröse Drüse mikroskopisch der Parotis (Ohrspeicheldrüse). Sie ist wie das Duodenum ein retroperitoneales Organ. Die etwa 80 – 90 g schwere Drüse hat eine langgestreckte Form von 15 – 20 cm Länge und zieht quer über ⅔ des Oberbauchs. Sie gliedert sich in 3 Abschnitte:

- **Kopf** (Caput pancreatis): Er legt sich der C-förmigen Schlinge des Duodenums an und umschlingt hakenförmig die Abgangsstelle der oberen Eingeweidearterie (A. mesenterica superior) aus der Aorta.
- **Körper** (Corpus pancreatis): Der schmale Drüsenkörper zieht horizontal vor der Wirbelsäule bis hin zur Milz.

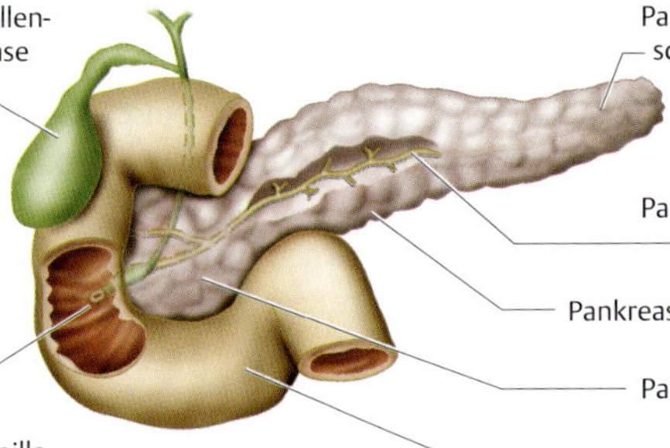


**Abb. 11.38 Pankreas und Gallenwege.** Die Abbildung zeigt die retroperitoneal gelegenen Organe Duodenum und Pankreas nach Entfernen des Bauchfells sowie die Gallenwege. Der Ausführungsgang des Pankreas und der Gallengang münden oft in einem gemeinsamen Gang im absteigenden Duodenum.

- **Schwanz** (Cauda pancreatis): Er bildet spitz zulaufend das Ende der Bauchspeicheldrüse und reicht bis zur Milz.

Die 3 Pankreasabschnitte gehen ohne eine klare Abgrenzung ineinander über. Das exokrine Drüsengewebe macht die Hauptmasse des Organs aus und ist für Produktion und Abgabe von Verdauungsenzymen und dem alkalischen Bikarbonat in das Duodenum zuständig. Das endokrine *Inselorgan* bildet die Hormone Insulin, Glukagon und Somatostatin für den Kohlenhydratstoffwechsel. Die endokrinen Zellen (ca. 2% der Organmasse) liegen v. a. im Pankreasschwanz in kleinen Gruppen (Langerhans-Inseln) verstreut im exokrinen Gewebe.

### Pankreasgang

Durch das gesamte Pankreas zieht sich der Pankreasgang (Ductus pancreaticus), der Ausführungsgang der Bauchspeicheldrüse. Er sammelt das Sekret aus allen Drüsenabschnitten und leitet es zum absteigenden Teil des Duodenums. Dort endet er in einer längsgerichteten Schleimhautfalte, der Vater-Papille (Papilla duodeni Vateri) – oft gemeinsam mit dem von der Leber kommenden Gallengang, der durch den Kopfteil des Pankreas zieht. Zusätzliche Ausführungsgänge sind häufig. Da die Bauchspeicheldrüse täglich 1,5 – 2,0 l Sekret erzeugt, ist die Durchgängigkeit der Papille von entscheidender Bedeutung für die Funktion des Organs.

## Pankreassekret

### Verdauungsenzyme

Das Pankreas produziert täglich große Mengen von Enzymen, die entscheidend bei der Verdauung von Kohlenhydraten (α-Amylase), Fetten (Lipase, Phospholipase), Eiweißen (Proteasen wie Trypsin, Chymotrypsin, Elastase, Carboxypeptidase A/B) und Nukleinsäuren mitwirken. Alle Enzyme des Pankreas werden in den Drüsenendstücken hergestellt und in die Äste des Ausführungsgangs abgegeben. Die den Ausführungsgang und seine Verzweigungen auskleidenden Zellen bestehen ebenfalls aus sezernierendem Epithel, allerdings werden hier keine Enzyme, sondern Bikarbonat und Wasser abgegeben.

Die eiweißverdauenden Enzyme werden als inaktive Vorstufen (Proenzyme) im Pankreas gebildet. Zur Aktivierung der Pankreasenzyme bedarf es weiterer Enzyme, die von Zellen in der Duodenalwand hergestellt werden. Sie spalten die Proenzyme in die aktiven Verdauungsenzyme auf.

● KRANKHEITSLEHRE ***Akute Pankreasnekrose.*** *Die Abgabe der Proteasen als inaktive Proenzyme schützt das Pankreas, vor einer „irrtümlichen" Selbstverdauung. Werden die produzierten Verdauungsenzyme bereits an Ort und Stelle aktiviert, dann zerstört sich das Organ in kürzester Zeit selbst (akute Pankreasnekrose). Diese Krankheit kann innerhalb weniger Stunden zum Tod durch Verbluten aus angegriffenen Arterien führen. Ursache ist oft ein jahrelanger Alkoholmissbrauch.*

### Bikarbonat

Die Enzyme der Bauchspeicheldrüse können im Duodenum ihre Wirkung nur entfalten, wenn der pH-Wert im neutralen Bereich liegt. Da die Magenschleimhaut während der Verdauungsvorgänge große Mengen an Säure produziert und mit dem Mageninhalt in das Duodenum abgibt, ist der Nahrungsbrei, der durch den Pylorus in den Zwölffingerdarm gelangt, sauer. So muss die Magensäure zunächst neutralisiert werden, um den Verdauungsenzymen das richtige Milieu für ihre Wirkung zu schaffen. Zu diesem Zweck gibt das Pankreas große Mengen des alkalischen Bikarbonats ($HCO_3^-$) ab.

● MERKE *Das Pankreas liegt quer im Retroperitonealraum. Es produziert Enzyme zur Verdauung von Eiweiß, Kohlenhydraten und Fett sowie Bikarbonat zum Neutralisieren der Magensäure. Außerdem werden in Gruppen endokriner Zellen (Langerhans-Insel) Hormone für den Kohlenhydratstoffwechsel produziert.*

## Steuerung der exokrinen Pankreasfunktion

Die Produktion und Ausschüttung von Pankreassekret wird in ähnlicher Weise geregelt wie im Magen. Auch hier lassen sich 3 Phasen unterscheiden (**Abb. 11.39**):

- zephale Phase
- gastrische Phase
- intestinale Phase

### Zephale Phase

Sie wird wie im Magen durch Sinneswahrnehmungen und psychische Einflüsse ausgelöst und regt das Pankreas über den N. vagus (X. Hirnnerv) zur Produktion eines enzymreichen Pankreassekrets an.

### Gastrische Phase

Das im Magenantrum produzierte Hormon Gastrin fördert die Abgabe von Verdauungsenzymen im Pankreas. Diese Doppelwirkung von Gastrin ist typisch für gastrointestinale Hormone und trifft auch auf Sekretin zu (s. u.). Zephale und gastrische Phase haben die Aufgabe, das Pankreas „vorzuwarnen“, dass in Kürze vermutlich mit einem erhöhten Bedarf an Enzymen und Bikarbonat zu rechnen ist. Da in der zephalen Phase (z. B. beim Riechen von gutem Essen) noch keineswegs sicher ist, ob das Pankreas auch tatsächlich Arbeit bekommen wird, hat die Stimulation der Pankreassekretion durch Gastrin eine größere Bedeutung als die Vagusreizung.

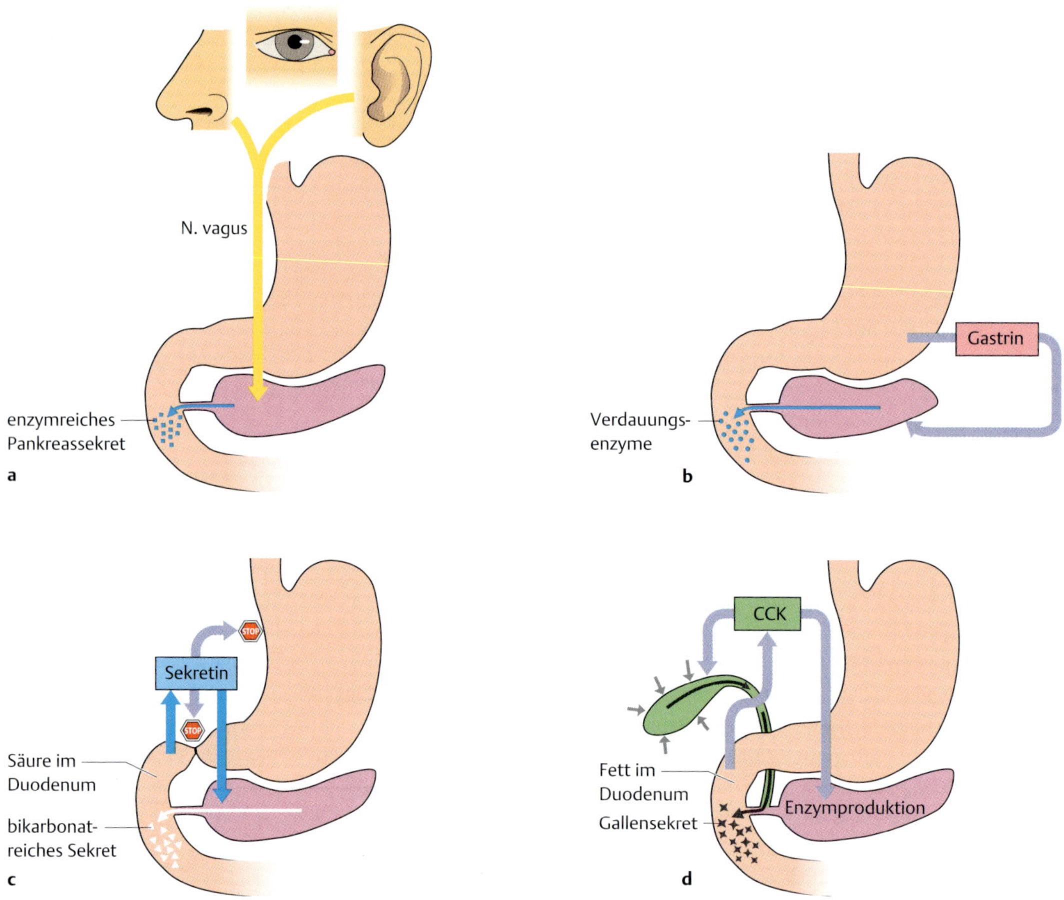


**Abb. 11.39 Phasen der Pankreassekretion.**
a Auch das Pankreas wird in der zephalen Phase durch Signale des N. vagus zur Ausschüttung eines enzymreichen Sekrets angeregt.
b Einen ähnlichen, aber stärkeren Effekt hat in der gastralen Phase das Magenhormon Gastrin.
c Das in der intestinalen Phase ausgeschüttete Sekretin regt zum Ausschütten eines bikarbonatreichen, alkalischen Sekrets an.
d CCK schließlich erhöht die Enzymsekretion und sorgt für die Entleerung der Gallenblase.

### Intestinale Phase

Das Hormon *Sekretin* wird aus den Duodenaldrüsen an die Blutbahn abgegeben, wenn der pH-Wert im Duodenum absinkt, also mehr alkalische Stoffe zur Neutralisierung des Magensafts benötigt werden. Es fördert die Produktion großer Volumina eines bikarbonatreichen Sekrets aus dem Pankreas.

Das Peptidhormon *CCK (Cholecystokinin)* wird nach einer fett- oder proteinreichen Mahlzeit von der Dünndarmschleimhaut in das Blut der Pfortader und damit in die allgemeine Zirkulation freigesetzt. CCK regt die Gallenblase zur Ausschüttung ihres Inhalts an.

## Steuerung der endokrinen Pankreasfunktion

Eine lebenswichtige Funktion im Rahmen des Stoffwechsels von Kohlenhydraten erfüllen die spezialisierte Zellen des *Inselorgans* (Langerhans-Inseln) im Schwanzteil des Pankreas, die dort in das exokrine Gewebe eingelagert sind. Das Pankreas enthält nach groben Schätzungen zwischen 1 und 2 Millionen Langerhans-Inseln (Durchmesser je 0,1 – 0,3 mm). Sie sind aus 3 Zelltypen aufgebaut (**Abb. 11.40**):

- A-Zellen
- B-Zellen
- D-Zellen

### A-Zellen

Die A-Zellen machen ca. 20 % des Inselorgans aus. Fällt der Blutzuckerspiegel im kapillaren Blut einer Pankreasinsel ab, dann produzieren diese Zellen das Hormon *Glukagon*. Dieses Peptidhormon stimuliert in der Leber den Abbau von energiereichem Glykogen, einer aus vielen Glukosemolekülen zusammengesetzten Stärke, und fördert den Aufbau von Glukose. Glukagon entfaltet also eine ähnliche Wirkung wie die Stresshormone Adrenalin, Noradrenalin und Kortisol: Es erhöht den Blutzuckerspiegel.

### B-Zellen

Die B-Zellen sind mit über 70 % bei Weitem die häufigsten endokrinen Zellen des Pankreas. Sie produzieren *Insulin*, den einzigen Gegenspieler der Stresshormone hinsichtlich des Blutzuckerspiegels. Insulin fördert die Glukoseaufnahme aus dem Blut in die Zellen, den Aufbau von Fett und Glykogen aus Glukose und senkt so den Blutzuckerspiegel. Da diese Wirkung durch kein anderes Hormon ersetzt werden kann, hat eine Zerstörung des Inselorgans gravierende Folgen für den Stoffwechsel (Diabetes mellitus).

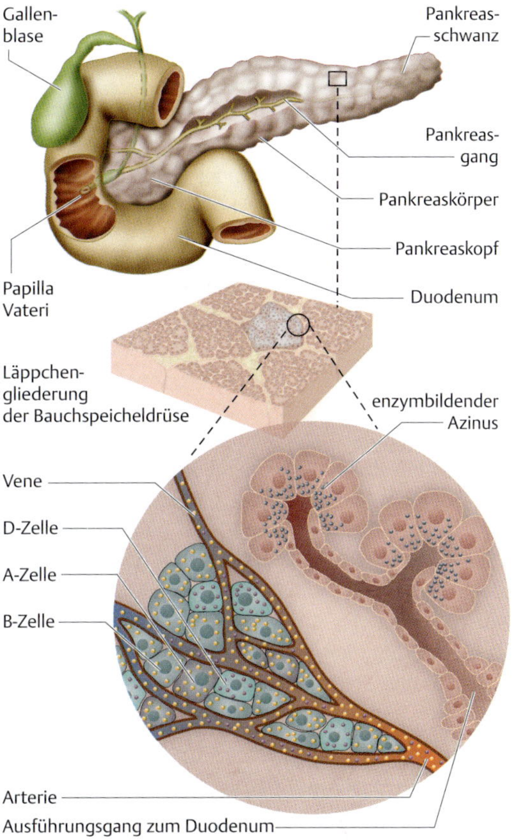


**Abb. 11.40 Inselorgan im Pankreasschwanz.** Zwischen den Drüsenazini des exokrinen Pankreasgewebes liegen die hormonsezernierenden Zellen der Langerhans-Inseln. Sie geben als endokrine Zellen ihr Sekret ins Blut ab. A-Zellen sezernieren Glukagon, B-Zellen Insulin und D-Zellen Somatostatin.

### D-Zellen

Die seltenen D-Zellen (< 10 %) produzieren *Somatostatin*. Dieses Hormon hat eine langfristige Wirkung: Somatostatin blockiert die Ausschüttung vom Wachstumshormon (GH) aus der Hypophyse und hemmt auf diese Weise das Wachstum. Kurzfristig senkt es den Blutzuckerspiegel (Glukagonfreisetzung aus den A-Zellen wird gehemmt), hemmt die Motorik des Magen-Darm-Trakts und der Gallenblase sowie die Sekretionstätigkeit von Magen und Pankreas.

KRANKHEITSLEHRE ***Ursachen des Diabetes mellitus.*** *Beim Typ-1-Diabetes greift das Immunsystem die körpereigenen B-Zellen an und zerstört sie meist restlos (absoluter Insulinmangel). Der Typ-1-Diabetes ist damit immer insulinpflichtig. Patienten mit Typ-2-Diabetes (viel häufiger als Typ 1) haben dagegen meist noch eine Rest-*

*funktion des endokrinen Pankreas (relativer Insulinmangel). Diese Restfunktion reicht oft bei gesunder Lebensweise (Normalgewicht, Ernährung mit niedrigem glykämischem Index, viel Bewegung) aus oder kann durch orale Antidiabetika auf ein ausreichendes Maß gesteigert werden (nicht insulinpflichtiger Diabetes mellitus).*

**MERKE** *Die Pankreashormone Insulin und Glukagon wirken entgegengesetzt auf den Zuckerstoffwechsel. Insulin ist das einzige Hormon, welches den Blutzuckerspiegel deutlich senkt, indem es aus Glukose Glykogen erzeugt. Außer Glukagon erhöhen viele andere Hormone – z. B. Stresshormone – den Blutzuckerspiegel.*

## 11.7.2 Leber

Die Aufgaben der Leber sind vielfältig. Sie ist verantwortlich für die Produktion von Blutserumbestandteilen (Albumin, Lipoproteine, Cholesterin, Blutgerinnungsfaktoren), als exokrine Drüse produziert sie die Galle. Sie dient als Nährstoffspeicher (Glykogen) und ist als wichtigstes Stoffwechselorgan und auch für die Ausscheidung von Stoffwechselabbauprodukten und die Entgiftung körpereigener und -fremder Stoffe (z. B. Bilirubin, Steroidhormone, Medikamente) zuständig.

### Lage und Aufbau

Die Leber (**Abb. 11.41**) ist mit einem Gesamtgewicht von ca. 1,5 – 2 kg das schwerste innere Organ des Körpers. Sie füllt nahezu den gesamten rechten Oberbauch aus, zieht jedoch auch nach links bis in die Milzloge. Ihre Oberseite schmiegt sich der Zwerchfellkuppel an (Facies diaphragmatica). Die Unterseite ist den übrigen Baucheingeweiden (Magen, Duodenum, großes Netz, Dickdarm) benachbart (Facies visceralis).

Bei einigermaßen schlanken Personen kann man den unteren Leberrand als scharf begrenzte, weichelastische Kante tasten. Das Abtasten (Palpation) der Leber gehört zu jeder internistischen Allgemeinuntersuchung. Der Leberrand folgt in etwa dem rechten Rippenbogen und verschiebt sich wegen der Nachbarschaft der Leber zum Zwerchfell bei der Einatmung nach unten, bei der Ausatmung nach oben.

Die Leber liegt weitgehend intraperitoneal, ist also beinahe allseitig von Bauchfell überzogen. Lediglich an der Oberseite findet sich ein Bereich, der unmittelbar mit dem Zwerchfell verwachsen ist (*Area nuda*, „nackte Fläche“). Einen vom Peritoneum ausgesparten Bezirk bildet auch die Leberpforte, in der die Lebergefäße und der Gallengang (Ductus hepaticus communis) verlaufen.

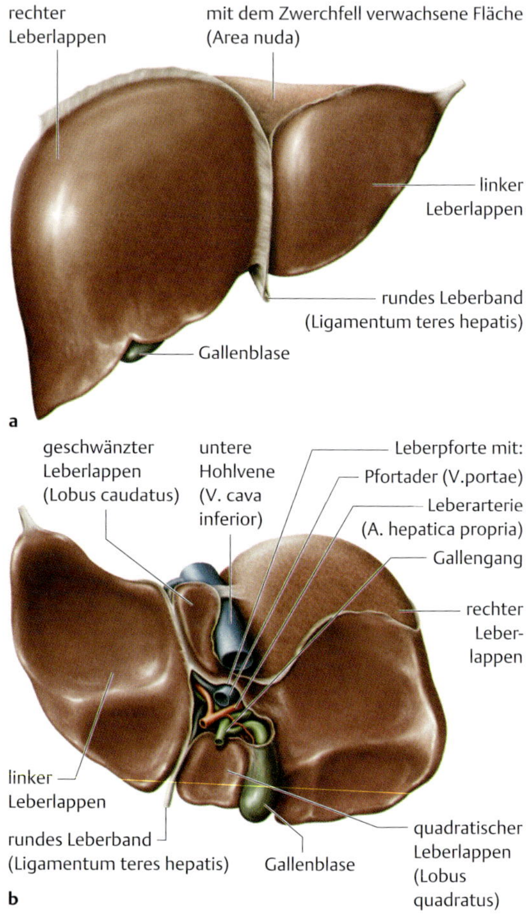


**Abb. 11.41 Leber.**
**a** Die Vorderfläche der Leber lässt den mächtigen rechten und den kleineren linken Leberlappen erkennen.
**b** Auf der Unterseite erkennen Sie zusätzlich 2 kleinere Lappen (Lobus quadratus und caudatus). Hier münden die Pfortader und die Leberarterie, und es beginnen die ableitenden Gallenwege. An der Rückseite der Leber tritt die untere Hohlvene durch das Organ.

Leber, Gallenwege und Gallenblase bilden eine anatomische und funktionelle Einheit. An der Leberpforte treten alle wichtigen Blutgefäße in die Leber ein. Die Gallenwege verlassen an derselben Stelle das Organ und ziehen zur Papille im Duodenum.

#### Leberlappen

Die Leber besteht aus 4 sehr ungleich großen Lappen:

- **Lobus dexter:** Der gewaltige rechte Leberlappen reicht fast bis zur Körpermittellinie.
- **Lobus sinister:** Der deutlich kleinere linke Leberlappen steht dem rechten gegenüber. Diese Lappen

nehmen die gesamte, dem Zwerchfell und der vorderen Bauchwand zugewandte Fläche ein.

An der Unterseite (dorsal) der Leber erkennt man etwa in der Körpermittellinie 2 weitere kleine Leberlappen:

- **Lobus quadratus:** Der quadratische Leberlappen liegt zwischen dem Dach der Gallenblase und einem runden, derben Bindegewebsstrang, dem *Ligamentum teres hepatis.*
- **Lobus caudatus:** Der geschwänzte Lappen schlingt sich um die untere Hohlvene herum, die an dieser Stelle allseitig von Lebergewebe umgeben ist.

## Gefäßversorgung

### Leberarterie

Die Leber erhält ihr sauerstoffreiches Blut aus der Leberarterie (A. hepatica propria, s. **Abb. 11.30**), die sich bereits in der Leberpforte in einen linken und rechten Ast teilt. Sie entspringt der A. hepatica communis, einem der Äste des Truncus coeliacus. Dieser wiederum ist der erste große Ast der Aorta im Bauchraum.

### Pfortader

Auch die wesentlich stärkere Pfortader (V. portae) teilt sich schon vor Erreichen des eigentlichen Lebergewebes in 2 Äste auf und begleitet die beiden Äste der A. hepatica propria (**Abb. 11.42**). Die V. portae hat das abströmende Blut aus den Gefäßgebieten des Magens einschließlich des kardianahen Anteils der Speiseröhre, aus dem gesamten Dünndarm, dem Pankreas, der Milz sowie aus dem Dickdarm mit Ausnahme eines kleinen Teils des Mastdarms gesammelt.

Trotz ihres Namens „Vene" fördert die Pfortader dieses Blut nicht direkt zum Herzen zurück, sondern macht einen „Umweg" über die Leber. Auf diese Weise ist die Leber wie ein Filter zwischen die Kapillargebiete von Magen und Darm einerseits und dem Herzen mit dem sich anschließenden großen Kreislauf andererseits geschaltet. Die Pfortader führt der Leber nährstoffreiches Blut aus dem Verdauungstrakt zu. Die Leber schützt die übrigen Organe vor den teilweise toxischen Zwischenprodukten der Nährstoffaufnahme (z. B. dem nervenschädigenden Ammoniak) und puffert die starken zeitlichen Schwankungen des Anfalls von Nährstoffen ab.

Da das Pfortaderblut bereits einmal durch ein Kapillarsystem – das des Verdauungstrakts – geflossen ist, ist es sauerstoffärmer als rein arterielles Blut. Dennoch trägt es zur $O_2$-Versorgung der Leber bei.

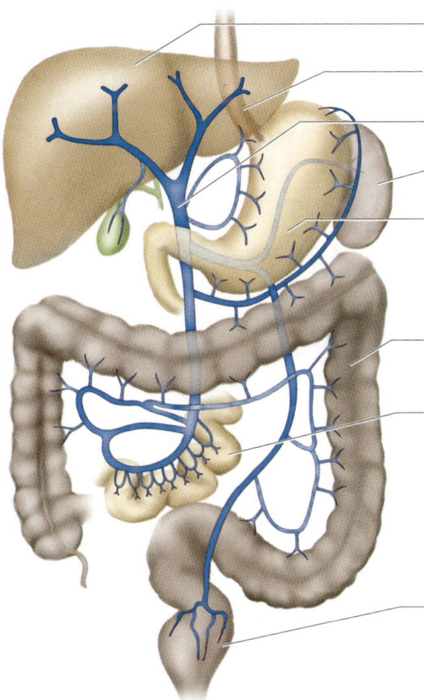


**Abb. 11.42 Pfortadersystem.** Die Pfortader verbindet 2 Kapillargebiete miteinander – nämlich das des Magen-Darm-Kanals mit dem der Leber. Sie führt sauerstoffreduziertes, aber mit Nährstoffen beladenes Blut direkt zur Leber. Dann erst gelangt das Blut über die untere Hohlvene zum Herzen. Auch die Milz ist an die Pfortader angeschlossen, um die Farbstoffreste der roten Blutkörperchen zum weiteren Abbau zur Leber zu bringen.

### Lebervenen

Im Gegensatz zur Pfortader handelt es sich bei den Lebervenen *(Vv. hepaticae)* um echte ableitende Blutgefäße. Sie leiten das Blut aus der Leber in die untere Hohlvene *(V. cava inferior)*, welche das Blut direkt ins rechte Herz führt. Die Mündung der Lebervenen in die untere Hohlvene liegt innerhalb der Leber. Die Lebervenen sind also nur an der aufgeschnittenen Leber sichtbar.

Das Blut der Lebervenen enthält Stoffwechselprodukte der Leber, die vom übrigen Organismus verwertet werden können (Glukose, körpereigene Plasmaeiweiße usw.) oder zur Ausscheidung über die Niere vorgesehen sind (Harnstoff).

● KRANKHEITSLEHRE ***Pfortaderhochdruck und Aszites.*** *Durch eine schwere Schädigung der Leber (Leberzirrhose nach Alkoholismus oder Hepatitis) kann sich der Abflusswiderstand in der Pfortader stark erhöhen. Das Blut* *staut sich in Magen, Darm und Milz zurück und sucht sich auf die Dauer einen anderen Abflussweg, vorbei an der Leber (s. Ösophagusvarizen S. 325). Wegen des dann erhöhten Blutdrucks in der Pfortader tritt außerdem Plasmawasser in die Bauchhöhle aus und führt dazu, dass sich Flüssigkeit in dieser serösen Höhle ansammelt (Aszites).*

## Leberläppchen

Leberarterie und Pfortader verzweigen sich innerhalb des Gewebes in die Leberlappen- und Segmentarterien bis hin zur kleinsten Baueinheit der Leber (**Abb. 11.43**), dem Leberläppchen *(Lobulus hepatis)*.

Das Leberläppchen kann man sich als 6-eckiges Rohr denken: Das Blut aus den Endverzweigungen der Leberarterie und Pfortader fließt vereint in großlumigen Kapillaren, den *Lebersinusoiden*, von außen nach innen entlang der Leberzellen (Hepatozyten), die sich zu Strängen aneinander gelagert haben. Die Sinusoide münden in eine *Zentralvene* (V. centralis), die jeweils die Mittelachse des Rohres bildet und mit den Ästen der ableitenden Lebervenen in Verbindung steht.

Die parallele Anordnung von Millionen von Leberläppchen verlangsamt die Blutströmungsgeschwindigkeit und lässt den Leberzellen Zeit für ihre spezifischen Stoffwechselaufgaben.

### Sinusoide

Die Wände der Sinusoide (erweiterte Kapillaren) haben ein mit großen Poren durchsetztes Endothel, durch das alle Plasmabestandteile frei diffundieren können. Das Blut der Sinusoide ist Mischblut aus Leberarterie und Pfortader, da die Verästelungen beider

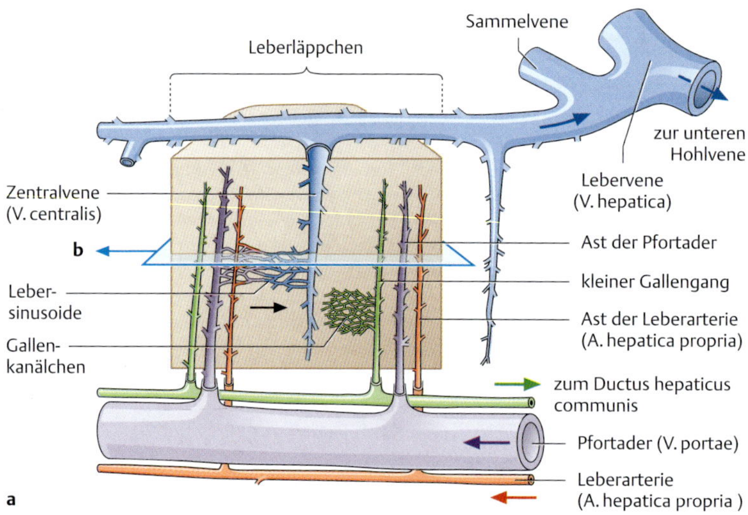


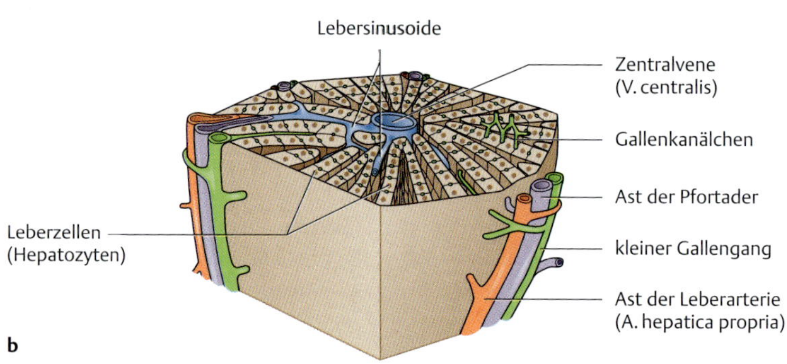


**Abb. 11.43 Leberläppchen.** Sauerstoffreiches Blut aus der Leberarterie und nährstoffreiches Blut aus der Pfortader fließen in den Lebersinusoiden zusammen. Das Mischblut strömt an den Leberzellen vorbei sternförmig ins Zentrum der Leberläppchen, wo sie in eine kleine zentrale Vene (Zentralvene) münden. Die Leberzellen sezernieren außerdem die Galle. Diese fließt umgekehrt in Richtung Läppchenperipherie und wird dort von kleinen Gallengängen (Ductuli biliferi) gesammelt.
**a** Längsschnitt.
**b** Querschnitt durch ein Leberläppchen.

zuführender Gefäße sich unmittelbar vor dem Eintritt des Blutes in das Leberläppchen vereinigt haben.

Während der Blutpassage durch die Sinusoide nehmen die Leberzellen Nähr- und Abfallstoffe aus dem Blut auf, speichern diese, bauen sie um oder geben Stoffwechselprodukte an das Blut ab.

### Gallenkanälchen

Gleichzeitig sezernieren die Leberzellen an der den Sinusoiden abgewandten Seite Gallenflüssigkeit. Diese Lebergalle strömt von innen nach außen – also gegen den Blutstrom – in speziellen Gallenkanälchen (Canaliculi biliferi). Die Gallenkanälchen befinden sich in Spalträumen zwischen 2 oder mehreren Leberzellen. Sie besitzen kein eigenes Epithel, sondern nutzen die Plasmamembran der Hepatozyten als Wand. Durch dichte Zellkontakte (Tight Junction) wird ein Austreten von Galle in die Umgebung verhindert. Die Kanälchen vereinigen sich in der Läppchenperipherie zu mikroskopisch kleinen Gängen (Ductuli biliferi: diese besitzen nun ein eigenes Epithel), welche entlang der zuführenden Gefäße in den Gallengang (Ductus hepaticus) münden.

**MERKE** *Die Pfortader verbindet den Magen-Darm-Kanal mit der Leber. Die aus dem Darm aufgenommenen Nährstoffe werden in der Leber entgiftet, gespeichert, verstoffwechselt und gleichmäßig an den großen Kreislauf abgegeben. In der Leber entsteht auch die Gallenflüssigkeit.*

## Enterohepatischer Kreislauf der Gallensalze

Für den Aufschluss und die Resorption der Nahrungsfette ist die Anwesenheit von Gallensalzen, Phospholipiden und Cholesterin im Darmlumen als „Mizellenbildner“ erforderlich.

Die Bestandteile der Mizelle (S. 306) – insbesondere die Gallensalze – werden während der Fettverdauung und -resorption nicht verbraucht, sondern verbleiben in intakter Form im Darmrohr.

### Recycling der Gallensalze

Pro Tag muss die Leber etwa 20 – 30 g Gallensalze in den Darm abgeben, um auch tatsächlich alle Nahrungsfette in Mizellen einzubauen und so für die Resorption im Dünndarm aufzubereiten. Diese Menge muss der Organismus jedoch nicht jedes Mal neu zeit- und energieaufwendig aus Cholesterin aufbauen. Denn die Gallensalze werden über den *enterohepatischen Kreislauf* recycelt (**Abb. 11.44**): Nachdem die Nahrungsfette über die Darmschleimhaut aufgenommen worden sind – die Mizellen also „entladen“ wurden –, nimmt die Schleimhaut des Dünndarms (hauptsächlich am Ende des Ileums) den größten Teil der Gallensalze wieder auf. Mit dem Pfortaderblut gelangen sie erneut zur Leber, wo die Leberzellen die Gallensalze aus dem Blut entfernen und aktiv in die Gallenkanälchen transportieren. Da der Organismus ins-

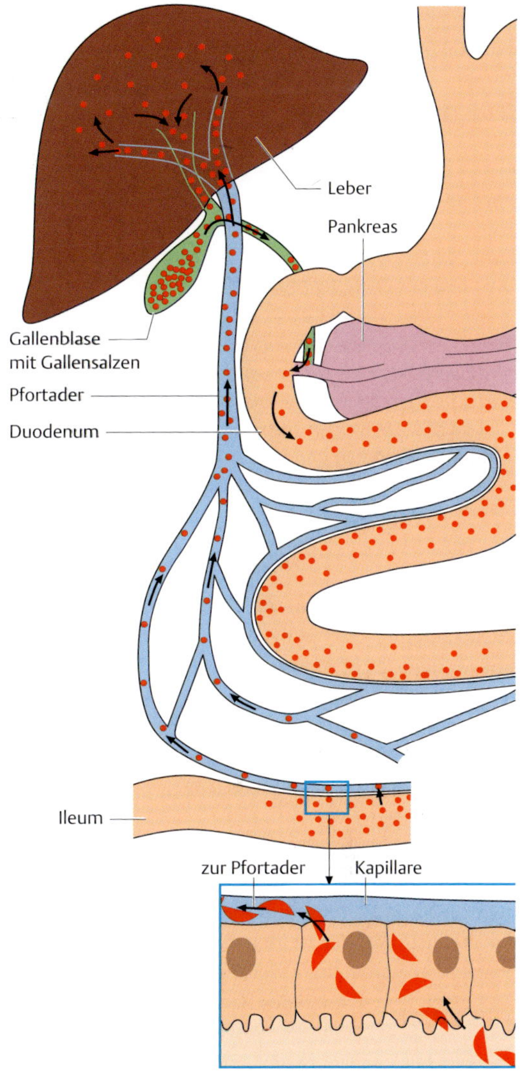


**Abb. 11.44 Weg der Gallensalze.** Die von der Galle in den Darm abgegebenen Gallensalze werden im unteren Dünndarm wieder aufgenommen und mit dem Pfortaderblut zur Leber transportiert. Dort werden sie erneut zur Gallenproduktion verwendet. So muss nur ein minimaler Anteil des Tagesbedarfs an Gallensalzen neu produziert werden. (Die Begriffe „Gallensäuren“ und „Gallensalze“ werden identisch verwendet, was nicht ganz korrekt ist, weil bei normalem pH-Wert die Substanzen als Salze, nicht als Säure vorliegen.)

gesamt nur ca. 3 – 5 g Gallensalze enthält („Pool"), wird die gesamte Gallensalzmenge pro Tag also ca. 6 – 10-mal umgewälzt. Nur etwa 0,2 – 0,5 g verlassen den Körper mit dem Stuhl und müssen infolgedessen durch Neuproduktion ersetzt werden.

PFLEGE ***Cholesterinsenker.*** *Die Wiederaufnahme von Gallensalzen und Cholesterin kann man unterbinden, indem man diese Stoffe im Dünndarm fest an Medikamente bindet. Dem Körper geht so mehr Cholesterin verloren und der Cholesterinspiegel im Blut sinkt ab.*

MERKE *Gallensalze sind die wichtigsten Bestandteile der Gallenflüssigkeit. Sie dienen dazu, Fette in Mizellen einzuschließen. Gallensalze sind Stoffwechselprodukte des Cholesterins. Sie werden zusammen mit den Mizellen im Darm aufgenommen und in der Leber erneut in die Gallenflüssigkeit sezerniert (enterohepatischer Kreislauf).*

## Entgiftungsfunktion der Galle

Fettlösliche körpereigene Abfallstoffe und Fremdstoffe (Medikamente, Giftstoffe), die schlecht wasserlöslich sind, können nicht von der Niere, wohl aber von der Leber über die Galle ausgeschieden werden (**Abb. 11.45**). Der wichtigste körpereigene gallepflichtige Abfallstoff ist das *Bilirubin*. Andere fettlösliche Substanzen werden von der Leber jedoch prinzipiell ähnlich behandelt.

**Bilirubin.** Bilirubin ist das Endprodukt aus dem Abbau des Sauerstoffträgers Hämoglobin (S. 38). Es entsteht in der Milz, wo alte rote Blutkörperchen zerstört und die Bruchstücke von weißen Blutkörperchen (Makrophagen) aufgenommen werden. Diese Makrophagen bauen den Eiweißanteil des Hämoglobins ab und wandeln den unverdaulichen Rest zu Bilirubin um. Dies gibt die Milz über das Pfortadersystem an die Leber weiter.

Während seiner Passage durch die Pfortader ist Bilirubin an das Plasmaeiweiß Albumin gebunden. Um dieses Bilirubin wasserlöslich zu machen, wird es in den Leberzellen an Glukuronsäure gekoppelt (konjugiert).

**Sterkobilin und Urobilin.** Darmbakterien bauen nach und nach das konjugierte Bilirubin zu dem Stuhlfarbstoff Sterkobilin ab. Ein kleiner Prozentsatz der Bilirubinabbauprodukte wird im Ileum wieder aufgenommen und mit dem Urin ausgeschieden. Diese Stoffe geben dem Urin seine gelbbraune Färbung (daher der Name Urobilin).

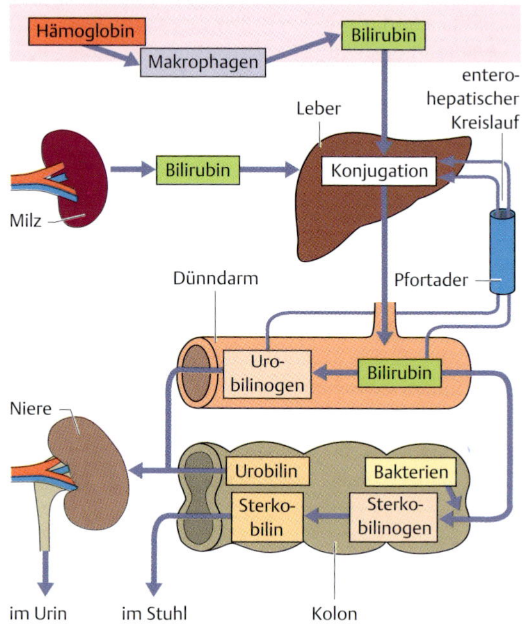


**Abb. 11.45 Stoffwechsel von Bilirubin.** Bilirubin ist das Abbauprodukt von Hämoglobin. Es entsteht in der Milz und in Makrophagen, wird über die Galle ausgeschieden und färbt nach einigen weiteren Abbauschritten den Stuhl braun. Der Darm nimmt einen Teil der Abbauprodukte wieder auf, sie gelangen zu den Nieren, die sie im Urin ausscheiden (gelbe Farbe des Harns). Ein Teil des Bilirubins nimmt, ähnlich wie die Gallensalze, am enterohepatischen Kreislauf teil.

KRANKHEITSLEHRE ***Ikterus (Gelbsucht).*** *Übersteigt der Bilirubinspiegel einen Schwellenwert von 2 – 3 mg/100 ml, lagert sich das gelbe Bilirubin im Gewebe ab und wird zunächst in der Lederhaut des Auges sichtbar (Sklerenikterus). Höhere Bilirubinkonzentrationen führen zu einer dunkel- bis ockergelben Hautfärbung, dem klassischen Bild der Gelbsucht (Ikterus). Je nach Ursache werden bei der Gelbsucht unterschieden:*

- ***Prähepatischer Ikterus:*** *Er ist Folge einer Überflutung der Leber mit unkonjugiertem Bilirubin. Hauptursache hierfür ist ein massenhafter Untergang roter Blutkörperchen (Hämolyse).*
- ***Intrahepatischer Ikterus:*** *Ursache ist hier eine ist eine Leberfunktionsstörung (z. B. Hepatitis, alkoholische Leberzirrhose, Vergiftung). Das geschädigte Lebergewebe kann den Anfall an Bilirubin nicht mehr bewältigen; Bilirubin gelangt in das Blut des großen Kreislaufs. Beim Neugeborenen reicht die Aktivität des für die Konjugierung von Bilirubin verantwortlichen Enzyms in der Leber noch nicht aus; gleichzeitig findet sich kurz nach der Geburt eine erhöhte Hämolyserate. Bis zum 10. Tag nach der Geburt sollte der Bilirubinspiegel jedoch wieder im Normbereich liegen.*
- ***Posthepatischer bzw. extrahepatischer Ikterus:*** *Er tritt bei einem Rückstau von Gallenflüssigkeit in die Leber (Cholostase, Cholestase) auf. Ursache ist die Blo-*

*ckade der ableitenden Gallenwege durch einen eingeklemmten Gallenstein oder einen Tumor. Gallenflüssigkeit tritt dabei in das Blut über, sodass der Blutspiegel des konjugierten Bilirubins ansteigt.*

## Leberstoffwechsel

Zusätzlich zu der Produktion von Gallensalzen und der Ausscheidung von Bilirubin und Giftstoffen erfüllt die Leber noch weitere lebenswichtige Stoffwechselaufgaben. Besondere Bedeutung hat dabei die Glukosehomöostase, also die konstante Regulierung des Blutzuckerspiegels (Schwankungsbreite ca. 70 – 140 mg/100 dl) trotz der zeitlich sehr unterschiedlich verteilten Kohlenhydrataufnahme. Glukose ist für den Organismus das universelle Nahrungsmittel und z. B. für das Gehirn nahezu der einzige verwertbare Brennstoff.

### Glykogenstoffwechsel

Glykogen ist die tierische Form der Stärke – ein aus Tausenden von Glukosemolekülen zusammengesetztes, langkettiges und verzweigtes Makromolekül. Spezielle Leberenzyme können Glukose zu Glykogen auf- bzw. Glykogen zu Glukose abbauen. Als Makromolekül übt Glykogen im Gegensatz zu Glukose kaum eine osmotische Wirkung aus. Daher eignet sich Glykogen hervorragend als intrazelluläre *Speicherform von Kohlenhydraten.*

Stimuliert durch Insulin nimmt die Leber Glukose aus der Blutbahn auf und speichert es in den Leberzellen als Glykogen. Bei Bedarf (Nüchternzustand, erhöhter Energiebedarf) wird Glykogen abgebaut und die anfallende Glukose an das Blut abgegeben. Gesteuert wird dieser Vorgang durch eine Reihe von Hormonen wie Glukagon, Adrenalin, Wachstumshormon. Dieser Energievorrat reicht für eine ca. 1-stündige Höchstleistung bzw. 6 – 10 Stunden Fasten. Nach dieser Zeit stellt sich der Stoffwechsel mehr und mehr auf das Verbrennen von Körpereiweiß und -fett als Energielieferanten um.

Nur die Leber hat die Möglichkeit, Glykogen vollständig in Glukose zurückzuverwandeln und damit den Blutzuckerspiegel zu regulieren. Zwar liegen auch in der Skelettmuskulatur große Mengen an Glykogen vor, dieses wird bei Bedarf jedoch direkt dem intrazellulären Energiestoffwechsel (Glykolyse) zugeführt und kann nicht als Blutzucker in die Zirkulation gelangen.

### Fettsäurestoffwechsel

Während Glykogen als Kurzzeitspeicher für Energie dient, haben wir in unserem mehr oder weniger ausgeprägten Fettpolster einen Langzeitvorrat mit hervorragendem Brennwert. Das Fettgewebe baut im Hungerzustand Triglyzeride zu sog. „aktivierten“ freien Fettsäuren ab. Die Leber nutzt diese Energiequelle (*β-Oxidation*), um sowohl ihren eigenen Bedarf zu decken als auch andere Organe mit energiereichen Fettabbauprodukten zu versorgen. Ein funktionierender Fettsäurestoffwechsel in der Leber ist daher besonders bei längerem Fasten lebenswichtig.

### Eiweißstoffwechsel

Die aus der Nahrung stammenden Eiweiße enthalten nur selten genau diejenigen Aminosäuren in exakt dem Verhältnis, welches der Organismus für seine jeweilige Stoffwechselsituation benötigt. Abgesehen von den essenziellen Aminosäuren, die wir tatsächlich mit der Nahrung aufnehmen müssen, kann die Leber jede andere Aminosäure in genau den benötigten Mengen aus anderen Nahrungsbestandteilen herstellen.

Alle Proteine – sowohl körpereigene als auch Nahrungseiweiße – enthalten Stickstoff in Form von Amino-($NH_2$-)Gruppen in den Aminosäuren, aus denen sich das Eiweiß zusammensetzt. Beim Abbau von Aminosäuren zu Kohlendioxid und Wasser entsteht daher *Ammoniak* ($NH_3$), welches schon in geringen Konzentrationen das zentrale Nervensystem lähmen kann und ursächliche Bedeutung bei der Entwicklung eines Leberkomas besitzt. Daher muss das anfallende Ammoniak vor seiner endgültigen Ausscheidung in eine für den Körper relativ harmlose Form, den *Harnstoff*, überführt werden, wobei jedes Harnstoffmolekül 2 Moleküle Ammoniak binden kann. Diese Umwandlung findet ausschließlich in Leber und Niere statt. Der entstehende Harnstoff wird an das Blut abgegeben und über die Nieren ausgeschieden.

### Plasmaeiweiße

Albumin, Gerinnungsfaktoren und andere Plasmaeiweiße werden von der Leber produziert und in den Kreislauf abgegeben. Leberfunktionsstörungen führen daher außer zu den Symptomen eines spezifischen Eiweißmangels (z. B. Störung der Blutgerinnung) zum generalisierten Absinken des kolloidosmotischen Druckes in den Kapillaren und damit zu Ödemen und Aszites.

Diese Aufzählung ist alles andere als vollständig. Eine detaillierte Beschreibung des Leberstoffwechsels muss jedoch einem Lehrbuch der physiologischen Chemie vorbehalten bleiben.

# 11.8 Gallenblase und ableitende Gallenwege

Die Gallenblase hat die Aufgabe, die zwischen den Mahlzeiten von der Leber produzierte Galle zu speichern und diese bei Bedarf in den Dünndarm abzugeben.

## Lage und Aufbau

### Gallenblase

Die Gallenblase (**Abb. 11.46**) ist ein ca. 10 cm langer sackförmiger Hohlraum mit einer dünnen, vielfach gefältelten Wandung. Das Organ ist an seiner Oberseite mit der Leber verwachsen. Der Gallenblasenhals (Collum) liegt in der Nähe der Leberpforte, das Korpus und der Fundus ziehen nach vorne unten bis zum vorderen Leberrand. Nur eine prall gefüllte Gallenblase lässt sie sich an dieser Stelle abtasten, eine gesunde Gallenblase hingegen nicht.

### Gallenblasengang

Der ca. 3 – 4 cm lange Gallenblasengang (Ductus cysticus) verbindet die Gallenblase mit dem Ductus hepaticus, der ihr die in der Leber produzierte Galle zuleitet, und dem ableitenden Gallengang (Ductus choledochus), der die Galle zum Dünndarm bringt.

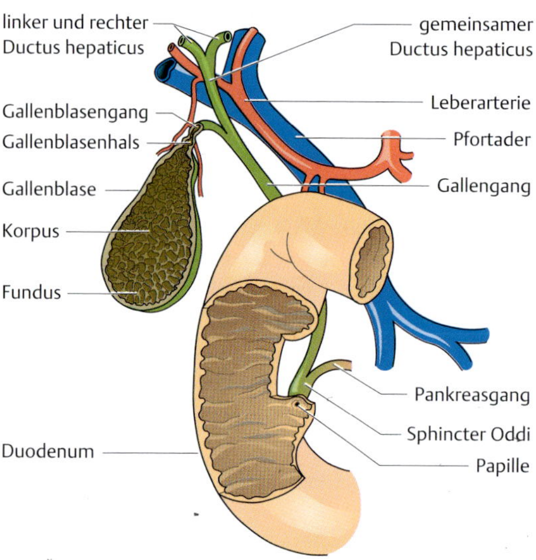


**Abb. 11.46 Gallenwege.** Die Abbildung zeigt die ableitenden Gallenwege nach dem Verlassen der Leber. Prägen Sie sich den Unterschied zwischen Ductus hepaticus, Gallenblasengang und Gallengang sorgfältig ein.

### Gallengang

Stromabwärts der Einmündung des Gallenblasengangs, besonders im Bereich seiner Mündung ins Duodenum, besitzt der Gallengang eine verstärkte Muskelwandung. Zwischen den Mahlzeiten wirkt dieser wie ein Schließmuskel *(Sphincter Oddi)*. Der Gallenfluss aus der Leber wird daher in die Gallenblase umgeleitet. Ein Erschlaffen des Sphinkters gibt den Weg für die Galle in das Duodenum frei, wo der Gallengang meist zusammen mit dem Pankreasgang an der Vater-Papille mündet.

## Speicherung und Ausschüttung der Blasengalle

### Konzentrierung der Galle

Die Gallenblase dient der Speicherung der Galle, kann aber max. 100 ml aufnehmen (**Abb. 11.47**). Daher wird die Galle konzentriert. Dies wird erreicht durch einen Auswärtstransport von neun Zehntel der Kochsalzmenge (NaCl) und Wasser aus dem Lumen der Gallenblase in das Blut. Übrig bleiben die organischen Verbindungen, darunter insbesondere Gallensalze, Cholesterin und Lezithin, aber auch Bilirubin. Diese Substanzen werden also in der Gallenblase 10-fach konzentriert.

### Steuerung des Sphinkters

Die Gallenblase besitzt eine ringförmig angeordnete Schicht aus glatter Muskulatur, die zwischen den Mahlzeiten erschlafft. Der nahe der Öffnung in den Dünndarm gelegene Sphinktermuskel ist dagegen zwischen den Mahlzeiten angespannt. Die Ausschüttung des Hormons CCK (Cholecystokinin, aus der Dünndarmschleimhaut) regt die Wandmuskulatur zur Kontraktion an und sorgt gleichzeitig für eine Erschlaffung des Sphinkters, sodass die Blasengalle in das Duodenum entleert werden kann.

● KRANKHEITSLEHRE ***Gallensteine (Cholelithiasis).*** *Gallensalze, Cholesterin und Lezithin liegen in der Galle stets in einem fixen Verhältnis zueinander vor. Überwiegt die Konzentration von Cholesterin gegenüber der von Lezithin und Gallensalzen, so kann sich Cholesterin nicht mehr in Lösung halten und fällt aus: Es entsteht ein Gallenstein.*
*Gallensteine können ganz unterschiedliche Größen annehmen, spontan abgehen oder sich von selbst wieder auflösen. Im Normalfall finden neben der Entleerung der Gallenblase im Anschluss an eine Mahlzeit auch rhythmische*

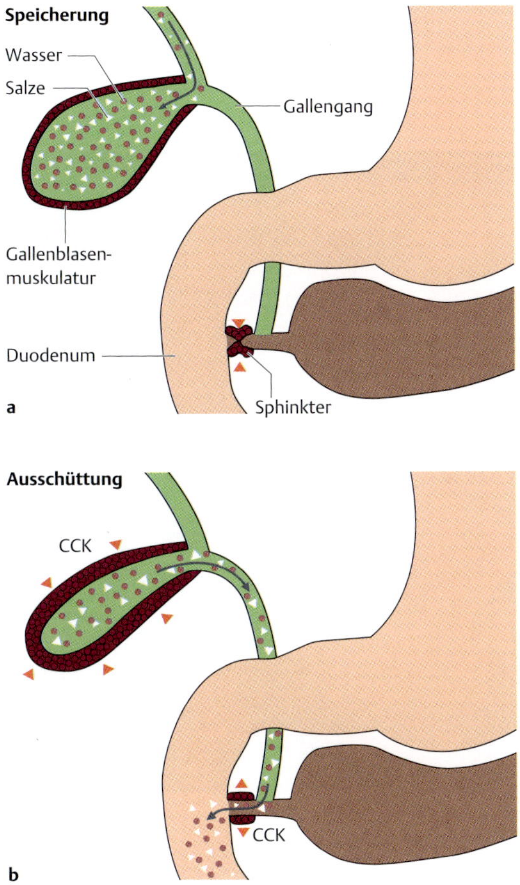


**Abb. 11.47 Funktionen der Gallenblase.**
a Zwischen den Mahlzeiten speichert die Gallenblase die Lebergalle, entzieht ihr 90 % an Wasser und Kochsalz und konzentriert alle anderen Inhaltsstoffe, insbesondere die Gallensalze um das 10-Fache.
b Nach einer Mahlzeit öffnet sich der Papillensphinkter, die Gallenblase kontrahiert sich und die konzentrierte Galle gelangt in den Darm.

*Kontraktionen in der Nüchternphase statt, die dazu dienen sollen, feine Kristalle aus der Gallenblase hinauszubefördern, die zum Kern eines Gallensteins werden könnten. So bleiben viele Gallensteine unbemerkt und auch ohne Symptome.*

***Gallenkolik.*** *Verklemmt sich aber ein Gallenstein im Gallengang oder im Gallenblasengang, kontrahiert sich die Wandmuskulatur sehr stark, um den Stein abzutreiben. Diese Muskelspannung ist ein extrem schmerzhafter Vorgang.*

*Bei einem Gallengangverschluss gelangt das Bilirubin, das normalerweise von den Darmbakterien in den braunen Stuhlfarbstoff umgewandelt wird, nicht in den Darm (s. Ikterus S. 342). Der Stuhl erscheint ohne diesen Bestandteil als grau-weißer Lehm- oder Tonstuhl.*

● MERKE *Die Gallenblase konzentriert die Gallenflüssigkeit und gibt sie besonders nach fettreichen Mahlzeiten über den Gallengang ins Duodenum ab. Das Hormon CCK steuert diesen Vorgang.*

# 12 Nieren und ableitende Harnwege

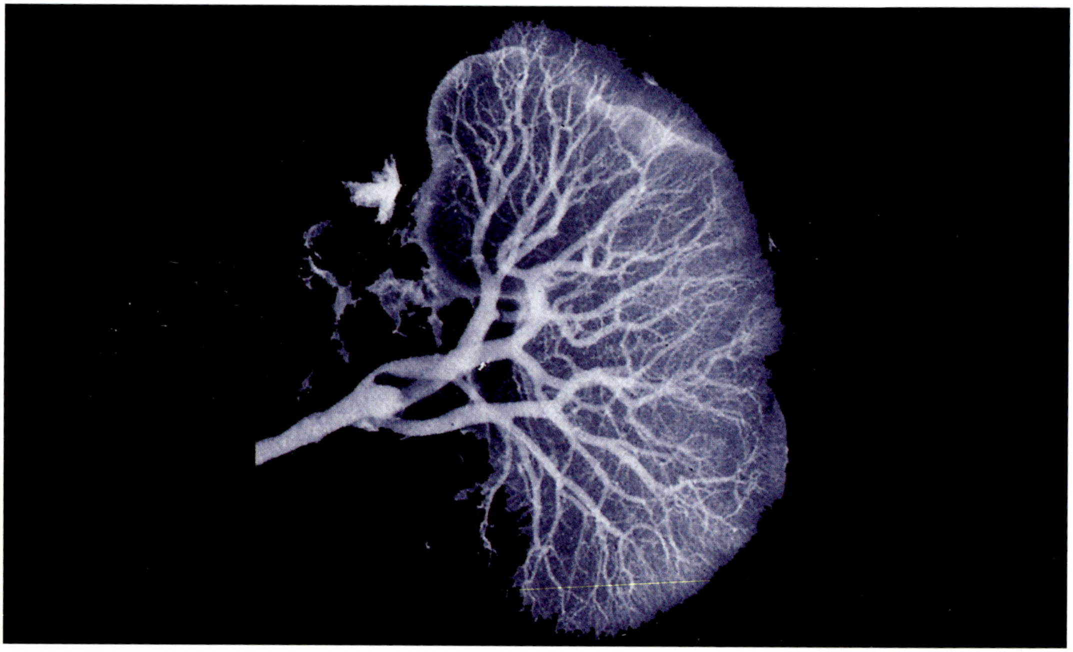



## 12.1 Anatomie der Nieren

### 12.1.1 Lage und allgemeine Funktion

Die paarigen Nieren haben u. a. folgende Aufgaben:

- Harnbereitung zur Ausscheidung von wasserlöslichen Abbauprodukten des Stoffwechsels
- Aufrechterhaltung eines ausgeglichenen Wasser-, Salz- und Säure-Basen-Haushaltes
- Bildung endokrin wirksamer Substanzen wie Renin und Erythropoetin

#### Lage

Die linke und rechte Niere liegen ohne Kontakt zum Bauchfell weit hinten im Retroperitonealraum. Ihre Längsachse ist leicht gekippt, sodass der obere Nierenpol einen geringeren Abstand zur Wirbelsäule hat als der untere. Dem oberen Nierenpol sitzt wie eine leicht zur Mitte hin verschobene Kappe die Nebenniere auf, ein wichtiges hormonproduzierendes Organ.

Die Nieren liegen im Rumpf, direkt unterhalb des Zwerchfells, am Übergang von der Brust- zur Lendenwirbelsäule. Die rechte Niere wird vom mächtigen rechten Leberlappen leicht nach unten verdrängt. Im Stehen und bei starker Einatmung bewegt sich die Niere um wenige Zentimeter nach unten. Diese Verschieblichkeit wird dadurch ermöglicht, dass die Nieren von einer derben Organkapsel eingehüllt sind, die ihrerseits in lockerem Fett- und Bindegewebe schwimmend gelagert ist (**Abb. 12.1**).

Ihre Lagerung tief im Inneren des Körpers sowie die Tatsache, dass die Nieren zum größten Teil von den Rippen umgeben sind, schützt sie sowohl vor harten Stößen und Schlägen als auch vor Auskühlung. So soll

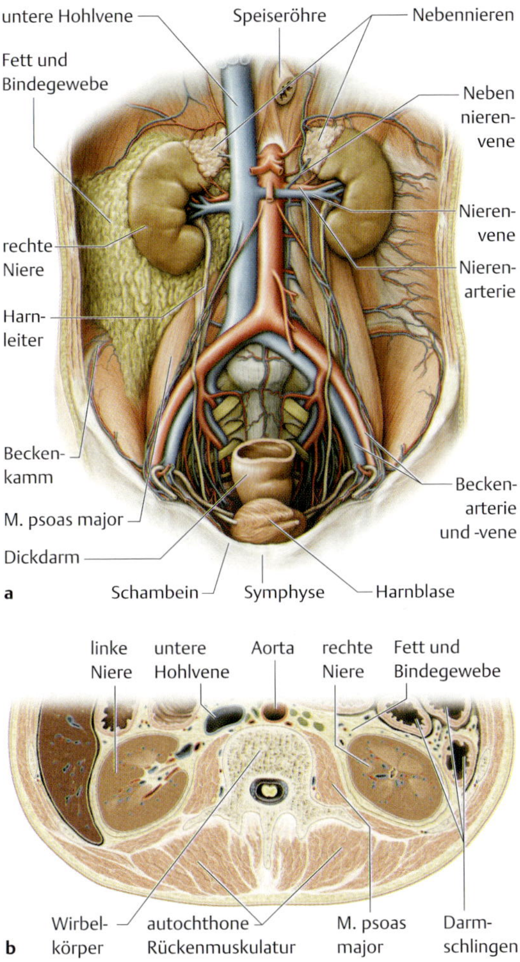


**Abb. 12.1 Lage der Nieren.**
a Die Abbildung zeigt den Raum hinter dem Bauchfell (Retroperitonealraum), nachdem die Oberbauchorgane und der Magen-Darm-Trakt entfernt worden sind. Ein Lager aus Fett und Bindegewebe (rechts im Bild entfernt) schützt die Nieren vor Erschütterungen. Nierenarterie und -vene zweigen rechtwinklig aus den großen Bauchgefäßen ab. Der Harnleiter überkreuzt auf seinem Weg zur Blase die Beckengefäße.
b Dieser Querschnitt durch den oberen Bauchraum (Ansicht von unten) zeigt, dass die Nieren direkt neben der Wirbelsäule liegen und durch die Rückenmuskulatur nach hinten isoliert sind.

ein „Nierengurt“ nicht die Nieren, sondern die Muskulatur der Lendenwirbelsäule vor Auskühlung und Verspannung (Hexenschuss) schützen.

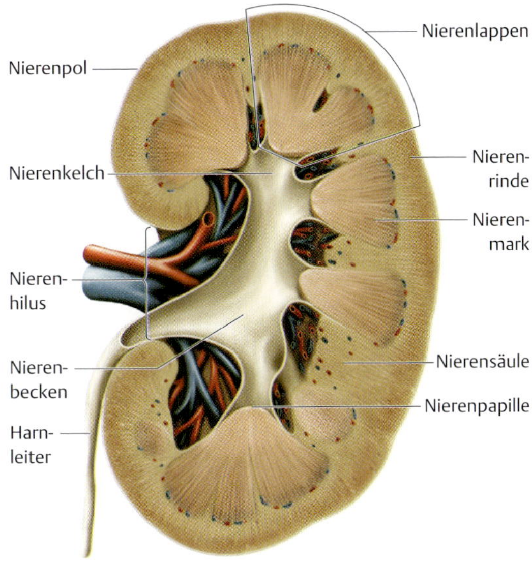


**Abb. 12.2 Längsschnitt durch die Niere.** Unter der Nierenrinde ziehen die Markpyramiden zu jeweils einem Nierenkelch. Seitlich an die Markpyramiden grenzen die Nierensäulen, die aus Nierenrindengewebe bestehen. Je eine Markpyramide und die 2 angrenzenden Nierensäulen bilden einen Nierenlappen.

## Aufbau

### Größe, Gewicht und Form

Die Niere eines gesunden Erwachsenen ist ca. 12 cm lang, 6 cm breit, 5 cm dick und hat ein Gewicht von ca. 100 – 200 g. Diese Werte sind je nach Körperkonstitution und Ernährungsgewohnheiten starken Schwankungen unterworfen: Bei einer ausgeprägt eiweißreichen Diät bzw. wenn die 2. Niere funktionsuntüchtig ist oder entfernt wurde, kann eine Niere das Doppelte ihres Ausgangsgewichts erreichen. Umgekehrt führt eine überwiegend kohlenhydratreiche Kost dazu, dass die Nieren kleiner werden.

Die typische Nierenform gleicht einer Bohne, sodass eine konvexe Außenfläche und eine konkave Innenfläche zu erkennen sind (**Abb. 12.2**).

### Nierenhilus

Die der Wirbelsäule benachbarte konkave Innenfläche enthält den Nierenhilus, die Einmündungsstelle der Nierenarterie (A. renalis), den Ursprung der Nierenvene (V. renalis), des Harnleiters (Ureter) und von Lymphgefäßen.

12

12

#### Nierenkapsel und -rinde

Eine derbe Bindegewebskapsel (Capsula fibrosa) umhüllt die ungefähr 1 cm breite, rotbraun gefärbte Nierenrinde (Cortex renalis). Die Nierenrinde ist ein homogen erscheinendes Gewebe, das von vielen stecknadelkopfgroßen Strukturen, den Nierenkörperchen, durchsetzt ist.

#### Nierenmark

Weiter innen erkennt man eine Reihe von 8 – 20 Markpyramiden, deren Spitzen zum Nierenbecken weisen. Die Gesamtheit dieser Markpyramiden bildet das Nierenmark (Medulla renalis). Je 2 Markpyramiden sind durch eine Säule aus Nierenrindengewebe voneinander getrennt (Columna renalis), die sich bis an die äußere Begrenzung des Nierenbeckens vorschiebt. Je eine Markpyramide und der außen anschließende Anteil der Nierenrinde bilden einen Nierenlappen (Lobus renalis).

#### Nierenbecken und -sinus

Die Markstrahlen münden in die Nierenkelche, über die der in den Nierenkörperchen gebildete Harn in das Nierenbecken (Pelvis renalis) abfließt. Der Längsschnitt durch die Niere (**Abb. 12.2**) zeigt Ihnen, dass sich das Nierengewebe wie ein Ballettschuh einrollt, wobei die Nierenkapsel der Schuhsohle entspricht. Dadurch entsteht im Inneren der Niere eine Tasche, die mit Ausnahme des Nierenhilus allseits von Nierengewebe umfasst ist – der Nierensinus. Er wird zum größten Teil vom Nierenbecken ausgefüllt, das von einem wasserdichten Epithel ausgekleidet ist und schon zu den ableitenden Harnwegen gehört.

● KRANKHEITSLEHRE ***Fehlbildungen der Nieren.*** *Fehlbildungen der Niere sind häufig und werden meist nur als Zufallsbefund festgestellt.*
*Eine Nierenzyste entsteht dadurch, dass ein Teil der Niere zwar Urin produziert, jedoch keinen Anschluss an das ableitende Harnwegsystem hat: Der Urin staut sich auf, der Staudruck zerstört das funktionsuntüchtige Areal, während das übrige Gewebe nicht beeinträchtigt wird.*
*Hufeisennieren sind mit ihrem unteren Pol über die Wirbelsäule hinweg miteinander verwachsen und enthalten 2 oder mehrere Nierenbecken.*
*Bei der Senkniere ist die Verschieblichkeit des Organs abnorm vergrößert: Im Stehen rutscht die Niere aus ihrem Fettlager nach unten bis in den Beckenraum ab. Diese Normvariante besitzt nur dann Krankheitswert, wenn der Harnleiter abgeknickt wird und der Urin im Stehen nicht mehr abfließen kann.*

### Blutversorgung

20 – 25 % des gesamten Herzzeitvolumens (HZV: die Menge an Blut, die das Herz pro Minute in den großen Kreislauf pumpt: ca. 4,9 l) durchströmen ständig die beiden Nieren. Daher haben Nierenarterie und -vene einen großen Innendurchmesser.

Die Nierenarterien entspringen beidseits etwa auf Höhe des 1. Lendenwirbels nahezu rechtwinklig aus der Aorta. Die rechte Nierenarterie unterquert hinten die untere Hohlvene. Die Nierenvenen verlaufen parallel zu den Arterien (**Abb. 12.1, a**).

Aus der sich zwischen den Nierenlappen (Aa. interlobaris) verzweigenden Nierenarterie gelangt arterielles Blut in die Bogenarterie (A. arcuata), die an der Mark-Rinden-Grenze verläuft. Aus der Bogenarterie leiten aufsteigende Gefäße das Blut zu den Nierenkörperchen. Von dort fließt das immer noch sauerstoffreiche Blut wieder abwärts zur Versorgung der Nierenrinde und des Marks.

● MERKE *Die Nieren liegen am Übergang von der Brust- zur Lendenwirbelsäule. Sie schwimmen in einem Fett- und Bindegewebslager. Die Nieren sind Ausscheidungsorgane, sind beteiligt an der Regulation des Wasser-, Salz- und Säure-Basen-Haushaltes und übernehmen endokrine Funktionen.*

## 12.1.2 Aufbau eines Nephrons

Die kleinste funktionelle Einheit der Niere ist das *Nephron*. Es filtriert den Primärharn aus dem Blut und reduziert ihn dann so lange, bis er als Endharn ausgeschieden werden kann. Der Mensch besitzt schätzungsweise 1 – 1,5 Millionen Nephrone, die alle parallel zueinander geschaltet sind. Jedes Nephron setzt sich funktionell aus 2 unterschiedlichen Abschnitten zusammen:
- dem Nierenkörperchen und
- dem Tubulus.

Die Nierenkörperchen befinden sich ausschließlich in der Nierenrinde. Von ihnen ausgehend durchziehen die Tubuli die übrigen Bereiche, sodass das Nierengewebe fast gänzlich aus einem verschlungenen, von flachem bis zylinderförmigem Epithel ausgekleideten Röhrensystem sowie einer Vielzahl kleinster Blutgefäße besteht.

### Nierenkörperchen

#### Glomerulum

Jedes Nephron beginnt mit einem Nierenkörperchen (Corpusculum renale, Malpighi-Nierenkörperchen). Es

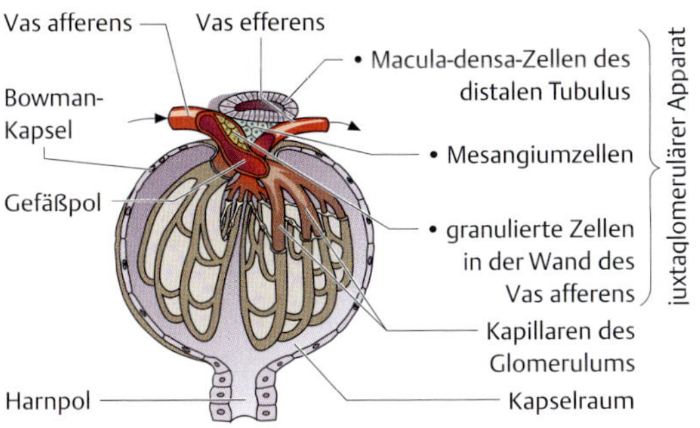


**Abb. 12.3 Nierenkörperchen.** Jedes Nierenkörperchen besteht aus einer Kapsel (Bowman-Kapsel) und einem Netz aus Kapillarschlingen (Glomerulum). Gefäßpol und Harnpol liegen auf entgegengesetzten Seiten. Beachten Sie, dass sich ein Teil des distalen Tubulus dem Gefäßpol des Nierenkörperchens eng anlagert (juxtaglomerulärer Apparat, S. 353).

handelt sich dabei um ein 0,2 – 0,3 mm großes Kügelchen, das im Wesentlichen von einer knäuelförmigen Kapillarschlinge, dem *Glomerulum*, gebildet wird (**Abb. 12.3**). Eine aus der Bogenarterie stammende Arteriole (Vas afferens) teilt sich in 30 – 60 parallele Kapillarschlingen auf, deren Endothel für Wasser und gelöste Stoffe extrem durchlässig ist, Blutzellen und große Eiweißmoleküle jedoch zurückhält. Das die glomerulären Kapillarschlingen verlassende, immer noch sauerstoffreiche Blut wird in einem arteriolenähnlichen Blutgefäß (Vas efferens) gesammelt und einem weiteren Kapillarnetz zur Versorgung von Rinde und Mark zugeleitet.

### Bowman-Kapsel

Das Glomerulum ist von der Bowman-Kapsel umgeben, die den blindsackartigen Beginn des Tubulussystems darstellt. Im Verlauf der Entwicklung hat sich dieser Tubulusanteil ausgeweitet und das Glomerulum eingehüllt. Es entstand eine doppelwandige Struktur, deren innere Schicht fest mit dem Kapillarendothel des Glomerulums verwachsen ist. Die Epithelzellen dieser inneren Schicht der Bowman-Kapsel haben sich zu charakteristischen Podozyten („Füßchenzellen") umgewandelt, zwischen deren Ausläufern Wasser und kleinere gelöste Moleküle aus dem Glomerulum in das Tubulussystem abfiltriert werden. Diese Flüssigkeit bezeichnet man als *Primärharn*.

### Gefäß- und Harnpol

Das Nierenkörperchen besitzt also einen Gefäßpol an der einzigen, nicht von der Bowman-Kapsel umhüllten Stelle (Mündung und Ursprung von Vas afferens und Vas efferens) sowie einen entgegengesetzt gelegenen Harnpol als Ursprung des Tubulussystems aus der Bowman-Kapsel.

### Mesangiumzellen

Mesangiumzellen sind spezialisierte Bindegewebszellen, die die Gefäßschlingen des Glomerulums stabilisieren und auch am Gefäßpol zu finden sind. Sie sind kontraktil und zur *Phagozytose* befähigt.

## Nierentubulus

Aus allen Glomerula zusammen werden täglich ca. 180 l Primärharn in die Bowman-Kapseln filtriert (!). 99 % dieser Menge werden dem Blut aber unmittelbar nachfolgend wieder zugeführt und es entsteht der Endharn (Urin). Diese Aufgabe übernimmt der Nierentubulus (**Abb. 12.4**). Er besteht aus folgenden Anteilen:

- proximaler Nierentubulus
- Henle-Schleife
- distaler Tubulus
- Sammelrohr

### Proximaler Nierentubulus

Am Harnpol geht die Bowman-Kapsel in den ersten Teil des Röhrensystems, den proximalen Nierentubulus, über. Er ist im Anfangsteil vielfach geschlängelt (proximales Konvolut) und besitzt ein sehr stoffwechselaktives, dabei aber gut wasserdurchlässiges Epithel aus zylinderförmigen, mitochondrienreichen Zellen.

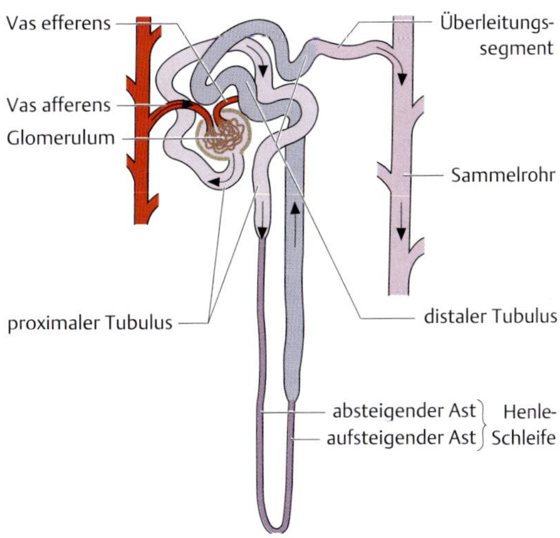


**Abb. 12.4 Schema eines Nephrons.** Jedes Nephron besteht aus dem Nierenkörperchen mit zu- und abführendem Blutgefäß, dem proximalen (nahen) Tubulus, der Henle-Schleife, dem distalen (fernen) Tubulus und dem Sammelrohr.

Als resorbierende Zellen besitzen sie einen dichten Besatz mit Mikrovilli.

### Henle-Schleife

Der folgende kurze gerade Anteil des proximalen Tubulus bildet zusammen mit einem dünnen ab- und aufsteigenden Ast (Intermediärtubulus) sowie einem dicken aufsteigenden Ast (gehört zum distalen Tubulus) die Henle-Schleife. Ihre Form erinnert an eine Zugposaune, deren Spitze überwiegend weit ins Nierenmark hineinreicht. Das Epithel des absteigenden Astes der Henle-Schleife ist flach und wiederum sehr gut *wasserdurchlässig*. Im aufsteigenden Ast dagegen wird das Epithel *wasserundurchlässig*.

### Distaler Tubulus

An den dicken Teil der Henle-Schleife schließt sich ein weiterer, nun wieder gewundener Abschnitt des distalen Tubulus (distales Konvolut) an. Das Epithel des distalen Tubulus ähnelt dem des proximalen Tubulus. Die Zellen enthalten noch mehr Mitochondrien, tragen aber nur vereinzelte Mikrovilli.

Das distale Konvolut jedes einzelnen Nephrons nimmt Kontakt mit dem Gefäßpol seines eigenen Nierenkörperchens auf und bildet den *juxtaglomerulären Apparat* („juxta" lat.: neben), eine zentrale Struktur bei der hormonellen Regulation von Blutdruck und Flüssigkeitshaushalt (S. 361)

### Sammelrohr

Über einen kurzen Verbindungstubulus gelangt der Harn nun in ein langes gestrecktes Ableitungssystem, das Sammelrohr. Dieser Abschnitt sammelt den bereits stark, aber noch nicht vollständig reduzierten Harn aus mehreren Tubuli. Die Anzahl der Sammelrohre ist daher deutlich geringer als die der Nierenkörperchen und Tubuli. Die Sammelrohre verlaufen parallel zu den Henle-Schleifen in gerader Linie auf die Nierenpapille zu, vereinigen sich zu größeren Papillargängen (Ductus papillares) und geben den Urin in das Nierenbecken ab.

**MERKE** *Die Nieren bestehen aus ca. einer Million Nephrone, die sich jeweils aus einem Nierenkörperchen und einem Tubulusapparat zusammensetzen. Das Nierenkörperchen besteht aus Glomerulum und Bowman-Kapsel, der Tubulusapparat aus proximalem Tubulus, Henle-Schleife, distalem Tubulus und Sammelrohr. Das Blut durchströmt in der Niere 2 Kapillargebiete, bevor es über die Nierenvene abfließt: im Glomerulum und anschließend in den parallel dem Tubulussystem absteigenden Kapillaren.*

## 12.2 Filtration und Resorption

### 12.2.1 Glomeruläre Filtration

#### Filterstrukturen

Der glomeruläre Filter (**Abb. 12.5**) besteht aus
- dem gefensterten Endothel der glomerulären Kapillaren,
- einer dicken, filzähnlichen Basalmembran,
- den Podozyten, die über Ausläufer miteinander verbunden sind und nur 25 Nanometer große schlitzförmige Poren offen lassen.

Diese Poren halten sämtliche Plasmabestandteile zurück, deren Molekulargewicht höher ist als 60 000 – 70 000 Da (Dalton). Das entstehende Ultrafiltrat, der sog. Primärharn, ist daher weitgehend eiweißfrei.

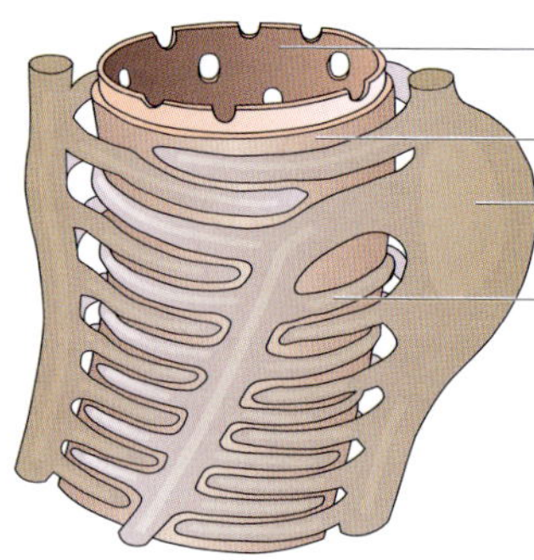


**Abb. 12.5 Glomerulärer Filter.** Innerhalb eines Glomerulums umgeben Ausläufer benachbarter Podozyten jede einzelne Kapillare. Große Blutbestandteile werden durch die „Fenster" der Kapillarendothelzellen, die angrenzende Basalmembran und die Zwischenräume zwischen den Podozyten zurückgehalten.

Im Verlauf der Filtration bleiben ständig Bestandteile in der Basalmembran zurück, der Nierenfilter muss daher regelmäßig gereinigt werden. Diese Aufgabe übernehmen die zwischen den Kapillarschlingen eingelagerten *Mesangiumzellen*. Sie nehmen Teile der Basalmembran per Endozytose auf und bauen diese intrazellulär ab. Frische Basalmembran wird sowohl von den Podozyten als auch von den Endothelzellen nachgebildet.

## Effektiver Filtrationsdruck

● DEFINITION *Der **effektive Filtrationsdruck** ist der Druck im Kapillargebiet, der die Filtrationsmenge von Blut und seinen Bestandteilen bestimmt.*

Treibende Kraft für die Filtration aus dem Glomerulum ist also der Blutdruck in den Kapillarschlingen (ca. 45 – 55 mmHg). Diesem entgegengesetzt wirken der kolloidosmotische Druck der Plasmaproteine (ca. 24 mmHg) sowie der Druck in der Bowman-Kapsel (ca. 15 – 20 mmHg). Es verbleibt ein effektiver Filtrationsdruck von durchschnittlich 8 mmHg (**Abb. 12.6**). Eine Blutdrucksenkung um nur 16 %, also von 50 auf 42 mmHg, würde bereits den effektiven Filtrationsdruck auf Null senken und die Filtration vollständig zum Erliegen bringen. Es käme zum akuten Nierenversagen.

**Autoregulation.** Zur Vermeidung dieser lebensgefährlichen Komplikation besitzen die Nierengefäße die Fähigkeit, trotz schwankenden Blutdrucks im Gesamtkreislauf den Druck innerhalb der glomerulären Kapillaren – und damit die filtrierte Flüssigkeitsmenge – in engen Grenzen konstant zu halten (Autoregulation). Zuführende und abführende Gefäße wirken dabei funktionell entgegengesetzt: Erhöht sich der Widerstand im Vas afferens, dann sinkt der effektive Filtrationsdruck, kontrahiert sich hingegen die Gefäßmuskulatur des Vas efferens, so findet ein „Aufstau" im Glomerulum statt; der Filtrationsdruck wird größer (**Abb. 12.7**).

Dieser Mechanismus funktioniert allerdings nur bei Gesamtblutdruckwerten über ca. 80 mmHg. Fällt der Blutdruck unter diesen Wert, dann bricht die Filtration im Glomerulum zusammen – es entsteht ein Nierenversagen.

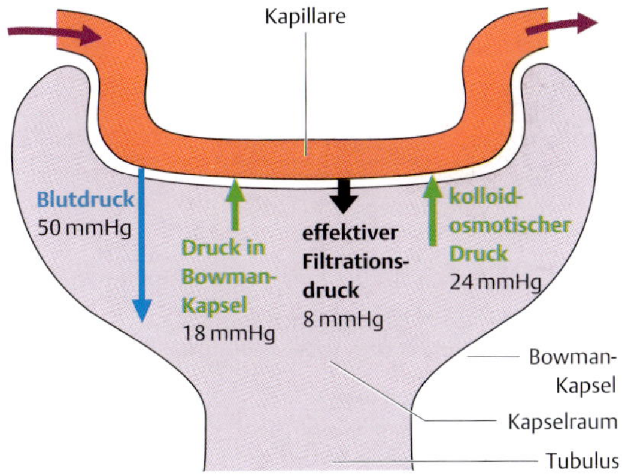


**Abb. 12.6 Funktion eines Nierenkörperchens.** Damit Primärharn aus dem Blut in die Bowman-Kapsel gepresst wird, muss ein positiver effektiver Filtrationsdruck herrschen. Das heißt, die Kräfte, welche Blutbestandteile aus der Kapillare filtrieren (Rest-Blutdruck), müssen größer sein als die entgegenwirkenden Kräfte (Druck in der Bowman-Kapsel und kolloidosmotischer Druck).

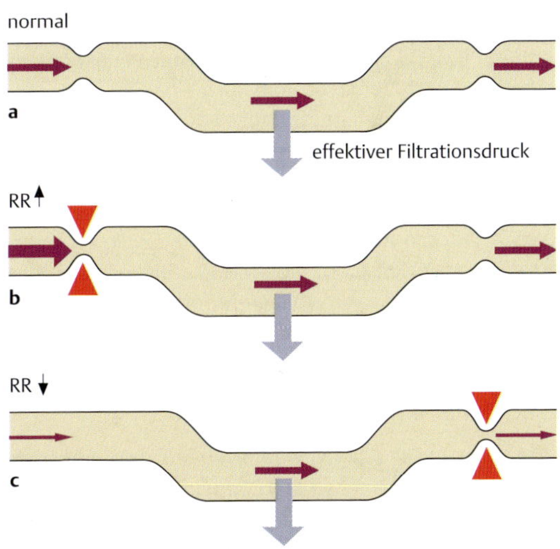


**Abb. 12.7 Autoregulation im Glomerulum.**
a Damit der effektive Filtrationsdruck gleich bleibt, muss sich der „Rest-Blutdruck" (Perfusionsdruck) in einer Glomerulumkapillare vom schwankenden allgemeinen Blutdruck unabhängig machen.
b Bei steigendem Blutdruck verengt sich das zuführende Gefäß und wirkt wie ein Drosselventil.
c Bei fallendem Blutdruck staut das abführende Gefäß Blut auf, gleichzeitig erweitert sich das zuführende Gefäß.

## Glomeruläre Filtrationsrate

● DEFINITION *Die **glomeruläre Filtrationsrate (GFR)** beschreibt das pro Zeiteinheit filtrierte Blutvolumen (**Abb. 12.8**).*

Aufgrund der guten Autoregulation der Nierengefäße bleibt die GFR unabhängig vom allgemeinen Blutdruck konstant (ca. 110 – 130 ml/min oder 160 – 190 l/d). Dabei haben Frauen eine durchschnittlich um 10 % niedrigere GFR als Männer, da sie weniger harnpflichtige Substanzen aus der Muskulatur freisetzen.

● KRANKHEITSLEHRE ***Hinweise für ein glomeruläres Nierenversagen.*** *Der Primärharn ist normalerweise frei von Eiweiß. Eiweiß im Urin (Proteinurie) ist daher stets verdächtig für eine Störung dieses Plasmafiltersystems, z. B. aufgrund einer Entzündung (Glomerulonephritis) oder eine Nierenkomplikation bei Diabetes mellitus.*

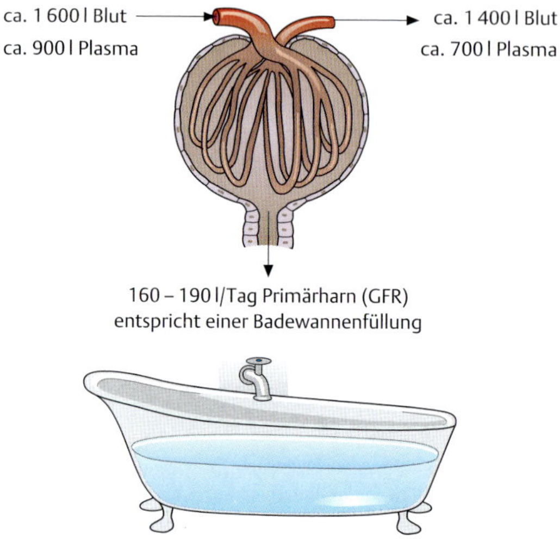


**Abb. 12.8 Glomeruläre Filtrationsrate.** Jeden Tag geben die Glomerula etwa 180 l Primärharn in den proximalen Tubulus ab. Die Niere resorbiert 99 % dieser Menge im Tubulussystem.

*Eine dauernde Einschränkung der glomerulären Filtrationsrate ist ebenfalls Zeichen einer beginnenden Funktionseinschränkung der Nieren, obwohl noch eine GFR von 40 – 50 ml/min eine fast normale Ausscheidung von Abfallstoffen gewährleistet. Umgekehrt steigt die GFR nach einer deftigen Eiweißmahlzeit um bis zu 20 % an. Dieser Anpassungsmechanismus ist sinnvoll, weil jede Verstoffwechselung von Aminosäuren zu einem deutlichen Mehranfall an Harnstoff führt, dessen Ausscheidungsrate ganz wesentlich von der glomerulären Filtrationsrate abhängt. Das heißt aber im Umkehrschluss, dass Patienten mit eingeschränkter GFR nicht zu viel Eiweiß essen sollten, damit der Organismus nicht mit Harnstoff überschwemmt wird.*

● MERKE *Die Glomerula filtrieren aus dem durchströmenden Blut täglich etwa 180 l Primärharn. Die glomeruläre Filtrationsrate (GFR) ist ein Maß für die Nierenfunktion.*

## 12.2.2 Tubuläre Resorption

### Resorption im proximalen Tubulus

Der proximale Tubulus (**Abb. 12.9, c**) nimmt rund ⅔ der gesamten filtrierten Salzmenge und nahezu alle filtrierten Zucker und Aminosäuren wieder auf. Die treibende Kraft hierfür ist der Transport von Natrium ($Na^+$). Am Ende des proximalen Tubulus sind von den ca. 180 l täglichen Ultrafiltrats etwa 130 l resorbiert worden.

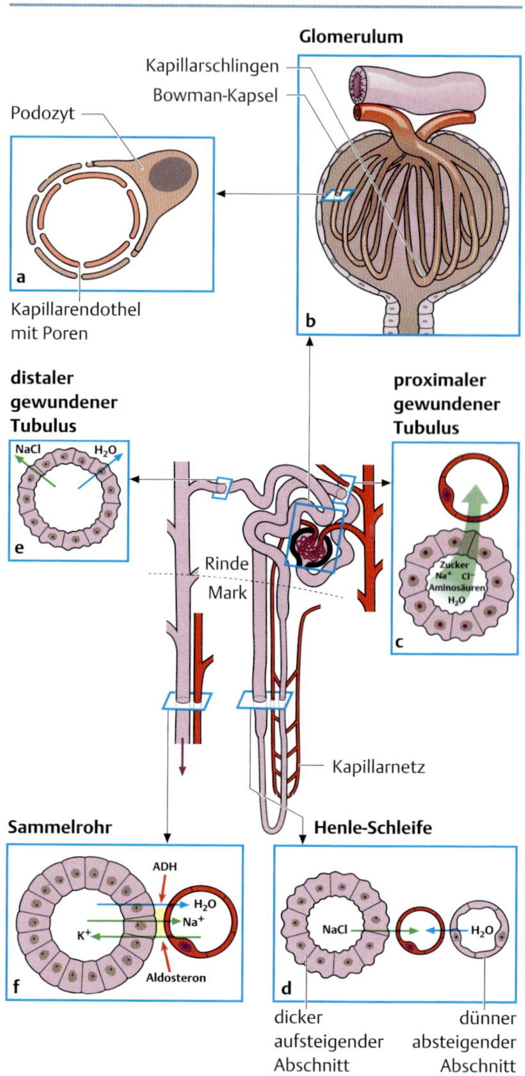


**Abb. 12.9 Harnbildende Organe.** Innerhalb des Nephrons herrscht strenge Arbeitsteilung:

a Am Aufbau des glomerulären Filters sind das Kapillarendothel und umgebende Podozyten beteiligt.

b Aus den Kapillaren des Glomerulums wird der Pimärharn in die Bowman-Kapsel filtriert.

c Die Zellen des proximalen Tubulus nehmen Salze, organische Stoffe und Wasser auf und geben sie ans Blut weiter.

d Im Nierenmark herrscht ein hoher osmotischer Druck. Daher dringt Wasser aus dem wasserdurchlässigen absteigenden Teil der Henle-Schleife, sowie Salze aus dem dicken aufsteigenden Abschnitt über Zellzwischenräume in die Kapillaren ein.

e Die Zellen des distalen Tubulus und des Sammelrohrs resorbieren Salze und Wasser.

f Die Resorptionsvorgänge im distalen Tubulus und im Sammelrohr werden hormonell kontrolliert.

Die *Osmolalität* (Gesamtkonzentration gelöster Salze, s. S. 359) des entstandenen Endharns ist gleich geblieben, jedoch hat sich die Konzentration an den nicht resorbierten harnpflichtigen Substanzen um etwa das 3-Fache erhöht.

KRANKHEITSLEHRE ***Glukosurie.*** *Normalerweise befindet sich im Urin nur sehr wenig Glukose. Steigt der Nüchtern-Wert dagegen über 0,8 mmol/l, spricht man von einer Glukosurie. Da dieser Befund ein Hinweis auf einen Diabetes mellitus sein kann, sollte immer eine Untersuchung des Blutzuckerspiegels erfolgen.*

### Resorption in der Henle-Schleife

**Absteigender Teil.** Der dünnwandige absteigende Teil der Henle-Schleife ist sehr gut wasserdurchlässig. Im Verlauf der Passage durch dieses Tubulussegment passiert der Sekundärharn mehr oder weniger große Teile des Nierenmarks (**Abb. 12.9, d**). Da die extrazelluläre Flüssigkeit am Umkehrpunkt der Henle-Schleife eine sehr hohe Osmolalität aufweist (bis zu 1200 mosm/kg gegenüber 300 mosm/kg in der Rinde), strömt in diesem Nephronabschnitt so lange Wasser aus dem Tubuluslumen in das Blut ab, bis auch die Tubulusflüssigkeit diese hohe Osmolalität erreicht hat. Im untersten Teil der Henle-Schleife bleiben dadurch von den anfänglich ca. 180 l/min nur noch ca. 17 l/d übrig.

**Aufsteigender Teil.** Die Wand des aufsteigenden Teils der Henle-Schleife ist wasserundurchlässig. Andererseits findet in diesem Abschnitt ein aktiver Kochsalztransport durch die Epithelzellen in das Blut statt. Am Ende der Henle-Schleife ist die Tubulusflüssigkeit daher nicht mehr hyperton.

### Juxtaglomerulärer Apparat und Macula densa

Im Bereich des distalen Konvoluts bildet der Tubulus mit dem Gefäßpol des eigenen Nephrons den juxtaglomerulären Apparat. Die Tubuluszellen sind an der Kontaktstelle stark vergrößert und zu Rezeptoren für die *Kochsalzkonzentration* im Tubuluslumen umgewandelt (Macula densa).

Die Macula densa reguliert den Blutzufluss zum Nephron, sodass proximaler Tubulus und Henle-Schleife nicht mit zu viel Primärharn überschwemmt werden.

### Resorption im Sammelrohr

**Feinregulation des Ionenhaushaltes.** Unter dem Einfluss des Nebennierenrindenhormons Aldosteron wird im oberen Teil des Sammelrohrs Natrium resorbiert und gleichzeitig Kalium aus dem Blut in das Tubuluslumen ausgeschieden (**Abb. 12.9, f**). Dieser Prozess regelt die endgültige Menge und Zusammensetzung an Salzen, die mit dem Urin aus dem Körper entfernt werden.

**Feinregulation der Wasserausscheidung.** Die wichtigste Eigenschaft des unteren, im Nierenmark gelegenen Abschnitt des Sammelrohrs ist seine Fähigkeit, die Wasserdurchlässigkeit der Epithelzellen und damit die Harnkonzentrierung zu verändern: Unter dem Einfluss des antidiuretischen Hormons aus der Hypophyse (ADH = Vasopressin) strömt mehr Wasser aus dem Sammelrohr in das hyperosmolare Nierenmark und der zurückbleibende Urin wird stärker konzentriert. Das medulläre Sammelrohr dient somit der Feinregulation des Endharns hinsichtlich seines Volumens und seiner Konzentrierung.

MERKE *Die Epithelzellen des Nierentubulus gewinnen aus dem Primärharn mehr als 99 % aller filtrierten Salze und allen Wassers zurück. Die Abfallstoffe werden nicht resorbiert, sondern werden durch zusätzliche Sekretion im Urin angereichert und mit diesem ausgeschieden.*

## 12.3 Harnableitung

Zu den ableitenden Harnwegen gehören:
- Nierenbecken
- Harnleiter
- Harnblase
- Harnröhre

Sie dienen der Drainage und der Speicherung von Urin aus der Niere. An der Zusammensetzung des Urins ändern sie nichts mehr. Alle Anteile sind mit einem Übergangsepithel (Urothel) ausgekleidet, dass ihnen eine Anpassung an die unterschiedlichen Füllungszustände ermöglicht und sie vor den aggressiven Harnbestandteilen schützt.

## 12.3.1 Nierenbecken und Harnleiter

### Nierenkelche

Den Kontakt zwischen der Niere und den Harnwegen bilden die Nierenkelche. Sie sind Fortsätze des Nierenbeckens und stülpen sich wie eine Saugglocke über je eine Nierenpapille (**Abb. 12.10**). Die Nierenkelche nehmen den Endharn vieler Sammelrohre auf und transportieren ihn weiter ins Nierenbecken.

### Nierenbecken

12

Das Nierenbecken nimmt den Harn als eine Art kleines Zwischenlager auf. Größe und Form des Nierenbeckens sind sehr variabel: Es gibt plumpe rundliche (ampulläre) und schlanke (tubuläre) Nierenbecken oder astartig verzweigte (dendritische) Formen. Nicht selten findet man 2 separate Nierenbecken mit eigenen Harnleitern in einer Niere (**Abb. 12.10**).

Durchschnittlich fasst ein Nierenbecken 3 – 8 ml, es kann sich jedoch bei einer Abflussbehinderung bis auf das Vielfache dieses Volumens aufstauen.

#### Aktiver Harntransport

Nierenkelche und Nierenbecken sind von einer starken Schicht glatter Muskulatur umgeben. Diese Muskulatur ist ständig in peristaltischer Bewegung und drückt das Nierenbecken von den Papillen zum Harnleiter hin aus. Diese Bewegungen treiben den Harn aktiv in den Harnleiter und erlauben eine Entleerung des Nierenbeckens auch im Liegen oder bei Schwerelosigkeit. Sie verhindern außerdem, dass Urin in einem wenig durchströmten Teil des Nierenbeckens zurückbleibt.

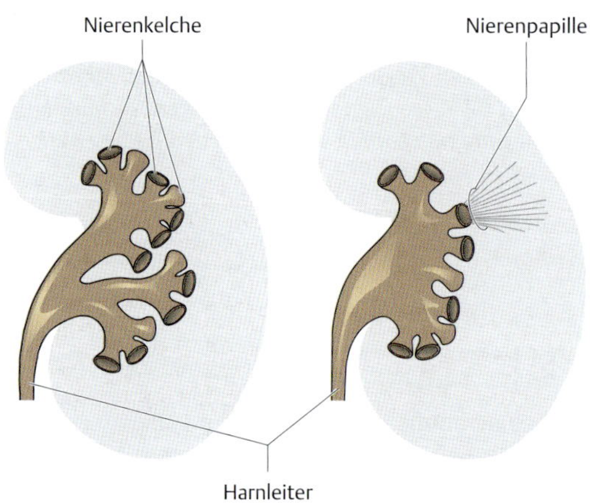


**Abb. 12.10 Unterschiedliche Formen des Nierenbeckens.** Die Nierenkelche sammeln den aus den Sammelrohren stammenden Endharn. Im Nierenbecken fließt der Urin zusammen und gelangt über den Harnleiter zur Blase. Die Form des Nierenbeckens ist sehr variabel – links ein verzweigtes (dendritisches), rechts ein plumpes (ampulläres) Nierenbecken.

### Harnleiter

Der Harnleiter (Ureter) beginnt am Nierenbecken und transportiert den Harn in die Harnblase (**Abb. 12.11**). Er ist ca. 30 cm lang und hat einen Durchmesser von 4 – 7 mm. Der Harnleiter zieht unmittelbar unter dem Bauchfell am M. psoas major entlang und überkreuzt dabei am Beckenrand die großen Beckengefäße A. und V. iliaca communis (Endaufzweigung der Bauchaorta). Schließlich mündet er durch die Hinterwand der Harnblase in ihr Lumen.

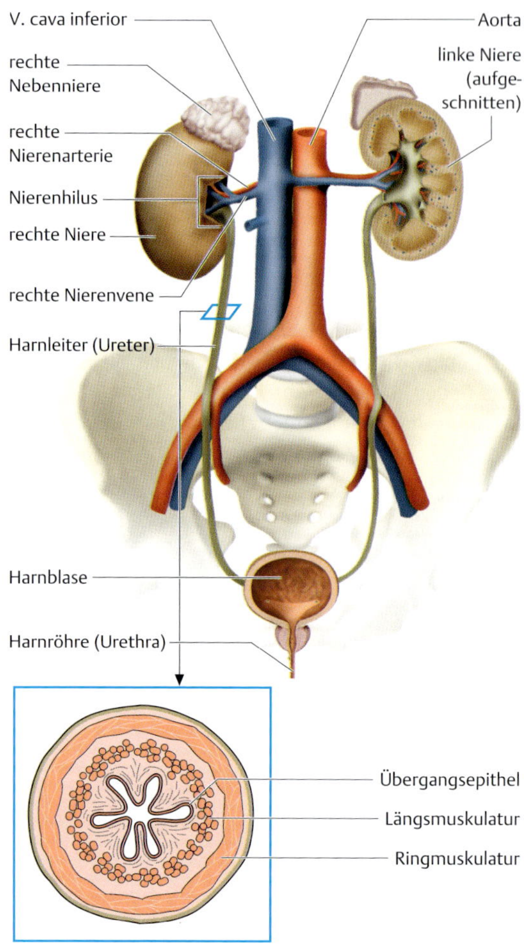


**Abb. 12.11 Harnleiter.** Auf einem Querschnitt durch den Harnleiter erkennen Sie die gut ausgeprägten Muskelschichten. Die Schleimhaut ist stark gefaltet und kann sich bei Bedarf dehnen. Die Harnleiter münden auf der Rückseite der Blase ein.

### Wandschichten

Der Harnleiter weist mehrere Wandschichten auf. Von innen nach außen sind dies:

- Schleimhaut mit Übergangsepithel
- innere Längsmuskelschicht
- äußere Ringmuskelschicht
- äußere Längsmuskelschicht vor der Blaseneinmündung

Die Schleimhaut des Harnleiters liegt normalerweise in Falten und wird von einer 2-schichtigen Muskulatur umgeben. Deren Anordnung ist dabei genau umgekehrt wie im Magen-Darm-Trakt: Einer inneren Längsmuskulatur lagert sich eine äußere Ringmuskelschicht an. Kurz vor der Einmündung in die Blase erhält der Ureter noch eine zusätzliche äußere Längsmuskelschicht. Diese Anordnung ermöglicht peristaltische Bewegungen vom Nierenbecken zur Harnblase (ca. 1 – 4-mal/min), die sich an die Bewegungen im Nierenbecken anschließen und den Urin aktiv in die Harnblase treiben. Am Ende des Harnleiters überwinden die peristaltischen Wellen den Innendruck der Harnblase. Dadurch öffnet sich schubweise die Harnleitermündung (s. u.). Dieser Ventilmechanismus verhindert, dass Blasenurin rückwärts (retrograd) in den Harnleiter gelangt.

### Physiologische Engstellen

Im Verlauf des Ureters treten 3 verengte Stellen auf:

1. am Ausgang des Nierenbeckens
2. an der Überquerung der Beckenarterie
3. an der Einmündung in die Harnblase

KRANKHEITSLEHRE ***Nierensteine und Nierenkolik.*** *Im Nierenbecken fallen insbesondere bei einer hohen Urinkonzentration kleine Kristalle aus, die meist unbemerkt mit dem Harn abgehen. Erreicht ein solcher Nierenstein aber eine bestimmte Größe (einige Millimeter), so kann er sich an einer der 3 physiologischen Engstellen des Harnleiters verklemmen. Um das Hindernis zu überwinden, erzeugt die Uretermuskulatur verstärkte krampfartige peristaltische Wellen, die für den Patienten extrem schmerzhaft sind (Nierenkolik).*

MERKE *Die Nierenkelche melken den Urin aktiv aus den Markpyramiden ins Nierenbecken. Der 30 cm lange Harnleiter befördert den Urin mithilfe peristaltischer Wellen aus dem Nierenbecken in die Harnblase. Er überkreuzt dabei die großen Blutgefäße des Beckens, die eine der 3 klinisch wichtigen Engstellen des Ureters darstellen.*

## 12.3.2 Harnblase

Die Harnblase ist ein muskuläres Hohlorgan und dient der Harnspeicherung bis zur Entleerung über die Harnröhre. Sie hat ein maximales Fassungsvermögen von ca. 800 – 1000 ml. Ab einer Füllung von 200 – 400 ml entsteht allerdings bereits Harndrang, der bei maximaler Füllung nicht mehr willentlich unterdrückt werden kann.

### Lage und Aufbau

Die Harnblase (Vesica urinaria) liegt am Boden der Bauchhöhle unmittelbar hinter dem oberen Schambeinast und der Symphyse (**Abb. 12.12**). Ihre Vorder-

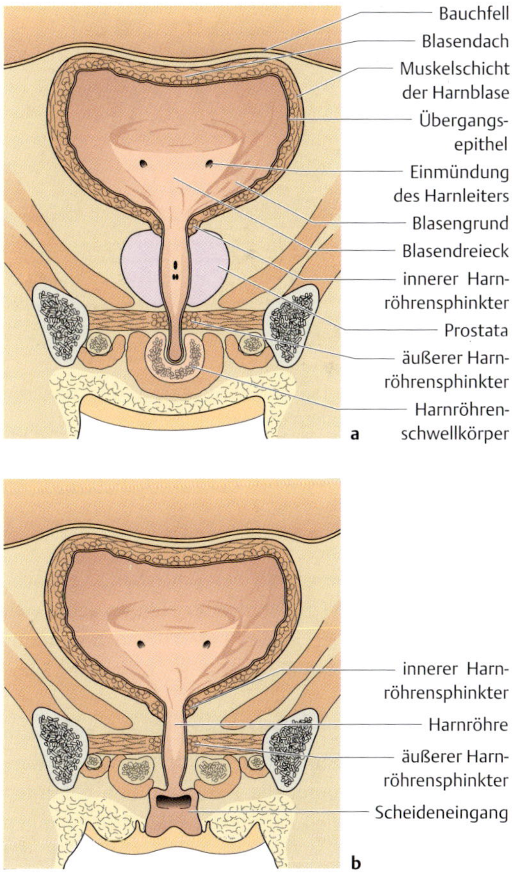


**Abb. 12.12 Harnableitende Organe.**
**a** Frontalschnitt durch die Harnblase eines Mannes.
**b** Frontalschnitt durch die Harnblase einer Frau. In beiden Fällen blicken Sie von vorne auf das Blasendreieck. Hier münden die Harnleiter und hier entspringt die Harnröhre. Der innere Schließmuskel ist ein Teil der Harnblasenmuskulatur, der äußere umschlingt die Harnröhre und ist ein Teil der Beckenbodenmuskulatur.

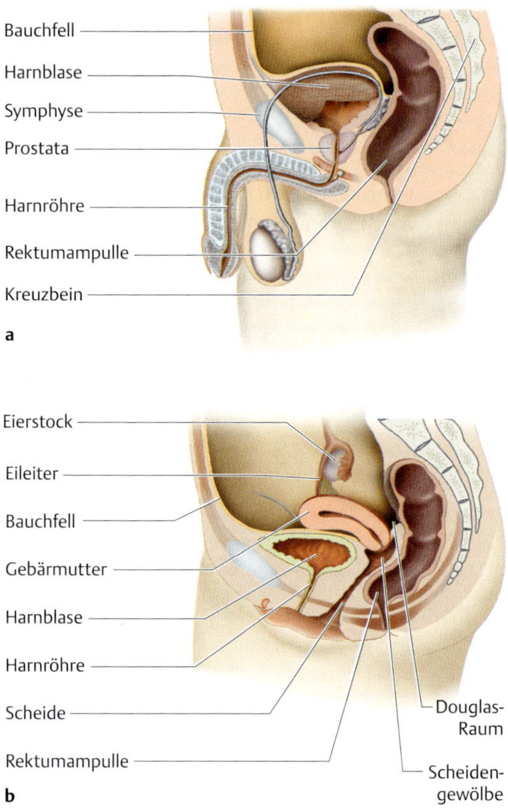


**Abb. 12.13 Harnröhre.**
a Beim Mann hat die Harnröhre eine durchschnittliche Länge von etwa 25 cm bei einer Weite von 7 – 9 mm.
b Bei der Frau ist die Harnröhre ca. 3 – 4 cm lang und im Durchmesser 8 – 10 mm weit.

wand ist streckenweise mit der Bauchwand verwachsen (**Abb. 12.13**). Bei zunehmender Füllung dehnt sich das Organ nach oben in den unteren Bauchraum aus und erreicht maximal die Hälfte des Abstandes Symphyse – Nabel.

Auf der Rückfläche der Harnblase finden sich beim Mann die beiden Samenblasen, darunter die Prostata (S. 368). Seitlich nimmt die Harnblase den gesamten Beckenraum zwischen den beiden Hüftgelenkpfannen ein. Hinten grenzt sie bei der Frau an Scheide und Gebärmutter, beim Mann direkt an den Mastdarm.

### Aufbau

**Blasengrund.** Der Blasengrund (Fundus) ist fest mit den inneren Sexualorganen und dem Bindegewebe des kleinen Beckens verwachsen. Hier münden von seitlich hinten die beiden Harnleiter. Weiter vorne entspringt in der Mittellinie die Harnröhre (Urethra). Beide Harnleiter und die Harnröhre bilden die Eckpunkte eines auf die Spitze gestellten Dreiecks (Blasendreieck, Trigonum vesicae).

**Blasenkörper.** Den größten Anteil des Blasenkörpers (Corpus) nimmt das Blasendach ein, welches zeltartig zwischen dem oberen Rand der Schambeinfuge und der Rektumampulle bzw. dem Uterushals ausgespannt ist. Das Blasendach ist von Bauchfell bedeckt und gegenüber den Nachbarorganen frei beweglich, um das Blasenvolumen dem unterschiedlichen Füllungszustand anzupassen. Im leeren Zustand liegt das Blasendach dem Fundus direkt an.

● PFLEGE ***Blasenpunktion.*** *Wenn eine Katheterisierung über die Harnröhre nicht möglich ist, kann die Harnblase dicht über der Symphyse punktiert werden (suprapubische Blasenpunktion). Dazu muss die Blase allerdings in einem gefüllten Zustand sein, um den Rand der Symphyse zu übersteigen.*

## Wandschichtung und Feinbau

### Innere Oberfläche

Die Schleimhaut ist mit Ausnahme im Bereich des Blasendreiecks stark gefältelt. Diese Falten schaffen Reserveflächen, die bei einer verstärkten Blasenfüllung verstreichen.

### Muskulatur

Unter der Bindegewebsschicht der Schleimhaut liegt eine starke, komplex aufgebaute Muskulatur, deren Fasern die Blase bei ihrer Entleerung aufrichten können. Einzelne Muskelschichten sind nur sehr unscharf voneinander abzugrenzen und werden von schrägen Muskelzügen durchsetzt.

Die Blasenmuskulatur besteht aus vegetativ innervierten glatten Muskelzellen, die der willkürlichen Kontrolle entzogen sind. Ein Teil der inneren Muskelschicht an der Harnleitermündung bildet ein Ventil für den schubweisen Urintransport in die Blase: Eine ankommende peristaltische Welle lässt die Wandspannung im letzten Ureterabschnitt ansteigen. Daraufhin werden Muskelzüge aktiviert, die sich von seitlich oben wie eine Schlinge um die Harnleitermündung schlagen. Diese wird angehoben und der Urin kann in die Blase einspritzen. Eine entgegengerichtete Muskelschlinge zieht die Harnleitermündung (besonders während der Blasenentleerung) nach innen unten und verhindert so einen Harnrückstrom in den Ureter. Auf ähnliche Weise schlingen sich 2 Muskelzüge von vorne und hinten um den Ursprung der Harnröhre und verschließen den Blasenausgang (innerer Harnröhrensphinkter, Sphincter urethrae internus).

Der willkürlich bewegliche äußere Harnröhrensphinkter (Sphincter urethrae externus) besteht aus quergestreifter Skelettmuskulatur und befindet sich bei der Frau unmittelbar unterhalb des inneren Sphinkters, beim Mann unterhalb der Prostata (**Abb. 12.13**).

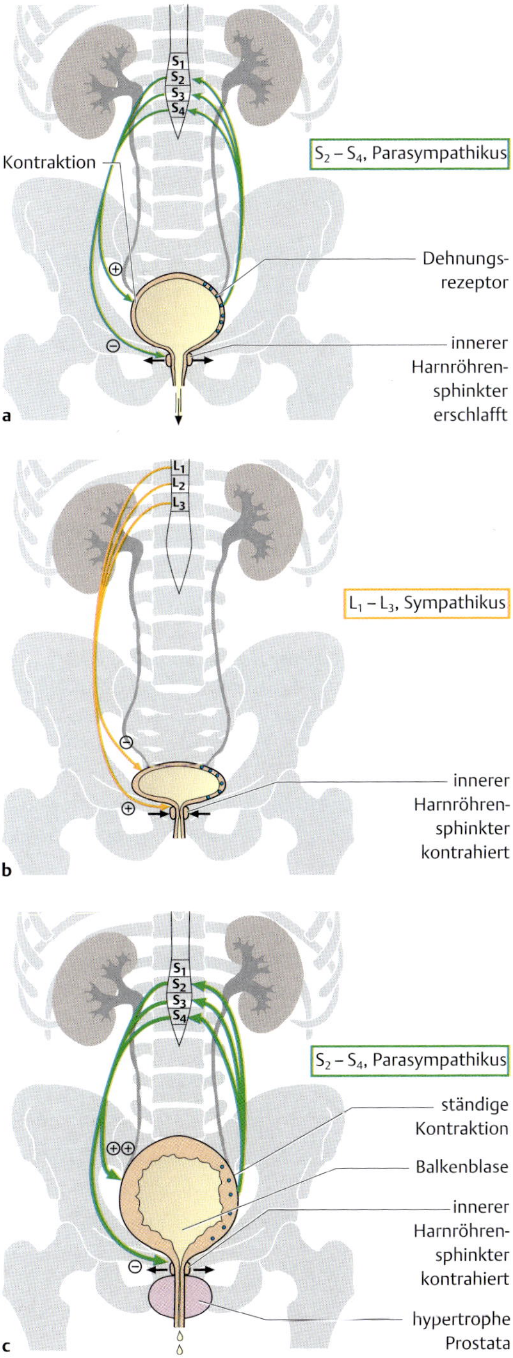


## 12.3.3 Entleerung der Harnblase

### Willkürlicher Start

Jeder Druckanstieg in der Blase löst das Gefühl des Harndrangs aus. Dieses Signal kann man zwar ignorieren, die Blasenentleerung (Miktion) selbst läuft jedoch nach einem willkürlichen Start weitgehend reflektorisch ab (**Abb. 12.14**).

### Reflektorischer Ablauf

Die Muskulatur der Blase wird vom vegetativen Nervensystem innerviert. Der Sympathikus (aus $L_1$–$L_3$) bewirkt, dass die Blase erschlafft und erlaubt dadurch eine verstärkte Urinfüllung. Überschreitet der Binnendruck der Harnblase einen individuell unterschiedlichen (und trainierbaren) Schwellenwert, so aktivieren Dehnungsrezeptoren in der Blasenwand das parasympathische Nervensystem. Eine Aktivierung des Parasympathikus (aus den Segmenten $S_2$–$S_4$) kontrahiert die Muskelzüge und öffnet die Harnröhre. Das Blasendach nähert sich der Bauchwand und das ganze Organ nimmt eine nahezu kugelförmige Gestalt an. Dadurch steigt der Innendruck weiter an und aktiviert so erst recht den Parasympathikus (positive Rückkopplung, **Abb. 12.15**).

Am Boden des Blasendreiecks führt die Muskelkontraktion zum Entstehen einer Rinne zwischen Uretermündung und Harnröhre, die den Übertritt der ersten Urinportion in die Harnröhre erleichtert. Eine Dehnung der Urethra führt ihrerseits reflektorisch zur Erschlaffung des inneren Harnröhrensphinkters, sodass eine vollständige Entleerung der Blase möglich ist, auch wenn der Innendruck schon wieder nachgelassen hat.

◄**Abb. 12.14 Reflektorische Blasenentleerung.**
**a** Bei gefüllter Blase melden Dehnungsrezeptoren diesen Zustand an das Rückenmark im Bereich des Sakral-(Kreuzbein-)marks. Dieses Rückenmarkgebiet aktiviert über parasympathische Nervenfasern die Blasenmuskulatur und lässt den inneren Harnröhrensphinkter erschlaffen; die Blase entleert sich.
**b** Im leeren Zustand besteht eine ständige (tonische) Innervation aus dem Lumbal-(Lendenwirbel-)mark. Dadurch bleibt die Blasenmuskulatur erschlafft und der innere Harnröhrensphinkter angespannt.
**c** Situation eines Patienten mit Prostatahyperplasie: Die Blasenentleerung ist erschwert, die Blase stark gefüllt. Durch die ständige Anspannung der Blasenmuskulatur ist diese deutlich verdickt.

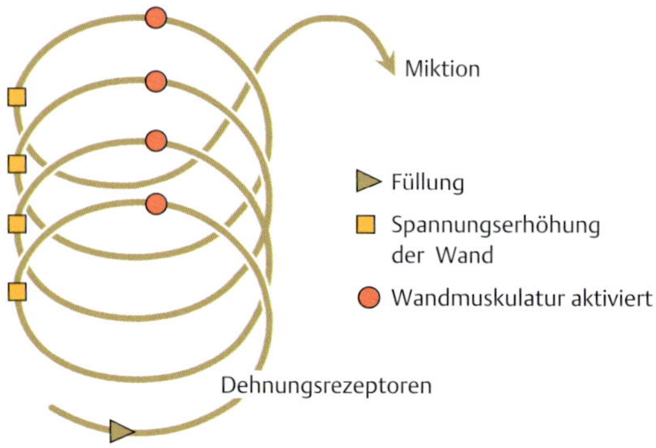


**Abb. 12.15 Positive Rückkopplung bei der Blasenentleerung.** Die Blasenentleerung ist ein gutes Beispiel für eine positive Rückkopplung: Durch Füllung der Harnblase werden Dehnungsrezeptoren aktiviert. Dadurch spannt sich die Harnblasenmuskulatur an, was die Aktivität der Dehnungsrezeptoren weiter steigert. Am Ende steht die Blasenentleerung (Miktion).

Gegen Ende der Miktion wird die Blasenentleerung zusätzlich durch eine Kontraktion der Bauchmuskulatur unterstützt (*Bauchpresse*), wodurch der Druck in der Blase nochmals ansteigt.

KRANKHEITSLEHRE ***Harninkontinenz.*** *Bei der Frau ist die Harnröhre kürzer und der äußere und innere Sphinkter sind schwächer entwickelt als beim Mann. Dies begünstigt einen unvollständigen Blasenverschluss (Harninkontinenz). Nach einer längeren Bettruhe kann es durch die veränderten Druckverhältnisse in der Blase zu einer sog. Bettinkontinenz kommen. In aufrechter Haltung wird der Sphincter internus der Harnröhre durch ständigen Druck aktiviert. Liegt ein Patient nun lange in Rücken- oder Seitenlagerung), wird der Sphincter internus zu wenig stimuliert. Daher müssen Patienten nach längerer Bettruhe ihren Sphinkter oftmals erst wieder trainieren.*

***Harnverhalt.*** *Beim Auftreten eines gutartigen Prostatatumors (benigne Prostatahyperplasie, Prostataadenom) – betrifft meist ältere Männer – ist ein höherer Druck erforderlich, um den Schließmechanismus der Harnröhre zu überwinden. Dieses „Training“ stärkt die Muskulatur und es kommt zu einer Balkenblase. Reicht die Muskelkraft dennoch nicht mehr aus, um den Widerstand gegenüber der Prostata zu überwinden, kommt es zum Harnverhalt. Mehrere Liter Urin können sich in der Harnblase sammeln! Da schließlich der Ventilmechanismus zwischen Harnleiter und Blase überdehnt wird, staut sich der Urin in die Nieren zurück, was dort zu Gewebsschäden führen kann (Hydronephrose).*

***Harnwegsentzündung (Blasenentzündungen).*** *Frauen sind von Harnwegsinfektionen häufiger betroffen als Männer. Dies liegt an der wesentlich kürzeren Harnröhre der Frau, die eine von außen aufsteigende Infektion der Harnblase begünstigt.*

*Außerdem ist eine regelmäßige und vollständige Blasenentleerung für die Keimfreiheit des Harnwegsystems notwendig, da Urin einen ausgezeichneten Nährboden für eine Vielzahl von Bakterien darstellt. Jede chronische Miktionsstörung disponiert also zu Harnwegsentzündungen. Besonders gefährlich ist in diesem Zusammenhang die Hydronephrose, da sich auf ihrem Boden häufig eine Nierenbecken- und Nierengewebsentzündung (Pyelonephritis) ausbildet.*

MERKE *Das vegetative Nervensystem steuert die Blasenentleerung. Der Sympathikus senkt die Spannung der Blasenmuskulatur und erlaubt die Blasenfüllung. Ab einem bestimmten Füllungsgrad (ca. 350 ml) aktivieren Dehnungsrezeptoren in der Blasenwand den Parasympathikus (Segmente $S_2$–$S_4$). Die Blasenmuskulatur und die Harnleitersphinkteren spannen sich an, der innere und äußere Harnröhrensphinkter erschlafft. Eine Anspannung der Bauchwandmuskulatur sorgt für eine restlose Blasenentleerung.*

## 12.4 Niere und Wasserhaushalt

Der Wasserbedarf des Menschen variiert abhängig von der körperlichen Arbeitsleistung, der Temperatur, der Luftfeuchtigkeit, dem Salzgehalt der Nahrung oder den Stoffwechselverhältnissen. Der Niere kommt die lebenswichtige Aufgabe zu:

- überschüssige Flüssigkeit auszuscheiden oder
- Körperwasser durch eine erhöhte Konzentrierung des Endharns (bis auf das 4-Fache der Plasmaosmolalität) einzusparen.

### 12.4.1 Störungen des Wasserhaushalts

Flüssigkeitsaufnahme und -abgabe sollen in einem Gleichgewicht zueinander stehen. Wird mehr Flüssigkeit ausgeschieden als aufgenommen, trocknet der Körper aus (*Dehydratation*). Umgekehrt entsteht bei einem Überwiegen der Flüssigkeitsaufnahme eine Überwässerung (*Hyperhydratation*). Daneben soll die Niere genau so viele osmotische Teilchen – vor allem Salze – aus dem Blut ausscheiden, dass deren Gesamtkonzentration, die Osmolalität, gleich bleibt.

Reichern sich osmotisch wirksame Teilchen im Blut an, spricht man von einer *hypertonen Situation*, umgekehrt von einer *hypotonen Situation* (nicht zu verwechseln mit arterieller Hypertonie = Bluthochdruck, arterieller Hypotonie = zu niedriger Blutdruck).

Die Kombination von De- bzw. Hyperhydratation mit erhöhter bzw. erniedrigter Plasmaosmolalität ergibt 4 mögliche Störungen des Salz- und Wasserhaushalts.

DEFINITION *__Osmolarität__ bezeichnet die Konzentration osmotisch wirksamer Teilchen bezogen auf das Volumen der Gesamtlösung (osmol/l). __Osmolalität__ beschreibt die Konzentration osmotisch wirksamer Teilchen bezogen auf die Masse des Lösungsmittels (osmol/kg). Lösungen mit gleichem osmotischem Druck sind __isoton.__ Lösungen mit erhöhter Osmolalität sind __hyperton__. Lösungen mit erniedrigter Osmolalität sind __hypoton__.*

## Hypertone Dehydratation

Auch bei intakter Nierenfunktion kann es passieren, dass die Flüssigkeitsaufnahme nicht ausreicht, die über Haut, Darm und Atemwege verlorene Menge auszugleichen. Durstgefühl entsteht, wenn die fein regulierte Osmolalität des Plasmas (normalerweise geringfügig unter 300 mosm/kg) anzusteigen beginnt. Wird dann keine Flüssigkeit aufgenommen, so schrumpft zunächst das Volumen des Blutplasmas und später der gesamten extrazellulären Flüssigkeit. Der Hämatokrit-Wert (Anteil der Blutkörperchen am gesamten Blutvolumen) steigt an und die Erythrozyten beginnen zusammenzuklumpen. Dadurch steigen der gesamte periphere Widerstand und die Herzarbeit; es droht ein *akutes Kreislaufversagen.*

**Dehydratation alter Menschen.** Alte Menschen, besonders Frauen, trinken häufig zu wenig. Grund ist in erster Linie ein nachlassendes Durstgefühl im Alter. Auch das Wissen um die eigene Inkontinenz kann zum „Einsparen" von Flüssigkeit führen. Die daraus entstehende chronische Dehydratation (Austrocknung) ist meist verbunden mit einem leicht hypertonen Plasma. Gefährdet sind auch Patienten, die erbrechen oder an Diarrhö leiden, fiebern, viel Speichelflüssigkeit verlieren oder einen starken Blutverlust hatten. Auch große, sezernierende Wunden führen zum Flüssigkeitsverlust.

**Exsikkose.** Trockene Schleimhäute, stark konzentrierter Urin und eine verminderte Spannung der Haut (die Haut lässt sich in Falten abheben) sind ernst zu nehmende Symptome einer Exsikkose (fortgeschrittene Dehydratation). Unruhe und Bewusstseinsstörungen – bis hin zur Apathie – können auf ein schweres Flüssigkeitsdefizit hinweisen. Besonders gefährlich ist dieser Zustand für Säuglinge, weil diese aufgrund ihres – im Verhältnis zum Gesamtkörpergewicht – größeren Flüssigkeitsanteils als bei Erwachsenen besonders empfindlich auf Flüssigkeitsverluste reagieren.

PFLEGE *Angemessene Pflegemaßnahmen richten sich nach dem Grad des Flüssigkeitsverlustes: Ist die Situation weniger bedrohlich, wird der Patient immer wieder zur Flüssigkeitsaufnahme angeregt und diese kontrolliert und protokolliert. Reicht das nicht aus, wird der Arzt – nach vorangegangener Elektrolytuntersuchung – eine Infusionstherapie einleiten. Folgende Parameter sind bei großem Flüssigkeitsverlust wichtig:*

- *Hautzustand*
- *Flüssigkeitsbilanz (s. u.)*
- *Urinkonzentration und -menge*
- *spezifisches Gewicht des Urins*

## Hypertone Hyperhydratation

Eine erhöhte Plasmaosmolalität tritt zwar meist im Zustand der Dehydratation auf, ist zuweilen jedoch nicht mit einer Verringerung, sondern sogar mit einer Ausweitung des extrazellulären Volumens verbunden. Der klinisch wichtigste Fall der hypertonen Hyperhydratation ist eine Überinfusion von Kochsalzlösung bei gleichzeitig eingeschränkter Nierenfunktion, sodass der Organismus das gelöste NaCl nicht in ausreichendem Maß ausscheiden kann. Die Folge ist eine Erhöhung der NaCl-Konzentration und damit der Osmolalität im Plasma, was zwar gleichfalls zu Durstgefühl, nicht jedoch zu den Kreislaufproblemen der Dehydratation führt. Auch einige hormonelle Störungen, z. B. ein aldosteronproduzierender Tumor, können zu einer hypertonen Hyperhydratation führen.

**Flüssigkeitsbilanzierung.** Um eine drohende Hyperhydratation rechtzeitig erkennen zu können, ist eine Flüssigkeitsbilanzierung erforderlich, d. h. man bestimmt zu- und abgeführtes Flüssigkeitsvolumen sowie das Gewicht des Patienten.

## Hypotone Hyperhydratation

Die gesunde Niere verkraftet jede Menge aufgenommenen Wassers. Es ist unmöglich, sich durch übermäßiges Trinken (von Wasser) zu schaden. Nierenkranke allerdings – besonders Dialysepatienten – sind von einer *echten Überwässerung* durch ein Zuviel an Getränken bedroht. Sie müssen daher genau auf ihre Trinkmenge und ihr Körpergewicht achten. Auch wenn Getränke für sich genommen isoton (Lösungen mit gleichem osmotischem Druck wie eine Vergleichs-

12

lösung) sein mögen, enthalten sie meist Zucker und/oder Alkohol, die in den Stoffwechsel eingehen und freies Wasser übrig lassen. Eine Ausnahme stellen die salzhaltigen Isodrinks dar, deren osmotisch aktive Komponenten nicht verstoffwechselt werden können.

### Hypotone Dehydratation

Die hypotone Dehydration ist ein Zustand, der durch ein vermindertes Extrazellulärvolumen und gleichzeitig eine zu geringe Osmolalität gekennzeichnet ist. Unter einer Infusionstherapie kann diese Situation entstehen, wenn der Flüssigkeitsbedarf eines stark schwitzenden bewusstlosen Patienten (Wasser- und Salzverlust!) nur unzureichend und dann mit falschen Infusionslösungen (salzfreie Glukose) aufgefüllt wird. Häufige Kontrollen der Serumelektrolyte und eine Flüssigkeitsbilanzierung tragen dazu bei, diesen Kunstfehler zu vermeiden.

12

● PFLEGE **Wirkung von Alkohol.** *Alkohol hat eine harntreibende Wirkung. Diese beruht auf der Hemmung der Ausschüttung des Hormons ADH (s. u.). Ein Alkoholisierter scheidet einen hypotonen Urin aus, die Plasmaosmolalität steigt an. Es entsteht eine hypertone Dehydratation, die ein intensives Durstgefühl auslöst (Nachdurst), das u. U. wiederum mit alkoholischen Getränken zu löschen versucht wird – ein Teufelskreis.*

## 12.4.2 Niere und Säure-Basen-Haushalt

Im Stoffwechsel fallen täglich – je nach Ernährungsweise – ca. 50 – 100 mmol nicht flüchtiger Säuren ($H_2SO_4$, $H_3PO_4$, Zitronensäure) an. Um eine Übersäuerung des Organismus zu verhindern, scheiden die Zellen des Nierentubulus diesen Säureüberschuss in gepufferter Form als sog. „titrierbare Säure" in den Endharn aus.

Eine hohe Bedeutung kommt außerdem dem Ammonium-Ion $NH_4^+$ zu, das über eine indirekte Wirkung auf die Harnstoffsynthese zur Ausscheidung von $H^+$-Ionen beiträgt. Ammonium wird v. a. im proximalen Tubulus sezerniert und zirkuliert in der Henle-Schleife ähnlich wie Harnstoff zwischen Tubuluslumen und Kapillarblut. Einzelheiten zum Säure-Basen-Gleichgewicht des Körpers s. S. 402.

● MERKE *Eine Abnahme des Flüssigkeitsvolumens im Körper (Dehydratation) und eine Erhöhung der Osmolalität des Blutplasmas (hypertone Situation) entstehen durch Austrocknung und verursachen Durst. Alkohol wirkt harntreibend, da er die Sekretion des Hormons ADH hemmt.*

# 12.5 Niere und Hormone

## 12.5.1 Niere als Zielorgan von Hormonen

### Aldosteron

Das Steroidhormon Aldosteron bestimmt, in welchem Maße die Niere Säure ausscheidet und reguliert den Gehalt des Endharns an Natrium und Kalium (**Abb. 12.16, a**). Aldosteron ist ein Hormon der Nebennierenrinde. Die Plasmakonzentration von Aldosteron steigt bei einem extrazellulären Volumen- und Natriummangel, bei Kaliumüberschuss und Azidose (Übersäuerung des Blutes) an. Aldosteron greift an den Zellen des kortikalen Sammelrohrs an und veranlasst diese zur Resorption von $Na^+$ und Sekretion von $K^+$ und $H^+$. Dadurch wird Natrium gespart, Kalium und Säureäquivalente hingegen vermehrt ausgeschieden.

Das vermehrt resorbierte Natrium hält Wasser im Körper zurück, der Urin wird konzentrierter und das Volumen des Extrazellulärraums erhöht sich.

Im Rahmen des Bluthochdrucks beobachtet man häufig eine chronische Überwässerung. Diese lässt sich häufig durch die Gabe von Medikamenten beheben, die die Aldosteron-Wirkung blockieren.

● MERKE *Aldosteron fördert die Resorption von Natrium und Wasser sowie die Sekretion von Kalium und Säure im Sammelrohr.*

### ADH

Wie Aldosteron die Salzausscheidung bestimmt, so kontrolliert das antidiuretische Hormon (ADH = Vasopressin) das Volumen des Endharns und damit den gesamten Wasserhaushalt des Körpers (**Abb. 12.16, b**). ADH ist ein Peptidhormon aus dem Hypothalamus (S. 75). Es wird bereits bei einem geringfügigen Anstieg der Plasmaosmolalität um nur 3 mosm/kg vom Hypophysenhinterlappen ausgeschüttet.

Das Zielorgan ist der medulläre (im Nierenmark gelegene) Abschnitt des Sammelrohrs. Dort erhöht ADH

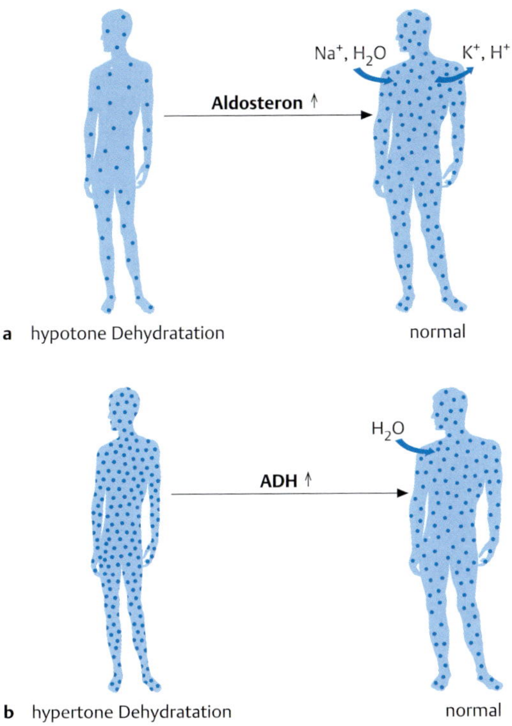


**Abb. 12.16 Aldosteron- und ADH-Wirkung.**
**a** Das Hormon Aldosteron regt die Niere dazu an, Natrium und Wasser zu sparen und dafür Kalium und Säure ($H^+$-Ionen) auszuscheiden. Sinnvoll ist dieser Mechanismus z. B., um einer hypotonen Dehydratation vorzubeugen.
**b** Das antidiuretische Hormon (ADH) macht die Wand des Sammelrohrs für Wasser durchlässig. Dadurch wird Wasser resorbiert und einer hypertonen Dehydratation vorgebeugt.

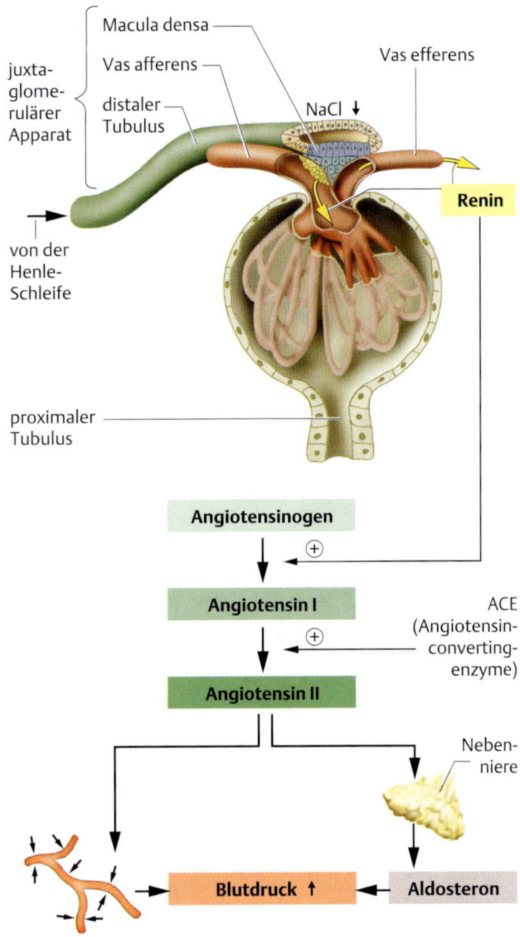


**Abb. 12.17 Renin-Angiotensin-Aldosteron-System.** Renin wird von den umgewandelten glatten Muskelzellen des Vas afferens an das Blut abgegeben, wenn die Kochsalzkonzentration im distalen Tubulus sinkt. Es aktiviert Angiotensin, das die Blutgefäße eng stellt, und die Aldosteronfreisetzung, wodurch die Resorption von Salz im Sammelrohr gefördert wird. Beide Hormone können so den Blutdruck erhöhen.

den Einbau von Wasserkanälen (Aquaporinen) in die lumenseitige Membran der Sammelrohrzellen. Die Zellen werden dadurch für Wasser durchlässig und erlauben den Ausstrom von Wasser aus dem Tubuluslumen in die Blutgefäße des Nierenmarks. Treibende Kraft für diesen *Wasserausstrom* ist die hohe Osmolalität des Kapillarbluts in diesem Bereich (bis zu 1200 mosm/kg).

● KRANKHEITSLEHRE ***Diabetes insipidus.*** *Bei einem Mangel an ADH (z. B. im Rahmen eines Hypophysentumors) fehlt der Niere die Fähigkeit zur Harnkonzentrierung mit der Folge eines Diabetes insipidus: Die Urinausscheidung steigt dabei bis über 10 l, in Einzelfällen über 20 l pro Tag an. Der Harn ist dann natürlich stark verdünnt und hypoton.*

● MERKE *ADH erhöht die Wasserdurchlässigkeit im Sammelrohr und konzentriert auf diese Weise den Urin. Das Harnvolumen sinkt.*

## Renin und Angiotensin

Die spezialisierten Tubuluszellen der Macula densa (S. 353) messen den Kochsalzgehalt der Tubulusflüssigkeit und melden diese Information an benachbarte Zellen des juxtaglomerulären Apparats, einige umgewandelte glatte Muskelzellen des Vas afferens (**Abb. 12.17**). Diese sind vollgepackt mit Vesikeln, die das Enzym Renin enthalten. Bei einer zu geringen Natriumkonzentration an der Macula densa gelangt Renin in die allgemeine Blutzirkulation und aktiviert in 2 Schritten das Peptidhormon Angiotensin II. Dieses verengt die

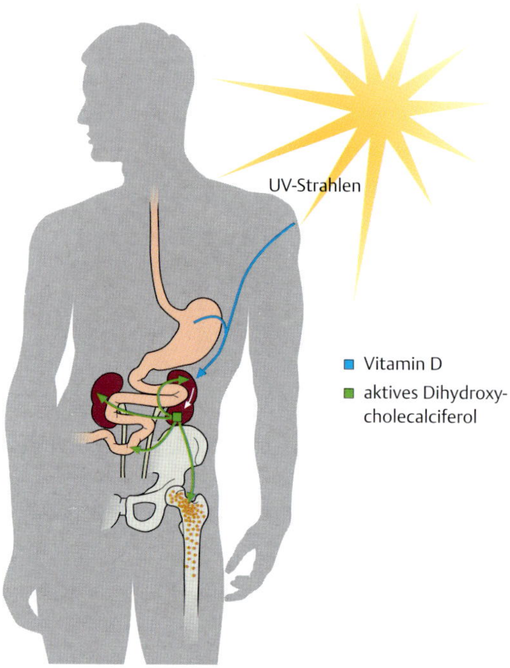


**Abb. 12.18 Wirkung des Vitamin D.** Vitamin D entsteht entweder in der Haut durch Sonneneinstrahlung oder wird mit der Nahrung aufgenommen (blaue Pfeile). Die Niere aktiviert Vitamin D zu Dihydroxycholecalciferol. Dieses aktive Hormon regt den Knochen zum Kalziumeinbau, den Darm zur Kalziumaufnahme und die Niere zur Kalziumresorption an.

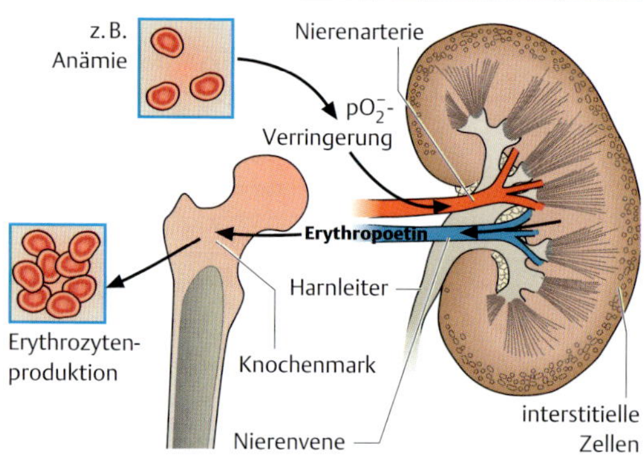


**Abb. 12.19 Wirkung des Erythropoetins.** Erythropoetin entsteht in den interstitiellen Zellen der Nierenrinde, wenn der Sauerstoffpartialdruck (z. B. bei einer Anämie) abfällt. Erythropoetin fördert im roten Knochenmark die Produktion neuer Erythrozyten.

Blutgefäße vieler Gewebe (der Blutdruck steigt) und regt die Nebenniere zur Ausschüttung von Aldosteron an.

PFLEGE **ACE-Hemmer.** *Das Angiotensin Converting Enzyme (ACE) ist für die Aktivierung von Angiotensin II notwendig. Es lässt sich durch Medikamente – die ACE-Hemmer – blockieren. Weil das Renin-Angiotensin-Aldosteron-System den Blutdruck erhöht, dienen ACE-Hemmer zur Blutdrucksenkung. Sie entlasten das Herz und werden daher nach schweren Herzerkrankungen mit eingeschränkter Pumpleistung verabreicht (z. B. Herzinfarkt, Herzmuskelentzündung, primäre Einschränkung der Herzleistung). Zusammen mit den Betablockern und den Kalzium-Antagonisten gehören sie zu den wichtigsten blutdrucksenkenden Medikamenten.*

## 12.5.2 Hormonproduktion in der Niere

Die Niere ist nicht nur ein Zielort, sondern auch eine Produktionsstätte von Hormonen.

### Vitamin D

Vitamin D nimmt eine Zwitterrolle im Stoffwechsel ein: Als „Vitamin" kann man es als unverzichtbaren Nahrungsbestandteil ansehen. Andererseits produziert der Organismus bei Sonneneinstrahlung ausreichende Mengen an Vitamin D selbst, somit ist Vitamin D auch als Hormon definierbar. In der Niere findet dabei der entscheidende Syntheseschritt zur aktiven Form, dem *Dihydroxycholecalciferol* (1,25-OH-$D_3$), statt. Dihydroxycholecalciferol fördert die Aufnahme von Kalzium aus dem Darm und seine Resorption im Nierentubulus, sowie den Einbau von Kalzium in das Skelettsystem (**Abb. 12.18**).

Im Fall einer gestörten Nierenfunktion können dieselben Symptome auftreten wie bei einem echten Vitamin-D-Mangel:

- im Kindesalter: verzögerte Knochenentwicklung, Skelettdeformitäten, Minderwuchs (Rachitis)
- im Erwachsenenalter: Knochenerweichung, verminderte Bruchfestigkeit (Osteomalazie)

### Erythropoetin (EPO)

Die Nierenrinde eignet sich gut als Sauerstoffsensor, da ihre Zellen eine hohe Stoffwechselaktivität besitzen. Jede Verringerung des Sauerstoffgehalts im Blut führt zu einer vermehrten Ausschüttung des Peptidhormons Erythropoetin (oder Erythropoietin, EPO) aus zwischen den Tubuli gelegenen hormonproduzierenden Zellen.

Erythropoetin regt die Produktion von Erythrozyten im roten Knochenmark an (**Abb. 12.19**). Dieser Anpassungsmechanismus spielt z. B. bei der Akklimatisation während eines langen Höhenaufenthaltes eine Rolle, weil auf diese Weise die Sauerstofftransportkapazität des Blutes vergrößert wird (S. 408).

KRANKHEITSLEHRE ***EPO-Mangel.*** *Schwer geschädigte Nieren (z. B. bei Dialysepatienten) schütten nicht mehr ausreichend EPO aus. Um der Gefahr einer Blutarmut vorzubeugen (renale Anämie), benötigen Patienten mit chronischem Nierenversagen eine externe Gabe von EPO.*

***EPO als Dopingmittel.*** *Erythropoetin erhöht den Hämatokritwert des Blutes und steigert so den Sauerstofftransport zur Muskulatur. Die Athleten gehen dabei allerdings ein erhöhtes Risiko von Thrombosen ein, da ein stark erhöhter Hämatokritwert das Blut zähflüssig macht.*

# 13 Geschlechtsorgane

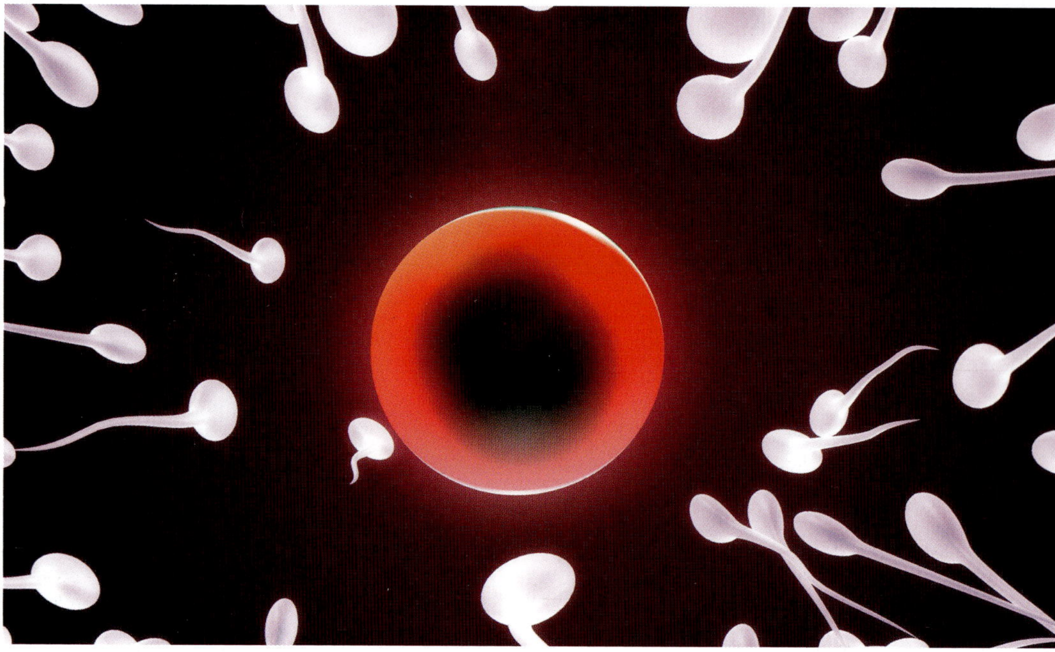





## 13.1 Männliche Geschlechtsorgane

Die Geschlechtsorgane des Menschen übernehmen die Bildung und Reifung der Keimzellen, ermöglichen deren Vereinigung und geben schließlich der befruchteten Eizelle den Raum und die Möglichkeit der Entwicklung und des Wachstums. Sie sind außerdem Bildungsort von Geschlechtshormonen, die zur Entwicklung der geschlechtsspezifischen Körpermerkmale beitragen.

Aufgrund ihrer Entwicklung unterscheidet man zwischen äußeren und inneren Geschlechtsorganen.

**Innere Geschlechtsorgane.** Zu den inneren männlichen Geschlechtsorganen gehören:
- Hoden (Testis)
- Nebenhoden (Epididymis)
- Samenleiter (Ductus deferens)
- Bläschendrüsen (Glandulae vesiculosae, häufig auch Samenblasen genannt)
- Vorsteherdrüse (Prostata)
- Cowper-Drüsen (Glandulae bulbourethrales)

**Äußere Geschlechtsorgane.** Zu den äußeren männlichen Geschlechtsorganen werden gezählt:
- Glied (Penis)
- Hodensack (Scrotum)

### 13.1.1 Hoden und Nebenhoden

Im Hoden (**Abb. 13.1**) werden die männlichen Geschlechtszellen und die Geschlechtshormone produziert. Nach ihrer Bildung gelangen die Keimzellen (Spermien, Spermatozoen) in die Samenwege. Diese beginnen mit einigen kurzen Gängen (Ductuli efferen-

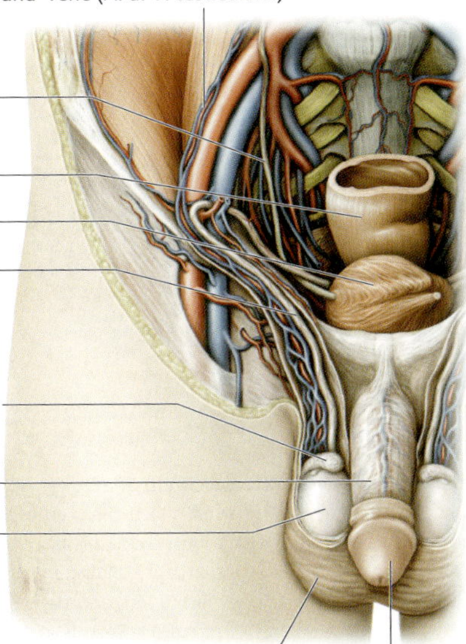


**Abb. 13.1 Männliche Geschlechtsorgane.** Kurz vor der Geburt wandert der Hoden aus der Bauchhöhle durch den Leistenkanal in den Hodensack ein. Der Samenleiter und die Hodengefäße verlängern sich entsprechend stark.

tes), die die Keimzellen in den Nebenhoden befördern, wo sie gespeichert werden und heranreifen.

## Lage

### Deszensus des Hodens

Die männliche Keimdrüse, der Hoden (Testis, Orchis), entsteht aus derselben Anlage wie der Eierstock der Frau. Er entwickelt sich zunächst intraperitoneal und wandert erst kurz vor der Geburt aus dem Bauchraum durch den *Leistenkanal* (Inguinalkanal, Canalis inguinalis) in den *Hodensack* (Skrotum) ein. Trotz der damit verbundenen Verletzungsgefahr hat sich bei den meisten Säugetierspezies diese Lage des Hodens bewährt, da die niedrigere Temperatur im Hodensack (32 – 35 °C) für die Spermienreifung notwendig ist.

Beim Abstieg (Deszensus) des Hodens aus der Bauchhöhle nimmt der Hoden alle Schichten der Bauchwand mit und zieht diese mit dem Samenstrang hinter sich her. Dies betrifft insbesondere die Bauchmuskulatur (M. obliquus internus), die als *M. cremaster* (Hodenhebermuskel) Hoden, Nebenhoden, Samenleiter, Gefäße und Nerven umhüllt. Nach sexueller Stimulation oder beim Bestreichen der Haut der Oberschenkelinnenseite zieht sich der M. cremaster reflektorisch zusammen und hebt Hoden und Nebenhoden geringfügig an.

### Blutversorgung

Auch die Gefäßversorgung von Hoden und Nebenhoden ist vom Deszensus betroffen: Die *Hodenarterie* (A. testicularis) entspringt beidseits der Aorta unmittelbar nach Abgang der Nierenarterie. Die *Hodenvene* (V. testicularis) mündet ebenfalls sehr hoch: rechts in die untere Hohlvene (V. cava inferior), links in die Nierenvene (V. renalis).

● KRANKHEITSLEHRE ***Varikozele und Hydrozele.*** *Bei einer Abflussbehinderung im Bereich der Nierenvene, z. B. durch einen abgeknickten Gefäßverlauf oder einen Tumor, entsteht wegen des langen Verlaufs der Hodenvene nicht selten eine tastbare venöse Stauung der Hoden- und Nebenhodengefäße (Varikozele).*
*Innerhalb der durch den M. cremaster gebildeten Tasche umhüllt eine seröse Haut, die Tunica vaginalis, den Hoden. Sie ist ein abgeschnürter Rest des Peritoneums und steht bei manchen Männern noch mit der Bauchhöhle in Verbindung. Solche abgeschnürten Peritonealzysten füllen sich häufig mit Flüssigkeit und können als Hydrozele, je nach Lokalisation, erhebliche Beschwerden verursachen. Varikozele und Hydrozele können die Spermienreifung negativ beeinflussen und u. U. ein Grund für männliche Unfruchtbarkeit sein.*
***Hodenretention.*** *Ist gegen Ende des 1. Lebensjahres einer der Hoden noch nicht in den Hodensack eingewandert, besteht die Gefahr, dass er dauerhaft innerhalb der Bauchhöhle oder im Leistenkanal bleibt (Hodenretention). Die spermienproduzierenden Hodenkanälchen können sich dann nicht entwickeln (Sterilität). Außerdem ist bei Hodenretention das Risiko, an Hodenkrebs zu erkranken, mehr als 20-fach erhöht. Daher müssen bei männlichen Säuglingen stets Lage und Beweglichkeit beider Hoden kontrolliert werden.*

## Aufbau

Der ausgewachsene Hoden hat eine Größe von 5 × 3 × 2 cm (Gewicht 25 g). Ein sehr kleines Volumen kann ein Hinweis auf hormonelle Störungen sein, die oft mit einer Unfruchtbarkeit verbunden sind.

Die pralle Konsistenz des Hodens kommt durch eine straffe Kapsel (Tunica albuginea) zustande, die den Hoden mit Ausnahme des nach hinten gerichteten Hilums (Mediastinum testis) vollständig bedeckt und einen erhöhten Binnendruck im Hodengewebe aufrechterhält (**Abb. 13.2**). Von dieser Organkapsel aus ziehen bindegewebige Scheidewände (Septula testis) zum Hilum und teilen das Hodenparenchym in 200 – 300 keilförmige Läppchen (Lobuli testis). Die Septen führen Blut- und Lymphgefäße. Sie sind

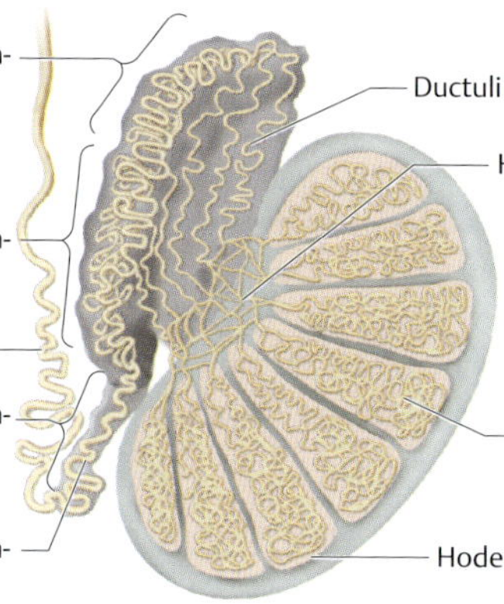


**Abb. 13.2 Hoden und Nebenhoden.** Hoden und Nebenhoden enthalten ein vielfach geknäueltes Kanälchensystem. In den Samenkanälchen des Hodens entstehen und reifen die Spermien. Sie gelangen über kurze Ausführungskanäle (Ductuli efferentes) in den Nebenhodengang, wo sie befruchtungsfähig werden.

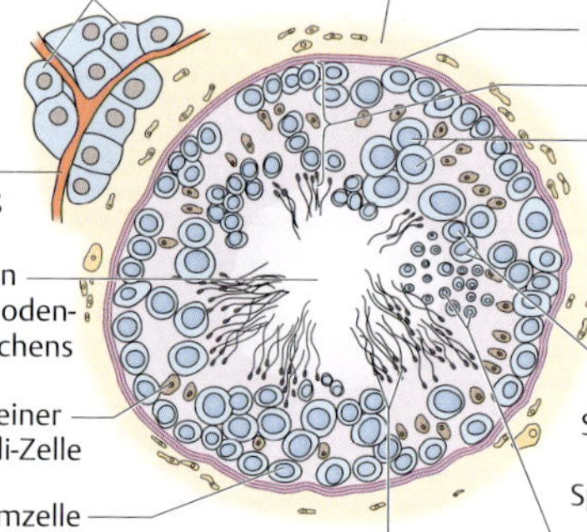


**Abb. 13.3 Querschnitt durch ein Samenkanälchen.** In den Samenkanälchen differenzieren sich die Stammzellen von außen nach innen über die unterschiedlichen Stadien der Keimzellen (primärer Spermatozyt, sekundärer Spermatozyt, Spermatid) zu reifen Spermien (Spermatozoen, zur Entwicklung s. S. 371). Nicht dargestellt sind die Sertoli-Stützzellen, die speichenartig ins Innere des Samenkanälchens vorragen. Außerhalb des eigentlichen Samenkanälchens erkennen Sie links oben Leydig-Zwischenzellen, die das männliche Sexualhormon Testosteron produzieren.

zudem stark sensibel innerviert, weshalb der Hoden extrem druckempfindlich ist.

13

### Samenkanälchen

In jedem Läppchen sind ein oder mehrere Samenkanälchen (Hodenkanälchen, Tubuli seminiferi contorti) derart verknäuelt, dass ihre Gesamtlänge von ca. 20 cm auf den verfügbaren 3 cm Platz findet. Die Samenkanälchen münden mit einem kurzen geraden Anteil in das *Hodennetz* (Rete testis) im Bereich des Hilums, um danach als schwächer gewundene ausführende Kanälchen (Ductuli efferentes) in den Nebenhoden zu ziehen.

**Sertoli-Zellen.** Das mikroskopische Skelett der Samenkanälchen besteht aus den großen Sertoli-Zellen. Sie sitzen der Basalmembran breitbasig auf und bilden im Inneren der Samenkanälchen ein dichtes Maschenwerk, in dessen Lücken die Samenzellen heranreifen (Abb. 13.3). Die Sertoli-Zellen beseitigen außerdem mittels Phagozytose fehlerhaft gebildete Keimzellen.

### Leydig-Zwischenzellen

Zwischen den Samenkanälchen sitzen die Leydig-Zwischenzellen, die das männliche Sexualhormon *Testosteron* synthetisieren und in das Blut abgeben. Entsprechend dieser endokrinen Funktion finden sich – wie im Pankreas die Langerhans-Inseln – die Leydig-Zwischenzellen bevorzugt in der Nachbarschaft von Blutkapillaren.

## Nebenhoden

Der bereits zu den Samenwegen gehörende Nebenhoden (Epididymis) bedeckt wie eine Kappe die hintere äußere Seite des Hodens. Hoden und Nebenhoden sind gut tastbar und klar gegeneinander abgegrenzt. Am besten tastet man beide Hoden im Vergleich. Dadurch erkennt man am ehesten eine Veränderung der Form, Größe oder Empfindlichkeit beider Organe (Zyste, Entzündung, Hodentumor).

Der Nebenhoden gliedert sich in:

- Nebenhodenkopf
- Nebenhodenkörper
- Nebenhodenschwanz

Im Nebenhodenkopf verlaufen die 10 – 20 geknäuelten Ductuli efferentes, die das Hodensekret aus dem Hodennetz aufnehmen und in den eigentlichen Nebenhodengang ableiten. Der Nebenhodengang durchzieht den Nebenhodenkörper und geht schließlich am Ende des Schwanzbereiches in den *Samenleiter* (Ductus deferens) über.

### Nebenhodengang

Die Gesamtlänge des Nebenhodenganges (Ductus epididymidis) beträgt ca. 5 m. Vielfache Verschlingungen ermöglichen es, diese Länge in Körper und Schwanz des Nebenhodens (ca. 6 – 7 cm) unterzubringen. Dabei nimmt der Durchmesser des Lumens allmählich bis auf 0,5 mm zu, wobei der Nebenhodengang mehr und mehr von glatter Muskulatur umgeben wird.

Der Nebenhodengang macht die Spermien während der etwa 12 Tage dauernden Passage befruchtungsfähig, da sein Sekret die Bindung der Spermien an die Eizelle begünstigt.

Im Nebenhodengang selbst herrscht ein saures Milieu vor (pH-Wert 6,5), das die Spermien unbeweglich macht und daher deren Energiebedarf herabsetzt.

Zellen des Nebenhodenganges können aber auch abnorme oder überalterte Spermien durch Phagozytose aufnehmen und abbauen. Sie besitzen also ähnlich wie die Zellen des mononukleären Phagozytensystems (MPS) – z. B. Makrophagen – eine Reinigungsfunktion.

**MERKE** *Der Hoden wandert erst in der späten Fetalzeit aus der Bauchhöhle in den Hodensack ein. Unter der derben Kapsel befinden sich aufgeknäuelte Samenkanälchen, in denen sich die Spermien entwickeln. Zwischen den Samenkanälchen produzieren Leydig-Zellen das männliche Sexualhormon Testosteron.*
*Der Nebenhoden enthält den mehrere Meter langen Nebenhodengang. Hier reifen die Spermien heran.*

## 13.1.2 Samenwege und Drüsen

Die sich weiter anschließenden Samenwege transportieren die Spermien in Richtung Harnröhre, während die Drüsen mit ihrem Sekret für ein geeignetes Transportmilieu sorgen und die nötige Energie liefern.

### Samenleiter

Im Gegensatz zum Nebenhodengang, der als Reservoir für Spermien dient, hat der anschließende Samenleiter (Ductus deferens) die Aufgabe, während des *Samenergusses* (Ejakulation) den Inhalt des Nebenhodenschwanzes möglichst schnell weiterzubefördern (**Abb. 13.4**). Entsprechend stark ist die Muskulatur entwickelt, die mehr als drei Viertel des gesamten Durchmessers von 3,5 mm ausmacht. Die Muskelfasern sind spiralartig gewunden. Im Querschnitt erkennt man eine äußere und innere Längsmuskelschicht, dazwischen eine starke Lage Ringmuskulatur.

Der Samenleiter bildet zusammen mit Blut- und Lymphgefäßen, Nerven, Faszien sowie dem M. cremaster den *Samenstrang* (Funiculus spermaticus). Der Samenleiter führt durch den Leistenkanal in die seitliche Leistengrube, biegt dort spitzwinklig nach innen und hinten ab und verläuft vor dem Harnleiter zur Rückseite des Blasendreiecks. Der Abschnitt nach Überkreuzung des Harnleiters ist zu einer *Ampulle* (Ampulla ductus deferentis) erweitert, die sich abschließend zum *Spritzgang* (Ductus ejaculatorius) verengt und durch die Prostata in die Harnröhre mündet.

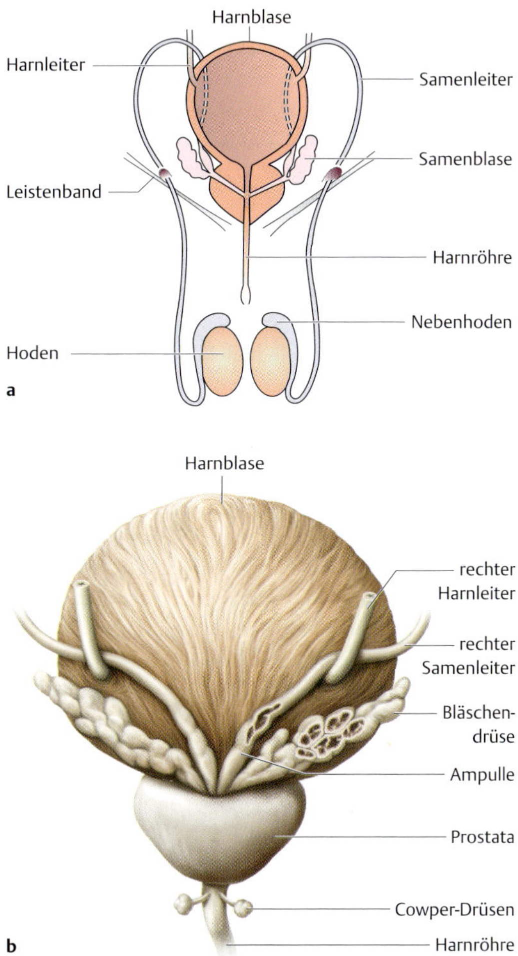


**Abb. 13.4 Ableitende Samenwege.**
**a** Schematischer Überblick über die ableitenden Samenwege in der Ansicht von vorn. Achten Sie darauf, dass der Samenleiter bis zum Dach der Harnblase aufsteigt und dort den Harnleiter überkreuzt. Harn- und Samenwege kommen in der Prostata zusammen.
**b** Ansicht der Rückseite der Harnblase mit den Bläschendrüsen (Samenblasen).

### Bläschendrüse

In den Spritzgang des Samenleiters mündet beidseits eine Bläschendrüse (Glandula vesiculosa, von vielen Autoren auch Samenblase genannt). Dieses etwa daumenlange Organ besteht aus einem mehrfach gefalteten weitlumigen Gang, der als Ausbuchtung aus dem Samenleiter entstanden ist. Das Epithel ist zur Oberflächenvergrößerung stark aufgeworfen und gekammert.

Die Bläschendrüsen produzieren mehr als ⅔ des Volumens einer Ejakulation. Das Sekret ist schleimig zäh und reich an Fruchtzucker (Fruktose). Durch seinen relativ alkalischen pH-Wert von 7,6 erlangen die Spermien hier ihre Eigenbeweglichkeit, die hohe Fruktosekonzentration liefert die notwendige Energie. Ohne diese Aktivierung blieben die Spermien im sauren Vaginalmilieu unbeweglich und könnten nicht in die Gebärmutter (Uterus) und den Eileiter vordringen.

## Prostata

Die Prostata (Vorsteherdrüse) wird meistens als „kastaniengroßes" Organ beschrieben (**Abb. 13.4, b, Abb. 13.5**). Sie ähnelt einem oben und unten eingedellten Tischtennisball (ca. 4 × 4 × 2 cm). Sie liegt zwischen dem Beckenboden und dem Blasengrund. Nach hinten grenzt sie an den Mastdarm (Rektum), weshalb sie vom Enddarm aus ertastet und beurteilt werden kann.

### Aufbau

Die Drüse besteht aus 30 – 50 verzweigten Einzeldrüsen, die in einem Gerüst aus Bindegewebe und glatten Muskelzellen liegen. Sie gliedert sich in die zirkulär um den Anfangsteil der Harnröhre angeordneten zentralen (periurethralen) Mantelzone, einer darum gelegenen Innenzone und der sich anschließenden Außenzone. Eine bindegewebige Kapsel umgibt die Drüse.

### Sekret

Das Sekret enthält große Mengen der nach dieser Drüse benannten Prostaglandine, Zitrat und außerdem 2 für die Diagnostik wichtige Bestandteile: saure Phosphatase (Enzym) und das Prostata spezifische Antigen (PSA). Den Prostaglandinen wird als hormonartigen Überträgerstoffen eine Aktivierung der glatten Muskulatur von Scheide und Uterus nachgesagt. Das Prostatasekret macht ca. ein Viertel des Gesamtvolumens einer Ejakulation aus. Sein pH-Wert liegt bei 6,4 und verbessert die Überlebenschancen der Spermien in dem saureren Scheidenmilieu der Frau. Das Protein Spermin unterstützt zusätzlich die Beweglichkeit der Spermien.

### Funktion

Funktionell ist die Drüse ein Dreiwegehahn zur Umschaltung zwischen Urin- und Spermafluss: Das Endstück der beiden Spritzkanälchen wird von starken glatten Muskelfasern verschlossen, sodass beim Wasserlassen kein Urin in die Bläschendrüsen und den Samenleiter eindringen kann. Umgekehrt verschließt der innere Schließmuskel am Harnblasenausgang während der Ejakulation den blasennahen Anteil der Harnröhre. Er blockiert auf diese Weise einen nutzlosen rückwärtsgerichteten Spermafluss in die Harnblase (retrograde Ejakulation). Nach einer chirurgischen Erweiterung der Harnröhre in der Prostata kann die Prostata dieser Aufgabe oft nicht mehr gerecht werden. Häufig sind die Patienten wegen der dann auftretenden retrograden Ejakulation auf natürlichem Wege nicht mehr zeugungsfähig.

● KRANKHEITSLEHRE ***Prostatatumoren.*** *Die periphere Zone der Prostata steht unter der Kontrolle von Testosteron. Hier können sich bösartige Prostatakarzinome entwickeln, die zu den häufigsten Tumorarten des älteren Mannes gehören.*
*Vergrößert sich die Innenzone (manchmal auch die Mantelzone), wie es bei fast der Hälfte aller älteren Männer*

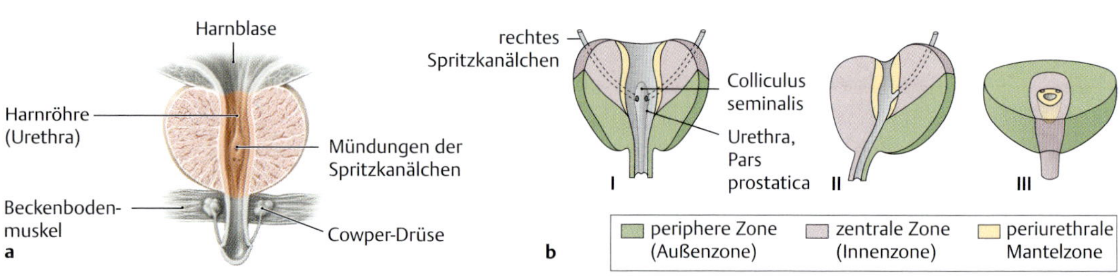


**Abb. 13.5 Prostata.**
a Anhand dieses Frontalschnitts durch die Prostata ist die Lage des Organs zwischen der Harnblase und der Muskulatur des Beckenbodens zu erkennen. Die beiden Cowper-Drüsen geben ihr Sekret in den Anfangsteil der Harnröhre ab.
b Diese Abbildungen zeigen die Gliederung der Prostata in die einzelnen Zonen. Außerdem ist zu erkennen, wie die Spritzkanälchen beidseits schräg von oben hinten in die Prostata einmünden.

*(über 60 Jahre) vorkommt, ist diese Gewebsvermehrung gutartig (Prostataadenom, benigne Prostatahyperplasie). Oft stellt dieser Tumor aber eine Abflussbehinderung für den Blasenurin dar.*

## Cowper-Drüse

In der Beckenbodenmuskulatur liegen noch die kleinen paarigen Cowper-Drüsen (Glandulae bulbourethrales). Sie geben ihr Sekret vor dem Samenerguss über einen kleinen Kanal in die Harnröhre ab. Der schwach alkalische pH-Wert ihres Sekretes schützt die säureempfindlichen Spermien auf dem Weg durch die Harnröhre.

## Harnröhre

Die männliche Harnröhre (Urethra) hat eine Länge von etwa 20 cm und ist in den Penis eingebettet:

- Im 1. Harnröhrenabschnitt (Pars prostatica) münden die beiden Samenleiter und die Ausführungsgänge der Prostata.
- Der 2. Abschnitt (Pars membranacea) liegt innerhalb der Peniswurzel. Hier münden die beiden Cowper-Drüsen. Diese liegen unmittelbar unterhalb der Prostata und der Beckenbodenfaszie auf dem Anfangsteil des Harnröhrenschwellkörpers. Außerdem besitzt die Harnröhre in ihrem weiteren Verlauf zahlreiche kleine *Harnröhrendrüsen* (Glandulae urethrales). Beide Drüsengruppen geben gleich zu Beginn der sexuellen Erregung ein zähflüssiges Sekret ab, das die Gleitfähigkeit des Penis erhöhen soll.
- Der 3. Abschnitt der Harnröhre (Pars spongiosa) liegt in der Mitte des Penis.

**MERKE** *Der Samenleiter ist die Fortsetzung des Nebenhodengangs und leitet die Spermien zur Prostata. Kurz vor dem Eintritt in die Prostata mündet die Bläschendrüse in den Samenleiter. Sie produziert ein energiereiches Sekret, das die Spermien beweglich erhält.*
*Die Prostata schaltet abhängig vom Erregungszustand zwischen Harn- und Samenweg um und produziert als Drüse einen Teil des Ejakulats. Auch die Harnröhre enthält Sekretdrüsen.*

# 13.1.3 Penis

## Aufbau

Seine Veränderlichkeit von Form und Konsistenz verdankt das Glied (Penis) 2 unterschiedlichen Schwellkörpersystemen:

- dem paarigen Penisschwellkörper (Corpus cavernosum) und
- dem unpaarigen Harnröhrenschwellkörper (Corpus spongiosum).

### Penisschwellkörper

Der Penisschwellkörper (**Abb. 13.6**) ist beidseits am unteren Schambeinast fixiert und bildet dort zusammen mit dem ihn bedeckenden Sitzbeinschwellkörpermuskel (M. ischiocavernosus) die *Peniswurzel*. Im weiteren Verlauf vereinigen sich die beiden Penisschwellkörper zum eigentlichen *Penisschaft*, sind jedoch immer noch unvollständig durch eine lückenhafte, längsgestellte Membran (Septum penis) getrennt.

### Harnröhrenschwellkörper

Der Harnröhrenschwellkörper entspringt mittig an der Unterseite der Beckenbodenfaszie mit einer Anschwellung, dem *Bulbus penis* und ist dort vom *Penisrücken-*

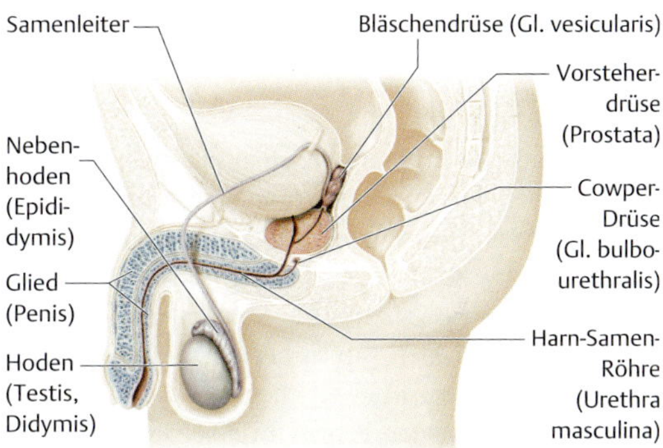


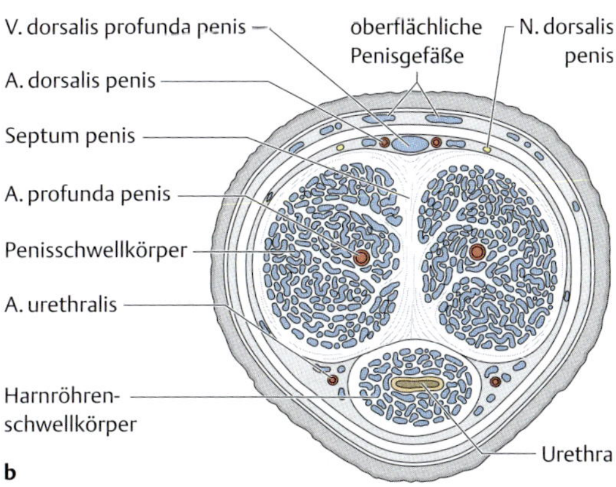


**Abb. 13.6 Penis.**
**a** Beachten Sie, wie weit der Schwellkörper des Penis in den Beckenboden hinein ragt. Die Harnröhre ist vollständig von ihrem Schwellkörper umgeben, der an der Penisspitze auch die Eichel bildet.
**b** Der Querschnitt durch den Penis zeigt die Anordnung der 3 Schwellkörper mit den zu- und abführenden Blutgefäßen.

*muskel* (M. bulbospongiosus) bedeckt. Dieser Muskel kann willkürlich angespannt werden, um nach dem Wasserlassen den verbleibenden Urin aus der Harnröhre zu entleeren. Der Harnröhrenschwellkörper verläuft an der Unterseite des Penis und bildet an dessen Spitze die *Eichel* (Glans penis). In seinem Innern verläuft die Harnröhre.

### Vorhaut

Der Penis wird von einer stark verschieblichen Haut überzogen, die über der Eichel eine Falte wirft und Vorhaut (Praeputium penis) genannt wird. Die Vorhaut schützt die empfindliche Eichel und dient als Reservefalte bei der Erektion. Bei ungenügender Hygiene bildet sich unter der Umschlagfalte der Vorhaut weißliches *Smegma* (Vorhauttalg) aus toten Epithelzellen. Dies wird durch die Beschneidung der Vorhaut (Zirkumzision) vermieden, die außerdem in vielen Kulturen eine rituelle Bedeutung als Zeichen der Religionszugehörigkeit oder Initiation besitzt.

### Funktion

Penis- und Harnröhrenschwellkörper werden von einer derben Kapsel (Tunica albuginea), ähnlich der Organkapsel des Hodens, umgeben. Während die beiden Penisschwellkörper aus einem schwammartigen Maschenwerk aus glatter Muskulatur sowie elastischen und kollagenen Fasern bestehen, dominiert im Harnröhrenschwellkörper ein dichtes Venengeflecht.

Inmitten der beiden Penisschwellkörper verläuft je zentral gelegen eine *tiefe Penisarterie* (A. profunda penis), die über kleinere Äste frei in den Zwischenräumen des Schwellkörpergewebes endet. Im erschlafften Zustand verschließt glatte Gefäßmuskulatur diese freien Arterienenden und die Kavernen zwischen den Maschen des Schwellkörpers sind blutleer.

Zu Beginn einer Erektion erschlafft unter dem Einfluss des parasympathischen Nervensystems (Rückenmarksegmente $S_2$–$S_4$) die Gefäßmuskulatur, arterielles Blut gelangt unter hohem Druck in die Kavernen und füllt den Schwellkörper. Die Kapsel gerät unter Spannung und strafft den Penis, der so 6 – 8 cm an Länge gewinnt. Durch den hohen Binnendruck (bis zu 80 mmHg) fallen die innerhalb der Kapsel gelegenen Venen zusammen und blockieren gleichzeitig den Abfluss.

Der Harnröhrenschwellkörper besitzt im Bereich des Penisschafts erheblich mehr Venen als der Penisschwellkörper. Er bleibt auch im erigierten Zustand weich, damit die Harnröhre für den Samenerguss offen steht.

## 13.1.4 Hodensack

Der Hodensack (Skrotum) ist ein Haut- und Muskelsack und übernimmt die Aufbewahrung der Hoden und Nebenhoden außerhalb der Körperhöhle. Um die optimale Temperatur zur Spermienreifung zu gewährleisten, zieht er sich bei Kälte zusammen und nähert seinen Inhalt so dem wärmeausstrahlenden Körper. Bei Wärme ist seine Muskulatur entspannt und die Hoden und Nebenhoden sind weiter vom Körper entfernt.

# 13.2 Männliche Sexualfunktion

## 13.2.1 Männliche Genitalreflexe

Der sexuelle Erregungsablauf (**Abb. 13.7**) des Mannes verläuft im Gegensatz zur Frau relativ gleichartig ab.

### Erregungs-/Plateauphase

Einer kurzen Erregungsphase mit Erektion des Penis folgt eine sehr unterschiedlich lang dauernde Plateauphase, in der die Reizung v. a. der Eichel die Erektion aufrechterhält und gleichzeitig den Tonus des sympathischen Nervensystems erhöht. Der M. cremaster und die Muskelschicht des Hodensacks kontrahieren sich, der Hoden zieht sich in den Leistenkanal zurück. Gleichzeitig produzieren die Cowper-Drüsen verstärkt Sekret.

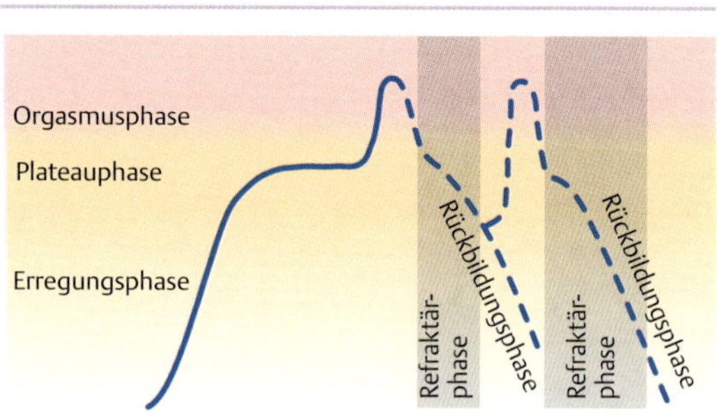


**Abb. 13.7 Sexuelle Erregung beim Mann.** Das Erregungsmuster ist beim Mann physiologisch relativ einheitlich. Lediglich die Dauer der Plateauphase kann stärker schwanken.

### Orgasmusphase

Die Orgasmusphase findet gleichzeitig mit der Ejakulation statt. Die Ejakulation steht unter der Kontrolle des sympathischen Nervensystems ($Th_{12}$–$L_3$). Dabei laufen schnelle peristaltische Wellen über den Samenleiter und saugen einen Teil des Inhalts des Nebenhodenschwanzes ab. Gleichzeitig kontrahiert sich die Muskulatur von Samenblasen und Prostata und verschließt so die innere Harnröhrenmündung. Das Ejakulat befindet sich nun in der Urethra und wird durch rhythmische Kontraktionen der Mm. ischiocavernosus und bulbospongiosus aus der Harnröhre gespritzt.

### Rückbildungsphase

Der hohe Sympathikotonus nach dem Orgasmus veranlasst in der Rückbildungsphase die Schwellkörperarterien zu Kontraktionen und schneidet die Kavernen von ihrem Blutzufluss ab; die Schwellkörper entleeren sich, der Penis wird weich. In der abschließenden Refraktärphase normalisiert sich der vegetative Tonus, bis eine erneute Erektion möglich wird.

KRANKHEITSLEHRE ***Sexuelle Funktionsstörungen beim Mann.*** *Männliche Impotenz beruht häufig auf psychologischen oder sozialen Ursachen: Selbst oder von einer Partnerin/einem Partner auferlegter Leistungsdruck ist dabei der häufigste Grund für eine Sexualstörung.*
*Die „Leistung“ bezieht sich meist auf den sexuellen Bereich, kann aber auch auf die berufliche bzw. finanzielle Situation übertragen werden. Nicht selten baut sich ein Teufelskreis auf, indem ein – mehr oder weniger zufälliges – sexuelles „Versagen“ eine starke Angst vor dem Geschlechtsakt auslöst, welche wiederum die Libido so stark blockiert, dass der nächste Misserfolg vorprogrammiert ist.*
*Psychotherapeutische Angebote, wie z. B. die Paartherapie nach Masters und Johnsons, können hier hilfreich sein. Zudem bewirken erektionsfördernde Medikamente mitunter eine Stärkung des männlichen Selbstbewusstseins, sodass Erfolgserlebnisse bald auch ohne diese medizinisch nicht unproblematischen, gefäßaktiven Substanzen eintreten.*
*Darüber hinaus muss erwähnt werden, dass sexuelle Funktionsstörungen bei Männern auch aufgrund vermehrter Diabeteserkrankungen und der damit einhergehenden notwendigen Blutdrucksenkung (z. B. mit Betablockern) auftreten.*

MERKE *Der Penis besteht aus den beiden seitlichen Penisschwellkörpern und dem kleineren, unten gelegenen Harnröhrenschwellkörper. Bei der Erektion verschließen sich unter dem Einfluss des Parasympathikus die ableitenden Venen der Schwellkörper und das Blut staut sich auf.*
*Im Gegensatz zur Erektion wird die Ejakulation vom sympathischen Nervensystem gesteuert. Dieses ist auch dafür verantwortlich, dass nach dem Orgasmus der Penis schnell erschlafft.*

## 13.2.2 Ejakulat (Sperma)

Das Volumen des Ejakulats (Sperma) ist je nach Dauer der sexuellen Abstinenz stark unterschiedlich (0,5 bis über 10 ml). Daher unterliegt auch die Spermienzahl pro Samenerguss starken Schwankungen. Pro Milliliter Sperma werden zwischen 30 und 150 Millionen Spermien als Norm angegeben, davon sind normalerweise 10 – 20 % missgebildet oder bereits abgestorben.

PFLEGE ***Spermatogramm.*** *Bei der Diagnose männlicher Unfruchtbarkeit müssen in einem Spermatogramm außer der Zahl auch das Aussehen, die Beweglichkeit und die Eindringfähigkeit der Spermien in die Zona pellucida der weiblichen Eizelle beurteilt werden.*

### Spermiogenese

Die Entwicklung der Spermien (Spermatogenese und Spermiogenese (**Abb. 13.8**) läuft während der gesamten fruchtbaren Phase des Mannes ab, also von der Pubertät bis ins hohe Alter. Sie gliedert sich in mehrere Abschnitte:

- Vermehrungsperiode
- Reifungsperiode
- Differenzierungsperiode

#### Vermehrungsperiode

In den Samenkanälchen des Hodens (s. **Abb. 13.3**) liegen zwischen den Sertoli-Zellen die Keimzellen, die sich hier zunächst mitotisch vermehren. Sie wandern während der insgesamt ca. 10 Wochen dauernden Entwicklung der Spermien nach und nach aus der Peripherie zum Lumen der Samenkanälchen. Die Spermatogenese verläuft also von außen nach innen. Dementsprechend finden sich am Rand der Hodenkanälchen die jüngsten noch unentwickelten Vorläuferzellen, die *Spermatogonien A*.

#### Reifungsperiode

Während ihrer Vermehrung erfahren die Spermatogonien nicht wie andere Körperzellen eine vollständige Trennung der Tochterzellen, sondern diese hängen – durch Zytoplasmabrücken verbunden – zusammen. Die *Spermatogonie B* verdoppelt ihre DNA und wächst dadurch zum *primären Spermatozyten* (Spermatozyt 1. Ordnung) heran. Die 1. Reifeteilung (Meiose) dieser Zelle führt zum *sekundären Spermatozyten* (Spermatozyt 2. Ordnung). Das Ergebnis der 2. Reifeteilung sind die *Spermatiden*, die bereits in der Nähe des Lumens

13

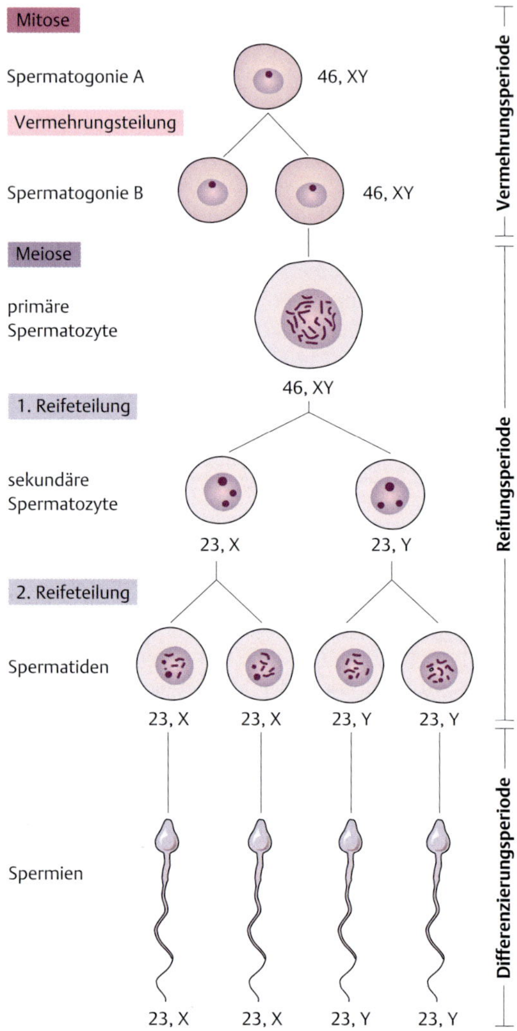


**Abb. 13.8 Entwicklung der Spermien.** Die Vermehrung und Differenzierung der Spermien erfolgt in den Samenkanälchen des Hodens von außen nach innen. Die Zahlen geben die Anzahl von Chromosomen wieder. Die primäre Spermatozyte hat ihre DNA verdoppelt und befindet sich in der Abbildung in der Prophase der 1. Reifeteilung. Angedeutet ist die Anordnung der zusammengehörigen Chromatiden, in denen die Rekombination der Gene (s. Meiose, S. 16) stattfindet. Danach trennen sich zunächst die Chromosomen, dann die Chromatiden. Ein Spermatid oder Spermium enthält also 23 einzelne Chromatiden, davon entweder ein X- oder ein Y-Chromatid.

den Sertoli-Zellen aufsitzen. Die Reifeteilung der männlichen Geschlechtszellen macht aus einer Spermatogonie also 4 Spermatiden, von denen je 2 ein X- und 2 ein Y-Chromosom enthalten.

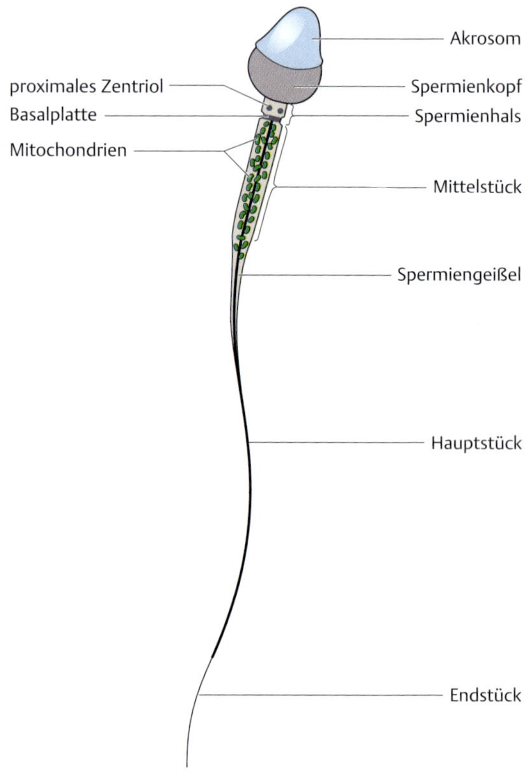


**Abb. 13.9 Spermium.** Jedes Spermium enthält in seinem Kopfteil den Zellkern mit der DNA und das Akrosom. Dieses enthält Enzyme, die das Eindringen in die weibliche Eizelle erleichtern. Der Spermienschwanz ist in seiner gesamten Länge von der Geißel durchzogen, die dem Spermium seine aktive Beweglichkeit ermöglicht. Reichlich Mitochondrien im Mittelstück liefern die nötige Energie.

### Differenzierungsperiode

Während der anschließenden Differenzierungsperiode kondensiert die DNA der Spermatide und verkleinert so den Zellkern (zur Teilung des genetischen Materials während der Meiose s. Kap. 1, S. 15). Aus diesen Spermatiden entwickeln sich so die fertigen Spermien.

## Aufbau der Spermien

Fertige Spermien (Spermatozoen) sind etwa 50 – 60 µm lange bewegliche Zellen mit einem charakteristischen Aufbau. Sie gliedern sich in einen ovalen *Kopf* und einen *Schwanz*, den in seiner gesamten Länge eine *Geißel* (Schwanzfaden, Achsenfaden) durchzieht.

**Spermienkopf.** Der 3 – 4 µm lange Spermienkopf enthält den *Zellkern* und das *Akrosom*, welches die kappenartige Spitze des Kopfes ausmacht (**Abb. 13.9**). Das

Akrosom enthält verschieden Enzyme, die bei der Befruchtung das Eindringen in die weibliche Eizelle ermöglichen.

**Spermienschwanz.** Der Spermienschwanz ist gegliedert in folgende Teilstücke:

- Halsstück
- Mittelstück
- Hauptstück
- Endstück

Im 0,5 µm kurzen Spermienhals dient eine bewegliche *Basalplatte* als Gelenk zwischen Kopf und Schwanzteil. In diesem Bereich ist auch die Geißel des Schwanzes verankert.

**Geißel.** Der Geißel verdanken die Spermien ihre Fähigkeit zur Fortbewegung. Ihr Inneres besteht wie das der Kinozilien (S. 8) aus Bündeln von Mikrotubuli. Um den Anfangsteil der Geißel ordnen sich die Mitochondrien in dichter Packung an (Mittelstück, ca. 5 µm) und liefern die Energie für den Geißelschlag. Das ca. 45 µm lange Hauptstück enthält 2 konzentrisch angeordnete Fasersysteme und bildet den größten Teil der Spermiengeißel. In den letzten 5 – 10 µm verliert die Geißel ihren äußeren Fasermantel und erscheint daher dünner (Endstück).

### Bewegung der Spermien

Spermien sind stark spezialisierte, hochbewegliche Zellen. In jeder Sekunde legen sie, ein geeignetes Medium vorausgesetzt, einen Weg von 50 – 60 µm zurück, was ihrer gesamten Länge vom Kopf bis zum Endstück entspricht.

Spermien schwimmen stets stromaufwärts, orientieren sich also nach der Richtung einer Flüssigkeitsbewegung (positive Rheotaxis). Diese Eigenschaft ermöglicht es den schnellsten Spermien, bereits wenige Minuten nach der Ejakulation am äußeren Muttermund die 20 cm entfernte Tubenampulle zu erreichen (im Mittel brauchen sie allerdings ca. 1 h).

Die meisten Spermien schaffen diesen Weg jedoch nie: Selbst bei einem optimal durchlässigen Zervixschleimpfropf gelangt von den 200 – 400 Millionen Spermien eines Samenergusses gerade einmal eines aus einer Million in die „richtige“ Tube mit der befruchtungsfähigen Eizelle.

Die Spermien überleben im relativ günstigen Milieu von Gebärmutter (Uterus) und Eileiter (Tube) max. 3 Tage, können also auf einen später erfolgenden Eisprung warten, ohne ihre Befruchtungsfähigkeit zu verlieren. Die Spermien, welche ein (männliches) Y-Chromosom tragen, sind etwas leichter als die mit einem (weiblichen) X-Chromosom beladenen. Sie bewegen sich daher, statistisch betrachtet, etwas schneller voran. Wenn der Eisprung kurz nach dem Geschlechtsverkehr stattfindet, spielt dieser Unterschied die größte Rolle und die Wahrscheinlichkeit für männlichen Nachwuchs erhöht sich geringfügig. Außerdem begünstigt das weniger stark saure Scheidenmilieu zu diesem Zeitpunkt die Beweglichkeit der „männlichen“ Spermien.



● **MERKE** *Spermien bestehen aus Kopf (Zellkern), Hals, Mittelstück (Mitochondrien) und Hauptstück (bewegliches Zytoskelett). Bei der Befruchtung löst das Akrosom die äußere Hülle der Eizelle auf und entlässt den Zellkern des Spermiums ins Zytoplasma der Eizelle.*

## 13.3 Weibliche Geschlechtsorgane

Wie beim Mann unterscheidet man auch bei der Frau innere und äußere Geschlechtsorgane (**Abb. 13.10**).

**Innere Geschlechtsorgane.** Die inneren Geschlechtsorgane der Frau sind:

- Eierstöcke (Ovarien)
- Eileiter (Tuben)
- Gebärmutter (Uterus)
- Scheide (Vagina)

**Äußere Geschlechtsorgane.** Zu den äußeren Geschlechtsorganen der Frau, die gemeinsam als *Vulva* bezeichnet werden, rechnet man:

- große und kleine Schamlippen (Labien)
- Klitoris (Kitzler)
- Scheidenvorhof (Vestibulum vaginae)
- Vorhofdrüsen

Auch die weibliche Brust (Mamma) wird oft zu den äußeren Geschlechtsorganen gezählt, ist aber ihrer Entwicklung nach ein Anhangsgebilde der Haut.

### 13.3.1 Eierstöcke

Die beiden Eierstöcke (Ovarien) entsprechen hinsichtlich ihrer Entwicklung und Funktion den Hoden des Mannes: Sie sind als Keimdrüsen der Ort der Vermehrung und zyklusabhängigen Reifung der weiblichen Eizellen und bilden weibliche Geschlechtshormone.

#### Lage

Im Gegensatz zum Hoden ist der Deszensus (Abstieg) des Ovars deutlich geringer ausgeprägt. Die Eierstöcke

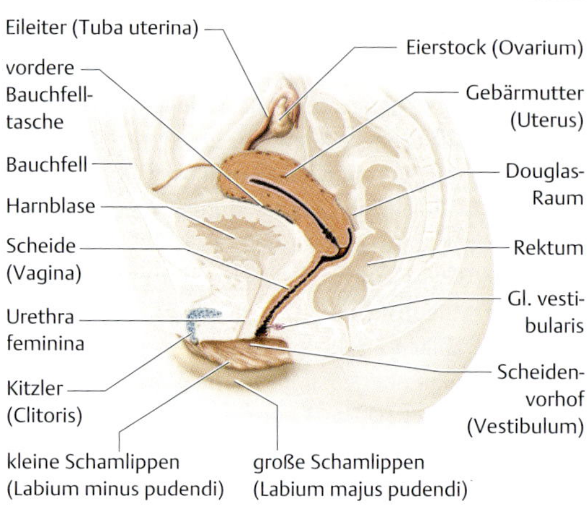


**Abb. 13.10 Weibliches Becken.** Dieser Längsschnitt zeigt die Lagebeziehung der inneren Sexualorgane Ovar, Tube, Uterus und Vagina zu den Nachbarorganen im kleinen Becken. Das Bauchfell hüllt den Uterus (Gebärmutter) fast vollständig ein. Daher entstehen eine vordere schmale Bauchfelltasche (zwischen Harnblase und Uterus) sowie eine hintere breitere Bauchfelltasche (zwischen Uterus und Rektum), der sog. Douglas-Raum.

wandern während des 1. Lebensjahres in das kleine Becken ein. Sie liegen dann seitlich des Uterus in einer Falte des Bauchfells, dem *Ligamentum latum* (breites Mutterband). Der Umschlagrand des Lig. latum bedeckt die Tuben (Eileiter), die sich vom Uterus kommend vorne um das Ovar herumschlingen (**Abb. 13.11**). Das Lig. latum ist eine Auffaltung des Bauchfells. Es hat nicht die Funktion eines Aufhängeapparats für die weiblichen Geschlechtsorgane, sondern bedeckt diese lediglich und macht sie besser in der Bauchhöhle verschieblich.

Die enge Nachbarschaft der Ovarien zum Bauchraum macht verständlich, warum sich Entzündungsprozesse des Organs (z. B. bei Gonorrhö) in den Peritonealraum fortsetzen und unter ungünstigen Umständen zu einer lebensbedrohlichen Bauchfellentzündung *(Peritonitis)* führen können.

### Gefäßversorgung

Wie der Hoden wird auch das Ovar von absteigenden Gefäßen aus der Bauchaorta versorgt, die sich im Rahmen des Deszensus mehr und mehr verlängern (A. und V. ovarica). Zusätzlich erhalten die Eierstöcke jedoch auch einen aufsteigenden Zufluss durch das Lig. latum aus dem Bereich des Uterus (Gebärmutterarterie [A. uterina] aus der inneren Beckenarterie [A. iliaca interna]). Diese doppelte Gefäßversorgung von Ovar und Uterus ist wichtig für die erhöhten Anforderungen an die Durchblutung besonders während des letzten Schwangerschaftsdrittels. So ist eine ausreichende Sauerstoffversorgung des ungeborenen Kindes über den Mutterkuchen (Plazenta) gesichert.

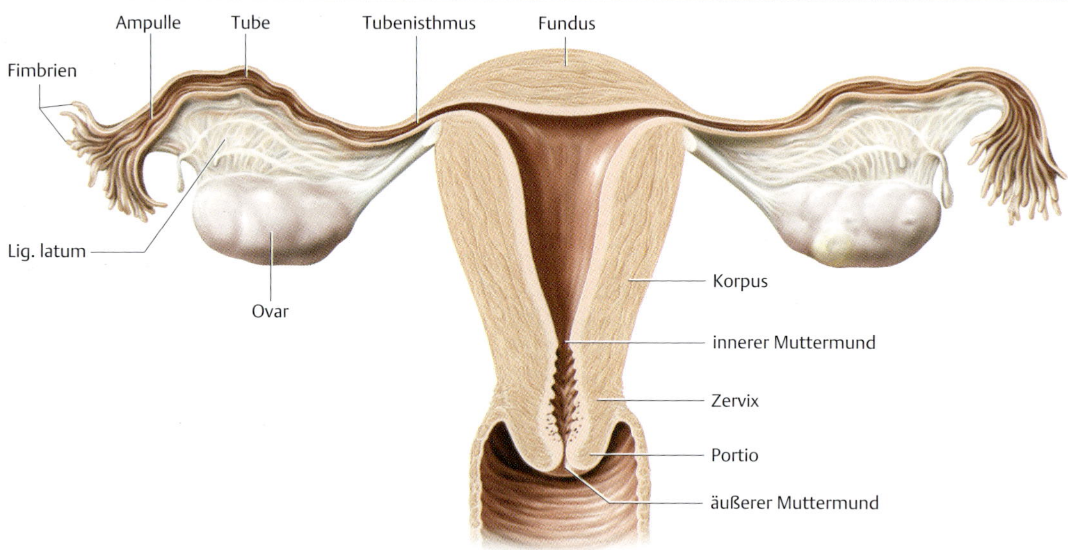


**Abb. 13.11 Innere Sexualorgane im Frontalschnitt.** Die Abbildung zeigt einen Schnitt durch das Lumen der inneren Sexualorgane. Sie blicken von hinten auf das Ligamentum latum, welches das Ovar und die Tube einhüllt. Zwischen beiden Organen besteht keine direkte Verbindung; der Eisprung erfolgt also in die Bauchhöhle hinein. Dort fangen die Fimbrien die Eizelle auf und leiten sie in die Ampulle.

### Aufbau

Im Mittel ist das Ovar einer geschlechtsreifen Frau außerhalb der Schwangerschaft 3 cm lang, 2 cm breit und 1 cm dick (Gewicht ca.10 g). Nach der Menopause (letzte Regelblutung) bildet es sich zu einem kleinen Bindegewebsstrang zurück.

Die Binnenstruktur sieht im Gegensatz zum „geordneten" Bild des Hodens recht chaotisch aus: Unter einer derben Kapsel (Tunica albuginea) finden sich in gut durchbluteten Bindegewebssträngen

- Follikel (Eizelle in einer Hülle aus Epithelzellen) in unterschiedlichen Reifungsstadien (s. u.) und zugrunde gegangene (atretische) Follikel,
- Gelbkörper (Corpus luteum) und
- Follikelnarben (entsprechend ihrem weißlichen Aussehen wird eine solche Narbe Corpus albicans genannt).

## 13.3.2 Tube

Während das Ovar entwicklungsgeschichtlich und funktionell starke Parallelen zum Hoden aufweist, gibt es – von Missbildungen abgesehen – keine männliche Entsprechung zu dem weiblichen paarigen Geschlechtsorgan Tube (Tuba uterina, Eileiter) und zum Uterus. Aufgabe der Tube ist es, die befruchtungsfähige Eizelle aus dem Ovar zu übernehmen und in den Uterus zu befördern.

### Aufbau

Der Transport der Eizelle durch die ca. 10 – 15 cm lange Tube dauert etwa 4 – 6 Tage. Da die Eizelle nach dem Eisprung jedoch nur max. 24 h befruchtungsfähig bleibt, muss die Befruchtung also im 1. Teil der Tube, der *Ampulle* (Ampulla tubae uterinae), erfolgen. Dieser weitlumige Anteil macht ⅔ der Gesamtlänge aus und leitet uteruswärts in den schmalen *Isthmus* (Isthmus tubae uterinae) über, bevor die Tube die Uteruswand durchdringt.

Am seitlichen Rand mündet die Tube frei in die Bauchhöhle (**Abb. 13.11**). 1 – 3 cm lange fingerförmige Fortsätze *(Fimbrien)* legen sich dabei auf das den Eierstock umhüllende Bauchfell und bilden einen weiten Trichter, in dem die Eizelle nach dem Eisprung aufgefangen wird.

### Flimmerepithel

Die Schleimhaut der Tube bildet hohe Längsfalten aus, die ein Flimmerepithel (S. 19) tragen. Die Kinozilien des Flimmerepithels gewährleisten zusammen mit schleimproduzierenden Drüsenzellen einen gleichmäßigen Flüssigkeitsstrom in Richtung Uterus, der die (möglicherweise befruchtete) Eizelle mit sich trägt. Diese Flüssigkeitsströmung verhindert gleichzeitig, dass sich Entzündungskeime im Genitalbereich durch die Tube in die freie Bauchhöhle ausbreiten können.

Wie alle Epithelien im weiblichen Genitaltrakt sind auch die Drüsen- und Flimmerepithelzellen dem Zyklus unterworfen: Beide Zelltypen sind zum Zeitpunkt des Eisprungs am aktivsten, später werden sie flacher und stellen ihre Funktion ein (Entdifferenzierung).

### Muskulatur

Eine große Bedeutung für den Transport der Eizelle haben außerdem die glatten Muskelfasern des Eileiters, die sich im Bereich der Arterien und unter dem Bauchfellüberzug konzentrieren. Diese Muskulatur führt etwa alle 20 Sekunden peristaltische Bewegungen in Richtung Uterus aus und entfaltet ebenfalls zum Zeitpunkt des Eisprungs ihre größte Kraft.

● KRANKHEITSLEHRE ***Extrauterine Schwangerschaft.*** *Die starke Faltung der Schleimhaut und etwaige Verwachsungen nach einer Entzündung können zur Gefahr werden, wenn eine befruchtete Eizelle nicht schnell genug in den Uterus transportiert wird und zu lange im Eileiter verbleibt. In diesem Fall kann sich eine befruchtete Eizelle in der Tubenschleimhaut einnisten und zum Embryo entwickeln (Tubargravidität, Eileiterschwangerschaft). Die dünne Tubenwand ist einer sich entwickelnden Schwangerschaft nicht gewachsen und reißt unweigerlich ein, wobei es zu lebensgefährlichen Blutungen kommt.*
*In seltenen Fällen (1 % der extrauterinen Schwangerschaften) wird die befruchtete Eizelle nicht von dem Trichter der Tube aufgefangen, sondern gelangt in die Bauchhöhle und nistet sich dort ins Bauchfell ein (Bauchhöhlenschwangerschaft). Meist entwickelt sich der Keim aufgrund der mangelnden Ernährung nicht lange weiter.*

● MERKE *Das Ovar entspricht entwicklungsgeschichtlich dem Hoden. Hier reifen die Eizellen in Follikeln unterschiedlicher Größe heran. Die Tube nimmt nach dem Eisprung die befruchtungsreife Eizelle auf und transportiert sie aktiv in den Uterus.*

## 13.3.3 Uterus

Der Uterus (Gebärmutter) ist ein muskuläres Hohlorgan und ermöglicht als „Fruchthalter" die Einnistung der befruchteten Eizelle sowie das Heranwachsen des Fetus zur Geburtsreife.

### Größe und Form

Die Gebärmutter einer geschlechtsreifen Frau besitzt außerhalb der Schwangerschaft ungefähr Größe und Form einer vorne und hinten plattgedrückten Birne, wiegt ca. 50 – 80 g und umgibt einen quergestellten spaltförmigen Hohlraum von 5 – 6 cm Länge. In der späten Schwangerschaft wächst der Uterus hauptsächlich durch eine Verdickung und Vermehrung der glatten Muskelfasern zu einem Gewicht von mehr als 1 kg heran.

### Gefäßversorgung

Die Gefäßversorgung des Uterus verläuft am linken und rechten Rand des Organs innerhalb des Lig. latum durch die *A. uterina* aus der inneren Beckenarterie. Die A. uterina ist wie die begleitende Vene vielfach geschlängelt, um während der Schwangerschaft das enorme Wachstum der Gebärmutter mitvollziehen zu können.

### Aufbau

Anatomisch unterscheidet man:
- Hauptteil (Korpus) mit Boden (Fundus)
- Übergangssegment (Isthmus, innerer Muttermund)
- Hals (Zervix)

In den oberen abgerundeten Anteil, dem Fundus, münden die Tuben. Der Hauptteil hat über das kurze Übergangssegment (innerer Muttermund) und die Zervix (Gebärmutterhals) Kontakt zur Vagina (Scheide). Ein Teil der Zervix, die Portio, stülpt sich in die Vagina ein. Sie enthält den äußeren Muttermund.

### Lage

Der Gynäkologe unterscheidet 2 physiologische Biegungen des Uterus (**Abb. 13.12**), die dazu führen, dass das Organ auf der Harnblase aufliegt: Einmal neigt sich die ganze Gebärmutter gegenüber der Längsachse der Scheide nach vorne *(Anteversion)*, zum anderen knickt die Achse des Uterus im Bereich des Isthmus nach vorne ab *(Anteflexion)*. Eine Abknickung nach hinten (Retroversion/Retroflexion) bringt das Lig. latum in eine zu enge Nachbarschaft zum Mastdarm und kann zu schweren Durchblutungsstörungen der inneren Geschlechtsorgane führen.

### Bänder des Uterus

Da der Uterus während der späten Schwangerschaft ein Gewicht von mehr als 5 kg zu tragen hat (sein Eigengewicht, den Fetus, die Plazenta und das Fruchtwasser), ist er durch starke Bindegewebestränge im Beckenraum gesichert:
- **Lig. cardinale:** Das derbe Lig. cardinale zieht von der Zervix zur seitlichen Beckenwand und fixiert so den Uterushals gegenüber den Nachbarorganen.
- **Lig. teres uteri:** Das Lig. teres uteri (früher auch Lig. rotundum) beginnt an der Einmündungsstelle der Tuben und zieht beidseits durch den Leistenkanal zum unteren Schambeinast und in die große Schamlippe. Es entsteht aus derselben Anlage wie der M. cremaster des Mannes und fixiert den oberen Teil des Uterus während der Austreibungsphase der Geburt.

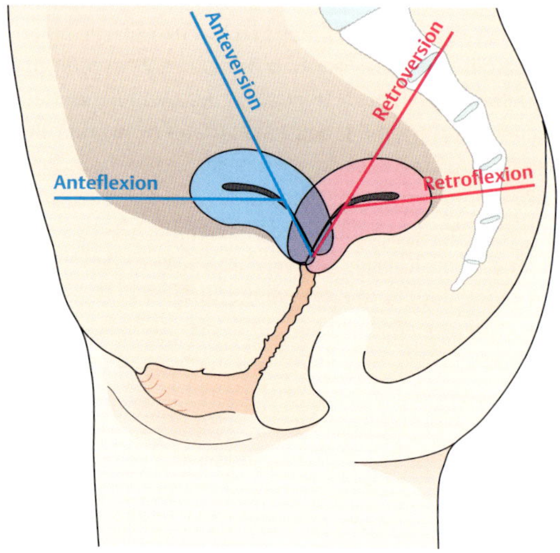


**Abb. 13.12 Lage des Uterus.** Blau gezeichnet ist die normale Lage des Uterus: Die Längsachse der Zervix neigt sich gegenüber der Scheide nach vorn (Anteversion). Außerdem knickt der Uterusfundus gegenüber der Zervix nochmals nach vorn ab (Anteflexion). Die rot gezeichnete Situation kennzeichnet eine sehr atypische Lage der inneren Sexualorgane (Retroversion und Retroflexion des Uterus).

● KRANKHEITSLEHRE ***Uterussenkung.*** *Nach mehreren Geburten oder im Alter lässt die Spannung des Lig. cardinale nach und der Uterus tritt insgesamt tiefer (Senkung). Nicht selten ragen Portio und Zervix, manchmal auch der gesamte Uterus im Stehen in den Scheidenvorhof hinein (Prolaps). Im ungünstigen Fall werden dabei die ableitenden Harnwege abgeklemmt und eine Stauungsniere kann entstehen.*

### Douglas-Raum

Auf der Vorderseite bedeckt das Bauchfell Fundus und Korpus, hinten sogar die gesamte Außenfläche des Uterus mit Ausnahme der Portio. Dadurch bilden sich 2 Bauchfelltaschen: eine zwischen Blase und Uterus (Excavatio vesicouterina), die andere zwischen Uterus und Mastdarm (Excavatio rectouterina, Douglas-Raum, **Abb. 13.10**).

Letztere grenzt direkt an den obersten Teil der Scheide (hinteres Scheidengewölbe) und ist von diesem nur durch die dünne Vaginalwand getrennt. Manipulationen mit spitzen Gegenständen in diesem Bereich (Stricknadelabtreibung!) können leicht die Scheidenwand verletzen und die Peritonealhöhle gefährlich infizieren. Unter sterilen Bedingungen jedoch lässt sich der Douglas-Raum von der Scheide aus gut zu diagnostischen Zwecken (Pelviskopie) punktieren.

## Wandaufbau des Uterus

In der Uteruswand lassen sich 3 Schichten voneinander abgrenzen (**Abb. 13.13**):
- Endometrium
- Myometrium
- Perimetrium und Parametrium (seitlich)

### Endometrium

Die innere Schleimhautschicht des Uterus (Endometrium) wird größtenteils während jeder Regelblutung (Menstruation) abgestoßen und danach wieder neu aufgebaut (s. u.). Bei einer Schwangerschaft bettet sich hier das befruchtete Ei ein.

### Myometrium

Die Wandschichtung des Uterus wird von der etwa 1 cm starken Muskelschicht, dem Myometrium, dominiert. Von allen muskulären Hohlorganen des Körpers hat nur der linke Ventrikel des Herzens eine ähnlich ausgeprägte Muskulatur. Im Gegensatz zum Herzen besteht das Myometrium jedoch aus *glatter Muskulatur*. Sie ist im Bereich des Fundus und Korpus am stärksten, während die Zervix weniger Muskulatur, dafür aber große Mengen elastischen Bindegewebes besitzt. Dieses gestattet die enorme Aufdehnung des Muttermundes während der Geburt.

Das Myometrium entfaltet eine Eigenaktivität mit Kontraktionen, die rhythmisch im Abstand von 20–30 Sekunden ablaufen. Diese ist während der Menstruation am stärksten und bildet sich unter dem Einfluss von Progesteron in der 2. Zyklushälfte und der Schwangerschaft weitgehend zurück. Während der Geburt werden dann kräftige Muskelkontraktionen durch das Hormon Oxytozin (aus der Neurohypophyse, s. S. 75) ausgelöst.

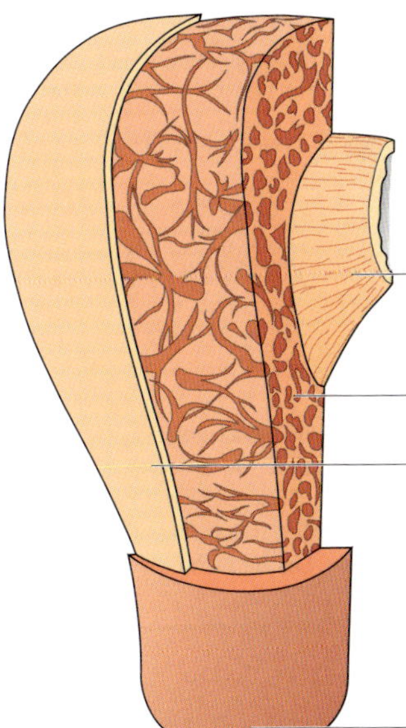


**Abb. 13.13 Wandschichten des Uterus.** Die Wand des Uterus besteht aus 3 Lagen: der Schleimhautschicht (Endometrium), einer dicken Schicht glatter Muskulatur (Myometrium) und dem umgebenden Bauchfell. Der innere Teil der Schleimhautschicht (Funktionalis, Dezidua) wird bei jeder Menstruation abgestoßen. Sie regeneriert sich aus der Basalschicht der Schleimhaut, an der Grenze zur Muskulatur.

### Perimetrium und Parametrium

Im Bereich des Korpus und Fundus hat der Uterus einen Bauchfellüberzug, das Perimetrium. Es setzt sich zu beiden Seiten des Uterus in den Bauchfellüberzug des Ligamentum latum fort (Parametrium). Hier verlaufen die Blut- und Lymphgefäße sowie die Nerven der Gebärmutter.

**MERKE** *Der Uterus besteht aus dem Fundus, dem Korpus und der Zervix mit der in die Vagina reichenden Portio. Die Wand besteht aus starker glatter Muskulatur und einer zyklusabhängigen Schleimhautschicht (Endometrium). Mehrere Aufhängebänder halten den Uterus im kleinen Becken fest.*

# 13.3.4 Scheide und Vulva

## Scheide

Da die Scheide (Vagina, Kolpos, **Abb. 13.14**) in der Austreibungsphase der Geburt sehr stark aufgedehnt werden muss, besitzt ihre nur 3–5 mm dicke Wandung ein hohes Maß an Elastizität.

Die Form des Lumens passt sich den Nachbarorganen an: An der Vorderwand der Scheide dellt sich die Harnröhre ein, während ihre Hinterfläche durch die Nachbarschaft zum Mastdarm flachgedrückt ist.

Vordere und hintere Scheidenwand tragen grobe quergestellte Falten (Rugae), die mit Venenpolstern unterlegt sind und während des Geschlechtsakts die Eichel stimulieren (**Abb. 13.14, b**). Der tiefe zervixnahe Anteil der Scheide ist etwas weiter als der Scheideneingang und schließt blind mit dem *hinteren Scheidengewölbe* (Fornix vaginae) ab, wo während des Sexual-

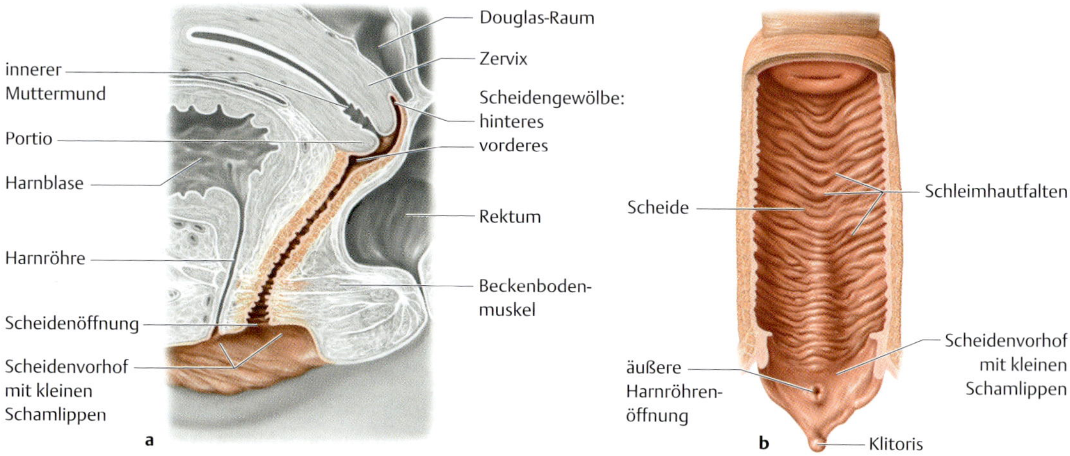


**Abb. 13.14 Scheide und Muttermund.**
a Die Scheide umgibt den untersten Teil des Uterus (Portio) wie ein umgestülpter Handschuh. Der Uterushals (Zervix) wird vom inneren und äußeren Muttermund begrenzt.
b Die Innenfläche der Scheide ist durch ausgeprägte Querfalten geprägt.



akts das Sperma entleert wird. Wegen der Anteversion des Uterus taucht die Portio fast senkrecht in das Scheidengewölbe ein – eine wichtige Voraussetzung dafür, dass genügend Spermien durch den Muttermund in Uterus und Tube aufsteigen können.

### Jungfernhäutchen

Die äußere Scheidenöffnung ist teilweise durch das Jungfernhäutchen (Hymen) verschlossen. Form und Größe des Hymens sind individuell sehr variabel. Beim erstmaligen Geschlechtsverkehr reißt das Jungfernhäutchen in den meisten Fällen, verbunden mit einer schmerzhaften leichten Blutung, ein. Auch ein unvorsichtiger Gynäkologe kann das Hymen im Verlauf der Untersuchung zerstören.

### Scheidenmilieu

Die Schleimhaut der Scheide (Vagina) ist mit einem mehrschichtigen, unverhornten Plattenepithel ausgekleidet. Die hier natürlicherweise vorkommenden Milchsäure-Bakterien (Döderlein-Stäbchen) sorgen für den pH-Wert der Vagina von 4 – 5. Dieser Säuremantel schützt die Genitalorgane der Frau vor aufsteigenden Infektionen aus der stets mit Keimen besiedelten Vulva. Der saure pH-Wert der Scheide stellt allerdings auch für die Spermien ein Hindernis dar, sodass die Bildung eines „Spermasees" unmittelbar vor der Portio eine notwendige Bedingung für die Befruchtung ist.

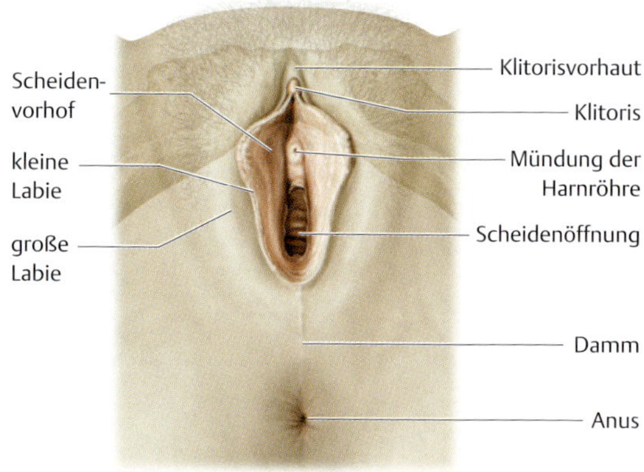


**Abb. 13.15 Vulva.** Ansicht der Vulva nach Abspreizen der großen und kleinen Labien. Die Klitoris wird ebenso wie der Penis von einer Vorhaut bedeckt. Diese steht mit den kleinen Labien in Verbindung. Die Harnröhre mündet relativ weit hinten, nahe dem Scheideneingang. Der Bereich zwischen Scheide und Anus heißt Damm.

## Vulva

Unter dem Begriff Vulva (Schamgegend) fasst man alle äußerlich sichtbaren weiblichen Geschlechtsorgane zusammen (**Abb. 13.15**). Mitunter rechnet man noch das mit reichlich Fettgewebe gepolsterte Hautareal über der Symphyse (Schamberg, *Mons pubis*) und die Schambehaarung mit zur Vulva.

### Labien

**Große Labien.** Die großen Labien sind von stark pigmentierter Haut bedeckt, mehr oder weniger dicht mit Schamhaaren besetzt und mit reichlich Unterhautfettgewebe gepolstert. Ihre Duftdrüsen erfüllen zumindest im Tierreich eine wichtige Signalfunktion.

**Kleine Labien.** Auf der Innenseite der großen Schamlippen geht die behaarte verhornte Haut in das charakteristische mehrschichtige, schwach oder gar nicht verhornte Plattenepithel der kleinen Labien über. Die kleinen Schamlippen laufen vor der Klitoris zusammen und bilden so eine Klitorisvorhaut (Praeputium clitoridis). Das unbehaarte Epithel der kleinen Labien verzahnt sich mit dem darunter liegenden straffen Bindegewebe ohne dazwischen liegende Fettschicht. Zahlreiche Talgdrüsen schützen das unverhornte Epithel vor Austrocknung.

### Klitoris

Während entwicklungsgeschichtlich die großen Labien dem Hodensack, die kleinen Labien dem Endstück der männlichen Harnröhre entsprechen, ist die Klitoris das Gegenstück des Penis. Wie dieser entspringt auch die Klitoris mit 2 Schenkeln an den unteren Schambeinästen, setzt sich in dem von der Klitorisvorhaut bedeckten *Korpus* fort und endet in der freiliegenden *Glans clitoridis*. Die Länge von Korpus und Glans beträgt 3 – 4 cm. An der Hinterseite der Glans ist die Sensibilität der Schleimhaut besonders stark ausgeprägt. Durch Erektion des Schwellkörpergewebes wird dieser Körperteil bei sexueller Erregung gegenüber dem Penis exponiert.

### Scheidenvorhof

Der Scheidenvorhof umfasst den Bereich zwischen den beiden kleinen Labien. In der Tiefe des Scheidenvorhofs liegt beidseits der von einem M. bulbospongiosus bedeckte *Vorhofschwellkörper* (Bulbus vestibuli), welcher dem Harnröhrenschwellkörper des Mannes entspricht und sich während sexueller Erregung ebenfalls mit arteriellem Blut füllt. Die Vorhofschwellkörper drücken die großen und kleinen Labien zur Seite und öffnen den Scheideneingang für den Penis. Am hinteren Ende der Vorhofschwellkörper liegen die beiden runden, ca. 5 mm großen *Bartholin-Drüsen* (Glandulae vestibulares majores), die den Cowper-Drüsen entsprechen und deren Sekret die Scheide gleitfähig macht. Analog zu den kleinen Harnröhrendrüsen des Mannes befinden sich auch bei der Frau unterschiedlich viele stecknadelkopfgroße *Vorhofdrüsen* (Glandulae vestibulares minores) in der Nähe des Scheideneingangs und sondern ebenfalls schleimiges Sekret ab.

● MERKE *Große und kleine Labien sowie die Klitoris (Vulva) umschließen den Scheidenvorhof. Außer den großen Labien sind Vulva und Vagina von mehrschichtigem Plattenepithel ausgekleidet. Das saure Milieu der Vagina schützt die inneren Geschlechtsorgane vor aufsteigenden Infektionen.*

## 13.3.5 Brust und Brustdrüse

Zu den weiblichen Geschlechtsmerkmalen zählen die Brüste (Mammae) mit dem dazwischen liegenden Busen (Sinus mammarum). Sie enthalten die Brustdrüsen, die in enger funktioneller Beziehung zu den Geschlechtsorganen stehen.

### Aufbau

Die äußere Form der weiblichen Brust entsteht hauptsächlich durch die starke Entwicklung des Unterhautfettgewebes, in geringerem Umfang auch durch die Brustdrüse (Glandula mammaria, **Abb. 13.16**). Fettkörper und Drüsengewebe sind durch schräg nach oben verlaufende Aufhängebänder beweglich auf der Faszie des großen Brustmuskels (M. pectoralis major) fixiert.

### Entwicklung

Die Anlage der Brustdrüse findet sich bei beiden Geschlechtern. Unter dem Einfluss von Östrogenen und Progesteron vermehren sich bei Mädchen in der Pubertät jedoch Fettgewebe und Drüsenanteile: Östrogene wirken primär auf die Entwicklung der Ausführungsgänge, Progesteron fördert das Aussprossen von Drüsenendstücken (Azini). Das männliche Geschlechtshormon Testosteron übt dagegen keinen Einfluss auf das Brustwachstum aus.

### Brustdrüse

Die Brustdrüse besteht aus 15 – 20 Einzeldrüsen (Drüsenlappen), deren Ausführungsgänge (*Milchgänge*, Ductus lactiferi) sich kurz vor ihrer Mündung auf der Brustwarze (Mamilla) zu langgestreckten *Milchseen* (Milchsäckchen, Sinus lactiferi) erweitern (**Abb. 13.16**). Der stärker pigmentierte Bereich um die Brustwarze herum (Warzenhof) trägt neben Schweiß-, Talg- und Duftdrüsen die Warzenhofdrüsen (Glandulae areolares), deren Sekret zur Abdichtung des kindlichen Mundes beim Stillen beiträgt. Unter dem Einfluss von Hormonen kommt es während einer Schwangerschaft zum Anwachsen des gesamten Drüsengewebes und zur Milchbildung (laktierende Brustdrüse, **Abb. 13.17**).

Nach dem Abstillen staut sich die Milch in den Ausführungsgängen und führt zur Atrophie der Drüsenazini, wodurch die Milchdrüse innerhalb einiger Monate auf einen „ruhenden" Zustand zurückgeht. Dieser

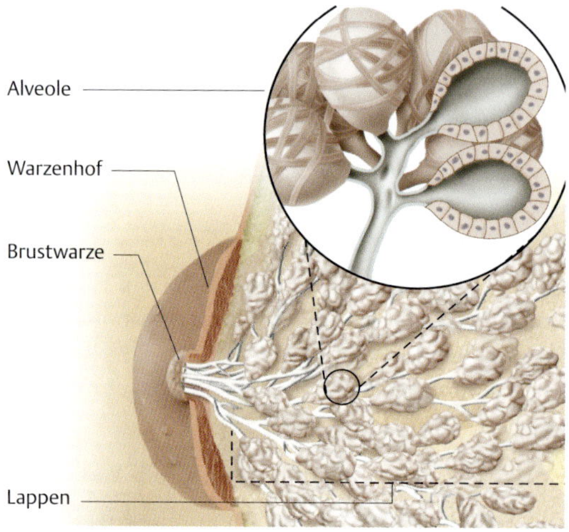


**Abb. 13.16 Brustdrüse.** Dieser Längsschnitt durch eine milchsezernierende Brust zeigt ausgeprägte Drüsenlappen, die ihr Sekret über Ausführungsgänge in die Milchseen unter der Brustwarze abgeben. Bindegewebsfasern zwischen den Drüsenlappen verbinden die Brustdrüse mit der Faszie des M. pectoralis major.

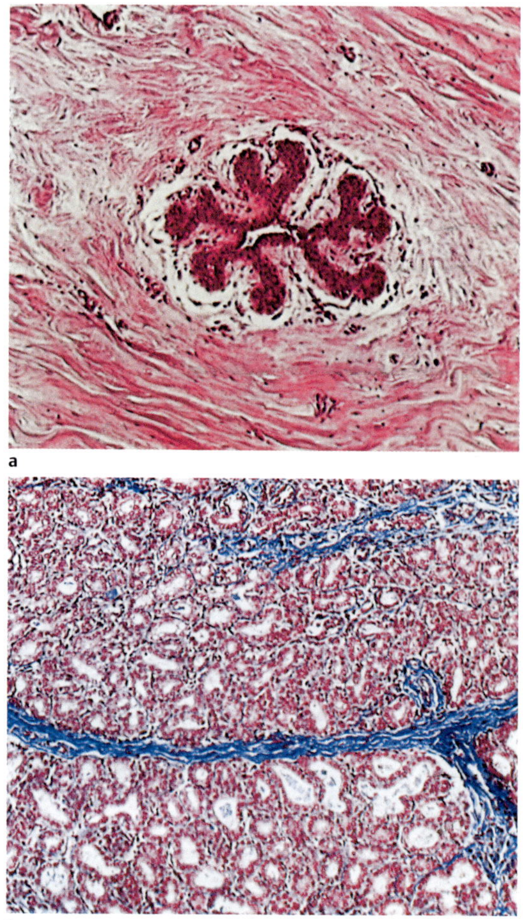


**Abb. 13.17 Ruhende und milchsezernierende Brustdrüse.** In der Gegenüberstellung eines histologischen Schnitts von einer ruhenden (**a**) und einer milchsezernierenden Brustdrüse (**b**) sehen Sie die enorme Plastizität des Gewebes.

a Bindegewebselemente dominieren in der ruhenden Brustdrüse, Drüsenstrukturen sind kaum zu erkennen.

b In der Spätschwangerschaft wandelt sich die Brust zu einer deutlich sezernierenden Drüse um.

13

Zustand ist durch das Überwiegen von Bindegewebe mit nur wenigen Azini gekennzeichnet.

## Stillen

### Prolaktin und Oxytozin

**Prolaktin.** Mit dem Ende der Schwangerschaft fallen die Östrogen- und Progesteronspiegel stark ab. Diese hohen Hormonspiegel haben zuvor das Wachstum des Drüsengewebes stimuliert. Gleichzeitig wurde die Produktion des Hypophysenvorderlappenhormons Prolaktin gehemmt. Etwa 2 – 3 Tage nach der Geburt fällt diese Hemmung weg, Prolaktin fördert in der Brustdrüse die Milchproduktion und die Milchgänge füllen sich – die Muttermilch „schießt ein“ (vgl. **Abb. 13.16**).

**Oxytozin.** Die Massage der Brustwarze beim Stillen fördert die Prolaktinabgabe der Hypophyse und verhindert, dass sich die Brustdrüse vor dem Abstillen zurückbildet. Außerdem stimuliert das Stillen die Ausschüttung des Hormons Oxytozin. Dieses Hormon wirkt nicht nur kontrahierend auf die Uterusmuskulatur, wodurch dessen Rückbildung nach einer Schwangerschaft begünstigt wird, sondern auch auf spezialisierte Myoepithelien, die jeden einzelnen Drüsenazinus umgeben und die Milch aktiv zur Brustwarze pumpen.

### Muttermilch

Während der ersten Woche nach der Geburt sondert die Brustdrüse wegen des noch geringen Einflusses von Prolaktin nur wenig Milch ab. Diese Vormilch *(Kolostrum)* ist fettarm und eiweißreich. Sie enthält reichlich mütterliche Antikörper (v. a. IgA), Carotin und Vitamin C. Die endgültige Muttermilch hingegen ist kohlenhydrat- und vitaminreich, aber eiweißärmer als Kuhmilch.

PFLEGE *Prolaktin verhindert während der Stillzeit oft, dass sich ein geregelter Menstruationszyklus einstellt. Dennoch kann es zum Eisprung kommen, sodass Stillen keine sichere Methode der Empfängnisverhütung darstellt.*

MERKE *Die Brustdrüse setzt sich aus zahlreichen Drüsenlappen zusammen, die in einem Fettkörper eingebettet sind. Ausführungsgänge leiten die Milch zu den Milchseen unter der Brustwarze. Außerhalb der Stillzeit geht der Drüsenkörper zurück. Die Form der Brust wird dann fast ausschließlich vom Fettkörper bestimmt.*

# 13.4 Weibliche Sexualfunktion

## 13.4.1 Weibliche Genitalreflexe

Wie alle weiblichen Geschlechtsfunktionen, so ist auch der sexuelle Erregungsablauf der Frau stark zyklusbezogen. Das sexuelle Optimum liegt bei den meisten Frauen um den Zeitpunkt des Eisprungs.

### Erregungs-/Plateauphase

Die Erregungsphase wird wie beim Mann durch Aktivierung des Parasympathikus (Rückenmarksegmente $S_2$–$S_4$) ausgelöst: Klitorisschwellkörper und Bulbus vestibuli füllen sich mit arteriellem Blut, woraufhin sich die Klitoris aufrichtet und die großen Labien auseinander treten. Die Venen im Bereich der Scheide füllen sich mit Blut. Dadurch wird die Filtration von Plasmawasser durch die Scheidenwand gefördert (Transsudation); die Vagina wird feucht.

Durch den venösen Blutstau im Beckenraum bildet sich eine Manschette um die Scheide, die ihren Durchmesser um 1 – 2 cm, ihre Länge um bis zu 5 cm vergrößert. Die Sekretion der Bartholin-Drüsen fördert die Gleitfähigkeit des Penis zusätzlich. Die zunehmende Sympathikuserregung in der Plateauphase erigiert die Brustwarzen und lässt die Gefäßzeichnung der Brüste deutlicher hervortreten.

### Orgasmus

Während des Orgasmus zieht sich die Muskulatur von Beckenboden, Uterus und Tuben rhythmisch zusammen. Der weibliche Orgasmus fördert die Befruchtung insofern, als sich der Uterus aufrichtet und die Portio direkt in den Spermasee am hinteren Scheidengewölbe taucht. Ob die rhythmische Uteruskontraktion Sperma regelrecht durch den Muttermund in das Uteruslumen saugt, ist jedoch fraglich.

### Rückbildungs- und Refraktärphase

Rückbildungs- und Refraktärphase verlaufen bei der Frau nicht so stereotyp wie nach dem männlichen Orgasmus; mehrere Orgasmen hintereinander oder mit kurzer Plateauphase dazwischen sind bei entsprechender Stimulation keine Seltenheit (**Abb. 13.18**).

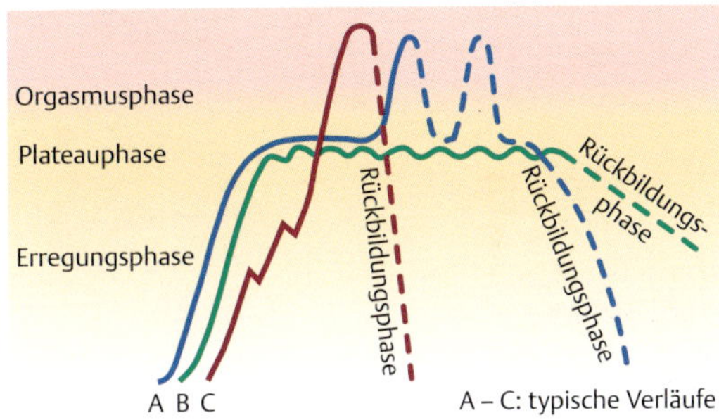


**Abb. 13.18 Sexuelle Erregungsmuster der Frau.** Die weiblichen Genitalreflexe sind wesentlich variabler als die des Mannes. Mehrere aufeinander folgende Plateauphasen mit mehreren Orgasmen in relativ enger Folge ohne wesentliche Refraktärphasen sind ebenso möglich wie eine längere Plateauphase ohne Orgasmus.

KRANKHEITSLEHRE ***Sexuelle Funktionsstörungen von Frauen.*** *Das Spektrum von Sexualstörungen, derentwegen Frauen einen Arzt aufsuchen, hat sich in den vergangenen Jahrzehnten stark verändert. Standen 1980 statistisch noch Orgasmus- und Erregungsprobleme an 1. und 2. Stelle, so sind dies heute Schmerzen beim Geschlechtsverkehr (Dyspareunie) und mangelnde Libido.*

## 13.4.2 Oogenese und Follikelreifung

Die Bildung und Reifung der weiblichen Eizelle (Oogenese) gliedert sich in:
- Vermehrungsperiode
- Reifungsperiode

Zellvermehrung und Reifung laufen bei der Frau jedoch – anders als bei der Spermiogenese – zeitlich getrennt ab.

### Vermehrung

Bereits vorgeburtlich, nämlich in der Frühphase der Fetalperiode im 4.– 5. Schwangerschaftsmonat, ist die Vermehrung und Differenzierung der Urkeimzellen zu *Oogonien* im weiblichen Fetus abgeschlossen. 6 – 7 Mil-

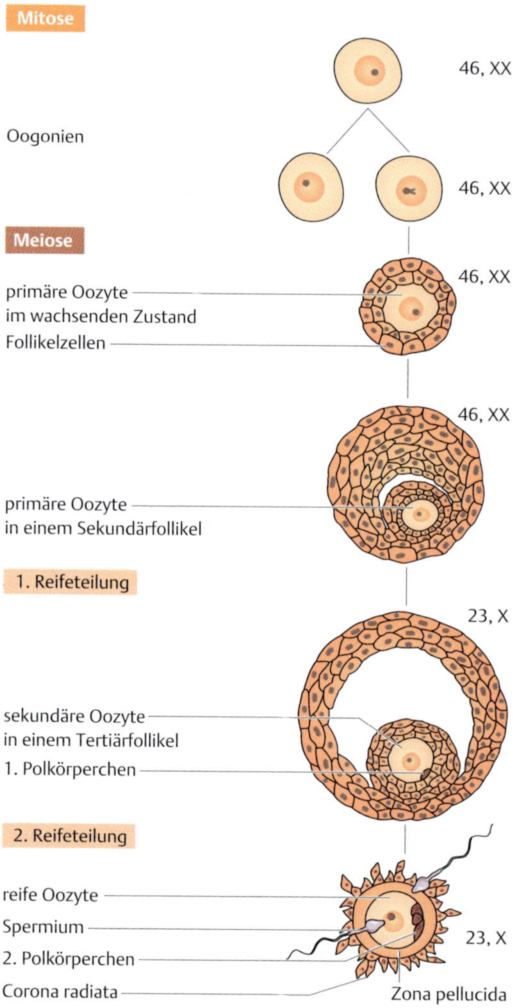


**Abb. 13.19 Eizellreifung.** Die Stadien der Eireifung laufen parallel zur Spermiogenese innerhalb eines Follikels ab. Wichtiger Unterschied ist, dass sich das Zytoplasma der primären Oozyte in der 1. und 2. Reifeteilung nicht gleichmäßig auf die 4 Tochterzellen verteilt. Es entstehen im Gegenteil neben der reifen Eizelle (Oozyte) nur 3 verkümmerte Polkörperchen innerhalb der Zona pellucida.

lionen Oogonien wurden gebildet, von denen aber die meisten zum Zeitpunkt der Geburt schon wieder zugrunde gegangen (Atresie) sind. Dieses Absterben scheint eine natürliche Auslese zu sein, die dafür zu sorgen scheint, dass nur sehr wenige „schadhafte" Oogonien zu reifen Eizellen werden (**Abb. 13.19**).

## Reifung

Die Eizelle durchläuft in ihrer Entwicklung verschiedene Stadien, in denen sie unterschiedlich benannt wird. Sie ist dabei von einer Hülle von Epithelzellen umgeben.

DEFINITION *Die Gemeinschaft aus Eizelle und Epithelzellen wird als* ***Follikel*** *bezeichnet.*

Die unterschiedlichen Reifungsstadien dieser Einheit sind (**Abb. 13.20**):
- Primordialfollikel
- Primärfollikel
- Sekundärfollikel
- Tertiärfollikel
- Graaf-Follikel
- Gelbkörper

### Primordialfollikel

Rund 1 – 2 Millionen Eizellen beginnen kurz vor der Geburt mit ihrer 1. Reifeteilung (Meiose), bleiben aber in der Prophase stehen. Diese *primären Oozyten* (Oozyten 1. Ordnung) werden von dem zunächst einschichtigen Saum flacher Follikelepithelzellen umgeben, die entwicklungsgeschichtlich den Sertoli-Zellen des Hodens entsprechen.

### Primärfollikel

Der Primordialfollikel wächst unter Hormoneinfluss zum Primärfollikel, dessen Follikelepithel jetzt würfelförmig ist. In dieser Form kann die Eizelle Jahre bis Jahrzehnte überdauern. Bis zur Pubertät geht jedoch noch einmal der größte Teil der Follikel zu Grunde, sodass die Ovarien einer jungen Frau „nur noch" ca. 400 000 Primärfollikel enthalten.

### Sekundärfollikel

Unter dem Einfluss des follikelstimulierenden Hormons (FSH) aus dem Hypophysenvorderlappen entwickeln sich nach der Pubertät jeweils einige Follikel gleichzeitig zu Sekundärfollikeln mit einem mehrschichtigen Zellsaum (jetzt als Granulosazellen bezeichnet) und einem Durchmesser von 0,2 mm. Auch die Eizelle selbst vergrößert sich durch eine Vermehrung des Proteinsyntheseapparats im Zytoplasma. Eine derbe Glashaut (Zona pellucida, Oolemm) grenzt Eizelle und Follikelepithel voneinander ab.

Während des Wachstums des Sekundärfollikels wandert dieser allmählich aus der Rindenzone des Ovars in tiefer liegende Abschnitte. Dabei legt sich Bindegewebe schalenartig um den Follikel und bildet das *Thekaorgan* (Theca folliculi).

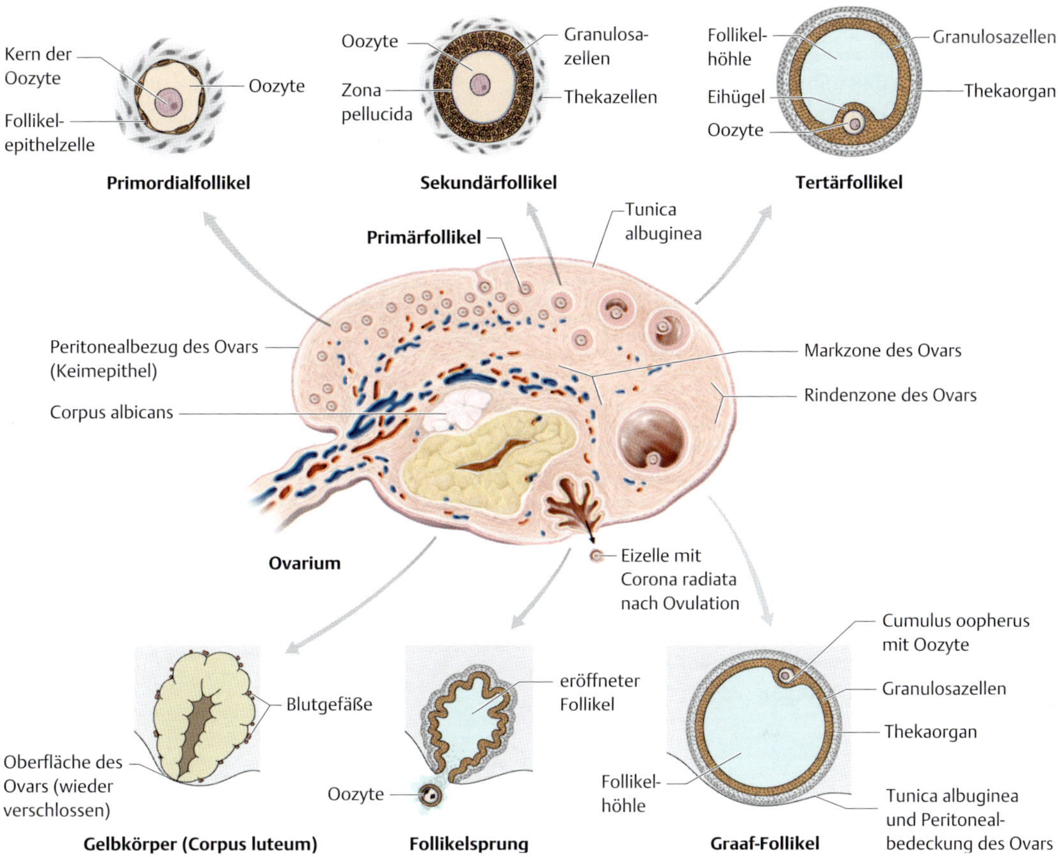


**Abb. 13.20 Follikelreifung.** Die hier in einer Abbildung zusammengefasste Reifung vom Primärfollikel (oben) zum Gelbkörper (unten) findet normalerweise nacheinander im Laufe eines Zyklus statt. Zur Erläuterung der Phasen siehe Text.

## Tertiärfollikel

Mit zunehmendem Wachstum des Follikelepithels lockern sich die Zellkontakte mehr und mehr auf, bis sich freie Flüssigkeit zwischen den Zell-Lagen ausbreitet. In diese Follikelhöhle buckeln sich die Eizelle und einige wenige Follikelzell-Lagen *(Corona radiata)* als Eihügel (Cumulus oophorus) vor.

Der Tertiärfollikel besitzt mit ca. 1 cm Durchmesser eine erhebliche Größe und drängt andere Strukturen des Ovars zur Seite. Das Thekaorgan produziert weibliche Geschlechtshormone (*Östrogene*, vor allem *Östradiol*) und gibt diese sowohl an das Blut als auch in erheblich höherer Konzentration in die Follikelhöhle ab. Die hohe Östradiolkonzentration in der Follikelhöhle spielt eine Rolle bei der endgültigen Eireifung.

## Graaf-Follikel und Eisprung

Alle diese Tertiärfollikel gehen zugrunde bis auf einen, der nun zum sprungreifen Follikel dieses Zyklus wird. Während der gesamten fruchtbaren Phase einer Frau kommen von den ca. 10 000 – 20 000 Tertiärfollikeln nur 400 – 600 zum Eisprung. Diese Überschussproduktion an Tertiärfollikeln mag zunächst als Verschwendung erscheinen. Sie wird aber verständlich, wenn man bedenkt, dass die Theka nahezu der einzige Produktionsort von Östrogenen ist und die Ausbildung eines Thekaorgans einen funktionierenden Sekundär- und Tertiärfollikel voraussetzt.

Kurz vor dem Eisprung reift der übrig gebliebene (dominante) Tertiärfollikel beider Eierstöcke zum Graaf-Follikel (Quartärfollikel) heran.

Jetzt erst beendet die Eizelle ihre 1. Reifeteilung, wobei die Hälfte des Erbguts sich mit geringen Mengen Zytoplasma in einer winzigen Tochterzelle, einem Pol-

13

körperchen, abschnürt. Die Eizelle selbst, also die 2. „Tochterzelle" (sekundäre Oozyte, Oozyte 2. Ordnung), beginnt ihre 2. Reifeteilung und erreicht einen Durchmesser von 0,1 – 0,14 mm; der ganze Follikel misst jetzt ca. 2 cm und entspricht damit in etwa der Größe des gesamten übrigen Ovars!

Wegen der Größe des Follikels und der Hilfe von Enzymen halten Tunica albuginea und Peritoneum dem Druck in der Follikelhöhle nicht mehr stand und reißen ein. Bei diesem Eisprung *(Ovulation)* wird die Eizelle mitsamt ihrer Corona radiata, also den Follikelepithelzellen des Eihügels, in den Anfangsteil der Tube hineingeschleudert.

#### Gelbkörper

Der Eisprung ist immer mit einer Verletzung des Ovars und des Peritoneums verbunden und wird daher manchmal als stechender Schmerz wahrgenommen. Unter dem Einfluss des luteinisierenden Hormons (LH) aus dem Hypophysenvorderlappen vermehren sich die im Ovar zurückgebliebenen Epithelzellen des gesprungenen Graaf-Follikels und bilden 2 – 3 Tage nach der Ovulation zusammen mit der darunter liegenden Theka den Gelbkörper *(Corpus luteum)*. Der Gelbkörper produziert nun das Steroidhormon *Progesteron*, während gleichzeitig die Abgabe von Östrogenen zurückgeht.

Wird die Eizelle nicht befruchtet, so degeneriert der Gelbkörper 10 – 11 Tage nach dem Eisprung und wird anschließend durch weißliches Narbengewebe ersetzt *(Corpus albicans)*.

Ist die Eizelle allerdings befruchtet worden, vergrößert sich der Gelbkörper und begünstigt durch seine starke Progesteronsynthese die Entwicklung der Uterusschleimhaut. Etwa ab dem 4. Schwangerschaftsmonat, wenn die Plazenta (Mutterkuchen) die Hormonausschüttung übernimmt, degeneriert auch dieser Gelbkörper.

● MERKE *Die meisten Eizellen beenden nie ihre 1. Reifeteilung. Sie werden zu Primärfollikeln, die nach und nach degenerieren. Während der fruchtbaren Zeit entwickeln sich pro Zyklus einige Primärfollikel zu Tertiärfollikeln und einer von diesen zum sprungreifen Graaf-Follikel. In dessen Innerem finden jetzt die weiteren Schritte der Reifeteilung statt. Nach dem Eisprung werden die Reste des Graaf-Follikels zum Gelbkörper.*

13

## 13.5 Weiblicher Zyklus

Der weibliche Zyklus, in dessen Verlauf der sprungreife Follikel heranreift und in die Tube entlassen wird, ist gekennzeichnet durch den regelmäßigen Wechsel von Aufbau und Abstoßung (Menstruationsblutung) eines Teils der Uterusschleimhaut. Dies ist bedingt durch die zyklisch schwankenden Konzentrationen der ovariellen Hormone, die wiederum unter dem Einfluss des Hypothalamus-Hypophysen-Systems (S. 74) stehen.

### 13.5.1 Veränderungen im Laufe der Geschlechtsreife

Nach der 1. Monatsblutung (*Menarche*, etwa 10.-13. Lebensjahr) setzen zunächst recht unregelmäßige Zyklen ein, die nur selten von einem Eisprung begleitet werden (anovulatorische Zyklen). Einige Jahre später werden Dauer und Ablauf des Zyklus (**Abb. 13.21**) zunehmend regelmäßig, wobei man deutliche individuelle Unterschiede beobachtet.

Im Mittel dauert ein kompletter Zyklus 28 Tage (22 – 35 Tage). Dabei wird immer vom 1. Tag der Monatsblutung an gerechnet.

Mit Eintritt in die Wechseljahre (Klimakterium) bis zur letzten Regelblutung (*Menopause*, ab ca. 50. Lebensjahr) wird der Zyklus wieder zunehmend unregelmäßig und anovulatorische Zyklen häufen sich.

### 13.5.2 Phasen des Menstruationszyklus

Der weibliche Zyklus gliedert sich in 3 Phasen, die unter dem Einfluss der beteiligten Geschlechtshormone stehen:

1. Desquamationsphase (Abstoßungs- bzw. Menstruationsphase)
2. Proliferationsphase (Follikelphase)
3. Sekretionsphase (Gelbkörperphase)

#### Hormoneller Zyklus

##### 1. und 2. Zyklusphase

Während der unterschiedlich langen 1. und 2. Zyklusphase bis zum Eisprung reifen unter dem Einfluss des Hypophysenhormons FSH (S. 78) allmählich einige Tertiärfollikel heran, die zunehmend Östrogene produzieren. Der anfangs niedrige Östrogenspiegel hemmt zunächst im Sinne einer negativen Rückkopplung die Ausschüttung von LH. Ab einem gewissen Östrogen-

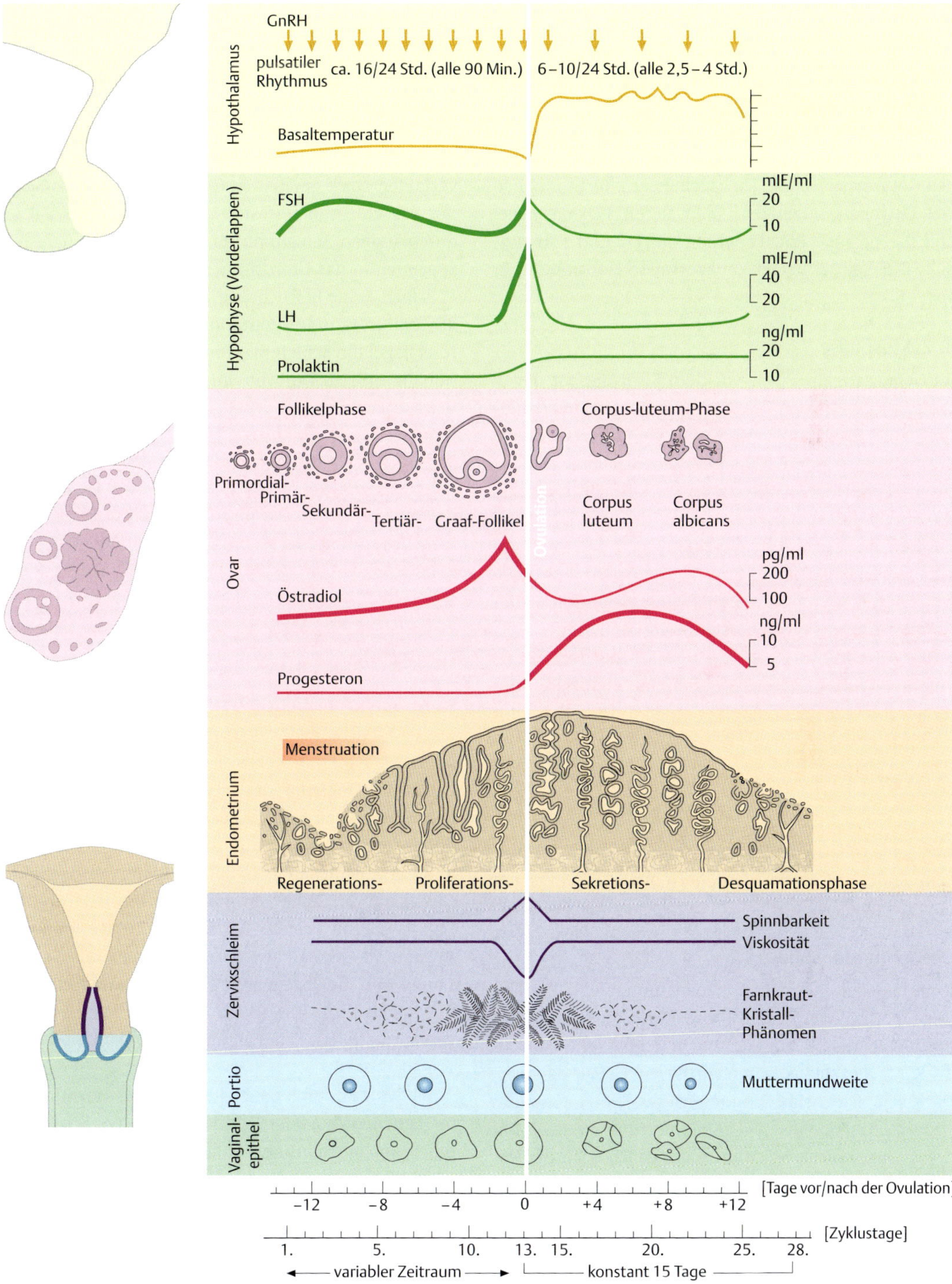


**Abb. 13.21 Weiblicher Zyklus.** Die Abbildung zeigt die Veränderungen im Ovar, die hormonellen Anpassungen, die morgendliche Körperkerntemperatur (Basaltemperatur) und die Veränderungen der Uterusschleimhaut während des weiblichen Zykluses. Unter dem Einfluss von Östrogen schüttet die Hypophyse zwischen dem 8. und 12. Zyklustag große Mengen der gonadotropen Hormone FSH und LH aus. LH löst daraufhin den Eisprung aus und das Gelbkörperhormon Progesteron hemmt die Hypophyse. Zum Zeitpunkt des Eisprungs erhöht sich die Körpertemperatur abrupt um 0,5 °C. Sie fällt kurz vor Beginn der Menstruationsblutung wieder ab.

spiegel (Follikelphase) kehrt sich die Regulation um. Östrogene fördern in hohen Dosen die Abgabe von FSH und LH aus der Hypophyse (positive Rückkopplung). Es kommt zu einem sprunghaften Anstieg dieser beiden sog. gonadotropen Hormone. Die hohen LH-Spiegel führen jetzt zum Eisprung (Ovulation) und stimulieren die Progesteronsynthese im sich entwickelnden Gelbkörper. Da die Thekazellen jetzt nicht mehr so viel Östrogene erzeugen, sinkt deren Plasmaspiegel und die positive Rückkopplung auf LH und FSH entfällt: Der Spiegel beider gonadotropen Hormone sinkt ab.

### 3. Zyklusphase

Im Gegensatz zur Phase vor dem Eisprung hat der 3. Zyklusabschnitt nach der Ovulation bis zur Monatsblutung eine recht konstante Länge von 14 (± 1) Tagen. Diese Phase steht unter dem Einfluss des vom Gelbkörper gebildeten Progesterons (Gelbkörperphase). Kommt es zu keiner Befruchtung der gesprungenen Eizelle, bildet sich der Gelbkörper nach und nach zurück und stellt seine Progesteronproduktion nach 13 – 14 Tagen ein. Ein neuer Zyklus beginnt mit der Abbruchblutung der Gebärmutterschleimhaut.

Die Ausschüttung von FSH und LH aus dem Hypophysenvorderlappen erfolgt nicht automatisch, sondern wird von dem übergeordneten Hypothalamus (S. 76) beeinflusst.



## Zyklus der Uterusschleimhaut

Die Schleimhaut des Uterus (Endometrium) ist wie kein anderes Gewebe vom hormonellen Zyklus der Frau abhängig.

### Desquamationsphase

Während der Menstruation wird unter dem Einfluss des niedriger werdenden Progesteronspiegels im Blut die Schleimhaut abgestoßen (Desquamationsphase, 1.– 3. Tag des Zyklus). Dies betrifft jedoch nur die oberflächliche Schicht des Endometriums, die *Funktionalis* (Lamina functionalis). Das Endometrium ist stark mit der Muskelschicht verzahnt, sodass auch nach der Regelblutung die tiefen Schichten der Schleimhaut übrig bleiben (*Basalis*, Lamina basalis), aus denen sich das Endometrium während der Proliferationsphase (4.– 14. Tag des Zyklus) regeneriert.

### Proliferations-/Sekretionsphase

Die Proliferationsphase steht unter dem Einfluss der Östrogene aus dem Ovar (s. o.). Durch Wachstum (Proliferation) des Drüsenepithels und der Stromazellen wird die Schleimhaut rasch höher. Mit dem Zeitpunkt des Eisprungs erhöht sich nachfolgend die Konzentration an Progesteron. Das Endometrium tritt hierdurch in die Sekretionsphase ein (15.– 28. Tag des Zyklus). In dieser Phase erinnert die Form der Drüsenschläuche an ein Sägeblatt. Sie produzieren ein schleimiges Sekret, das für die Einnistung der befruchteten Eizelle (Implantation) wichtig ist. Die Schleimhautarterien verlaufen stark gewunden (Spiralarterien). Das Sekret der Zervixdrüsen verfestigt sich und bildet einen undurchlässigen Schleimpfropf, der das Eindringen von Spermien in das Uteruslumen verhindert.

Erfolgt keine Befruchtung, so verringert sich ab dem 25. Zyklustag unter dem Einfluss sinkender Progesteronspiegel die Schleimhautdurchblutung, bis die Funktionalis am 28. Tag von ihrer Unterlage abgestoßen wird.

● MERKE *Die Proliferationsphase mit einem hohen Östrogenspiegel reicht vom Ende der Menstruation (Desquamation) bis zum Eisprung. Dieser wird durch hohe FSH- und LH-Spiegel ausgelöst. Nach dem Eisprung dominiert in der Sekretionsphase das Hormon Progesteron.*

## Schwangerschaftsverhütung (Kontrazeption)

**Hormonelle Verhütung.** Die gebräuchlichen Methoden der hormonellen Verhütung verhindern den Eisprung (Ovulationshemmer) oder/und machen den Zervixschleimpfropf durch ein frühzeitiges Angebot von Gestagenen (Progesteronanaloga) für Spermien unpassierbar. Die *Ovulationshemmer* enthalten häufig in unterschiedlicher Zusammensetzung Östrogene und Gestagene (ähnliche Hormone wie Progesteron). Ihre Hauptwirkung besteht darin, dass sie die pulsartige Abgabe von GnRH aus dem Hypothalamus verlangsamen und die abgegebene Menge vermindern (negative Rückkopplung). Dadurch wird letztlich die Bildung von sprungreifen Follikeln und deren Ovulation unterdrückt.

Wegen des durch die „Pille“ (oder als Hormonpflaster, Scheidenring oder Hormonspirale möglich) erhöhten Sexualhormonspiegels klagen Frauen häufig über Kopfschmerzen, Abgeschlagenheit, Gewichtszunahme und auch nicht selten über Libidoverlust. Außerdem bringt die Hormoneinnahme ein erhöhtes Thromboserisiko (S. 43) mit sich.

**Spirale (intrauterin Pessar).** Eine in den Uterus eingebracht Spirale (intrauterin Pessar) verhindert die Einnistung der befruchteten Eizelle in die Uterusschleimhaut. Diese Methode ist langfristig und gilt als sehr sicher. Allerdings kann es bei den üblichen kupferhaltigen Spiralen zu verstärkten Monatsblutungen kommen. In solchen Fällen können Spiralen mit einem Hormonzusatz verwendet werden.

**Mechanische Verhütung.** Mechanische Verhütungsmittel dagegen verhindern den Kontakt von Spermium und Eizelle, indem sie eine Barriere für die Spermien bilden (z. B. Kondom, Diaphragma, Portiokappe).

**„Natürliche" Kontrazeption.** Die „natürliche" Kontrazeption errechnet anhand des Kalenders den ungefähren Zyklusverlauf und stützt sich auf die Messung der morgendlichen Körperkerntemperatur und die Beobachtung des Zervixschleims (erweiterte Knaus-Ogino-Methode). Kurz vor dem Eisprung wird der Zervixschleim dünnflüssig und spinnbar, lässt sich also zu Fäden ausziehen. Auch der Geruch des Sekrets verändert sich. Durch den Progesteronanstieg nach der Ovulation erhöht sich die Körpertemperatur um ca. 0,5 °C; sie fällt erst kurz vor der Menstruation wieder ab. Als relativ „sicher" gilt die Zeitspanne bis 3 Tage vor und ab 24 Stunden nach der Temperaturerhöhung.

# 13.6 Schwangerschaft

## 13.6.1 Befruchtung

Haben Spermien in der Tubenampulle eine befruchtungsfähige Eizelle angetroffen, schieben sie ihre Köpfe mit kräftigen Geißelschlägen zwischen die Follikelepithelzellen der Corona radiata. Berührt das erste Spermium die Glashaut (Zona pellucida) der Eizelle, so platzt sein Akrosom und setzt Enzyme (v. a. Hyaluronidase) frei, welche die Glashaut lokal auflösen. Das Spermium kann in die Eizelle eindringen *(Imprägnation)* und die Eizelle befruchten. Das Platzen des Akrosoms ist ein Signal für die Eizelle, ihre Zona pellucida durch chemische Modifikation für alle folgenden Spermien zu sperren.

## 13.6.2 Einnistung

### Vor der Einnistung

#### Zygote

Die Eizelle beendet nach einer erfolgreichen Befruchtung ihre 2. Reifeteilung (vgl. **Abb. 13.19**) und entsendet einen Tochterkern als weiteres Polkörperchen in die Peripherie. Gleichzeitig teilt sich auch das aus der 1. Reifeteilung hervorgegangene Polkörperchen noch einmal. Der kondensierte Zellkern des Spermiums löst sich ab und vergrößert sich in der Eizelle zum *männlichen Vorkern*, der ebenso wie der weibliche Vorkern seine DNA verdoppelt. Beide Vorkerne verschmelzen miteinander und bilden die 1. Zelle des neuen Lebewesens, die Zygote.

#### Morula

Im Verlauf des 3 – 4 Tage dauernden Transports der befruchteten Eizelle durch die Tube (**Abb. 13.22, b**) teilt sich die Zygote erst in 2, dann in 4, 8 und 16 Tochterzellen, die das Zytoplasma der Eizelle unter sich aufteilen. Im 16-Zell-Stadium (Morula) hat der entstehende Embryo den Uterus erreicht und bereitet sich auf die Einnistung vor.

#### Blastozyste

Der entstehende Embryo entwickelt sich in den ersten Stunden bis max. 3 Tage nach Eintritt in das Uteruslumen noch innerhalb der Zona pellucida weiter. Ähnlich wie die Epithelzellen des Tertiärfollikels weichen die Zellen der Keimanlage auseinander.

Es entsteht ein Hohlraum, der außen von einer einschichtigen Lage flacher Zellen, dem *Trophoblast*, umgeben ist (**Abb. 13.22, a**). Der Trophoblast wird später zum embryonalen Teil der Plazenta (Mutterkuchen). An einer Stelle buckeln sich würfelförmige Zellen in das Lumen vor. Aus diesen Zellen entsteht später der Embryo. Daher heißt dieser Zellhaufen *Embryoblast*. Wegen des charakteristischen Hohlraums im Inneren der Keimanlage wird diese jetzt Blastozyste genannt.

**Choriongonadotropin (HCG).** Schon zu diesem frühen Zeitpunkt, 5 – 6 Tage nach der Befruchtung, setzt der Trophoblast das Hormon Choriongonadotropin (HCG: Humanes Chorion Gonadotropin) frei, das wie LH den Gelbkörper zu einer verstärkten Progesteronsynthese veranlasst. Außerdem verhindert HCG die Rückbildung des Gelbkörpers und des Endometriums am Zyklusende und leitet so hormonell die Schwangerschaft ein.

Die meisten der gängigen Schwangerschaftstests weisen HCG im Urin nach und können deshalb schon 1 – 2 Wochen nach einer Befruchtung eine Schwangerschaft anzeigen.

### Einnistung

5 – 6 Tage nach der Befruchtung ist die Blastozyste derart angewachsen, dass der Trophoblast die Zona pellucida durchbricht und damit den Weg für die Einnistung (Implantation, Nidation) des Keims in die Uterusschleimhaut frei macht. Die Trophoblastzellen vermeh-

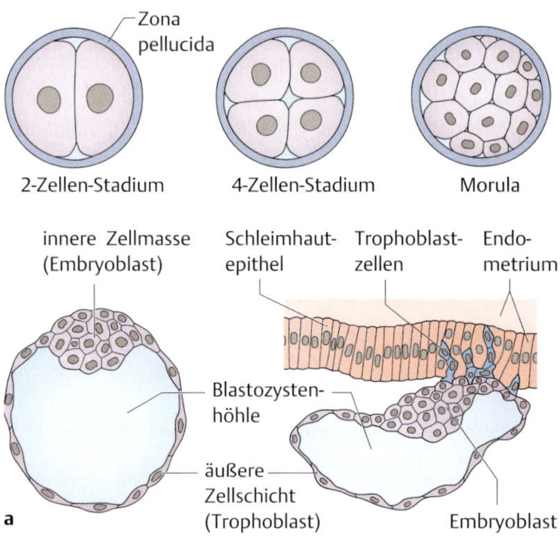


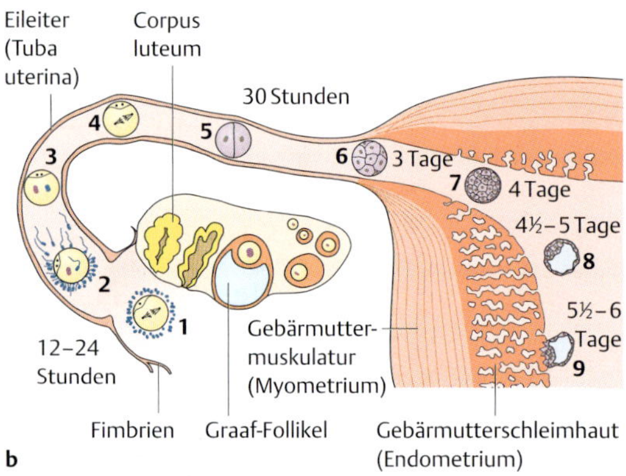


**Abb. 13.22 Einnistung.**
a Bei der Einnistung nehmen die Trophoblastzellen des embryonalen Pols der Blastozyste Kontakt mit der Uterusschleimhaut auf. Unmittelbar danach wandelt sich die Uterusschleimhaut unter dem Embryoblasten um, damit sich der Keim in die Schleimhaut vorarbeiten kann.
b Schematische Darstellung der Entwicklungsvorgänge beim Menschen in der ersten Woche:
1 Eizelle direkt nach der Ovulation
2 Befruchtung innerhalb von 12 – 24 h
3 Stadium mit männlichem und weiblichem Vorkern
4 Zygote, 1. Furchungsteilung
5 2-Zellen-Stadium
6 Morulastadium
7 Eintritt in die Gebärhöhle
8 Blastozyste mit Blastozystenhöhle
9 frühes Stadium der Einnistung (Implantation)

ren sich an dieser Stelle rapide und wachsen in die Schleimhaut regelrecht hinein. Das Epithel der Uterusschleimhaut schließt sich später über dem Keim und kapselt ihn gegen die freie Uterushöhle ab.

Der Ort der Implantation hängt von der Oberflächenbeschaffenheit des Endometriums ab. Meistens nistet sich die Blastozyste an der Rückseite des Uteruslumens im oberen hinteren Drittel ein.

Eine Einnistung in der Nähe des Gebärmutterhalses birgt die Gefahr, dass sich die Plazenta vor die Zervix schiebt *(Placenta praevia)* und durch Verlegung des Geburtsweges eine normale Geburt unmöglich macht.

Nachdem sich die Blastozyste an der Uterusschleimhaut festgesetzt hat, wuchern die Zellen des Trophoblasten ins mütterliche Gewebe ein. Dieser Vorgang gleicht einer krebsartigen Wucherung, wird aber durch Hormonkontrolle gesteuert.

## 13.6.3 Keim, Embryo und Fetus

Die menschliche vorgeburtliche Entwicklung verläuft in folgenden Phasen:
- Keimphase
- Embryonalphase
- Fetalphase

So wird das Ungeborene zunächst Keim (1.– 3. Woche), dann Embryo (4.– 8. Woche) und schließlich Fetus (9. Woche bis zum Ende der Schwangerschaft) genannt.

### Keim

In der 2. und 3. Entwicklungswoche (Keimphase) entstehen die Vorläufer der verschiedenen Gewebe des Körpers in Form dreier Keimblätter.

#### Äußeres und inneres Keimblatt

Unmittelbar nach der Einnistung ordnet sich der Zellhaufen des Embryoblasten zu 2 je einschichtigen Zelllagen, den Keimblättern (**Abb. 13.23**). Das äußere Keimblatt *(Ektoderm)* ist der Uteruswand benachbart, das innere Keimblatt *(Endoderm oder Entoderm)* orientiert sich in Richtung Uteruslumen.

**Amnionhöhle.** Zwischen den schmalen, hohen Zellen des Ektoderms und dem Trophoblasten bildet sich ein neuer Hohlraum, die Amnionhöhle, die später den gesamten Embryo umhüllen wird. Flache epithelartige Zellen aus dem äußeren Keimblatt grenzen die Amnionhöhle gegen den Trophoblasten ab.

**Dottersack.** In ähnlicher Weise wie die Amnionhöhle bildet sich zwischen den kleineren Endodermzellen und dem Trophoblasten der Dottersack (Saccus vitellinus). Den Raum zwischen Dottersack und Trophoblast füllt das schwammartige extraembryonale Mesenchym aus.

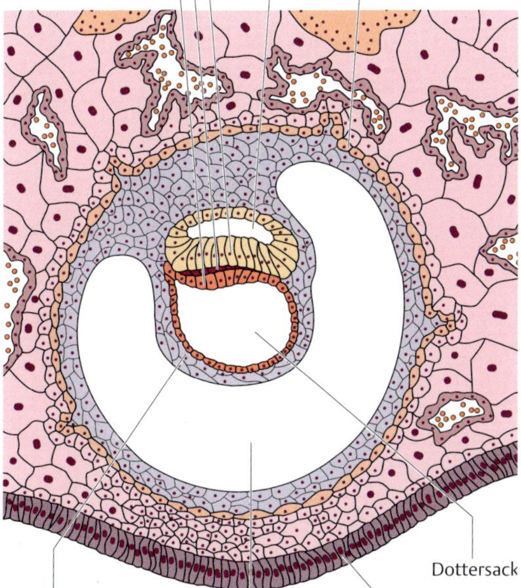


**Abb. 13.23 Dreiblättriger Keim (2 Wochen).** In der 3. Woche nach der Befruchtung liegt der Keim vollständig innerhalb der Uterusschleimhaut. Der Embryoblast hat sich zu 3 Keimblättern (Ektoderm, Mesoderm, Endoderm) fortentwickelt. Äußeres und inneres Keimblatt bilden jeweils einen Hohlraum, die Amnionhöhle bzw. den Dottersack. Die Uterusschleimhaut ist jetzt schon sehr gut durchblutet. Sie erkennen zahlreiche, seenartig vergrößerte Kapillaren.

### Mittleres Keimblatt

Im Verlauf der 3. Entwicklungswoche wuchern aus dem Ektoderm Zellen in den Spaltraum zwischen äußerem und innerem Keimblatt ein und formen ein locker gefügtes Netzwerk (mittleres Keimblatt, *Mesoderm*). Aus diesem Gewebe entstehen später Knochen, Knorpel, Muskulatur und Bindegewebe, während das Ektoderm als Vorläufer von Haut, Schleimhäuten, Drüsen, einigen Organgeweben und dem Nervensystem gilt. Aus den Zellen des inneren Keimblattes entstehen der Verdauungstrakt mit Leber und Pankreas sowie die Organe des Atmungssystems.

● MERKE *Aus dem Ektoderm entstehen die Haut, das Nervensystem und die Hautdrüsen, aus dem Mesoderm Bindegewebe und der Bewegungsapparat, aus dem Endoderm Magen-Darm-Trakt und Atmungsorgane.*

## Embryo

In der Embryonalphase (**Abb. 13.24**), d. h. in der 4.–8. Woche der Entwicklung, bilden sich alle wichtigen Organ- und Gliedmaßenanlagen, sodass Schädigungen in der Frühschwangerschaft zum Fehlen oder zur Missbildung ganzer Körperteile führen können.

### Neuralrohr

Ungefähr am 18. Tag beginnt das Ektoderm sich in der Längsachse einzudellen und bildet als Vorläufer von Rückenmark und Gehirn die *Neuralrinne*. Ihre Ränder erheben sich immer mehr, bis aus der Neuralrinne ein geschlossenes Neuralrohr (**Abb. 13.24**) entsteht (28.–30. Tag).

### Somiten

Ende der 3. Woche entwickelt sich parallel zur Neuralrinne je ein *Somit* (Ursegment) aus dem Mesoderm, der später zu dem zugehörigen Wirbelkörper, dem Knochengerüst der Gliedmaßen, der Skelettmuskulatur und dem Unterhautgewebe wird. Neuralrohr und Somiten wachsen in der Längsrichtung wesentlich stärker als das Endoderm. Daher krümmt sich der Embryo etwa ab dem 21. Entwicklungstag mehr und mehr zusammen und verkleinert damit den Zugang zum Dottersack.

### Darmanlage und Extremitäten

Zu Beginn der 5. Woche hat sich so die endodermale Darmanlage weitgehend vom Dottersack abgeschnürt und in das Innere des Embryos verlagert; der Dottersack verkümmert. Jetzt knospen auch Arme und Beine als zunächst plumpe paddelartige Fortsätze mit flachen Furchen zwischen den Anlagen von Fingern und Zehen aus.

### Kopf

Am Ende der Embryonalzeit ist der werdende Fetus ca. 3 cm lang. Der Kopf ist im Verhältnis riesig, er nimmt etwa die Hälfte des gesamten Körpers ein. Augen und Ohren sind sichtbar, alle inneren Organe sind angelegt und weitgehend funktionstüchtig.

● PFLEGE ***Die Thalidomid-Katastrophe.*** *Zu Beginn der 60er-Jahre wurde das Medikament Thalidomid (Contergan) als Schlafmittel eingesetzt. Es zeigte sich jedoch, dass dieser Stoff teratogen, also fruchtschädigend wirkt und insbesondere die Entwicklung der Gliedmaßenanlagen aus den embryonalen Segmenten hemmt. Die Folge sind verkümmerte Gliedmaßen mit paddelförmigen Extremitäten. Thalidomid erlebt heute eine Renaissance als Blocker der Gefäßneubildung bei Krebserkrankungen.*

13

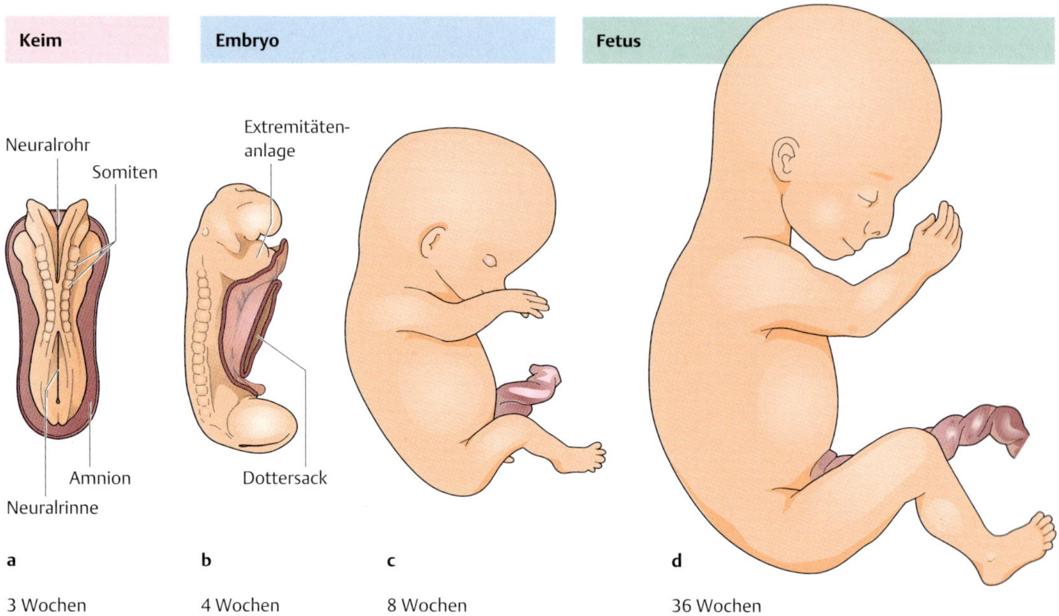


**Abb. 13.24 Vorgeburtliche Entwicklung.**
a In der 4. Entwicklungswoche faltet sich der 3-blättrige Keim auf und bildet das Neuralrohr.
b Eine Woche später sind bereits die ersten Anlagen von Armen und Beinen zu erkennen.
c Es beginnt die Embryonalperiode, die mit der 8. Entwicklungswoche endet. Alle Gliedmaßen und inneren Organe sind zu dieser Zeit bereits angelegt und entwickeln sich während der Fetalzeit lediglich weiter.
d Fetalphase.



## Entwicklung des Fetus

Die letzten gut ⅔ der intrauterinen Entwicklung (ab dem 3. Monat bis zur Geburt) werden als Fetalphase bezeichnet. Wurden in der Embryonalzeit alle lebenswichtigen Systeme des Körpers angelegt, so steht nun das Wachstum durch Zellvermehrung im Vordergrund. Entsprechend vervielfacht sich das Gewicht des Fetus von knapp 10 g zu Beginn der Fetalperiode auf das Geburtsgewicht von im Mittel 3,5 kg (**Abb. 13.25**).

### Wachstum

Das Wachstum ist dabei absolut gesehen in den letzten Schwangerschaftsmonaten am stärksten, relativ zum Ausgangsgewicht jedoch wächst der „junge" Fetus erheblich schneller heran. Insgesamt bleibt das Wachstum des Kopfes nun stark hinter dem der übrigen Körperteile zurück, sodass er bei der Geburt nur noch ein Viertel der gesamten Körperlänge ausmacht.

Drei Monate nach der Befruchtung haben sich die Genitalorgane so weit entwickelt, dass das Geschlecht im Ultraschallbild gerade eben erkennbar wird.

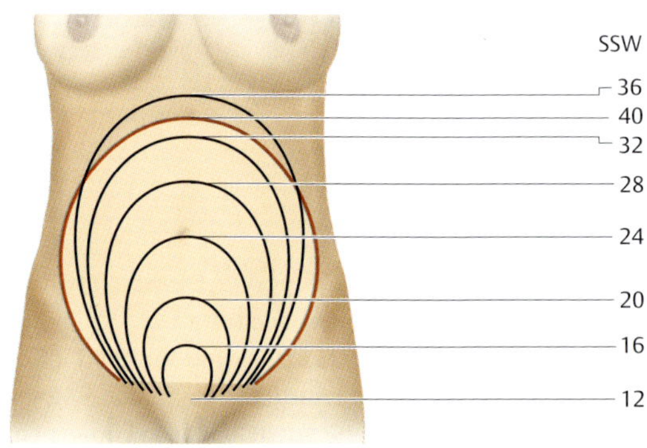


**Abb. 13.25 Lage des Uterus in der Schwangerschaft.** Die Untersuchung des schwangeren Uterus mit beiden Händen durch die Bauchdecke lässt erkennen, ob die Schwangerschaft regelrecht fortschreitet. Die Zahlen bezeichnen die Schwangerschaftswoche, die blauen Linien die tastbaren Grenzen des Uterus. Zusammen mit der Ultraschalluntersuchung lassen sich so Störungen, wie z. B. ein zu geringes Volumen der Amnionflüssigkeit, erkennen.

Im 5. Schwangerschaftsmonat spürt die werdende Mutter erstmals deutliche Eigenbewegungen des Kindes.

#### Lungenreife

Ab wann der Fetus selbstständig lebensfähig wird, hängt weitgehend vom Entwicklungszustand der fetalen Lungen ab. Ihren Alveolen fehlen bis zum 7. Monat oberflächenaktive Substanzen *(Surfactant)* und die Wand ist für die Atemgasdiffusion noch zu dick. Diese werden von spezialisierten Epithelzellen in den Lungenalveolen gebildet und setzen die Oberflächenspannung der Lungenbläschen so weit herab, dass das Kind seine Lungen mit Luft befüllen kann. Bei sehr unreifen Frühgeborenen ist darüber hinaus oft die Anzahl der Alveolen und/oder Alveolarkapillaren zu gering. Die Feinstruktur der Lungen entwickelt sich nämlich auch beim zeitgerecht geborenen Säugling erst weitgehend nachgeburtlich. Einem Frühgeborenen fehlt also viel Entwicklungszeit.

### Reifezeichen eines Neugeborenen

Ein reifes Neugeborenes sollte 3000 – 4200 g wiegen und eine Körperlänge von 48 – 55 cm bei einem Kopfumfang von 33 – 37 cm haben. Typische Reifezeichen sind:

- rosige Haut mit gut entwickeltem Unterhautfettgewebe
- starke Ausprägung der Hautleisten an der Fußsohle
- deutlich erkennbare Faltung der Ohrmuschel
- vollständiger Deszensus beider Hoden bzw. ein von den großen Labien vollständig bedeckter Scheidenvorhof
- bis zur Fingerkuppe reichende Nägel

● PFLEGE ***APGAR-Index.*** *Unmittelbar nach der Geburt sowie nach 5 und 10 Minuten bestimmt die Hebamme bzw. der Geburtshelfer den APGAR-Index. Er setzt sich aus 5 Beobachtungen zusammen, die mit 0 (schlecht bzw. nicht vorhanden), 1 (gerade noch ausreichend) oder 2 (gut) bewertet werden. Alle Zahlen werden addiert. Die Kategorien sind:*

- *Atmung*
- *Puls*
- *Hautfärbung*
- *Muskeltonus*
- *Reflexe*

*Ein APGAR-Index von 10 ist optimal. Werte unter 5 kennzeichnen einen schweren Sauerstoffmangelzustand. Frühgeborene mit einem Körpergewicht unter 1200 – 1500 g haben oft einen schlechten APGAR-Wert, u. a. deshalb, weil ihr Atmungssystem noch nicht ausgereift und die Temperaturkontrolle noch nicht entwickelt ist. Durch den Fortschritt der Intensivmedizin haben heute aber schon Frühgeborene deutlich unter 1000 g eine gute Überlebenschance.*

## 13.6.4 Allgemeine Veränderungen in der Schwangerschaft

Eine Schwangerschaft spielt sich nicht allein im Uterus ab, sondern verändert die gesamte Physiologie der Frau.

### Blut

Wegen der stark erhöhten Hormonspiegel, insbesondere des Progesterons, steigt das Blutvolumen um durchschnittlich 35 %, das Plasmavolumen sogar um 45 % an. Da die gesamte Anzahl der roten Blutkörperchen weitgehend gleich bleibt, sinken der Hb-Wert (auf 10 – 12 g/100 ml) und der Hämatokrit (auf 30 – 35 %) ab. Diese Veränderungen können zu einer deutlichen Blutdruckerhöhung führen. Regelmäßige Blutdruckkontrollen sind daher Bestandteil jeder Schwangerschaftsuntersuchung.

Bereits im 1. Schwangerschaftsdrittel entwickeln sich leichte Ödeme in allen Körperpartien, die gerade im Gesichtsbereich kleinere Fältchen verstreichen lassen. Dies ist der Grund für das häufig „blühende" Aussehen schwangerer Frauen.

● KRANKHEITSLEHRE ***Gestose und HES.*** *Stoffwechselerkrankungen in der Schwangerschaft werden unter dem Begriff Gestosen zusammengefasst. Unter einer EPH-Gestose wurde das gemeinsame Auftreten von Ödemen (engl. edema), Proteinurie und Bluthochdruck (Hypertonie) zusammengefasst. Dieser Begriff wurde von der Bezeichnung HES (Hypertensive Erkrankung in der Schwangerschaft) abgelöst, da der erhöhte Blutdruck im Vordergrund steht und diverse Organfunktionen (auch des Gehirns) beeinträchtigen kann. Diese Krankheit ist häufig die Vorstufe der lebensbedrohenden Eklampsie, einer Folge von tonisch-klonischen Muskelkrämpfen, die einem epileptischen Anfall ähneln.*

### Gewichtszunahme

Als Faustregel gilt, dass eine Frau während der gesamten Schwangerschaft ungefähr 10 – 12 kg an Gewicht zunehmen sollte, das meiste während der letzten 2 Monate. Ein Drittel davon entfällt auf das Baby, ⅓ auf Uterus, Plazenta und Fruchtwasser und der Rest auf eine leichte Wassereinlagerung im Gewebe. Nimmt eine Schwangere deutlich stärker zu, kann dies an der verstärkten Bildung von Ödemen liegen. Dann sollte dringend nach den Zeichen einer Gestose gefahndet werden.

### Übelkeit

Weitere Allgemeinveränderungen in der Frühschwangerschaft sind die leidige Übelkeit, die man in minderschweren Fällen wegen der möglichen Gefährdung des Embryos nicht mit Medikamenten behandeln wird. Immer wiederkehrendes und andauerndes Erbrechen sollte allerdings wegen des hohen Flüssigkeitsverlustes ernst genommen werden. Die oft bekannte Veränderung der Ernährungsgewohnheiten ist harmlos, solange alle notwendigen Nahrungsbestandteile enthalten sind.

### Raumforderung

In den letzten 3 Monaten überwiegen Veränderungen als Folge der mechanischen Raumforderung von Kind und Uterus: Die Atmung wird flacher, obwohl das Atemzeitvolumen um 40 % erhöht ist, die Atemruhelage ist in Richtung der Inspiration verschoben.

In Rückenlage kann die untere Hohlvene durch das Gewicht des Uterus abgedrückt werden (Vena-cava-Kompressionssyndrom). Deshalb sollte eine (Hoch-) Schwangere zur Untersuchung (z. B. Kardiotokografie [CTG]: Untersuchung der kindlichen Herztöne) auf der Seite gelagert werden, um den Rückfluss des Blutes zum Herzen nicht zu behindern.

Auch der häufig unregelmäßige Stuhlgang ist wahrscheinlich in erster Linie eine Folge der Verdrängung des Dickdarms.

### Psychische Veränderungen

Psychische Veränderungen während der Schwangerschaft sind sehr häufig, äußern sich jedoch in individuell höchst unterschiedlicher Weise. Während einige psychische Erkrankungen, z. B. schizophrene Psychosen, durch eine Schwangerschaft häufig verschlimmert oder überhaupt erst ausgelöst werden, hat der Anstieg der Sexualhormone auf die Stimmungslage vieler Frauen einen ausgeprägt positiven Einfluss.

● **MERKE** *In der Fetalzeit (3.– 9. Schwangerschaftsmonat) wächst das Gewicht des Ungeborenen exponentiell an. Entsprechend erhöhen sich bei der Schwangeren in den letzten 3 Monaten Blut- und Plasmavolumen sowie der Blutdruck.*

13

## 13.7 Plazenta

Mit zunehmendem Wachstum stellt der Embryo immer größere Anforderungen an die Versorgung mit Energie- und Baustoffen und die Entsorgung von Stoffwechselprodukten wird aufwendiger. Diese Aufgabe übernimmt die Plazenta (Mutterkuchen, **Abb. 13.26**), die gemeinsam von Mutter und Embryo bzw. Fetus gebildet wird.

Der embryonale Teil heißt *Chorion*, der mütterliche ist die Schleimhaut des Uterus, die jetzt *Dezidua* (= hinfällige Haut, weil sie nach der Geburt abgestoßen wird) heißt. Das wesentlich am Stoffaustausch beteiligte Gewebe ist der vom Trophoblasten stammende Synzytiotrophoblast (Synzytium: Gewebe aus miteinander verschmolzenen Zellen, s. u.). *Chorionzotten* sind Fortsätze des Chorions, die kindliche Blutgefäße enthalten.

Eine weitere Aufgabe der Plazenta besteht in der Bildung von Hormonen, die für den geregelten Ablauf der Schwangerschaft unerlässlich sind.

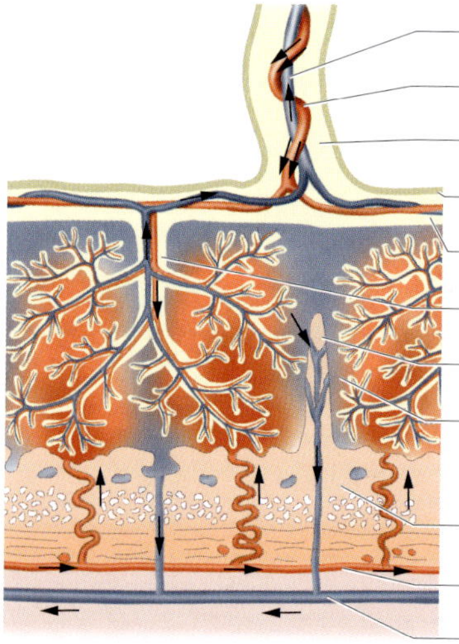


**Abb. 13.26 Reife Plazenta.** Über den Mutterkuchen (Plazenta) findet der Sauerstoffaustausch zwischen Mutter und Kind statt, dabei besteht zwischen dem kindlichen und mütterlichen Kreislauf keine Verbindung.

### 13.7.1 Entwicklung

#### Trophoblast

Schon in der Keimphase wächst der Trophoblast 2-schichtig als zellulär organisierter *Zytotrophoblast* und – diesen bedeckend – als nicht in Zellen aufgegliederte Gewebewucherung (Synzytiotrophoblast) in das Endometrium (jetzt Dezidua genannt) ein.

Dabei greift diese aggressiv wachsende „Geschwulst" arterielle und venöse Gefäße der Uterusschleimhaut an. Es entstehen blutgefüllte Hohlräume (Lakunen) in der Dezidua, die mit kindlichem Gewebe ausgekleidet sind. Auf diese Weise wird das embryonale Gewebe von arteriellem Blut der werdenden Mutter umspült und kann hieraus Nährstoffe und Sauerstoff entnehmen. Durch weitlumige Venen in der Dezidua fließt das Blut in den mütterlichen Kreislauf zurück.

#### Chorion

Ab der frühen Embryonalzeit bildet der Trophoblast Zotten mit immer feineren Verzweigungen, in die kindliche Blutgefäße und Bindegewebe hineinwachsen. Das gesamte Trophoblastgewebe des Embryos bezeichnet man ab jetzt als Chorion. In Richtung des Endometriums gewinnt das Chorion (Chorion frondosum) rasch an Dicke, die Zottenbäume verzweigen sich immer mehr und die Plazenta entsteht. Die gegenüberliegende Seite verliert in der Embryonalzeit ihre Zotten (Chorion laeve). Es verschmilzt am Ende des 3. Entwicklungsmonats mit dem Epithel der Chorionhöhle, die dann *Amnionhöhle* heißt. Das Amnionepithel (Schafshaut) bildet die innere *Eihaut* und ist Bestandteil der Fruchtblase.

Je älter der Embryo (Fetus) wird, desto größer werden auch seine Bedürfnisse hinsichtlich des Stoffaustausches mit dem mütterlichen Organismus. Der Zottenbaum zweigt sich daher immer stärker auf, um die Austauschfläche zwischen kindlichem und mütterlichem Kreislauf zu erhöhen.

#### Aufbau

Zum Zeitpunkt der Geburt besitzt die reife Plazenta einen Durchmesser von 15 – 20 cm und wiegt 450 – 600 g. Von der gesamten Dicke (2 – 4 cm) entfällt der größte Teil auf die fetalen Zottenbäume (**Abb. 13.26**). Nur die aus der Dezidua gebildete bindegewebige *Basalplatte* und einige *Septen*, welche die Blutzirkulation unvollständig unterteilen, stammen von der Mutter.

In die von Amnion bedeckte fetale Seite (Chorionplatte) mündet die Nabelschnur mit ihren 3 Gefäßen (2 zur Plazenta führende Arterien, eine abführende Vene). Die *beiden Nabelarterien* (Aa. umbilicales) bilden den reich verzweigten blumenkohlförmigen Zottenbaum, dessen Enden in die von mütterlichem Blut umspülten Lakunen (intervillöser Raum) eintauchen. An den Gefäßen des Zottenbaums findet der Stoffaustausch zwischen mütterlichem und kindlichem Blut statt. Das mit Sauerstoff und Nährstoffen angereicherte, von $CO_2$ und Stoffwechselprodukten befreite kindliche Blut strömt durch die *Nabelvene* (V. umbilicalis) zum Fetus zurück.

#### Blutversorgung

Für den Fetus ist die Plazenta gleichzeitig ein Ersatz für die Lungen ($O_2$- und $CO_2$-Austausch), den Darm (Versorgung mit Energie und Baustoffen) und die Nieren (Entsorgung von Abfallprodukten). Dementsprechend stark ist die Durchblutung der Plazenta in der späten Schwangerschaft.

Auf der fetalen Seite fließen 200 – 350 ml Blut/min durch das geschlossene Kapillarsystem der Zottenbäume, das entspricht etwa ⅓ des gesamten kindlichen Herzzeitvolumens. Auf der mütterlichen Seite beträgt die Durchblutung ca. 400 – 500 ml/min – immerhin noch fast 10 % ihres Herzminutenvolumens.

Die höhere Durchströmung der mütterlichen Plazentaseite erklärt sich daraus, dass der intervillöse Raum ein offenes Kreislaufsystem bildet, dessen Volumen im 9. Monat ca. 200 ml beträgt. Dieses Volumen mischt sich ständig mit dem zuströmenden arteriellen Blut, sodass die Sauerstoffsättigung niedriger ist als in einem geschlossenen Kapillargebiet.

Ähnlich wie in der Lunge des Erwachsenen stellt die Sauerstoffversorgung des Fetus, also die Diffusion über die Plazenta, einen kritischen Faktor dar. Der Fetus erhöht seine Sauerstoffsättigung dadurch, dass sein Hämoglobinmolekül (HbF, fetales Hämoglobin) eine besonders hohe „Anziehung" auf Sauerstoff (Sauerstoffaffinität) hat und so den $O_2$ aus dem mütterlichen Blut förmlich absaugt.

● **MERKE** *Die Plazenta ist ein Gemeinschaftsorgan von Mutter und Fetus. Die mütterliche Seite enthält offene Lakunen gefüllt mit mütterlichem Blut, in die die fetalen Gefäßstrukturen mit einem geschlossenen Kreislauf eintauchen. Sauerstoff, Kohlendioxid, Nähr- und Abfallstoffe diffundieren durch die Membran zwischen beiden Kreislaufhälften.*

## 13.7.2 Plazentahormone

**Abb. 13.27** zeigt die Veränderungen der wichtigsten Hormone während der Schwangerschaft.

### HCG und Progesteron

Unter dem Einfluss von HCG aus dem Trophoblasten bildet der Gelbkörper Progesteron, das die Uterusschleimhaut weiter aufbaut, den Zyklus unterbricht und Kontraktionen des Uterus verhindert. Während die HCG-Produktion ihr Maximum erreicht (8.–12. Schwangerschaftswoche), erzeugt die Plazenta in zunehmendem Umfang selbst Progesteron und löst damit den Gelbkörper nahtlos ab. Die HCG-Produktion ist im 4. Schwangerschaftsmonat weitgehend erloschen, der Gelbkörper bildet sich zurück.

Mit dem verstärkten Wachstum der Plazenta in der Fetalzeit steigt auch die Progesteronsynthese an. Die Plasmakonzentration steigt um mehr als das 10-Fache von 9 ng/ml (2. Monat) auf 90–130 ng/ml (9. Monat). Im letzten Schwangerschaftsdrittel baut die fetale Nebennierenrinde Progesteron zu Kortisol um, das die Lungenreifung des Fetus fördert. Ein inaktives Abbauprodukt, Pregnandiol, wird von der Mutter mit dem Urin ausgeschieden.



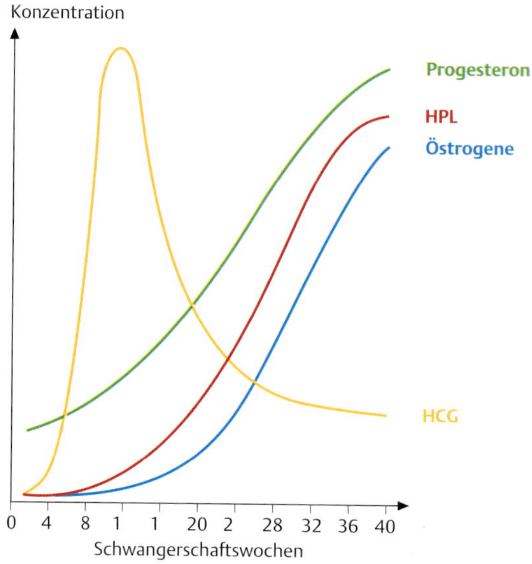


**Abb. 13.27 Hormonveränderungen in der Schwangerschaft.** Das Hormon HCG fördert im 1. Schwangerschaftsdrittel die Abgabe von Progesteron aus dem Gelbkörper. Im 2. und 3. Drittel erzeugt die Plazenta alle benötigten Hormone (Progesteron, HPL, Östrogene) selbst, sodass der Organismus HCG nicht mehr benötigt.

### Östriol

Ungefähr ab dem Beginn des 3. Schwangerschaftsmonats bildet die fetale Nebennierenrinde das Steroidhormon DHEA (Dehydroepiandrosteron), das die Plazenta aufnimmt und zu dem weiblichen Geschlechtshormon Östriol verstoffwechselt. Die Niere scheidet Östrogene weitgehend unverändert aus, sodass die Menge von Östriol, Östron und Östradiol im 24-Stunden-Urin mit zunehmender Schwangerschaftsdauer kontinuierlich von weniger als 1 mg (3. Monat) auf 20–70 mg ansteigt. Sinkt zu irgendeinem Zeitpunkt der Schwangerschaft die Östriolausscheidung ab, so produziert entweder der Fetus zu wenig DHEA oder die Plazentafunktion ist eingeschränkt. Die Östriolausscheidung ist daher einer von mehreren Indikatoren für die Gesundheit von Mutter und Kind.

### HPL

Ab dem 2. Monat der Schwangerschaft produziert der Synzytiotrophoblast zunehmende Mengen des Peptidhormons HPL (engl. Human placental Lactogen; auch HCS: Human chorionic Somatomammotropin). Kurz vor der Geburt erreicht die HPL-Synthese einen für ein Hormon enorm hohen Wert von 1–3 g täglich.

HPL stimuliert ähnlich wie das Wachstumshormon die Größenentwicklung des Fetus, fördert das Wachstum der mütterlichen Brüste und verbessert wie Prolaktin die Aussprossung der Brustdrüsenanteile im Gewebe.

## 13.7.3 Plazentaschranke

Mutter und Kind sind 2 genetisch und immunologisch ganz unterschiedliche Organismen, die in einem gemeinsamen Körper leben, ohne eine Immunabwehr gegen das „fremde“ Leben zu entwickeln. Diese immunologische Toleranz ist einzigartig für die Zeit der Schwangerschaft und setzt eine mechanisch intakte Plazenta voraus, die einen Übertritt von Körperzellen aus dem Fetus in die Mutter oder umgekehrt verhindert.

Über diese Plazentaschranke gelangen normalerweise nur Gase, Flüssigkeit, Elektrolyte (Salze) und relativ kleinmolekulare Eiweißstoffe einschließlich der IgG-Antikörper. Nur im Falle einer gestörten Funktion der Plazentaschranke und bei der Geburt kommen andere mütterliche und kindliche Blutbestandteile in Kontakt.

## Rhesus-Inkompatibilität

Der häufigste Fall einer gestörten immunologischen Toleranz ist die Rhesus-Inkompatibilität (**Abb. 13.28**). Eine Sensibilisierung geschieht meist während der Geburt eines rhesuspositiven Fetus (Vater, rhesuspositiv) von einer rhesusnegativen Mutter: Während der Geburt bricht die Blut-Plazenta-Schranke zusammen (sie hat ihre Aufgabe eigentlich ja auch erfüllt) und kindliche Erythrozyten gelangen in das mütterliche Blut. Der mütterliche Organismus bildet gegen das Rhesusantigen Antikörper vom Typ IgG. Bei einer weiteren Schwangerschaft mit einem wiederum rhesuspositiven Fetus gelangen nun die plazentagängigen Antikörper in den kindlichen Organismus. Sie greifen die kindlichen Erythrozyten an und führen hier zu deren Hämolyse. Das Ungeborene entwickelt schon im Mutterleib eine Blutarmut (Anämie) und infolge eine Unterversorgung der Organe mit Sauerstoff. In vielen Fällen endet solch eine Schwangerschaft mit einer Fehlgeburt.

● KRANKHEITSLEHRE ***Rhesus-Inkompatibilität und Anti-D-Prophylaxe.*** *Der Rhesusfaktor des Fetus kann heute unproblematisch aus dem mütterlichen Blut bestimmt werden. Ist die Mutter rhesusnegativ, der Fetus jedoch rhesuspositiv, werden der Mutter Anti-D-Immunglobuline verabreicht, um eine Sensibilisierung zu vermeiden. Die Anti-D-Gabe wird auch dann durchgeführt, wenn ein direkter Kontakt mit dem rhesuspositiven fetalen Blut stattgefunden hat (z. B. Geburt, Abort, Abtreibung, Fruchtwasseruntersuchung). Das Zeitfenster beträgt hierbei jedoch max. 72 h. Die Injektionen mit Anti-D-Immunglobulin fangen fetale Erythrozyten im mütterlichen Blut ab, bevor sie eine Sensibilisierung auslösen können. Rhesusnegative Frauen sollten auch unbedingt testen lassen, ob sie vielleicht unbemerkt sensibilisiert worden sind (Coombs-Test auf zirkulierende Antikörper, sog. irreguläre Antikörper,* *s. S. 62**).*
*Einem Neugeborenen mit den Symptomen einer Hämolyse, helfen häufig nur eine oder mehrere Austauschtransfusionen des gesamten kindlichen Blutes. Auch Austauschtransfusionen des Fetus im Uterus sind möglich.*

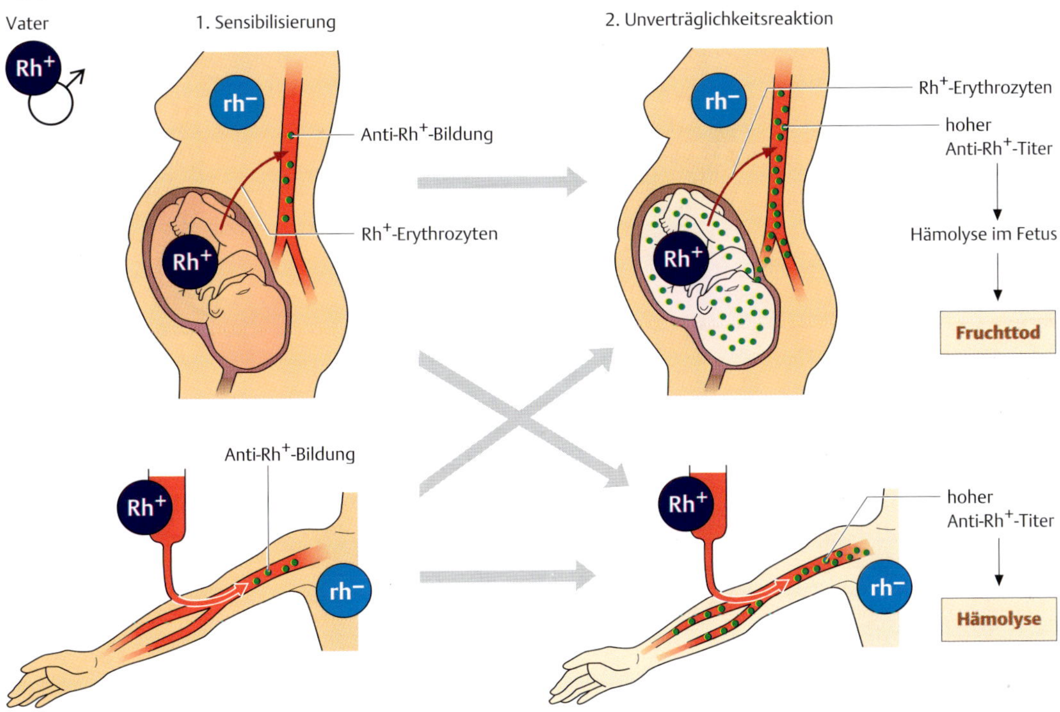


**Abb. 13.28 Rhesus-Inkompatibilität.** Zu einer fehlerhaften Immunreaktion kommt es, wenn eine rhesusnegative Frau ($rh^-$) mit einem Rhesuspositiven ($Rh^+$) Kind schwanger ist – vorausgesetzt die Mutter ist vorher gegen $Rh^+$-Erythrozyten sensibilisiert worden. Die Sensibilisierung kann durch eine vorhergehende Schwangerschaft mit einem $Rh^+$-Kind (links oben) oder durch eine fehlerhafte Bluttransfusion mit $Rh^+$-roten Blutkörperchen erfolgt sein (links unten). Die Mutter bildet danach eine hohe Konzentration (Titer) von IgG-Antikörpern gegen $Rh^+$. Bei einer 2. Schwangerschaft dringen diese in den fetalen Kreislauf vor und führen zur Hämolyse (rechts oben). Eine 2. Bluttransfusion würde ebenfalls zur Hämolyse führen, allerdings im mütterlichen Kreislauf (rechts unten).

# 13.8 Fetaler Kreislauf und Geburt

## 13.8.1 Fetaler Kreislauf

Die Kreislaufsituation im Uterus unterscheidet sich grundlegend von derjenigen nach der Geburt: Die Lungen des Fetus sind noch nicht entfaltet und können so noch nicht am Gasaustausch teilnehmen. An ihrer Stelle wird das Blut durch die Plazenta mit Sauerstoff aus dem mütterlichen Kreislauf versorgt und wird auf demselben Wege von Kohlendioxid befreit. Die Strömungsverhältnisse und Sauerstoffpartialdrücke im fetalen Kreislauf sind komplex. Es folgt ein kurzer Überblick (**Abb. 13.29**).

### Besonderheiten

#### Nabelgefäße und Ductus venosus

Ein Teil des kindlichen Bluts fließt über die beiden Nabelarterien (Aa. umbilicales), die aus den Beckenarterien entspringen, zur Plazenta. Dort wird das Blut zu etwa 50 – 70 % mit Sauerstoff gesättigt und gelangt über die Nabelvene (V. umbilicalis) zur Leberpforte des Fetus. Die Verbindung der Nabelvene mit der unteren Hohlvene stellt der Ductus venosus dar (**Abb. 13.29, a**). Zum rechten Herzen gelangt also Mischblut – sauerstoffreiches Blut aus der Plazenta und sauerstoffarmes Blut aus den fetalen Venen. Dieses Mischblut kann nun

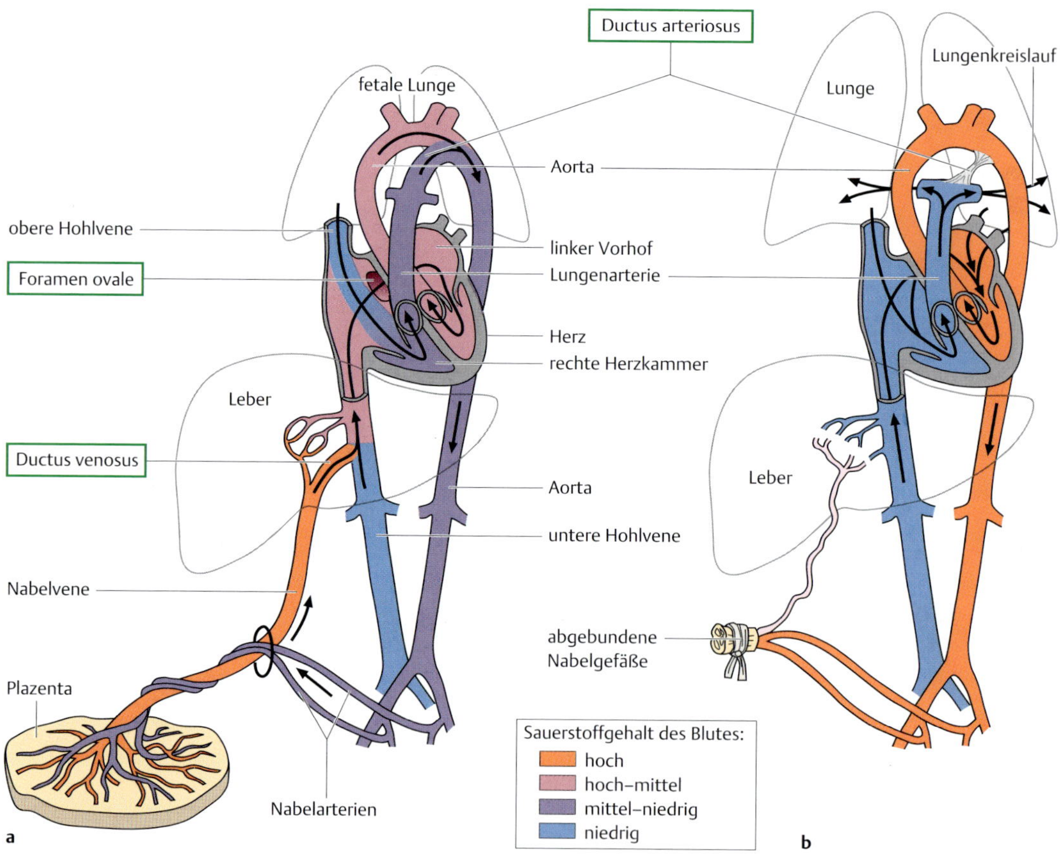


**Abb. 13.29 Fetaler und kindlicher Kreislauf.** Der Kreislauf des Fetus (**a**) weicht von der Situation nach der Geburt (**b**) ab: 1. Durch den Ductus venosus vor der Leber erreicht das sauerstoffreiche Blut aus der Nabelvene die untere Hohlvene. 2. Fast die gesamte Blutmenge aus der unteren Hohlvene strömt durch das Foramen ovale direkt aus dem rechten in den linken Herzvorhof und umgeht damit die nur schwach durchblutete Lunge. 3. Der Rest fließt zwar durch die Lungenarterie, umgeht aber die Lunge durch den Ductus arteriosus. Alle 3 Kurzschlüsse bilden sich innerhalb der ersten Lebenswochen zurück.
a Fetaler Kreislauf.
b Kindlicher Kreislauf nach der Geburt.

aber nicht wie nach der Geburt über rechten Vorhof und rechte Kammer in die Lungenstrombahn gelangen, da die noch nicht entfaltete Lunge diese großen Blutmengen nicht aufnehmen kann.

### Foramen ovale und Ductus arteriosus

Der Widerstand der Lungengefäße ist beim Ungeborenen wesentlich höher als nach der Geburt, da die Lungen noch nicht mit Luft gefüllt sind. Daher muss ein Teil des Herzzeitvolumens vom rechten in den linken Vorhof kurzgeschlossen werden. Den eigentlichen Kurzschluss bildet zum einen das *Foramen ovale (ovales Fenster)*, ein Loch in der Vorhofscheidewand des Herzens, durch das Mischblut aus dem rechten in den linken Vorhof strömt.

Der Rest des Mischbluts gelangt über die rechte Kammer in den Anfangsteil der Lungenarterie und von dort über einen 2. Kurzschluss, den *Ductus arteriosus (Botalli-Gang)*, direkt in die Aorta. Nur ein verschwindend kleiner Teil des Herzzeitvolumens strömt durch die Lungen (**Abb. 13.29, a**).

## Umstellungsreaktionen nach der Geburt

### Entfaltung der Lunge

Nach der Geburt muss der fetale Kreislauf sehr schnell umgestellt werden, sonst würden die Lungen nicht genügend durchblutet werden und das Neugeborene müsste ersticken. Das Durchtrennen der Nabelschnur aktiviert das kindliche Atemzentrum und mit dem ersten Schrei entfalten sich die Lungen des Neugeborenen (**Abb. 13.29, b**). Daraufhin haben die Lungenarterien mehr Platz zur Verfügung und der Widerstand in der Lungenstrombahn sinkt ausreichend stark ab.

### Verschluss der Kurzschlüsse

Der Ductus venosus kontrahiert sich, sodass das Blut nun in die Leber fließt. Ebenso kann jetzt ein wesentlich größerer Teil des Blutes aus der rechten Herzkammer durch die Lungengefäße fließen und die Strömung im Ductus arteriosus wird geringer. Sie dreht sich kurzzeitig sogar um, sodass nun Blut aus der Aorta in die Lungenarterie fließt. Die Gefäßwand des Ductus arteriosus zieht sich unter dem Einfluss der Strömungsumkehr zusammen und verschließt sich innerhalb einiger Wochen vollständig (**Abb. 13.29, b**). Das aus der Lunge kommende sauerstoffreiche Blut füllt in verstärktem Maß den linken Vorhof. Dadurch wird die Vorhofwand gedehnt und es drückt eine ventilartige Klappe des Vorhofseptums gegen das Foramen ovale, welches dadurch abgedichtet wird. Mit der Zeit verwächst die Klappe mit dem übrigen Septum. Damit sind beide Kurzschlüsse abgedichtet und die Umstellung ist vollzogen.

Nicht immer gelingt die Umstellung des Kreislaufs so glatt wie eben beschrieben. Oft bleibt entweder das Foramen ovale oder der Ductus arteriosus lange Zeit offen, sodass sich das Blut aus Hoch- und Niederdrucksystem (S. 244) mischen kann. Kleinere Kurzschlüsse werden häufig als Zufallsbefunde durch den Kinderarzt entdeckt. Größere Leckagen belasten jedoch das Herz außerordentlich stark, weil das durch den Kurzschluss strömende Blut ständig nutzlos hin- und hergepumpt werden muss. Im Extremfall kann es notwendig werden, die Situation durch eine Herzoperation zu normalisieren.

**MERKE** *Folgende 5 Besonderheiten unterscheiden den fetalen vom nachgeburtlichen Kreislauf:*

1. *Nabelarterien*
2. *Nabelvene*
3. *Ductus venosus*
4. *Foramen ovale*
5. *Ductus arteriosus*

*Kurz nach der Geburt verschließt sich das Foramen ovale und der Ductus arteriosus verödet. Die Lungen erhalten jetzt das gesamte zirkulierende Blutvolumen.*

## 13.8.2 Geburt

### Beckenanatomie

Das menschliche Becken ist im Vergleich zur Größe des Neugeborenen sehr eng. Am kritischsten ist dabei der Längsdurchmesser des Beckeneingangs zwischen der Rückseite der Symphyse und der Knickstelle des Kreuzbeins (Promontorium). Dieses Beckenmaß wird als *Conjugata vera* (wahres Beckenmaß) bezeichnet und stellt mit 10 – 11 cm Länge ein ernsthaftes Geburtshindernis dar. Der kindliche Kopf schiebt sich deswegen seitlich in den Beckeneingang hinein (Gesicht nach rechts oder links). In dieser Lage kann das Kind aber nicht geboren werden, da der Beckenausgang links und rechts von den beiden Sitzbeinhöckern auf ca. 10 cm eingeengt wird. Daher dreht sich nach Passieren der Conjugata vera der Kopf im Beckenraum um 90° nach hinten.

In der Schwangerschaft sind unter dem Einfluss des Progesterons die Kreuz-Darmbein-Gelenke (Iliosakralgelenke) und die Symphyse gelockert worden, sodass das Becken insgesamt geringfügig stärker gedehnt werden kann als dies außerhalb der Schwangerschaft möglich wäre.

## Geburtsvorgang

Im Mittel dauert eine Schwangerschaft 40 Wochen (260 – 310 Tage), gerechnet vom Zeitpunkt der letzten Regelblutung, also etwa 38 Wochen ab der Befruchtung der Eizelle. Das Kind liegt zusammengekrümmt im Uterus, in optimaler Lage zeigt der Kopf nach unten zur Geburtsöffnung (**Abb. 13.30, a**). Der Geburtsvorgang gliedert sich dann in eine Eröffnungs- und ein Austreibungsphase.

### Eröffnungsphase

**Wehen.** Im letzten Schwangerschaftsmonat treten in zunehmender Häufigkeit Wehen auf, die am Ende den Geburtsvorgang einleiten. Wehen sind schmerzhafte Kontraktionen der Uterusmuskulatur, die ca. 40 – 60 Sekunden anhalten und deren Ursache eine verstärkte Abgabe von Oxytozin aus dem Hypophysenhinterlappen ist. Die Wehentätigkeit ist das wichtigste subjektive Zeichen für den erwarteten Geburtsbeginn: Regelmäßige Wehen im Abstand von 15 – 20 Minuten sprechen eindeutig dafür, dass die Eröffnungsphase – die 1. Geburtsphase – eingeleitet ist.

Die *Eröffnungswehen* treiben den unteren Teil des Fetus, in der Regel den Kopf, in die Zervix hinein und dehnen den Gebärmutterhals auf (**Abb. 13.30, b**). Der Kopf scheuert dabei aber nicht direkt an der Uteruswand, sondern ist noch von der Eihaut und Fruchtwasser (Amnionflüssigkeit) umgeben. Ein Teil dieses Fruchtwassers stülpt sich zusammen mit den Eihäuten als *Fruchtblase* vor den kindlichen Kopf.

**Blasensprung.** Bereits zu Beginn der Eröffnungsphase schiebt sich die Portio aus ihrer ursprünglichen Lage am hinteren Scheidengewölbe in die Achse der Vagina, damit die Fruchtblase die Zervix gleichmäßig aufdehnen kann. Die tiefer tretende Fruchtblase verdrängt venöses Blut und Gewebewasser in die Peripherie und drückt die Schleimdrüsen regelrecht aus. Das Sekret geht als blutig verfärbter *Schleimpfropf* ab – die

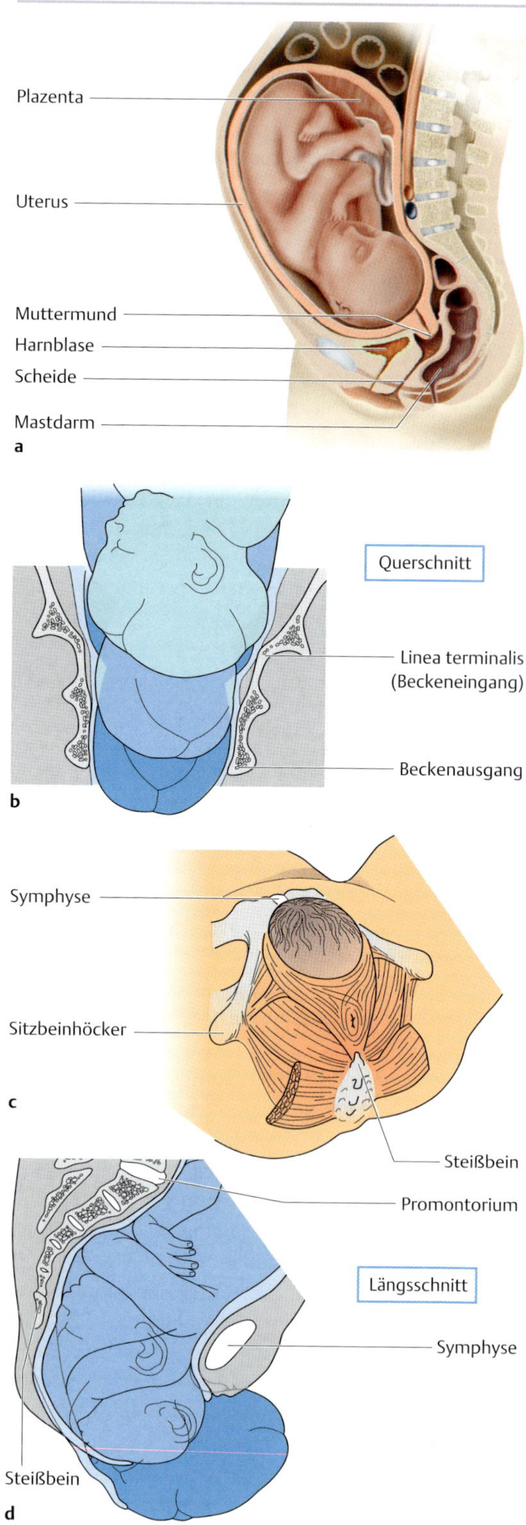


**Abb. 13.30 Geburtsvorgang.** ►
a Das ausgereifte Kind liegt nach Platzen der Fruchtblase typischerweise in Hinterhauptlage, d. h. mit dem Hinterkopf zum Beckeneingang.
b Beim Eintritt ins Becken dreht sich der Kopf in der Regel so, dass das Gesicht nach hinten weist.
c Entsprechend erscheint zuerst der Hinterkopf in der Nachbarschaft der Symphyse.
d Nachdem das Gesicht durch vorsichtiges Strecken des Kopfes entwickelt wurde, folgt der Körper in aller Regel problemlos.

Schwangere „zeichnet". Durch zunehmend häufiger und stärker werdende Wehen (alle 2 – 4 Minuten) öffnet sich der Muttermund und die Fruchtblase platzt (*Blasensprung*).

Die gesamte Eröffnungsperiode vom Beginn regelmäßiger Wehen bis zur vollständigen Eröffnung des Muttermundes dauert bei der ersten Geburt ca. 12, später nur noch 5 – 7 Stunden.

### Austreibungsphase

Die Austreibungsphase beginnt mit der vollständigen Öffnung (ca. 10 cm Durchmesser) des äußeren Muttermundes. Wenn der Geburtshelfer dessen vollständige Öffnung feststellt und sich das Kind in der richtigen Lage befindet, fordert er die werdende Mutter auf, die weiteren Wehen durch aktives Pressen zu unterstützen (Austreibungswehen, Presswehen).

**Presswehen.** Für das Kind stellt diese Phase eine starke Gefährdung dar, da der intrauterine Druck während einer Presswehe so hoch wird (bis über 200 mmHg!), dass die Durchblutung der Nabelschnur zum Stillstand kommt. Das CTG (Kardiotokogramm) registriert die kindliche Herzschlagfrequenz und die mütterliche Wehentätigkeit. Während der Austreibungswehen finden sich daher häufig Zeichen einer Sauerstoffmangelversorgung des Kindes. Diese Gefahr ist bei Erstgebärenden besonders hoch, da die Austreibungsphase durchschnittlich doppelt so lange dauert (30 – 60 Minuten) wie bei Frauen, die schon mehrere Kinder geboren haben.

**Kopf.** Unter dem starken Druck der Presswehen weichen Scheide und Vulva auseinander und der kindliche Kopf wird sichtbar (**Abb. 13.30, c, d**). Jetzt muss der Geburtshelfer einen Druck auf den hinteren Anteil der Vulva ausüben (*Dammschutz*), damit beim „Durchschneiden" des Kopfes der Damm nicht bis zum Anus einreißt und eventuell den Schließmuskel gefährdet. Ein mittiger oder seitlicher Entlastungsschnitt (Episiotomie, „Epi") vermindert die Gefahr eines solchen Dammrisses. Über das Für und Wider einer routinemäßigen Episiotomie wird seit Jahren debattiert, da die Gewebeschädigung durch den Schnitt selbst und die anschließende schmerzhafte Verschlussnaht gegen das Risiko eines – seltenen – Dammrisses abzuwägen sind.

**Körper.** Der kindliche Kopf entwickelt sich meist (zu 94%) in vorderer Hinterhauptlage, d. h., das Neugeborene hat das Kinn auf der Brust und sein Gesicht weist nach hinten. Durch vorsichtiges Anheben des Kopfes und eine leichte seitliche Bewegung entwickelt der Geburtshelfer nacheinander die beiden Schultern, woraufhin der kindliche Restkörper einschließlich des übrigen Fruchtwassers im Schwall nachfolgt.

## Nachgeburt und Wochenbett

### Nachgeburt

Die Wehentätigkeit hört mit der Geburt nicht auf, sondern setzt sich noch 30 – 60 Minuten darüber hinaus fort. Die Muskulatur des Uterus zieht sich während der Nachwehen stark zusammen und schert die wenig bewegliche Plazenta von ihrer Unterlage ab. Innerhalb von 15 – 20 Minuten hat sich i. d. R. die Plazenta, unterstützt durch spezielle Handgriffe des Geburtshelfers, vollständig gelöst und erscheint zusammen mit Eihäuten, Nabelschnur und 200 – 300 ml mütterlichen Bluts als Nachgeburt in der Vulva.

Manchmal sind die Nachwehen nicht stark genug, um die Plazenta vollständig zu lösen und die Ablösungsblutung zum Stillstand zu bringen. In der Austreibungsphase ist die wehenauslösende Oxytozinausschüttung durch die Dehnung der Zervix reflektorisch gefördert worden. Jetzt fällt diese Stimulation weg. Ungenügend starke Nachwehen können meist durch Massage des Uterus und durch Injektion von Oxytozin gefördert werden.

### Wochenbett

Im „Wochenbett" während der ersten Tage nach der Geburt bilden sich die schwangerschaftsbedingten Veränderungen des weiblichen Organismus zurück: Der Uterus hat sich bereits nach 10 Tagen in das kleine Becken zurückgezogen, die Muskulatur der Bauchdecken wird straffer, der Hormonstatus normalisiert sich wieder. Prolaktin verhindert während der Stillzeit allerdings noch einen regulären Zyklus (Laktationsamenorrhö).

**Lochien (Wochenfluss).** Die Wundheilungsprozesse an der Uterusschleimhaut sind mit Lochien (Wochenfluss) verbunden. Das Sekret ist anfangs blutig verfärbt, in der 2. Woche durch alte Gerinnsel bräunlich. Während der folgenden 4 – 6 Wochen fließen nur geringe Mengen gelbweißlichen Plasmaexsudats ab.

PFLEGE *Einige Frauen klagen über eine depressive Stimmung, die in den meisten Fällen eine direkte Folge des „Hormonsturzes" nach der Geburt ist und rasch wieder abklingt. In seltenen Fällen können sich aber schwerwiegende psychologische Probleme (Wochenbettpsychose) entwickeln, die eine psychiatrische Behandlung notwendig machen.*

MERKE *Die Geburt besteht aus der langsamen Eröffnungs- und der schnellen Austreibungsphase. Normalerweise entbindet sich zunächst der Hinterkopf (Gesicht nach hinten). Wenn der Kopf frei ist, folgt der übrige Körper sehr schnell nach. Anschließend treiben Nachwehen die Plazenta und die Eihäute aus.*

13

# 14 Regulations- und Anpassungsvorgänge

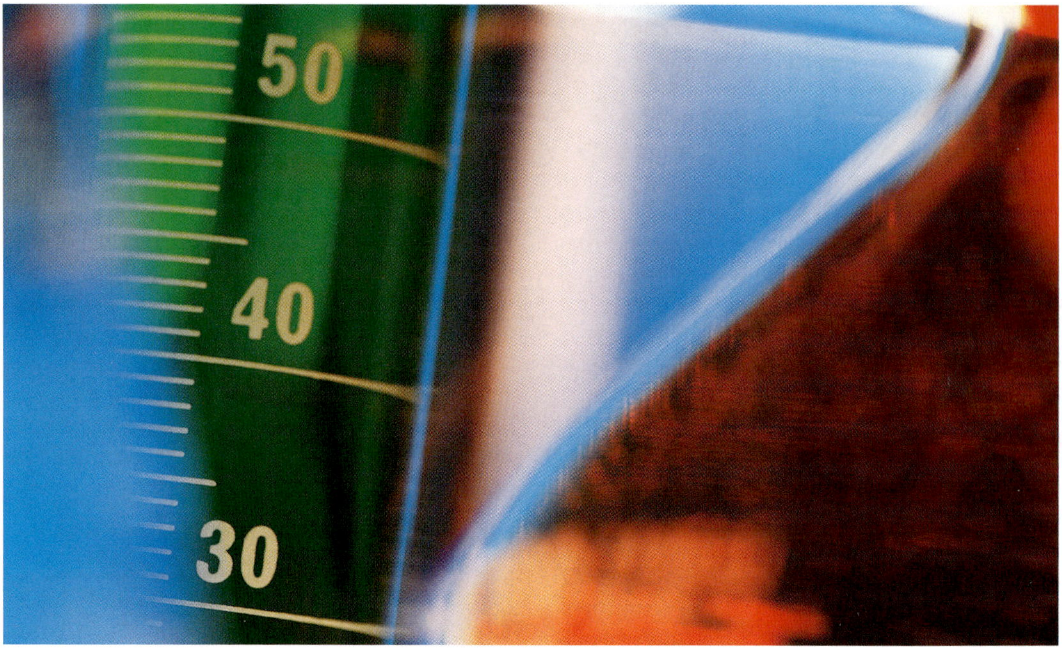






Das letzte Kapitel umfasst im Gegensatz zu den 13 vorangegangenen kein Organ oder Organsystem, sondern befasst sich mit der Regulation von Körperfunktionen durch ganz unterschiedliche Organe.

Solche Regulationsmechanismen wurden bereits im Zusammenhang mit dem Blutdruck (Kap. 9) und dem Kalziumhaushalt (Kap. 4, S. 85) angesprochen. In beiden Fällen sind je 2 Organsysteme beteiligt – Herz und Blutgefäße beim Blutdruck, Knochen und Niere beim Kalziumhaushalt. Die jetzt zu besprechenden Regulationsmechanismen umfassen dagegen fast alle Organsysteme und sind so im wahrsten Sinne des Wortes Körperfunktionen.

## 14.1 Säure- und Basenhaushalt

### 14.1.1 pH-Wert und Puffersysteme

#### pH-Wert

Die Konzentration aller in den Körperflüssigkeiten gelösten Substanzen unterliegt einer zentralen Regulation, sodass deren Gleichgewicht auch unter stark wechselnden Umweltbedingungen mehr oder weniger konstant bleibt (Homöostase). Besonders genau hält der Körper den pH-Wert des Blutes und der interstitiellen Flüssigkeit konstant (**Abb. 14.1**): Der pH-Wert beträgt im Mittel 7,38 – 7,44. Werte unter 7,0 (Azidose) oder über 7,8 (Alkalose) führen gleichermaßen rasch zum Tod durch Atem- und Kreislaufstillstand.

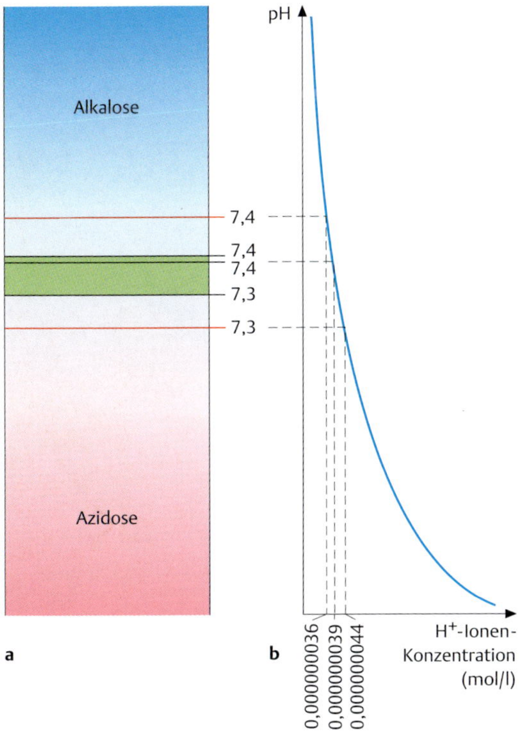


**Abb. 14.1 pH-Wert und $H^+$-Ionen-Konzentration.**
a Der pH-Wert schwankt in engen Grenzen (grüner Bereich) um einen Mittelwert von 7,4. Oberhalb des physiologischen Schwankungsbereichs besteht ein Mangel an $H^+$-Ionen (Alkalose), unterhalb davon ein $H^+$-Ionen-Überschuss (Azidose).
b Da der pH-Wert ein logarithmisches Konzentrationsmaß ist, steigt mit fallendem pH-Wert die $H^+$-Ionen-Konzentration exponentiell an.

### pH-Abhängigkeit von Proteinen

Der Grund für die kleine Schwankungsbreite des pH-Werts liegt in der starken pH-Abhängigkeit von Enzymen und Transporteiweißen. Ähnlich wie das Pepsin des Magensafts seine Funktion oberhalb eines pH-Werts von 5 – 6 einstellt (S. 303 und S. 325), arbeiten die mit der extrazellulären Flüssigkeit in Berührung kommenden Funktionseiweiße bei einem zu niedrigen oder zu hohen pH-Wert nicht mehr optimal.

### Definition des pH-Wertes

DEFINITION *Der **pH-Wert** ist der negative dekadische Logarithmus der freien $H^+$-Ionen-Konzentration:*
$pH = -\log_{10}[H^+]$

Diese Definition macht deutlich, dass der pH-Wert Auskunft über die sich im Körper frei befindlichen $H^+$-Ionen gibt. Der physiologische pH-Wert von 7,4 entspricht dabei einer $H^+$-Ionen-Konzentration von 40 nmol/l (0,0 000 0004 mol/l). Der negative dekadische Logarithmus dieser Zahl beträgt 7,398.

MERKE *Ein hoher pH-Wert ist gleichbedeutend mit einer niedrigen $H^+$-Ionen-Konzentration (wenig Säure), ein niedriger pH-Wert zeigt eine hohe $H^+$-Ionen-Konzentration an (viel Säure).*

### Puffersysteme

Nur wenige $H^+$-Ionen liegen in freier Form vor. $H^+$-Ionen sind meist Bestandteil eines Puffersystems.

DEFINITION *Ein **Puffersystem** besteht aus einer Säure, welche $H^+$-Ionen freisetzen kann, und einer Base, welche $H^+$-Ionen aufnehmen kann:*
*HX (Säure) $\leftrightarrow H^+ + X^-$ (Base)*

Alle Basen der extrazellulären Flüssigkeiten liegen in einer Konzentration vor, die tausend- bis millionenmal größer ist als die der $H^+$-Ionen. Gibt man nun von außen Säure dazu, so zerfällt (dissoziiert) ein Teil dieser Säure HX in die korrespondierende Base $X^-$ und setzt dabei ein $H^+$-Ion frei: Der pH-Wert sinkt. Umgekehrt erhöht sich der pH-Wert bei Zugabe einer Base.

Das Entscheidende an einem Puffersystem ist nun aber seine Fähigkeit, die pH-Veränderungen, die durch Zugabe von Säure und Base zu einer Lösung auftreten, deutlich zu verringern. Die extrazellulären Puffersysteme leisten also einen wichtigen Beitrag für die Konstanz des pH-Wertes im Blut.

## Puffersysteme des Blutes

Im Blut haben wir ein knappes Dutzend Puffersysteme. Da die meisten hiervon jedoch mengenmäßig eine nur geringe Bedeutung haben, unterscheidet man nur zwischen:
- Bikarbonat-Kohlendioxid-System
- Nicht-Bikarbonat-Puffer

### Bikarbonat-Kohlendioxid-System

Mit Abstand am wichtigsten ist das Bikarbonat-Kohlendioxid-System ($HCO_3^-/CO_2$-System). Man kann sich dieses System aus 2 Reaktionen zusammengesetzt denken:
1. $H_2CO_3$ (Säure) $\leftrightarrow H^+ + HCO_3^-$ (Base)
2. $H_2CO_3 \leftrightarrow CO_2 + H_2O$

oder zusammengefasst:
$CO_2 + H_2O \leftrightarrow H_2CO_3 \leftrightarrow H^+ + HCO_3^-$

**Offenes Puffersystem.** Dieses System ist besonders wirksam, da es als offenes Puffersystem wirkt: Die Lunge kann Kohlendioxid abatmen oder zurückhalten und dadurch die $CO_2$-Konzentration weitgehend unabhängig von der Bikarbonatkonzentration regulieren. Umgekehrt kann die Niere ganz nach Bedarf $HCO_3^-$ mit dem Urin ausscheiden oder zurückhalten.

Normalerweise beträgt die $CO_2$-Konzentration 1,2 mmol/l (arterielles Blut) bis 1,4 mmol/l (venöses Blut), was einem $CO_2$-Partialdruck von 40 – 46 mmHg entspricht. Die Bikarbonatkonzentration liegt bei ca. 24 mmol/l.

### Nicht-Bikarbonat-Puffer

**Geschlossenes Puffersystem.** Das Bikarbonat-Kohlendioxid-System macht knapp ⅔ der gesamten Pufferkapazität des Blutes aus. Der Rest wird als Nicht-Bikarbonat-Puffer (NBP) zusammengefasst. Hierzu zählen v. a. das Hämoglobin und die Plasmaeiweiße, aber auch kleinere Moleküle wie Phosphat und einige Aminosäuren. Die Konzentration der Nicht-Bikarbonat-Puffer ist weitgehend konstant. Die NBP sind daher geschlossene Puffersysteme.

● MERKE *Der pH-Wert im Blut und in der extrazellulärer Flüssigkeit liegt bei 7,4. Puffersysteme sorgen für einen konstanten pH-Wert trotz unterschiedlich starkem Anfall von Säuren aus dem Stoffwechsel. Das wichtigste Puffersystem ist das Bikarbonat-Kohlendioxid-System.*

## 14.1.2 Gleichgewicht von Säure und Basen

### Säure-Basen-Haushalt

Damit der pH-Wert konstant bleiben kann, muss der Säure-Basen-Haushalt ausgeglichen sein. Das bedeutet, dass unser Organismus genauso viel Säure ausscheidet oder verstoffwechselt (Ausgabeseite), wie wir mit der Nahrung aufnehmen oder selbst erzeugen (Einnahmeseite). Einnahmen und Ausgaben halten sich also längerfristig die Waage.

### Einnahmequelle Energiestoffwechsel

Die wichtigste Einnahmequelle stellt der Energiestoffwechsel dar. Jeden Tag produzieren wir ca. 20 000 – 30 000 mmol Kohlendioxid als Endprodukt des Kohlenhydrat-, Eiweiß- und Fettabbaus. Da wir $CO_2$ ja als Vorstufe für $H_2CO_3$ zu den Säuren rechnen müssen, haben wir damit zwar einen enorm großen Säureanfall, den die gesunde Lunge aber problemlos loswerden kann (flüchtige Säure). Im Gegensatz dazu stehen die fixen (nicht flüchtigen) Säuren, also alle $H^+$-Lieferanten, die wir nicht über die Lunge abatmen können (Abb. 14.2).

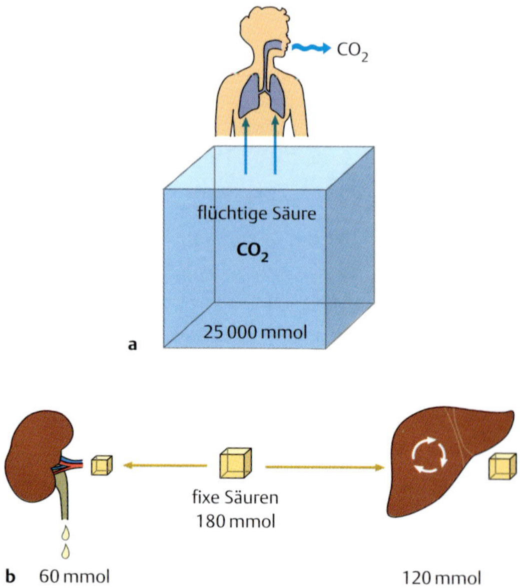


**Abb. 14.2 Ausscheidung flüchtiger und fixer Säuren.**
a Als Endprodukt des Stoffwechsels fallen täglich ca. 25 000 mmol des sauren Kohlendioxids an. Es handelt sich um eine flüchtige Säure, weil $CO_2$ über die Lunge abgeatmet wird.
b Nicht flüchtige (fixe) Säuren entstehen ebenfalls im Stoffwechsel. Die Leber verwendet den größten Teil davon sofort wieder zum Abbau von Aminosäuren. Nur 60 mmol/d müssen daher über die Niere ausgeschieden werden.

### Abbau der Säuren

Für den Abbau der Säuren stehen dem menschlichen Organismus 3 Organe zur Verfügung:
- Lunge
- Leber
- Niere

**Lunge.** Obwohl flüchtige Säuren 100-fach mehr anfallen als nicht flüchtige, kann eine gesunde Lunge die flüchtigen Säuren problemlos ausscheiden, also in Form von $CO_2$ abatmen. Die Anpassungsfähigkeit des Körpers hinsichtlich nicht flüchtiger Säuren ist dagegen wesentlich geringer.

**Leber.** Durch den Eiweißstoffwechsel und die Aufnahme freier Säuren (Essig, Zitronengetränke, Cola und Wurst als Phosphorsäureträger) entstehen täglich 180 – 200 mmol nicht flüchtiger Säuren. Der überwiegende Teil dieser Menge wird im Stoffwechsel der Leber jedoch gleich wieder verbraucht.

**Niere.** Nur 40 – 80 mmol/d muss die Niere als Säureüberschuss mit dem Urin loswerden. Der Urin wird umso saurer, je stärker sich jemand von tierischem Eiweiß ernährt. Vegetarier haben nur einen sehr gerin-

14

gen oder gar keinen Säureüberschuss und daher oft einen leicht alkalischen Urin.

## Störungen des Säure-Basen-Gleichgewichts

Das Atmungssystem und die Niere sind in aller Regel auch den ausgefallensten Ernährungsgewohnheiten gewachsen. Es ist wichtig zu wissen, dass die Regulation des pH-Werts über die Atmung (respiratorische Regulation) innerhalb weniger Minuten vor sich geht, während die Niere (nicht respiratorische Regulation) dazu Stunden bis Tage benötigt.

Störungen des Säure-Basen-Gleichgewichts teilt man in 4 Gruppen ein (**Abb. 14.3**):

1. respiratorische Azidose
2. nicht respiratorische Alkalose
3. respiratorische Alkalose
4. nicht respiratorische Alkalose

**Base Excess.** Der Base Excess (Basenüberschuss, BE) ist ein Maß für die Konzentration von Bikarbonat und NBP, gibt also an, ob wir zu viel (BE > 0) oder zu wenig (BE < 0) Pufferbasen haben.

### Respiratorische Azidose

Die respiratorische Azidose (pH ↓, $pCO_2$ ↑, BE = 0) entsteht durch eine Erhöhung des $CO_2$-Partialdrucks z. B. im Verlauf einer schweren Lungenkrankheit (Asthma bronchiale, Emphysembronchitis, Lungenfibrose) oder akut bei einer Lähmung des Atemzentrums (Opiat- und Schlafmittelvergiftung), in deren Folge $CO_2$ nicht ausreichend abgeatmet werden kann. Dauert die respiratorische Azidose länger an, so erhöht sich nach einigen Stunden langsam die Bikarbonatkonzentration (BE > 0), da die Niere als Reaktion weniger davon ausscheidet. Dadurch kann sich u. U. der pH-Wert wieder normalisieren (renale Kompensation).

### Nicht respiratorische Azidose

Die nicht respiratorische Azidose (pH ↓, $pCO_2$ unverändert, BE < 0) entsteht durch einen verstärkten Anfall fixer Säuren, welche die Pufferbasen regelrecht aufzehren. Die nicht respiratorische Azidose kommt z. B. bei schlecht eingestellten Diabetikern vor, da diese Patienten wegen ihres Insulinmangels vermehrt Fettsäuren freisetzen und verstoffwechseln. Bei entgleisten Blutzuckerwerten (mehrere hundert mg/100 ml!) verstärken die Patienten ihre Atemtätigkeit, um durch eine Erniedrigung der $CO_2$-Konzentration ($pCO_2$) den pH-Wert wieder in den Normbereich zu bringen (respiratorische Kompensation). Die schnelle vertiefte Kussmaul-Atmung sowie der intensive „ranzige" Geruch

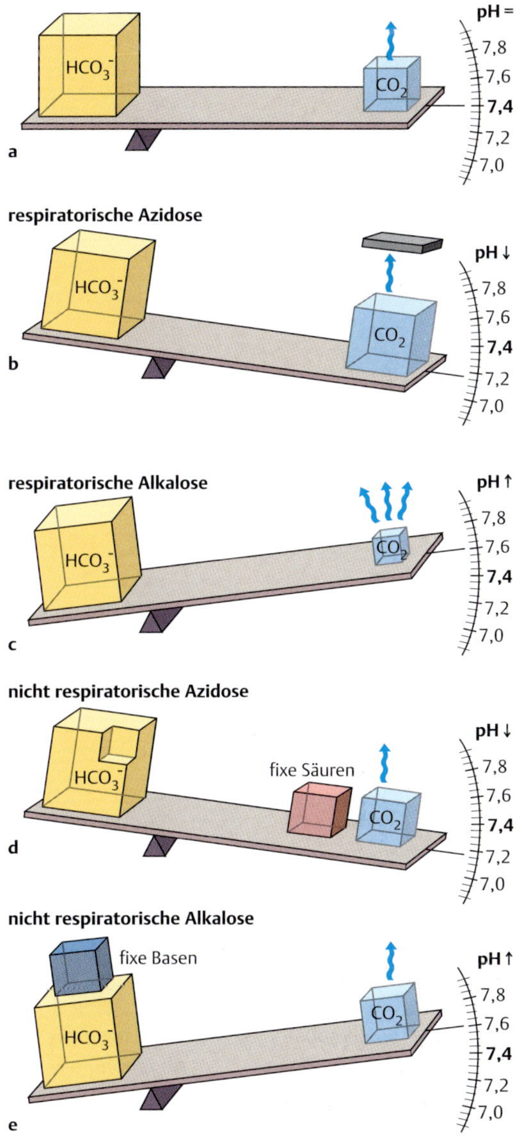


**Abb. 14.3 Säure-Basen-Gleichgewicht.**
**a** Säuren (rechte Seite der Wippe) und Basen (linke Seite) müssen in einem Gleichgewicht zueinander stehen, um einen neutralen pH-Wert zu erzeugen. Eine pH-Wert-Änderung kann folgende Gründe haben:
**b** Die Abatmung von $CO_2$ ist erschwert. Kohlendioxid konzentriert sich im Blut und säuert es an.
**c** Umgekehrt macht eine verstärkte $CO_2$-Abatmung das Blut alkalisch.
**d** Ein verstärkter Anfall fixer Säuren und/oder ein Mangel an Bikarbonat können das Säure-Base-Gleichgewicht in Richtung einer Azidose verändern.
**e** Entsprechend führt ein Überangebot an fixen Basen zu einem alkalischen pH-Wert. Im Gegensatz zu der vorhergehenden Zeichnung wurde hier auf eine maßstäbliche Darstellung der Säuren- und Basenkonzentration verzichtet.

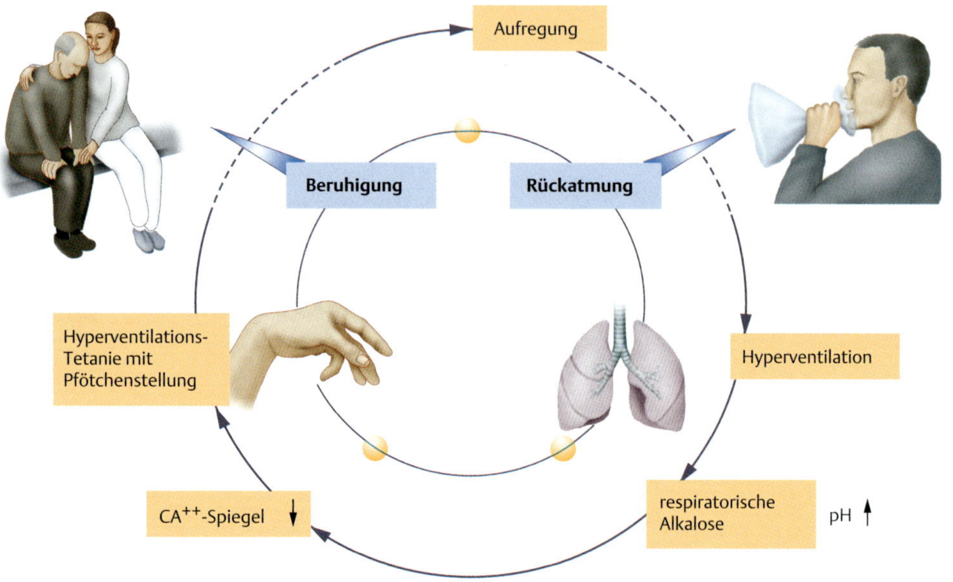


**Abb. 14.4 Hyperventilationssyndrom.** Jede emotionale Aufregung führt zu einer verstärkten Atmung (Hyperventilation). Durch eine zu starke Abatmung von $CO_2$ kann dadurch eine respiratorische Alkalose entstehen. In Folge fällt der freie Kalziumspiegel ab und es kommt zu Muskelkrämpfen (Hyperventilationstetanie), die die Aufregung (Angst) ggf. noch verstärken. Dieser Teufelskreis kann durch Beruhigung des Patienten oder durch $CO_2$-Rückatmung unterbrochen werden.

nach Ketonkörpern (Azeton) sind klinische Zeichen, die, wenn man sie einmal miterlebt hat, im Gedächtnis haften bleiben.

### Respiratorische Alkalose

Eine weniger gravierende Ursache hat meistens die respiratorische Alkalose (pH ↑, $pCO_2$ ↓, BE = 0) in Form des Hyperventilationssyndroms (jugendlicher) vegetativ labiler Patienten (**Abb. 14.4**): Emotionale Reize, v. a. Angstzustände (Prüfungen, öffentliche Auftritte), regen über eine massive Adrenalinausschüttung die Atmung an. Die Lunge atmet zu viel $CO_2$ ab und erhöht somit den pH-Wert. Dies wiederum steigert die Bindungsfähigkeit der Plasmaeiweiße gegenüber Kalzium, sodass die freie (nicht gebundene) $Ca^{++}$-Konzentration absinkt. Nicht selten mündet diese Entwicklung in tetanischen Krämpfen der Muskulatur, die wiederum die Angstzustände und die Hyperventilation im Sinne eines Teufelskreises (Circulus vitiosus) verstärken.

**Erste-Hilfe-Maßnahmen.** Beruhigung durch gutes Zureden oder in schwereren Fällen eine Beruhigungsspritze senken die Atemfrequenz ab. Man kann auch versuchen, einen Patienten mit Hyperventilationssyndrom in eine Plastiktüte aus- und einatmen zu lassen. Weil nun ständig die zuvor ausgeatmete Luft in die Alveolen gelangt ($CO_2$-Rückatmung), erhöht sich schrittweise der $CO_2$-Gehalt der Einatemluft und folglich der $CO_2$-Partialdruck im Blut. Dem verängstigten Patient sollte man das Vorgehen erklären, damit er nicht den Eindruck bekommt, er würde auch noch erstickt werden.

### Nicht respiratorische Alkalose

Eher selten ist die nicht respiratorische Alkalose (pH, $pCO_2$ unverändert, BE 0). So können z. B. Vegetarier in diese Situation kommen, da die Niere einen massiven Basenanfall schlechter bewältigt als einen Säureüberschuss (Milch-Alkali-Syndrom). Etwas häufiger ist die nicht respiratorische Alkalose bei andauerndem Erbrechen, da mit dem Erbrochenen stets auch saurer Magensaft verloren geht (wichtig beim heftigen Schwangerschaftserbrechen!).

## 14.2 Hoher und niedriger Druck

### 14.2.1 Anpassung der Atmung

#### Einflussfaktoren

Die Atmung wird beeinflusst durch:
- $CO_2$-Partialdruck
- $O_2$-Partialdruck
- modulierende Einflüsse

#### $CO_2$-Partialdruck

Ein wichtiger Zusammenhang besteht zwischen der Atemtätigkeit und dem Säure-Basen-Gleichgewicht. So wird die Atemtätigkeit wesentlich durch den $CO_2$-Partialdruck im Blut gesteuert (**Abb. 14.5**). Denn der $CO_2$-Partialdruck nimmt Einfluss auf das *Atemzentrum*, welches im verlängerten Mark, nahe dem IV. Ventrikel, liegt.

Das Atemzentrum ist der wichtigste Bereich des Rautenhirns. Bei einem vorübergehenden Ausfall des verlängerten Marks (z. B. nach einer Einklemmung des Hirnstamms im großen Hinterhauptloch) arbeitet zwar das Herz, nicht aber die Lunge selbstständig weiter. Das Atemzentrum besteht im Wesentlichen aus 2 unterschiedlichen Nervenzellgebieten, die für die Ein- bzw. Ausatmung zuständig sind.

**Wirkung auf den Liquor.** Jede Veränderung des $pCO_2$ im Blut teilt sich sehr schnell dem Hirnwasser (Liquor) mit, da $CO_2$ frei über die Blut-Hirn-Schranke diffundieren kann. Der Liquor ist eine weitgehend eiweißfreie Flüssigkeit, daher fehlen ihm die Nicht-Bikarbonat-Puffer des Blutes. So ist seine Pufferkapazität also kleiner als die im Blut, d. h. dieselbe Menge an Säure hat auf den Liquor einen größeren Effekt als auf das Blut. Deshalb verursachen Veränderungen des $pCO_2$ im Liquor sehr viel größere pH-Verschiebungen (Verstärkereffekt).

**Wirkung auf die Nervenzellen.** Die Nervenzellen des Atemzentrums sprechen sehr empfindlich auf eine Erniedrigung des pH-Werts im Liquor – also einen zu hohen $CO_2$-Partialdruck – an: Die Atmung wird schneller und tiefer, $CO_2$ wird verstärkt abgeatmet. Umgekehrt hemmt ein hoher pH-Wert im Liquor den Atemantrieb: $CO_2$ kann sich im Blut anreichern, der $pCO_2$ normalisiert sich.

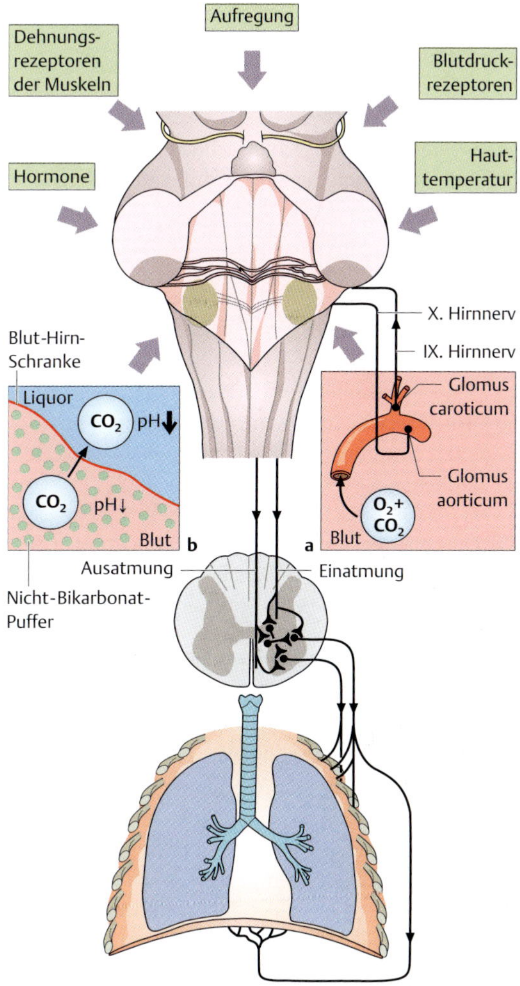


**Abb. 14.5 Steuerung der Atmung.**
**a** Das Atemzentrum im Hirnstamm steuert Ein- und Ausatmung über unterschiedliche Bahnen. Es richtet sich einerseits nach dem aktuellen $pO_2$ im Blut.
**b** Andererseits reagiert es auf die Kohlendioxidkonzentration: Da im Liquor kaum Nicht-Bikarbonat-Puffer vorhanden sind, lässt jede Erhöhung des $pCO_2$ den pH-Wert des Liquors sehr viel stärker abfallen als den des Blutes (Verstärkereffekt). Beachten Sie außerdem die vielen externen Einflussfaktoren der Atmung vom Hormonsystem bis zur Temperatur.

#### $O_2$-Partialdruck

Gegenüber dem eben geschilderten $CO_2$-Mechanismus ist der Atemantrieb durch alleinigen Sauerstoffmangel verhältnismäßig gering: $O_2$-Sensoren in der Wand der Aorta am Aortenbogen (Glomus aorticum) sowie am Karotissinus (Glomus caroticum) messen direkt den $pO_2$. Fällt der Sauerstoffpartialdruck unter ca. 80 mmHg (normal ca. 100 mmHg), so verstärken sie über afferente vegetative Nervenfasern die Tätigkeit des Atemzentrums. Außerdem reagieren sie gleichsinnig auf eine Erhöhung des $pCO_2$ und einen Abfall des pH-Werts.

Die Sensoren des Glomus caroticum leiten ihre Signale über den IX. Hirnnerv (N. glossopharyngeus), die des Glomus aorticum über den X. Hirnnerv (N. vagus) zum verlängerten Mark.

### Modulierende Einflüsse

Außer diesen beiden hauptsächlichen Einflüssen – $pCO_2$ und $pO_2$ – unterliegt die Atmung modulierenden Einflüssen. Dies sind z. B.:

- emotionale Erregung
- körperliche Anstrengung
- Höhe des Blutdrucks
- hormonelle Faktoren
- Körpertemperatur

Sprichwörtlich kann es einem bei einer starken emotionalen Erregung „den Atem verschlagen". Auch das Gegenteil, eine unnötig schnelle und tiefe Atmung (Hyperventilation s. o.) kann vorkommen.

Die Muskelspindeln des motorischen Systems sind ebenfalls mit der Atmung verschaltet: Die Atmung vertieft sich bei jeder körperlichen Anstrengung, noch bevor der erhöhte aerobe Stoffwechsel die Blutgase verändert.

Auch Blutdruckrezeptoren beeinflussen die Atmung (Hyperventilation bei Blutdruckabfall) genauso wie hormonelle Faktoren. Zu jedem Fieber, also jeder Erhöhung der Körperkerntemperatur, gehört eine gesteigerte Atmung. Dieser Einfluss geht dabei über die Anpassung an den beim Fieber beschleunigten Grundumsatz hinaus. Interessanterweise führt auch eine lokale Erhöhung der Hauttemperatur zu einer vertieften Atmung. Dies ist neben der Muskelentspannung ein weiterer physiologischer Grund für die schmerzlösende und beruhigende Wirkung eines warmen Bades oder einer Wärmflasche.

14

● MERKE *Die Atemtätigkeit wird wesentlich durch den Partialdruck von Kohlendioxid im Blut bestimmt. Ein hoher $pCO_2$ steigert die Atmung. Dieser Effekt ist wichtiger als der von Sauerstoffmangel, Blutdruckschwankungen und Erhöhung der Körpertemperatur.*

## 14.2.2 Anpassung an große Höhen

Entfernen wir uns vom Meeresspiegel in die Höhe, spüren wir zwischen 2000 – 3000 m, dass die Luft dünner wird und die Atmung schneller und leichter geht.

In 5000 m Höhe hat sich der Luftdruck gegenüber der Meereshöhe halbiert (**Abb. 14.6**). In denselben Intervallen halbieren sich auch die Partialdrücke für alle Atemgase.

**Höhenkrankheit.** Dadurch können in unterschiedlichen Höhen Symptome einer Höhenkrankheit auftreten, die individuell variieren. Die folgenden Höhenangaben sind Mindestwerte für untrainierte, aber körperlich gesunde Flachlandbewohner und enthalten in den meisten Fällen noch einen gewissen Sicherheitsspielraum.

### Symptome der Höhenkrankheit ohne Adaptation

#### 3000 m Höhe

Ab etwa 3000 m lässt die allgemeine Aufmerksamkeit nach und die Reaktionszeit wird länger. Psychophysische Untersuchungen haben ergeben, dass sich die Gefahr des menschlichen Versagens bereits unterhalb von 3000 m signifikant erhöht. Die amerikanische Luftfahrtbehörde verpflichtet daher Luftfahrzeugführer, schon bei Flügen über 8000 Fuß Höhe (2700 m) eine Sauerstoffmaske anzulegen.

#### 4000 m Höhe

In ca. 4000 m Höhe erreicht der Sauerstoffpartialdruck des arteriellen Bluts den kritischen Wert von 35 mmHg, unterhalb dessen irreparable Gehirnschäden auftreten können. Das Atemzentrum wird jetzt bereits stark durch den Sauerstoffmangel aktiviert. Durch die Hyperventilation erhöht sich der $pO_2$ im Blut auf ein für Gesunde gerade noch tolerables Maß (ca. 40 – 50 mmHg).

Die verstärkte Atmung vermindert jedoch gleichzeitig den $pCO_2$, sodass eine respiratorische Alkalose entsteht.

**Höhenrausch.** Häufig treten in dieser Höhe bereits Symptome des Höhenrausches auf:

- Die allgemeine Kritikfähigkeit ist herabgesetzt.
- Die Stimmungslage ist gehoben bis euphorisch.
- Die Risikobereitschaft ist entsprechend größer.
- Gleichzeitig ist die Reaktionsfähigkeit stark eingeschränkt.

Zusätzlich treten *sensorische Fehlleistungen* auf: Das Farbensehen leidet unter dem Sauerstoffmangel der Netzhaut; durch einen Ausfall der Stäbchen in der Netzhautperipherie entsteht eine *Tunnel-Vision* (Röhrensehen). Relativ selten sind dagegen Einschränkungen des Hörvermögens (Ohrensausen, Schwerhörigkeit).

#### 5000 m Höhe

Ab etwa 5000 m treten Symptome des akuten Sauerstoffmangels auf. Das Atmen fällt subjektiv schwerer, viele Personen klagen über ein brennendes Hitzege-

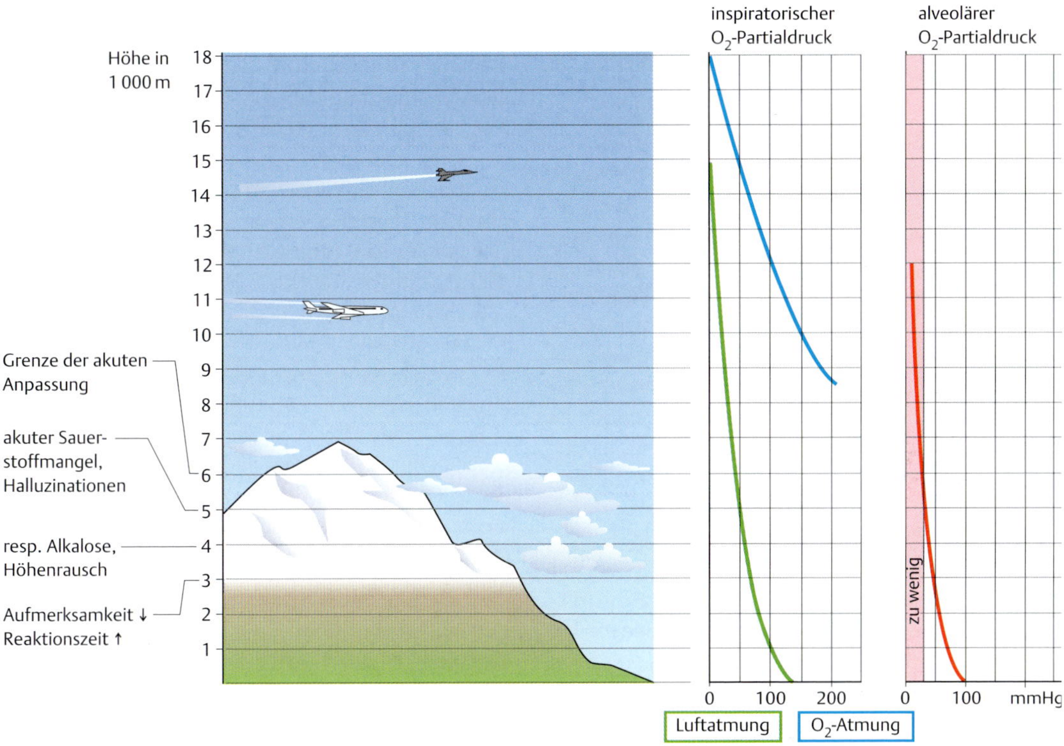


**Abb. 14.6 Höhenadaption.** Mit zunehmender Höhe vermindert sich zusammen mit dem Luftdruck (blaue Kurve) der $O_2$-Partialdruck der Luft (grüne Kurve). Der $pO_2$ in den Lungenalveolen (rote Kurve) sinkt ebenfalls und erreicht in 5000 bis 7000 m Höhe einen kritisch niedrigen Wert. Bei einer 100% igen Sauerstoffatmung ist der $pO_2$ genauso hoch wie der Luftdruck (blaue Kurve). Damit lässt sich die kritische Grenze bis auf ca. 15 000 m Höhe hinausschieben.

fühl in der Lunge, Gelenkschmerzen, Benommenheit und Nebelsehen. Auch Halluzinationen sind in dieser Höhe keine Ausnahme mehr. Das Atemzeitvolumen ist auf etwa das Doppelte der Norm erhöht, der pH-Wert entsprechend hoch.

### 6000 – 7000 m Höhe

In ca. 6000 – 7000 m Höhe ist die Grenze der akuten Regulationsfähigkeit der Atmung erreicht. Ohne eine entsprechend langsame Höhenadaptation tritt innerhalb weniger Minuten *Bewusstlosigkeit*, innerhalb einer Viertelstunde der Tod durch Ersticken ein. Je größer die Höhe, desto schneller durchläuft der Betroffene die Stadien vom leichten Höhenrausch über den akuten Sauerstoffmangel bis zur Bewusstlosigkeit. Bei einem plötzlichen Druckverlust in der Kabine eines Verkehrsflugzeuges (Flughöhe 9000 – 12 000 m) bleiben den Piloten daher nur wenige Sekunden, um die Situation zu erkennen, die Sauerstoffmasken anzulegen und den Notabstieg einzuleiten.

## Möglichkeiten und Grenzen der Höhenadaptation

Noch in den 50er Jahren glaubte man, dass 7000 m eine Grenze darstellen, oberhalb derer Leben nur mit Sauerstoffgerät möglich ist. Inzwischen besteigen jährlich ganze Hundertschaften die Sieben- und Achttausender des Himalaja ohne Gerät. Diese Entwicklung war nur durch die Kenntnis der langsamen Höhenadaptation des Menschen möglich.

### Kurzfristige Höhenadaption

Nach einem mehrstündigen Aufenthalt in großer Höhe kompensiert die Niere die respiratorische Alkalose, indem sie verstärkt Bikarbonat ausscheidet. Dadurch normalisiert sich der pH-Wert des Blutes spätestens innerhalb von 2 Tagen. Da ein großer Teil der Symptome des akuten Höhenrausches auf die Folgen der pH-Erhöhung zurückgeht, normalisieren sich jetzt auch Reaktionsschwelle und emotionaler Zustand. Gleichzeitig schnellt die Synthese des blutbildenden Nierenhormons Erythropoetin (S. 362) um das 10- bis 100-Fache in die Höhe. Das Knochenmark beschleunigt daraufhin die Erythrozytenproduktion.

#### Langfristige Höhenadaption

Im Verlauf von 3 – 4 Wochen steigen Erythrozytenzahl, Hämatokrit und Hämoglobinkonzentration stark an (Hb bis 20 g/100 ml, Hkt über 60 %). Diese Erhöhung der Sauerstofftransportkapazität wird allerdings durch eine potenziell gefährliche, kreislaufbelastende Zähflüssigkeit des Blutes erkauft. Außerdem begünstigt die trockene Luft in großer Höhe den Flüssigkeitsverlust über die Lunge, was den Hämatokritwert weiter ansteigen lässt. Gerade für Extrembergsteiger ist eine ausreichende Flüssigkeitszufuhr (mehr als 4 l täglich) besonders wichtig.

#### Gefahren der Höhenadaptation

**Ein Fallbeispiel.** Ein sportlicher Enddreißiger bemerkt seit seiner einige Wochen zurückliegenden Berg-Trekking-Tour (mit Besteigung eines Siebentausenders) auf einem Auge eine Gesichtsfeldeinschränkung. Es wird ein Gefäßverschluss (Thrombose) einer Netzhautvene mit Auswirkungen auf die Makula diagnostiziert. Die Blutuntersuchung ergibt keine erhöhten Hämoglobin- und Hämatokritwerte. Es ist aber davon auszugehen, dass zum Zeitpunkt des Auftretens der Thrombose der Hämatokritwert sowohl durch eine erhöhte EPO-Ausschüttung aufgrund der Akklimatisation als auch durch eine hypertone Dehydratation erhöht war (vermehrter Flüssigkeitsverlust durch die extrem trockene Höhenluft in Verbindung mit zu wenig Trinken). Aufgrund der Makulaschädigung wird sich der Gesichtsfeldausfall nicht wieder zurückbilden.

#### Absolute Grenze

Auf welcher Höhe die absolute Grenze des Menschen liegt, wissen wir nicht. Durch technische Maßnahmen (Sauerstoffgerät, $O_2$-Überdruckatmung) können Kampfflugzeugbesatzungen kurze Zeit Höhen bis 15 000 m tolerieren. Die absolute Grenze liegt sicherlich bei 19 000 m, da in dieser Höhe die 37 °C warmen Körperflüssigkeiten zu kochen beginnen. Nur im vollständig abgeschirmten Druckanzug können Menschen noch höher in die Stratosphäre und ins Vakuum des Weltraums vordringen.

● MERKE *Der Luftdruck halbiert sich alle 5000 Höhenmeter. Damit halbieren sich auch die Partialdrücke von Sauerstoff und Stickstoff. Die Anpassung an große Höhen umfasst eine vertiefte Atmung und eine Zunahme der Hämoglobinkonzentration im Blut.*

## 14.2.3 Anpassung an große Tiefen

### Tauchtiefe und Gasdruck

Beim Tauchen, aber auch bei jedem anderen Aufenthalt, der mit einem erhöhten Außendruck verbunden ist, treten spezifische Schwierigkeiten auf, deren Unkenntnis immer wieder zu tödlichen Unfällen führt. Alle 10 m Tauchtiefe erhöht sich der Außendruck um eine Atmosphäre (atm bar); somit erhöhen sich auch die Partialdrücke aller Gase (**Abb. 14.7**).

In 30 m Wassertiefe liegt also ein Außendruck von 4 × 760 = 3040 mmHg vor, der $pO_2$ beträgt demzufolge 4 × 158 = 632 mmHg, der $pN_2$, also der Partialdruck von Stickstoff, ist 4 × 530 = 2120 mmHg.

Diese hohen Drücke wirken auf alle Körpergewebe gleichmäßig ein, sodass sich der ganze Organismus in einem Gleichgewichtszustand befindet. Subjektiv bemerkt man lediglich, dass das Atmen etwas schwerer fällt, weil durch den hohen Druck die Viskosität der Atemluft größer wird.

### Gefahren beim Abtauchen

#### Barotrauma

Bereits in einer Tiefe von 2 – 3 m bemerkt man einen deutlichen Druck auf den Ohren, weil der hohe Wasserdruck das Trommelfell ins Mittelohr eindellt. Durch das *Valsalva-Manöver* (Ausatmen bei zugehaltener Nase) kann man das rachenwärts gelegene Ende der Ohrtrompete öffnen und so einen Druckausgleich zwischen den Lufträumen des Mittelohrs und der Außenwelt herstellen. Ist dieser Druckausgleich z. B. wegen eines Schnupfens nicht möglich oder sind etwa einige Nasennebenhöhlen nicht belüftet, dann darf nicht getaucht werden.

Ignoriert der Taucher diese Regel und taucht trotzdem ab, so kommt es zum Barotrauma, d. h., das Trommelfell reißt nach innen ein und es dringt Wasser ins Mittelohr vor. Besonders gefährlich ist die Situation deswegen, weil kaltes Wasser den horizontalen Bogengang reizt und zu Übelkeit und kalorischem (wärmeabhängigem) Schwindel führt, wodurch der Taucher schnell die Orientierung verliert.

#### Tiefenrausch

Aber auch wenn der Druckausgleich perfekt funktioniert, ist für den Hobbytaucher bei ca. 40 – 50 m die maximale Tauchtiefe erreicht. In größeren Tiefen ist der Stickstoffpartialdruck so hoch, dass $N_2$ – ähnlich wie Lachgas – als enthemmende und euphorisierende Droge wirkt. Nicht wenige Taucher haben im Tiefenrausch die Kontrolle verloren und sind nicht mehr auf-

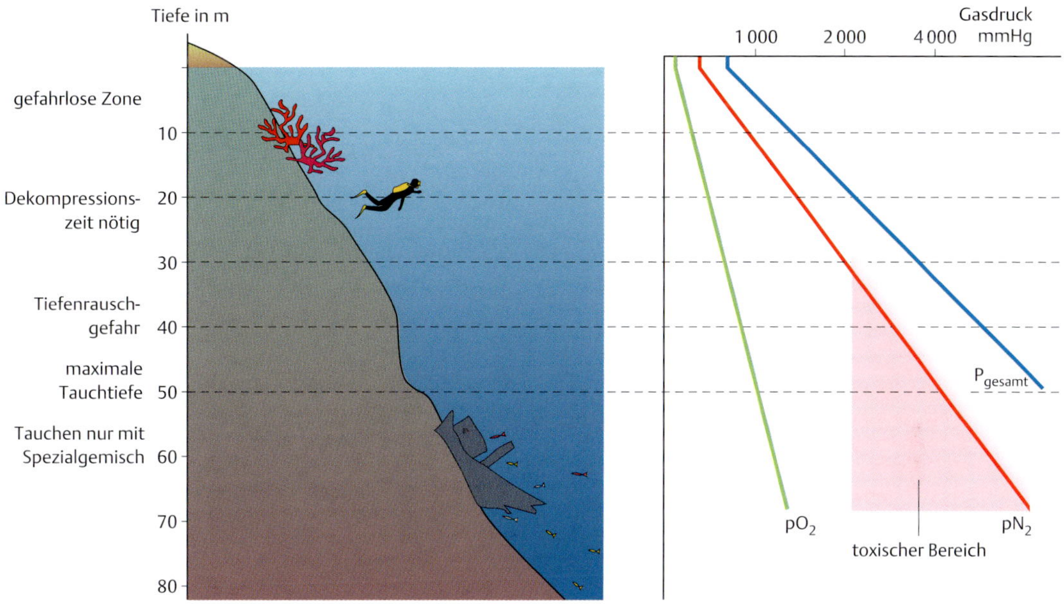


**Abb. 14.7 Gerätetauchen mit Luft.** Mit zunehmender Tiefe steigt der Umgebungsdruck linear an (blaue Kurve). Beim Gerätetauchen gleicht der Lungenautomat den Druck der Einatmungsluft stets dem Umgebungsdruck an. Daher steigen auch alle Partialdrücke (Sauerstoff = grün, Stickstoff = rot) linear an. Die maximale Tauchtiefe ist bei ca. 40 m erreicht, da bei höheren Stickstoffpartialdrücken $N_2$ toxisch wirkt.

getaucht. Ab ca. 75 m wirkt darüber hinaus der hohe Sauerstoffpartialdruck akut toxisch und schädigt direkt die Lunge.

## Spezielle Gasgemische

Professionelle Tiefseetaucher erreichen ohne einen schützenden Druckanzug Tiefen von mehreren hundert Metern, indem sie spezielle Gasgemische benutzen (z. B. 5 % Sauerstoff, 95 % Helium). Das Edelgas *Helium* führt im Gegensatz zu Stickstoff nicht zum Tiefenrausch.

Für Tiefseemissionen muss beim Auftauchen viel Zeit eingeplant werden, um den Stickstoff weitestgehend aus allen Körpergeweben zu entfernen. Deshalb dauert die Auftauchphase einige Tage, die die Taucher in einer Überdruckkammer an Bord ihres Versorgungsschiffes verbringen.

## Gefahren beim Auftauchen

Die Gefahren für die bei Hobbytauchern übliche Tauchtiefe von 10 – 20 m entstehen dagegen eher in einem zu schnellen Auftauchen.

### Lungenriss

Schon in 10 m Tiefe steht die Lunge unter einem Druck von 2 bar. Taucht man aus dieser geringen Tiefe (panikartig) auf, ohne unterwegs auszuatmen, dann dehnt sich die Luft in der Lunge auf das Doppelte ihres Volumens aus und kann zum Lungenriss und/oder zum Pneumothorax führen. Schnorchler ohne Atemgerät müssen diese Regel dagegen nicht beachten, da ihr Lungenvolumen in 10 m Tiefe auf die Hälfte zusammengepresst wird und sich beim Auftauchen wieder auf den Ausgangswert ausdehnt (**Abb. 14.8**).

### Caisson-Krankheit

Schnelles Auftauchen birgt jedoch noch eine weitere Gefahr: Nach einer gewissen Zeit, je nach Tauchtiefe 5 – 20 min, haben sich Blut und Gewebe mit Stickstoff so stark gesättigt, dass sich dieses Gas unter normalem Druck nicht mehr in Lösung hält. Ein plötzliches Auftauchen führt dazu, dass sich Gasbläschen in den unterschiedlichsten Körpergeweben bilden (Emphysem) und Stickstoffblasen im arteriellen Blut kleinere Gefäße verstopfen (Luftembolie). In mittelschweren Fällen treten Gelenk- und Muskelschmerzen (sog. Bends) auf und man erkennt die Einlagerung von Gas im Körpergewebe an einem knisternden Geräusch beim Massie-

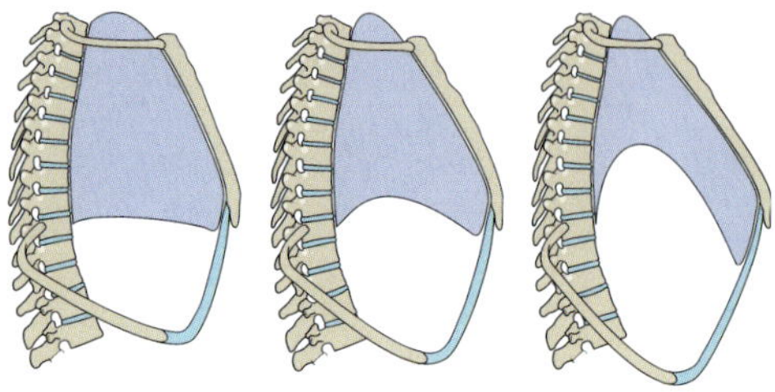

| | | | |
|---|---|---|---|
| Tiefe: | 0 m | 10 m | 40 m |
| $P_{gesamt}$: | 1 bar | 2 bar | 5 bar |
| Lungen-volumen: | 5,0 l | 2,5 l | 1,0 l |

**Abb. 14.8 Lungenkompression beim Tauchen ohne Gerät.** Die Luft in der Lunge wird beim Tauchen wie alle Gase zusammengepresst. Beim Tauchen ohne Gerät mit angehaltenem Atem verringert sich in 10 m Tiefe das Lungenvolumen entsprechend auf die Hälfte. In 40 m wäre es – könnte man ohne Gerät so tief tauchen – so gering, dass der Brustkorb zusammengedrückt würde. Beachten Sie, dass man umgekehrt beim Auftauchen mit Gerät ganz bewusst ausatmen muss, damit die Lunge nicht überdehnt wird.

ren der Nackenregion. Ist es auch im Gehirn zu Luftembolien gekommen, kommt es zur Bewusstseinstrübung, die bis zum Koma führen kann. Taucher müssen daher nach einem ausgedehnten Tief-Tauchgang in vorher genau geplanten Etappen, sog. Dekompressionsstufen, auftauchen. Dadurch kann Stickstoff langsam über das Blut in die Lunge gelangen und dort nach und nach abgeatmet werden.

Diese sog. Caisson-Krankheit wurde im 19. Jahrhundert bei Arbeitern entdeckt, die in einem mit Überdruck beschickten, oben geschlossenen Kasten die Fundamente für Brückenpfeiler gelegt haben.

**MERKE** *Der Außendruck verdoppelt sich beim Tauchen alle 10 Meter Tauchtiefe. Daher verdoppeln sich auch der Luftdruck im Lungenautomaten der Pressluftflasche und die Partialdrücke von Sauerstoff und Stickstoff. Ein zu großer Stickstoffpartialdruck führt zum Tiefenrausch.*

# 14.3 Hohe und niedrige Temperatur

## 14.3.1 Grundwissen „Wärme“

Als gleichwarmes (homoiotherme) Lebewesen hält der Mensch seine Körpertemperatur bei ca. 37 °C weitgehend konstant, obwohl wir – abhängig von unseren Stoffwechselprozessen – sehr stark wechselnde Wärmemengen produzieren und uns den unterschiedlichsten Umweltbedingungen aussetzen. Die Körpertemperatur unterliegt somit genau wie z. B. Flüssigkeit, Säure, Blutzucker und Eiweiß einer Homöostase, die für ein stabiles Temperaturgleichgewicht sorgt.

### Quellen der Wärmeproduktion

Jeder Stoffwechselvorgang setzt – meist als Abfallprodukt – eine bestimmte Wärmemenge frei. Die Nettowärmeproduktion einer chemischen Reaktion errechnet sich durch die Differenz zwischen dem Energieinhalt der Ausgangsstoffe (Eiweiß, Kohlenhydrat, Fett) und dem der wesentlich energieärmeren Endstoffe ($CO_2$, $H_2O$, Harnstoff, Sulfat, Phosphat).

Auf diese Weise erzeugt unser Körper unabhängig von der Art der zwischengeschalteten Reaktionen täglich mehrere tausend kcal an Wärme.

In Ruhe gehen mehr als 50 % der Wärmeproduktion auf das Konto der inneren Organe. Etwa 20 % entstehen durch Muskelarbeit, weitere 15 – 20 % durch den Stoffwechsel des Gehirns.

Während körperlicher Arbeit steigt die Wärmeproduktion der Skelettmuskulatur sprunghaft auf das 50- bis 100-Fache des Ruhewerts an und macht dann mehr als 90 % der gesamten Wärmeproduktion aus.

### Wärmeabgabe

Damit sich der Organismus nicht selbst überhitzt, braucht er ein Kühlsystem, das genau diejenige Wärmemenge abgibt, die aktuell erzeugt wird. Prinzipiell können wir Wärme auf 3 verschiedenen Wegen loswerden (**Abb. 14.9**), nämlich durch:
- Wärmeleitung
- Konvektion
- Wärmestrahlung

#### Wärmeleitung

Die einfachste Möglichkeit ist die Wärmeleitung: Jeder Stoff besitzt einen physikalischen Wärmeleitwert, der ausschließlich von seinen Materialeigenschaften abhängt. Stoffe mit einem hohen Wärmeleitwert (Metalle, Flüssigkeiten) fühlen sich bei gleicher Temperatur kühler an als solche mit einem geringen Wärmeleitwert (Isolatoren, z. B. Gase und Kunststoffe). Im 20 °C

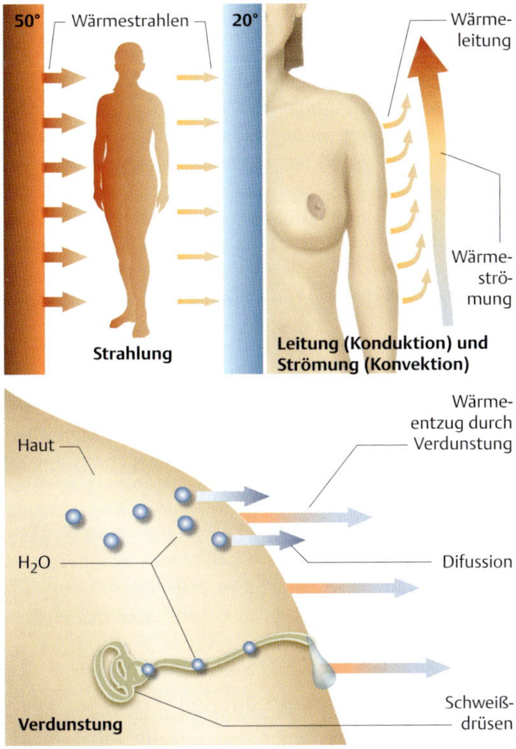


**Abb. 14.9 Verschiedene Arten der Wärmeabgabe.** Der Körper verliert normalerweise Wärme durch direkte Wärmeleitung an einen kälteren Gegenstand, durch Wärmestrahlung, Konvektion und Verdunstung. Mit Ausnahme der Verdunstung wirken alle Mechanismen auch umgekehrt, können dem Körper also bei geänderten Temperaturverhältnissen auch Wärme zuführen.

„kalten" Wasser kühlt unser Körper daher wesentlich schneller aus als an der 20 °C „warmen" Luft.

### Konvektion

Zusätzlich zur Wärmeleitung entsteht in allen Flüssigkeiten und Gasen Konvektion, also Strömung oder Wind. Selbst in völlig unbewegter Luft kann man eine Konvektion messen, weil sich die vom Körper aufgewärmte Luft ausdehnt, aufsteigt und kühlere Luft an die Haut gelangen lässt.

Wie stark die Wärmeabgabe durch Konvektion ins Gewicht fällt, wissen wir von der Beobachtung, dass sich windabweisende Kleidung stets wärmer anfühlt als winddurchlässige. Unter „normalen" Bedingungen, also bei leichter Tätigkeit in 20 °C warmen Räumen und mit angemessener Bekleidung, geben wir ca. ⅓ bis ¼ der gesamten Wärmeproduktion über Konvektion/Wärmeleitung ab.

### Wärmestrahlung

Im Gegensatz zu Wärmeleitung und Konvektion benötigt die Wärmestrahlung kein transportierendes Medium, funktioniert also auch im vollständigen Vakuum. Ein Zimmer, das im Winter nach längerer Abwesenheit das erste Mal wieder aufgeheizt wird, fühlt sich immer klamm an, egal wie hoch die Lufttemperatur ansteigt. Der Grund sind die kalten Wände, welche die Wärmestrahlung des Körpers absorbieren, ohne ihm selbst Strahlungswärme zurückzugeben.

Wärmestrahlung ist eine elektromagnetische Strahlung im langwelligen Infrarotbereich und kann genau wie Licht absorbiert, reflektiert, gespiegelt und umgelenkt werden. Satelliten und Raumstationen tragen daher eine spiegelnde Beschichtung aus stark reflektierendem Material, um die Strahlungswärme der Sonne abzuhalten und die Wärmeabgabe auf der sonnenabgewandten Seite zu vermindern. Dasselbe Prinzip liegt der goldbeschichteten Rettungsfolie zugrunde, die verhindern soll, dass ein Verletzter zu viel Strahlungswärme an die Umgebung verliert.

## Wärmeabgabe durch Verdunstung

Durch Wärmeleitung, Konvektion und Strahlung können wir aber immer nur dann Wärme abgeben, wenn die Umgebung deutlich kühler ist als wir selbst. Übersteigt die Außentemperatur die Körpertemperatur oder produzieren wir durch körperliche Arbeit zusätzliche Wärme, beginnt die Aktivität unserer Schweißdrüsen. So verlieren wir mind. 15 % unserer Wärme auf dem Weg der Verdunstung.

### Perspiratio sensibilis

Unsere Schweißdrüsen bilden einen feinen Flüssigkeitsfilm auf der Haut. Die Flüssigkeit verdunstet, geht also aus dem flüssigen in den gasförmigen Aggregatzustand (Wasserdampf) über. Dabei entzieht 1 l verdunsteten Wassers dem Körper immerhin ca. 2400 kJ (580 kcal) Wärme. Die Schweißsekretion kann im Extremfall auf 10 – 15 l/d (!) gesteigert werden, um die Stoffwechselwärme und zusätzlich den Wärmeeintrag durch Strahlung und Konvektion loszuwerden.

In heißen Gegenden empfinden wir eine hohe Luftfeuchtigkeit als besonders unangenehm, weil sie das Verdunsten von Schweiß auf der Haut verhindert. Unter diesen Bedingungen haben wir zum Schutz vor Überhitzung lediglich die Möglichkeit, uns an einen kühleren Platz zurückzuziehen.

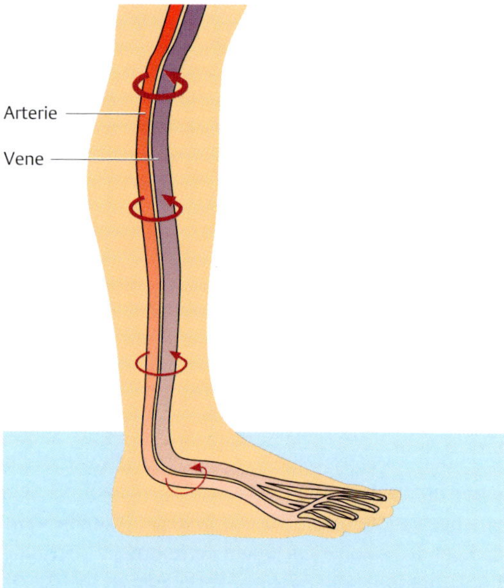


**Abb. 14.10 Wärmetausch zwischen Arterie und Vene.** Wärmeleitung findet auch zwischen einer Arterie und einer benachbarten Vene statt. Dadurch geht beim Stehen auf einer kalten Oberfläche die Wärme des ins Bein einströmenden Blutes direkt auf die kühlere Vene über. Das arterielle Blut erreicht den Fuß also schon mit geringerer Temperatur. Dies schützt den Körperkern vor zu starker Auskühlung, obwohl man kalte Füße bekommt.

### Perspiratio insensibilis

Bei der Flüssigkeitsbilanzierung muss man außer der Schweißabgabe (Perspiratio sensibilis) immer auch die unsichtbare Verdunstung über Haut und Atemluft mit einbeziehen (Perspiratio insensibilis). Die Perspiratio insensibilis lässt sich nur indirekt ermitteln (Ausgangsgewicht– Endgewicht + Flüssigkeitszufuhr – Flüssigkeitsabfuhr). Bei hoher Temperatur und niedriger Luftfeuchtigkeit kann die Perspiratio insensibilis ohne Weiteres mehr als 1 l täglich betragen und wird dann zum Hauptfaktor der Flüssigkeitsabgabe.

14

PFLEGE ***Flüssigkeitsbilanzierung bei Fieber.*** *Die Flüssigkeitsabgabe durch Verdunstung wird bei bettlägerigen Patienten häufig unterschätzt. Neben der Perspiratio insensibilis von 0,5 – 1 l/d kommen bei erhöhter Körpertemperatur oft mehr als 2 l Schweiß hinzu. Durch Messung der Plasmaosmolalität und des Hämoglobinwerts lässt sich der Erfolg einer volumenadäqaten Infusionstherapie zwar im Nachhinein kontrollieren, besser ist es jedoch, den Flüssigkeitsbedarf abhängig von der individuellen Situation des Patienten abzuschätzen. Dabei ist zu bedenken, dass das Durstgefühl gerade bei älteren Menschen keine verlässliche Auskunft über den Flüssigkeitsbedarf gibt.*

MERKE *Der Körper tauscht Wärme mit der Umgebung durch Wärmestrahlung, Wärmeleitung und Konvektion aus. Für Wärmeleitung und Konvektion ist das Medium (Luft oder Wasser) von großer Bedeutung. Durch Verdunsten von Schweiß kann die Körpertemperatur auch bei sehr hohen Außentemperaturen gesenkt werden.*

## 14.3.2 Anpassung an niedrige oder hohe Temperaturen

### Schutz vor Auskühlung

Die körpereigenen Schutzmechanismen des Menschen gegen Kälte sind eher spärlich entwickelt. Dennoch finden Anpassungsvorgänge statt:
- Erhöhung der Wärmeproduktion
- Reduzierung der Wärmeabgabe
- Nutzung des Wärme-Gegenstrom-Prinzips
- Steigerung der Durchblutung durch reaktive Hyperämie

#### Erhöhung der Wärmeproduktion

Wenn uns fröstelt, erhöhen wir zunächst reflektorisch den Muskeltonus. Durch die zunehmende Anspannung der Skelettmuskulatur erhöht sich die Wärmeproduktion. Sinkt die Temperatur weiter, dann versuchen wir, durch aktive Bewegung noch mehr Wärme zu erzeugen. Wenn auch dies nicht mehr ausreicht, fangen wir an zu zittern und mit den Zähnen zu klappern.

#### Reduzierung der Wärmeabgabe

In einer kühlen Umgebung erhöhen wir jedoch nicht nur die Wärmeproduktion, sondern vermindern automatisch die Abgabe von Wärme an die Umgebung: Die Schweißsekretion fällt auf nahe Null, wir legen die Arme eng an den Rumpf, um die Körperoberfläche zu verkleinern, die Muskulatur der arteriellen Hautgefäße kontrahiert sich und senkt die Hautdurchblutung. Dadurch baut sich eine merklich kühlere Körperschale (Arme, Beine, Unterhautfettgewebe) um den gleichbleibend 37 °C warmen Körperkern (innere Organe, Rückenmark, Gehirn) herum auf. Dabei darf die Durchblutung nicht so stark zurückgehen, dass die Sauerstoffversorgung der Haut nicht mehr ausreicht. Wegen der niedrigeren Temperatur sinkt allerdings auch die Stoffwechseltätigkeit der Hautzellen, sodass die Anforderungen an die Durchblutung geringer werden.

### Wärme-Gegenstrom-Prinzip

Nicht selten beträgt die Temperatur der Füße nur 15 – 20 °C. Wenn, wie wir eben gesehen haben, der Kreislauf eine Mindestdurchblutung der Füße aufrechterhalten muss, wieso kühlt dann der Körperkern nicht durch das zurückströmende venöse Blut aus? Der Grund ist die enge Nachbarschaft zwischen den Arterien und Venen der Beine (**Abb. 14.10**). Während des Rückstroms aus den Füßen wärmt sich das kalte venöse Blut zunehmend am warmen arteriellen Blut auf und erreicht die Beckenregion bereits wieder mit ca. 34 °C. Umgekehrt kühlt das arterielle Blut auf seinem Weg zum Fuß mehr und mehr ab, sodass keine wertvolle Wärme an den kalten Fußboden verloren geht (Wärme-Gegenstrom-Prinzip).

● PFLEGE ***Reaktive Hyperämie.*** *Ein wichtiges Notfallsystem zum Schutz der Haut vor bleibenden Frostschäden ist die reaktive Hyperämie bei starker Kälteeinwirkung: Wenn wir uns in klirrender Kälte Hände oder Gesicht mit Schnee eingerieben haben, nimmt die Haut kurz danach eine kräftig rote Färbung an und prickelt – die Durchblutung hat zugenommen. Dies schützt die vorher stark unterkühlte Haut vor dem Erfrieren. Der Organismus nimmt hierbei inkauf, dass sich kurzzeitig kaltes Blut aus der Körperperipherie mit dem des 37 °C warmen Körperkerns mischt, die Körperkerntemperatur also geringfügig sinkt. Viele Maßnahmen der physikalischen Therapie machen sich die reaktive Hyperämie zunutze (kalte Tauchbäder, Spritzgüsse, Wechselbäder). Das Ziel ist in allen Fällen, das Herz-Kreislauf-System gegenüber Änderungen von Blutvolumen und Blutdruck unempfindlicher zu machen. Gleichzeitig wird die Durchblutung von Haut und Unterhautgewebe verbessert.*

● KRANKHEITSLEHRE ***Frostbeulen.*** *Falls die Durchblutung der Haut stellenweise doch nicht ausreicht, entstehen Frostbeulen (Perniones). Die bevorzugten Orte für Frostbeulen sind diejenigen Stellen, besonders am Fuß, an denen Haut und Unterhautgewebe ohne Muskulatur direkt dem Knochen aufliegen. Das Zentrum der Frostbeule zerfällt häufig nekrotisch und bildet ein Ulkus (Geschwür), das nur sehr langsam vom Rand her zuheilt.*

## Akklimatisation an eine kalte Umgebung

An länger dauernde Kälteperioden passen wir uns durch unser Verhalten (Kleidung, Heizung) an. Dennoch gibt es auch einige wenige längerfristige physiologische Anpassungsmechanismen:

- Der wichtigste ist die Erhöhung der Schilddrüsenhormone $T_3$ und $T_4$ in kalter Umgebung.
- Außerdem bilden sich im Verlauf einiger Tage in den meisten Körperzellen mehr Mitochondrien. Dadurch kann sich der Grundumsatz um mehr als die Hälfte seines Ausgangswerts erhöhen und auch die Wärmeproduktion steigt an.
- Schutz vor Unterkühlung bietet auch eine stark entwickelte Unterhautfettschicht, da Fett ein sehr guter Wärmeisolator ist.

● MERKE *Bei niedrigen Außentemperaturen wird die Durchblutung der Körperschale gesenkt, um die Wärmeabgabe zu senken und den Körperkern (Rumpf und Gehirn) warm zu halten. Durch Muskelanspannung (Zittern) wird mehr Wärme produziert.*

## Schutz vor Überhitzung

Gegen eine drohende Überhitzung kann sich der Körper recht effektiv zur Wehr setzen. Zunächst verteilt sich mehr 37 °C warmes Blut aus dem Körperkern und bezieht auch Arme und Beine mit ein. Die Skelettmuskulatur erschlafft, die Hautgefäße erweitern sich und verbessern den Blutfluss. Damit vermindert sich die Wärmeproduktion und es erhöht sich die Hauttemperatur. Dies schafft günstige Bedingungen für die Wärmeleitung und Konvektion gegenüber einer nicht ganz so warmen Umgebung (unter ca. 33 °C).

Indem wir instinktiv Arme und Beine vom Rumpf abspreizen, erhöhen wir außerdem die Körperoberfläche. Das Wärme-Gegenstrom-Prinzip wird außer Kraft gesetzt, indem mehr Blut durch die erweiterten oberflächlichen Venen abströmt und nur ein kleinerer Prozentsatz parallel zu den Arterien zurückfließt. Gleichzeitig steigt die Schweißsekretion an (s. o.).

● KRANKHEITSLEHRE ***Schwankungen der Körpertemperatur und Fieber.*** *Die Körperkerntemperatur von 37 °C schwankt in engen Grenzen. So liegt die Temperatur abends wenige Zehntel Grad über der Morgentemperatur. In der 2. Hälfte des Menstruationszyklus der Frau liegen Morgen- und Abendtemperatur jeweils etwa 0,5 °C höher (S. 385).*
*Beim Fieber kann die Kerntemperatur sogar bis auf 41 °C erhöht sein. Mit Ausnahme einiger direkt von Bakterien oder von körpereigenen Immunzellen erzeugter Pyrogene (fieberverursachender Substanzen) wird die Kerntemperatur vom Hypothalamus bestimmt. Dieser Zwischenhirnteil bestimmt den Sollwert der Temperatur (***Abb. 14.11***).*
*Steigt der Sollwert, etwa beim Fieber, dann ist die normale Temperatur relativ zu niedrig, der Körper fröstelt und versucht die Temperatur durch Kältezittern zu erhöhen (Schüttelfrost). In der Phase abfallenden Fiebers sind dagegen Schweißausbrüche typisch, welche die Kerntemperatur schnell auf den erniedrigten Sollwert absenken.*
*Wie bei jedem Regelkreis muss man also auch beim Fieber sorgfältig zwischen einer Sollwert-Verstellung (durch den Hypothalamus) und einer Istwert-Veränderung (Tempera-*

14

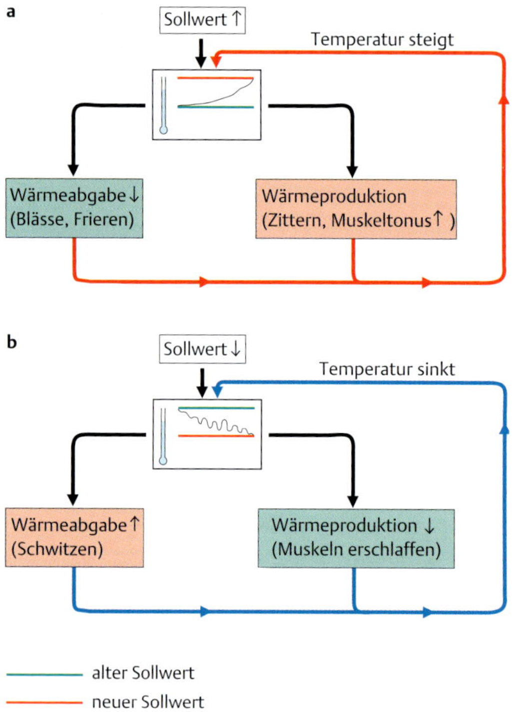


**Abb. 14.11 Fieberanstieg und -abfall.**
a In der 1. Phase des Fiebers verstellt der Hypothalamus den Temperatur-Sollwert nach oben. Der Körper vermindert seine Wärmeabgabe (Minderdurchblutung der Haut) und erhöht die Wärmeproduktion durch Muskelzittern.
b Ist die Infektion (z. B.) überstanden, normalisiert sich der Sollwert, und die Wärmeabgabe steigt durch Schwitzen und eine verstärkte Hautdurchblutung.

*turanstieg oder -abfall) unterscheiden. Alle fiebersenkenden Medikamente zielen darauf ab, den Sollwert nach unten zu verändern. Kalte Umschläge, Teil- und Vollbäder beeinflussen dagegen ausschließlich den Istwert. Sie können deswegen die Wirkung von Medikamenten beschleunigen, nicht aber vollständig ersetzen.*

### Akklimatisation an eine heiße Umgebung

Menschen, die längere Zeit (mehr als 3 – 4 Wochen) in einem tropischen Land verbringen, erhöhen ihre Schweißsekretion. Gleichzeitig erniedrigt sich der Salzgehalt im Schweiß, um die Elektrolytverluste in Grenzen zu halten. Die Trinkmenge wird meist unbemerkt größer und der Salzhunger nimmt zu.

Dunkelhäutige Menschen haben selbst unter mitteleuropäischen Verhältnissen eine bis zu doppelt so hohe Schweißsekretion. Die häufig geäußerte Vermutung, dass Menschen, die an tropische Bedingungen angepasst sind, weniger schwitzen würden, trifft also nicht zu. Es stimmt aber, dass die heftigen Schweißausbrüche nachlassen, die zu einem starken Flüssigkeitsverlust führen, ohne den Körper wirksam zu kühlen.

Besondere Verhältnisse ergeben sich in feuchtheißen Dschungelgebieten. Der Schweiß kann wegen der hohen Luftfeuchtigkeit nicht mehr verdunsten und bringt daher keine Kühlung. Die „Akklimatisation" besteht in solchen Ländern in der physiologisch sinnvollen Verhaltensanpassung, während der heißesten Stunden des Tages zu schlafen und die Aktivitätsphase in die Nacht oder den frühen Morgen zu verlegen.

● MERKE *In heißer Umgebung steigt die Durchblutung der Körperschale, die Muskulatur erschlafft und die Schweißsekretion nimmt zu. Nach einer mehrwöchigen Akklimatisation an heiße Klimazonen wird die Schweißsekretion gleichmäßiger und der Salzgehalt des Schweißes nimmt ab.*

## 14.4 Körperliche Belastung

### Dynamische und statische Arbeit

Die Arbeit unserer Muskulatur lässt sich in je nach Kraft- (Spannung) bzw. Längenänderung in 2 unterschiedliche Formen unterteilen. Allerdings sind die meisten Bewegungen unseres Körpers eine Kombination beider Typen mit unterschiedlicher Gewichtung.

#### Dynamische Arbeit

In der Mechanik gilt dynamische Arbeit = Kraft × Weg (Gewicht × Hubhöhe). Auch unsere Muskulatur kann dynamische Arbeit leisten. Einzelne Muskeln oder Muskelgruppen verkürzen sich dabei gegen einen gleichbleibenden äußeren Widerstand (diesen stellt z. B. das Eigengewicht eines Körperteils dar, das bewegt werden soll). Man spricht von einer *isotonischen* (gleichgespannten) Kontraktion. Dabei verkürzt sich der Muskel also ohne Kraftänderung.

Da der Wirkungsgrad der Muskulatur nur max. 30 % beträgt, müssen wir – etwa beim Radfahren oder Treppensteigen – ein Mehrfaches an Stoffwechselenergie aufwenden, als nach außen frei wird.

### Statische Arbeit

Im Unterschied zu technischen Maschinen verrichtet unsere Muskulatur aber nicht nur dynamische Arbeit. Statische Arbeit (z. B. langes Stehen) ermüdet ebenso, obwohl unser Körper dabei keine äußere Arbeit (also keinen Weg durch Verkürzung der Muskulatur) leistet. Die Sarkomere der Muskulatur verkürzen sich nicht, obwohl die Aktin- und Myosinfilamente aktiv sind. Wir sprechen von einer *isometrischen* Kontraktion (gleiches Maß). Für diese statische Arbeit (Haltearbeit) verbraucht der Körper ähnlich viel ATP wie für dynamische Arbeit.

## Anpassung an dynamische Arbeit

### Atmung

Während einer schweren dynamischen Arbeit (Mittelstreckenlauf, Rennradfahren) verbraucht die Skelettmuskulatur mehr als 100-mal so viel Sauerstoff wie in Ruhe. Entsprechend vertieft und beschleunigt sich die Atmung. Die Atemfrequenz steigt auf über 50/min, das Atemzugvolumen erreicht mehrere Liter, das Atemzeitvolumen steigert sich auf max. 150 l/min. Außerdem erhöht sich die Sauerstoffausschöpfung der Muskulatur. Den max. Sauerstoffverbrauch (4 – 8 l/min) misst man auf dem *Ergospirometer* (Atemgasmessgerät). Er gilt als guter Indikator für den allgemeinen Trainingszustand und die Leistungsfähigkeit des Herz-Lungen-Systems.

### Durchblutung

Damit die Skelettmuskulatur genügend Sauerstoff erhält und das produzierte $CO_2$ abtransportiert werden kann, erhöht sich die Durchblutung der Skelettmuskulatur auf das 10-Fache. Gleichzeitig verringert sich die Durchblutung der inneren Organe (Magen, Darm, Leber, Niere) bis zu einem Drittel. Trotzdem muss das Herzminutenvolumen steigen, um den Blutdruck aufrechtzuerhalten (von 4 – 6 l/min in Ruhe auf max. über 30 l/min). Das Herz reagiert mit einer höheren Herzfrequenz (bis über 180/min) und einem größeren Schlagvolumen (von ca. 70 ml auf 90 – 100 ml). Der systolische Blutdruck steigt linear mit der Belastung, während der diastolische Blutdruck weitgehend gleich bleibt.

### Anaerobe Energiegewinnung

Übersteigt die Belastung die aerobe Leistungsfähigkeit der Muskulatur oder die Grenzen des Herz-Kreislauf-Systems, dann schaltet die Muskelzelle auf anaerobe Energiegewinnung um. Dabei entsteht Milchsäure (Laktat), die sich im Muskel und im Blut anreichert.

Erschöpfung ist also entweder die Folge

- eines zu hohen Milchsäurespiegels in einzelnen Muskeln (muskuläre Erschöpfung) oder
- eines allgemeinen Sauerstoffmangels, weil auch das gesteigerte Herzzeitvolumen den Bedarf nicht mehr decken kann (Kreislauferschöpfung).
- Nur in Ausnahmefällen ist die Atmung der begrenzende Faktor für eine sportliche Leistung (pulmonale Erschöpfung).

### Ausdauertraining

Durch Ausdauertraining kann man die Grenze seiner maximalen dynamischen Arbeit hinausschieben: Die Muskelzellen bilden mehr Mitochondrien und vergrößern die Zahl ihrer Sarkomere. Gleichzeitig sprossen neue Kapillaren in die Muskulatur ein und verbessern deren Durchblutung. Die Dicke des Myokards nimmt zu, das Schlagvolumen steigt. Wegen des hohen Schlagvolumens kann die Herzfrequenz in Ruhe auf Werte bis unter 50/min absinken. Ein langsamer Pulsschlag ist in diesem Fall also nicht pathologisch, sondern Ausdruck einer großen Reservekapazität des Herz-Kreislauf-Systems.

## Anpassung an statische Arbeit

### Anaerobe Energiegewinnung

Eine stärkere isometrische Muskelkontraktion können wir nicht so lange durchhalten wie dynamische Arbeit. Auch der kräftigste Maßkrugstemmer oder Armdrücker muss nach wenigen Minuten mit schmerzenden Muskeln aufgeben, obwohl der Kreislauf dabei kaum belastet wird. Während einer starken Muskelanspannung erhöht sich der Binnendruck im Gewebe so stark, dass die Blutversorgung vollständig zum Erliegen kommt. Kräftige Haltearbeit verrichten wir also fast ausschließlich durch anaerobe Energiegewinnung aus den muskeleigenen Speichern (Kreatinphosphat, Glykogen). Entsprechend schnell steigt der Pegel von Milchsäure im Gewebe und führt zur muskulären Erschöpfung.

### Bodybuilding

Krafttraining (Bodybuilding) führt zu völlig anderen Effekten als Ausdauertraining. Die trainierten Muskeln nehmen schnell an Umfang zu, wobei zwar die Anzahl der Sarkomere stark ansteigt, aber kaum zusätzliche Mitochondrien oder Gefäße gebildet werden. Daher wird die Muskelmasse beim Aussetzen des Trainings schnell wieder abgebaut. Auf das Herz-Kreislauf-System hat Krafttraining kaum einen nachhaltigen Einfluss. Vom physiologischen Standpunkt aus muss man Bodybuildern also raten, zusätzlich einen Ausdauersport zu betreiben.

● MERKE *Dynamische Arbeit (isotonische Kontraktion) verbessert die Muskeldurchblutung und die aerobe Energiegewinnung. Die Energie für eine statische Arbeit (isometrische Kontraktion) wird vorwiegend auf anaerobem Weg gewonnen. Die Muskeldurchblutung bei statischer Arbeit nimmt ab.*

# 14.5 Schmerz

## 14.5.1 Physiologische Bedeutung

### Begriffsbestimmung

„Schmerz ist, was weh tut". So einfach diese Definition klingt, so unvollständig ist sie. Schmerz bezeichnet nämlich einerseits die unmittelbare Ursache einer schmerzhaften Empfindung (die Berührung mit der heißen Herdplatte), dann die Wahrnehmung selbst (das akute Schmerzempfinden), andererseits aber auch die psychischen Prozesse, die besonders mit starken chronischen Schmerzen einhergehen (Angst und Verzweiflung angesichts unheilbarer Schmerzen).

Die Internationale Gesellschaft zum Studium des Schmerzes (IASP) definiert Schmerz so: *„Schmerz ist ein unangenehmes Sinnes- und Gefühlserlebnis, das mit einer aktuellen oder potenziellen Gewebsschädigung verknüpft ist oder mit Begriffen einer solchen Schädigung beschrieben wird."*

**Nozizeption.** Die Aufnahme von Reizen, die unseren Körper potenziell oder tatsächlich schädigen, wird als Nozizeption bezeichnet. Diese Schmerzkomponente – wenn wir uns z. B. den Arm gebrochen haben – hat noch gar nichts mit Gefühlen und Emotionen zu tun, sondern sagt uns nur: „Am linken Handgelenk tut etwas ziemlich stark weh".

**Schmerzerlebnis.** Hinzu kommt das Gefühlserlebnis – die emotionale Verarbeitung eines schmerzhaften Ereignisses (Schmerzerlebnis). Es reicht bei akuten Schmerzen von Schreck über vegetative Symptome wie Übelkeit und Erbrechen bis hin zu Befürchtungen, der Arm könnte dauerhaft geschädigt bleiben.



### Schutzfunktion

Schmerzen wahrzunehmen ist eine Grundeigenschaft jedes höheren Lebewesens. Die erste schmerzhafte Begegnung eines Kindes mit einer Brennnessel oder einer heißen Herdplatte prägt sich nachhaltig ins Bewusstsein und in unterbewusste Wahrnehmungsschichten ein. Diese Erfahrung schützt das Kind wirksam vor weiteren Schäden.

Auch länger anhaltende Schmerzen dienen oft dem Schutz vor weiteren Verletzungen. Nach einer Außenband-Dehnung („verstauchter Knöchel") werden Pronationsbewegungen des Fußes schmerzhaft. Dies erinnert uns daran, dass die Verletzung noch nicht verheilt ist und wir beim Gehen besonders vorsichtig sein müssen.

### Akuter und chronischer Schmerz

Die physiologische Bedeutung akuter Schmerzen als Warnung vor einem dem Körper drohenden Schaden leuchtet zunächst unmittelbar ein. Was ist jedoch, wenn die Schmerzen nicht aufhören, sondern im Verlauf einer Erkrankung sogar an Stärke zunehmen?

Im Gegensatz zu den meisten anderen Sinneswahrnehmungen, besonders dem Tastsinn, adaptieren Schmerzrezeptoren nicht. Das heißt, dass der Organismus einen über längere Zeit gleich bleibenden Schmerzreiz nicht weniger stark empfindet, sondern häufig sogar stärker. Chronische schmerzhafte Entzündungen senken die Schmerzschwelle zusätzlich ab, sodass dann normalerweise nicht schmerzhafte Berührungen und Druckreize als Schmerzen wahrgenommen werden.

Für diese Absenkung der Schmerzschwelle *(Schmerzsensibilisierung)* ist keine physiologische Ursache bekannt. Oft führt dieses Phänomen bei länger anhaltendem Schmerzreiz zu einem Teufelskreis, der im schlimmsten Fall in einer Schmerzkrankheit münden kann (s. u.).

## 14.5.2 Pathologische Schmerzformen

Wenn wir einem schmerzhaften Reiz ausweichen können, ihn vermeiden oder zumindest so gering wie möglich halten, ist Schmerz eine sinnvolle Wahrnehmungsqualität. Diese Arten akuter Schmerzen enthalten i. d. R. nur eine geringe emotionale Qualität und sind fast nie wirklich quälend.

Das große Problem, mit dem Pflegende und Ärzte konfrontiert werden, sind chronische Schmerzen, denen der Patient nicht durch besondere Handlungsweisen ausweichen kann und die keine Warnfunktion mehr erfüllen. Häufige Beispiele hierfür sind chronische Rückenschmerzen (die häufigste Ursache für Berufsunfähigkeit überhaupt) oder ständige Kopf- und Gesichtsschmerzen (Migräne, Trigeminusneuralgie). Gerade chronische Rückenschmerzen entwickeln sich häufig aus einer banalen Ursache im Bereich der Rückenmuskulatur oder der Wirbelsäule. Die Schmerzen führen zu einer verspannten Fehlhaltung, die ihrerseits die Schmerzen verstärkt. Außerdem wird die Schmerzwahrnehmung sensibilisiert, sodass der Patient die Schmerzen dauerhaft und als immer stärker werdend empfindet.

### Schmerzkrankheit

Schmerz kann also Symptom einer Krankheit sein. Es gibt jedoch zunehmend viele Menschen, für die die Schmerzen selbst zur Krankheit geworden sind.

Schmerzkranke leiden unter ihren chronischen Schmerzen so stark, dass viele arbeitsunfähig werden, von starken Schmerzmitteln physisch abhängig sind, und nicht wenige ihre Schmerzen als unerträglich empfinden.

Die Diagnose der Schmerzkrankheit erfordert zunächst eine genaue Abklärung der zugrunde liegenden organischen Ursachen. Sind diese erkennbar und kann man sie erfolgreich behandeln, liegt keine Schmerzkrankheit vor. Es bleiben prinzipiell 3 Gruppen von Patienten:

1. Menschen, bei denen keine organische Ursache der Schmerzen zu finden ist. Typischerweise handelt es sich um Schmerzen im Bereich des Bewegungsapparates und um Kopfschmerzen. Die wahrgenommenen Schmerzen korrelieren nicht mit einem objektiv feststellbaren Befund. Die wohl bekannteste Erkrankung in dieser Gruppe ist die Fibromyalgie. Schmerzpatienten dieser Gruppe werden häufig als Simulanten missverstanden.
2. Menschen, deren Schmerzursache bekannt ist, jedoch nicht behandelt werden können. Meist sind es (derzeit) nicht behandelbare Abnutzungserscheinungen im Bewegungsapparat, häufig entlang der Wirbelsäule. Die breite Einführung der Knie- und Hüftgelenksendoprothetik hat dagegen vielen Menschen, die früher zu dieser Gruppe zählten, helfen können.
3. Menschen, deren Schmerzen Symptom einer unheilbaren und in absehbarer Zeit zum Tode führenden Erkrankung sind. Die Linderung und idealerweise Beseitigung der Schmerzen für diesen Personenkreis ist Aufgabe der Palliativmedizin. Oft fällt es nicht leicht, die Entscheidung zu treffen, die kurative Medizin – die auf Heilung abzielt – in die palliative Medizin zu überführen.

## 14.5.3 Behandlungskonzepte

### Gate-Control-Theorie und Endorphine

Der nicht palliativen Schmerzbehandlung liegt in den meisten Fällen das Konzept des „Gate-Control“ zugrunde, das von Melzack und Wall 1965 entwickelt und von Melzack in Form seiner Neuromatrix-Theorie aktualisiert worden ist.

In seiner klassischen Form geht die Gate-Control-Theorie davon aus, dass die Schmerzzentren in der grauen Substanz des Rückenmarks im Bereich der Hinterhörner (Substantia gelatinosa) liegen. Zu diesen Zentren ziehen verschiedene Nervenfasern, die – aus der Peripherie kommend – die Schmerzwahrnehmung im Rückenmark aktiveren (Aδ- und C-Fasern, **Abb. 14.12**, a) bzw. hemmen (Aβ-Fasern, **Abb. 14.12**, b). Außerdem ziehen vom Gehirn zu diesen Schmerzzentren schmerzhemmende Nervenfasern (**Abb. 14.12**, b). Diese Hemmung geschieht unter dem Einfluss von Interneuronen, deren Neurotransmitter körpereigene Opiate *(Endorphine)* sind.

**Therapieansätze.** Nach der Gate-Control-Theorie lassen sich Schmerzen nun auf 3 Wegen vermindern:

1. durch Aktivierung der Fasern, die die Schmerzwahrnehmung in demselben Rückenmarkabschnitt hemmen. Dies ist die theoretische Grundlage für elektrische Schrittmacher, die auf Rückenmarkebene Schmerzen blockieren.
2. durch eine absteigende Hemmung aus dem Gehirn. Nach der Gate-Control-Theorie sind diese absteigenden Bahnen verantwortlich für die Modulation von Schmerzen durch Emotionen oder gezielte psychosomatische Modulation.
3. durch körpereigene oder körperfremde Opiate. Diese Funktion ist streng zu trennen von der euphorisierenden Wirkung der Endorphine und Opiate, die nicht im Rückenmark, sondern im Gehirn ansetzt.



### Total-Pain-Konzept

Die Krankenschwester Cicily Saunders hat in den 50er und 60er Jahren des vergangenen Jahrhunderts die Hospizbewegung begründet. Schlüsselerlebnis war ihre persönliche Erfahrung mit einem Sterbenden im Jahr 1948. Sauders betrachtet im Gegensatz zur Gate-

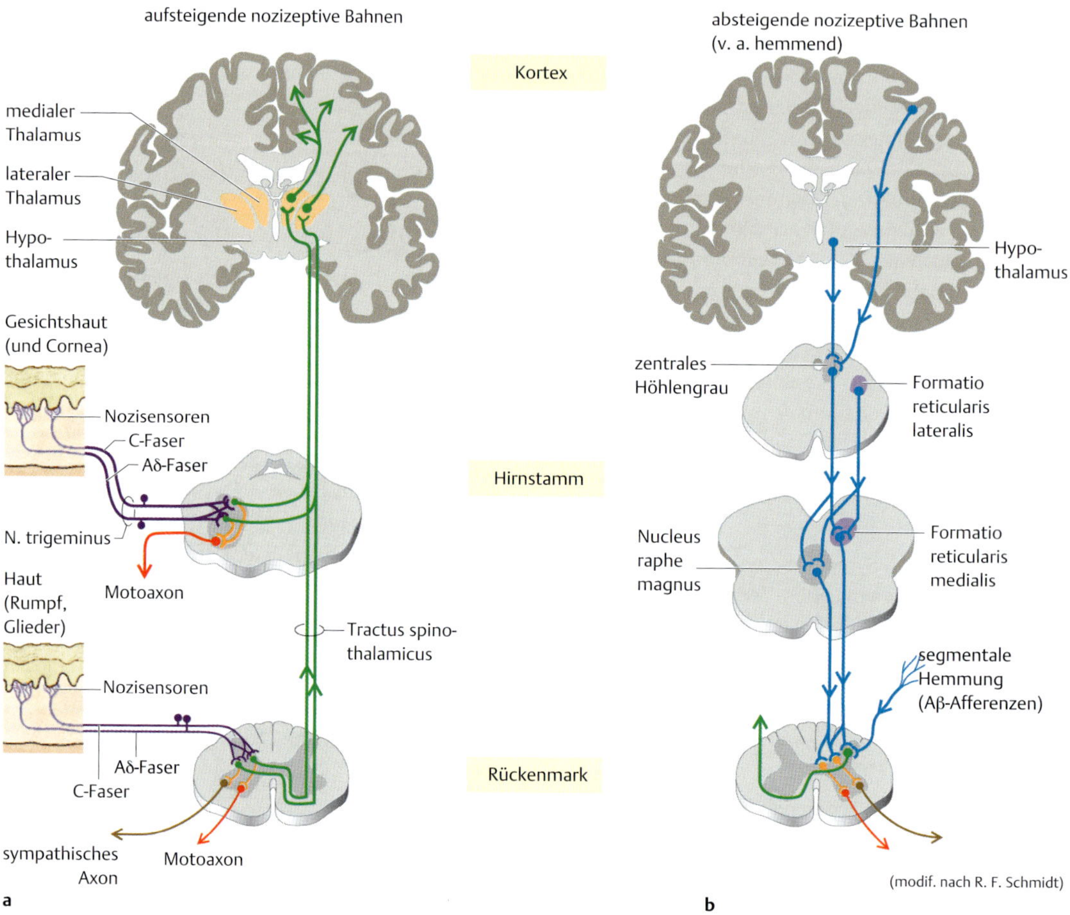


**Abb. 14.12 Auf- und absteigende Bahnen der Nozizeption.** a Aufsteigende nozizeptive Bahnen. b Absteigende nozizeptive Bahnen (v. a. hemmend).



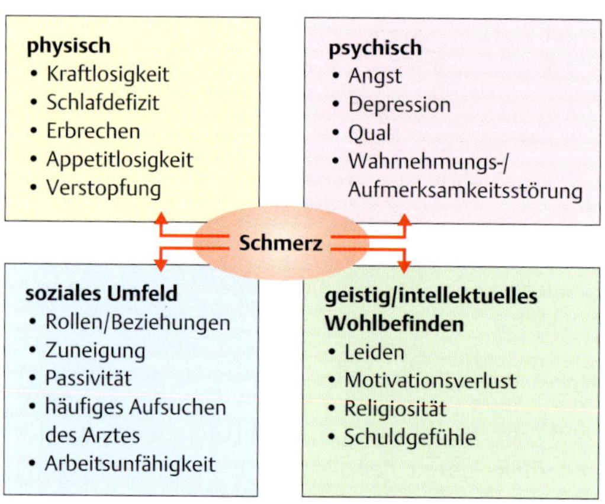


**Abb. 14.13 Multidimensionalität des Schmerzes.** Verschiedene Einflüsse des Schmerzes auf den Patienten.

Control-Theorie Schmerz primär aus der Sicht des Pflegenden. Diese ganzheitliche Schmerzbehandlung umfasst den Menschen mit all seinen körperlichen, psychischen und sozialen Aspekten:

1. **Physischer Schmerz:** Die Behandlung zielt darauf, dem Kranken sowohl den Schmerz als auch die mit starken Schmerzen assoziierten körperlichen Beschwerden zu nehmen. Insbesondere zählen hierzu Übelkeit, Erbrechen, Aufstoßen, Husten, Durchfall und andere vom Kranken selbst als unangenehm empfundene Körperäußerungen.
2. **Psychologischer Schmerz:** Dem Kranken sollen auch die Ängste, Aggressionen, die Verzweiflung und das Gefühl des Ausgeliefertseins genommen werden, die mit einer lebensbeendenden Krankheit verbunden sind.

3. **Sozialer Schmerz:** Sterbende fühlen sich häufig isoliert, abgeschoben und unwert. Hinzu kommen nicht selten finanzielle Sorgen, die durch eine kostenintensive Pflege verursacht oder verschlimmert werden. Saunders fordert auch in dieser Hinsicht eine „Schmerzlinderung".
4. **Spiritueller Schmerz:** Auch spirituelle, ethische und religiöse Einflüsse beeinflussen das Schmerzempfinden des Menschen. Eine typische Frage, die einen Sterbenden quält, ist nach Saunders z. B. die Frage: „Warum gerade ich?" Außerdem beschäftigt die Betroffenen häufig auch das Gefühl, mit der Krankheit und den Schmerzen für seine Sünden bestraft zu werden.

Der Schmerzbegriff von Saunders ist sehr weit gefasst. „Schmerzbehandlung" heißt im Sinne dieses Konzepts eine interdisziplinäre intensive Betreuung von Sterbenden durch eine ganze Reihe von Berufsgruppen (Krankenpfleger, Ärzte, Psychologen, Sozialarbeiter, Rechtsanwälte, Priester). Erfreulicherweise haben sich in den vergangenen Jahrzehnten auch in Deutschland viele Hospizvereine gegründet, die auf dem ganzheitlichem Verständnis von Saunders aufbauend versuchen, diesem hohen Anspruch gerecht zu werden.

# Anhang

## Abkürzungen

**Häufige anatomische Abkürzungen**

| | |
|---|---|
| A., Aa. | Arteria, Arteriae = Arterie, Arterien |
| V. Vv. | Vena, Venae = Vene, Venen |
| M., Mm. | Musculus, Musculi = Muskel, Muskeln |
| N., Nn. | Nervus, Nervi = Nerv, Nerven |
| Lig., Ligg. | Ligamentum, Ligamenta = Band, Bänder |
| Proc., Procc. | Processus, Processus = Fortsatz, Fortsätze |
| R., Rr. | Ramus, Rami = Ast, Äste |
| Art., Artt. | Articulatio, Articulationes = Gelenk, Gelenke |

**Messgrößen und SI-Maßeinheiten:**

| | |
|---|---|
| bar | Bar |
| cm | Zentimeter |
| °C | Grad Celsius |
| d | Tag |
| Da | Dalton |
| dB | Dezibel |
| dl | Deziliter (1 zehntel Liter = 100 $cm^3$) |
| dpt | Dioptrien, 1/m |
| fl | Femtoliter (1 billiardstel Liter = 1 $\mu m^3$) |
| g | Gramm |
| h | Stunde |
| Hz | Hertz, 1/s |
| Kcal | Kilokalorie |
| kg | Kilogramm |
| kJ | Kilojoule |
| l | Liter |
| mg | Milligramm |
| min | Minute |
| ml | Milliliter ( 1 tausendstel Liter = 1 $cm^3$) |
| µl | Mikroliter (1 millionstel Liter = 1 $mm^3$) |
| mmol | Millimol pro Liter |
| ng | Nanogramm (1 milliardstel Gramm = $10^{-9}$) |
| pg | Pikogramm (1 billionstel Gramm = $10^{-12}$) |
| s | Sekunde |

**Allgemein medizinische Abkürzungen**

Kursiv geschriebene Termini kennzeichnen die englische Version einzelner Fachbegriffe.

| | |
|---|---|
| α-Rezeptor | Rezeptortyp für Adrenalin und Noradrenalin |
| AB0-System | wichtigstes Blutgruppensystem |
| ACE | *angiotensin converting enzyme* |
| Ach | Acetylcholin, Überträgerstoff der Synapsen |
| ACTH | *adrenocorticotropic hormone, Corticotropin* |
| ADH | antidiuretisches Hormon, Vasopressin |
| ADP | Adenosindiphosphat, energieärmere Version von ATP |
| AIDS | *acquired immunodeficiency syndrome,* symptomatische HIV-Infektion |
| ANP | atriales natriuretisches Peptid |
| APGAR | Vitalitätsindex bei Neugeborenen |
| ARAS | aufsteigendes retikuläres Aktivierungssystem |
| ARL | Atemruhelage |
| AT III | Antithrombin III |
| ATP | Adenosintriphosphat, Energieträgerstoff |
| AV-Klappe | Atrioventrikularklappe, im Herz zwischen Vorhof und Kammer |
| AV-Knoten | Atrioventrikularknoten, im Herz zwischen Vorhof und Kammer |
| AZV | Atemzugvolumen |
| BE | *base excess,* Basenüberschuss im Blut |
| BKS | Blutsenkungsgeschwindigkeit, Methode nach Westergren (= BSG) |
| BSG | Blutsenkungsgeschwindigkeit (= BKS) |
| BWS | Brustwirbelsäule |
| C | Clearance |
| cAMP | zyklisches Adenosinmonophosphat, *second messenger* |
| CAPD | kontinuierliche ambulante Peritonealdialyse |
| CCD-Winkel | Centrum-Collum-Diaphysen-Winkel, Schenkelhalswinkel des Femurs |
| CCK | Cholecystokinin (= CCK-PZ) |

| | |
|---|---|
| CP | Konzentration eines Stoffes im Plasma, bei Clearancebestimmung |
| CRH | *corticotropin releasing hormone* (= CRF), Corticoliberin |
| CRP | C-reaktives Protein |
| CTG | Kardiotokogramm |
| CU | Konzentration eines Stoffes im Urin, bei Clearancebestimmung |
| DHEA | Dehydroepiandrosteron |
| DNA | *desoxyribonucleic acid* (= DNS) |
| EEG | Elektroenzephalogramm |
| EKG | Elektrokardiogramm |
| ERV | exspiratorisches Reservevolumen |
| $EV_1$ | exspiratorisches Volumen in einer Sekunde, Sekundenkapazität |
| FSH | *follicle stimulating hormone*, follikelstimulierendes Hormon, Follitropin |
| GFR | glomeruläre Filtrationsrate |
| GH | *growth hormone*, Somatotropin, Wachstumshormon |
| GH-ICH | *growth hormone inhibiting hormone*, Somatostatin |
| GH-RH | *growth hormone releasing hormone*, Somatoliberin |
| GIP | *gastric inhibitory polypeptide*, Enterogastron |
| GnRH | *gonadotropin releasing hormone*, Gonadoliberin |
| H-Substanz | heterogenetische Grundsubstanz, Ausgangssubstanz der Blutgruppenantigene |
| Hb | Hämoglobin |
| HCG | *human chorionic gonadotropin* |
| HCS | *human chorionic somatomammotropin* (= HPL) |
| HDL | *high density lipoproteins*, Lipoproteine mit hoher Dichte |
| HHL | Hypophysenhinterlappen |
| HIV | *human immunodeficiency virus* |
| Hkt | Hämatokrit |
| HPL | *human placental lactogen* (= HCS) |
| HVL | Hypophysenvorderlappen |
| HWS | Halswirbelsäule |
| HZV | Herzzeitvolumen |
| ICR | Interkostalraum, Zwischenrippenraum |
| ICSH | *interstitial cell stimulating hormone*, identisch mit LH |
| Ig | Immunglobulin |
| IL-1 | Interleukin 1 |
| IPSP | inhibitorisches postsynaptisches Potenzial |
| IRV | inspiratorisches Reservevolumen |
| KOD | kolloidosmotischer Druck |
| LDL | *low density lipoproteins*, Lipoproteine mit geringer Dichte |
| LH | *luteinizing hormone*, luteinisierendes Hormon, Lutropin |
| LWS | Lendenwirbelsäule |
| M1-Rezeptor | Rezeptortyp für Acetylcholin |
| MAK | Membranangriffskomplex des Komplementsystems |
| MHC | *major histocompatibility complex* Haupthistokompatibilitätskomplex |
| MIH | *melanotropin inhibiting hormone*, Melanostatin |
| MP | Menge eines Stoffes im Plasma, bei Clearancebestimmung |
| MPS | mononukleäres Phagozytosesystem (= RES, RHS) |
| MRH | *melanotropin releasing hormone*, Melanoliberin |
| mRNA | *messenger ribonucleic acid* |
| MSH | *melanocyt stimulating hormone*, Melanotropin |
| MU | Menge eines Stoffes im Urin, bei Clearancebestimmung |
| NBP | Nicht-Bikarbonat-Puffer |
| NN | Normalnull, Meereshöhe |
| NNM | Nebennierenmark |
| NNR | Nebennierenrinde |
| NPY | Neuropeptid Y |
| OSG | oberes Sprunggelenk |
| P | Druck |
| PEG | perkutane endoskopische Gastrostomie |
| PET | Positronenemissionstomographiegerät |
| ph | Maß für Säure- bzw. Basenstärke |
| PIH | *prolactin inhibiting hormone*, Prolactostatin |
| PP | pankreatisches Polypeptid |
| PRH | *prolactin releasing hormone*, Prolactoliberin |
| PTH | Parathormon, Parathyrin |
| PTT | *partial thromboplastin time*, partielle Thromboplastinzeit (= PTZ) |
| PTZ | partielle Thromboplastinzeit (= PTT) |
| RC | Ramus circumflexus, Herzkranzarterie |
| REM | *rapid eye movement*, paradoxer Schlaf |
| RIVA | Ramus interventricularis anterior, Herzkranzarterie |
| RNA | *ribonucleic acid* (= RNS) |
| RQ | respiratorischer Quotient |
| RR | Blutdruck, nach Riva-Rocci |
| SIH | *somatotropin inhibiting hormone* (= GH-IH) |
| $S_{O2}$ | Sauerstoffsättigung des Blutes |
| SV | Schlagvolumen des Herzens |

$T_3$ Trijodthyronin, Schilddrüsenhormon
$T_4$ Tetrajodthyronin, Schilddrüsenhormon
TPA *tissue plasminogen activator*
TPR *total peripheral resistance*, totaler peripherer Widerstand im Blutkreislauf
TRH *thyrotropin releasing hormone*, Thyroliberin
tRN *Atransfer messenger ribonucleic acid*
TSH *thyroidea stimulating hormone*, Thyrotropin
TT *thrombin time* (= TZ)
TUR transurethrale Resektion der Prostata
TZ Thrombinzeit (= TT)
$\mathring{U}$ Urinzeitvolumen
UV ultraviolett
UV-A langwellige ultraviolette Strahlung
UV-B kurzwellige ultraviolette Strahlung
V Volumen
VIP *vasoactive intestinal polypeptide*
VK Vitalkapazität
VP Volumen des Plasmas, bei Clearance-bestimmung
VU Volumen des Urins, bei Clearance-bestimmung
WHO *World Health Organization*, Weltgesundheitsorganisation
ZVK zentraler Venenkatheter

# GLOSSAR

(nach Faller A, Schünke M. Der Körper des Menschen. Einführung in Bau und Funktion. 15. Aufl. Stuttgart: Thieme; 2008)

Bei einigen Fachbegriffen ist der Plural in Klammern angegeben, z. B.: Arteria(-ae).

## A

| | |
|---|---|
| **Abdomen** | Bauch, Unterleib |
| **Abduktion** | Abspreizen |
| **Acetabulum** | Hüftgelenkspfanne |
| **Acromion** | Schulterhöhe, Fortsatz des Schulterblattes |
| **Adduktion** | Heranführen |
| **Adnexe** | (Anhangsgebilde der Gebärmutter (Eierstöcke und Eileiter) |
| **Adventitia (Tunica adventitia)** | lockere Bindegewebshülle, die Organe verschieblich mit der Umgebung verbindet und ihnen Blutgefäße und Nerven zuführt |
| **afferens** | hinführend |
| **albus** | weiß |
| **Allantois** | embryonaler Harnsack |
| **Alveoli** | kleine Mulden, Hohlräume |
| **– dentales** | Zahnfächer in Ober- und Unterkiefer |
| **– pulmonis** | Lungenbläschen |
| **akzessorisch** | zusätzlich |
| **Amnion** | das Fruchtwasser umgebende Eihaut des menschlichen Keims |
| **Amphiarthrose** | echtes, kaum bewegliches Gelenk |
| **ampullär** | bauchig erweitert |
| **Anabolismus** | Aufbaustoffwechsel |
| **Anastomose** | Vereinigung, Verbindung zweier Kanäle |
| **Anatomie** | „Zergliederungskunst", Lehre von der Gestalt und Struktur des menschlichen Körpers und seiner Organe |
| **Angulus** | Winkel |
| **– inferior** | unterer Schulterblattwinkel |
| **– venosus** | Venenwinkel am Zusammenfluss von Hals- und Armvene |
| **Antagonist** | Gegenspieler |
| **Antebrachium** | Unterarm |
| **anterior** | vorn, zur Vorderfläche hin |
| **Anteversion** | Bewegung des Armes oder des Beines nach vorn |
| **Antrum** | Höhle |
| **– mastoideum** | Höhle des Warzenfortsatzes im Mittelohr |
| **– pyloricum** | vor dem Magenpförtner liegender Abschnitt des Magens |
| **Anulus** | Ring |
| **Anus** | After |
| **Aorta** | große Körperschlagader |
| **Apertura** | Öffnung, Loch |
| **Aponeurose** | flächenhafte Sehne |
| **Appendix** | Anhang, Anhängsel |
| **– vermiformis** | Wurmfortsatz des Blinddarms („Blinddarm" in der Laiensprache) |
| **Aquädukt** | Wasserleitung |
| **Aquaeductus cerebri** | Verbindungsgang zwischen 3. und 4. Ventrikel im Mittelhirn |
| **Arachnoidea** | Spinngewebshaut des Gehirns und Rückenmarks |
| **Arbor** | Baum |
| **Archimedes, Prinzip des** | der Auftrieb eines sich in Flüssigkeit befindlichen Körpers ist gleich dem Gewicht der von ihm verdrängten Flüssigkeit |
| **Arcus** | Bogen |
| **Arteria(-ae)** | Schlagader(-n) |
| **– brachialis** | Oberarmschlagader |
| **– carotis** | Kopfschlagader |
| **– femoralis** | Oberschenkelschlagader |
| **– hepatica** | Leberschlagader |
| **– iliaca** | Beckenschlagader |
| **– mesenterica** | Darmschlagader |
| **– poplitea** | Kniegelenkschlagader |
| **– pulmonalis** | Lungenschlagader |
| **– renalis** | Nierenschlagader |
| **– subclavia** | Unterschlüsselbeinschlagader |
| **– tibialis** | Schienbeinschlagader |
| **– ulnaris** | Ellenschlagader |
| **– vertebralis** | den hinteren Teil des Gehirns versorgende Wirbelschlagader |

**Arthritis** entzündliche Gelenkerkrankung
**Arthrose** degenerative Gelenkerkrankung
**Articulatio(-nes)** Gelenk(-e)
– **acromioclavicularis** Schultereckgelenk
– **carpometacarpea pollicis** Daumensattelgelenk
– **coxae** Hüftgelenk
– **cubiti** Ellenbogengelenk
– **genus** Kniegelenk
– **humeri** Schultergelenk
– **radiocarpea** proximales Handwurzelgelenk
– **sternoclavicularis** Brustbein-Schlüsselbein-Gelenk
– **talocruralis** oberes Sprunggelenk
– **talotalaris** unteres Sprunggelenk
– **zygapophysialis** kleines Wirbelgelenk
**ascendens** aufsteigend
**Aszites** Ansammlung von Flüssigkeit in der Bauchhöhle
**Atlas** 1. Halswirbel
**Atmungskette (mitochondriale)** „Multienzymsystem" der inneren Atmung; katalysiert den Transport von Elektronen NADH + $H^+$ auf molekularen Sauerstoff (Elektronentransportkette)
**Atrium** Vorhof
**Atrophie** Verminderung der normalen Größe eines Organs
**Auricula** kleines Ohr, Ohrmuschel
**Auris** Ohr
**Auskultation** Abhören von Tönen und Geräuschen am Körper des Patienten mithilfe eines Stethoskops
**autonomes Nervensystem** vom Willen unabhängiges Nervensystem
**Axis** 2. Halswirbel, um dessen Achse sich der Kopf dreht
**azygos** unpaarig

## B

**basal** an der Grundfläche befindlich
**benigne** gutartig
**Bifurcatio** Gabelung
– **aortae** Teilungsstelle der Aorta in die beiden Beckenschlagadern
– **tracheae** Teilungsstelle der Luftröhre in die beiden Hauptbronchien
**bikuspidal** zweizipflig
**bilateral** beidseitig
**biogene Amine** biologisch wirksame Substanzen (entstehen durch Abspaltung von $CO_2$ aus einer Aminosäure)
**Biopsie** Entnahme von Gewebe
**Brachium** Arm (Oberarm)
**bradytroph** stoffwechselträge
**Bronchiolus** feiner knorpelloser Ast des Bronchialbaums
**Bronchus** Seitenast der Luftröhre
**Bulbus** zwiebelförmige Auftreibung
– **duodeni** Anfangsteil des Zwölffingerdarms
– **oculi** Augapfel
**Bursa** Schleimbeutel
**Bursitis** Schleimbeutelentzündung

## C

**Caecum** Blinddarm
**Calcaneus** Fersenbein
**Calices renales** Kelche des Nierenbeckens
**Calvaria** Schädeldach
**Canalis** Kanal, Gang
– **pyloricus** Magenabschnitt vor dem Pförtner
– **opticus** Sehnervkanal
**Cartilago** Knorpel
**Capitulum** Köpfchen
**Caput** Kopf
– **femoris** Oberschenkelkopf
– **humeri** Oberarmkopf
– **mandibulae** Gelenkkopf des Unterkiefers
**Cardia** Magenmund
**Carpus** Handwurzel
**Caruncula** warzenförmige Erhebung
**Cauda** Schwanz, Schweif
– **equina** „Pferdeschweif", spitz zulaufendes Ende des Rückenmarks mit pferdeschwanzähnlichem Austritt der Rückenmarkswurzeln im Lenden- und Kreuzbeinbereich
**Cavitas** Höhlung
**Cavum** Höhle, Hohlraum
– **tympani** Paukenhöhle im Mittelohr
**Cerebellum** Kleinhirn
**Cerebrum** Gehirn, Großhirn
**Cervix** Nacken, Hals
– **uteri** Gebärmutterhals
**Chiasma** Kreuzungsstelle

| | |
|---|---|
| **Choane** | hintere Nasenöffnung zum Rachen |
| **Chorda** | Darm, Darmsaite |
| **– dorsalis** | knorpeliger Achsenstab als Vorstufe der Wirbelsäule bei Schädellosen, Mantel- und Wirbeltieren |
| **– tympani** | „Paukensaite", Ast des VII. Hirnnervs, der durch die Paukenhöhle zieht |
| **Chorion** | Zottenhaut des Embryos |
| **Choroidea** | Aderhaut des Auges |
| **Chymus** | mit Magensaft vermischter Speisebrei |
| **Ciliae** | Wimpern |
| **Cisterna** | flüssigkeitsgefüllter Hohlraum |
| **– chyli** | Lymphsammelraum im Oberbauch (erweitertes unteres Ende des Brustmilchganges) |
| **Clavicula** | Schlüsselbein |
| **Clitoris** | Kitzler |
| **Cochlea** | Schnecke im Innenohr |
| **Coenzym** | Wirkungsgruppe eines Enzyms |
| **Colliculus** | kleiner Hügel, kleine Erhebung |
| **Collum Hals** | |
| **– chirurgicum** | halsähnliche, bruchempfindliche Stelle im oberen Drittel des Oberarms |
| **– femoris** | Schenkelhals |
| **Colon** | Dickdarm |
| **– ascendens** | aufsteigender (rechter) Teil des Dickdarms |
| **– descendens** | absteigender (linker) Teil des Dickdarms |
| **– sigmoideum** | S-förmig gekrümmter unterster Teil des Dickdarms |
| **– transversum** | im Oberbauch quer verlaufender Teil des Dickdarms |
| **Columna** | Säule, säulenartiges Organ |
| **– vertebralis** | Wirbelsäule |
| **communis** | gemeinsam |
| **Compacta** | Kurzform für Substantia compacta (kompakte Knochensubstanz, meist in den äußeren Knochenschichten gelegen) |
| **Concha** | Muschel |
| **Condylus** | Gelenkknorren, am Ende langer Röhrenknochen gelegen |
| **Conjunctiva** | Bindehaut des Auges |
| **Cor** | Herz |
| **Cornea** | Hornhaut des Auges |
| **Cornu** | Horn |
| **Corpus** | Körper, auch Mittelteil eines Knochens |
| **– cavernosum penis** | Schwellkörper des männlichen Gliedes |
| **– pineale** | Zirbeldrüse |
| **– sterni** | Brustbeinkörper |
| **– uteri** | Gebärmutterkörper |
| **– ventriculi** | Magenkörper |
| **– vertebrae** | Wirbelkörper |
| **– vitreum** | Glaskörper des Auges |
| **Cortex** | Rinde |
| **Costa** | Rippe |
| **Cranium** | Schädel |
| **Crista** | Leiste |
| **Crus** | Schenkel (Unterschenkel) |
| **Curvatura** | Krümmung |
| **Cutis** | Haut |

## D

| | |
|---|---|
| **Decussatio** | Kreuzung |
| **Defäkation** | Darmentleerung |
| **Dens** | Zahn, auch der zahnförmige Fortsatz am 2. Halswirbel |
| **Dentes** | Zähne |
| **dexter** | rechts |
| **Diaphragma** | Zwerchfell |
| **Diaphyse** | Schaftteil langer Röhrenknochen |
| **Diarrhö** | Durchfall |
| **Diarthrose** | echtes Gelenk |
| **Diastole** | Erschlaffungsphase der Herzmuskulatur |
| **Digiti** | Finger und Zehen |
| **Dilatation** | Erweiterung |
| **Diploe** | Schwammknochensubstanz am Schädel |
| **Discus(-i)** | (Scheibe(-n) |
| **– intervertebralis(-es)** | Zwischenwirbelscheibe(-n) oder Bandscheibe(-n) |
| **distal** | zum Ende der Gliedmaßen hin |
| **Diurese** | Harnausscheidung |
| **dorsal** | zur Rückenfläche hin (Rumpf), zum Hand-, Fußrücken hin |
| **Ductus** | Gang, Verbindungsgang |
| **– choledochus** | großer Gallengang |
| **– cysticus** | Gallenblasengang |
| **– deferens** | Samenleiter |
| **– hepaticus** | Lebergang |

| | |
|---|---|
| **– semicirculares** | Bogengänge im Innenohr |
| **– thoracicus** | Brustmilchgang |
| **Duodenum** | Zwölffingerdarm |
| **Dura mater** | harte Hirnhaut |
| **Dyspnoe** | erschwerte Atmung |

## E

| | |
|---|---|
| **efferens** | wegführend |
| **ekto** | außen, außerhalb |
| **Ektoderm** | äußeres Keimblatt |
| **Elevation** | Heben des Armes über die Horizontale |
| **Embryo** | Leibesfrucht bis zum Ende des 2. Schwangerschaftsmonats |
| **Encephalon** | Gehirn |
| **endo** | innen, innerhalb |
| **Endokard** | Herzinnenhaut |
| **endokrin** | nach innen (an das Blut) absondernd |
| **Endometrium** | Schleimhaut der Gebärmutter |
| **Endothel** | innere Auskleidung der Blutgefäße |
| **Endozytose** | Aufnahme von Stoffen in das Zellinnere |
| **enteral** | den Darm betreffend |
| **ento** | innen, innerhalb |
| **Entoderm** | inneres Keimblatt |
| **Enzym** | Biokatalysator, der bestimmte Stoffwechselvorgänge stark beschleunigt |
| **Epididymis** | Nebenhoden |
| **Epiglottis** | Kehldeckel |
| **Epikard** | seröse Haut an der Oberfläche des Herzens |
| **Epiphyse** | verdicktes Ende langer Röhrenknochen |
| **Erythrozyten** | rote Blutkörperchen |
| **essenziell** | 1. ohne erkennbare Ursache, 2. unentbehrlich |
| **exo** | außen, außerhalb |
| **exogen** | von außen |
| **exokrin** | nach außen absondernd |
| **Exozytose** | Abgabe von Stoffen aus Zellen |
| **Exspiration** | Ausatmung |
| **Extension** | Streckung |
| **externus** | außen, an der Außenseite liegend |
| **extrazellulär** | außerhalb der Zellen |
| **extrinsic** | von außen kommend |

## F

| | |
|---|---|
| **Facies** | Fläche |
| **Falx** | Sichel |
| **Fasciculus** | kleines Bündel (von Muskel- oder Nervenfasern) |
| **Faszie** | bindegewebige Umhüllung von Muskeln |
| **Femur** | Oberschenkel (Oberschenkelknochen) |
| **Fettsäuren** | (gesättigte, ungesättigte, mehrfach ungesättigte) kettenförmige Monocarbonsäuren (mit einer COOH-Gruppe) mit keiner, einer oder mehreren Doppelbindungen |
| **Fetus** | Leibesfrucht, ab dem 3. Schwangerschaftsmonat |
| **Fibrin** | geronnener Bluteiweißstoff |
| **Fibrozyt** | Bindegewebszelle |
| **Fibula** | Wadenbein |
| **Filum** | Faden |
| **Fissura** | Einschnitt |
| **Flexion** | Beugung |
| **Flexura** | Biegung |
| **– coli dextra** | rechte Dickdarmbiegung |
| **– sinistra** | linke Dickdarmbiegung |
| **Follikel** | Bläschen, Knötchen |
| **Fontanelle** | häutige Stelle zwischen den Anlagen der Schädelknochen |
| **Foramen** | Loch |
| **– intervertebrale** | Zwischenwirbelloch |
| **– magnum** | Hinterhauptloch |
| **Fornix** | Gewölbe |
| **Fossa** | Grube |
| **frontal** | stirnseitig |
| **Fundus** | Grund, Boden |
| **– ventriculi** | oberer Magenanteil (Magenkuppel), Magengrund |

## G

| | |
|---|---|
| **Gaster** | Magen |
| **gastrointestinal** | den Magen-Darm-Trakt betreffend |
| **Genese** | Entstehung |
| **Genu** | Knie |
| **glandotrop** | auf eine Drüse einwirkend |
| **Glandula(-ae)** | Drüse(-n) |
| **– mammariae** | Brustdrüsen |
| **– parathyroideae** | Nebenschilddrüsen |
| **– suprarenalis** | Nebenniere |
| **– thyroidea** | Schilddrüse |

**globulär** kugelförmig
**Globus** Kugel
**Gonaden** Geschlechtsdrüsen
**gonadotrop** auf die Geschlechtsdrüsen wirkend
**Granulozyten** weiße Blutkörperchen mit körnigem Protoplasma
**Gyrus** Windung

## H

**Hallux** Großzehe
**Hämoglobin** roter Blutfarbstoff
**Hämolyse** Austreten des roten Blutfarbstoffes aus den Erythrozyten
**hämorrhagisch** mit Blutaustritt aus den Gefäßen in das Gewebe verbunden
**Haustrum(-a)** Schöpfrad
**– coli** taschenartige Aussackungen des Dickdarms
**Hemiplegie** Halbseitenlähmung
**Hemisphäre** Halbkugel
**Hepar** Leber
**hepatisch** die Leber betreffend
**Hermaphrodit** Zwitter (Mischung von Merkmalen des männlichen Gottes Hermes und Merkmalen der weiblichen Göttin Aphrodite)
**heterotop** an atypischer Stelle vorkommend oder entstehend
**Hiatus** Öffnung, Spalt, Schlitz, Lücke
**– oesophageus** Zwerchfellschlitz, durch den die Speiseröhre hindurchtritt
**Hilum** kleine Einbuchtung oder Vertiefung an einem Organ als Austrittsstelle für Gefäße, Nerven etc.
**– pulmonis** Lungenpforte (Eintrittsstelle der Bronchien und Gefäße)
**Histologie** Lehre von den Körpergeweben
**Homöostase** inneres Gleichgewicht
**Humerus** Oberarmknochen
**humoral** die Körperflüssigkeiten betreffend
**hyalin** durchscheinend, glasartig
**Hymen** Jungfernhäutchen
**hyper** über, übermäßig, das normale Maß übersteigend
**Hyperplasie** Organwachstum durch Vermehrung der Zellen
**hyperton** höheren osmotischen Druck als die Umgebung besitzend (bei Lösungen)
**Hypertonie** Bluthochdruck
**Hypertrophie** Organwachstum durch Vergrößerung von Zellen
**hyp-, hypo** unter, unterhalb, das normale Maß unterschreitend
**Hypochondrium** Region unter dem Rippenbogen
**Hypopharynx** unterer Teil des Rachens
**Hypophyse** Hirnanhangsdrüse
**hypoton** niedrigeren osmotischen Druck als die Umgebung besitzend (bei Lösungen)
**Hypoxie** Sauerstoffmangel

## I

**idiopathisch** ohne erkennbare Krankheitsursache
**Iliosakralgelenk** Gelenk zwischen Kreuzbein und Hüftbein
**Ileum** Krummdarm, unterer Teil des Dünndarms
**Incisura** Einkerbung
**Incus** Amboss
**inferior** darunter, zum Steißende hin
**infra-** unterhalb
**Infundibulum** Hypophysenstiel
**inguinal** zur Leistengegend gehörig
**Inhibition** Hemmung
**Innervation** Nervenversorgung eines Körperteils oder Organs
**in situ** in natürlicher Lage im Organismus
**Inspiration** Einatmung
**Insuffizienz** unzureichende Funktionstüchtigkeit
**inter-** zwischen
**intermedius** dazwischen liegend
**internus** innen
**Interstitium** Raum zwischen den Zellen
**intestinal** den Darm betreffend
**Intestinum tenue** Dünndarm
**intra-** innerhalb
**intravasal** innerhalb des Gefäßsystems
**intrazellulär** innerhalb der Zellen
**ipsilateral** auf der gleichen Seite
**Iris** Regenbogenhaut
**ischämisch** nicht durchblutet
**Isthmus** enge Stelle

## J

| | |
|---|---|
| **Jejunum** | Leerdarm, oberer Teil des Dünndarms |
| **juxta** | in der Nähe, nahe bei |

## K

| | |
|---|---|
| **kapillär** | die Kapillaren betreffend |
| **Kapillaren** | Haargefäße |
| **kardial** | das Herz betreffend |
| **kardiovaskulär** | das Herz-Kreislauf-System betreffend |
| **Karzinom** | bösartige epitheliale Geschwulst |
| **Katabolismus** | Abbaustoffwechsel |
| **kaudal** | zum Steißende hin |
| **Kinozilien** | Flimmerhaare |
| **Klimakterium** | Wechseljahre der Frau |
| **kollateral** | parallel verlaufend |
| **Konstriktion** | Verengung |
| **kontralateral** | auf der Gegenseite |
| **Koronarien** | Herzkranzgefäße |
| **kortikal** | die Rinde betreffend |
| **kranial** | zum Kopfende hin |
| **Kyphose** | die nach hinten konvexe Krümmung der Wirbelsäule |

## L

| | |
|---|---|
| **Labium** | Lippe, Randleiste |
| **Lamina** | Blatt, dünne Platte, Gewebsschicht |
| **– externa** | äußere Knochenplatte des Hirnschädels |
| **– interna** | innere Knochenplatte des Hirnschädels |
| **Larynx** | Kehlkopf |
| **Läsion** | Verletzung |
| **lateral** | zur Seite hin, seitlich |
| **letal** | tödlich |
| **Leukozyten** | weiße Blutkörperchen |
| **Lien** | Milz |
| **Ligamentum** | Band |
| **– latum uteri** | seitliches Aufhängeband des Uterus (breites Mutterband) |
| **Linea** | Linie, Streifen, Kante |
| **– terminalis** | knöcherne Begrenzungslinie zwischen kleinem und großem Becken |
| **Liquor** | Flüssigkeit |
| **– cerebrospinalis** | Hirn-Rückenmarksflüssigkeit |
| **Lobulus** | Läppchen |
| **Lobus** | Lappen |
| **longus** | lang |
| **Lordose** | die nach vorn konvexe Krümmung der Wirbelsäule |
| **lumbal** | im Bereich der Lendenwirbelsäule |
| **Lumbalisation** | Ausbildung des 1. Kreuzbeinwirbels als Lendenwirbel |
| **Luxation** | Ausrenkung |

## M

| | |
|---|---|
| **Macula** | Fleck |
| **maligne** | bösartig |
| **Malleolus** | Hämmerchen, Knöchel |
| **Malleus** | Hammer |
| **Mamilla** | Brustwarze |
| **Mamma** | Brust |
| **Mandibula** | Unterkiefer |
| **Manubrium** | Griff |
| **– sterni** | oberster Teil („Handgriff") des Brustbeins |
| **Manus** | Hand |
| **Margo** | Kante |
| **Maxilla** | Oberkiefer |
| **Meatus** | Gang |
| **– acusticus externus** | äußerer Gehörgang |
| **– internus** | innerer Gehörgang |
| **medial** | zur Mitte hin |
| **median** | in der Mitte |
| **Mediastinum** | Mittelfell |
| **Medulla** | Mark |
| **– oblongata** | verlängertes Rückenmark (Übergang zum Gehirn) |
| **– spinalis** | Rückenmark |
| **Membran** | zarte, dünne Haut |
| **Membrana tympani** | Trommelfell |
| **Menarche** | Zeitraum des ersten Eintritts der Monatsblutung |
| **Meniskus** | „mondförmiger Körper", knorpelige Zwischenscheibe im Kniegelenk |
| **Menopause** | Aufhören der Regelblutungen in den Wechseljahren der Frau |
| **Menstruation** | Monatsblutung im weiblichen Zyklus |
| **Mesenterium** | Aufhängeband |
| **meso-** | in der Mitte, zwischen |
| **Mesoderm** | mittleres Keimblatt |
| **Metabolismus** | Stoffwechsel |
| **metabolisch** | stoffwechselbedingt |
| **Metacarpus** | Mittelhand |

| | |
|---|---|
| **Metastase** | Tochtergeschwulst |
| **Metatarsus** | Mittelfuß |
| **Miosis** | Pupillenverengung |
| **Mitose** | Zellteilung |
| **Mortalität** | Sterblichkeit |
| **motorisch** | die Bewegung betreffend |
| **Mucosa** | Schleimhaut |
| **Mydriasis** | Pupillenerweiterung |
| **myeloisch** | das Knochenmark betreffend |
| **myogen** | muskulär bedingt |
| **Myokard** | Herzmuskel |

## N

| | |
|---|---|
| **Nekrose** | Gewebstod, Absterben von Zellen |
| **Nephron** | Bau- und Arbeitseinheit der Niere |
| **nerval** | durch das Nervensystem vermittelt |
| **Nervus** | Nerv |
| **Neurit** | langer Fortsatz einer Nervenzelle |
| **Neurologie** | Lehre von den Krankheiten des Nervensystems |
| **Neuron** | Nervenzelle |
| **Nidation** | Einnistung |
| **Nodi lymphatici** | Lymphknoten |
| **– axillares** | Achsellymphknoten |
| **– bronchopulmonales** | Hiluslymphknoten |
| **– inguinales** | Leistenlymphknoten |
| **– iliaci** | Hüftlymphknoten |
| **– lumbales** | Lendenlymphknoten |
| **– paraaortales** | neben der Bauchschlagader liegende Lymphknoten |
| **Nodus(-i)** | Knoten |
| **Nomenklatur** | Bezeichnung durch Fachausdrücke |
| **Nucleolus** | kleiner Kern, Kernkörperchen |
| **Nucleus** | Zellkern, grauer Kern innerhalb des Zentralnervensystems |

## O

| | |
|---|---|
| **obliquus** | schräg |
| **Obstipation** | Verstopfung |
| **Oesophagus** | Speiseröhre |
| **Olecranon** | Knochenvorsprung der Elle am Ellenbogen |
| **Omentum** | Netz |
| **oral** | den Mund betreffend, durch den Mund |
| **Orbita** | Augenhöhle |
| **Os(-sa)** | Knochen, Gebein |
| **– coccygis** | Steißbein (wörtlich „Kuckucksbein") |
| **– coxae** | Hüftbein |
| **– ethmoidale** | Siebbein |
| **– frontale** | Stirnbein |
| **– hyoideum** | Zungenbein |
| **– ilium** | Darmbein |
| **– ischii** | Sitzbein |
| **– lacrimale** | Tränenbein |
| **– nasale** | Nasenbein |
| **– occipitale** | Hinterhauptbein |
| **– palatinum** | Gaumenbein |
| **– parietale** | Scheitelbein |
| **– pubis** | Schambein |
| **– sacrum** | Kreuzbein |
| **– sphenoidale** | Keilbein |
| **– temporale** | Schläfenbein |
| **– zygomaticum** | Jochbein |
| **Ossifikation** | Verknöcherung |
| **Osteoblasten** | Knochenbildungszellen |
| **Osteoklasten** | Knochen abbauende Zellen |
| **Osteozyten** | Knochenzellen |
| **Ostium** | Mündung, Öffnung, Eingang |
| **– urethrae internum** | Abgang der Harnröhre aus der Blase |
| **– uteri** | Muttermund |
| **– uterinum tubae** | Mündung der Eileiter in die Gebärmutter |
| **Ovar** | Eierstock |
| **Ovulation** | Eisprung |

## P

| | |
|---|---|
| **Palatum** | Gaumen |
| **Palpation** | Untersuchung durch Abtasten |
| **palmar** | zur Handfläche (Hohlhand) hin |
| **Palpebra** | Augenlid |
| **Pancreas** | Bauchspeicheldrüse |
| **Papilla** | warzenförmige Erhebung |
| **Papillarleisten** | erblich festgelegtes Linienmuster der Handfläche und der Fußsohle |
| **Parametrium** | das die Gebärmutter stützende Beckenbindegewebe |
| **Parasympathikus** | Teil des autonomen Nervensystems |
| **parenteral** | unter Umgehung des Magen-Darm-Traktes |
| **parietal** | wandständig |
| **Pars** | Teil |

| | |
|---|---|
| **Patella** | Kniescheibe |
| **pathogen** | krankheitserregend |
| **Pathogenese** | Entstehungsweise krankhafter Veränderungen |
| **Pelvis** | Becken |
| **– renalis** | Nierenbecken |
| **Penis** | männliches Glied |
| **peri-** | um ... herum |
| **Perichondrium** | Bindegewebshaut des Knorpels |
| **Peridontium** | Wurzelhaut des Zahnes |
| **Perikard** | Herzbeutel |
| **Perimetrium** | Bauchfellüberzug der Gebärmutter |
| **Perimysium** | kleinere Muskelfaserbündel umhüllendes Bindegewebe |
| **Perineurium** | Nervenfaserbündel umhüllendes Bindegewebe |
| **peripher** | außen, am Rand gelegen |
| **Periost** | Knochenhaut |
| **Peristaltik** | wellenförmige Kontraktionsbewegungen der Eingeweidemuskulatur |
| **Peritoneum** | Bauchfell |
| **Perkussion** | Untersuchung durch Beklopfen und Beurteilung des dabei auftretenden Schalls |
| **Permeabilität** | Durchlässigkeit |
| **Pes** | Fuß |
| **Phagozytose** | Aufnahme von Partikeln in die Zelle |
| **Phalangen** | Finger- und Zehenglieder |
| **Pharynx** | Rachen, Schlund |
| **Phospholipide** | fettähnliche Stoffe mit mehreren unterschiedlichen Grundbausteinen: Phosphorsäure, Fettsäuren, mehrwertige Alkohole |
| **pH-Wert** | negativ dekadischer Logarithmus der Wasserstoff-Ionen-Konzentration; sagt etwas über die sauren (pH 0 – 7) bzw. basischen Eigenschaften (pH 7 – 14) einer Lösung aus |
| **Phylogenese, Phylogenie** | Stammesgeschichte der Lebewesen |
| **Pia mater** | weiche Hirnhaut (eigentlich „fromme Mutter", vermutlich, weil die Hirnhaut das Gehirn wie eine Mutter ihr Kind mit den Armen umschließt) |
| **Placenta** | Mutterkuchen (Nachgeburt) |
| **plantar** | zur Fußsohle hin |
| **Plasma** | Blutflüssigkeit |
| **Pleura** | Brustfell |
| **– costalis** | Rippenfell |
| **– pulmonalis** | Lungenfell |
| **Plexus** | Geflecht |
| **Plica** | Falte |
| **Pollux** | Daumen |
| **Portio** | Abteilung, Teil, Anteil |
| **– vaginalis cervicis** | in die Scheide ragender Uterusabschnitt |
| **posterior** | hinten, zur Rückenfläche hin |
| **prävertebral** | vor der Wirbelsäule liegend |
| **Processus** | Vorsprung |
| **– condylaris** | Gelenkvorsprung |
| **– coracoideus** | Rabenschnabelfortsatz am Schulterblatt |
| **– coronoideus** | Vorsprung für den Muskelansatz am Unterkiefer |
| **– mastoideus** | Warzenfortsatz am Schläfenbein |
| **– spinosus** | Dornfortsatz am Wirbel |
| **– transversus** | Querfortsatz |
| **– xiphoideus** | Schwertfortsatz am Brustbein |
| **profundus** | tief |
| **Proliferation** | Zellvermehrung |
| **Prostata** | Vorsteherdrüse |
| **proximal** | zum Rumpf hin |
| **Pulmo** | Lunge |
| **pulmonal** | die Lunge betreffend |
| **Pylorus** | Magenpförtner |
| **Pyramis(-des)** | Organ von pyramidenförmiger Gestalt, durch die Nervenfasern der Pyramidenbahn gebildete pyramidenförmige Erhebung an der ventralen Seite des verlängerten Marks |

## R

| | |
|---|---|
| **Rachitis** | Vitamin-D-Mangel-Erkrankung |
| **Radius** | Speiche, auf der Daumenseite liegender Röhrenknochen des Unterarms |
| **Ramus** | Ast |
| **Recessus** | Ausbuchtung |
| **Rectum** | Mastdarm |
| **rectus** | gerade |
| **Ren** | Niere |
| **renal** | die Niere betreffend |
| **Resistenz** | Widerstandsfähigkeit |
| **Resorption** | Aufnahme von Wasser und gelösten Stoffen durch Zellen |

| | |
|---|---|
| **respiratorisch** | die Atmung betreffend |
| **Rete** | Netz, Blutgefäßgeflecht |
| **Retikulum** | kleines Netz, Netzwerk aus Nervenfasern oder Gefäßen |
| **Retina** | Netzhaut |
| **retro-** | zurück, nach hinten, rückwärts liegend |
| **Retroperitoneum** | Bauchraum hinter der Bauchhöhle |
| **Retroversion** | Bewegung des Armes oder des Beines nach hinten |
| **Rezeptor** | Empfänger |
| **Rezidiv** | Rückfall |
| **Ribose** | einfacher Zucker mit 5 C-Atomen |
| **Rotation** | Drehung |

## S

| | |
|---|---|
| **Sacculus** | Säckchen |
| **sakral** | im Bereich des Kreuzbeins |
| **Sakralisation** | Ausbildung des 5. Lendenwirbels als Teil des Kreuzbeins |
| **Salpinx** | Eileiter, in der Klinik gebräuchliche Bezeichnung für die Tuba uterina |
| **sarkoplasmatisches Retikulum** | glattes endoplasmatisches Retikulum in einer Muskelzelle |
| **Scapula** | Schulterblatt |
| **Sclera** | Lederhaut des Auges |
| **Scrotum** | Hodensack |
| **Segment** | Abschnitt |
| **Sekretin** | in der Darmwand gebildetes Hormon |
| **Sekretion** | Absonderung von Stoffen durch Zellen |
| **Sella** | Stuhl, Sessel, Sattel |
| **– turcica** | Türkensattel (Vertiefung im Keilbein) |
| **Semilunarklappe** | halbmondförmige Taschenklappe |
| **sensibel** | empfindlich |
| **sensorisch** | die Sinne betreffend |
| **Septum** | Scheidewand |
| **serös** | aus Serum bestehend, ein serumähnliches Sekret absondernd |
| **Serum** | wässriger, nicht gerinnungsfähiger Teil der Blutflüssigkeit |
| **sinister** | links |
| **Sinus** | Vertiefung, Einbuchtung, geschlossener Kanal |
| **– ethmoidalis** | Siebbeinhöhle |
| **– frontalis** | Stirnbeinhöhle |
| **– maxillaris** | Kieferhöhle |
| **– sphenoidalis** | Keilbeinhöhle |
| **Sklerose** | Verhärtung, Verdichtung |
| **Skoliose** | seitliche Verkrümmung der Wirbelsäule |
| **Skorbut** | Vitamin-C-Mangel-Erkrankung |
| **somatisch** | den Körper betreffend |
| **spastisch** | verkrampft |
| **Spermatozoen** | männliche Samenzellen |
| **Spina** | Dorn, Stachel, Rückgrat |
| **Spina scapulae** | Schulterblattgräte |
| **spinal** | das Rückenmark betreffend |
| **Spongiosa** | Schwammknochensubstanz |
| **Stapes** | Steigbügel |
| **Stase** | Stillstand einer Strömung |
| **Stenose** | Verengung |
| **Sternum** | Brustbein |
| **Stethoskop** | Hörrohr |
| **Strabismus** | Schielen |
| **Stratum** | Schicht |
| **sub-** | unterhalb, unter |
| **Subarachnoidalraum** | Raum zwischen Spinngewebshaut und weicher Hirnhaut, in dem sich die Hirn-Rückenmarks-Flüssigkeit befindet |
| **subkutan** | unter die Haut |
| **Sulcus costae** | Rinne am unteren Rippenrand |
| **super-** | oben, über, darüber |
| **superficialis** | oberflächlich |
| **superior** | zum Kopfende hin |
| **supra-** | oberhalb, über |
| **Sutura** | Naht (Knochennaht am Schädel) |
| **– coronalis** | Kranznaht |
| **– lambdoidea** | Lambdanaht |
| **– sagittalis** | Pfeilnaht |
| **Sympathikus** | Teil des autonomen Nervensystems |
| **Symphysis** | feste, faserige Verbindung zweier Knochenflächen |
| **– pubica** | Schamfuge |
| **Synarthrose** | unechtes Gelenk, Haft |
| **Synchondrose** | Knorpelhaft |
| **Syndesmose** | Bandhaft |
| **Syndrom** | typische Kombination einer Gruppe von Krankheitszeichen |

| | |
|---|---|
| **synergistisch** | zusammenwirkend (z. B. von Muskelgruppen, auch von Arzneimitteln) |
| **Synostose** | Knochenhaft |
| **Synovia** | Gelenkschmiere |
| **Systole** | Kontraktionsphase der Herzmuskulatur |

## T

| | |
|---|---|
| **Tachykardie** | beschleunigte Herzfrequenz |
| **Taenia** | Band, Streifen |
| **Talus** | Sprungbein |
| **Tarsus** | Fußwurzel |
| **Tectum** | Dach |
| **Tegmentum** | Haube |
| **temporal** | zur Schläfe gehörig |
| **Tentorium** | Zelt |
| **teratogen** | Missbildungen hervorrufend |
| **Testis** | Hoden |
| **Testosteron** | männliches Geschlechtshormon |
| **Thenar** | Daumenballen |
| **thoracal** | im Bereich der Brustwirbelsäule |
| **Thorax** | Brustkorb |
| **Thrombopenie** | Mangel an Blutplättchen |
| **Thrombozyten** | Blutplättchen |
| **Thrombus** | Blutgerinnsel |
| **Thymus** | Thymusdrüse (Bries) |
| **Tibia** | Schienbein |
| **Tonsilla** | Mandel |
| **Tonus** | Spannungszustand |
| **toxisch** | giftig |
| **Trachea** | Luftröhre |
| **Transmitter** | Überträger |
| **transversal** | quer, quer verlaufend |
| **transversus** | quer verlaufend |
| **Trauma** | Verletzung, Wunde |
| **Trigonum** | Dreieck |
| **Trochanter** | Rollhügel (Knochenvorsprung am Oberschenkel) |
| – **major** | großer Rollhügel |
| – **minor** | kleiner Rollhügel |
| **Trochlea** | Rolle |
| **Truncus pulmonalis** | Stamm der Lungenschlagadern |
| **Trypsin** | eiweißspaltendes Enzym |
| **Tuba** | Röhre, Trompete |
| – **auditiva** | Ohrtrompete |
| – **uterina** | Eileiter |
| **Tuber** | Höcker |
| **Tuberculum** | kleiner Höcker, Knochenvorsprung |
| – **majus** | großer Knochenvorsprung am Oberarm |
| – **minus** | kleiner Knochenvorsprung am Oberarm |
| **Tuberositas** | „Rauigkeit“ am Knochen (Ansatzstelle eines Muskels) |
| **Tubulus** | kleine Röhre |
| **tubulär** | röhrenförmig |
| **Tumor** | allgemein jede umschriebene Schwellung (Geschwulst) von Körpergeweben |

## U

| | |
|---|---|
| **Ulcus** | Geschwür |
| **Ulna** | Elle, Röhrenknochen auf der Kleinfingerseite des Unterarms |
| **Umbilicus** | Nabel |
| **Ureter** | Harnleiter |
| **Urethra** | Harnröhre |
| **Uterus** | Gebärmutter |

## V

| | |
|---|---|
| **Vagina** | Scheide |
| **vagus** | umherschweifend |
| **Valva** | Klappe |
| – **mitralis** | Mitralklappe (zwischen linkem Vorhof und linker Herzkammer) |
| – **tricuspidalis** | Trikuspidalklappe (zwischen rechtem Vorhof und rechter Herzkammer) |
| **Vas(-a)** | Gefäß(-e), Bezeichnung für Lymph- und Blutgefäß(-e) |
| **Vasa lymphatica** | Lymphgefäß |
| **vasculär** | das Gefäßsystem betreffend |
| **Vasodilatation** | Gefäßerweiterung |
| **Vasokonstriktion** | Gefäßverengung |
| **vegetatives Nervensystem** | autonomes Nervensystem |
| **Vena(-ae)** | Blutader(-n) |
| – **cava** | große Hohlvene |
| – **hepatica** | Lebervene |
| – **jugularis** | die das Blut vom Kopf abführende große Halsvene |
| – **portae** | Pfortader |
| – **pulmonalis** | Lungenvene |
| – **renalis** | Nierenvene |
| **ventral** | bauchseitig |

| | |
|---|---|
| **Ventrikel** | flüssigkeitsgefüllte Hohlräume im Gehirn, Herzkammer, Magenhohlraum |
| **Vertebra** | Wirbel |
| **– cervicalis** | Halswirbel |
| **– lumbalis** | Lendenwirbel |
| **– prominens** | 7. Halswirbel |
| **– thoracica** | Brustwirbel |
| **Vesica** | Blase |
| **– fellea** | Gallenblase |
| **– urinaria** | Harnblase |
| **Vesicula(-ae)** | Bläschen |
| **– seminalis** | Samenbläschen, Bläschendrüse |
| **Vestibulum** | Vorhof |
| **Visus** | Sehschärfe |
| **viszeral** | die Eingeweide betreffend |
| **Vomer** | Pflugscharbein |
| **Vulva** | äußere weibliche Geschlechtsorgane (Scheidenvorhof, Schamlippen) |

## Z

| | |
|---|---|
| **zentral** | zum Inneren des Körpers hin |
| **Ziliarkörper** | Strahlenkörper |
| **Zisterne** | Flüssigkeitsbehälter |
| **Zytologie** | Lehre von den Zellen |

# Abbildungsnachweis

Aumüller G, Aust G, Doll A et al. Anatomie. Duale Reihe. Stuttgart: Thieme; 2007: Abb. 1.1, 3.1, 3.2, 3.3b, 3.5b, 3.10, 5.1, 5.3, 5.8, 5.9, 5.12, 5.13, 5.38, 6.3, 6.9, 6.18b, 8.19, 8.21, 8.28, 8.29, 8.30, 8.31, 8.32, 8.33, 8.39, 8.40, 8.72, 9.4, 9.10b, 9.13, 13.5, 13.6b, 13.14, 13.20, 13.21

Bäumer R, Maiwald A. Thiemes Onkologische Pflege. Stuttgart: Thieme; 2008: Abb. 2.11

Behrends J, Bischofsberger J, Deutzmann R et al. Physiologie. Duale Reihe. Stuttgart: Thieme; 2009: Abb. 5.26, 13.7, 13.18

Deutsch J, Schnekenburger FG, Hrsg. Pädiatrie und Kinderchirurgie für Pflegeberufe. Stuttgart: Thieme; 2009: Abb. 4.14, 4.16

Faller A, Schünke M. Der Körper des Menschen. 15. Aufl. Stuttgart: Thieme; 2008: Abb. 3.6, 6.1, 8.4, 8.56, 9.2, 9.29, 9.32, 9.33, 9.35, 10.14b, 11.28, 11.43, 13.3, 13.22

Kühnel W. Taschenatlas der Zytologie, Histologie und mikroskopischen Anatomie, 10. Aufl. Stuttgart: Thieme; 1999: Abb. 13.17

Kühnel W. Taschenatlas der Zytologie, Histologie und mikroskopischen Anatomie. 12. Aufl. Stuttgart: Thieme; 2008: Abb. 1.23, 1.24, 1.25a, 1.27, 1.28

Lexikon der Krankheiten und Untersuchungen. Stuttgart: Thieme; 2006: Abb. 4.17, 8.1, 8.37, 8.57, 8.58, 9.12, 9.15, 9.34, 14.4

Lüllmann-Rauch R. Taschenlehrbuch Histologie. 3. Aufl. Thieme: Stuttgart; 2009: Abb. 1.20, 1.25b, 10.2b, 4.19a, 7.4b, 10.2b

Schünke M, Schulte E, Schumacher U et al. PROMETHEUS: LernAtlas der Anatomie. Allgemeine Anatomie und Bewegungssystem. 2. Aufl. Thieme: Stuttgart; 2009: Abb. 1.30, 10.4

Schewior-Popp S, Sitzmann F, Ullrich L, Hrsg. Thiemes Pflege. 11. Aufl. Stuttgart: Thieme; 2009: Abb. 2.1, 2.2, 2.28, 2.29, 4.2, 5.11, 5.14, 5.16, 6.18a, 8.7, 8.26, 8.27, 9.1, 9.9, 9.16, 9.19, 9.20, 9.21, 9.23, 9.24, 10.1, 10.2a, 10.6, 10.7, 10.9, 11.26, 11.34, 11.38, 11.40, 11.42, 12.13, 13.2, 13.16, 13.25, 13.26, 13.30a, 14.9, 14.13

Schünke M, Schulte E, Schumacher U et al. PROMETHEUS: LernAtlas der Anatomie. Allgemeine Anatomie und Bewegungssystem. 2. Aufl. Thieme: Stuttgart; 2007: Abb. 8.16, 8.22, 8.47, 8.48, 8.49, 8.51, 8.59 – 8.63, 8.69, 8.70, 8.73 – 8.77, 8.82 – 8.84

Schünke M, Schulte E, Schumacher U et al. PROMETHEUS: LernAtlas der Anatomie. Innere Organe. 2. Aufl. Thieme: Stuttgart; 2009: Abb. 3.8, 3.9, 4.7, 4.8, 9.5, 9.14, 9.28, 10.12, 11.41, 12.1, 12.2, 13.1, 13.4b, 13.6a, 13.10, 13.11, 13.15

Schünke M, Schulte E, Schumacher U et al. PROMETHEUS: LernAtlas der Anatomie. Kopf, Hals und Neuroanatomie. 2. Aufl. Thieme: Stuttgart; 2009: Abb. 4.4, 4.11, 5.4, 5.17, 5.29, 5.30, 6.5, 6.16, 6.17, 6.19a, 6.21, 10.4

Silbernagl S, Despopoulos A. Taschenatlas Physiologie. 7. Aufl. Stuttgart: Thieme; 2007: Abb. 5.24, 5.25b, 5.28, 11.12, 14.12

# Sachverzeichnis

## A

## B

## C

## D

## E



## F

## G

## H

## I

## J



## K

## L

## M

## N

## O

## P

## Q



## R

## S

## T

## U



## V



## W

## Z

## Richtungsbezeichnungen zur Orientierung

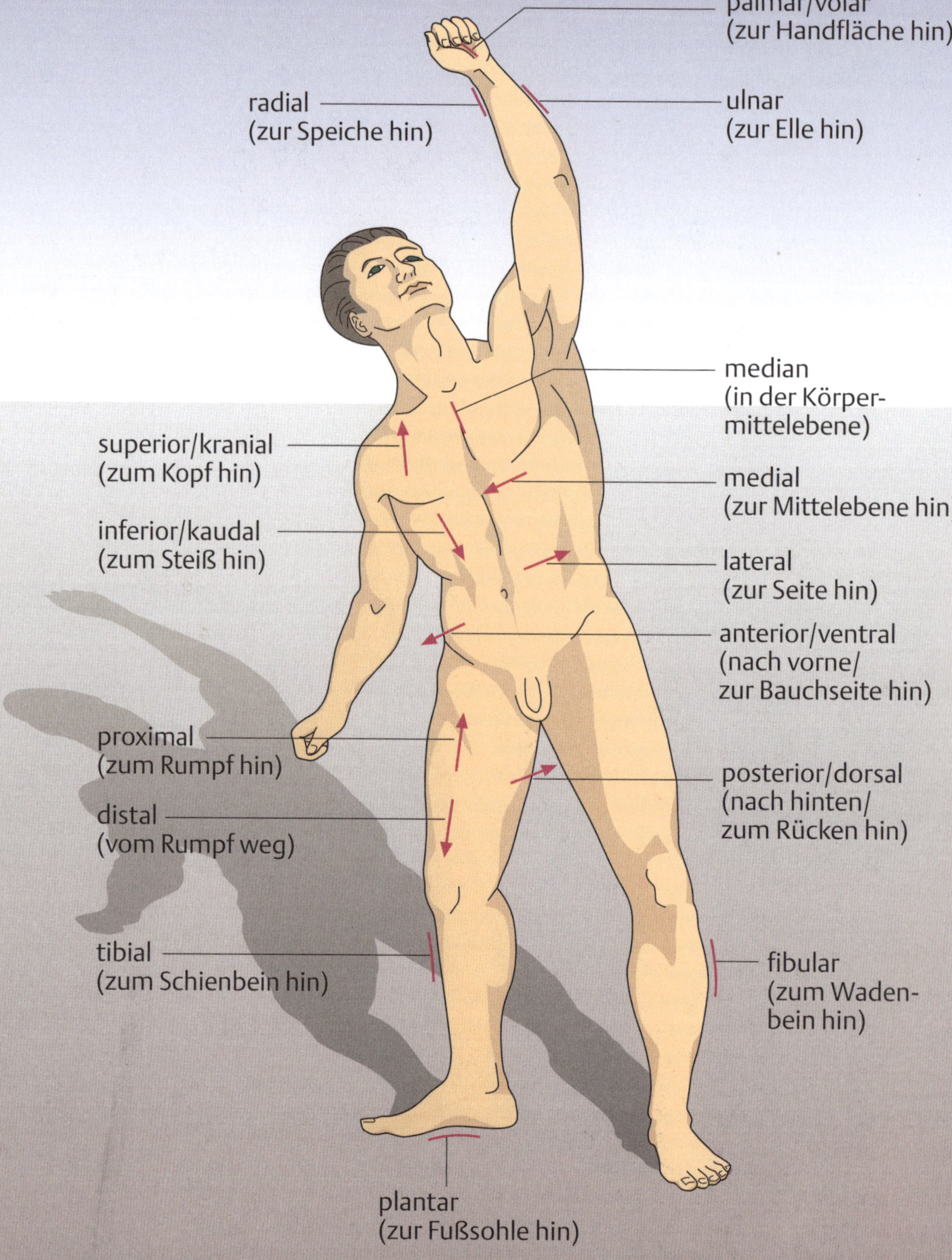